Zentralnervöse Sexualsteuerung

Journal of Neuro-Visceral Relations

Supplementum X

Zentralnervöse Sexualsteuerung

*Verhandlungen des Symposiums der
Deutschen Neurovegetativen Gesellschaft*

*Göttingen, 30. September bis 2. Oktober 1969
Herausgegeben von H. Orthner*

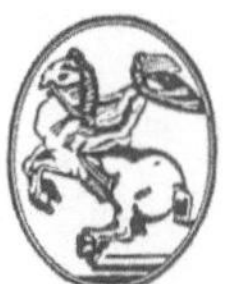

Springer-Verlag Wien GmbH 1971

Mit 191 Abbildungen im Text und auf einer Farbtafel

Alle Rechte vorbehalten

Kein Teil dieses Buches darf ohne schriftliche Genehmigung des Springer-Verlages
übersetzt oder in irgendeiner Form vervielfältigt werden

© Springer-Verlag Wien 1971
Ursprünglich erschienen bei Springer-Verlag Wien - New York 1971
Softcover reprint of the hardcover 1st edition 1971

Library of Congress Catalog Card Number 75-143893

ISBN 978-3-7091-4158-8   ISBN 978-3-7091-4157-1 (eBook)
DOI 10.1007/978-3-7091-4157-1

Vorwort

Dieser Band enthält die Referate und Vorträge der *Jahrestagung 1969 der Deutschen Neurovegetativen Gesellschaft*. Der Präsident der Gesellschaft, Professor Dr. *Alexander Sturm* (Düsseldorf), stellte das Thema und wählte Göttingen als Tagungsort. In seiner Begrüßungs- und Einführungsansprache unterstrich *A. Sturm* die Bedeutung des gewählten Themas in der heutigen Zeit und im Rahmen der Zielsetzungen der Deutschen Neurovegetativen Gesellschaft.

Die medizinisch-biologische Sexualforschung hat im letzten Jahrzehnt zu vielen neuen Ergebnissen auf dem Gebiete der zentralnervösen Steuerungsmechanismen des Geschlechtsverhaltens geführt. Es lag daher nahe, die Experten der verschiedenen anatomischen, physiologischen und klinisch-pathologischen Arbeitsrichtungen zu einem ersten Erfahrungsaustausch zusammenzuführen. Das wichtigste und über die Fachwissenschaft hinaus bedeutsame Ergebnis ist die Fülle von Befunden und Beobachtungen bei Tier und Mensch, die dafür sprechen, daß Störungen des Sexualverhaltens vor allem auf Störungen der Gehirnfunktion beruhen. Neue Wege, die gestörte Hirnfunktion zu beeinflussen, werden beschritten, und die Zukunft wird zeigen, ob mit solchen Wegen besser geholfen werden kann als mit anderen therapeutischen Maßnahmen. Das Studium der Kongreßverhandlungen bestärkt die Erkenntnis, daß auch die sozial störenden und gefährlichen Perversionen der Sexualität in erster Linie ein medizinisches Problem und erst in zweiter Linie ein juristisches, theologisches und pädagogisches Problem sind.

Die Durchführung der Tagung wurde vom Bundesminister für Jugend, Familie und Gesundheit in großzügiger Weise gefördert. Weitere finanzielle Hilfe kam von den Farbenfabriken Bayer Leverkusen, von der Schering AG Berlin, vom Werk Göttingen der Firma Carl Zeiss, vom Arzneimittelkontor Hannover der Farbwerke Hoechst, von der E. Merck AG Darmstadt und von anderen Firmen. Besonders anerkennenswert sind Sorgfalt und Sachkenntnis des Verlages bei der Herausgabe dieses Bandes.

Göttingen, Januar 1971   **H. Orthner**

Inhaltsverzeichnis

Prägung hypothalamischer Sexualfunktionen durch die peri- bzw. praenatale endokrine Situation

Gezielte Eingriffe im Hypothalamus

Prägung des Sexualverhaltens durch das frühkindliche Milieu

Antiandrogene

Juristische, anstaltspsychiatrische und konstitutionsbiologische Fragen der Perversionen

Die Behandlung der dranghaften sexuellen Perversionen

Aspekte der Sexualsteuerung bei der Frau

Sexualstörungen bei Schläfenlappenprozessen

Posttraumatische Sexualstörungen

Neurologische und psychiatrische Probleme

Probleme und Störungen der Reifung und des Klimakteriums

Pathologische Prozesse in Hypophyse und Hypothalamus

Aspekte der hormonalen Sexualsteuerung durch den Hypothalamus

(Vorsitz: B. Flerkó)

Journal of Neuro-Visceral Relations, Suppl. X, 3—14 (1971)
© by Springer-Verlag 1971

Die Rolle des Hypothalamus bei der hormonellen Sexualsteuerung

B. Flerkó

Anatomisches Institut der Medizinischen Universität Pécs, Ungarn

Mit 1 Abbildung

Summary

The Role of the Hypothalamus in the Control of Sex Hormones

Current concepts suggest that the mechanism for the neural control of the secretion of gonadotrophic hormones operates at two levels.

The first level is termed the „tonic mechanism". This gives rise to the continuous liberation of basal amounts of FSH and LH, sufficient to maintain follicular growth and the production of oestrogens, but not sufficient to cause ovulation. The mechanism is mediated by tubero-infundibular neurones in the hypophysiotrophic area (HTA) of the hypothalamus; these neurones produce the FSH- and LH-releasing factors (FRF and LRF).

The second level is a higher mechanism which modulates the activity of the neurons that produce FRF and LRF. This includes brain structures both inside and outside the hypothalamus. It may be termed the „cycle mechanism", as it is responsible for the maintenance of the cyclic output of gonadotrophic hormones.

The hypothalamic structures which participate are the LH-trigger and LH-control mechanism in the pre-optic area, and the FSH-control mechanism in the anterior hypothalamus. The feed-back control exerted by the ovarian hormones on the stimulation or inhibition of the secretion of FSH and LH acts through neurones which are sensitive to the sex steroids and which control the cyclic release of gonadotrophins.

The extrahypothalamic parts of the cycle mechanism are situated in the limbic system, principally in the amygdaloid, septal and epithalamo-epiphysial complex, but also in the hippocampus and the reticular formation of the mid-brain.

Untersuchungen der letzten Jahre haben ein beachtliches Beobachtungsmaterial darüber zutage gefördert, daß die Signalstoffe des Hypothalamus, die sogenannten „releasing und inhibiting Faktoren" hauptsächlich polypeptidartige Stoffe sein dürften. Die Signalstoffe für die

Gonadotrophhormone sind auch schon bekannt: die follikel-stimulierenden Hormon- und luteinisierenden Hormon-Releasing-Faktoren (FRF und LRF) und der Prolaktin-Inhibiting-Faktor (PIF).

Eine grundlegende Frage ist, in welchem Hirngebiet die Releasing- und Inhibiting-Faktoren produziert werden. Einige Autoren haben dies dem großzelligen neurosekretorischen System des Hypothalamus zugetraut. Eine Reihe von morphologischen und physiologischen Beweisen spricht aber gegen diese Auffassung, und es besteht wohl kein Zweifel darüber, daß dieses System mit den Releasing- und Inhibiting-Faktoren und dadurch mit der Regulation der Trophhormonfunktion des Vorderlappens nichts zu tun hat.

Neben diesem eindeutig definierten System finden wir schon in der älteren Literatur Andeutungen über die Existenz eines sogenannten tubero-hypophysealen Neuronensystems, dessen Ursprungszellen in den ventralen, kleinzelligen Kernen des Hypothalamus, vor allem im Nucleus infundibularis (in der englischen Literatur: n. arcuatus) sein sollten. Es ist ohne Zweifel das Verdienst von *Spatz* (1951) und Mitarbeitern (*Nowakowsky* 1951), auf die Bedeutung dieses kleinzelligen Systems besonders hingewiesen zu haben, unter Hervorhebung des gekreuzten Verlaufs dieser feinen Fasern in Richtung von dorsal nach ventral und von lateral nach medial, mit dem vorwiegend von vorn nach hinten gerichteten Verlauf der weitaus gröberen Fasern des Tractus supraoptico-paraventriculo-hypophyseus. Da dieses kleinzellige Neuronensystem — wenigstens beim Säuger — mit der Gömörischen Chromalaun-Haematoxylin-Färbung nach *Bargmann* (1948/49) oder mit der Gömörischen Aldehyd-Fuchsin-Methode (*Dawson* 1953) nicht färbbar ist, wurde es vielfach auch als „Gömöri negatives" System angesprochen und vom „Gömöri positiven" supraoptico-paraventriculo-hypophysealen System abgetrennt.

Nach ausgezeichneten Untersuchungen von *Metuzals* (1959) und hauptsächlich von *Martinez* (1960), von dem die Bezeichnung „zona palisadica" für die oberflächliche Zone der Eminentia mediana und des proximalen Hypophysenstiels stammt, gelang es *Szentágothai* (1962, 1964) mittels der klassischen „raschen" Golgi-Methode die Nervenendigungen des kleinzelligen Systems in der Zona palisadica in zufriedenstellender Weise darzustellen. Es wurde klar, daß die Zona palisadica ein dichtes „moosrasenartiges" System solcher Nervenendigungen ist, welche sich dem der Eminentia mediana und dem proximalen Hypophysenstiel dicht anliegenden Trichterlappen, genauer dem kapillären „Mantelplexus", anschmiegen. Dieser Mantelplexus erstreckt sich zwischen dem hypothalamischen und Trichterlappengewebe und ist als das eigentliche Sammelgebiet der Portalvenen des Vorderlappens anzusehen. Aus diesem Gebiete entspringen und kehren in denselben auch zurück die sogenannten Spezialgefäßschlingen der Eminentia mediana (Abb. 1).

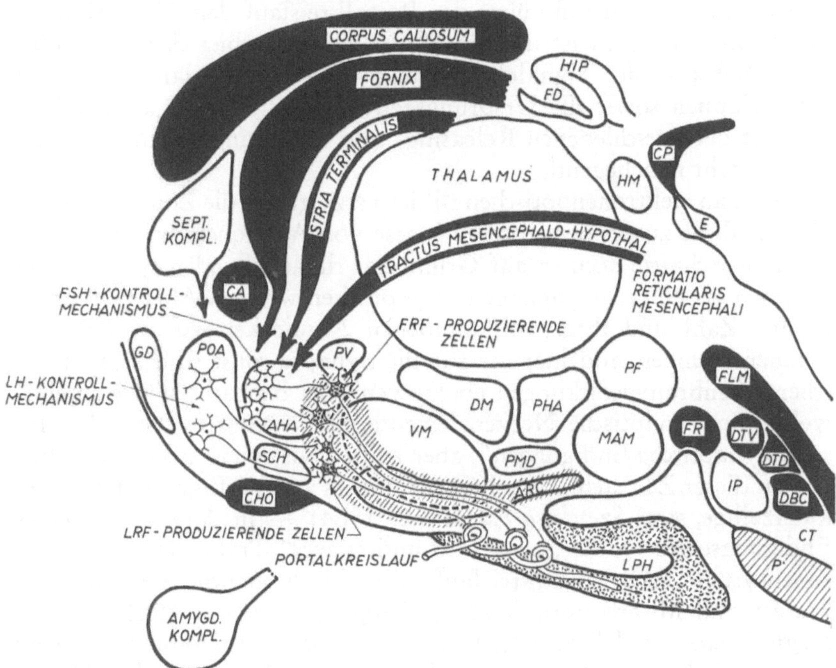

Abb. 1. Schematische Darstellung der hypothalamischen und limbischen Mechanismen, die die FSH- und LH-Sekretion steuern. Der Pfeil zeigt die Richtung des Blutstromes im hypothalamo-hypophysealen Portalsystem, dessen speziale Kapillarschlingen in die Eminentia mediana eindringen. Die FRF- und LRF-produzierenden Neuronen des „tonischen Mechanismus" sind durch punktnetzartige Nervenzellen repräsentiert. Sie befinden sich in dem „hypophysiotrophen Gebiet" (schraffiert), und ihre Nervenendigungen sind an den Kapillarschlingen des Portalsystems zu finden. Zellen der dem hypothalamischen „Zyklusmechanismus" (LH-Kontrollmechanismus und FSH-Kontrollmechanismus) zugehörenden Neuronen sind durch leere Zellkörper in der Area praeoptica bzw. in der Area hypothalamica anterior dargestellt. — Abkürzungen: *AHA*: area hypothalamica anterior, *AMYGD. KOMPL.*: amygdalärer Komplex, *ARC*: nucleus arcuatus (= n. infundibularis), *CA*: commissura anterior, *CHO*: chiasma opticum, *CP*: commissura posterior, *CT*: nucleus centralis tegmenti, *DBC*: decussatio brachiorum conjunctivorum. *DM*: nucleus dorsomedialis, *DTD*: decussatio tegmenti dorsalis, *DTV*: decussatio tegmenti ventralis, *E*: epiphysis, *FD*: fascia dentata, *FLM*: fasciculus longitudinalis medialis, *FR*: fasciculus retroflexus, *GD*: gyrus diagonalis, *HIP*: hippocampus, *HM*: nucleus habenulae medialis, *IP*: nucleus interpeduncularis, *LPH*: lobus posterior hypophyseos, *MAM*: nuclei mamillares, *P*: pons, *PF*: nucleus parafascicularis thalami, *PHA*: area hypothalamica posterior, *PMD*: nucleus praemamillaris dorsalis, *POA*: area praeoptica, *PV*: nucleus paraventricularis, *SCH*: nucleus suprachiasmaticus, *SEPT. KOMPL.*: septaler Komplex, *VM*: nucleus ventromedialis.

Es ist ohne weiteres einzusehen, daß der mit dem kapillären Sammelgebiet der Portalgefäße in unmittelbarem Kontakt stehende, ungemein dichte Rasen von Nervenendigungen besonders geeignet wäre, irgendwelche Signalstoffe über den Portalkreislauf dem Vorderlappen zuzuführen. Folglich ist der Schluß, in diesem Gebiet das morphologische Substrat der Signalübertragung vom Hypothalamus auf den Vorderlappen sowie die Ursprungszellen dieses Systems als Produktionsort der verschiedenen Releasing- und Inhibiting-Faktoren zu erblicken, sehr naheliegend.

Auch an elektronenoptischen Bildern erzeigt sich die Zona palisadica als eine dicht zusammengepreßte Masse von Axonquerschnitten. Diese Axonquerschnitte können auf Grund der sie anfüllenden synaptischen Bläschen als Nervenendigungen angesprochen werden. Aber trotz ihrer großen Zahl und ihrer vollkommenen Ähnlichkeit zu synaptischen Axonendigungen sind hier die für die Synapse sonst so charakteristischen Membranverdickungen ebensowenig zu beobachten wie irgendwelche postsynaptische Nervenelemente, z. B. Dendriten. Es gibt also „praesynaptische Endigungen", aber keine „postsynaptische" Struktur.

Zu dieser Zeit steht kein direkter Beweis zur Verfügung, daß dieses kleinzellige, von *Szentágothai* (1962, 1964) — in Anbetracht seines Endigungsortes — als „tubero-infundibulärer" Trakt genannte Neuronensystem zum Portalkreislauf wäre, doch manche Befunde von *Halász* und Mitarbeitern (*Halász*, *Pupp* und *Uhlarik* 1962; *Halász*, *Pupp*, *Uhlarik* und *Tima* 1965) unterstützen diese Annahme sehr. Diese Autoren haben die Struktur und Funktion kleiner, in den Hypothalamus implantierter Vorderlappengewebsfragmente untersucht. Durch ein systematisches Studium einer großen Anzahl solcher Transplantate — teilweise verschiedener feinerer Lokalisation — konnte jenes engere Gebiet des Hypothalamus, mit welchem in unmittelbarem Kontakt befindliches Vorderlappengewebe seine spezifische histologische Struktur und Funktion bewahrte, genau umrissen werden. Dieses sogenannte „hypophysiotrophe" Gebiet (schraffiert in Abb. 1) stimmt mit jenem des kleinzelligen Neuronensystems, dessen Nervenfortsätze zur Zona palisadica verfolgt werden konnten, eindeutig überein.

Daraus geht eindeutig hervor, daß weder der ganze Hypothalamus noch das großzellige, Gömöri-positive, neurosekretorische Neuronensystem unmittelbar an der Produktion für den Vorderlappen notwendiger Stoffe beteiligt sind, sondern lediglich das kleinzellige, tuberoinfundibuläre Neuronensystem. Weiterhin wurde es klar, daß diese Stoffe nicht nur in den Nervenendigungen der Zona palisadica, sondern schon in den Zellkörpern dieses Neuronensystems (FRF- und LRF-produzierende Zellen in Abb. 1) in aktiver Form vorhanden sein müssen, da es sonst unverstehbar wäre, wie ein unmittelbarer Kontakt des implantierten Vorderlappengewebes mit den Zellen des kleinzelligen Systems genüge, dessen histologische Struktur und Funktion aufrechtzuerhalten. Natürlich beweisen diese Ergebnisse die Identität dieser Stoffe und der Releasing-Faktoren verschiedener Trophhormone — obwohl die Wahrscheinlichkeit ziemlich groß ist — nicht.

Halász und *Pupp* (1965) hatten eine neue stereotaxische Operationstechnik entwickelt, mit deren Hilfe das hypophysiotrophe Gebiet des Hypothalamus vom übrigen Teil des Nervensystems ohne größere Nebenverletzungen abgetrennt werden kann.

Aus an diesem Modell gewonnenen Erfahrungen konnte festgestellt werden, daß das neuralisolierte hypophysiotrophe Gebiet die nahe normale Sekretion von ACTH (*Halász, Slusher* und *Gorski* 1967) und TSH (*Halász, Florsheim, Corcorran* und *Gorski* 1967) und eine basale, sogenannte „tonische" Sekretion des FHS und LH (*Halász* und *Gorski* 1967) aufrechterhalten kann. Dies weist aber auch darauf hin, daß die Releasing-Faktoren für diese Hormone durch das kleinzellige, tubero-infundibuläre Neuronensystem produziert werden.

Da erhebt sich aber die Frage, warum das isolierte hypophysiotrophe Gebiet nur eine azyklische, kontinuierliche Abgabe von FSH und LH und nicht den normalen Zyklus aufrechterhalten kann.

Eine derartige Störung der Gonadotrophinsekretion war seit den Läsionsuntersuchungen von *Hillarp* (1949) schon bekannt. In seinen sowie in anderen ähnlichen Versuchen trugen die Ratten Läsionsherde im ventralen Teil des vorderen Hypothalamus, zeigten eine konstante vaginale Kornifikation und hatten in den Ovarien sich entwickelnde Follikel und normales Interstitialgewebe, aber keine Gelbkörper. *Hillarps* (1949) Meinung war, daß jene hypothalamischen Nervenstrukturen, die zu einer Ovulation auslösenden LH-Mobilisation unentbehrlich sind, durch diese Läsion zerstört werden. In diesen Tieren sezerniert der Vorderlappen FSH und LH in einer genügenden Menge die Entwicklung der Follikel und die Oestrogenproduktion zu sichern, doch fehlt die zur Ovulation nötige plötzliche, intensive LH-Mobilisation, was die Abwesenheit der Gelbkörper erklärt. Die kontinuierliche, durch Progesteron nicht kompensierte Oestrogenwirkung hält den konstanten vaginalen Oestrus aufrecht und führt zur zystischen Erweiterung der Endometrialdrüsen.

Mit der Hillarpschen Erklärung des erwähnten Läsionseffektes konnte man völlig einverstanden sein, da *Sawyer, Everett* und *Markee* (1949) gezeigt hatten, daß ein neuraler Mechanismus zu intensiver LH-Mobilisation existieren muß. Ein Problem blieb hier trotzdem noch ungelöst.

Es ist allgemein bekannt, daß die konstante Oestrogenwirkung die FSH-Sekretion hemmt. *Byrnes* und *Meyer* (1951) hatten gezeigt, daß durch einige Tage verabreichte, ganz kleine Oestrogenmengen, die das Uterusgewicht noch überhaupt nicht steigern, die FSH-Sekretion verhindern. Daraus ergibt sich also die Frage, warum die kontinuierliche Oestrogenwirkung, die in den lädierten Ratten die konstante vaginale Kornifikation und die zystische Erweiterung der Endometrialdrüsen aufrechterhalten konnte, die FSH-Sekretion in diesen Tieren nicht verhinderte. Ich mußte deshalb annehmen — wie es schon früher *Hohlweg* und *Junkmann* (1932) getan hatten —, daß die die FSH-Sekretion hemmende Wirkung der Oestrogene nicht unmittelbar auf die Hypophyse, sondern indirekt, nämlich durch den Hypothalamus zur Wirkung kommt.

Diese Annahme wurde von uns (*Flerkó* 1954, 1957 a, b; *Flerkó* und *Bárdos* 1960, 1961 a, b) mit mehreren Experimenten unterstützt. Vor mehr als zehn Jahren habe ich in einer an Parabionten durchgeführten Untersuchungsserie gefunden, daß die Hemmung der FSH-Sekretion in Ratten mit Läsionsherden im vorderen Hypothalamus durch die Erhöhung des Blutoestrogenspiegels in geringerem Maße verhindert wird als in unlädierten Tieren (*Flerkó* 1956).

Auf Grund dieser experimentellen Angaben erhob sich der Gedanke, daß es im vorderen Hypothalamus oestrogenempfindliche Nervenzellen gibt, auf welche die Erhöhung des Blutoestrogenspiegels eigentlich wirkt. (Siehe die Neuronen von „FSH-Kontrollmechanismus" in Abb. 1.) Die FSH-Sekretion würde in dieser Weise durch die in diesen Zellen hervorgerufene und durch deren Axone auf die FRF-produzierenden Zellen (Abb. 1) übertragene neurale Wirkung gehemmt. Wenn diese Annahme zutrifft, muß auch eine auf die in Frage stehenden oestrogen-empfindlichen Neuronen unmittelbar wirkende, so geringe Follikelhormonmenge die FSH-Sekretion hemmen, die diese Wirkung von der Peripherie her nicht auszulösen vermag.

Um diese Annahme zu unterstützen, wurde ein aus einem Eierstock der Ratte abgezwicktes, ungefähr 1 mm³ großes Ovariumstückchen mit Hilfe eines stereotaxischen Apparats in die Area hypothalamica anterior implantiert. Bei einer Kontrollgruppe entfernten wir aus dem Ovar ein Gewebsstückchen derselben Größe, doch wurde in dasselbe Gebiet des Gehirns, ähnlich der Versuchsgruppe, ein Stückchen Lebergewebe gesetzt. Bei zwei weiteren Lokalisationskontrollgruppen implantierten wir das entfernte Ovariumteilchen in den dorsokaudalen Teil des Hypothalamus und sogar selbst in die Adenohypophyse. — Als biologischen Test der FSH-Oestrogen-Sektretion verwendeten wir die Uterusgewichtsreaktion (*Flerkó* und *Szentágothai* 1957). Da in diesem Versuch der Mittelwert der Uterusgewichte der Ratten mit einem Implantat in der Area hypothalamica anterior sich signifikant kleiner erwies (P < 0,01) als die Mittelwerte der intakten und der experimentellen Kontrollen, schien unsere obenerwähnte Annahme über die im vorderen Teil des Hypothalamus lokalisierten, oestrogenempfindlichen Strukturen bestätigt zu sein. Die Kontrollgruppen, besonders das negative Ergebnis des intrahypophysären Transplantates zeigen die Spezifität dieser Region und lassen in einem auch die Möglichkeit eines Diffusionsvorganges ausschließen. Diese und viele ähnliche Versuchsergebnisse der letzten zwölf Jahre berechtigten die Vermutung, daß es im vorderen Hypothalamus sexualsteroidempfindliche Neuronen gibt, die teilweise an einem LH-, teilweise an einem FSH-Kontrollmechanismus mitwirken.

Abb. 1 stellt die zur Regulation der Gonadotrophinsekretion nötigen neuralen Mechanismen schematisch dar. Das hypophysiotrophe Gebiet (schraffiert) enthält die Neuronen des kleinzelligen, tuberoinfundibulären Systems, die die FSH- und LH-Releasing-Faktoren produzieren und über den Portalkreislauf dem Vorderlappen zuführen. Dieser sogenannte „tonische" Mechanismus der Gonadotrophinsekretion ermöglicht eine, für männliche Lebewesen charakteristische, azyklische Sekretion von FSH und LH, ist aber unfähig, die Abgabe dieser Hormone weder zu steigern noch zu vermindern.

Die höhere Regulationsstufe, der sogenannte „Zyklusmechanismus", enthält alle teilweise hypothalamische, teilweise extrahypothalamische Gehirnstrukturen, die die Aktivität der Releasing-Faktor produzierenden Neuronen modulieren können.

Mit dem Zyklusmechanismus in Beziehung stehende Gebiete des Hypothalamus sind vor allem die Area praeoptica und Area hypothalamica anterior. In diesen Regionen befinden sich sexualsteroidempfindliche Neuronen, durch welche die FSH- und LH-stimulierende und hemmende Rückwirkung der ovariellen Hormone (sogenannter external or long-loop feedback) zur Geltung kommt. Die Untersuchungsergebnisse weisen darauf hin, daß sich der LH-mobilisierende Mechanismus (LH-trigger) im präoptischen Gebiet (*Harris* 1937, *Haterius* und *Derbyshire* 1937, *Dey* 1941, *Hillarp* 1949, *Sawyer, Everett* und *Markee* 1949, *Markee, Everett* und *Sawyer* 1952, *Bunn* und *Everett* 1957, *Critchlow* 1958, *Barraclough* und *Gorski* 1961, *Everett* 1961, *Everett* und *Radford* 1961, *Gorski* und *Barraclough* 1963, *Everett* 1964, 1965, *Halász* und *Gorski* 1967, *Tejasen* und *Everett* 1967, *Terasawa* und *Sawyer* 1969, *Köves* und *Halász* 1970), der FSH-Kontrollmechanismus in der Area hypothalamica anterior befindet (*Flerkó* 1954, *Donovan* und *van der Werff ten Bosch* 1956 a, b, 1959 a, b, *Flerkó* 1956, 1957 a, b, *Bogdanove* und *Schoen* 1959, *Hohlweg* und *Daume* 1959, *Krejci* und *Critchlow* 1959, *D'Angelo* und *Kravatz* 1960, *Flerkó* und *Bárdos* 1960, 1961 a, *Littlejohn* und *de Groot* 1963, *Fendler* und *Endröczi* 1965/66). Werden diese Hypothalamusteile durch

Läsionsherde zerstört, vom tonischen Mechanismus getrennt oder ihre normale Entwicklung — z. B. durch perinatale Androgenzufuhr — geändert, bleibt auch bei der weiblichen Ratte nur der tonische Mechanismus erhalten, das heißt, eine azyklische Gonadotrophinsekretion, die nur die Follikelentwicklung und Oestrogensekretion, aber keine Ovulation und Luteinisation bewirkt.

Andere, die Aktivität der Releasing-Faktor produzierenden Neuronen ebenfalls beeinflussende, sogenannte innere oder Short-loop feedback-Effekte wirken direkt auf den tonischen Mechanismus (für Details, siehe *Flerkó* 1968). Professor *Martini* wird uns darüber und über seine Untersuchungen, die dies so schön demonstriert hatten, ausführlich informieren.

Obwohl der hypothalamische Zyklusmechanismus an sich wiederholte Follikelsprünge stimulieren kann — wie es die neuesten Untersuchungsergebnisse von *Köves* und *Halász* (1970) gezeigt hatten —, sind für die regelmäßige, zyklische Abgabe des FSH und LH auch extrahypothalamische Gehirnteile, vor allem limbische Strukturen, notwendig (für Details siehe *de Groot* 1966 und *Flerkó* 1968, 1970). Hauptsächlich in diesen Gehirnteilen werden die aus der Umgebung stammenden, afferenten Impulse, die die Gonadotrophinsekretion beeinflussen, integriert. Daneben — wie es *Orthner* (1968) behauptet — greift das übergeordnete limbische System regelnd in das Triebgeschehen ein, und auch auf dieser Ebene haben die beiden Haupttriebe des Lebens ihre sich teilweise überschneidenden Schwerpunkte.

Das Hypothalamus-Hypophysis-System kann als ein Homeostat betrachtet werden. In diesem System verursachen exterozeptive Reize Änderungen des Hormonblutspiegels oder extrahypothalamische Gehirnimpulse Änderungen der Gonadotrophin- und Sexualhormonabgabe über zahlreiche Neuronennetzwerke. Das limbische System kann daher als ein Schaltungsmechanismus angesehen werden, durch welchen die Funktion des Zwischenhirn-Hypophysen-Systems an die jeweiligen Bedingungen angepaßt wird.

Zusammenfassung

Nach unseren heutigen Kenntnissen steht die Gonadotrophinsekretion unter der Kontrolle eines zweistufigen nervösen Mechanismus.

Die erste Regulationsstufe ist der sogenannte „tonische Mechanismus", der die kontinuierliche, basale Abgabe von FSH und LH stimuliert. Diese „tonische" Gonadotrophinabgabe hält die Entwicklung der Follikel und die Oestrogenproduktion aufrecht, ist aber unfähig, Ovulation zu stimulieren. Der tonische Mechanismus befindet sich in der hypophysiotrophen Area und ist aus tubero-infundibulären Neuronen aufgebaut, die die FSH- und LH-Releasing-Faktoren (FRF und LRF) produzieren.

Die höhere Regulationsstufe, der sogenannte „Zyklusmechanismus", enthält alle, teilweise hypothalamische, teilweise extrahypothalamische Gehirnstrukturen, die die Aktivität der FRF- und LRF-produzierenden Neuronen modulieren können.

Hypothalamische Teile des Zyklusmechanismus sind die FSH- und LH-Kontrollmechanismen, die sich in der Area hypothalamica anterior bzw. im preoptischen Gebiet befinden. Die FSH- und LH-stimulierende und hemmende Rückwirkung der ovariellen Hormone kommt durch die sexualsteroidempfindlichen Neuronen des FSH- und LH-Kontrollmechanismus zur Geltung.

Extrahypothalamische Teile des Zyklusmechanismus befinden sich im limbischen System, hauptsächlich im amygdalären, septalen und epithalamoepiphysealen Komplex, ebenso wie im Hippocampus und in der Formatio reticularis mesencephali.

Literatur

Bargmann, W.: Über die neurosekretorische Verknüpfung von Hypothalamus und Neurohypophyse. Z. Zellforsch., Abt. A. *34*, 610—634 (1948/49).

Barraclough, C. A., und *R. A. Gorski*: Evidence that hypothalamus is responsible for androgen-induced sterility in the female rat. Endocrinology *68*, 68—79 (1961).

Bogdanove, E. M., und *H. C. Schoen*: Precocious sexual development in female rats with hypothalamic lesions. Proc. Soc. exp. Biol. (N. Y.) *100*, 664—669 (1959).

Bunn, J. P., und *J. W. Everett*: Ovulation in persistent-estrous rats after electrical stimulation of the brain. Proc. Soc. exp. Biol. (N. Y.) *96*, 369—371 (1957).

Byrnes, W. W., und *R. K. Meyer*: Effect of physiological amounts of estrogen on the secretion of follicle stimulating and luteinizing hormones. Endocrinology *49*, 449—460 (1951).

Critchlow, B. V.: Ovulation induced by hypothalamic stimulation in the anesthetized rat. Amer. J. Physiol. *195*, 171—174 (1958).

D'Angelo, S. A., und *A. S. Kravatz*: Gonadotrophic hormone function in persistent estrous rats with hypothalamic lesions. Proc. Soc. exp. Biol. (N. Y.) *104*, 130—133 (1960).

Dawson, A. B.: Evidence for the termination of neurosecretory fibers within the pars intermedia of the hypophysis of the frog Rana pipiens. Anat. Rec. *115*, 63—69 (1953).

De Groot, J.: Limbic and other neural pathways that regulate endocrine function. In: Neuroendocrinology (*L. Martini* and *W. F. Ganong*, eds.), 81—104, New York: Academic Press, 1966.

Dey, F. L.: Changes in ovaries and uteri in guinea-pigs with hypothalamic lesions. Amer. J. Anat. *69*, 61—87 (1941).

Donovan, B. T., und *J. J. van der Werff ten Bosch*: Oestrus in winter following hypothalamic lesions in the ferret. J. Physiol. (London) *132*, 57—58 (1956 a).

Donovan, B. T., und *J. J. van der Werff ten Bosch*: Precocious puberty in rats with hypothalamic lesions. Nature (London) *178*, 745 (1956 b).

Donovan, B. T., und *J. J. van der Werff ten Bosch*: The relationship of the hypothalamus to oestrus in the ferret. J. Physiol. (London) *147*, 93—108 (1959 a).

Donovan, B. T., und *J. J. van der Werff ten Bosch*: The hypothalamus and sexual maturation in the rat. J. Physiol. (London) *147*, 78—79 (1959 b).

Everett, J. W.: The preoptic region of the brain and its relation to ovulation. In: Control of Ovulation (*C. A. Villee*, ed.), 101—112. New York: Pergamon Press, 1961.

Everett, J. W.: Central neural control of reproductive function of the adeno-hypophysis. Phys. Rev. *44*, 373—431 (1964).

Everett, J. W.: Ovulation in rats from preoptic stimulation through platinum electrodes. Importance of duration and spread of stimulus. Endocrinology *76*, 1195—1201 (1965).

Everett, J. W., und *H. M. Radford:* Irritative deposits from stainless steel electrodes in the preoptic rat brain causing release of pituitary gonadotrophin. Proc. Soc. exp. Biol. (N. Y.) *108*, 604—609 (1961).

Fendler, K., und *E. Endrőczi:* Effects of hypothalamic steroid implants on compensatory ovarian hypertrophy of the rats. Neuroendocrinology *1*, 129—137 (1965/66).

Flerkó, B.: Zur hypothalamischen Steuerung der gonadotrophen Funktion der Hypophyse. Acta morph. Acad. Sci. Hung. *4*, 475—492 (1954).

Flerkó, B.: Die Rolle hypothalamischer Stukturen bei der Hemmungswirkung des erhöhten Östrogenblutspiegels auf die Gonadotrophinsekretion. Acta physiol. Acad. Sci. Hung. *9*, Suppl., 17—18 (1956).

Flerkó, B.: Einfluß experimenteller Hypothalamusläsion auf die durch Follikelhormon indirekt hervorgerufene Hemmung der Luteinisation. Endokrinologie *34*, 202—208 (1957 a).

Flerkó, B.: Le rôle des structures hypothalamiques dans l'action inhibitrice de la folliculine sur la sécrétion de l'hormone folliculo-stimulante. Arch. Anat. micr. et Morph. exp. *46*, 159—172 (1957 b).

Flerkó, B.: Hypothalamic control of hypophyseal gonadotrophic function. In: *Szentágothai, J., B. Flerkó, B. Mess* und *B. Halász*: Hypothalamic Control of the Anterior Pituitary, 3rd ed., 249—329, Budapest: Publishing House of the Hungarian Academy of Sciences, 1968.

Flerkó, B.: Control of FSH and LH secretion. Proceedings of the Workshop Conference "Integration of Endocrine and Non-Endocrine Mechanisms in the Hypothalamus" Stresa, May 19—30, 1969 (in press). New York: Academic Press, 1970.

Flerkó B., und *V. Bárdos*: Pituitary hypertrophy after anterior hypothalamic lesions. Acta endocr. (Kbh.) *35*, 375—380 (1960).

Flerkó, B., und *V. Bárdos*: Absence of compensatory ovarian hypertrophy in rats with anterior hypothalamic lesions. Acta endocr. (Kbh.) *36*, 180 bis 184 (1961 a).

Flerkó B., und *V. Bárdos*: Luteinization induced in „constant oestrus rats" by lowering oestrogen production. Acta endocr. (Kbh.) *37*, 418—422 (1961 b).

Flerkó, B., und *J. Szentágothai*: Oestrogen sensitive nervous structures in the hypothalamus. Acta endocr. (Kbh.) *26*, 121—127 (1957).

Gorski, R. A., und *C. A. Barraclough*: Effects of low dosages of androgen on the differentiation of hypothalamic regulatory control of ovulation in the rat. Endocrinology *73*, 210—216 (1963).

Halász, B., W. H. Florsheim, N. L. Corcorran und *R. A. Gorski*: Thyrotrophic hormone secretion in rats after partial or total interruption of neural afferents to the medial basal hypothalamus. Endocrinology *80*, 1075—1082 (1967).

Halász, B., und *R. A. Gorski*: Gonadotrophic hormone secretion in female rats after partial or total interruption of neural afferents to the medial basal hypothalamus. Endocrinology *80*, 608—622 (1967).

Halász, B., und *L. Pupp*: Hormone secretion of the anterior pituitary gland after physical interruption of all nervous pathways to the hypophysiotrophic area. Endocrinology *77*, 553—562 (1965).

Halász, B., L. Pupp und *S. Uhlarik*: Hypophysiotrophic area in the hypothalamus. J. Endocr. *25*, 147—154 (1962).

Halász, B., L. Pupp, S. Uhlarik und *L. Tima*: Further studies on the hormone secretion of the anterior pituitary transplanted into the hypophysiotrophic area of the rat hypothalamus. Endocrinology *77*, 343—355 (1965).

Halász, B., M. A. Slusher und *R. A. Gorski*: Adrenocorticotrophic hormone secretion in rats after partial or total deafferentation of the medial basal hypothalamus. Neuroendocrinology *2*, 43—55 (1967).

Harris, G. W.: The induction of ovulation in the rabbit, by electrical stimulation of the hypothalamo-hypophysial mechanism. Proc. roy. Soc. B. *122*, 374—394 (1937).

Haterius, H. O., und *A. J. Derbyshire*: Ovulation in the rabbit following upon stimulation of the hypothalamus. Amer. J. Physiol. *119*, 329—330 (1937).

Hillarp, N. Å.: Studies on the localization of hypothalamic centres controlling the gonadotrophic function of the hypophysis. Acta endocr. (Kbh.) *2*, 11—23 (1949).

Hohlweg, W., und *E. Daume*: Über die Wirkung intrazerebral verabreichten Dienoestroldiacetats bei Ratten. Endokrinologie *38*, 46—51 (1959).

Hohlweg, W., und *K. Junkmann*: Die hormonal-nervöse Regulierung der Funktion des Hypophysenvorderlappens. Klin. Wschr. *11*, 321—323 (1932).

Köves, K., und *B. Halász*: Location of the neural structures triggering ovulation in the rat. Neuroendocrinology (in press) (1970).

Krejci, M. E., und *B. V. Critchlow*: Precocious uterine stimulation following hypothalamic and amygdaloid lesions in female rats. Anat. Rec. *33*, 300 (1959).

Littlejohn, M., und *J. de Groot*: Estrogen-sensitive areas in the rat brain. Fed. Proc. 22, 571 (1963).

Markee, J. E., J. W. Everett und *C. H. Sawyer*: The relationship of the nervous system to the release of gonadotrophin and the regulation of the sex cycle. Rec. Progr. Horm. Res. *7,* 139—163 (1952).

Martinez, P. M.: The structure of the pituitary stalk and the innervation of the neurohypophysis in the cat. Diss. Leiden: Luctor et Emergo, 1960.

Metuzals, J.: The structure of the hypothalamic final common path to the adenohypophysis in the cat. I. The periventricular area of the nucleus arcuatus and the eminentia mediana. J. comp. Neurol. *113,* 103—137 (1959).

Nowakowsky, H.: Infundibulum und Tuber cinereum der Katze. Dtsch. Z. Nervenhk. *165,* 261—339 (1951).

Orthner, H.: Anatomie und Physiologie der Steuerungsorgane der Sexualität. In: Die Sexualität des Menschen. Handbuch der medizinischen Sexualforschung (*H. Giese,* Hrsg.), 2. Auflage, 446—545. Stuttgart: Enke, 1968.

Sawyer, C. H., J. W. Everett und *J. E. Markee:* A neural factor in the mechanism by which oestrogen induced the release of luteinizing hormone in the rat. Endocrinology *44,* 218—233 (1949).

Spatz, H.: Neues über die Verknüpfung von Hypophyse und Hypothalamus. Mit besonderer Berücksichtigung der Regulation sexueller Leistungen. Acta neuroveg. (Wien) *3,* 5—49 (1951).

Szentágothai, J.: Anatomical considerations. In: *Szentágothai, J., B. Flerkó, B. Mess* und *B. Halász*: Hypothalamic Control of the Anterior Pituitary, 1st ed., 19—105. Budapest: Publishing House of the Hungarian Academy of Sciences, 1962.

Szentágothai, J.: The parvicellular neurosecretory system. In: Progress in Brain Research, Vol. *5* (*W. Bargmann* and *J. P. Schade,* eds.), 135—146. Amsterdam: Elsevier, 1964.

Tejasen, T., und *J. W. Everett*: Surgical analysis of the preoptico-tuberal pathway controlling ovulatory release of gonadotrophins in the rat. Endocrinology *81,* 1387—1396 (1967).

Teresawa, E., und *C. H. Sawyer*: Electrical and electrochemical stimulation of the hypothalamo-adenohypophysial system with stainless steel electrodes. Endocrinology *84,* 918—925 (1969).

Journal of Neuro-Visceral Relations, Suppl. X, 15—21 (1971)
© by Springer-Verlag 1971

Weitere Aspekte der Lokalisation, Ultrastruktur und Funktion der „Sexualzentren" des Hypothalamus *

A. Oksche und **H.-J. Oehmke****

Anatomisches Institut der Universität Gießen, Lehrstuhl I
(Direktor: Prof. Dr. *A. Oksche*)

Mit 2 Abbildungen

Summary

*Further Studies on the Localization, Ultrastructure, and Function
of Gonadotropic Centers in the Hypothalamus*

Experiments with stereotaxic lesions of the hypothalamus in several
passerine species have shown that photoperiodic induction of testicular
growth, observed in intact birds, is prevented by lesions in the region of the
infundibular (arcuate) nucleus (*Wilson*, 1967; *Stetson*, 1969). Our recent
cytoarchitectonic studies of the hypothalamus in fringillid finches have
suggested that the main tuberal nuclei (infundibular nucleus, ventromedial
nucleus) consist of small cell clusters and layers arranged in a mosaic pattern.
Using *Falck* and *Hillarp*'s technique, a strong fluorescence has been observed
in the tuberal neurons which form the source of the tubero-infundibular
tract. It is suggested that the avian hypothalamus contains, besides the classical neurosecretory system (supraoptic nucleus—paraventricular nucleus—
pars nervosa) and the aminergic tubero-infundibular system, also peptidergic
neuroendocrine centers which may form releasing factors. The existence of
rostral and caudal groups of hypophyseal portal vessels suggests that the
neuroendocrine tracts in birds have a point-to-point relationship to spe-
cialized parts of the pars distalis.

Neurochirurgische Erfahrungen haben gezeigt, daß die stereotaktische Ausschaltung bestimmter Hypothalamus-Regionen Auswirkungen auf die Steuerung von Sexualfunktionen hat. Wenn auch das Pro-

---

* Dem Andenken von Professor *Hugo Spatz*.

** Mit Unterstützung durch die Deutsche Forschungsgemeinschaft. In
Zusammenarbeit mit Prof. Dr. *D. S. Farner*, Department of Zoology, University of Washington, Seattle, USA.

blem der hypothalamischen Sexualzentren primär einen funktionellen Charakter hat, so darf nicht übersehen werden, daß jede Form der Ausschaltung, Implantation und elektrophysiologischen Ableitung (vgl. *Flerkó*, 1971)[1] hier eng mit der Frage der anatomischen Lokalisation verbunden ist. In zahlreichen Experimenten wurde gezeigt, daß die Durchtrennung des Hypophysenstiels die gonadotrope Aktivität des Hypophysenvorderlappens stark beeinträchtigt. *Harris* (1955), *Spatz* u. a. (1958) erkannten, daß durch diesen Eingriff eine neuro-vaskuläre Kette unterbrochen wird, die aus den folgenden Strukturkomponenten besteht: kleinzellige Tuberkerne — Tractus tubero-infundibularis — portaler Hypophysenkreislauf. *Spatz* und Mitarbeiter wiesen nach, daß diese Bahnen im Nucleus infundibularis (= Nucl. arcuatus), Nucleus ventromedialis (= Nucl. principalis) und Nucleus dorsomedialis entspringen. Heute müssen wir annehmen, daß in den genannten Kerngebieten gonadotrope Überträgerstoffe produziert werden, die über den portalen Hypophysenkreislauf in den Vorderlappen gelangen. Aus naheliegenden Gründen wurden die meisten Versuche dieser Art bei Säugetieren (vgl. *Flerkó*, 1970) unternommen; sie führten zu einigen allgemein bekannten Lokalisationsschemata. Die Fragestellung hat aber eine solche allgemeinbiologische Breite, daß es sich auch in der experimentellen Medizin empfiehlt, in anderen Tierklassen nach einem für Modelluntersuchungen optimalen Objekt zu fahnden.

Seit den klassischen Studien von *Benoit* und Mitarbeitern (1953, 1959) ist es bekannt, welche interessanten Aspekte der gonadotropen Stimulation der Vogelhypothalamus (Ente) bietet. Für eigene neuroanatomische Untersuchungen wurde in Verbindung mit dem physiologischen Arbeitskreis von *Farner* (Seattle) die nordamerikanische Ammer, *Zonotrichia leucophrys gambelii* gewählt. Dieser Spatzenvogel ist photobiologisch besonders interessant; seine frühjährliche Hodenvergrößerung wird vom Licht gesteuert (*Farner, Wilson* und *Oksche*, 1967). Hält man dieses Tier über den Winter bei einer täglichen Photoperiode von nur acht Stunden, so wird die frühjährliche Hodengewichtszunahme vollständig unterdrückt. Wird dann in den Frühjahrsmonaten die Tageslänge experimentell auf zwanzig Stunden erhöht, so steigt das Hodengewicht innerhalb von etwa drei Wochen schnell an. Schon im Juli ist aber diese Reaktion nicht mehr auslösbar; es tritt ein als „Refraktärperiode" bezeichnetes Phänomen ein, dessen endokrinologischer Hintergrund bisher noch nicht hinreichend aufgeklärt werden konnte.

Neben der nordamerikanischen Weißhauptammer, die im Mittelpunkt unserer cytoarchitektonischen und neurohistologischen Studien an den klein-

---

[1] Siehe *Flerkó* (1971) in diesem Band.

zelligen Tuberkernen stand, wurde am Zwischenhirn-Hypophysensystem von Grünfink *(Carduelis chloris)*, Sperling *(Passer domesticus)* und Ente *(Anas platyrhynchos)* der Monoaminnachweis mit der Methode von *Falck-Hillarp* (vgl. *Oehmke* u. a. 1969; *Oehmke* 1969) durchgeführt.

Das Zwischenhirn-Hypophysensystem von *Zonotrichia leucophrys gambelli* weist außer dem Hypophysenhinterlappen noch zwei organartige neurohämale Zonen auf — den rostralen und den caudalen Wulst der Eminentia mediana infundibuli (= Pars proximalis hypophyseos, *Spatz*). Beide Protuberanzen sind über weitgehend selbständige Gefäßbündel mit dem Hypophysenvorderlappen verbunden, der eine regionale Anordnung der Tropine produzierenden Zellelemente zeigt. Gonadotrope Zellen finden sich im Einstrahlungsbezirk der beiden

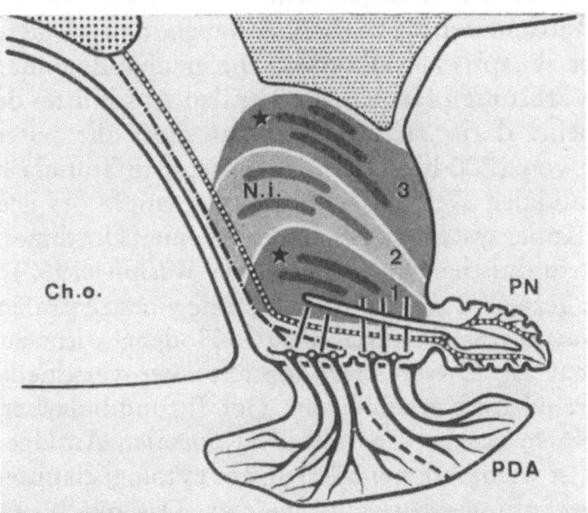

Abb. 1. Zwischenhirn-Hypophysensystem der Vögel im paramedianen Sagittalschnitt (vgl. Abb. 2). *Ch. o.* Chiasma opticum.
Kleinzellige Tuberkerne: Nucl. infundibularis = Nucl. arcuatus *(N. i.)*, darüber weitere aminerge Zellgruppen. Im Infundibularkern sind zu beachten: a) Gliederung in einen basalen Grundkern *(1)* mit zwei aufgelagerten Kernabschnitten *(2, 3)*, b) weitere cytoarchitektonische Unterteilung in mosaikartig angeordnete (bilateralsymmetrische) Zellgruppen (*). Das Kernareal, dessen stereotaktische Ausschaltung die lichtabhängige Gonadenreaktion der amerikanischen Weißhauptammer unterbindet *(Stetson* 1969; vgl. *Wilson* 1967), entspricht einem zentralen Feld im basalen Anteil *(1)* des Nucl. infundibularis.
Der *großzellige* Nucl. supraopticus (links) ist ein wichtiger Ursprungsort der zum Hypophysenhinterlappen *(PN)* gerichteten Axone (....). — · — · — mit Neurosekretfarbstoffen färbbare Faserzüge, die in die *Eminentia mediana rostralis* eindringen. Sie stammen ebenfalls aus dem rostralen Hypothalamus; ihre Ursprungszellen sind aber offensichtlich nicht mit den klassischen Neuronen des Nucl. supraopticus identisch. Diese Faserbündel werden auch von Axonen begleitet, die nach der Methode von *Falck-Hillarp* fluoreszieren. PDA Hypophysenvorderlappen mit zwei weitgehend unabhängigen portalen Gefäßbündeln.

Gefäßbündel des portalen Kreislaufs. Der rostrale Wulst der Eminentia mediana ist — ähnlich wie der Hypophysenhinterlappen — mit allen Neurosekretfarbstoffen färbbar und schien zuerst ein Nebendepot des auf den Hypophysenhinterlappen ausgerichteten klassischen neurosekretorischen Systems (Tr. supraoptico-paraventriculo-hypophyseus) darzustellen (vgl. unten; s. Abb. 2).

Der Infundibular- und der Ventromedialkern der Spatzenvögel (Abb. 1) bilden einen großen Komplex, der monoaminreich ist und einen Tr. tubero-infundibularis in beide neurohämalen Abschnitte der Eminentia mediana entsendet. Das Verteilungsmuster dieser Fasern wurde in großflächigen photographischen Rekonstruktionen ermittelt. Elektronenmikroskopisch enthalten die Nervenendigungen der beiden Eminentia-Wülste elektronendichte Granula, die in ihrer Mehrzahl einen Durchmesser bis zu 1000 Å haben, und kleinere Einschlüsse vom Typ der synaptischen Bläschen. Die einzige Besonderheit des mit Neurosekretfarbstoffen färbbaren, rostralen Abschnittes der Eminentia mediana scheint darin zu bestehen, daß dort die selteneren, einen Durchmesser von 1200 bis 1500 Å erreichenden Granula häufiger sind als in dem caudalen Wulst. Die Elementargranula des neurosekretorischen Hinterlappensystems haben hingegen einen Durchmesser von etwa 2000 Å. Stereotaktische Operationen von *Wilson* (1967) und *Stetson* (1969) haben gezeigt, daß nach Ausschaltung eines zentralen Abschnittes des Infundibularkerns die lichtabhängige Hodengewichtszunahme nicht mehr auslösbar ist. Dieses Areal umfaßt aber verschiedene kleinere, deutlich abgrenzbare Kerneinheiten. Der Infundibularkern der Vögel besteht aus einem basalen Teil mit zwei dorsalen Auflagerungen; jede dieser Zonen ist wiederum mosaikartig aus cytologisch unterschiedlichen Nervenzellanhäufungen zusammengesetzt. Das mit Neurosekretfarbstoffen elektiv färbbare, aus dem vorderen Hypothalamus stammende Bündel, das in die rostrale Eminentia mediana eindringt, ist sowohl anatomisch als auch funktionell noch rätselhaft. Im Gegensatz zur Hinterlappenbahn führt es ein kleingranuläres Material, dessen elektiv färbbare Komponente noch nicht klar übersehbaren (u. a. jahreszeitlichen) Schwankungen unterliegt (vgl. Abb. 2).

Unsere Studien haben gezeigt, daß der Vogelhypothalamus neben dem klassischen neurosekretorischen System des Nucleus supraopticus und Nucleus paraventricularis noch einen aminergen neurosekretorischen Apparat des Nucleus infundibularis — Nucleus ventromedialis beherbergt (s. Abb. 2). Weitere neuroendokrin aktive, „releasing factors" produzierende Zellen dürften sowohl in dem aus kleinen Zellgruppen mosaikartig aufgebauten Infundibularkern als auch im rostralen, den Recessus opticus umschließenden Teil des Hypothalamus zu suchen sein; man kann sie zur Zeit elektronenmikroskopisch jedoch noch nicht

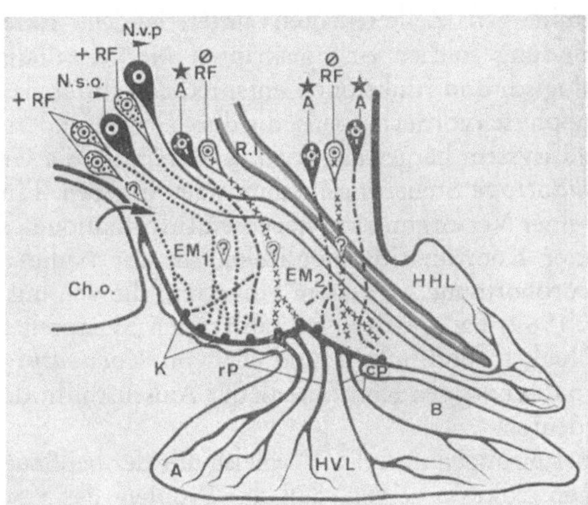

Abb. 2. *Zwischenhirn-Hypophysensystem* der für experimentelle Studien besonders geeigneten *Spatzenvögel. Schema* nach neurohistologischen, fluoreszenzmikroskopischen und elektronenmikroskopischen Befunden (modifiziert in Anlehnung an *Oksche,* 1967). Teile dieses Schemas sind noch hypothetisch (siehe: ?).

Ch. o. Chiasma opticum; *R. i.* Recessus infundibuli. *EM 1* Pars rostralis; *EM 2* Pars caudalis der Eminentia mediana. *Mit Neurosekretfärbungen darstellbare Neuronen-Systeme:* Nucl. supraopticus *(N. s. o.)* und Nucl. paraventricularis *(N. p. v.),* deren Axone in der neurosekretorischen Bahn (————), die im Hypophysenhinterlappen endigt, zusammengefaßt sind. + Nervenzellen, deren Axone (.......) in die rostrale Eminentia mediana entweder gleich an ihrem vorderen Abhang oder erst weiter caudal eindringen. Die ersteren (↑) sind gebündelt, die letzteren verlassen in diffuseren Formationen, steil kaskadenartig hinabstürzend die gemeinsame neurosekretorische Bahn. ? kennzeichnet Bahnstrecken, deren Verlauf noch nicht hinreichend gesichert werden konnte. Diese mit Neurosekretmethoden färbbaren Faserzüge enthalten Elementargranula, die wesentlich kleiner sind (um 1200 Å) als das Granulamaterial der Hinterlappenbahn (um 2000 Å). Die anatomische Lokalisation der dazugehörigen Perikaryen, die vermutlich „releasing factors" *(RF)* bilden, ist noch nicht abgeschlossen.

Mit Neurosekretfärbung nicht darstellbare Neuronen-Systeme: * *A* Aminerge Neuronen des Nucl. infundibularis, die mit der Methode von *Falck-Hillarp* deutlich fluoreszieren. Ihre Axone bilden den Tr. tubero-infundibularis (— · — · —), der in beide Abschnitte (1, 2) der Eminentia mediana eindringt. Dazwischen werden nichtfluoreszierende Neuronen (∅) beobachtet, die wahrscheinlich „releasing factors" *(RF)* produzieren. Der Verlauf ihrer Axone (xxx) ist noch ungeklärt (?).

Das Areal, dessen Ausschaltung *(Wilson,* 1967; *Stetson,* 1969) ein Ausbleiben der lichtabhängigen Hodenreaktion bewirkt, ist durch die mit * gekennzeichneten Zellen markiert. Die Art des Zusammenwirkens der aminergen und der „releasing factors" bildenden Zellen ist noch nicht bekannt.

Portaler Hypophysenkreislauf: Beachte die weitgehend unabhängigen Gefäßbündel *(rP; cP),* die die *EM 1* und *EM 2* mit der Pars cephalica *(A)* bzw. der Pars caudalis *(B)* des Hypophysenvorderlappens *(HVL)* verbinden. *K* — primäres Kapillarnetz.

von den aminergen Zellelementen unterscheiden. Eine Punkt-zu-Punkt-Verbindung solcher zirkumskripten Nervenzellansammlungen mit morphologisch und funktionell entsprechend differenzierten Bezirken des Hypophysenvorderlappens, die durch ein besonders gegliedertes portales Gefäßsystem hergestellt wird, könnte auch die Grundlage für gezielte *gonadotrope* Steuerungsmechanismen ergeben. Ein solches System bedarf einer Versorgung mit nervösen Informationen und vermutlich auch einer Koordinationsmöglichkeit in der Nähe des Abgabeortes der Neurohormone. In diesem Sinne sind die von uns (*Priedkalns* und *Oksche*, 1969) nachgewiesenen zahlreichen Synapsen an den Neuronen des Nucl. infundibularis und die von *Kobayashi* (1965) dargestellten synapsenartigen Kontakte in der Außenschicht der Eminentia mediana zu deuten.

Diese Ausführungen und der Vergleich mit der bei Säugetieren vorhandenen Konstruktion zeigen, daß das Problem des Sexualzentrums (oder der Sexualzentren) sowohl neuroanatomisch als auch funktionell einen sehr komplexen, zur Zeit nur zum Teil enträtselten Charakter hat. Zur Lösung der grundlegenden Fragen müssen stärker als bisher auch Tierformen herangezogen werden, die in der stammesgeschichtlichen Entwicklung *vor* den Säugetieren stehen. Es ist zu betonen, daß das Grundprinzip der strukturellen und funktionellen Organisation der gonadotropen Stimulationszentren des Hypothalamus bereits früh verwirklicht war und — ungeachtet mancher Modifikationen und Varianten — wie ein roter Faden durch die ganze Wirbeltierreihe zu verfolgen ist. Wir sollten deshalb in der experimentellen Medizin unsere neuroendokrinologischen Arbeiten nicht nur auf Säugetiere beschränken. Auch die in vergleichenden Studien gewonnenen Erkenntnisse erlauben wichtige allgemeine Aussagen über den Bau und die Funktion der Sexualzentren.

Zusammenfassung

Stereotaktische Operationen (*Wilson*, 1967; *Stetson*, 1969) haben gezeigt, daß bei Spatzenvögeln (Passeriformes), deren Gonadenentwicklung photoperiodisch kontrolliert wird, die Ausschaltung des Nucl. infundibularis (= Nucl. arcuatus) die lichtabhängige Hodenvergrößerung unterbindet. Aus unseren neuen cytoarchitektonischen Studien geht hervor, daß die größeren Tuberkerne (Nucl. infundibularis, Nucl. ventromedialis) der Fringillidae aus mosaikartig gefügten kleineren Zellverbänden und -schichten bestehen. Mit der Methode von *Falck-Hillarp* ist an einem Teil dieser Tuberneurone, von denen der Tr. tubero-infundibularis ausgeht, eine kräftige Fluoreszenz zu beobachten. Es wird vermutet, daß der Vogelhypothalamus außer dem klassischen neurosekretorischen Apparat (Nucl. supraopticus — Nucl. paraventricularis — Pars nervosa) und dem aminergen tubero-infundibularen System auch noch weitere (peptiderge) neuro-endokrine Zentren enthält, die „releasing factors" bilden. Die weitgehend unabhängigen rostralen und caudalen Bündel der portalen Hypophysengefäße führen zur Annahme, daß die neuroendokrinen Bahnen der Vögel in einer Punkt-zu-Punkt-Verbindung mit dem Hypophysenvorderlappen stehen.

Literatur

Benoit, J., et *I. Assenmacher*: Rapport entre la stimulation sexuelle préhypophysaire et la neurosécretion chez l'Oiseau. Arch. Anat. micr. Morph. exp. *42*, 334—386 (1953).

— — The control by visible radiations of the gonadotropic activity of the duck hypophysis. Rec. Progr. Hormone Res. *15*, 143—164 (1959).

Farner, D. S., F. E. Wilson, and *A. Oksche*: Neuroendocrine mechanisms in birds. In: Neuroendocrinology (*L. Martini* and *W. F. Ganong,* eds.), Vol. 2, 529—582. New York: Academic Press, 1967.

Harris, G. W.: Neural control of the pituitary gland. London: Edward Arnold, 1955.

Kobayashi, H.: Histochemical, electron microscopic and pharmacologic studies on the median eminence. Proc. of the 2nd Internat. Congr. Endocrinol. 1964. Excerpta Medica International Congress Series No. 83, 570—576 (1965).

Oehmke, H.-J.: Topographische Verteilung der Monoaminfluoreszenz im Zwischenhirn-Hypophysensystem von *Carduelis chloris* und *Anas platyrhynchos*. Z. Zellforsch. *101*, 266—284 (1969).

Oehmke, H.-J., J. Priedkalns, M. Vaupel-von Harnack und *A. Oksche*: Fluoreszenz- und elektronenmikroskopische Untersuchungen am Zwischenhirn-Hypophysensystem von *Passer domesticus*. Z. Zellforsch. *95*, 109 bis 133 (1969).

Oksche, A.: Eine licht- und elektronenmikroskopische Analyse des neuroendokrinen Zwischenhirn-Vorderlappen-Komplexes der Vögel. In: Neurosecretion. IV. Internat. Symp. on Neurosecretion, Strasbourg 1966 (*F. Stutinsky,* ed.), 77—88. Berlin-Heidelberg-New York: Springer, 1967.

Priedkalns, J., and *A. Oksche*: Ultrastructure of synaptic terminals in nucleus infundibularis and nucleus supraopticus of *Passer domesticus*. Z. Zellforsch. *98*, 135—147 (1969).

Spatz, H.: Die proximale (supraselläre) Hypophyse, ihre Beziehungen zum Diencephalon und ihre Regenerationspotenz. Pathophysiologia Diencephalica. Internat. Symp., Mailand 1956. Wien: Springer, 1958.

Stetson, M. H.: The role of the median eminence in control of photoperiodically induced testicular growth in the white-crowned sparrow, *Zonotrichia leucophrys gambelii*. Z. Zellforsch. *93*, 369—394 (1969).

Wilson, F. E.: The tubero-infundibular neuron system: A component of the photoperiodic control mechanism of the white-crowned-sparrow, *Zonotrichia leucophrys gambelii*. Z. Zellforsch. *82*, 1—24 (1967).

Journal of Neuro-Visceral Relations, Suppl. X, 22—31 (1971)
© by Springer-Verlag 1971

On the Hypothalamic Regulation of the Adenohypophysial Gonadotropic Function

Marian Jutisz

Laboratoire de Physiologie Cellulaire, Collège de France, Paris, France

With 3 Figures

Summary

Using an *in vitro* method of incubation of rat adenohypophysis, some information was obtained as to the mechanism of action of hypothalamic LH- and FSH-Releasing Factors (LRF and FRF). Many of the results suggest that the biological effects of the RFs may be mediated by cyclic 3′, 5′-adenosine monophosphate (cyclic AMP). The effects of LRF and FRF and also of cyclic AMP are dependent on the presence of Ca^{++} in the external medium. These effects are not prevented by inhibitors of protein and RNA synthesis. Thus the release of gonadotropins does not involve the *de novo* synthesis of some protein or nucleic acid. There is no evidence that the synthesis of pituitary gonadotropins is under the direct control of the RFs that exert their primary effects on the release of LH and FSH. The release of these hormones seems to induce further synthesis, perhaps through an intracellular feed-back mechanism.

Abbrevations

Adenohypophysial hormones: FSH (follicle-stimulating hormone), LH (luteinizing hormone).

Releasing factors (RF): FRF (FSH-releasing factor), GRF (growth hormone releasing factor), LRF (LH-releasing factor), TRF (thyrotropin releasing factor).

ATP (adenosine-5′-triphosphate), Cyclic AMP (cyclic 3′, 5′-adenosine monophosphate), EBP-rats (ovariectomized female rats pre-treated with estradiol benzoate and progesterone [*Ramirez* and *McCann*, 1965]), EDTA (ethylene-diamino-tatraacetic acid), RNA (ribonucleic acid).

It is well known that the hypothalamic regulation of the pituitary gland is a rather complex phenomenon. Hypothalamic Releasing Factors, LRF and FRF, by their direct action on the anterior pituitary cells play a very important part in the regulation of the corresponding gonadotropins, LH and FSH. Very little data on the cellular mechanism of the action of these two factors is at present available. In this paper, I will try to summarize our knowledge of this problem by considering its biochemical aspect.

In our research investigations on this subject we felt that in a first stage, we should try to discover the answer to the following two questions: 1^0) What is the nature of the molecular receptor or receptors of information carried by RF, 2^0) What are the conditions required and the nature of the reactions induced in a cell by the stimulus produced by a RF which leads to the biological responses?

In order to simplify and limit the material covered we shall consider exclusively results obtained by *in vitro* studies. Indeed it seems preferable for a biochemist to use viable pituitary tissue removed from the influence of the hypothalamus, rather than operate on the whole animal. The danger in drawing conclusions solely from an *in vitro* study is that the results thus obtained may not be applicable to a situation in which the gland remains *in situ*. While admitting this limitation, we feel that *in vitro* studies can provide some interesting data for solving our problems.

Methodology

In our standard methods we used pituitary halves for incubation from either ovariectomized femal rats pre-treated with estradiol benzoate and progesterone (EBP rats) according to *Ramirez* and *McCann* (1963) or pituitaries from normal male rats (*Jutisz* and *de la Llosa,* 1967 b; *Jutisz et al.* 1967).

Rat pituitaries were cut into two halves sagitally, one half serving as control for the other treated half. 15 to 20 pituitary halves per flask were used. They were pre-incubated for 20 to 40 min in a Krebs-Ringer-bicarbonate glucose buffer and, after replacing the medium by a fresh buffer, the incubation proceded usually for 2 hr. At the end of the incubation, FSH and LH were assayed in the incubation medium using either biological methods, the *Steelman-Pohley* (1953) test for FSH, the *Parlow* (1961) test for LH, or, radioimmunoassays which we have used recently.

As time is limited, I will only discuss 3 main problems developed in our research:

1. The possibility of cyclic AMP being an intermediate of the action of RF's.

2. The requirement of Ca^{++} ions for the release of anterior pituitary hormones.

3. The effect of inhibitors of protein and RNA synthesis on the release of anterior pituitary hormones.

Results

1. *Does cyclic 3′, 5′-adenosine monophosphate (cyclic AMP) mediate the action of releasing factors?* Since the discovery of cyclic AMP by *Rall, Sutherland* and *Berthet* in 1957, this nucleotide "has been established as an intracellular second messenger mediating many of the actions of a variety of different hormones" (*Robison et al.* 1968). Cyclic AMP was discovered in the course of investigations on the mechanism of the hyperglycemic action of epinephrine and glucagon.

The diagram of Fig. 1 shows in outline the theory developed by *Sutherland et al.* (1965).

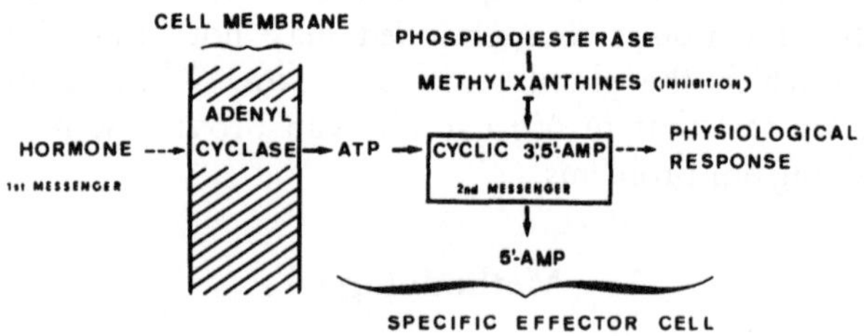

Fig. 1. The mechanism of two-messenger system according to *Sutherland, Øye* and *Butcher* (1965).

A hormone acts on the membrane of a specific effector cell activating a membrane enzyme, adenyl cyclase. Activated adenyl cyclase catalyzes the formation of cyclic AMP from ATP. Another enzyme present in the cell, phosphodiesterase, rapidly inactivates cyclic AMP by hydrolyzing it to 5′AMP. This reaction can be inhibited by methyl xanthines, such as cafein or theophyllin, and in this case, cyclic AMP accumulates in the cell and produces an enhancement of the physiological effect. Cyclic AMP is involved in certain reactions inside the cell, leading to a physiological response.

Many results obtained in our laboratory have led us to consider cyclic AMP to be a mediator of the action of FRF and LRF. Cyclic AMP, like FRF and LRF, is able to release FSH and LH *in vitro* from rat pituitaries, giving rise to a similar log dose-response curve. On the other hand, theophyllin significantly potentiates the responses of pituitary tissue to both FRF and LRF (*Jutisz* and *de la Llosa*, 1969; *Jutisz, Bérault* and *Kerdelhué*, experimental results). As I just pointed out, theophyllin inhibits the destruction of cyclic AMP by phosphodiesterase and the potentiation of the effect of a hormone by this methyl xanthine is considered to be good presumptive evidence for the participation of cyclic AMP (*Robison et al.* 1968).

It has recently been reported that cyclic AMP participates in the action of TRF (*Cehovic et al.* 1968; *Cehovic,* 1969; *Wilber et al.* 1969) and GRF (*Beck,* 1969; *Müller et al.* 1969).

These results suggest that the biological effects of 4 hypothalamic factors, FRF, LRF, TRF and GRF may be mediated by cyclic AMP. However, to be able to establish a more definite conclusion, it would be necessary to assay cyclic AMP specifically in the tissues in order to ascertain whether its concentration in pituitary tissue is correlated to the physiological effect of an RF.

2. *Requirement of Ca^{++} ions for the release of certain adenohypophysial hormones.* The action of many hormones *in vitro* on their target organs requires the presence of Ca^{++} in the external medium (*Birmingham et al.* 1953; *Peron* and *Koritz* 1958; *Douglas* and *Poisner* 1963; *Rasmussen* and *Tenenhouse* 1968; *Hermier* and *Jutisz* 1969). *Samli* and *Geschwind* (1967 a) reported for the first time that Ca^{++} was necessary for LH release from rat pituitary gland stimulated by hypothalamic extract. A similar observation has been made concerning the release of TSH by TRF (*Vale et al.* 1967; *Vale* and *Guillemin,* 1967).

The results of *Samli* and *Geschwind* (1967 a, 1968) were confirmed in our laboratory (*Jutisz, Bérault* and *Kerdelhué,* experimental results). With *M. P. de la Llosa* we also studied the effect of Ca^{++} elimination on the release of FSH when stimulated by FRF and cyclic AMP (*Jutisz* and *de la Llosa,* 1968 a, 1970). We first found that the elimination of Ca^{++} from the media used for preincubation and incubation produced no inhibition of FSH release from pituitary tissue incubated with FRF, so that under these conditions the membrane may still retain Ca^{++} (*Samli* and *Geschwind,* 1968). Inhibition of FSH release only occurred in a medium containing EDTA. When incubation was performed for 2 hr in Ca^{++} free medium containing EDTA, the stimulatory effects of FRF and cyclic AMP were inhibited. In order to ensure that EDTA did not exert a detrimental action in addition to complexing Ca^{++}, enough Ca^{++} was added, after preincubation with EDTA, to adjust the concentration of Ca^{++} to that normally present in Krebs-Ringer medium. Under these conditions the release of FSH was restored.

Thus Ca^{++} was found to be necessary for the releasing action of LRF and FRF as well as for the releasing action of cyclic AMP. The possible role of Ca^{++} in the mechanism of the action of releasing factors will be discussed later.

3. *Effect of inhibitors of protein and RNA synthesis on the release of anterior pituitary hormones.* Actinomycin D, inhibitor

of RNA synthesis and puromycin or cycloheximide, inhibitors of protein biosynthesis, fail to inhibit or only partially interfer with the releasing activity of LRF and FRF. The failure of actinomycin D to inhibit the releasing action of LRF and FRF was first reported by our laboratory (*Jutisz et al.* 1966; *Jutisz* and *de la Llosa* 1967 a) and then confirmed by several other laboratories (*Samli* and *Geschwind* 1967 b; *Crighton et al.* 1968; *Schally et al.* 1967). Only *Watanabe et al.* (1968) recently reported that actinomycin D and puromycin completely inhibited the release of FSH in the presence of hypothalamic extract. We cannot explain this discrepency with our results.

Table 1. *Effect of Puromycin on the Release of LH by LRF during Incubation of Rat Anterior Pituitary Halves*

Exp. No.	Treatment[a]	μg LH / mg tissue[b]	Relative potencies[c]
1	LRF	1.85 (1.11—3.08)	0.46 (0.29—0.71)
	Puromycin + LRF	0.96 (0.57—1.59)	
2	LRF	1.13 (0.63—2.01)	0.45 (0.27—0.73)
	Puromycin + LRF	0.44 (0.24—0.81)	
3	LRF	0.55 (0.33—0.89)	0.64 (0.37—1.11)
	Puromycin + LRF	0.36 (0.21—0.61)	
4	LRF	0.59 (0.33—1.03)	0.74 (0.40—1.40)
	Puromycin + LRF	0.42 (0.24—0.73)	

[a] In experiments 1 and 2, pituitary halves of EBP rats were incubated for 2 hr either with LRF (1.3 µg/mg tissue) or with puromycin (90 µg/ml) and LRF (1.3 µg/mg tissue). In experiments 3 and 4, pituitary halves of normal male rats were incubated for 6 hr, either with LRF (0.4 ng/mg tissue) or with puromycin (90 µg/ml) and LRF (0.4 ng/mg tissue).

[b] µg of LH released in terms of NIH-LH-S 3 with 95 % confidence limits.

[c] Relative potencies with 95 % confidence limits.

Table 1 shows the release of LH when rat pituitaries are incubated either with LRF alone or with LRF and puromycin (*Bérault* 1969; *Jutisz, Bérault* and *Kerdelhué*, experimental results). In the first two experiments (pituitaries of EBP rats, 2 hr incubation), the inhibition of the releasing activity was only partial but significant. In the last two experiments, where incubation of male pituitaries was performed during 6 hr, the inhibition was not significant.

Fig. 2 shows a kinetic study of the release of FSH when pituitaries of EBP rats were incubated either with FRF alone or with FRF and cycloheximide, an inhibitor of protein biosynthesis (*Jutisz* and *de la Llosa*, 1968 b). It is apparent from this experiment that reduction of the amount of FSH released in the presence of this antibiotic as compared with that released in the presence of FRF alone, should not be necessarily regarded to be due to an inhibition of the releasing activity. The release of FSH in the presence of antibiotic was nearly maximal after 30—40 min and then became almost stationary. In the absence of cycloheximide, the release of FSH followed the previous curve

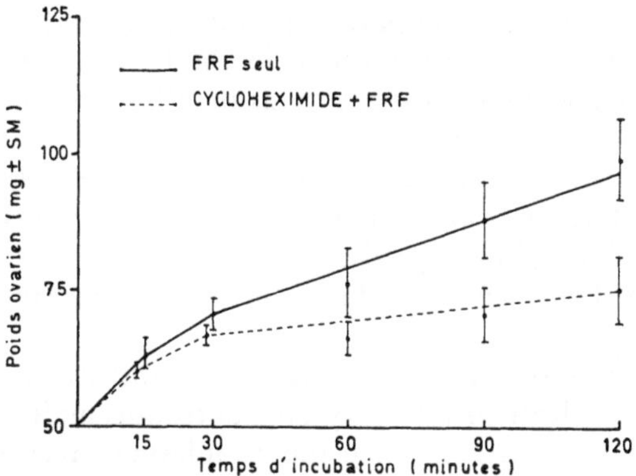

Fig. 2. Release of FSH *in vitro* (in terms of ovarian weights in the *Steelman-Pohley* assay) as a function of time. Anterior pituitary halves of EBP rats were incubated with either FRF (160 ng/mg tissue) or cycloheximide (5 μg/ml) and FRF (160 ng/mg tissue). From *Jutisz* and *de la Llosa* 1968 b.

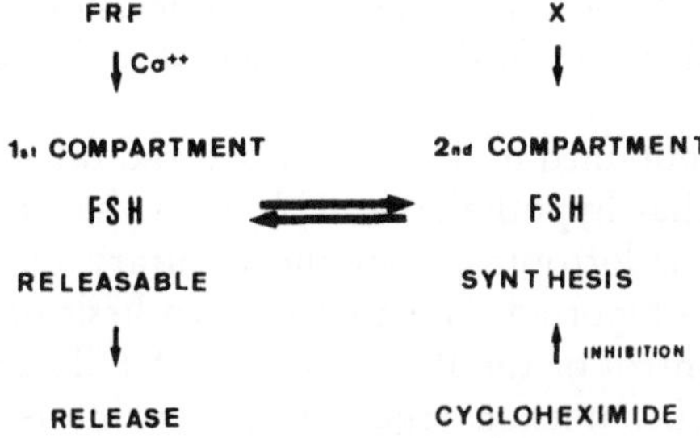

Fig. 3. The mechanism of the negative intracellular feedback occuring in a FSH-cell in the anterior pituitary gland.

during the first phase of 30—40 min, then increased progressively; at the end of a 2 hr period of incubation the difference in the amount of FSH released into two media was ca. 40 %.

To explain these results, one can suggest, as shown in Fig. 3, the existence of a very close relationship between the release and the resynthesis of FSH. As previously reported, the synthesis (or activation) of FSH occured in pituitary tissues incubated for a 2 hr period (*Jutisz and de la Llosa,* 1967 b, 1968 b). It is probable that only part of the FSH present in the cell can be released under the action of FRF and its amount corresponds to that shown in Fig. 2 after the first period of 30—40 min. This "releasable FSH", contained in the first compartment, could act through a negative intra-cellular feed-back on the synthesis of FSH. When FSH was released, the inhibition of the synthesis was suppressed. In the absence of cycloheximide, the newly synthesized FSH moved into the first compartment and was released in addition of that stored in the tissue and released in the first 30—40 min. In the presence of cycloheximide, the synthesis of FSH was inhibited, in the same way as that of all proteins. The only available FSH for release was that stored in the compartment of "releasable FSH". This may explain the difference between the amount of FSH released after 2 hr incubation as shown in the preceding diagram. It is possible, that the synthesis of FSH may also be induced by another mechanism i.e. a substance "x".

In short, inhibitors of protein and RNA synthesis do not affect in our opinion the release of pituitary gonadotropins under the action of FRF and LRF. It is suggested that the stimulating effect of hypothalamic releasing factors on the release of pituitary hormones do not require synthesis of an intermediate protein or RNA.

Conclusions

It seems possible now to draw some conclusions and to put forward some hypotheses as to the mechanism of action of gonadotropin releasing factors.

Many results obtained in our laboratory and other results obtained *in vivo* indicate that hypothalamic RF's exert their primary effect on the release of gonadotropins from the pituitary gland. There is no evidence from the reported data that the synthesis of these hormones is under direct control of the RF. Synthesis of FSH for instance, may be a secondary phenomenon regulated by an intra-cellular negative feed-back mechanism, the release of FSH from a cell inducing its resynthesis. We do not know at present if the same mechanism may apply to the regulation of the synthesis of LH; it seems from some results obtained in our laboratory, that this mechanism may be a more complicated one.

The release of FSH and LH is characterized, as is the case of the release of many other hormones, by the following features: a RF considered to be a first messenger interacts with a specific cell membrane, thus activating the adenyl cyclase system. This produces an increased rate of synthesis of cyclic AMP from ATP. Hence cyclic AMP is the probable intermediate between stimulus produced by a RF and release of a gonadotropin.

Ca^{++} was found to be necessary for LH and FSH release by hypothalamic factors and cyclic AMP. It is striking to discover that in the case of most of the hormones, where cyclic AMP was identified as intermediate, their action was dependent on Ca^{++}. *Rasmussen* and *Tenenhouse* (1968) suggested that: 1) all these processes are controlled in an identical fashion after the initial stimulus, 2) that cyclic AMP and Ca^{++} are the key elements in these processes, and 3) that their effects are upon membrane structure and function.

Thus, we now have some information on the nature of a supposed receptor of the message carried by a RF, and this seems to be adenyl cyclase. We also have a little information on the reactions induced by a RF in a specific pituitary cell in which cyclic AMP and Ca^{++} are involved. The results obtained with inhibitors of protein and RNA synthesis suggest that these reactions do not involve *de novo* synthesis of some protein and nucleic acid.

It should be pointed out that RF's, besides their releasing activity may also have a trophic action on the maintenance of specific pituitary cells, as we have shown recently in collaboration with a cytologist, Dr. *Tixier-Vidal* (unpublished data). We hope to be able in the future to solve some of our problems using labelled precursors (aminoacids and carbohydrates) in connection with ultrastructural studies.

References

Beck, J. C.: Control of growth hormone secretion. Workshop Conference on „Integration of endocrine and non endocrine mechanisms in the hypothalamus“. Stresa, Italy, May 20—28, 1969.

Bérault, A.: Purification de trois hormones hypophysostimulantes d'origine hypothalamique. Etude du mode d'action de l'une d'elle: le LRF. Thèse de Doctorat ès sciences naturelles. Paris 1969.

Birmingham, M. K., F. H. Elliott, and *P. H. L. Valer*: The need for the presence of calcium for the stimulation *in vitro* of rat adrenal glands by adrenocorticotropic hormone. Endocrinology 53, 687—689 (1953).

Cehovic, G.: Rôle de l'adénosine 3′, 5′-monophosphate cyclique dans la libération de TSH hypophysaire. C. R. Acad. Sci. Série D, 268, 2929 à 2931 (1969).

Cehovic, G., I. Marcus, S. Vengadabady et *T. Posternak:* Sur la préparation de l'acide iso-adénosine-3′, 5′-phosphorique (iso-AMP cyclique) et sur certaines de ses propriétés biologiques. Compte Rendu des Séances de la

Société de Physique et d'Histoire Naturelle de Genève, Nouvelle Série, *3*, 135—139 (1968).

Crighton, D. B., S. Watanabe, A. P. S. Dhariwal and *S. M. McCann*: Failure of inhibitors of protein synthesis to affect the LH-releasing action of hypothalamic extracts *in vitro*. Proc. Soc. Exper. Biol. Med. *128*, 537—540 (1968).

Douglas, W. W., and *A. M. Poisner*: The influence of calcium on the secretory response of the submaxillary gland to acetylcholine or to noradrenaline. J. Physiol. (London) *165*, 528—541 (1963).

Hermier, C., and *M. Jutisz*: Biosynthèse de la progestérone *in vitro* dans le corps jaune de la ratte speudogestante: influence du Ca^{++} et du Mg sur les effects stimulants dûs à l'hormone lutéinisante, à l'adénosine-3′, 5′-monophosphate cyclique ou à un accroissement de la concentration en potassium. Biochim. Biophys. Acta *192*, 96—105 (1969).

Jutisz, M., A. Bérault, M.-A. Novella et *F. Chapeville*: Sur le mécanisme d'action du facteur hypothalamique LRF *in vitro*. C. R. Acad. Sci. Série D, *263*, 664—667 (1966).

Jutisz, M., A. Bérault, M.-A. Novella et *G. Ribot*: Etude de l'action du facteur hypothalamique LRF (LH-releasing factor) chez le rat *in vivo* et *in vitro*. Acta Endocrinol. *55*, 481—496 (1967).

Jutisz, M., et *M. P. de la Llosa*: Effet de la puromycine et de l'actinomycine D sur l'action stimulatrice du FRF (FSH releasing factor) sur l'hypophyse *in vitro*. C. R. Acad. Sci. Série D, *264*, 118—121 (1967 a).

Jutisz, M., and *M. P. de la Llosa*: Studies on the release of follicle-stimulating hormone *in vitro* from rat pituitary glands stimulated by hypothalamic follicle-stimulating hormone-releasing factor. Endocrinology *81*, 1193 to 1202 (1967 b).

Jutisz, M., and *M. P. de la Llosa*: Studies on the mechanism of action of follicle-stimulating hormone releasing factor (FRF). 3rd Intern. Congress of Endocrinology, Mexico. Abstracts of Brief Communs. Excerpta Medica I. C. S. N⁰ 157, Abst. 343 (1968 a).

Jutisz, M., et *M. P. de la Llosa*: Recherches sur le contrôle de la secrétion de l'hormone folliculo-stimulante hypophysaire. Bull. Soc. Chim. Biol. *50*, 2521—2532 (1968 b).

Jutisz, M., et *M. P. de la Llosa*: L'adenosine-3′, 5′-monophosphate cyclique, un intermédiaire probable de l'action de l'hormone hypothalamique FRF. C. R. Acad. Sci. Série D, *268*, 1636—1639 (1969).

Jutisz, M., and *M. P. de la Llosa*: Requirement of Ca^{++} and Mg^{++} ions for the *in vitro* release of follicle-stimulating hormone from rat pituitary glands and in its subsequent biosynthesis. Endocrinology *86*, 761—768 (1970).

Müller, E. E., A. Pecile, M. Kabir Naimzada, and *G. Ferrario:* The involvement of cyclic 3′, 5′-adenosine monophosphate in the growth hormone release mechanism. Experientia *25*, 750—751 (1969).

Parlow, A. F.: Bioassay of pituitary luteinizing hormone by depletion of ovarian ascorbic acid. In: Human pituitary gonadotropins (*A. Albert*, ed.), 300—310. Springfield, Ill.: C. C. Thomas, 1961.

Peron, F. G., and *S. B. Koritz*: On the exogenous requirements for the action of ACTH *in vitro* on rat adrenal glands. J. Biol. Chem. *233*, 256—259 (1958).

Rall, T. W., *E. W. Sutherland*, and *J. Berthet*: The relationship of epinephrine and glucagon to liver phosphorylase. IV. Effect of epinephrine and glucagon on the reactivation of phosphorylase in liver homogenates. J. Biol. Chem. *224*, 463—475 (1957).

Ramirez, V. D., and *S. M. McCann*: A highly sensitive test for LH-releasing activity: the ovariectomized estrogen progesterone blocked rat. Endocrinology *73*, 193—198 (1963).

Rasmussen, H., and *A. Tenenhouse*: Cyclic adenosine monophosphate, Ca^{++}, and membranes. Proc. Nat. Acad. Sci. U.S.A. *59*, 1364—1370 (1968).

Robison, G. A., *R. W. Butcher*, and *E. W. Sutherland*: Cyclic AMP. Ann. Rev. Biochem. *37*, 149—174 (1968).

Samli, M. H., and *I. I. Geschwind*: Effects of the hypothalamic luteinizing hormone releasing factor (LRF) on the secretion and biosynthesis of luteinizing hormone (LH). Program of the 49th Meeting of the Endocrine Society, No 59, 1967 a.

Samli, M. H., and *I. I. Geschwind*: Some effects of the hypothalamic luteinizing hormone releasing factor on the biosynthesis and release of luteinizing hormone. Endocrinology *81*, 835—848 (1967 b).

Samli, M. H., and *I. I. Geschwind*: Some effect of energy-transfer inhibitors and of Ca^{++}- free or K^+- enhanced media on the release of luteinizing hormone (LH) from the rat pituitary gland *in vitro*. Endocrinology *82*, 225—231 (1968).

Schally, A. V., *T. Saito*, *A. Arimura*, *S. Sawano*, *C. Y. Bowers*, *W. F. White*, and *A. I. Cohen*: Purification and *in vitro* and *in vivo* studies with porcine hypothalamic follicle-stimulating hormone-releasing factor. Endocrinology *81*, 882—892 (1967).

Steelman, S. L., and *F. M. Pohley*: Assay of the follicle stimulating hormone based on the augmentation with human chorionic gonadotropin. Endocrinology *53*, 604—616 (1953).

Sutherland, E. W., *I. Øye*, and *R. W. Butcher*: The action of epinephrine and the role of the adenyl cyclase in hormone action. Rec. Progr. Hormone Res. *21*, 623—642 (1965).

Vale, W., *R. Burgus*, and *R. Guillemin*: Presence of calcium ions as a requisite for the *in vitro* stimulation of TSH-release by hypothalamic TRF. Experientia *23*, 853—855 (1967).

Vale, W., and *R. Guillemin*: Potassium-induced stimulation of thyrotropin release *in vitro*. Requirement for presence of calcium and inhibition by thyroxine. Experientia *23*, 855—857 (1967).

Watanabe, S., *A. P. S. Dhariwal*, and *S. M. McCann*: Effect of inhibitors of protein synthesis on the FSH-releasing action of hypothalamic extracts *in vitro*. Endocrinology *82*, 674—684 (1968).

Wilber, J. F., *G. T. Peake*, and *R. D. Utiger*: Thyrotropin release *in vitro*: stimulation by cyclic 3', 5'-adenosine monophosphate. Endocrinology *84*, 758—760 (1969).

Journal of Neuro-Visceral Relations, Suppl. X, 32—40 (1971)
© by Springer-Verlag 1971

Intrahypothalamic Localization of the Nuclei Synthesizing the Gonadotropin Releasing Factors

M. Motta, F. Piva*, L. Tima, M. Zanisi,** and **L. Martini**

Department of Pharmacology, University of Milan

With 6 Figures

Summary

Bilateral lesions of the paraventricular region of the hypothalamus reduce the median eminence (ME) stores of FSH-RF. Bilateral lesions placed in the suprachiasmatic and in the arcuate-ventromedial regions of the hypothalamus reduce the ME-stores of LH-RF. Following total "hypothalamic deafferentation" the "hypothalamic island" does not contain FSH-RF, but LH-RF is still present. The implantation of a substance blocking protein synthesis in the paraventricular region brings about a reduction of the ME-stores of FSH-RF but leaves the ME-stores of LH-RF unaltered. These data are interpreted as indicating that FSH-RF is synthesized in the paraventricular area, and that LH-RF is produced in a more basal zone of the hypothalamus (the suprachiasmatic and arcuate-ventromedial regions).

Introduction

It is now universally accepted that the hypothalamus controls the activity of the adenohypophysis through the release of specific Releasing and Inhibitory Factors (RF's and IF's) into the blood of the pituitary portal vessels (*Harris*, 1955). The work devoted to the elucidation of the chemical nature of these hypothalamic principles has been performed mainly using median eminence (ME) tissue as the starting material (*McCann* and *Dhariwal*, 1966). This has brought to the conclusion that the ME might be the site of production of the RF's and of the IF's. However, the presence of these neurohumoral agents in

---

* Ford Foundation Fellow.

** Ford Foundation Fellow, on leave of absence from the Department of Anatomy, Medical School, University of Pécs, Hungary.

high concentrations in the ME does not prove that their synthesis takes place in this region; it is quite possible that they are synthesized in hypothalamic centers located far from the ME, and that they are subsequently transported to the ME which represents only the site where they are accumulated and stored before being delivered to the anterior pituitary (*Mess et al.*, 1967).

Three groups of experiments were planned in order to ascertain whether the synthesis of the RF's controlling the secretion of pituitary gonadotropins might take place in hypothalamic regions different from the ME.

Effect of Hypothalamic Lesions on Median Eminence Stores of Gonadotropin Releasing Factors

The first technique used was that of placing separate electrolytic lesions in each of the hypothalamic areas which had been previously reported to play some role in the control of gonadotropin secretion (*Szentágothai et al.*, 1968), and of studying whether such lesions might modify the concentration of the Luteinizing Hormone-Releasing Factor (LH-RF) and of the Follicle Stimulating Hormone-Releasing Factor (FSH-RF) at the ME level (*Mess et al.*, 1967). It was expected that a lesion placed exactly in the area responsible for the synthesis of a RF would make it disappear from the ME.

Three independent areas of the brain were bilaterally lesioned; they will be referred to as: a) paraventricular area; b) suprachiasmatic area; and c) arcuate-ventromedial area. Five days following placement of the lesions the animals were killed and their ME were collected in order to evaluate their content in FSH-RF and in LH-RF. For the assays of these principles the "pituitary depletion methods" described by *Fraschini et al.* (1966) were used. Using this approach it has been possible to localize, within the hypothalamus of the rat, a circumscribed region in which FSH-RF is synthesized; it has actually been shown that lesions in/or around the paraventricular nuclei are the only ones which reduce the concentrations of this RF at ME level (Fig. 1). The synthesis of LH-RF takes place apparently in two different regions; the data indicate that the content of LH-RF in the ME is reduced when lesions are placed either in the suprachiasmatic area or in the arcuate-ventromedial nuclei (Fig. 1).

It is clear from the data that none of the RF's controlling the secretion of gonadotropins is synthesized in the ME region. It is also clear that separate, independent hypothalamic structures are devoted to the production of FSH-RF and of LH-RF: one single region (the paraventricular area) synthesizes FSH-RF; two different zones, one in the anterior hypothalamus (suprachiasmatic area) and one located more caudally (arcuate-ventromedial region) apparently secrete LH-RF.

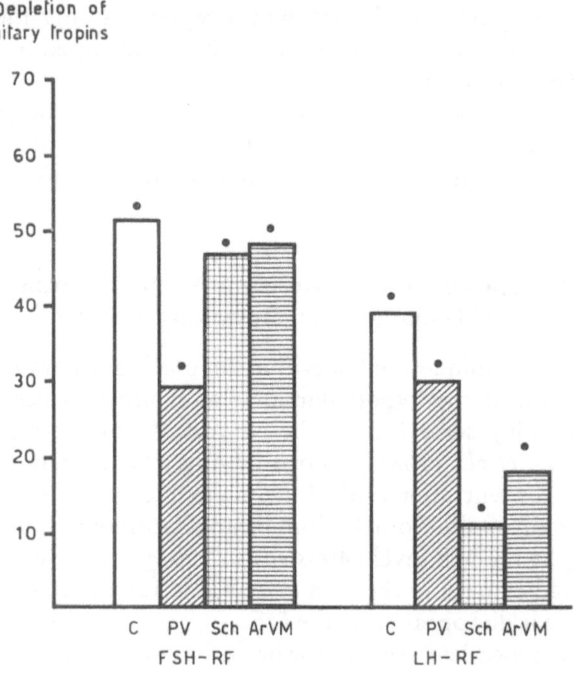

Fig. 1. Effect of lesions localized in the paraventricular *(PV)*, suprachiasmatic *(Sch)* and arcuate-ventromedial *(ArVM)* areas on FSH-RF and LH-RF activity of the median eminence of male rats. Columns represent the depletion of pituitary tropins induced in normal male rats by the intracarotid injection of hypothalamic extracts prepared from non-lesioned controls *(C)* or from animals with the different hypothalamic lesions.

Effect of "Hypothalamic Deafferentation" on Median Eminence Stores of Gonadotropin Releasing Factors

The second approach devised to study the localization of the nuclei which synthesize the RF's controlling the secretion of gonadotropins was that of evaluating the concentrations of FSH-RF and of LH-RF in the "hypothalamic islands" of animals submitted to a complete "hypothalamic deafferentation" *(Halász,* 1969). This operation permits a total separation of the paraventricular region from the rest of the hypothalamus (Fig. 2). Consequently, if it is true that FSH-RF originates in the paraventricular region, a complete disappearance of FSH-RF from the "island" a few days after the operation would be expected. On the contrary, the suprachiasmatic and the arcuate-ventromedial regions are still included within the "hypothalamic island": consequently, if LH-RF is really produced by these two regions, its concentration should not be reduced following the operation. The experiments were performed in adult male rats; FSH-RF and LH-RF contents in the "deafferented island" were measured eight and fifteen days following the operation using the technique described by *Fraschini*

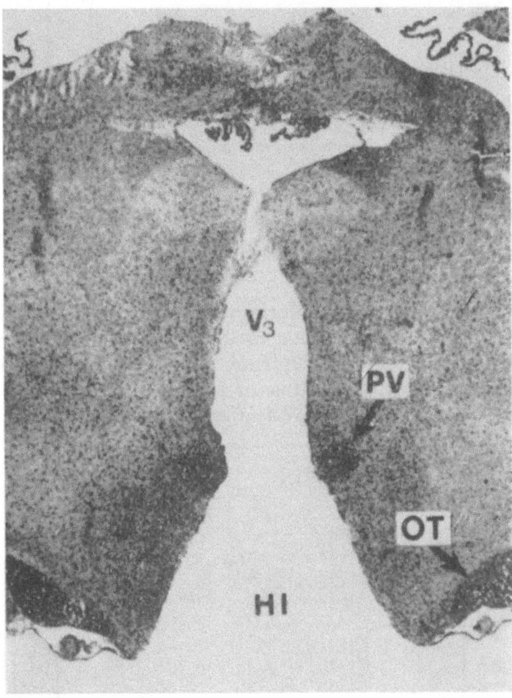

Fig. 2. Frontal section of the brain of the rat following total "hypothalamic deafferentation" and removal of the "hypothalamic island". *OT* = Optic Tract; *PV* = Paraventricular Nuclei; *V3* = Third Ventricle; *HI* = removed "Hypothalamic Island".

et al. (1966). The results summarized in Fig. 3 show that FSH-RF stores are significantly reduced in the ME region eight days after a complete "hypothalamic deafferentation"; FSH-RF disappears completely from the "isolated hypothalamus" fifteen days after the operation (*Tima et al.*, 1969; 1971). These data apparently confirm that FSH-RF is synthesized in the paraventricular region and provide additional support for the hypothesis that at least this RF is synthesized outside the ME.

The data obtained in the "deafferented" animals have also confirmed that LH-RF may be manufactured in the suprachiasmatic and

          M. Motta, F. Piva, L. Tima, M. Zanisi, and L. Martini:

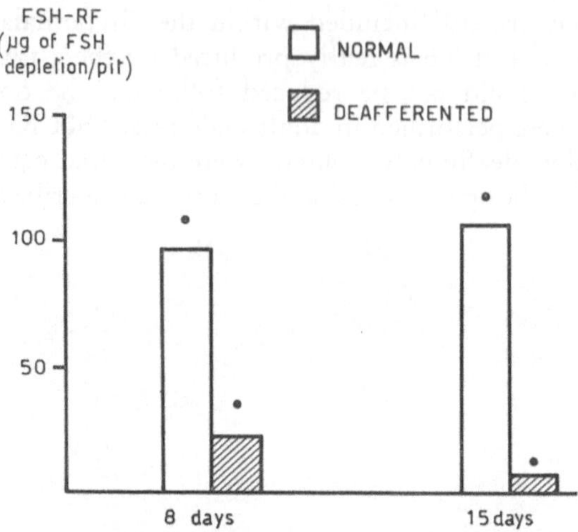

Fig. 3. Effect of "hypothalamic deafferentation" on the FSH-RF content of the "hypothalamic island" of adult normal male rats (eight and fifteen days after the operation). Columns represent the depletion of pituitary FSH induced in normal male rats by the intracarotid injection of hypothalamic extracts prepared from normal or from "deafferented" animals.

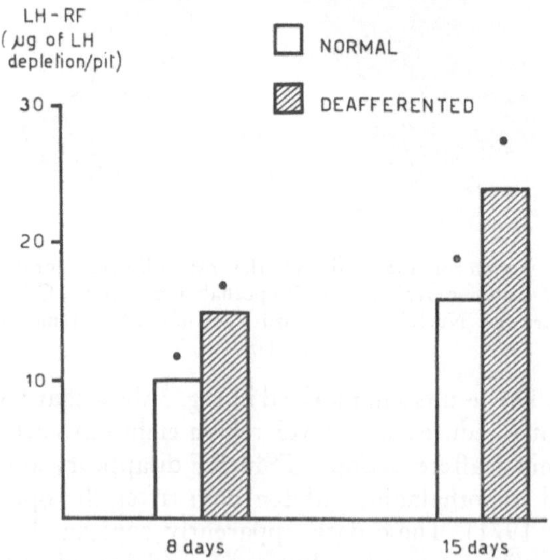

Fig. 4. Effect of "hypothalamic deafferentation" on the LH-RF content of the "hypothalamic island" of adult normal male rats (eight and fifteen days after the operation). Columns represent the depletion of pituitary LH induced in normal male rats by the intracarotid injection of hypothalamic extracts prepared from normal or from "deafferented" animals.

in the arcuate-ventromedial regions. It has been possible to show that eight and fifteen days after "deafferentation" LH-RF is still present in the isolated "island" (Fig. 4); surprisingly, the concentration of this RF in "deafferented" animals is even higher than usual; the increase appears to be proportional to the time elapsed between the operation and the autopsy. This result might indicate that all LH-RF which is produced is accumulated in the "island" because "deafferentation" prevents the transmission to the hypothalamus of the extrahypothalamic neural stimuli necessary for its release (*Tima et al.*, 1971).

Effect of Hypothalamic Implants of Inhibitors of Protein Synthesis on Median Eminence Stores of Gonadotropin Releasing Factors

In the third group of experiments, the hypothesis that FSH-RF might be synthesized in the paraventricular nuclei was tested by im-

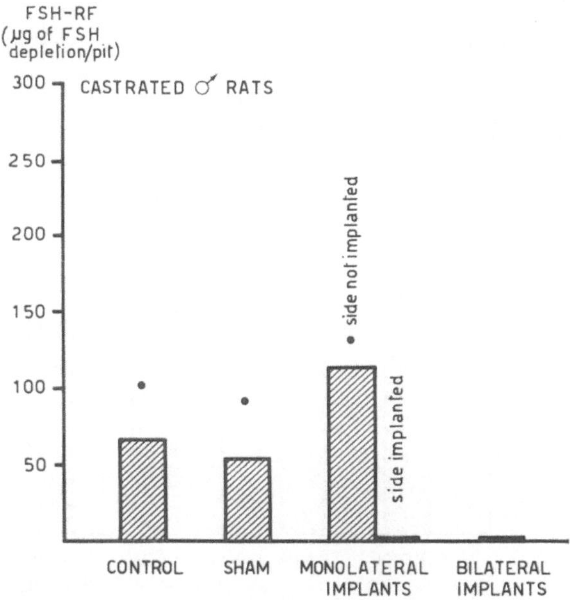

Fig. 5. Effect of implants of cycloheximide (Actidione) in the paraventricular region on the FSH-RF content of the median eminence of adult castrated male rats. See text for more details. Columns represent the depletion of pituitary FSH induced in normal male rats by the intracarotid injection of hypothalamic extracts prepared from control or from implanted animals.

Control: unimplanted animals

Sham: animals implanted with empty cannulae

Monolateral implants: animals implanted with cycloheximide in one paraventricular nucleus

Bilateral implants: animals implanted with cycloheximide in both paraventricular nuclei.

planting cycloheximide (Actidione), an inhibitor of protein synthesis, into the paraventricular region of adult castrated male rats and by evaluating the effects of such implants on FSH-RF stores in the ME (*Zanisi* and *Martini*, 1969). Cycloheximide was implanted either unilaterally or bilaterally. When unilateral implants were performed, at time of autopsy ME tissue was collected in a way which permitted to separate the half ME corresponding to the implanted side from the half corresponding to the non-implanted one; the two halves of the ME were then tested separately for their content in FSH-RF and in LH-RF ("pituitary depletion methods" described by *Fraschini et al.*, 1966).

The data shown in Fig. 5 indicate that, five days after unilateral implantation of cycloheximide, FSH-RF disappears only from the

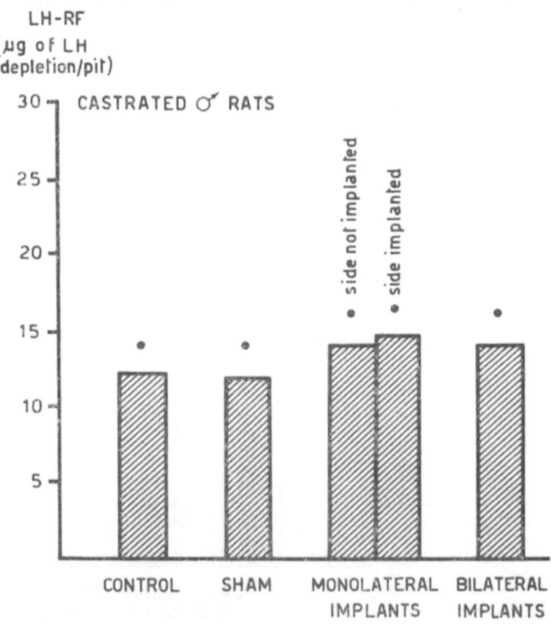

Fig. 6. Effect of implants of cycloheximide (Actidione) in the paraventricular region on the LH-RF content of the median eminence of adult castrated male rats. See text for more details. Columns represent the depletion of pituitary LH induced in normal male rats by the intracarotid injection of hypothalamic extracts prepared from control or from implanted animals.

Control: unimplanted animals

Sham: animals implanted with empy cannulae

Monolateral implants: animals implanted with cycloheximide in one paraventricular nucleus

Bilateral implants: animals implanted with cycloheximide in both paraventricular nuclei.

ipsilateral half of the ME; complete disappearance of FSH-RF from the ME is induced by bilateral implants. It may be concluded from these results that inhibition of protein synthesis in the cells of the paraventricular nuclei interfere with some biochemical process which is essential for the synthesis of FSH-RF in this region; these data, however, are not taken as indicating that FSH-RF itself is a protein or a polypeptide (*McCann* and *Dhariwal*, 1966). It is also clear from the results that fibers originating in one paraventricular nucleus do not cross and carry FSH-RF only to the ipsilateral half of the ME.

Fig. 6 shows that the paraventricular region is not strictly involved in the synthesis of LH-RF. Animals bearing cycloheximide either unilaterally or bilaterally in this region of the brain have normal amounts of LH-RF in the ME. These results, when considered in conjunction with the evidence previously described indicating that LH-RF is synthesized in the suprachiasmatic region, suggest that the effect of cycloheximide is very localized and that no significant diffusion of the drug takes place.

Conclusions

The three sets of results presented in the preceding sections of this paper agree in indicating that the ME of the hypothalamus is not directly involved in the synthesis of the RF's which control the secretion of gonadotropins. They also agree in suggesting that FSH-RF is produced in the paraventricular area and that LH-RF is synthesized in more basal regions of the hypothalamus (suprachiasmatic and arcuate-ventromedial areas).

Acknowledgement

The experimental work performed in the authors' laboratory and here described was supported by funds of the Department of Pharmacology of the University of Milan and by the following grants: 67-530 of the Ford Foundation, New York; 5 RO1 AM 11783-01-02-03 of the National Institutes of Health, Bethesda, Maryland. Gifts of FSH and LH were made by the National Institutes of Health, Bethesda, Maryland.

All such support is gratefully acknowledged.

References

Fraschini, F., M. Motta, and *L. Martini*: Methods for the evaluation of hypothalamic hypophysiotropic principles. In: Methods in Drug Evaluation. Proc. of the Internat. Symposium on Methods in Drug Evaluation, Milan 1965 (*P. Mantegazza* and *F. Piccinini*, eds.), 424—457. Amsterdam: North-Holland Publishing Company, 1966.

Harris, G. W.: Neural Control of the Pituitary Gland, IX-298. London: Arnold, 1955.

Halász, B.: The endocrine effects of isolation of the hypothalamus from the rest of the brain. In: Frontiers in Neuroendocrinology (*W. F. Ganong* and *L. Martini*, eds.), 307—342. New York: Oxford University Press, 1969.

McCann, S. M., and *A. P. S. Dhariwal*: Hypothalamic releasing factors and the neurovascular link between the brain and the anterior pituitary. In: Neuroendocrinology (*L. Martini* and *W. F. Ganong*, eds.), Vol. I, 261 to 296. New York: Academic Press, 1966.

Mess, B., *F. Fraschini*, *M. Motta*, and *L. Martini*: The topography of the neurons synthesizing the hypothalamic releasing factors. In: Hormonal Steroids. Proc. of the Second Internat. Congr. on Hormonal Steroids, Milan 1966 (*L. Martini*, *F. Fraschini* and *M. Motta*, eds.), 1004—1013. Amsterdam: Excerpta Medica, 1967.

Szentágothai, J., *B. Flerkó*, *B. Mess*, and *B. Halász*: Hypothalamic Control of the Anterior Pituitary, 3rd ed., 1—399. Budapest: Akadémiai Kiadó, 1968.

Tima, L., *M. Motta*, and *L. Martini*: Effect of "hypothalamic deafferentation" on hypothalamic follicle stimulating hormone releasing factor (FSH-RF) and on pituitary FSH. In: Program of the 51st Meeting Endocrine Soc., 194, 1969.

Tima, L., *M. Motta*, and *L. Martini*: Effect of "hypothalamic deafferentation" on hypothalamic follicle stimulating hormone releasing factor (FSH-RF) and on luteinizing hormone releasing factor (LH-RF). Endocrinology, 1971. In press.

Zanisi, M., and *L. Martini*: Effect of brain implants of cycloheximide on hypothalamic follicle stimulating hormone releasing factor (FSH-RF) and on pituitary FSH. In: Program of the 51st Meeting Endocrine Soc., 202, 1969.

Journal of Neuro-Visceral Relations, Suppl. X, 41—50 (1971)
© by Springer-Verlag 1971

Involvement of Catecholamines and Indolamines in the Control of Pituitary Gonadotropin Release

Claude Kordon

Laboratoire d'Histophysiologie du Collège de France, Paris

With 3 Figures

Summary

Neural control over pituitary gonadotropin secretion implies distinct regulation levels. Integrative centres, located mainly in the anterior hypothalamus, process sensory or somesthetic information coming from higher parts of the CNS. These integrative centres then forward their information to the neurosecretory neurons responsible for the elaboration of "releasing factors", which are located within the "Halasz zone". Finally releasing factors are released into the portal circulation at the level of the median eminence.

All these regulating levels appear to involve monoaminergic mechanisms. In the anterior hypothalamus, changes in noradrenalin release levels appear to be associated with modifications of the endocrine state of the animals. At the level of the neurovascular junctions, in the median eminence, a fine, fast-acting monoaminergic regulating system seems to be superimposed to the classical neurosecretory regulation exerted via releasing factors. This system involves both a dopaminergic, stimulatory component and a serotoninergic, inhibitory one.

Administration of drugs affecting electively the synthesis or release of monoamines can mimick the effects of steroids on neuroendocrine functions. Moreover, steroid treatments affect monoamine levels and metabolism in the CNS. Thus, steroid feed-back processes onto pituitary functions may be partly accounted for by a selective effect of the hormones on synaptic transmission, in well determined structures of the hypothalamus; these changes in synaptic activity are in turn affecting the supply of releasing factors to the pituitary.

I. Introduction

That secretion of adenohypophyseal hormones may be correlated to the activity of central mono-aminergic systems has been suggested by many authors (*Markee* and coll., 1948; *Barraclough* and *Sawyer*, 1957; *Alleva* and coll., 1966; *Coppola* and coll., 1966; *Psychoyos*, 1966; *Lippmann*, 1968; *Meyerson* and *Sawyer*, 1968). However, a better understanding of these correlations is necessary before a precise neuroendocrine role can be assigned to these systems; in particular, an answer to the following questions should be given: are *determined* aminergic structures *specifically* involved in the release-regulation of a given hormone, and *when* is this involvement of CNS mediators critical in the temporal determinism of neuroendocrine regulatory mechanisms?

This problem has lately been approached in two different ways. The first consists in changing the endocrine condition of the animal, and correlating these changes with alterations of concentrations or turnover of amines in various hypothalamic systems, owing to histofluorescent or biochemical techniques. Pioneer work in that approach was performed by the Swedish authors (*Fuxe* and *Hökfelt*, 1967) after they developed the histofluorescence technique for monoamines; their conclusions were partly confirmed by other authors (*Barry* and *Leonardelli*, 1968; *Lichtensteiger*, 1969). In the second approach, one may induce experimental changes in the metabolism (synthesis or extraneuronal release) of the amines, and record resulting alterations in pituitary secretions. This method has the advantage of permitting acute experiments, where short-term endocrine effects can be separated from secondary ones which may result from a long-term reset of the neuroendocrine hormonostat. However, results obtained in these conditions are delicate to interpret, since specificity of any amine at a receptor site where it is not present in physiological conditions has never been proven as yet. Experiments in this line should therefore correlate hormonal changes to variations in *endogenous* amine metabolism rather than to variations resulting from treatment with *exogenous* amines.

In the experiments reported here, we used the second, neuropharmacological approach and tried to correlate metabolic changes in determined aminergic systems with the acute LH release leading to superovulation in the immature rat.

II. Catecholamines and Ovulation

1. General Inhibition of Catecholamine Synthesis

Inhibition of catecholamine synthesis by α-methyl-p-tyrosine (α-mt) results in inhibition or abolition of ovulation in various species (*Brown*, 1967; *Kordon* and *Glowinski*, 1969). In PMS and HCG primed immature rats, which prove particularly sensitive for this purpose, the blockade of synthesis of the amine has to be performed during a very short interval of time, which corresponds to the "critical period" of ovulation control, in order to be effective (*Kordon* and *Glowinski*, 1969).

Depletion of catecholamine stores by incorporation of the "false transmitters" α-methyl-dopamine and α-methyl-noradrenalin into catecholaminergic cells leads to a comparable decrease in ovulation intensity (*Kordon* and *Glowinski*, 1969).

2. Elective Blockade of Dopamine or Noradrenalin Synthesis

The effects of synthesis inhibition of all catecholamines do not permit to draw any conclusion as to a possible elective involvement of dopamine (DA) and/or noradrenalin (NA) in the regulation of LH

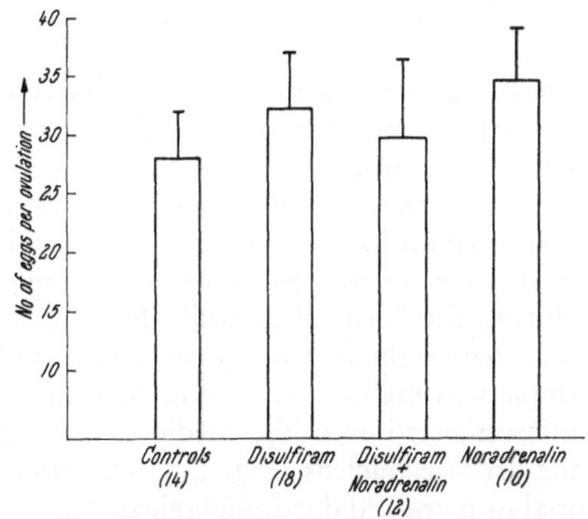

Fig. 1. Effect of dopamine-β-hydroxylase inhibition by Disulfiram, and of restoration of normal NA stores by direct intracysternal infusion of NA, on the intensity of ovulation. Number of animals per group in parentheses.

release. In order to solve this question, two experiments were deviced: in the first one, transformation of DA into NA in noradrenergic neurons was electively blocked by the dopamine-hydroxylase inhibitor Disulfiram. Ovulation was not affected by this procedure, in spite of a 60 % depletion of NA stores in the brain of treated animals (Fig. 1). In the second experiment, both catecholamine (CA) or noradrenalin stores only were restored after blockade of CA synthesis with α-mt, by post-treating the animals respectively with DOPA, a precursor of CA, or with dihydroxyphenylserine (DOPS), which is directly decarboxylated in the neurons into NA only. Biochemical titrations were performed to check the effectiveness of both treatments. DOPA administration reversed the ovulation-blocking effect of α-mt and restored LH release to a subnormal level, whereas DOPS was without effect (*Kordon* and *Glowinski*, 1969).

Hence, the results of these experiments strongly suggest that DA-, and not NA-containing neurons are involved in LH release regulation during the "critical period". This finding is in good agreement with histochemical data, which have shown variations in the fluorescence of DA-containing tracts according to the endocrine conditions of the animals (*Fuxe* and *Hökfelt*, 1967; *Barry* and *Leonardelli*, 1968; *Lichtensteiger*, 1969), as well as with the antiovulating effect of drugs affecting DA receptors (*Schneider* and *McCann*, 1969).

3. Localisation of the Dopaminergic Structures Involved in Ovulation Control

Pharmacological experiments such as those described above affect simultaneously synaptic transmission at all central or peripheral levels, since they inhibit amine synthesis throughout the organism. In order to localize the DA-containing neurons involved in ovulation control in the time conditions of our experimentation very small amounts of α-m-dopa were microinjected into various parts of the hypothalamus during the "critical period". Blank microinjections or infusion of the solvent only had no effect upon ovulation. On the contrary, α-m-dopa was highly effective in blocking ovulation, provided it was microinjected into the medio-basal hypothalamus, in the region of the arcuate nucleus (Fig. 2 a) (*Kordon*, 1970 a, b).

Thus, a normal or increased dopamine release from catecholaminergic neurons in the arcuate tuberal region of the hypothalamus during the "critical period" seems to be a prerequisite for the pituitary ovulating discharge. This action does not imply a direct stimulation of the pituitary by small amounts of DA released into the hypothalamohypophyseal portal system, since it has been shown that incubation of pituitaries with small, physiological amounts of amine have no effect upon gonadotropic release (*Schneider* and *McCann*, 1969; *Scemama*, 1970). The amine thus very likely modulates the neuro-vascular transfer of LRF into the primary capillary network of the median eminence, an inhibited turnover of dopamine resulting in a decreased supply of LRF to the pituitary (*Kordon*, 1970 b).

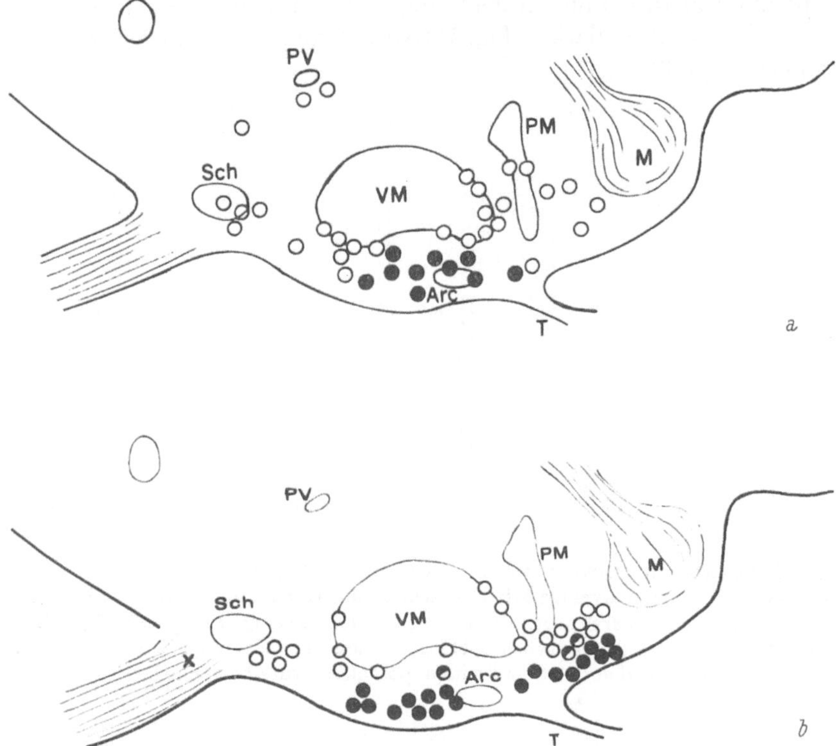

Fig. 2. Mapping of intrahypothalamic microinjections effective in blocking ovulation. *Arc*, arcuate nucleus; *M*, mammilary n.; *PM*, premammilary area; *PV*, paraventricular n.; *Sch*, suprachiasmatic n.; *T*, hypophyseal stalk; *VM*, ventromedial n.; *X*, optic chiasm. Open circles: no effect of microinjection; black circles: ovulation inhibited.
a: Effect of microinjections of α-methyl-dopa (80 μg/animal).
b: Effect of microinjections of Nialmide (75 μg/animal).

III. Serotonin and Ovulation

Besides this dopaminergic LH regulating mechanism, another control over the release of this hormone is also exerted by an indolamine, serotonin (5-HT). This amine has been reported to inhibit ovulation when injected systemically (*O'Steen*, 1964); but in the conditions of this experiment, it was difficult to infer whether such an action had its impact at the periphery or onto the central nervous system. In a series of experiments devised to correlate the turnover of 5-HT with LH release, it was later found that increased endogenous levels or liberation of this amine in the brain, on the day of proestrus, induced an inhibition of ovulation (Fig. 3) (*Kordon* and *Vassent*, 1968; *Kordon* and coll., 1968).

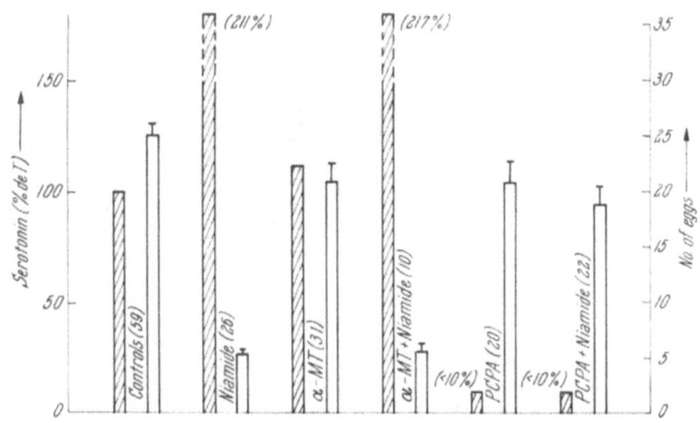

Fig. 3. Correlation between 5-HT levels in the hypothalamus (hatched bars) expressed as % of the average 5-HT content of untreated animals, and the intensity of ovulation (black bars) expressed as % of controls' average egg release. Note that ovulation is inhibited only when 5-HT levels are above normal. A similar correlation could not be found with hypothalamic catecholamine levels.

As in the case of the DA regulating system, 5-HT interferes with ovulation at the level of the medio-basal part of the tuber (Fig. 2 b) (*Kordon*, 1969). However, the hypothalamic area where this response may be observed extends somewhat further caudally (compare Fig. 2 a and b). Various data indicate that serotonin does not act directly upon the hypophyseal parenchyma: injections of monoamine oxydase inhibitors into the pituitary itself do not interfere with LH liberation (*Kordon*, 1969); pituitaries incubated *in vitro* with or without 5-HT release the same amount of gonadotropins (*Moszkowska*, 1965). However, when the pituitaries are incubated together with fragments of hypothalamus and with 5-HT, the enhanced hormone release induced by the presence of hypothalamic tissue is suppressed. This result suggests that the amine affects primarily hypothalamic cells or terminals (*Moszkowska*, 1965). In fact, indirect arguments support the hypothesis that 5-HT interferes with the release of LRF from neurosecretory terminals into the hypophyseal portal system (*Kordon*, 1969).

Thus, at the level of the neurohumoral junction, a double, antagonistic regulation of LH release may be attributed to monoaminergic systems terminating in the basal hypothalamus.

IV. Involvement of Other Aminergic Systems in Gonadotropic Control

The above-mentioned systems affect the ultimate level of hypothalamic regulation of pituitary functions. Other correlations have been described between aminergic systems and hormone release. These correlations are more difficult to interpret at present, since intervention of these other systems may only be inferred from indirect experiments, where changes in the content or the metabolism of monoamines were shown to occur in different *chronic* endocrine situations. The catecholamine content of the anterior hypothalamus undergoes changes during the estrous cycle as well as after castration (*Donoso* and coll., 1969); parallely, changes in the rates of synthesis and release of catecholaminergic (very likely noradrenergic) neurons or terminals occur during the estrous cycle, with a maximal NA release during estrus in the anterior hypothalamus; these variations do not affect the posterior part of the diencephalon (*Hamon* and coll., 1970). The anterior hypothalamus contains structures which are very important for ovulation control (*Barraclough*, 1963; *Flerkó*, 1963; *Everett*, 1965; *Kordon*, 1967); more work is required to ascertain more precisely the role of aminergic mechanisms in sex hormone regulation at that particular level.

V. Conclusions

Besides the more classical, *neurosecretory* control over the pituitary exerted via hypothalamic releasing factors, precise monoaminergic pathways superimpose another regulating mechanism on hypophyseal secretion. Monoaminergic changes in the anterior hypothalamus are likely to reflect the activity of *integrative* structures, which process central nervous information and forward it to the RF synthesizing neurons, located downstream in the "Halasz zone" (*Halasz* and coll., 1965). On the contrary, the aminergic afferences to the region of the neurovascular contacts with the portal system are likely to modulate the *transfer* of LRF into the portal blood. They may thus represent a finer, faster acting control system over pituitary secretion, as compared to the neurosecretory system as such, which implies longer activating latencies in order to achieve biosynthesis, axonal transport and neurovascular liberation of hypothalamic hormones.

Aminergic systems are likely to be also involved in the mechanisms of steroid feed-back over pituitary functions. The mapping of the regions where monoaminergic transmission may be correlated to hormonal responses (see above) corresponds very precisely to the mapping of steroid sensitive areas of the hypothalamus (*Lisk* and *Newlon*,

48 C. Kordon:

1963; *Pasteels* and *Ectors,* 1970), as well as with the mapping of structures which exhibit a selective uptake for estrogen (*Stumpf,* 1968). The effects of hormonal treatments on the central nervous system may in some instances be mimicked by drugs affecting monoaminergic transmission (*Meyerson,* 1964; *Kordon,* 1970). These arguments are substantiated by observations that treatment with steroids affects monoamine levels in the hypothalamus (*Donoso* and *Cukier,* 1968), and more precisely, the extraneuronal liberation of labelled monoamines *in vitro* (*Hamon, Javoy, Kordon* and *Glowinski,* unpublished observations). Steroid feed-back processes upon gonadotropic secretion of the pituitary may thus be partly accounted for by a modulation of aminergic transmission in the hypothalamus, which in turn results in variations in the supply of releasing factors to the pituitary.

Résumé

Si l'on veut en comprendre la signification physiologique, il est nécessaire d'étudier les *conditions de temps* et la *localisation* des corrélations qui ont pu être établies entre le métabolisme des monoamines, d'une part, et la libération des hormones gonadotropes hypophysaires, d'autre part. Diverses expériences permettent de montrer que pendant la «période critique» du contrôle hypothalamique de l'ovulation, des terminaisons dopaminergiques et sérotoninergiques situées dans l'éminence médiane exercent une régulation antagoniste sur la libération de la LH hypophysaire; la libération extraneuronale de dopamine stimule, et celle de sérotonine inhibe les sécrétions hypophysaires nécessaires à l'ovulation. Le mécanisme de ces deux actions semble impliquer une facilitation ou une inhibition de la migration neurovasculaire du LRF.

D'autres voies catécholaminergiques, très vraisemblablement noradrénergiques, semblent également intervenir dans le contrôle de l'ovulation cyclique au niveau des structures *intégratrices* de l'information neuroendocrinienne situées dans l'hypothalamus antérieur.

La signification de ces régulations monoaminergiques pour le réglage du cycle oestrien et la rétroaction des stéroïdes sexuels sur l'axe hypothalamo-hypophysaire est discutée.

Acknowledgement

The author whishes to express his gratefulness for the highly skilled technical contribution of Mrs. *E. Pattou* and Mrs. *M. Jeanne-Rose* to the experimental part of this article.

References

Alleva, J. J., and *E. J. Umberger:* Evidence for neural control of the release of pituitary ovulating hormone in the golden syrian hamster. Endocrinology *78,* 1125—1129 (1966).

Barraclough, C. A.: Secretion and release of LH and FSH: discussion. Advances in Neuroendocrinology (*A. V. Nalbandov*, ed.), Univ. Illinois Press, 224—233 (1963).

Barraclough, C. A., and *C. H. Sawyer*: Blockade of the release of pituitary ovulating hormone in the rat by chlorpromazine and reserpine. Endocrinology *61*, 341 (1957).

Barry, J., and *J. Leonardelli*: Etude comparée des neurones et des fibres monoaminergiques de la région tubéro-infundibulaire chez le cobaye mâle normal ou castré. C. R. Acad. Sci. (Paris) *266*, 15—17 (1968).

Brown, P. S.: Antigonadotropic effects of α-methyl-tyrosine, methysergide and reserpine. Nature *214*, 1268—1269 (1967).

Coppola, L. A., *R. G. Leonardi*, and *W. Lippmann*: Ovulatory failure in rats after treatment with brain norepinephrine depletors. Endocrinology *78*, 225—228 (1966).

Donoso, A. O., and *J. O. Cukier*: Oestrogen as depressor of noradrenaline concentrations in the anterior hypothalamus. Nature (London) *218*, 969—970 (1968).

Donoso, A. O., *M. B. Gutierez-Moyano*, and *R. C. Santolaya*: Metabolism of noradrenalin in the hypothalamus of castrated rats. Neuroendocrinology *4*, 12—19 (1969).

Everett, J. W.: Ovulation in rats from preoptic stimulation through platinium electrodes. Importance of duration and spread of stimulus. Endocrinology *76*, 1195—1201 (1965).

Flerkó, B.: The central nervous system and the secretion and release of LH and FSH. Advances in Neuroendocrinology (*A. V. Nalbandov*, ed.), 211—224. Univ. Illinois Press (1963).

Fuxe, K., and *H. Hökfelt*: The influence of central catecholamine neurons on the hormone secretion from the anterior and posterior pituitary. In: Neurosecretion, 277 (*Stutinsky, F.*, ed.), Berlin: Springer 1967.

Halász, B., *L. Pupp*, *S. Uhlarik*, and *L. Tima*: Further studies on the hormone secretion of the anterior pituitary transplanted into the hypophysiotrophic area of the rat hypothalamus. Endocrinology *77*, 343—355 (1965).

Hamon, M., *F. Javoy*, *C. Kordon*, and *J. Glowinski*: Acute effects of treatment with steroids on the *in vitro* synthesis and release of catecholamines. In press (1970).

Kordon, C.: Contrôle nerveux du cycle ovarien. Arch. Anat. micr. et de morphol. exp., *56*, suppl. 34, 458—474 (1967).

Kordon, C.: Effects of selective experimental changes in regional hypothalamic monoamine levels on superovulation in the immature rat. Neuroendocrinology *4*, 129—138 (1969).

Kordon, C.: Blockade of ovulation in the immature rat by local dopamine release inhibition in the arcuate region of the hypothalamus. Neuroendocrinology. In press (1970 a).

Kordon, C.: Rôle des monoamines dans les régulations adénohypophysaires. Neuroendocrinologie, ed. by *C. Kordon* and *J. Benoit*, CNRS, Paris. In press (1970 b).

Kordon, C., and *J. Glowinski*: Selective inhibition of superovulation by blockade of dopamine synthesis during the "critical period" in the immature rat. Endocrinology *85,* 924—931 (1969).

Kordon, C., F. Javoy, G. Vassent, and *J. Glowinski*: Blockade of superovulation in the immature rat by increased brain serotonin. Eur. J. Pharmacol. *4,* 169—174 (1968).

Kordon, C., and *G. Vassent*: Effect de microinjections intrahypothalamiques d'un inhibiteur de la monoamine-oxydase sur l'ovulation provoquée chez la ratte impubère. C. R. Acad. Sci. (Paris) *266,* 2473—2476 (1968).

Lichtensteiger, W.: Cyclic variations of catecholamine content in hypothalamic nerve cells during the estrous cycle of the rat, with a concomitant study of the substantia nigra. J. Pharmacol. Exp. Ther. *165,* 204—215 (1969).

Lippmann, W.: Relationship between hypothalamic norepinephrine and serotonin and gonadotrophic secretions in the hamster. Nature (London) *218,* 173—174 (1968).

Lisk, R. D., and *M. Newlon*: Estradiol: evidence for its direct effect on hypothalamic neurons. Science *139,* 223—224 (1963).

Markee, J. E., C. H. Sawyer, and *W. H. Hollinshead*: Adrenergic control of the release of luteinizing hormone from the hypophysis of the rabbit. Rec. Progr. Horm. Res. *2,* 117 (1948).

Meyerson, B. J.: Central nervous monoamines and hormone-induced estrus behaviour in the spayed rat. Acta Physiol. Scand. *63,* suppl. 241, 5—32 (1964).

Meyerson, B. J., and *C. H. Sawyer*: Monoamines and ovulation in the rat. Endocrinology *83,* 170—176 (1968).

Moszkowska, A.: Contributions à l'étude du mécanisme de l'antagonisme épiphyso-hypophysaire. Progress in Brain Research, Elsevier, Amsterdam, *10,* 564—575 (1965).

O'Steen, W. K.: Serotonin suppression of luteinization in gonadotrophin-treated immature rats. Endocrinology *74,* 885—888 (1964).

Pasteels, J. L., and *F. Ectors*: Niveau et mode d'action des steroïdes génitaux sur le contrôle des fonctions gonadotropes. Neuroendocrinologie (*C. Kordon* and *J. Benoit,* eds.). CNRS Paris, in press (1970).

Psychoyos, A.: Effet de la photopériodicité et de diverses substances sur la réponse de l'ovaire à l'hormone luteinisante hypophysaire. C. R. Acad. Sci. (Paris) *263,* 986—989 (1966).

Scemama, A.: Effet des monoamines sur la sécrétion des hormones gonadotrophes hypophysaires in vitro. Neuroendocrinologie (*C. Kordon* and *J. Benoit,* eds.). CNRS Paris, in press (1970).

Schneider, H. P., and *S. M. McCann*: Possible role of dopamine as transmitter to promote discharge of LH-releasing factor. Endocrinology *85,* 121—132 (1969).

Stumpf, W. E.: Estradiol-concentrating neurons: topography in the hypothalamus by dry-mount autoradiography. Science *162,* 1001—1003 (1968).

Journal of Neuro-Visceral Relations, Suppl. X, 51—64 (1971)
© by Springer-Verlag 1971

Probable Sites for Estrogen Receptors in Brain and Pituitary*

Walter E. Stumpf

Departments of Anatomy and Pharmacology, Laboratories for Reproductive Biology, University of North Carolina, Chapel Hill, North Carolina, U.S.A.

With 6 Figures

Summary

In the pituitary and areas of the brain the cellular and subcellular distribution of ³H-estradiol-17β has been studied by dry-mount autoradiography. Anterior pituitary cells and certain neurons show nuclear concentration and retention of the hormone similar to peripheral target tissues. This is interpreted, in conjunction with other data, as suggestive evidence of a genomic effect of estrogen in central target tissues, resulting in a stimulatory "feedback" (production of hormonal messengers) which may lead to a negative feedback effect on gonadal estrogen secretion by indirect action.

The topographic distribution of *estrogen-neurons* is widespread in the brain with (1) accumulation in three major areas, i. e., the preoptic region, the basal tuberal region, and the central-posterior amygdala; and (2) scattered single *estrogen-neurons* or small clusters of *estrogen-neurons*. The *estrogen-neurons* appear to be interconnected by nerve fiber systems, for instance, the stria terminalis, the ventral amygdalofugal pathway, the fasciculus longitudinalis of Schütz. In view of the autoradiographic data the suitability of the classical concept of a sex-"center" or "centers" is questioned.

A systems concept is proposed. The *estrogen-neuron-systems* apparently represent an important part of the central nervous structures involved in the regulation of gonadal function, sex behavior, as well as modification of eating, temperature regulation and other physiologic parameters.

Estrogen has been found to be concentrated and retained in the pituitary (*Glascock* and *Hoekstra*, 1959; *Jensen* and *Jacobson*, 1962; *Eisenfeld* and *Axelrod*, 1965; *Stumpf*, 1968 a) and in certain areas of the brain, that is, hypothalamus (*Eisenfeld* and *Axelrod*, 1965; *Glascock* and *Michael*, 1962; *Kato* and *Villee*, 1967; *Stumpf*, 1968 b) and

---

* Supported by USPHS Grant No. AM-12649.

amygdala (*Stumpf* and *Sar*, 1969), similar to classical target tissues for estradiol such as uterus and vagina (*Glascock* and *Hoekstra*, 1959; *Jensen* and *Jacobson*, 1962; *Stumpf*, 1969 a). The pictorial findings agree with data from centrifugal fractionation experiments as available for the uterus and vagina *(Stumpf*, 1968 c) as well as for the pituitary (*Leavitt et al.*, 1969) and in the uterus a nuclear (*Jensen et al.*, 1968) and cytoplasmic (*Noteboom* and *Gorski*, 1965; *Jensen et al.*, 1968) estrogen binding protein have been identified. Although it is still debated whether or not these binding sites represent receptors, evidence exists for early genomic effects for estradiol in uterine tissues (*Hamilton*, 1968). In areas of the brain fluctuations of RNA levels were observed parallel to the estrous cycle (*Eleftheriou* and *Church*, 1967), and actinomycin D can nullify estrogen induced suppression of the LH surge after castration (*Schally et al.*, 1969).

The technique of dry-mount autoradiography, developed in our laboratories, has been used to determine the topography of the cellular and subcellular binding sites for $6{,}7\text{-}^3\text{H}$-estradiol-17β in the pituitary and various areas of the brain.

Methods

Eight 23 to 25-days old intact immature female, male and mature ovariectomized Sprague-Dawley rats were injected subcutaneously with a physiologic dose ($0.1\,\mu$g per 100 g body weight) of $6{,}7\text{-}^3\text{H}$-estradiol-17β, specific activity 208 μC/μg, dissolved in isotonic saline. The animals were killed by decapitation at 15 min and one to six hours after the injection, preferably at one and two hours, the time of maximum estradiol gradient between target and non-target tissues. The pituitaries or 2—3 mm³ blocks of brain tissue were placed on tissue holders and frozen in liquefied propane at $-150°$ to $-180°$ C. The mounted tissues were stored in liquid nitrogen. 2 μ sections were cut in a cryostat (Harris Manufacturing Company, Cambridge, Mass.), placed in a container, and freeze-dried in a Thermovac Cryo-Pump (Thermovac Industries Corp., Copiague, L. I., N. Y.). For the preparation of the autoradiograms the freeze-dried unfixed and unembedded sections were placed on a Teflon support and mounted on desiccated photographic emulsion (Kodak NTB 3) coated slides by pressing the Teflon and the slide together between forefinger and thumb. Thus the section is dry-mounted by slight impression into the emulsion. After release of the pressure, the Teflon fell off, and the slides with the adhering sections were stored in a light proof desiccator box at $-15°$ C until the end of the photographic exposure. The exposure times required, when physiological doses of the hormone were used, ranged between five and seven months. After the exposure the slides were briefly moistened by breathing at the section area, developed, fixed, stained with methylgreen pyronin, air dried, and mounted with a cover glass. A more detailed description of the procedure has been published (*Stumpf*, 1968 d, 1969 a).

With the dry-mount autoradiographic procedure liquid fixatives, solvents, and embedding media—all know sources of diffusion artifacts—are excluded. This has been demonstrated to be a prerequisite for obtaining meaningful results (*Stumpf*, 1969 b, 1970).

Results

Pituitary.—At different time intervals, between 15 min and 6 hrs, after the injection of ^{3}H-estradiol, the hormone was concentrated in nuclei of *anterior pituitary* cells. Only a small amount of radioactivity appeared in the cytoplasm. Maximal nuclear concentration of the hormone appeared at one to two hours after the injections. Nuclear radioactivity was still detectable at six hours. No evidence existed for accumulation of radioactivity at nucleoli or cellular membranes. The nucleoli were frequently visible and were not covered by silver grains in long exposure autoradiograms. Tinctorial identification of anterior lobe cells with Gomori trichrome stain was attempted. In all tinctorial cell types; that is, acidophiles, basophiles, and chromophobes, cells with nuclear concentration of ^{3}H-estradiol existed. The labeling index appeared higher in acidophiles. Morphologically identifiable castration cells, three weeks after ovariectomy, also showed nuclear concentration of radioactivity. The number of silver grains over nuclei considered to be labeled varied between 2 and 25 per nucleus. The labeling index of anterior lobe cells ranged between 47 and 85 % depending on dose, time after sacrifice, and photographic exposure time (*Stumpf*, 1968 a). No differences existed between immature intact female and male rats.

The *intermediate lobe* cells did not concentrate estradiol, and only very few diffusely distributed silver grains existed even after photographic exposure as long as one year. In the *posterior lobe* pituicytes remained unlabeled, but the level of diffusely distributed silver grains was high compared to the intermediate lobe. Single cells and cell clusters with radioactively labeled nuclei were observed in the posterior lobe at the border between the intermediate and posterior lobe. Radioactively labeled nuclei also appeared in invaginated cell strands in the intermediate lobe. These cells stained with methylgreen pyronin more intensely than pituicytes and intermediate lobe cells but similar to anterior lobe cells (*Stumpf*, 1968 a).

54 W. E. Stumpf:

Brain.—Radioactivity was found to be concentrated and retained in certain neurons in the brain of intact immature female and male as well as ovariectomized mature rats. Glia cells remained unlabeled. Radioactively labeled neurons were found concentrated in clusters of neurons within classical nuclei as defined by descriptive neuroanatomy as well as scattered singly or in groups of few neurons. A similar topographic pattern existed in all the animals studied and no qualitative differences have been found thus far between female and male rats in the diencephalon (Figs. 1 and 2) and amygdala (*Stumpf*, 1968 b; *Stumpf* and *Sar*, 1969).

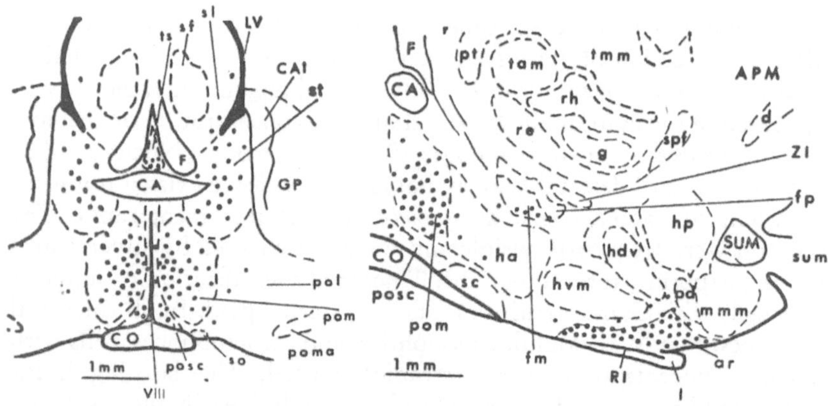

Figs. 1 and 2. Selected schematic drawings prepared after serial-section autoradiograms from immature female (Fig. 1, left) and immature male (Fig. 2, right) rats 1 or 2 hours after the injection of 0.4 or 0.093 μg of ³H-estradiol, respectively. Fig. 1, coronal section; Fig. 2, sagittal section, about 240 μ lateral from the midline. The black dots represent areas of concentration of neurons labeled with radioactivity, while in the blank regions neurons remained unlabeled. Abbrevations: *APM*, area pretectalis medialis; *ar*, nucleus arcuatus; *CA*, commissura anterior; *CAI*, capsula interna; *CO*, chiasma opticum; *d*, n. Darkschewitsch; *F*, columna fornicis; *fm*, n. paraventricularis magnocellularis; *fp*, n. paraventricularis parvicellularis; *g*, n. gelatinosus; *GP*, globus pallidus; *ha*, n. anterior hypothalami; *hdv*, n. dorsomedialis ventralis; *hp*, n. hypothalamicus posterior; *hvm*, n. ventromedialis; *I*, infundibulum; *LV*, ventriculus lateralis; *mmm*, n. mamillaris medialis, pars medialis; *pd*, n. premamillaris dorsalis; *pol*, n. preopticus lateralis; *pom*, n. preopticus medialis; *poma*, n. preopticus magnocellularis; *posc*, n. preopticus suprachiasmatis; *pt*, n. paratenialis; *re*, n. reuniens; *rh*, n. rhomboides; *RI*, recessus infundibuli; *sc*, n. suprachiasmatis; *sf*, n. septalis fimbrialis; *sl*, n. septi lateralis; *so*, n. supraopticus; *spf*, n. subparafascicularis; *st*, n. interstitialis striae terminalis; *SUM*, decussatio supramamillaris; *sum*, n. supramamillaris; *tam*, n. anterior medialis thalami; *tmm*, n. medialis thalami, pars medialis; *ts*, n. triangularis septi; *VIII*, ventriculus tertius; and *ZI*, zona incerta.

Reproduced from *Stumpf, W. E.,* Science *162,* 1001—1003 (1968), by permission. Copyright 1968 by the American Association for the Advancement of Science.

The topographic distribution of radioactively labeled neurons is as follows: *Diencephalon.*—From frontal to caudal, labeled neurons were found dispersed singly and in groups of few neurons in the parolfactory region, in the nucleus septi lateralis, nucleus of the diagonal band of Broca, islands of Calleja magna and ventromedially located islands of Calleja. In the septal region the neurons of the n. accumbens and n. septi medialis remained essentially unlabeled, except for a few dispersed neurons. Concentrations of radioactively labeled neurons existed in the lamina terminalis related to the organum vasculosum, n. preopticus suprachiasmatis, n. preopticus medialis (Fig. 3), n. interstitialis striae terminalis, n. triangularis septi and organon subfornicale (Fig. 4). The radioactively labeled neurons of the bednucleus of the stria terminalis were connected with the densely

Figs. 3-6. Dry-mount autoradiograms with estradiol concentrating neurons, obtained one hour after subcutaneous injection of 0.4 μg of 6,7-^{3}H-estradiol-17β into 65-day old Spargue-Dawley rats, ovariectomized 21 days prior to experiment. 2 μ frontal sections, freeze-dried, unfixed, and unembedded, X800. Stained with methylgreen pyronin. In all pictures, left side medial.

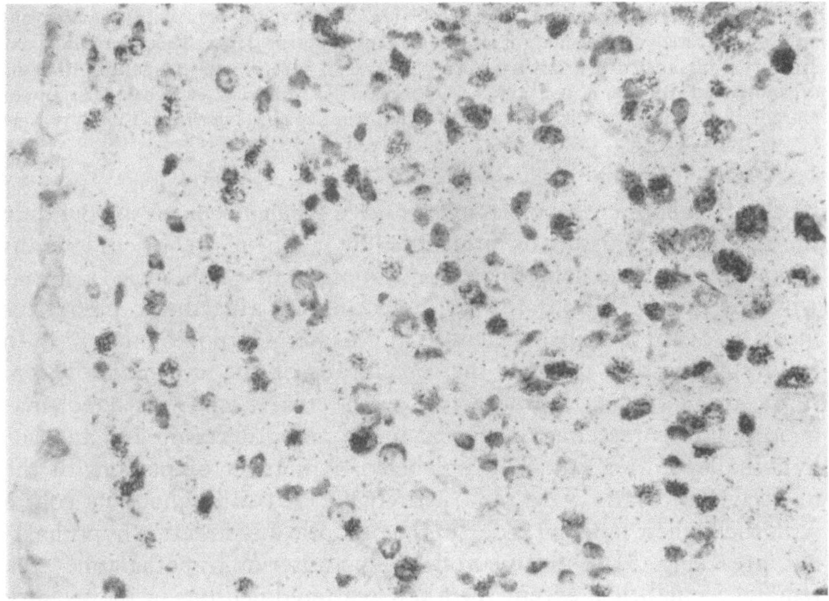

Fig. 3. Nucleus preopticus medialis and nucleus periventricularis showing a large number of neurons with heavy nuclear labeling with ^{3}H-estradiol. At left third ventricle and ependyma. The nucleus preopticus medialis is one of the most densely labeled areas. Exposure time 242 days.

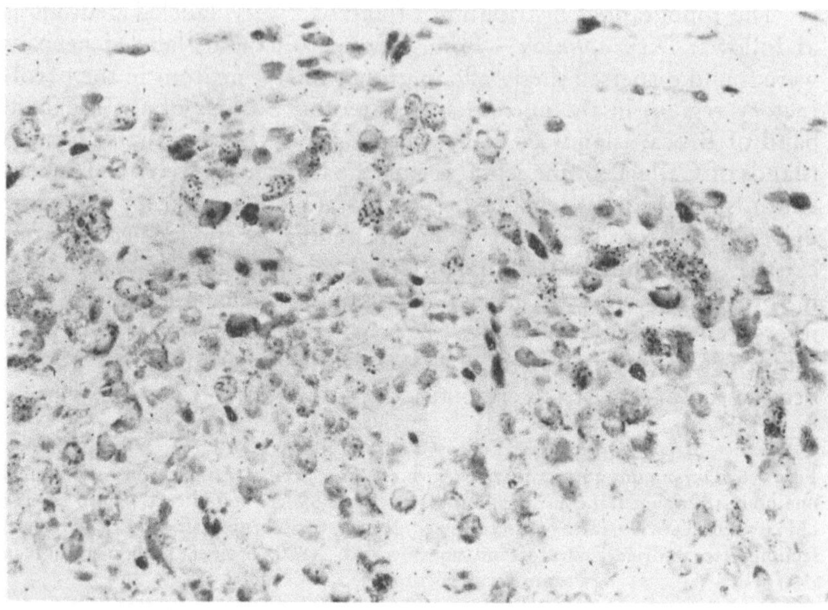

Fig. 4. Organon subfornicale, dorsal portion. ³H-estradiol concentrating neurons are concentrated at the margin of the organon subfornicale. This marginal concentration of labeled neurons has been observed in several rats, suggesting that the organon subfornicale is organized in functionally different subunits. The upper margin of the picture shows part of the commissura fornicis ventralis. Exposure time 146 days.

labeled n. preopticus medialis by a band of labeled neurons surrounding the anterior commissure or interrupted by it. The n. preopticus lateralis contained scattered labeled neurons among mostly unlabeled neurons with the number of the former increasing towards the n. preopticus medialis. Scattered labeled neurons in the lateral hypothalamus seem to follow fiber tracts towards the n. centralis of the amygdala. The n. suprachiasmatis, n. supraopticus, n. circularis and scattered magnocellular neurosecretory neurons in the preoptic region and anterior hypothalamic area remained unlabeled. A number of neurons of the n. periventricularis were radioactively labeled throughout its course with the highest labeling index in the preoptic and anterior hypothalamic area (Fig. 5). Other neurons in the anterior hypothalamic area remained unlabeled, except for a few scattered neurons in the vicinity of the n. periventricularis. In the n. paraventricularis parvocellularis a number of neurons were found labeled similar to the n. periventricularis. The n. paraventricularis magnocellularis showed differences in its antero-caudal course: An anterior portion remained unlabeled,

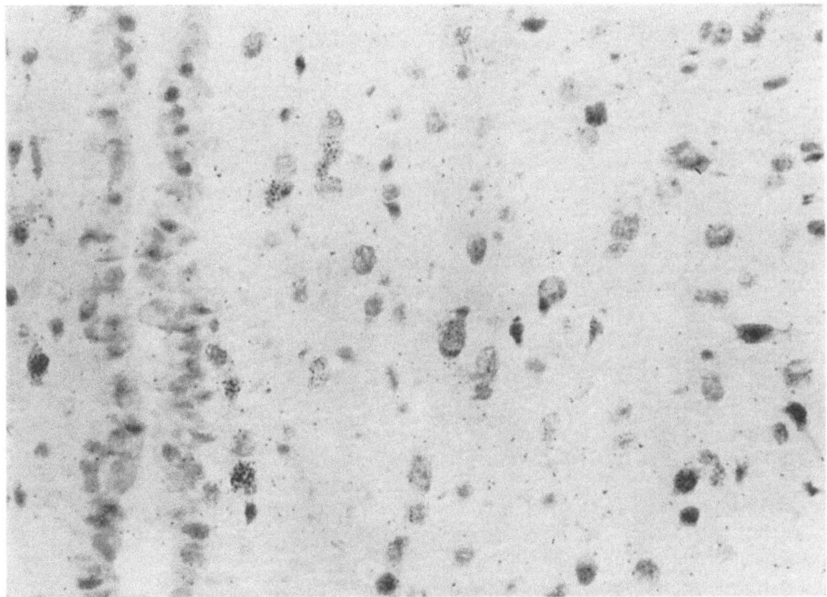

Fig. 5. Nucleus periventricularis hypothalami anterioris. Although radioactively labeled neurons exist throughout the course of the n. periventricularis, in this area the labeling index is highest. Note that the neurons of the area hypothalami anterior are essentially unlabeled except for few scattered labeled neurons. At the right part of the picture, third ventricle. Exposure time 153 days.

while many neurons in its caudal-lateral segment demonstrated nuclear concentration of radioactivity. Variations seemed to exist between different animals regarding the extent of the labeled portion of the n. paraventricularis magnocellularis as well as the labeling index of the labeled segment.

The neurons of the n. ventromedialis, pars ventrolateralis (Fig. 6), were labeled in a high number with a labeling index of about 60 to 80 % in its core. A concentration of radioactively labeled neurons existed in the area of the n. ventromedialis, pars ventrolateralis, the n. arcuatus, and the n. praemamillaris ventralis. Although these "nuclei" are separated by small cell poor areas, the neurons in these areas between these nuclei were also labeled. This includes neurons in the lateral and ventral vicinity of the n. ventromedialis, pars lateralis, which appeared as a labeled halo-nucleus.

A few dispersed labeled neurons existed in the other subunits of the n. ventromedialis, which otherwise can be considered unlabeled. A similar situation was found in the various parts of the n. dorsomedialis, the n. praemamillaris dorsalis, and the posterior hypothalamic area.

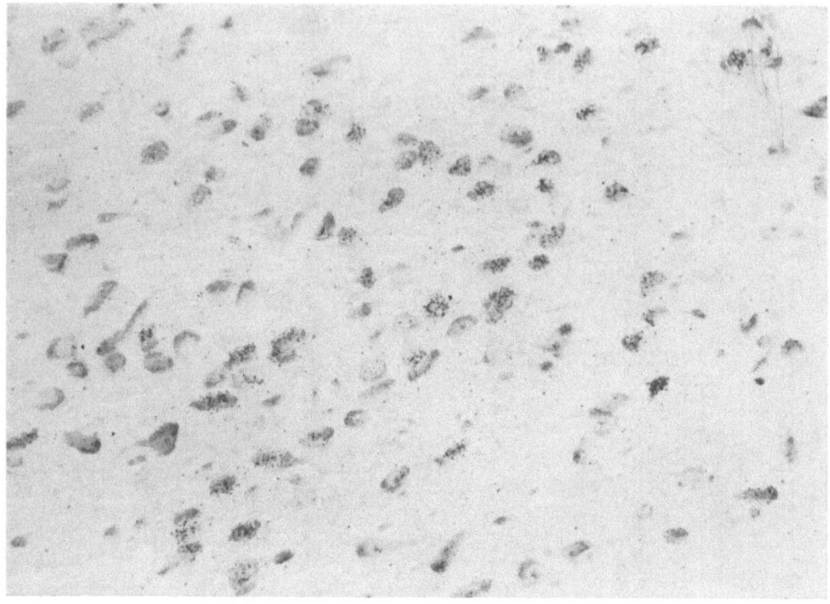

Fig. 6. Nucleus ventromedialis hypothalami, pars lateralis. ³H-estradiol concentrating neurons are accumulated in this area and seem to form a center of estrogen concentrating neurons together with the nucleus arcuatus and the nucleus premamillaris ventralis. At top left, unlabeled neurons of the nucleus ventromedialis, pars centralis. Exposure time 116 days.

Neurons of the n. arcuatus are labeled throughout its course, including the cells surrounding the recessus mamillaris of the third ventricle. The nuclei of the mamillari body were unlabeled, however, on occasion single labeled neurons were found in its dorso-ventral area. In the posterior hypothalamus scattered labeled neurons existed with concentration of these neurons perifornical, i. e., between the fornix and the fasciculus mamillothalamicus, fanning out towards the zona incerta and towards the n. subthalamicus. A number of neurons of the latter were found to be labeled in its ventral portion.

Thalamus.—A strand of scattered labeled neurons existed within the course of the commissura thalami. The caudal part of the n. periventricularis stellatocellularis as well as the n. habenularis lateralis contained scattered labeled neurons. Other thalamic nuclei remained unlabeled.

Amygdala.—In the area amygdala anterior no labeled neurons were found. The n. tractus olfactorii lateralis was also unlabeled. Labeled neurons existed in the n. centralis, n. lateralis, pars anterior, and n. corticalis. An accumulation of heavily labeled neurons was found in the central and caudal part of the amygdala in the n. medialis, n. basalis, pars medialis, and n. corticalis, including the zona transitionalis. Cells of the massa intercalata were unlabeled, but labeled neurons existed in its vicinity in all directions. Other portions of the amygdala and the endorhinal cortex were not labeled. The subiculum contained dispersed labeled neurons. In general, the distribution of labeled neurons followed classical anatomical patterns only to a limited degree and a precise topographic attribution is difficult at present in view of the conflicting descriptive anatomical divisions of this area.

Discussion

Technique.—Using dry-mount autoradiography, a technique which excludes all know sources of diffusion artifacts, a clear pattern of the distribution of estradiol concentrating cells in the pituitary and in different structures of the brain has been obtained (*Stumpf*, 1968 b; *Stumpf* and *Sar*, 1969). This has been accomplished for the first time, although several investigators had attempted to study the cellular and subcellular distribution of estrogens by autoradiography and reported their conflicting findings (*Stumpf*, 1969 b). Evidence has been provided that the conflicting data are attributable to inadequate techniques (*Stumpf*, 1968 d, 1969 b).

Interpretation of the Findings.—In anterior pituitary cells and in certain neurons of the brain—both tissues are believed to be associated with feedback control of gonadal function—^{3}H-estradiol was found to be retained over several hours, and concentrated in cell nuclei. The half-life of estradiol in these tissues is estimated from the autoradiograms to be approximately 3 hours. The subcellular distribution in anterior pituitary cells and certain neurons is similar to the localization of estradiol in its peripheral target tissues such as uterus, vagina, oviduct, granulosa cells of the ovary, epithelial cells of the mammary tumor and interstitial cells of the testis (*Stumpf*, 1969 a). In all of these tissues, including pituitary and hypothalamus, the radioactivity represented in the autoradiograms has been identified as ^{3}H-estradiol-17β (*Jensen* and *Jacobson*, 1962; *Eisenfeld* and *Axelrod*, 1965; *Kato* and *Villee*, 1967).

In the uterus estradiol has been reported to be associated with an 8S cytoplasmic protein (*Jensen et al.*, 1968; *Noteboom* and *Gorski*, 1965) and a 5S nuclear protein (*Jensen et al.*, 1968). According to sucrose gradient centrifugal fractionation 70 to 80 % of the hormone are in the "nuclear" fraction at 1 hour after the injection of 0.1 μg of estradiol per 100 g body weight of immature or ovariectomized mature rat (*Jensen et al.*, 1968). The autoradiographic data are in agreement with these observations if the whole uterus is considered; a quantitative assessment of the autoradiograms of uterine glands alone, however, have shown that the nuclear radioactivity is 10 to 16 times higher in the nuclei than in the cytoplasm at 2 hours after subcutaneos injection of 0.63 $\mu\gamma$ of ^{3}H-estradiol in a 24-day old intact rat (*Stumpf*, 1968 c). The concentration of the hormone is not uniform in different cells of the above mentioned target tissues, and from the autoradiograms there are indications that different target tissues may not have identical affinities for estrogen binding and that the binding affinity may change under different hormonal conditions in experimental animals with low endogenous levels of estradiol. The quantitative assessment of this observation remains to be done.

So far it remains undecided whether or not the protein-estradiol complexes can be considered receptors in the sense that this non-covalent binding of estradiol to the macromolecules initiates the effects or sequence of effects characteristic for this hormone. It is of interest in this connection that 20 min after the administration of estrogen *in vitro* uterine nuclear RNA was increased by more than 500 % (*Hamilton*, 1968). Fluctuations of RNA levels in different areas of the brain have been observed parallel to the estrous cycle (*Eleftheriou* and *Church*, 1967), and actinomycin D can eliminate the estrogen induced suppression of the LH surge after castration (*Schally et al.*, 1969).

Considering the early effect on RNA production in conjunction with the nuclear concentration of the hormone it is likely that the estradiol receptor is located in the nucleus of peripheral and central target tissues. The receptor may be the described nuclear (or cytoplasmic) estradiol-protein complex or a yet unknown site, most likely in its vicinity. From hypothalamic tissues an 8S estradiol-protein complex, similar to uterus, has been identified (*Eisenfeld*, personal communication; *Kahwanago et al.*, 1969).

The subcellular distribution of estradiol in the anterior pituitary and certain neurons of the brain is not only similar to the mentioned peripheral target tissues, but competitive binding studies with anti-estrogens also yield comparable results (*Eisenfeld* and *Axelrod*, 1965).

Taking the available evidence together it is likely that the basic biochemical action of estradiol is similar in peripheral and central target tissues. This questions the old concept of a negative feedback effect of estradiol itself, in the sense of a direct allosteric endproduct inhibition, on pituitary and brain. Estradiol most likely exerts a stimulatory feedback action on anterior pituitary cells and certain neurons, which only secondarily, that is, indirectly, results in a negative "feedback" regulation of gonadal function, including short-loop systems, perhaps through the effect of hormonal messengers produced by estrogen neurons and anterior pituitary cells. Although the estrogen effect on receptor containing pituitary cells and neurons is considered stimulatory, it would be incorrect to call this a "positive" feedback. The use of this terminology would imply an increase in estrogen production mediated by estradiol; and this is not the case.

Although the biochemical process seems to be basically similar in all estradiol target tissues, differences must exist which are related to tissue or organ specificity of genetic transcription and/or translation. this may be postulated at least for anterior pituitary cells and neurons. Even estrogen-neurons in different areas of the brain are likely to differ in their response and may produce different proteins (messengers) under the influence of estradiol.

The topographic distribution of estrogen-neurons in the brain is extensive and does not fit the classical concept of a "sex center". The wide distribution of estrogen-neurons is not so surprising if one considers the multiple nervous effects of the hormone on behavior, gonadal regulation and other physiological parameters, as well as the association of estrogen-neurons with anatomical sites related to eating behavior, aggressive behavior, temperature regulation, etc. The estrogen-neurons —which are only part of the sex-regulating system—seem to form a system interconnected by fiber tracts. Within this system there are areas of concentrated estrogen-neurons identical with classical neuroanatomical nuclei, or part of them, as well as "scattered" estrogen-neurons, not identical with descriptive neuroanatomical nuclei. The idea of an isolated "center" or of different "centers" seems no longer tenable in view of the presented autoradiographic findings. If the concept of "centers" is to be retained in a modified sense, there would be at least three major areas, that is, (1) n. arcuatus—n. ventromedialis, pars ventrolateralis—n. premamillaris ventralis; (2) n. preopticus medialis—n. preopticus suprachiasmatis—n. interstitialis striae terminalis—n. triangularis septi—organon subfornicale—scattered neurons of the parolfactory region, including islands of Calleja; (3) various nuclei of the amygdala. It is most unlikely that the extensive distribution of estrogen-neurons in the preoptic and parolfactory region or in the amygdala can be considered a "center" in the functional sense. It is most likely that different functions are represented in different subunits of these areas. In addition, in a center concept, where would the neurons of the n. periventricularis or of the n. paraventricularis magnocellularis belong?

The concentrations of estrogen-neurons appear to be interconnected by fiber tracts, seemingly forming an estrogen-neuron-system or systems. The concept of estrogen-neuron system(s) appears more appropriate than the "center"-concept in view of the autoradiographic findings and other physiological evidence available. Although the detailed fiber connections remain to be determined, several links are obvious: The distribution of estrogen-neurons in the preoptic region and hypothalamus as well as in the amygdala largely agrees with the supply of the stria terminalis (*Stumpf*, 1968 b; *Heimer* and *Nauta*, 1969) and ventral amygdalofugal pathway (*Dreifuss et al.*, 1968). The fasciculus longitudinalis of Schütz most likely is involved and, perhaps, fibers of the medial cortical hypothalamic tract. A limiting factor for the interpretation of the autoradiographic data is the conflicting information available on nerve supplies as derived from nerve degeneration studies with different techniques.

The topography of estrogen-neurons agrees well with those sites in the brain which have been found to be involved in the regulation of gonadal function and sex behavior as derived from lesion experiments, electrical stimulation and hormone or drug implantation (*Lisk*, 1967; *Davidson*, 1966; *Flerkó* 1966; *Meites*, 1966). While the latter techniques provided important physiological information, they have remained unsatisfactory for a precise definition of the brain structures involved in the regulation of gonadal function and sex behavior. Dry-mount autoradiography as applied in this study, provides not only a precise anatomical definition on the cellular, subcellular, as well as gross topographic level, but also permits better defined physiological and behavioral experiments in enabling better placements and control of sites for lesions, electrical stimulation or hormone and drug implantation.

References

Davidson, J. M.: Control of gonadotropin secretion in the nuclei. In: Neuroendocrinology (*Martini, L.*, and *W. F. Ganong*, eds.), I, 565—611. New York: Academic Press, 1966.

Dreifuss, J. J., *J. T. Murphy*, and *P. Gloor*: Contrasting effects of two identified amygdaloid efferent pathways on single hypothalamic neurons. J. Neurophysiol. *31*, 237—248 (1968).

Eisenfeld, A. J., and *J. Axelrod*: Selectivity of estrogen distribution in tissues. J. Pharmacol. Exptl. Therap. *150*, 469—475 (1965).

Eleftheriou, B. E., and *R. L. Church*: Concentration of RNA in the brain during oestrus in the Deermouse. Nature *215*, 1195—1196 (1967).

Flerkó, B.: Control of gonadotropin secretion in the female. In: Neuroendocrinology (*Martini, L.*, and *W. F. Ganong*, eds.), I, 613—668. New York: Academic Press, 1966.

Glascock, R. F., and *W. G. Hoekstra*: Selective accumulation of tritiumlabelled hexoestrol by the reproductive organs of immature female goats and sheep. Biochem. J. *72*, 673—682 (1959).

Glascock, R. F., and *R. P. Michael*: The localization of oestrogen in a neurological system in the brain of the female cat. J. Physiol. *163*, 38—39 (1962).

Hamilton, T. H.: Control by estrogen of genetic transcription and translation. Science *161*, 649—661 (1968).

Heimer, L., and *W. J. Nauta*: The hypothalamic distribution of the stria terminalis in the rat. Brain Res. *13*, 284—297 (1969).

Jensen, E. V., and *H. I. Jacobson*: Basic guides to the mechanisms of estrogen action. Rec. Progr. in Hormone Res. *18*, 387—408 (1962).

Jensen, E. V., T. Suzuki, T. Kawashima, W. E. Stumpf, P. W. Jungblut, and *E. R. De Sombre*: A two-step mechanism for the interaction of estradiol with rat uterus. Proc. Nat. Acad. Sci. *59*, 632—638 (1968).

Kahwanago, I., W. Leroy Heinrichs, and *W. L. Herrmann*: Isolation of oestradiol "receptors" from bovine hypothalamus and anterior pituitary gland. Nature *223*, 313—314 (1969).

Kato, J., and *C. A. Villee*: Preferential uptake of estradiol by the anterior hypothalamus of the rat. Endocrinology *80*, 567—575 (1967).

Leavitt, W. W., J. P. Friend, and *J. A. Robinson*: Estradiol: specific binding by pituitary nuclear fraction *in vitro*. Science *165*, 496—498 (1969).

Lisk, R. D.: Sexual behavior: hormonal control. In: Neuroendocrinology (*Martini, L.*, and *W. F. Ganong*, eds.), II, 197—239. New York: Academic Press, 1967.

Meites, J.: Control of mammary growth and lactation. In: Neuroendocrinology (*Martini, L.*, and *W. F. Ganong*, eds.), I, 669—707. New York: Academic Press, 1966.

Noteboom, W. D., and *J. Gorski*: Stereospecific binding of estrogens in the rat uterus. Arch. Biochem. Biophys. *111*, 559—568 (1965).

Schally, A. V., C. Y. Bowers, W. H. Carter, A. Arimura, T. W. Redding, and *M. Saito*: Effect of actinomycin D on the inhibitory response of estrogen on LH release. Endocrinology *85*, 290—299 (1969).

Stumpf, W. E.: Cellular and subcellular ^{3}H-estradiol localization in the pituitary by autoradiography. Z. Zellforschung *92*, 23—33 (1968 a).

Stumpf, W. E.: Estradiol concentrating neurons: topography in the hypothalamus by dry-mount autoradiography. Science *162*, 1001—1003 (1968 b).

Stumpf, W. E.: Subcellular distribution of ^{3}H-estradiol in rat uterus by quantitative autoradiography—a comparison between ^{3}H-estradiol and ^{3}H-norethynodrel. Endocrinology *83*, 777—782 (1968 c).

Stumpf, W. E.: High resolution autoradiography and its application to *in vitro* experiments. In: Radioisotopes in Medicine: *In Vitro* Studies (AEC Symposium Series No. 13, CONF-671111, Oak Ridge, 1968 d), 633 to 660 (*Hayes, R. L., F. A. Goswitz*, and *B. E. P. Murphy*, eds.).

Stumpf, W. E.: Nuclear concentration of ^{3}H-estradiol in target tissues. Dry-mount autoradiography of vagina, oviduct, testis, mammary tumor, liver and adrenal. Endocrinology *85*, 31—37 (1969 a).

Stumpf, W. E.: Too much noise in the autoradiogram? Science *163*, 958—959 (1969 b).

Stumpf, W. E.: Localization of hormones by autoradiography and other histochemical techniques, a critical review. J. Histochem. Cytochem. *18*, 21—29 (1970).
Stumpf, W. E., and *M. Sar*: Distribution of radioactivity in hippocampus and amygdala after injection of ³H-estradiol by dry-mount autoradiography. Physiologist *12*, 368 (1969).

Journal of Neuro-Visceral Relations, Suppl. X, 65—73 (1971)
© by Springer-Verlag 1971

Absence of Measurable Amounts of Epinephrine, Norepinephrine and Dopamine in Rat Hypophysial Portal Blood during Various Phases of the Oestrous Cycle

K. B. Ruf, J. J. Dreifuss, and **P. J. Carr**

Neuroendocrinology Research Group, Institut de Physiologie, Ecole de Médecine, Université de Genève

With 1 Figure

Summary

Fluorescence techniques were used for the estimation of epinephrine, dopamine and norepinephrine in hypophysial portal vein blood of rats. The techniques employed allow the detection of norepinephrine and dopamine in blood collected from one adrenal vein in a single rat over a 2-hour period, and they also allow the detection of norepinephrine in systemic blood pooled from several rats.

Epinephrine, norepinephrine and dopamine were not detectable in pools of 8 individual 2-hours samples of hypophysial portal vein blood, collected during metoestrus, pro-oestrus and oestrus. It is concluded that, if any catecholamines at all were secreted into the portal circulation, the amounts in these pools were less than 50 ng. Such low concentrations do not interfere with the determination of luteinising hormone releasing factor (LRF) in hypophysial portal blood by the ovarian ascorbic acid depletion method.

Introduction

According to present views, neural control of the anterior pituitary gland is exerted by means of "Releasing Factors" elaborated in the hypothalamus and carried to the anterior pituitary via the hypophysial portal vessel system (*Harris*, 1955). The demonstration of Releasing Factors in hypophysial portal blood (*Porter* and *Rumsfeld*, 1956; *Averill et al.*, 1966; *Fink et al.*, 1967; *Buse et al.*, 1970) is complementary to the demonstration of such factors in hypothalamic extracts and is a necessary step in the experimental verification of this hypothesis.

The demonstration of Luteinizing Hormone Releasing Factor (LRF) in hypophysial portal blood (*Fink et al.*, 1967; *Fink* and *Harris*, 1970; *Harris* and *Ruf*, 1970) has mainly been based on the Ovarian ascorbic acid depletion assay (*Parlow*, 1958, 1961). Although this assay is reasonably specific for Luteinizing Hormone (LH), and thus indirectly for LRF, it does respond to *large* doses of catecholamines, notably epinephrine (*Parlow*, 1958, 1961). In the analysis of portal blood, a nonspecific response to possibly present adrenergic agents, therefore, cannot *a priori* be ruled out. The presence of catecholamines in the basal hypothalamus has been repeatedly demonstrated (*Fuxe*, 1964; *Fuxe* and *Hökfelt*, 1967; and others), and correlations between hypothalamic catecholamine content and reproductive state are well established (*Coppola*, 1968; *Lichtensteiger*, 1969; for references see *Everett*, 1969). The exact function of these amines, however, is presently unknown. *Meyerson* and *Sawyer* (1968) have speculated that a) LRF could cause a discharge of median eminence monoamines to act on the pituitary glandular cells, b) monoamines could trigger the release of LRF, c) the Releasing Factor could itself be a monoamine.

The present experiments were undertaken in an attempt to clarify the role of catecholamines in the release of gonadotrophins and to assess their possible interference in the bioassay of hypophysial portal LRF.

Methods

a) Collection of Hypophysial Portal Blood

Female albino rats of a Carworth strain, weighing 160—180 g, were purchased from the Animal Breeding Institute of the Department of Veterinary Medicine, University of Zurich. They were exposed to controlled lighting conditions (14 hrs of light, 10 hrs of darkness), and oestrous cycles were followed by vaginal smears. Portal blood was collected at various stages of the oestrus cycle by the method of *Worthington* (1966). As previously described in detail by *Fink et al.* (1967), rats were anaesthetized with urethane and the pituitary stalk was exposed by a transpharyngeal approach. After incision of the dura, the stalk was severed near its junction with the pituitary gland, and freely flowing blood was collected, under gentle negative pressure, in test tubes placed in an ice bath. Two mg of sodium metabisulfite ($Na_2S_2O_5$) were added to each tube at the start of 2 hrs collection period. Plasma samples were immediately frozen to —20° C after centrifugation, and pools of 8 collections each were used for the determination of catecholamines.

b) Determination of Catecholamines

Epinephrine, norepinephrine and dopamine were determined by the methods of *Anton* and *Sayre* (1962, 1964)[1]. Plasma pools were extracted with 25 ml 0.4 N perchloric acid (HClO₄), adsorbed onto 400 mg aluminum oxyde (Al₂O₃) in the presence of disodium ethylenediaminetetraacetate (EDTA) and eluted with 3 ml 0.05 N HClO₄. Oxydation of epinephrine and norepinephrine with potassium ferricyanide [K₃Fe(CN)₆] at pH 7.0 yields the respective 3,4,6-trihydroxyindole derivatives. Epinephrine can be differentiated from norepinephrine by repeating the oxydation step at pH 2.0, but this was omitted in view of consistently negative results with oxydation

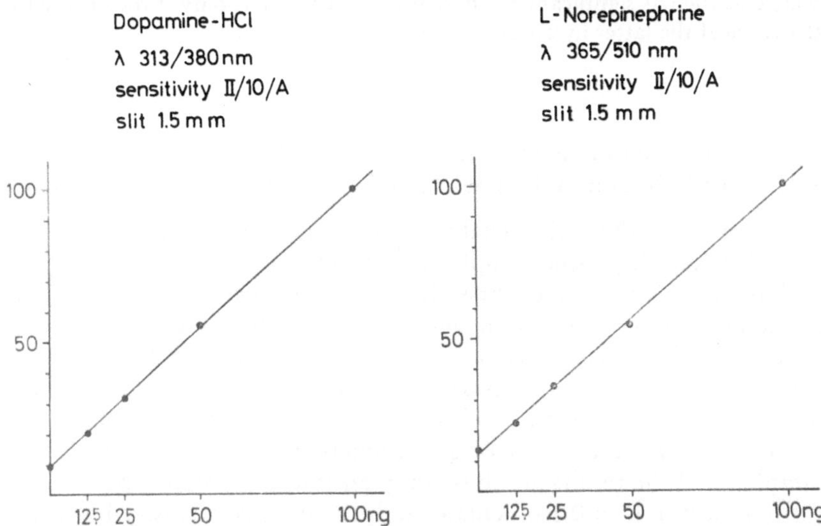

Fig. 1. Sensitivity and accuracy of the method in terms of standards. Ordinate: Relative fluorescence (highest standard = 100 scale units). Primary wavelengths correspond to filter settings, secondary wavelengths are uncorrected instrument values.

at pH 7.0. Only norepinephrine was used as a reference standard, and for the sake of brevity, results pertaining to epinephrine are also expressed in terms of this reference. The same eluate was used for the determination of dopamine, which was oxydized to 5,6-dihydroxyindole with sodium periodate (NaIO₄). Relative fluorescence (highest concentration of the standard solution set to 100 scale units) was determined on a Zeiss spectrophotofluorometer (PMQ II/ZFM4, dispositif A); instrument settings are given in Fig. 1. Standard curves showed remarkably little (less than 2 %) day-to-day variation, but blank values were considerably higher than those obtained by *Anton* and *Sayre* (1962, 1964). Recoveries of norepinephrine and of dopamine

---

[1] We thank Dr. *H. Lehner* (Dr. A. Wander AG. Bern) for detailed working instructions.

were tested on 100 ng aliquots. The mean recovery ($\pm$ standard error of the mean) of norepinephrine was $45 \pm 11\%$ (N = 6), that of dopamine $66 \pm 13\%$ (N = 10). Both factors, i.e. high blanks and poor and variable recoveries are probably caused by the quality of water (electrical resistance 2—3 megohm) exclusively available for this study (*Anton* and *Sayre*, 1962). Recoveries, in addition, depend markedly on the individual batch of aluminum oxyde used (*Anton* and *Sayre*, 1964). Activated Woelm Neutral Activity Grade 1 aluminum oxyde was used throughout this series; the use of another brand of Al_2O_3 (Fluka) did not improve results. Since the determination of plasma catecholamines by fluorescence usually produces instrumental readings that are barley above the blank *(Udenfriend*, 1962), values were classified as significantly different from the blanks only if they exceeded the value of the latter by at least 50 %.

Results

a) Determination of Catecholamines in Adrenal Vein Plasma and in Systemic Plasma

In order to check the reliability of the method as applied to biological material, plasma samples known to contain endogenous catecholamines were analysed first. In 2 rats, the left adrenal vein was cannulated under urethane anaesthesia, and adrenal vein blood was collected under gentle negative pressure in the presence of $2\,mg\,Na_2S_2O_5$ for 2 hrs. Since the sole purpose of these preliminary experiments was to see whether catecholamines were detectable or not, no attempt was made to control the extent of stress inherent in the collection of the samples, and the results are thus not quantitative. Norepinephrine was easily measurable in 0.1 ml eluate, and fluorescence intensity increased proportionally with the amount of aliquot used. Dopamine was also present, but in concentrations only about 1/10 of those of norepinephrine. Systemic plasma was obtained from another 5 rats anaesthetized with urethane and was pooled. Twenty-four ml plasma were extracted, adsorbed and eluted as indicated above, and norepinephrine was present in 0.2—1.0 ml aliquots (calculated concentration: 2.8 ug/1). No dopamine was found. In all positive fluorescence readings, the peak of the emission spectrum was identical with that of the standards. The use of filters for activation precluded further identification through recording of excitation spectra.

b) Determination of Catecholamines in Hypophysial Portal Blood

In all, 6 pools from 48 animals collected during Prooestrus, Metoestrus and Oestrus were analyzed. For each of these phases of the cycle, 2 independent pools were run. In none of the samples were fluorescence readings significantly higher than the blanks, and in 2, they were actually lower than the blanks. Therefore, epinephrine, norepinephrine or dopamine were not detectable in any of the samples (Table 1). It appears from Fig. 1, that minimum sensitivity of the

Table 1. *Catecholamines in Portal Plasma*

	Oestrus	Met-oestrus	Pro-oestrus
Dopamine (8 × 2 hrs)	ND	ND	ND
Dopamine (8 × 2 hrs)	ND	ND	ND
Norepinephrine (8 × 2 hrs)	ND	ND	ND
Norepinephrine (8 × 2 hrs)	ND	ND	ND

ND = not detectable
    = < 30—50 ng depending
on recoveries and blank values

methods in terms of standards is about 5 ng for dopamine and 5—10 ng for norepinephrine. Since only 1/3 of the total eluate could be assayed at any given time and in view of recovery values (see Methods), it is concluded that each sample (hypophysial portal plasma from 8 animals) contained less than 30—50 ng of the respective catecholamine.

Discussion

A fluorometric technique which permits detection of norepinephrine and dopamine in unilateral 2 hrs-collections of rat adrenal vein blood and the detection of norepinephrine in pooled systemic blood of rats has been used for the analysis of hypophysial portal plasma. Neither dopamine nor epinephrine or norepinephrine could be detected in pools collected from 8 rats each during individual 2 hrs-periods.

It should be stressed that for measurements of basal concentrations of plasma catecholamines, fluorometric methods are actually used at the limit of their sensitivity (*Udenfriend*, 1962). Our findings, therefore, do not rule out the existence of catecholamines in hypophysial portal blood at lower concentrations. Nevertheless, they allow the conclusion that earlier results obtained with similar pools of hypophysial portal blood in the Ovarian ascorbic acid depletion assay —which were ascribed to the presence of LRF (*Fink et al.*, 1967; *Fink* and *Harris*, 1970; *Harris* and *Ruf*, 1970)—were not due to the presence of catecholamines. In these earlier assays, extracts of hypophysial portal blood were usually divided between 4 test animals prepared according to the method of *Parlow* (1958). It is known that 7.5 ug epinephrine/test animal (i.e. 30 ug/pool) will deplete ovarian ascorbic acid (*Parlow*, 1958, 1961), whereas 2.0 ug/test animal will not (*Courrier et al.*, 1961). Our results indicate that catecholamines are not even present in portal plasma in amounts roughly 1000times lower than this.

The collection of portal blood is a rather stressful procedure which undoubtedly raises the concentration of catecholamines in the general circulation. It is noteworthy that these amines do not spill over into the hypophysial portal circulation in measurable amounts, their half-life being less than one circulation time (*Ferreira* and *Vane*, 1967; *Ginn* and *Vane*, 1968). The contribution of the venous backflow from the pituitary gland and from occasional branches of the A. carotis interna also seems negligeable in terms of catecholamines.

The role of adrenergic agents in the central control of gonadotrophin secretion has been discussed for some time. In 1948, *Markee et al.* reported that intrapituitary injection of epinephrine may produce ovulation in rabbits. Later, the intravenous application of epinephrine (*Sawyer et al.*, 1950) and the administration of epinephrine and norepinephrine into the third ventricle (*Sawyer*, 1952) were also said to cause ovulation. However, 1956 *Donovan* and *Harris* showed that the effects of such agents infused into the pituitary gland or the median eminence of the tuber cinereum were probably nonspecific and due to incidential factors such as acid pH or sheer volume of the injected solution.

Pharmacological and chemical evidence and results obtained by fluorescent techniques, on the other hand, still leave room for a regulatory role of amines in reproductive processes. Reserpine and other antiadrenergic drugs block ovulation and induce pseudopregnancy (*Everett*, 1964). The catecholamine content of the hypothalamus (*Donoso et al.*, 1967; *Barry* and *Leonardelly*, 1968) and the intracerebral metabolism of norepinephrine (*Donoso et al.*, 1969) change after castration. Hypothalamic tissue fluorescence obtained by methods which are specific for amines, varies during the oestrous cycle *Lichtensteiger*, 1969) and is influenced by castration and treatment with oestrogens. Oestrogens also depress norepinephrine concentrations as determined by other means (*Donoso* and *Cukier*, 1968). On the other hand, amines have recently been reported to block ovulation (*Currie et al.*, 1969). Recent refinements of fluorescent techniques have revealed, that catecholamines are not confined to the hypothalamus but also exist in the anterior pituitary (*Björklund* and *Falck*, 1968; *Falck* and *Owman*, 1968).

In view of this somewhat conflicting evidence, the demonstration of catecholamines in hypophysial portal blood could have helped towards establishing their site and mode of action. The absence of measurable amounts argues against 2 of the 3 possibilities mentioned by *Meyerson and Sawyer* (1968), namely that monoamines could be discharged by LRF or that LRF itself might be a monoamine. For the interpretation of our results, however, methodological limitations should clearly be borne in mind. Experimental evidence for the third possibility, i.e. that monoamines could trigger the release of LRF, is now accumulating (*Schneider* and *McCann*, 1969).

Acknowledgement

The authors thank Prof. *J. Posternak*, Geneva, for his interest in this work, which was supported by a grant from the Swiss National Foundation for Scientific Research (No. 5340.3).

References

Anton, A. H., and *D. F. Sayre*: A study of the factors affecting the aluminum oxyde-trihydroxyindole procedure for the analysis of catecholamines. J. Pharmacol. Exp. Ther. *138*, 360—375 (1962).

Anton, A. H., and *D. F. Sayre*: The distribution of dopamine and dopa in various animals and a method for their determination in diverse biological material. J. Pharmacol. Exp. Ther. *145*, 326—336 (1964).

Averill, R. L. W., D. F. Salaman, and *W. C. Worthington, Jr.*: Thyreotropin releasing factor in hypophyseal portal blood. Nature (London) *211*, 144—145 (1966).

Barry, J., and *J. Leonardelli*: Etude comparée des neurones et des fibres monoaminergiques de la région tubéro-infundibulaire chez le cobaye mâle normal ou castré. C. R. Acad. Sci. (Paris), série D, *266*, 15—17 (1968).

Björklund, A., and *B. Falck*: Pituitary monoamines of the cat with special reference to the presence of an unidentified monoaminelike substance in the adenohypophysis. Z. Zellf. *93*, 254—264 (1968).

Buse, M. G., J. D. Fulmer, P. C. Kansal, and *W. C. Worthington, Jr.*: The effects of hypophysial portal plasma on the content of immunoreactive growth hormone in the anterior pituitary. J. Physiol. (London) *206*, 243—256 (1970).

Coppola, J. A.: The apparent involvement of the sympathetic nervous system in the gonadotrophin secretion of female rats. J. Reprod. Fert., Suppl., *4*, 35—45 (1968).

Courrier, R., R. Guillemin, M. Jutisz, E. Sakiz, and *P. Aschheim*: Présence dans un extrait d'hypothalamus d'une substance qui stimule la sécrétion de l'hormone antéhypophysaire de lutéinisation. C. R. Acad. Sci. (Paris), série D, *253*, 922—927 (1961).

Currie, G. N., D. L. Black, D. T. Armstrong, and *R. O. Greep*: Blockade of ovulation in the rabbit with catecholamines and sympathomimetics. Proc. Soc. Exp. Biol. Med. *130*, 598—602 (1969).

Donoso, A. O., and *J. Cukier*: Oestrogen as depressor of noradrenaline concentration in the anterior hypothalamus. Nature (London) *218*, 969—970 (1968).

Donoso, A. O., *M. B. de Gutierrez Moyano*, and *R. C. Santolaya*: Metabolism of noradrenaline in the hypothalamus of castrated rats. Neuroendocrinology 4, 12—19 (1969).

Donoso, A. O., *F. J. E. Stefano*, *A. M. Biscardi*, and *J. Cukier*: Effects of castration on hypothalamic catecholamines. Amer. J. Physiol. *212*, 737—739 (1967).

Donovan, B. T., and *G. W. Harris*: Adrenergic agents and the release of gonadotrophic hormone in the rabbit. J. Physiol. (London) *132*, 577—585 (1956).

Everett, J. W.: Central neural control of the reproductive functions of the adenohypophysis. Physiol. Rev. *44*, 373—431 (1964).

Everett, J. W.: Neuroendocrine aspects of mammalian reproduction. Annual Rev. Physiol. *31*, 383—416 (1969).

Ferreira, S. H., and *J. R. Vane*: Half-lives of peptides and amines in the circulation. Nature (London) *215*, 1237—1240 (1967).

Fink, G., and *G. W. Harris*: The luteinizing hormone releasing activity of extracts of blood from the hypophysial portal vessels of rats. J. Physiol. (London) *208*, 221—241 (1970).

Fink, G., *R. Nallar*, and *W. C. Worthington, Jr.*: The demonstration of luteinizing hormone releasing factor in hypophysial portal blood of pro-oestrous and hypophysectomized rats. J. Physiol. (London) *191*, 407—416 (1967).

Fuxe, K.: Cellular localization of monoamines in the median eminence and the infundibular stem of some mammals. Z. Zellf. *61*, 710—724 (1964).

Fuxe, K., and *T. Hökfelt*: Further evidence for the existence of tuberoinfundibular dopamine neurons. Acta physiol. Scand. *66*, 245—246 (1966).

Ginn, R., and *J. R. Vane*: Disappearance of catecholamines from the circulation. Nature (London) *219*, 740—742 (1968).

Harris, G. W.: Neural Control of the Pituitary Gland. London: E. Arnold, 1955.

Harris, G. W., and *K. B. Ruf*: Luteinizing hormone releasing factor in rat hypophysial portal blood collected during electrical stimulation of the hypothalamus. J. Physiol. (London) *208*, 243—250 (1970).

Lichtensteiger, W.: Cyclic variations of catecholamine content in hypothalamic nerve cells during the estrous cycle of the rat, with a concomitant study of the substantia nigra. J. Pharmacol. Exp. Ther. *165*, 204—215 (1969).

Markee, J. E., *C. H. Sawyer*, and *W. H. Hollinshead*: Adrenergic control of the release of luteinizing hormone from the hypophysis of the rabbit. Recent Progr. Hormone Res. 2, 117—131 (1948).

Meyerson, B. J., and *C. H. Sawyer*: Monoamines and ovulation in the rat. Endocrinology *83*, 170—176 (1968).

Parlow, A. F.: A rapid bioassay method for LH and factors stimulating LH secretion. Fedn Proc. *17*, 402 (1958).

Parlow, A. F.: Bioassay of pituitary luteinizing hormone by depletion of ovarian ascorbic acid. In: Human Pituitary Gonadotrophins (*A. Albert*, ed.), 300—310. Springfield, Ill.: Thomas, 1961.

Porter, J. C., and *H. W. Rumsfeld, Jr.*: Effect of lyophilized plasma and plasma fractions from hypophysial-portal vessel blood on adrenal ascorbic acid. Endocrinology *58*, 62—67 (1956).

Sawyer, C. H.: Stimulation of ovulation in the rabbit by the intraventricular injection of epinephrine or norepinephrine. Anat. Rec. *112*, 385 (1952).

Sawyer, C. H., J. E. Markee, and *J. W. Everett*: Activation of the adenohypophysis by intravenous injections of epinephrine in the atropinized rabbit. Endocrinology *46*, 536—543 (1950).

Schneider, H. P. G., and *S. M. McCann*: Possible role of dopamine as transmitter to promote discharge of LH-releasing factor. Endocrinology *85*, 121—132 (1969).

Udenfriend, S.: Fluorescence assays in Biology and Medicine. 140—151. New York-London: Academic Press, 1962.

Worthington, W. C. Jr.: Blood samples from the pituitary stalk of the rat: Method of collection and factors determining volume. Nature (London) *210*, 710—712 (1966).

Journal of Neuro-Visceral Relations, Suppl. X, 74—92 (1971)
© by Springer-Verlag 1971

Pharmakologische Beeinflußbarkeit des durch Procainzufuhr experimentell erzeugten Daueroestrus an Ratten

G. Egert und **L. Lendle** †

Institut für Pharmakologie und Toxikologie der Universität Göttingen

Mit 6 Abbildungen

Summary

Effects of Drugs on the Continuous Oestrus Produced in Rats by the Administration of Procaine

In female rats the continuous administration of 1 to 1.5 per cent procaine solution inhibits the normal cyclic periodicity and produces continuous oestrus.

This continous oestrus can be arrested, even during the continued administration of procaine, by central suppressing drugs with psychological effects (fluphenazin, benactyzin), anti-epileptic substances and narcotics (phenytoin, barbital, morphine, and bromides), and also non-specifically by high doses of atropine or by pyramidon and phenacetin. When the injection of these central suppressing drugs is stopped but the administration of the procaine is maintained, the continuous oestrus returns.

It is suggested that this continuous oestrus is due to a stimulating effect of procaine on the hypothalamus, resulting in a suppression of the physiological liberation of LTH.

The continuous oestrus under procaine is also arrested by injection of progesterone or anteron and returns when these injections are stopped.

Ovulation in rabbits which is produced experimentally by intravenous injection of copper sulphate was not inhibited by previous treatment with procaine. In rats with continuous oestrus due to procaine the condition was reversed by intravenous injection of copper sulphate. There were one or more oestrus cycles afterwards.

Rats in the condition of continuous oestrus do not accept the male. When this continous oestrus is stopped by drugs with psychological effects, they allow themselves to be mounted. They can also become pregnant, but none of the foetuses are carried to normal term.

These findings with procaine are considered to indicate a disturbance of the normal course of oestrus because, as a result of the inhibitory stimuli to the hypothalamus, LTH is not liberated.

Bei der Kontrolle des Brunstzyklus an Ratten und Mäusen mit dem Scheidenabstrichverfahren haben schon *B. Zondek* und *S. Aschheim* (1927) bei der Bestrahlung und anderen Schädigungen gelegentlich einen Daueroestrus, d. h. ein anhaltendes Stadium der Vollbrunst (Schollenstadium) ohne Dioestrus beobachtet. *Puhlmann* (1939) und neuerdings *Panten* (1964) haben das gleiche an Ratten gesehen, die nach längerer Verabreichung von Borsäure meist Brunsthemmungen (Dauerdioestrus) zeigten, z. T. im Wechsel mit einer Dauerbrunstreaktion.

In einer neuen Untersuchung von *Vennemann* (1969) über die Brunsthemmung an Ratten durch Benzoesäure, Salizylsäure und andere Benzoesäure-Derivate konnten durch tägliche orale Verabreichung von Procain mit großer Regelmäßigkeit dosisabhängige reversible Perioden von Daueroestren erzielt werden. Diese Reaktion sollte auf ihre Bedingungen weiter studiert werden, insbesondere auch als Testobjekt für eine Beeinflussung der zentral gesteuerten Sexualzyklen verwendet werden.

Nach den derzeitigen physiologischen Vorstellungen untersteht der Ablauf der zyklischen Eireifung und Ovulation an Mäusen und Ratten einer Produktion von übergeordneten gonadotropen Hormonen im Hypophysenvorderlappen und einer noch höher gelegenen nervösen-humoralen Steuerung (*Guillemain*, 1959). Man nimmt an, daß FSH die Follikelreifung bewirkt, daß LH (ICSH) zur Stimulierung der Theka- und interstitiellen Zellen führt und daß LTH die Corpus luteum- und Progesteronbildung bewirkt. Erst FSH und LH gemeinsam führen zur Ovulation und Produktion von Oestrogen. Die Hypophysenfunktion ist dabei nicht ausschließlich vom peripheren Steroidhormonspiegel abhängig, sondern wird außerdem von übergeordneten Zentren des Zwischenhirns beeinflußt (*Guillemain*, 1963; 1964). Die Steuerung der Gonadenfunktion erfolgt dabei über drei Regelkreise: Die gonadalen Steroide hemmen direkt im HVL die Freisetzung der entsprechenden gonadotropen Hormone über den bekannten Rückkopplungsmechanismus. Die Keimdrüsenhormone hemmen dabei die gonadotropen Partialfunktionen der Hypophyse, während Ovariektomie zu einer Erhöhung des Gonadotropingehaltes der Hypophyse führt. Dieser Regelkreis ist dosisabhängig. Hochdosierte Oestrogengaben führen nicht zur Atrophie der Ovarien, sondern zur Vermehrung von Corpora lutea. Steroidhormone wirken nicht nur direkt, sondern auch indirekt über einen weiteren Regelkreis via höhergelegene Zentren auf die Hypophyse.

Im basalen Hypothalamus konnten bestimmte Hirnareale für die Kontrolle des peripheren Hormonspiegels lokalisiert werden. Dabei wird in der vorderen präoptischen Region, im Nucleus arcuatus und in den ventralen Anteilen des Nucleus ventromedialis die LH-Freisetzung kontrolliert (*Everett*, 1956; *Taleisnik*, 1961), während der Bereich des Nucleus paraventricularis die konstante Sekretion von FSH unterhält (*Sawyer*, 1963). Die Steuerung der LTH-Produktion wird in den Nucleus ventromedialis und Nucleus infundibularis verlegt (*Junkmann*, 1962).

Die humorale Reizübertragung der Zentren im Hypothalamus zur Adenohypophyse erfolgt durch die Freisetzung von Releasing-Faktoren, niedrig-molekulare Polypeptide, über den hypophysären Portalkreislauf (*Green*, 1963). FSH-RF und LH-RF stimulieren die Freisetzung der entsprechenden gonadotropen Hormone, während die LTH-Sekretion (Prolaktin) durch einen hypothalamischen Faktor (PIF = Prolaktin-Inhibiting-Factor) aus der Region des Nucleus infundibularis gehemmt wird (*Harris*, 1962).

Der dritte Regelkreislauf innerhalb der zentralen Steuerung ist der sogenannte kleine Rückkopplungsmechanismus. Die Gonadotropine des HVL steuern die Freisetzung der Releasing-Faktoren im Hypothalamus.

Die Areale für das Sexualverhalten (mating-center) sind im hinteren Hypothalamus in der prämammillaren Region lokalisiert. Oestrogene können hier Brunstreaktionen hervorrufen. Der Nucleus amygdalus und der vordere Hypothalamus werden als Areale für die Hemmung der Sexualität betrachtet. Das eigentliche „Sexualzentrum" liegt im kleinzelligen medialen Feld des Tuber cinereum (*Neumann*, 1967).

Neben Hypothalamus und Hypophyse können außerdem übergeordnete extrahypothalamische Hirnareale die Sexualfunktion beeinflussen (*Sawyer*, 1957). Nervöse Stimuli, wie Lärm, Licht, Kälte und Kontakt mit Männchen, verändern die gonadotrope Funktion des HVL. Eine wesentliche Bedeutung bei der Regulierung und Transformation exteroceptiver wie proprioceptiver Reize kommt dem limbischen System und der „formatio reticularis" zu. Die humorale Reizübertragung soll vorwiegend durch Noradrenalin und Acetylcholin erfolgen.

Der MAO-Gehalt im Frontalhirn und Nucleus amygdalus ist bei weiblichen Ratten zyklusabhängig. Pharmaka, die in den Stoffwechsel der sogenannten Hirnamine eingreifen, indem sie die Noradrenalinspeicherung vermindern, können die Synthese und Abgabe der Releasing-Faktoren beeinflussen. So können Chlorpromazine, Phenothiazine und Reserpin normale Zyklen bei Ratten verlängern oder Zyklusunregelmäßigkeiten durch exteroceptive Reize regulieren (*Sawyer*, 1957; *Faps*, 1958).

Auf Grund dieser experimentell wohl begründeten Vorstellungen wäre also zu vermuten, daß die „Dauerbrunst" nach Procain und anderen Noxen nicht auf einer einfachen zentralen Stimulierung der Oestrogenproduktion beruht. Es muß vielmehr angenommen werden, daß eine Hemmung der die Ovulation anregenden und damit den Oestrus unterbrechenden zentralen Regulationen für diese experimentelle Dauerbrunst verantwortlich ist.

Im Laufe der Untersuchungen ergaben sich Erweiterungen der ursprünglichen Fragestellung, auf die in der weiteren Analyse der Beobachtungen eingegangen werden soll.

Allgemeine Methodik

Es wurden Ratten (Sprague Dawly-Stamm) im Gewicht von 140 bis 150 g verwendet. Sie erhielten als Futter Altromin R (Firma Altrogge). Täglich erfolgte morgens die Abstreichung. Die Abstriche wurden auf den Objektträgern mit May-Grünwald gefärbt. Die Auswertung erfaßte wie üblich die Stadien Dioestrus, Prooestrus, Oestrus und Metoestrus. Die Dauer eines Zyklus betrug im Durchschnitt 4 bis 6 Tage, wobei die dioestrische Pause selten 2 bis 3 Tage überschritt. Die gleichen Ergebnisse wurden auch schon früher von *Puhlmann, Panten* und *Vennemann* gewonnen.

Die Versuchstiere erhielten nach einer Vorperiode von 2 bis 3 Wochen, wenn sie regelmäßige Zyklen aufgewiesen hatten, mit dem Trinkwasser das Procain (Novocain Hydrochl., Hoechst) in geeigneter Konzentration (1 % oder 1,2 %), bis der Daueroestrus auftrat. Die tägliche Trinkmenge und die damit pro kg aufgenommenen Mengen von Procain konnten kontrolliert werden. Es wurde etwa 860 mg/kg Procain verabreicht. Diese hohen Dosen führten aber nicht zu Krämpfen, weil sie bei der verteilten Dosierung schnell abgebaut werden konnten. Die erforderliche Dosis lag um ein Vielfaches höher, als sie bei der üblichen Verwendung von Procain in der Geriatrie verabreicht wird.

Das Körpergewicht der Tiere wurde alle 8 Tage festgestellt, um eventuelle Gesundheitsstörungen zu erkennen. Die orale Verabreichung mit dem Trinkwasser wurde gewählt, um möglichst gleichmäßige Einwirkungsbedingungen zu erzielen und etwaige zentrale Stoßwirkungen, wie bei einer Parenteralinjektion, möglichst zu vermeiden. Die tägliche Procainbehandlung führte aber bei der hohen Dosierung noch zu einer typischen Unruhe der Versuchstiere und einer erhöhten Erregbarkeit. Das Körpergewicht blieb gegenüber unbehandelten Kontrolltieren kaum zurück. Gesundheitsstörungen, verminderte Freßlust usw. traten erst nach langer Behandlungszeit auf.

I. Fütterung mit Procain

Nach den ersten Erfahrungen von *Vennemann* (1969) genügten Konzentrationen von 1 % bis 1,2 %, um nach 8 bis 10 Tagen eine Dauerbrunst auszulösen. Wenn die Konzentrationen auf 1,5 % erhöht wurden, trat die Wirkung etwas schneller ein. Die Tiere tranken aber von den höheren Konzentrationen auch etwas weniger, so daß die täglich aufgenommene Menge nicht der Konzentration entsprechend erhöht wurde. Wenige Tage nach dem Absetzen der Zufuhr von Procain bestanden wieder normale Zyklusverhältnisse.

Abb. 1 zeigt solche Versuchsergebnisse. Bei der Darstellung bedeutet die halbe Erhöhung über der Grundlinie „Prooestrus" und die volle Erhöhung „Oestrus"; die Grundlinie parallel der Abszisse kennzeichnet das Stadium des „Dioestrus". Auf der Abszisse finden sich die Tage der Versuchszeit vermerkt, und auf der Ordinate sind die jeweiligen Tiernummern der einzelnen Gruppen eingetragen.

Die Befunde wurden in weiteren Versuchsreihen, die anderen Zwecken dienten (vgl. z. B. Abb. 2), in vollem Umfang bestätigt. Für den praktischen Test wurde dann jeweils eine 1,2-prozentige Lösung

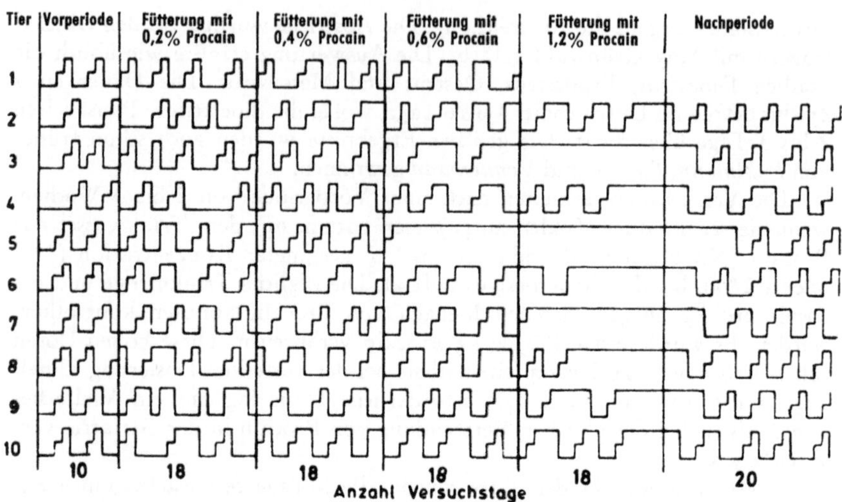

Abb. 1. Verhalten der Rattenbrunst während einer Procainbehandlung
Grundlinie = Dioestrus
halbe Erhebung von der Grundlinie = Prooestrus
ganze Erhebung von der Grundlinie = Oestrus

angeboten. Die Versuchstiere zeigten unter diesen Bedingungen außer Erregungserscheinungen keine sonstigen Störungen.

II. Versuche mit Diaethylaminoaethanol

Das Procain wird bekanntlich schnell von Esterasen in der Leber gespalten unter Freisetzung von Diaethylaminoaethanol, dem von *Hauschild* (1964) Eigenwirkungen, z. B. Spasmolyse und Gefäßwirkung, zugeschrieben werden. In der modernen Geriatrie hat man neben Procain diese Verbindung oder ein entsprechendes Dimethylderivat auch zur Verhütung von Altersbeschwerden empfohlen (Lit. vgl. *Steinmann*, 1967). Die Spaltung von Procain soll in vivo so schnell erfolgen, daß schon nach wenigen Minuten das Lokalanästhetikum aus dem Blut verschwunden ist (vgl. bei *Heim*, 1966). Es schien uns notwendig zu klären, ob das Procain selbst oder das Spaltprodukt die beschriebene Dauerbrunst erzeugt. Deswegen führten wir Versuche durch, bei welchen äquimolare Konzentrationen (0,54 %) von Diaethylaminoaethanol (bezogen von der Firma Roth, Karlsruhe) nach Neutralisierung der alkalischen Lösung mit HCl den Ratten angeboten wurden. Sie tranken diese Lösung ohne Hemmung.

Bei Fütterung an 6 Versuchsratten nach einer Vorperiode von 2 bis 3 Wochen wurde in keinem Falle eine Störung des Zyklus beobachtet. Es traten weder eine Brunsthemmung noch eine Dauerbrunst auf. Man darf also annehmen, daß nicht dieses Spaltprodukt, sondern das Procain selbst die Ursache der Zyklusbeeinflussung ist. Die Versuchstiere zeigten übrigens auch unter der Behandlung mit diesem Spaltprodukt weder die Unruhe noch die erhöhte Erregbarkeit, die wir bei Procain-Tieren beobachtet hatten.

III. Antagonistische Beeinflussung durch zentralnervöse sedierende Stoffe

Es schien von Interesse zu prüfen, ob man die vermutlich zentral ausgelöste Störung der Brunstvorgänge bei den Ratten durch sedierende Stoffe beeinflussen kann, eventuell durch spezifische Psychopharmaka — unabhängig von ihrem allgemeinnarkotischen Effekt. Es liegen schon Beobachtungen von *Blobel* u. a. (1967) und *Spieth* u. a. (1967) vor, die an Ratten durch Dauereinwirkung von Licht oder Lärm den physiologischen Zyklus stören konnten. Diese Änderung ließ sich bei gleichzeitiger Verabreichung von Fluphenazin als Neuroleptikum der Phenothiazinreihe mit 2 mg/kg täglich subkutan verhüten. Wir benutzten das Mittel in demselben Dosierungsbereich und parallel dazu ein anderes Psychopharmakon aus einer anderen chemischen Reihe, das Benactyzin (Suavitil[R]), ein Benzylsäurederivat. In Kontrollversuchen hatten beide Stoffe bei der gleichen Dosierung keinen Einfluß auf die laufenden Oestrusperioden.

A. Wirkung von Fluphenazin und Benactycin

Die beiden Sedativa wurden nach Vorperiode und Einsetzen der Procain-Dauerbrunst gleichzeitig mit der Weiterbehandlung durch Procain täglich zweimal subkutan injiziert. Unter dieser Behandlung fraßen und tranken die Versuchstiere ohne Abweichung die gleichen Mengen. Sie zeigten keine Zeichen einer narkotischen Lähmung. Lediglich die Unruhe der Procaintiere war gedämpft.

Abb. 2 zeigt für die Gruppe I und II den sofort einsetzenden Einfluß von Fluphenazin und in Gruppe III die ähnliche Wirkung von Benactyzin.

Bei den Fluphenazinversuchen zeigte sich beim Absetzen von Procain und Fluphenazin kein Unterschied gegenüber der Vorperiode. Die Wirkung war völlig reversibel. In der Gruppe III wurde das Benactyzin bei Tier Nr. 1 bis 3, nachdem es den Procaineffekt aufgehoben hatte, wieder abgesetzt; danach trat sofort wieder die Dauerbrunst ein.

B. Versuche mit Morphin, Phenytoin, Barbital und anderen Sedativa

An Ratten mit Dauerbrunst unter Procain wurden in steigenden Dosen verschiedene Narkotika und Sedativa geprüft, ob sie die Dauerbrunst reversibel aufzuheben vermögen. Dies war der Fall. Es kam bei geeigneten Dosen zur völligen Normalisierung des Zyklus, und nach Absetzen stellte sich wieder die Dauerbrunst ein, so daß jeweils noch ein zweites Sedativum an jedem Tier geprüft werden konnte (Abb. 3 und 4).

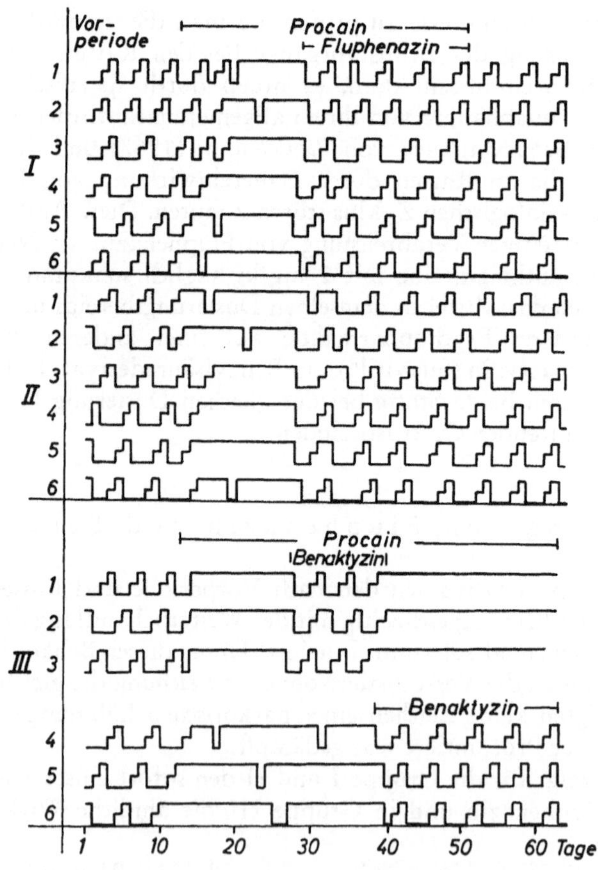

Abb. 2. Rattenoestrus nach Procain (oral 1,2 %)

Beeinflussung des Daueroestrus nach Procain durch Fluphenazin und Benaktyzin
Grundlinie = Dioestrus
halbe Erhebung von der Grundlinie = Prooestrus
ganze Erhebung von der Grundlinie = Oestrus

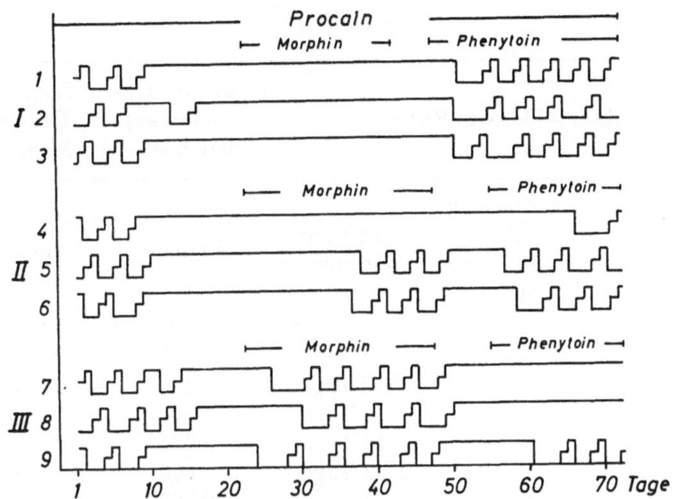

Abb. 3. Zentral lähmende Pharmaka bei Procain-Daueroestrus an Ratten

Gruppe	Morphin. hydr.	Phenytoin = Na-5, 5-Diphenylhydantoinat (Epanutin®)
I	0,3 mg/kg (2× tgl.)	30 mg/kg (2× tgl.)
II	1,0 mg/kg (2× tgl.)	10 mg/kg (2× tgl.)
III	3,0 mg/kg (2× tgl.)	3 mg/kg (2× tgl.)

Grundlinie = Dioestrus
halbe Erhebung von der Grundlinie = Prooestrus
ganze Erhebung von der Grundlinie = Oestrus

Alle geprüften Stoffe hatten keinen „narkotischen" Effekt gezeigt, erkennbar aus veränderter Körperstellung und Reaktionsfähigkeit. Sie dämpften freilich alle die Procain-Übererregbarkeit der Ratten.

Von allen Stoffen waren sehr hohe Dosen erforderlich (vgl. Tab. 1), verglichen mit den am Menschen in der Therapie erforderlichen Gaben. Praktisch wären nach den an Ratten ermittelten wirksamen Dosen etwa zehn- bis dreißigmal höhere Gaben erforderlich als sonst am Menschen. Nur bei Barbital war das Verhältnis etwa zehnfach und bei Phenytoin zwei- bis sechsfach.

Beim Morphin ist das Verhalten verständlich, weil an der Ratte Morphin bekanntlich wenig wirksam ist, toxisch z. B. erst in riesigen Dosen. Besonders hohe Dosen waren auch bei den beiden Psychopharmaka und dem Bromid notwendig. Es ist möglich, daß Bromsalze bei längerer Verabreichung (wie bei „Bromkuren") auch in niederen Dosen noch wirksam geworden wären. Es ist aber interessant, daß überhaupt eine so akute spezifische Sedierung erkennbar wurde ohne mitspielende Schlafeffekte.

Tabelle 1

	Wirksame Dosis an Ratten		Dosis für Menschen (60 kg) berechnet	Therapeut. Dosis am Menschen
Sedativum	Aufhebung des Daueroestrus mg/kg	Zeit bis zur Wirkung	in mg	in mg
Benactyzin	1—2	2 Tage	90	2—3
Fluphenazin	2	2 Tage	120	2—6
Morphin. HCl	3	3 Tage	180	10—20
Veronal-Na	50	13 Tage	3 000	3—500
Phenytoin	10	2—3 Tage	600	1—300
Na-Bromid	1 000	4 Tage	60 000	5—2 000

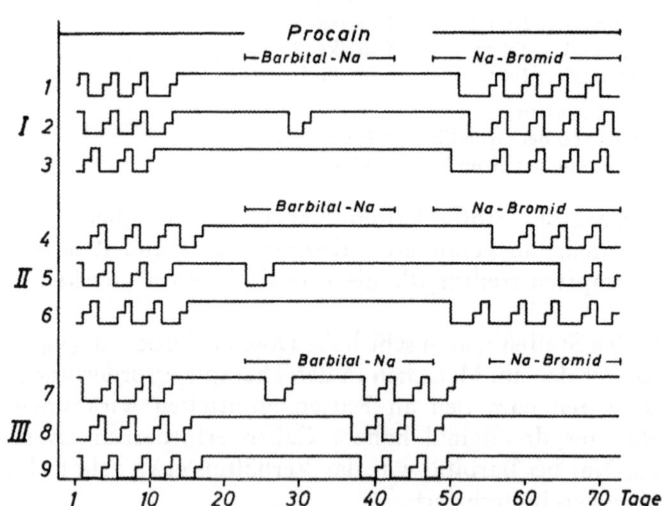

Abb. 4. Zentral lähmende Pharmaka bei Procain-Daueroestrus an Ratten

Gruppe	Barbital = Diäthylbarbitursäure (Veronal®)	Na-Bromid
I	0,01 g/kg (2×tgl.)	2,0 g/kg (2×tgl.)
II	0,02 g/kg (2×tgl.)	1,0 g/kg (2×tgl.)
III	0,05 g/kg (2×tgl.)	0,5 g/kg (2×tgl.)

Grundlinie = Dioestrus
halbe Erhebung von der Grundlinie = Prooestrus
ganze Erhebung von der Grundlinie = Oestrus

Von den beiden Schlafmitteln zeigte das Hydantoin-Derivat (Phenytoin) entsprechend seiner spezifischen Wirksamkeit bei Epilepsie ohne narkotische Nebenwirkungen auch hier in relativ kleinen Dosen schnell eine hemmende Wirkung. Barbital war erst in fünfmal höheren Dosen wirksam, und dies auch erst im Laufe einer Kumulation über zehn Tage. Die verabreichte wirksame Veronaldosis ist aber eine Dosis, die auch gegenüber der temperatursenkenden Gabe von Pyramidon an Kaninchen und Ratten antagonistisch wirkt (*H. Freund*, 1926; *Hahn* u. a., 1950). Sie dürfte also wohl spezifisch über Zentren im hypothalamischen Gebiet zustande kommen.

Bei den anderen dämpfenden Stoffen könnte man freilich auch vermuten, daß sie über eine Lähmung der „substantia reticularis" die Sexualfunktion sediert haben. Da aber die Procain-Dauerbrunst über Erregungen in bestimmten hypothalamischen Gebieten zustande kommt, ist man wohl berechtigt anzunehmen, daß die hier als Antidote der Wirkung gefundenen Stoffe auch an den gleichen Stellen die pathologische Erregung dämpfen und damit wieder die physiologischen Ovulationsformen auftreten lassen.

Da alle geprüften Stoffe zur Wiederkehr eines normalen Oestrus führten und in den verwendeten Dosen dessen physiologische Rhythmik nicht beeinflußten, ist zu vermuten, daß sie selbst dabei die zentrale Brunstregulation nicht beeinflussen. Wenn aber die Procainwirkung auf einer zentralen Lähmung gegenüber einem Hypophyseneffekt beruhen sollte, dann wäre ein additiver, nicht ein antagonistischer Effekt der genannten Sedativa zu erwarten. Wir fanden umgekehrt eine Aufhebung dieser Procainwirkung. Man darf also wohl sagen, daß diese Versuchsergebnisse geradezu beweisen, daß Procain über eine zentrale Erregung, also Hemmung, die Freisetzung von aktiven Stoffen in der Hypophyse verhütet.

C. Unspezifische hypothalamische Hemmungen des Procain-Daueroestrus

Für die verschiedenen geprüften Narkotika, Sedativa und Psychopharmaka, welche den durch Procainfütterung erzeugten Daueroestrus zu hemmen vermochten (A. und B.), war angenommen worden, daß sie eine durch Procain im hypothalamisch-hypophysären Gebiet erzeugte Erregung zu dämpfen vermöchten und damit wieder eine regelmäßige zentrale Steuerung der Ovulationsvorgänge zustande kommen lassen. Es war nun die Frage, ob auch andere Pharmaka, die man keineswegs unter die Narkotika rechnet, die aber doch in dem genannten Gebiet oder auch über die Substantia reticularis dämpfend zu wirken vermögen, eine Hemmung des Procain-Daueroestrus erzeugen können.

Für das Atropin weiß man, daß es — in großen Dosen (3 bis 10 mg/kg) injiziert — zentral „cholinolytisch" wirkt und Erregungen an zentralen muskarinempfindlichen Rezeptoren aufzuheben vermag. Für Antipyretika, wie Pyramidon oder Phenacetin, ist auch bekannt, daß sie die in hypothalamischen Gebieten lokalisierte Temperaturregulierung beeinflussen. Wir prüften die genannten Stoffe orientierend, ob sie ähnlich wie Psychopharmaka, von welchen z. B. Benactyzin auch zentral-cholinolytisch wirksam sein soll, den Procaineffekt aufheben können. Die gewählten Stoffe wurden an weiblichen Ratten, bei denen durch Fütterung von 1,2prozentiger Procain-Lösung ein über 10 Tage anhaltender Daueroestrus erzeugt wurde, zweimal täglich injiziert unter steter Weiterfütterung mit Procain. Die Befunde sind kurz in Tab. 2 zusammengestellt.

Tabelle 2. *Antidot-Effekte gegen Procain-Daueroestrus an weiblichen Ratten*

Pharmakon	Tierzahl	Dosis mg/kg (2×tgl.)	Zeit bis Aufhebung des Dauer-oestrus	Normaler Zyklus	Daueroestrus nach Absetzen in Tagen
Atropin	3	0,3	—	—	—
	3	1,0	—	—	—
	3	3,0	—	—	—
	5	5,0	1—2 Tage	1—3 mal	2—4
	5	10,0	1—2 Tage	1—2 mal	1—3
Pyramidon	3	100	6 Tage	1—2 mal	2—3
Phenacetin	4	100	6—10 Tage	1—2 mal	4—5

Es zeigte sich, daß Atropin erst ab 5 mg/kg die Dauerbrunst in 1 bis 2 Tagen aufhob und daß danach 1 bis 3 normale Zyklen eintraten. Wenige Tage nach Absetzen des Atropins kehrte der Daueroestrus wieder. Es war also eine reversible Hemmung des Procaineffektes eingetreten. Die gleichen Befunde zeigten sich unter Pyramidon und Phenacetin, beide mit täglich 2×10 mg/kg subkutan injiziert. Hier erfolgte die Hemmung aber erst nach 6 oder mehr Tagen. Auch hier stellten sich unter der Behandlung spontane Zyklen ein, und nach Absetzen der Zufuhr der Antipyretika kehrte der Daueroestrus in wenigen Tagen wieder. Bei der Prüfung der Antipyretika wurden die Dosen nicht variiert, denn kleinere Dosen hätten gewiß noch später oder kaum noch gewirkt. Die verwendeten Mengen entsprechen übrigens auch den Dosen, die man für die Erzielung antipyretischer Effekte an Ratten benötigt.

Die hier vorgelegten Befunde haben wohl kein praktisches Interesse, aber sie zeigen doch für die Lokalisation des Procain-Effektes aus dem antagonistischen Verhalten einen Angriff im hypothalamisch-hypophysären System.

IV. Gonadotropin und Progesteron auf den Daueroestrus der Ratte

Die Dauerbrunst unter Procain könnte daraus erklärt werden, daß unter Hemmung der Freisetzung von LTH in der Hypophyse die Ovulation und Corpus luteum-Bildung mit einer Sekretion von Progesteron verhindert wird. Wenn dies der Fall ist, müßte durch einen Ersatz dieser spezifischen Hormone während der Procainbehandlung der Daueroestrus befristet aufgehoben werden können. Wir verabreichten daher an die Tiere unter Weiterbehandlung mit Procain die beiden Hormonpräparate (Abb. 5).

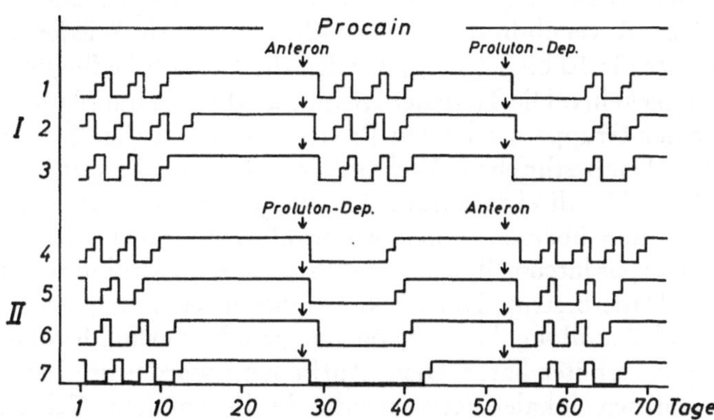

Abb. 5. Beeinflussung des Procain-Daueroestrus an Ratten durch Anteron (Serumgonadotropin) und Proluton-Depot (Hydroxy-Progesteron-Capronat) ↓ (Injektion von Anteron 10 IE s. c. und Proluton-Dep. 20 mg/kg s. c.)

Grundlinie = Dioestrus
halbe Erhebung von der Grundlinie = Prooestrus
ganze Erhebung von der Grundlinie = Oestrus

a) *Progesteron* wurde als Depot-Präparat Hydroxy-Progesteron-Kapronat (Proluton[R], Depot) in Dosen von 10 mg/kg an 4 Ratten injiziert. Es trat sofort eine Aufhebung des Oestrus ein, und die Tiere blieben 8 bis 10 Tage im Dioestrus, weil das Progesteron als typisches Gestagen auch die Bildung von Oestrogen verhindert. Das Depot-Präparat soll bis 8 Tage wirksam bleiben.

b) *Anteron*[R], ein Gonadotropin-Präparat aus dem Serum, welches auch LTH enthält, wurde in der Dosis von 12 IE bei 3 Ratten injiziert.

Nach unseren Erfahrungen an Ratten mit einer Hypophysenhemmung und Dauerdioestrus können danach innerhalb von 2 Tagen 1 oder auch 2 typische Oestruszyklen auftreten. Es kam hier zur Ausbildung eines regelmäßigen Zyklus im Abstand der Oestren von 4 bis 6 Tagen, also eine Durchbrechung des Daueroestrus auf 12 bis 14 Tage. Obwohl es sich hier um kein Depot-Präparat handelte, kam es nicht zum sofortigen Nachlassen dieser Wirkung. Offensichtlich vermag der Anstoß eines normalen Zyklus durch Ausbildung von 1 oder 2 Ovulationen die zentralen Procainstörungen zu überwinden. Man könnte vielleicht die folgende Erklärung dafür geben: Die erste oder zweite ausgelöste Ovulation führt zur Hemmung der Hypophyse durch das im Corpus luteum gebildete Progesteron. Wenn diese Hemmung nachläßt, ist die erregende Wirkung des Procains noch nicht wieder so groß, daß es dadurch zur Ovulationshemmung und Daueroestrus kommen kann. Auch bei der normal ovulierenden Ratte benötigt man ja eine längere (10 bis 14 Tage) Behandlung mit Procain, bis die Dauerbrunst auftritt.

c) Nach Reversibilität der Befunde, d. h. nach Wiederkehr der Dauerbrunst für 10 bis 12 Tage, wurden die Versuchsbedingungen von a und b umgekehrt. Die Tiere der Gruppe a erhielten nun Anteron, und die Tiere der Gruppe b erhielten Progesteron in gleichen Dosierungen wie vorher. Das beschriebene Verhalten wurde erneut bestätigt.

Ergebnis: Die direkte Zufuhr von Progesteron oder die Auslösung einer Ovulation über das gonadotrope Hormon führt wohl indirekt über eine Corpus luteum-Bildung und Progesteronsekretion zum Durchbruch des Daueroestrus. Daraus kann wieder vermutet werden, daß die Procainbehandlung die Freigabe von gonadotropem Hormon in der Hypophyse verhütet hatte. Diese Auffassung würde ihre Bestätigung aus Ergebnissen lokaler Reizversuche in bestimmten Gebieten der Hypophyse mit Erzeugung von Daueroestrus finden (*Suchowsky*, 1960).

V. Experimentelle Ovulation an Kaninchen unter Procain

Bei Kaninchen, die normalerweise nicht spontan ovulieren, kann man durch mechanischen Reiz von der Vagina aus, aber auch durch intravenöse Injektion von Kupfersulfat eine künstliche Ovulation auslösen. Dieses Verfahren wird von Endokrinologen verwendet, um die hemmende Wirkung von Gestagenen auf das Sexualzentrum bzw. die Ausschüttung von Gonadotropin zu zeigen (*Suchowsky* et al., 1956). Man hat angenommen, daß das Kupfersalz dabei den Nucleus ventromedialis (b-Zone) erregt, da — wenn dieses Gebiet vorher durch Elektrokoagulation zerstört wurde — es nicht mehr gelang, durch Kupfersulfat wie sonst regelmäßig eine Ovulation auszulösen. *Suchowsky* gibt an, daß das Kupfersulfat in seinen Kontrollversuchen bei 100 % der Tiere wirksam war.

Wir verwendeten diese Methode, um zu prüfen, ob das Procain, wie bei Ratten, vielleicht eine Hemmung des ovulationsauslösenden Mechanismus erzeugen kann. Dann müßte auch an Kaninchen, wenn die direkte Anwesenheit des Procains im entsprechenden nervösen System dafür verantwortlich ist, unter Procain der Kupfersulfat-Effekt verhindert werden können. Es gelang freilich nicht, den Kaninchen so große Procainmengen zuzuführen wie bei den Rattenversuchen.

a) Injektionsversuche

3 Kaninchen erhielten jeweils 2 Injektionen von Procain 10, 20 und 30 mg/kg subkutan im Abstand von 60 min. Weitere 10 min. später wurde ihnen Kupfersulfat 2,5 mg/kg i. v. verabreicht, jeweils zweimal im Abstand von 6 Stunden. 48 Stunden später wurden die Tiere getötet und beide Ovarien entnommen, um das Auftreten blutiger Follikelpunkte festzustellen, aus welchen auf eine Ovulation geschlossen werden kann.

Die Versuchstiere zeigten danach zum Teil Übererregbarkeit und hohe Schreckhaftigkeit, aber noch keine Krämpfe. Bei allen 3 Kaninchen traten nach den Kupfersulfat-Gaben deutlich makroskopisch erkennbare Ovulationen in einem Ovarium auf.

Kaninchen 1. 2800 g 2×10 mg/kg Procain: 4 hämorrhag. Follikel links

2. 3200 g 2×20 mg/kg Procain: 6 hämorrhag. Follikel links

3. 2900 g 2×30 mg/kg Procain: 3 hämorrhag. Follikel rechts

Kontrollversuche waren nur insofern notwendig, als auch durch eine erregende Procaindosierung allein vielleicht schon Ovulationen erzeugt werden konnten. Wir verabreichten daher Procain 30 mg/kg zweimal ohne nachträgliche Gaben von Kupfersulfat und sahen in 2 Versuchen keine Ovulationsfolgen.

b) Tränkversuche an Kaninchen

In Nachahmung der Versuche an Ratten ließen wir 3 Kaninchen, die vorher auf Hafer- und Wasserdiät gesetzt worden waren, 6 Tage lang Procain-Konzentrationen von 1,2 % trinken. Sie nahmen dabei täglich etwa 20 bis 33 ml, d. h. pro kg gerechnet etwa 130 mg Procain, verteilt auf 24 Std., auf. Diese Dosierung war freilich geringer als bei Ratten, die früher täglich 860 mg/kg benötigt hatten, um eine Dauerbrunst zu erzeugen.

Bei den 3 Kaninchen wurde am 6. Tag bei weiterer Verabreichung von Procain die Injektion von Kupfersulfat vorgenommen.
Kaninchen 1. 3000 g: Nachweis von 4 hämorrhag. Follikeln im linken
Ovar
2. 2800 g: keine hämorrhag. Follikeln im Ovar
3. 3100 g: Nachweis von 5 hämorrhag. Follikeln im linken
Ovar

Auch in diesen Versuchen gelang es also nicht, unter Procain eine künstliche Ovulation zu verhindern.

VI. Auslösung von Ovulationen durch Injektion von Kupfersulfat an Ratten

An Ratten kann man Reizeffekte durch Injektion von Kupfersulfat nicht zeigen, weil weibliche Ratten schon in geringen zeitlichen Abständen im Rahmen der regelmäßigen Zyklen ovulieren. Es war zu fragen, ob man bei experimenteller Aufhebung des normalen Zyklus an Ratten auch eine künstliche Ovulation mittels Injektion von Kupfersulfat erzeugen kann. Dies war natürlich kaum zu erwarten, wenn durch Gifte die Ovarien selbst geschädigt werden, dagegen eher, wenn die Störung der Zyklen über eine Schädigung der zentralen hypophysären Regulierung zustande käme. Auch hier freilich weniger, wenn die FSH-Produktion gehemmt wäre, die eine Vorbereitung der Ovulation ermöglicht. Es schien uns also von Interesse, ob es bei unseren Versuchen, unter Procainfütterung einen Daueroestrus zu erzeugen, bei dem wahrscheinlich nur ein Anstoß der LTH-Produktion fehlt, gelingt, die Ovulation zu erzeugen.

Wir verwendeten 9 Ratten, bei denen unter Fütterung von 1,2prozentiger Procain-Lösung in 3 bis 8 Tagen ein Daueroestrus aufgetreten war (vgl. Abb. 6). Diesen Tieren injizierten wir unter kurzer Holothan-Narkose in die Schwanzvene zweimal im Abstand von 6 Std. (entsprechend der Dosierung an Kaninchen) Kupfersulfat 2,5 mg/kg.

Es trat in 1 bis 2 Tagen eine Aufhebung des Daueroestrus ein, und in dieser Periode des Dioestrus erfolgte ein- bis dreimal ein normaler Oestrus, obwohl Procain weiter verabreicht wurde. Anschließend trat wieder ein völliger Daueroestrus ein. Es war also bei den Ratten in der Dauerbrunst unter Kupfersulfat zur Ovulation mit Gelbkörperbildung und Sekretion von Progesteron gekommen, welches vorübergehend die Dauerbrunst unterbrechen konnte.

In Kontrollversuchen an 7 Ratten, die unter Procain 1,2 %-Fütterung eine Dauerbrunst über 10 Tage gezeigt hatten, verabreichten wir Halothan in einer 10 min dauernden Narkose und führten dabei eine „Scheinoperation" unter Freilegung der Schwanzvenen ohne Injektion von Kupfersulfat durch.

Es kam danach in keinem Fall zur Aufhebung des Daueroestrus, geschweige denn zu spontanen Zyklusperioden. Danach konnte also ausgeschlossen werden, daß die kurzfristige Narkose allein, wie in den früheren Versuchen mit langdauernder Dosierung von Schlafmitteln und Sedativa, den Daueroestrus verhinderte.

Nach diesen ersten Befunden scheint es uns möglich, vielleicht an diesem Test im Rattenversuch ovulationsanregende Wirkungen zu erfassen.

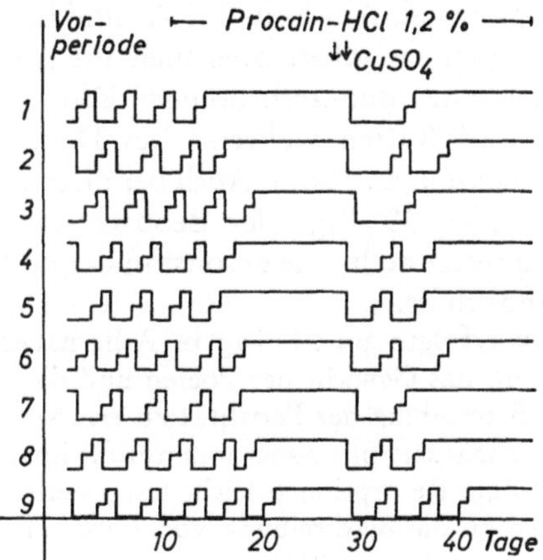

Abb. 6. Beeinflussung des Procain-Daueroestrus der Ratte durch CuSO4
↓ Injektion von Kupfersulfat i. v. in Halothannarkose (2×2,5 mg/kg mit 6 Stunden Abstand)

Grundlinie = Dioestrus
halbe Erhebung von der Grundlinie = Prooestrus
ganze Erhebung von der Grundlinie = Oestrus

VII. Fertilität der Ratten unter Procain

Durch die langdauernde Zufuhr von Procain war offensichtlich die hormonale Regulation des normalen Geschlechtszyklus weiblicher Ratten gestört worden. Es bestand die Vermutung, daß wohl vor allem die hypophysäre Produktion von LTH gestört war. Daher war anzunehmen, daß diese Versuchstiere keine normale Fertilität zeigen würden, insbesondere eventuell die Frucht nicht austragen könnten.

Wir nahmen 12 Ratten, die im Stadium der Dauerbrunst nach langer Procainzufuhr zur Verfügung standen, in Versuch. Nur eines von diesen Tieren zeigte trotz der Procaingaben in gleicher Höhe einen nicht gestörten regelmäßigen Zyklus, ohne daß eine Ursache für diese Abweichung erkennbar war. Allen weiblichen Tieren wurden zunächst im Daueroestrus männliche

Tiere beigesetzt. Nur das eine Weibchen ohne Dauerbrunst zeigte am folgenden Morgen Spermien im Abstrich und an den folgenden 20 Tagen keinen Oestrus mehr. Dieser ununterbrochene Dioestrus sprach für eine erfolgte Befruchtung mit beginnender Schwangerschaft. Es fiel jedoch schon auf, daß bei diesem Tier die Gewichtszunahme bei der Schwangerschaft nicht erheblich war (von 220 g auf 250 g). Seine Milchdrüsen zeigten eine leichte Schwellung.

Bei allen anderen Tieren erfolgte keine Begattung durch die beigesetzten Böcke. Sie behielten ihren Daueroestrus bei. Als diesen Weibchen Benactyzin verabreicht wurde, wodurch die Dauerbrunst aufgehoben werden kann (vgl. Abschnitt III A) und bei ihnen der Oestrus wieder auftrat, zeigten sie sofort Spermien im Abstrich und an den folgenden 20 Tagen einen ununterbrochenen Dioestrus. Es konnte also bestätigt werden, daß Ratten während des Daueroestrus nicht aufnehmen (vgl. *Neumann* u. a., 1967). Auch bei diesen Tieren wurde aber während der folgenden 20 Tage der Beobachtung keine wesentliche Gewichtssteigerung festgestellt, wie es sonst in der normalen Schwangerschaft selbstverständlich ist.

Bei allen Tieren erfolgte am 21. Tag in Äthernarkose eine Schnittentbindung, um die Zahl, das Gewicht der Foeten und die Anzahl der Resorptionsstellen für die Beurteilung der Fertilität zu erfassen. Durch Behandlung des frischen Uteruspräparates mit Ammoniumsulfid können eventuell Nidationsstellen und erfolgte Resorptionen leicht festgestellt werden. Wir schlossen uns im Vorgehen an die Beschreibung von *Lorke* (1965) und an die Erfahrungen im Institut von *Itzen* (1966) an.

Interessanterweise zeigte sich nur bei dem einen Tier mit erhaltenem Oestrus und direkter Begattungsfähigkeit eine geringe Entwicklung von Embryonen: Ein lebender Embryo vom Gewicht 2,9 g, weiblich, und ein abgestorbener Embryo vom Gewicht 1,3 g, weiblich, 3 Resorptionsstellen und 3 Nidationsstellen. Bei allen anderen Tieren waren keine Embryonen zur Entwicklung gekommen, auch keine Resorptionsstellen erkennbar. Nidationsstellen fanden wir nur bei 5 von 10 Tieren in etwa 14 Stellen.

Bei einigen Tieren wurde ein Stück des Uterus vor der Behandlung mit (NH4)2 S, ebenso die Ovarien für eine histologische Untersuchung, entnommen.

Zusammenfassung

An weiblichen Ratten tritt bei fortlaufender Tränkung mit 1- bis 1,5-prozentiger Procainlösung unter Aufhebung der normalen zyklischen Periodik ein Daueroestrus auf.

Diese Dauerbrunst läßt sich bei Fortführung der Procainzufuhr reversibel aufheben durch zentral-dämpfende Psychopharmaka (Fluphenazin, Benactyzin), durch antiepileptisch wirksame Stoffe und Narkotika (Phenytoin, Barbital, Morphin und Bromid) sowie unspezifisch durch hohe Dosen von Atropin, auch durch Pyramidon und Phenacetin, die ebenfalls alle reversibel wirkten.

Es wird vermutet, daß diese Dauerbrunst auf einer erregenden Wirkung von Procain im Hypothalamus beruht, wobei die physiologische Freisetzung von LTH gehemmt wird.

Die Dauerbrunst unter Procain wurde ferner durch Injektion von Progesteron oder Anteron, wiederum reversibel, aufgehoben.

Die künstlich auszulösende Ovulation an Kaninchen nach i. v.-Injektion von Kupfersulfat ließ sich durch Procainvorbehandlung nicht hemmen. An Ratten in Procain-Dauerbrunst konnte durch i. v.-Injektion von Kupfersulfat dieser Zustand reversibel aufgehoben werden. Es traten vorübergehend ein oder mehr oestrische Zyklen auf.

Ratten im Zustand der Dauerbrunst nahmen Böcke nicht an. Wenn diese Dauerbrunst vorübergehend mit Psychopharmaka gehemmt wurde, ließen sie sich bespringen. Sie gerieten auch in Gravidität, allerdings entwickelten sie keine Foeten, die in normaler Schwangerschaftszeit ausgetragen wurden.

Die vorgelegten Befunde mit Procain werden gedeutet als eine Störung der normalen Brunstvorgänge durch Ausfall einer LTH-Freisetzung infolge Erregungshemmung im Hypothalamusgebiet.

Literatur

Blobel, R., und *R. Bidlingmaier*: Regulierung experimentell erzeugter Zyklusstörungen bei Ratten durch ein Neurolepticum. Arzneim.-Forsch. *17*, 854 (1967).

Everett, J. W.: Effects of oestrogen-progesterone synergy on thresholds and timing in the LH-release apparatus on the female rat. Anat. record. *109*, 291 (1956).

Faps, R. M.: Premature ovulation in domestic fowl following administration of certain barbitures. Proc. Soc. Exptl. Biol. Med. *82*, 167 (1958).

Freund, H.: Pathologie und Pharmakologie der Wärmeregulation. Hb. norm. path. Physiol. *17*, 86 (1926).

Green, J. D.: The comparative anatomy of the hypophysis with special reference to its blood supply and innervation. Am. J. Anat. *88*, 225 (1963).

Guillemain, R.: Humoral hypothal control of anterior pituitary. A study with combined tissue cultures. Proc. Soc. Exptl. Biol. Med. *101*, 107 (1959).

Guillemain, R.: Hypothalamic Neurohumors in the Control of the functions of Anterior Hypophysis. Arch. exp. Path. Pharmakol. *245*, 187 (1963).

Guillemain, R.: Control of Pituitary Hormone Secretion. Recent Prog. in Hormone Research XX, 89—130 (1964).

Hahn, F., F. Bruns, und *W. Schild*: Über den Wirkungsmechanismus und die Angriffspunkte der Narkotica, Krampfgifte und Antipyretica. Arch. exp. Path. Pharmakol. *204*, 104 (1950).

Haller, J., Ovulationshemmung durch Hormone, 2. Aufl. Stuttgart: Georg Thieme, 1968.

Harris, H.: Symposium on Brain Gonad Relationship (XXII International Congress of Physiological Sciences, Leyden 1962), Vol. I. p. 603.

Heim, F.: Schwerpunkte in der heutigen Geriatrie auf dem Gebiet der Pharmakologie. Therapiewoche *10*, 311 (1966).

Itzen, L.: Beeinflussung der embryonalen Skelettentwicklung durch Carboanhydratase (Carbonat-Hydro-Lyase)-hemmende Diuretika über mögliche Störungen des Calcium-Stoffwechsels. Inaug.-Diss. 1966.

Junkmann, K.: Gedanken über die Regelung der Ovarialfunktion. Berliner Medizin *13*, 81—85 (1962).

Lorke, D.: Embryotoxische Wirkungen an der Ratte. Naunyn-Schmiedebergs Arch. exp. Path. u. Pharmak. *250*, 360—382 (1965).

Medizinische Mitteilungen der Schering AG: Zur zentralen Wirkung der Gestagene. *21*, H. 3 (1960).

Neumann, F., R. von Bersworldt-Wallrabe, W. Elger, und *H. Steinbeck*: Hormonhemmer-Untersuchungen mit Testosteron-Antagonisten. 18. Colloquium der Gesellschaft für physiologische Chemie (1967).

Panten, U.: Untersuchungen über die Wirkung der Borsäure auf die Nahrungsaufnahme, den Brunstzyklus, den Ablauf der Stressreaktion und den Stoffwechsel des Fettgewebes bei der Ratte. Med. Diss. Gött. 1964.

Puhlmann, H.: Der Einfluß der gebräuchlichen Nahrungskonservierungsmittel auf die hormonale Sexualfunktion der weiblichen Ratte. Arch. exp. Path. Pharmak. *193*, 136 (1939).

Sawyer, J. W.: Neurohypophyseal Secretion and their origin. Advances in Neuroendocrinology, p. 27. Nalbandov 1963.

Sawyer, J. W.: Blockade of the release of pituitary ovulation hormone in the rat by Chlorpromazine, Reserpine, Morphin. Possible mechanism of action. Endokrinologie *61*, 341 (1957).

Spieth, K., und *D. Lorenz*: Untersuchungen mit Fluphenazin und Flupenthixol über die Beeinflussung der Fertilität und über die fetale Toxicität an der Ratte. Naunyn-Schmiedebergs Arch. exp. Path. Pharmak. *257*, 338 (1957).

Steinmann, B.: Gibt es gesicherte Therapieergebnisse für Procain als Geriatrikum? Dtsch. Med. Wschr. *92*, 10, 454 (1967).

Suchowsky, G.: Zusammenhang der Gonadotropinproduktion der Hypophyse mit hypothalamischen Zentren. Dtsch. Ges. f. Endokrin. *6*, 340 (1960).

Suchowsky, G., und *K. Kurachi*: Zur Frage der Beziehung Hypothalamus zur Ovulation beim Kaninchen. Acta endocrin. *29*, 27 (1958).

Taleisnik, S., and *S. M. McCann*: Effects of Hypothalamic Lesions on the Secretion and Storage of hypophysical Luteinizing Hormone; Endocrinology *68*, 263 (1961).

Vennemann, D.: Experimentelle Ovulationshemmung an der Ratte (Oestrus) durch Benzoesäure und Benzoesäure-Derivate. Inaug.-Diss. 1969.

Zondek, B., und *S. Aschheim*: Ei und Hormon. Klin. Wschr. *6*, 1321 (1927).

Journal of Neuro-Visceral Relations, Suppl. X, 93—97 (1971)
© by Springer-Verlag 1971

Über den Wirkungsmechanismus von Gonadotropin-releasing-Aktivität aus menschlichem Hypothalamus

R. Blobel, S. Heller, H. D. Schlumberger, F. Schumm und G. Ströbel

Geburtshilflich-gynäkologische Abteilung, Ev. Diakonissenanstalt
Schwäb. Hall (Chefarzt: Doz. Dr. med. *R. Blobel*),
Universitäts-Frauenklinik Tübingen (Direktor: Prof. Dr. med. *H. Roemer*),
Biochemische Abteilung des Max-Planck-Institutes für Virusforschung,
Tübingen (Kom. Direktor: Doz. Dr. med. *F. Anderer*)

Mit 3 Abbildungen

Summary

*The Mechanism of Action of Gonadotrophin Releasing Factors from the
Human Hypothalamus*

The time aspects of the release of gonadotrophins were studied by
means of an extremely pure preparation of tissue from the human hypothalamus.

The test animals used were Wistar rats which had been ovariectomized
and blocked with oestrogen-progesterone. The release of FSH reached its
maximum at 30 minutes after the administration of the test substance. After
90 minutes the FSH level had returned to its control levels. On the other
hand, the LH level rose for 60 minutes and remained high at 120 minutes.

In similar experiments with oestrone sulphate the liberation of FSH and
LH followed an identical pattern.

Bei der Extraktion und Reinigung von Gonadotropin-releasing-
Aktivität aus menschlichem Hypothalamus wurde folgende Beobachtung gemacht:

Für die FSH-RF-Aktivität konnte durch chromatographische Verfahren eine hochgereinigte Präparation hergestellt werden.

Die LH-RF-Aktivität ergab jedoch unterschiedliche Ausbeuten im
gleichen biologischen Test (ovariektomierte, oestrogen-progesteron-
blockierte Ratten, Entbluten der Tiere 30 Minuten nach Verabreichung
der Testsubstanz).

Daraus wurde folgende *Fragestellung* abgeleitet:

1. Nach welchen zeitlichen Gesetzmäßigkeiten erfolgt die Freisetzung von FSH und LH bei oestrogen-progesteron-blockierten, ovariektomierten Ratten nach Verabreichung einer hochgereinigten Hypothalamuspräparation?

2. Welche anderen Substanzen bewirken in der gleichen Versuchsanordnung eine Gonadotropin-Freisetzung?

Material und Methodik

Hypothalamus-Gewebe von menschlichen Leichen beiderlei Geschlechts wurden extrahiert und durch Säulenchromatographie gereinigt. Methodische Details bei *Heller, Schlumberger* und *Blobel* (1968), *Schlumberger* und *Blobel* (in Vorbereitung).

Die Präparation war in einer Dosis von 0,1 μg pro 150 g Ratte wirksam.

O e s t r o n s u l f a t , z u r i. v.-I n j e k t i o n [1]

Biologische Methoden:

a) Nachweis von Gonadotropin-releasing-Aktivität an ovariektomierten, oestrogen-progesteron-blockierten Wistarratten nach *Ramirez* und *McCann* (1963).

b) FSH-Nachweis nach *Steelman* und *Pohley* (1953).

c) LH-Nachweis nach *Parlow* (1961).

Verwendet wurden pro Punkt jeweils mindestens 10 Tiere.

Die Testsubstanzen bei Methode a) wurden den Tieren zusammen mit Heparin in die Schwanzvene injiziert, Entblutung aus der Vena jugularis nach 15, 30, 60, 90, 120 Minuten.

Das Blut wurde zentrifugiert und das Plasma bis zum FSH- bzw. LH-Nachweis tiefgekühlt aufbewahrt.

Ergebnisse

1. Freisetzung von FSH (Abb. 1).

Nach Verabreichung von 0,1 μg Hypothalamuspräparation erfolgt eine FSH-Freisetzung, die ihr Maximum bereits nach 30 Minuten erreicht hat, nach 90 Minuten wird der FSH-Spiegel der Kontrolltiere erreicht.

---

[1] Freundlicherweise zur Verfügung gestellt von der Firma Schering AG Berlin.

Nach 37,5 μg Oestronsulfat kann der gleiche Verlauf der FSH-Freisetzung nachgeahmt werden.

2. Freisetzung von LH (Abb. 2).

Nach Verabreichung von 0,1 μg Hypothalamuspräparation erreicht der LH-Spiegel erst nach 60 Minuten sein Maximum, nach 120 Minuten ist noch der gleiche Wert nachweisbar. 37,5 μg Oestronsulfat bewirken ein gleichsinniges Verhalten des LH-Spiegels.

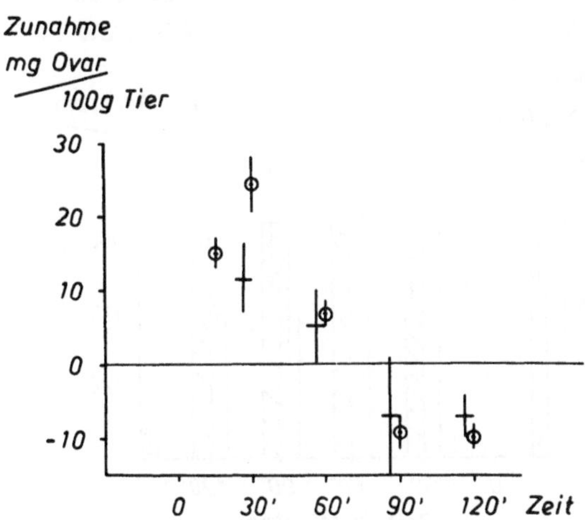

Abb. 1. Plasmakonzentration von FSH bei oestrogen-progesteron-blockierten, ovariektomierten Ratten.

nach 0,1 μg Hypothal.-Präparation —
37,5 μg Oestronsulfat   ⊙

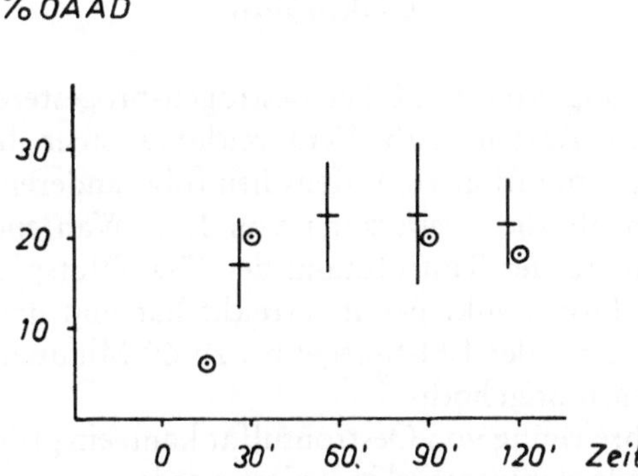

Abb. 2. Plasmakonzentration von LH bei oestrogen-progesteron-blockierten, ovariektomierten Ratten.

nach 0,1 μg Hypothal.-Präparation —
37,5 μg Oestronsulfat   ⊙

3. Vergleich der FSH- und LH-Freisetzung nach 0,1 μg Hypothalamuspräparation (Abb. 3).

Die Freisetzung von FSH erreicht nach 30 Minuten das Maximum. Nach 60 Minuten ist FSH bereits wieder abgesunken, LH angestiegen, nach 90 Minuten ist kein FSH mehr nachweisbar, dagegen LH noch maximal.

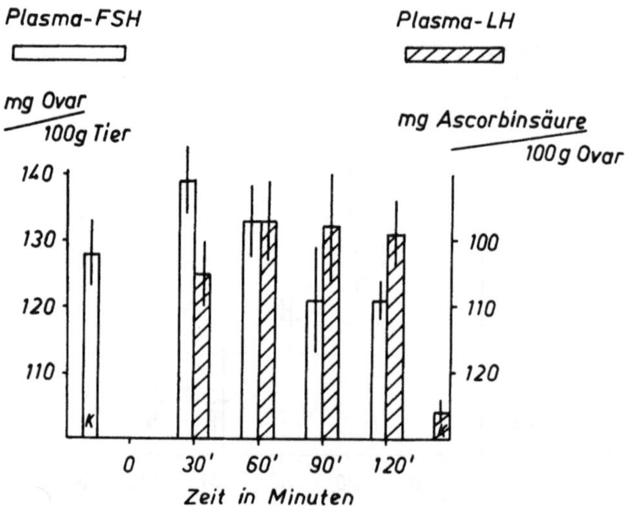

Abb. 3. Plasmakonzentration von FSH und LH nach 0,1 μg einer Hypothalamus-Präparation vom Menschen bei oestrogen-progesteron-blockierten, ovariektomierten Ratten.

Diskussion

Die Freisetzung von FSH bei oestrogen-progesteron-blockierten, ovariektomierten Ratten nach Verabreichung einer hochgereinigten Hypothalamuspräparation vom Menschen folgt anderen zeitlichen Gesetzmäßigkeiten als die Freisetzung von LH. Während 30 Minuten nach Verabreichung der Testsubstanz der FSH-Blutspiegel beim Versuchstier seinen Höhepunkt bereits erreicht hat und nach 60 Minuten wieder abfällt, steigt der LH-Spiegel bis zu 60 Minuten an und bleibt mindestens 120 Minuten hoch.

Durch Verabreichung von Oestronsulfat kann ein gleichsinniges Verhalten der Gonadotropinspiegel induziert werden.

Dafür bieten sich folgende Erklärungsmöglichkeiten an:

1. FSH und LH haben bei der Ratte eine unterschiedliche Abbau- bzw. Ausscheidungsrate; diese Möglichkeit wurde nicht nachgeprüft.

2. Die Gonadotropin-releasing-Faktoren haben unterschiedlich lange Wirkzeiten.

Diese Möglichkeit ist nicht sehr wahrscheinlich, da durch Oestronsulfat ein gleichsinniges Verhalten der FSH- und LH-Spiegel bei blockierten Tieren bewirkt wurde.

3. Die Freisetzung von LH erfolgt erst, wenn ein gewisser FSH-Spiegel erreicht ist, d. h. FSH würde gleichzeitig als „Trigger" für die LH-Freisetzung wirken.

Diese Erklärungsmöglichkeit ist teleologisch sinnvoll, sie bedarf jedoch weiterer Nachprüfung.

Die Möglichkeit, durch Oestronsulfat eine gleichsinnige FSH- und LH-Freisetzung zu bewirken wie mit einer Hypothalamuspräparation, die steroidhormonfrei ist, kompliziert weiter unsere Vorstellung über die zentrale Regelung der Gonadenfunktion.

Zusammenfassung

Mittels einer hochgereinigten Präparation aus menschlichem Hypothalamusgewebe wurde der zeitliche Ablauf der Gonadotropinfreisetzung studiert. Als Testtiere dienten ovariektomierte, oestrogen-progesteron-blockierte Wistarratten.

Die Freisetzung von FSH erreicht 30 Minuten nach Verabreichung der Testsubstanz das Maximum, nach 90 Minuten hat der FSH-Spiegel wieder Kontrollwerte erreicht. Dagegen steigt der LH-Spiegel bis zu 60 Minuten an und ist nach 120 Minuten noch gleich hoch. Mit Oestronsulfat kann in dieser Versuchsanordnung ein identisches Verhalten für die FSH und LH-Freisetzung nachgewiesen werden.

Literatur

Heller, S., H. D. Schlumberger, and *R. Blobel*: Gonadotropin-releasing Activity in the Human Hypothalamus. 6. World Congr. Fertility and Sterility Tel Aviv 1968.

Parlow, A. F.: In: *Albert, A.*: Human Pituitary Gonadotrophins. Springfield: Charles C. Thomas, 1961.

Ramirez, V. D., and *S. M. McCann*: A highly sensitive test for LH-releasing activity: the ovariectomized, estrogen-progesteron-blocked rat. Endocrinology *73*, 193—198 (1963).

Schlumberger, H. D., and *R. Blobel*: Extraction and Purification of FSH-releasing-Faktor from Human Hypothalamus (in Vorbereitung).

Steelman, S. L., and *F. M. Pohley*: Assay of the follicle stimulating hormone based on the augmentation with human chorionic gonadotropin. Endocrinology *53*, 604—616 (1953).

Journal of Neuro-Visceral Relations, Suppl. X, 98—106 (1971)
© by Springer-Verlag 1971

Tierexperimentelle Ergebnisse zur Beeinflussung der Pubertät

D. Smidt und **P. Majerciak***

Institut für Tierzucht und Haustiergenetik der Universität Göttingen
(Dir.: Prof. Dr. *F. Haring*)

Summary

Results of Experiments to Influence the Onset of Puberty in Animals

Attempts were made to influence the onset of puberty in male and female pigs (miniature pigs, Improved Landrace) and cattle. The objects of the work were a) to advance the onset of sex function in the interests of animal breeding, and b) to delay the time of puberty.

The results obtained up to date may be summarised as follows:—

1. *Induction of early sex function.*

a) The administration of progesterone for 10 days to pre-puberal female miniature pigs advanced the onset of puberty.

b) The administration of progesterone for 10 days together with a cycle-starter (low doses of a combination of androgens and oestrogens) to pre-puberal Landrace pigs induced follicular maturation and oestrus symptoms, but did not cause ovulation. However, the combined administration of progesterone and PMSG produced ovulation in 30 per cent of the immature pigs.

c) Two injections of PMSG followed by one injection of HCG caused ovulation in 80 per cent of the immature Landrace pigs. The quantitative result of this treatment depends on two factors: the dosage and the age of the animals. The ova produced at these ovulations proved to be fertilisable.

d) Treatment of immature male pigs with NIH/FSH and NIH/LH, or with testosterone, did not hasten spermatogenesis. However, these treatments induced male sexual activity.

2. *Delay of puberty.* The administration of gestagens during the first weeks of life, or before puberty, caused a delay of sex maturation in pigs and cattle.

---

* Dozent am Institut für Tierzuchtforschung, Nitra, ČSSR, Alexander von Humboldt-Stipendiat.

Résumé

La possibilité d'intervenir sur la puberté de porcs mâles et femelles (porc miniature, porc de Landrace amélioré) ainsi que de bovins a été étudiée. L'objectif de cette étude était d'avancer l'activité sexuelle pour des fins d'élevage, d'une part, et de retarder la puberté, d'autre part.

Les résultats obtenus jusqu'ici se résument comme il suit:

1° *Avance des fonctions sexuelles.*

a) L'application durant une période de 10 jours de progestérone provoque chez les porcs miniature femelles prépubères une accélération de l'entrée en puberté.

b) L'administration durant 10 jours de progestérone en combinaison avec une préparation de démarrage de l'oestrus provoque chez les porcs prépubères de Landrace amélioré la maturation des follicules et les symtômes oestraux; toutefois, on n'observe aucune ovulation.

Après application combinée de progestérone et de PMS, l'ovulation s'observe chez 30 p. 100 des animaux prépubères.

c) Deux injections de PMS suivies d'une administration de HCG déclenchent l'ovulation chez environ 80 p. 100 des animaux de Landrace amélioré traités. Le résultat quantitatif de ce traitement dépend à la fois de la dose appliquée et de l'âge des animaux. Les œufs ovulés sont fécondables.

d) Le traitement par NIH/FSH et NIH/LH ainsi que par testostérone des porcs mâles prépubères n'accélère pas la spermiogenèse mais entraîne l'induction du comportement sexuel mâle.

2° *Retardement de la puberté.* L'administration de gestagènes au cours des premières semaines de vie ou avant l'entrée en pubertée entraîne chez les porcs et les bovins un retardement plus ou moins prononcé de la maturité sexuelle.

Möglichkeiten einer hormonalen Beeinflussung der Pubertät bei landwirtschaftlichen Nutztieren sind vor allem im Rahmen folgender Probleme von besonderem Interesse:

I. Beschleunigung der Pubertät:

1. Verkürzung der Aufzuchtperiode.

2. Verkürzung des Generationsintervalls durch Gewinnung transplantationsfähiger Embryonen von infantilen Tieren mit nachfolgender Transplantation in geschlechtsreife Weibchen.

3. Untersuchungen zur Eitransplantation und zum In-vitro-Verhalten von Säugereizellen.

II. Verzögerung der Pubertät:

1. Vermeidung ungewollter Konzeptionen bei gemischter Haltung männlicher und weiblicher Jungtiere.

2. Unterdrückung der Sexualreife und der Entwicklung unerwünschter sekundärer Geschlechtskriterien (z. B. Geschlechtsgeruch) für Mastzwecke.

    D. Smidt und P. Majerciak:

Im folgenden sollen einige Ergebnisse der im Institut für Tierzucht und Haustiergenetik der Universität Göttingen zu diesem Thema durchgeführten Untersuchungen erörtert werden.

I. Beschleunigung der Pubertät

Geht man von der Annahme aus, daß beim infantilen Tier eine hohe Sensibilität der Regelzentren des ZNS gegenüber der Steroid-Hemmwirkung vorliegt und daß die Pubertät durch eine diesbezügliche Desensibilisierung der Sexualzentren gekennzeichnet ist, so ergibt sich daraus theoretisch die Möglichkeit, auf verschiedenen Ebenen der neuroendokrinen Sexualsteuerung beim Tier hormonal zu intervenieren:

1. Vorverlegung des Desensibilisierungsprozesses durch vorübergehende Erhöhung des Steroidniveaus.

2. Substituierung der fehlenden Sekretion gonadotroper Hormone durch exogen zugeführte Präparate mit FSH/LH-Aktivität.

Zu 1. Vorverlegung des Desensibilisierungsprozesses durch vorübergehende Erhöhung des Steroidniveaus.

14 präpuberale Miniatur-Jungsauen erhielten 10 Tage lang täglich 12,5 mg Progesteron injiziert. Wie Tab. 1 zeigt, konnte hierdurch der

Tabelle 1. *Brunstbeginn bei 13 mit Progesteron behandelten präpuberalen Jungsauen des Göttinger Miniaturschweins*[1]

12,5 mg Progesteron je Tier und Tag											Anzahl brünstiger Sauen (Brunstbeginn)							
										—	—	--	1	3	4	2	3	—
1	2	3	4	5	6	7	8	9	10	11	12	13	14	15	16	17	18	19
				Zeitablauf in Tagen														

[1] Miniaturschweine werden im Institut für Tierzucht und Haustiergenetik Göttingen für Laboratoriumszwecke gezüchtet (*Haring* et al., 1963).

erste Oestrus bei 13 Tieren synchron ausgelöst werden. Es folgte eine zweite Brunst bei 12 Jungsauen im Abstand von 19,3 (12—24) Tagen nach der induzierten Brunst. In der 2. Brunst wurden die Tiere zwecks Feststellung der Ovulationsrate geschlachtet. Die Anzahl der Ovulationen lag mit 5—9 im Normalbereich für Miniatur-Jungsauen (*Smidt*, 1965).

Bei infantilen weiblichen Schweinen (10 Wochen alt) des Deutschen veredelten Landschweines konnte mit Hilfe von zehntägigen Progesteroninjektionen (25 mg je Tier und Tag) zwar Follikelreifung induziert werden, jedoch kam es nicht zu Ovulationen.

Wurden 2 Tage nach Ende der Progesteroninjektionen 500 IE PMS injiziert, so ovulierten 30 % der Tiere, während eine Injektion eines „Zyklusstarters" (*Majerciak* et al., 1969) (2,5 mg Testosteronönantat und 1 mg Ostradiolvalerianat) keine ovulationsinduzierende Wirkung zeigte (*Schahidi*, 1968).

Zu 2. Substituierung der fehlenden Sekretion gonadotroper Hormone.

Erste Versuche zur Einleitung einer frühen sexuellen Entwicklung wurden an weiblichen infantilen Mäusen (*Smith und Engle*, 1927) vorgenommen. Bei Ratten wiesen *Cole* (1936) und *Austin* (1950) die Möglichkeit präpuberaler gonadotroper Stimulierung nach. Es folgten Versuche an Kaninchen durch *Hertz* und *Hisaw* (1934), *Parkes* (1942) sowie *Adams* (1953).

Experimente an Großtieren erfolgten bei Rindern (*Casida* et al., 1943; *Marden*, 1953; *Howe* et al., 1962 und *Jainudeen* et al., 1966) sowie an Schweinen (*Casida*, 1935; *Du Mensil du Buisson*, 1954; *Smidt*, 1965; *Baker* et al., 1966; *Dziuk* et al., 1966 und *Huber*, 1967).

Eigene Untersuchungen (*Schahidi*, 1968; *Smidt* et al., 1969) wurden an infantilen und präpuberalen Tieren des Deutschen veredelten Landschweines durchgeführt.

Die Tiere erhielten je 500 IE PMS[1] im Abstand von 2 Tagen und 2 Tage später 1000 IE HCG[2].

Tabelle 2. *Anteil Tiere mit Corpora lutea nach PMS/HCG-Behandlung*

Altersgruppe	Durchschnitts-alter[1] (Tage)	Anzahl Tiere	% Tiere mit Corpora lutea am linken Ovar	am rechten Ovar
1	46 (38—56)	15	0	0
2	70 (57—80)	9	67	44
3	92 (81—100)	28	82	64
4	103 (101—120)	7	100	86
5	132 (121—140)	4	100	100
6	154 (141—160)	4	50	50
7	167 (161—180)	7	100	86

[1] Das Alter bei Geschlechtsreife beträgt bei veredelten Landschweinen etwa 180 Tage.

Tab. 2 gibt Auskunft über den Anteil der Tiere in den einzelnen Altersgruppen, die 4—8 Tage nach der HCG-Injektion Corpora lutea aufwiesen, festgestellt durch Probelaparotomie.

[1] Equoman, Cela — Ingelheim.
[2] Chlorioman, Cela — Ingelheim.

Die Tab. 2 läßt erkennen, daß bis zum Alter von 6—8 Wochen keine Ovulationen auszulösen waren, dann jedoch regelmäßig bei 50—100% der Tiere.

Die morphologisch-histologische sowie histochemische Untersuchung des Genitaltraktes ergab keine grundlegenden Unterschiede zu in entsprechenden Zyklusstadien befindlichen erwachsenen Schweinen.

Im Rahmen der Zielsetzung einer frühen Gewinnung befruchteter Eizellen für Transplantationszwecke wurden die behandelten Tiere im Stadium der sexuellen Duldungsbereitschaft besamt. Nach erfolgter Tubektomie wurde der Eileiter durchgespült.

Tabelle 3. *Ergebnisse der Eigewinnung bei infantilen Schweinen nach Gonadotropin-Behandlung*

Durch-schnittsalter der Tiere (Tage)	Eier und Embryonen in % der Ovulationen	Entwicklungsstadien %				
		nicht geteilt	2-Zell-stadium	4-Zell-stadium	8-Zell-stadium	abnorm
70	10	100	0	0	0	0
92	9	22	56	0	0	22
103	4	50	50	0	0	0
132	50	0	24	53	23	0
154	73	12	0	88	0	0
167	68	0	0	96	4	0

Tab. 3 gibt Auskunft über die Ergebnisse der Tubenspülung. Daraus ergibt sich, daß die Erfolge hinsichtlich der Eigewinnung bis zum Alter von 3 bis 4 Monaten relativ gering waren, von 4 Monaten an jedoch in etwa den Verhältnissen bei erwachsenen Tieren (*Smidt*, 1965) entsprachen. Als Begründung kommt eine ungenügende morphologisch-funktionelle Entwicklung der Eiabnahme-Mechanismen in Betracht. Es werden daher zur Zeit Untersuchungen mit einer der gonadotropen Behandlung vorgeschalteten Oestrogenisierungsphase durchgeführt. Diese an infantilen weiblichen Schweinen gewonnenen Ergebnisse gaben die Anregung zu einem ähnlichen Experiment an 10 nicht geschlechtsreifen Ebern des veredelten Landschweines im Alter zwischen 72 und 105 Tagen. Die Tiere erhielten jeden 2. Tag 2,8 mg NIH-FSH (Schwein) und 0,28 mg NIH-LH (Rind) in einer Gesamtmenge von 28 mg FSH und 2,8 mg LH, dazu am 1. und 9. Tag je 150 mg Testosteron, am 15. Tag 100 mg Testosteron.

Durch die Behandlung setzte — vermutlich auf Grund der androgenen Testosteronwirkung — eine starke sexuelle Aktivität mit Erektion und normalen Kohabitationsverhalten ein, jedoch ergaben Hodenbiopsien am 1., 16. und 53. Tag nach Ende der gonadotropen Behandlung keine signifikante Beeinflussung der Spermiogenese gegenüber gleichaltrigen Kontrolltieren (*Roth*, 1969).

Vorbehaltlich weiterer Untersuchungen ergibt sich daraus eine Übereinstimmung mit der Annahme von *Woods* et al. (1961), daß die männlichen Gonaden bis zur Pubertät refraktär gegenüber gonadotroper Stimulierung sind. An dieser Auffassung haben jedoch *Critchlow* et al. (1967) auf Grund ihrer Arbeiten an infantilen männlichen Ratten Kritik geäußert. Auch konnte *Courot* (1967) mit LH oder FSH spermiogenetische Aktivität bei infantilen männlichen Schaflämmern erzeugen.

II. Verzögerung der Pubertät

Die Möglichkeit einer Pubertätsverzögerung durch Anwendung von über Strukturen des Zentralnervensystems wirksamen Gestagenen ist von verschiedenen Autoren untersucht worden mit dem Ziel, die Wirtschaftlichkeit der Tiermast durch Unterdrückung der störenden sexuellen Aktivität der Masttiere zu steigern (*Röstel*, 1964; *Jöchle* und *Schilling*, 1965; *Hüttenrauch*, 1966; *Radermacher*, 1966; *Jöchle*, 1968).

Die Ergebnisse lassen sich dahingehend zusammenfassen, daß die Verabreichung von Gestagenen kurz vor der Geschlechtsreife in ausreichender Dosierung bei verschiedenen Tierarten (Rind, Schwein, Schaf) die Pubertät verzögern kann. Die Dauer der Verzögerung ist dabei vom Zeitpunkt der Behandlung sowie von der Dosierung und dem verwendeten Gestagen abhängig.

In einem Experiment an 16 weiblichen Schweinen (*Smidt*, 1965), die im Alter von 8 bis 10 Wochen mit verschiedenen Dosen 17α-Äthinyl-19-Nortestosteron-Önantat behandelt wurden, ergab sich eine Dosisabhängigkeit hinsichtlich der Pubertätshemmung. Während alle Kontrolltiere im Gewicht von 110 kg (Schlachttermin) bereits einen voll ausgeprägten Sexualzyklus zeigten, wurde keines der behandelten Tiere bis zu diesem Zeitpunkt brünstig. Es wurden folgende durchschnittlichen *Uterusgewichte* festgestellt:

2 mg NTÖ / kg KGW: 656 g

3 mg NTÖ / kg KGW: 183 g

8 mg NTÖ / kg KGW: 162 g

Im Rahmen einer gemischten Haltung von männlichen und weiblichen Jungrindern und deren Muttertieren wurden 28 Jungbullen zu Beginn der Pubertät mit je 375 mg CAP (6-Chlor-6-dehydro-acetoxy-progesteron), als Kristallsuspension injiziert, behandelt. 11 Bullen wurden 35 Tage später, da sie noch eine gewisse Aktivität erkennen ließen, erneut 250 mg injiziert.

Tabelle 4. *Prozentsatz sexuell aktiver Bullen nach Behandlung mit CAP-Kristallsuspension (Haltung in gemischtgeschlechtlicher Herde)*

CAP-Injektion	9. 7. 375 mg CAP					13. 8. 250 mg CAP (11 Bullen)										
Datum der Beobachtung	2. 7.	7. 7.	15. 7.	22. 7.	29. 7.	5. 8.	12. 8.	17. 8.	19. 8.	23. 8.	26. 8.	29. 8.	5. 9.	10. 9.	15. 9.	21. 9.
% sexuell aktiver Bullen — Rind brünstig	54	61	—	7	—	—	7	18	10	14	—	14	11	14	—	7
Kuh brünstig	—	—	72	—	68	72	—	—	55	—	68	—	—	—	—	36

Tab. 4 läßt erkennen, daß die sexuelle Aktivität nach der CAP-Behandlung von der Reizqualität seitens der brünstigen weiblichen Tiere abhängig ist. Brünstige Kühe haben offensichtlich eine wesentlich stärkere stimulierende Wirkung als virginelle Rinder. Während bei Kühen die gestagene sexuelle Blockierung der Bullen häufig durchbrochen wird, ist dies in Anwesenheit brünstiger Jungrinder im Vergleich zur Beobachtungsperiode vor der CAP-Behandlung sehr selten der Fall. Die Wirksamkeit der sexuellen Ruhigstellung während der Pubertät war auch an der Gewichtsentwicklung zu erkennen.

Die mit der Pubertät infolge der sexuellen Aktivität einsetzende Wachstumsdepression wurde durch die Behandlung vollständig aufgehoben.

Zusammenfassung

An männlichen und weiblichen Schweinen (Miniaturschwein, veredeltes Landschwein) und Rindern wurden Versuche durchgeführt, die Pubertät zu beeinflussen. Die Untersuchungen hatten einerseits eine zeitliche Vorverlegung sexueller Funktionen für züchterische Zwecke, andererseits eine Verzögerung der Pubertät zum Ziel.

Die bisherigen Ergebnisse dieser Arbeiten lassen sich wie folgt zusammenfassen:

1. *Zeitliche Vorverlegung der Sexualfunktionen.*

a) Durch vorübergehende Progesteronapplikation (10 Tage) konnte bei präpuberalen weiblichen Miniaturschweinen die Pubertät beschleunigt herbeigeführt werden.

b) Progesterongaben (10 Tage) in Kombination mit einem Zyklusstarter (niedrig dosiertes Androgen-Oestrogen-Gemisch) führten bei infantilen veredelten Landschweinen zur Follikelreifung und zu Brunstsymptomen, jedoch wurden keine Ovulationen ausgelöst.

Bei kombinierter Progesteron/PMS-Applikation ovulierten 30 % der infantilen Tiere.

c) Zweimalige PMS-Injektionen mit nachfolgender HCG-Gabe lösten bei etwa 80 % der behandelten infantilen veredelten Landschweine Ovulationen aus. Der quantitative Erfolg dieser Maßnahme ist dosis- und altersabhängig. Die ovulierten Eier erwiesen sich als befruchtungsfähig.

d) Die Behandlung infantiler männlicher Schweine mit NIH-FSH und NIH-LH sowie Testosteron führte bisher zu keiner Beschleunigung der Spermiogenese, wohl aber zu einer Induzierung männlichen Sexualverhaltens.

2. *Verzögerung der Pubertät.* Gestagengaben — in den ersten Lebenswochen bzw. vor Eintritt der Pubertät führten bei Schweinen und Rindern zu einer mehr oder weniger ausgeprägten Verzögerung der Sexualreife.

Literatur

Adams, C. E.: Some aspects of ovulation, recovery and transplantation of ova in the immature rabit, 198—216. Mamalian Germ Cells. London: Churchill, 1953.

Austin, L. R.: The fecundity of the immature rat following induced superovulation. J. Endocrin. *6*, 293 (1950).

Baker, R. D., and *E. G. Coggins*: Induced ovulation and fertility in immature gilts. Animal Sci. *25*, 819 (1966).

Casida, L. E.: Prepuberal development of the pig ovary and its relation to stimulation with gonadotropic hormones. Anat. Rec. *61*, 389—396 (1935).

Casida, L. E., R. K. Meyer, W. H. McShan, and *W. Wisnicky*: Amer. J. vet. Res. *4*, 76 (1943). Zit. nach *Adams* (1953).

Cole, H. H.: On the biological properties of mare gonadotropic hormone. Amer. J. Anat. *59*, 299 (1936).

Courot, M.: Endocrine control of the supporting and germ cells of the impuberal testis. J. Reprod. Fert. *2*, 89—101 (1967).

Critchlow, V., and *M. E. Bar-Sela*: Control of the onset of puberty. In: Neuroendocrinology (*Martini, L., und W. F. Ganong*, eds.), Vol. II, 101—162. New York: Academic Press, 1967.

Du Mesnil du Buisson, F.: Possibilité d'ovulation et de fécondation chez la truie avant la puberté. Annales d'Endocrinologie *15*, 333—340 (1954).

Dziuk, P. J., and *G. D. Gehlbach*: Induction of ovulation and fertilization in the immature gilt. J. Anim. Sci. *25*, 410—413 (1966).

Haring, F., R. Gruhn, D. Smidt und *B. Scheven*: Die Züchtung eines Miniaturschweines als Laboratoriumstier. Zentralblatt für Bakteriologie, Parasitenkd., Inf. Kr. und Hygiene *189*, 521—537 (1963).

Hertz, R., and *F. L. Hisaw*: Effects of follicle-stimulating and luteinizing pituitary extracts on the ovaries of the infantile and juvenile rabbit. Amer. J. Physiol. *108*, 1 (1934).

Howe, G. R., D. L. Black, R. C. Foley, and *W. G. Black*: Ovarian activity in prepuberal dairy calves. J. Anim. Sci. *21*, 82 (1962).

Huber, U.: Die Wirkung gonadotroper Substanzen auf den Genitaltrakt juveniler weiblicher Schweine. Diss. Tierärztl. Fak. München, 1967.

Hüttenrauch, O. E.: Versuche an Jungbullen über den Einfluß von Depotgestagenen auf Sexualverhalten und Ejakulatbeschaffenheit. Diss. Hannover, 1966.

Jainudeen, M. R., E. S. E. Hafez, and *J. A. Lineweaver*: Superovulation in the calf. J. Reprod. Fert. *12*, 82 (1966).

Jöchle, W.: Moderne Verfahren zur Steigerung der Fortpflanzungsleistung. Ztschr. f. Tierzüchtung u. Züchtungsbiologie *84*, 3/4, 330—340 (1968).

Jöchle, W., and *E. Schilling*: Experience with progestagens in farm animals. J. Reprod. Fert. *10*, 287—288 (1965).

Majerciak, P., D. Smidt, R. Schahidi und *E. Harms*: Untersuchungen zur Eigewinnung von infantilen weiblichen Schweinen. I. Mitteilung: Ovarielle Reaktionen auf gonadotrope Stimulierung infantiler und präpuberaler weiblicher veredelter Landschweine. Ztschr. für Tierz. u. Züchtungsbiologie (im Druck) (1969).

Marden, W. G. R.: The hormonal control of ovulation in the calf. J. Agr. Sci. *43*, 381—406 (1953).

Parkes, A. S.: J. Endocrinol. *3*, 268 (1942). Zit. nach *Adams* (1953).

Radermacher, R.: Die Behandlung neugeborener Ferkel mit dem Depot-Gestagen Chlormadinon und die Einwirkung auf die Follikelentwicklung im Schweineovar. Diss. Berlin, 1966.

Röstel, W.: Verzögerung der Pubertät bei weiblichen Mastschweinen mit Hilfe eines Depotgestagens und die Auswirkungen auf die Mastleistungen. Diss. Berlin, 1964.

Roth, E.: Die geschlechtliche Entwicklung bei Ebern unter besonderer Berücksichtigung der Möglichkeit frühzeitiger Spermagewinnung (vergleichende Untersuchungen an Deutschen veredelten Landschweinen und Göttinger Miniaturschweinen). Diss. Landw. Fak. Göttingen, 1969.

Schahidi, R.: Untersuchungen zur Eigewinnung bei infantilen weiblichen Schweinen. Diss. Landw. Fak. Göttingen, 1968.

Smidt, D.: Fortpflanzungsstudien an weiblichen Schweinen. Habil.-Schrift, Landw. Fak. Göttingen, 1965.

Smith, P. E., and *E. T. Engle*: Experimental evidence regarding the role of the anterior pituitary in the development and regulation of the genital system. Amer. J. Anat. *40*, 159 (1927).

Woods, M. C., and *M. E. Simpson*: Pituitary control of the testis of the hypophysectomized rat. Endocrinology *69*, 91—125 (1961).

Journal of Neuro-Visceral Relations, Suppl. X, 107—111 (1971)
© by Springer-Verlag 1971

Die Regulation des laktotropen Hormons bei der Ratte

U. Herlyn

Universitäts-Frauenklinik Göttingen
(Direktor: Prof. Dr. *H. Kirchhoff*)

Mit 1 Abbildung

Summary

The Regulation of Lacotrophic Hormone in the Rat

The onset of pseudopregnancy in the rat results from a liberation of LTH by the pituitary. This liberation is due to a neuro-humoral reflex which is activated by stimulation of the cervix during copulation. This is shown by the fact that the LTH content of the pituitary is significantly decreased by cervical stimulation of female rats in oestrus.

However, in the rat, LTH by itself is not luteotrophic. In hypophysectomised rats the luteal function, assessed by the decidual cell reaction of the endometrium, can only be maintained by the simultaneous administration of LTH and LH.

The LTH content of the rat pituitary was investigated under various conditions: rhythmic illumination, continuous illumination, administration of oxytocin, and at different times of the day. The findings indicate a positive feed-back of oestrogens on the synthesis of LTH, and also show a close correlation between the prolactin-inhibiting activity and the gonadotropin-liberating activity.

Das laktotrope Hormon gilt seit den Untersuchungen von *Dresel* (1935) bei der Ratte als luteotroph, was für zahlreiche andere Spezies bisher nicht gesichert werden konnte. Diese Sonderstellung der Ratte dürfte mit der Notwendigkeit zusammenhängen, daß bei diesem kurz-zyklischen Tier die Pseudogravidität mit dem Zeitpunkt der Kopulation eingeleitet werden muß, da sonst der Zyklus die Eier auf ihrem tubaren Wege „überholen" würde. Der Regulation des laktotropen Hormons kommt daher bei der Fortpflanzungsphysiologie der Ratte eine besondere Bedeutung zu. Die folgenden Untersuchungsergebnisse möchten hierzu einen Beitrag geben.

1. Messung des Hypophysengehaltes an LTH bei Ratten vor und nach Cervixstimulierung

Durch Cervixstimulierung mit einem Glasstab kann die Pseudogravidität eingeleitet werden. An insgesamt 90 Versuchstieren wurde der Hypophysengehalt an LTH im Oestrus vor und nach der Glasstabstimulierung gemessen. In einer 3. Gruppe erfolgte die Stimulierung unter Nembutal-Anästhesie. Die LTH-Bestimmung erfolgte im Taubenkropftest nach *Grosvenor* und *Turner* (1958 a). Die Ergebnisse zeigen, daß die Cervixstimulierung den LTH-Gehalt der Rattenhypophyse signifikant senkt, ein Effekt, der auch durch Nembutal-Anästhesie nicht ganz verhindert werden konnte. LTH ist also an der Entstehung der Pseudogravidität der Ratte beteiligt. Ähnliche Beobachtungen haben *Grosvenor* und *Turner* (1958 b) unter dem Einfluß von saugenden Jungen, also unter Mamma-Reiz, gemacht.

2. Messung der luteotrophen Aktivität von LTH allein und in Kombination von FSH und LH bei hypophysektomierten Ratten

Bei diesen Versuchen diente als Parameter der lutealen Funktion die deziduale Zellreaktion (*Loeb*, 1907; *Shelesnyak*, 1961). Die Ergebnisse zeigen, daß LTH allein auch bei der hypophysektomierten Ratte nicht luteotroph ist. Nur im Synergismus mit LH-Aktivität ist eine annähernd optimale Gelbkörperwirkung mit der Dezidualisation nachzuweisen. Wenn diese Versuche auch eine nur sehr grobe Nachahmung der physiologischen Verhältnisse darstellen, so geben sie doch einen Hinweis auf die Koppelung von LH- und LTH-Aktivität bzw. auf eine Korrelation der übergeordneten Regulationsmechanismen. Hierzu wurden folgende weitere Untersuchungen angestellt:

3. Messung des LTH-Gehaltes von Rattenhypophysen (s. Abb. 1)

Der Hypophysengehalt an LTH wurde untersucht

A. bei rhythmischer Beleuchtung weiblicher Ratten im Oestrus, im Dioestrus und nach fünftägiger Pseudogravidität.

B. bei Ratten im Daueroestrus durch Dauerlicht mit und ohne Injektion von täglich 3 IE Oxytocin.

C. bei männlichen Ratten zu verschiedenen Tageszeiten.

Die Ergebnisse zeigen, daß sowohl im Dioestrus als auch in der Pseudogravidität der LTH-Gehalt der Hypophyse deutlich abnimmt.

Nach der von *Meites, Nicoll* und *Talwalker* (1963) u. a. entwickelten Vorstellung eines „prolactin-inhibiting-factors" des Hypothalamus kommt es also hier zu einer Verminderung der Aktivität dieses Faktors.

Die Verhältnisse ändern sich, wenn die Ratten im Dauerlicht gehalten werden. Hier kommt es zu einem anhaltenden Daueroestrus, nach *Fiske* und *Greep* (1959) zurückzuführen auf eine sehr stark erhöhte FSH-Ausschüttung der Hypophyse. Der LTH-Gehalt der Hypophyse ist demgegenüber auffallend hoch; hier kommt vermutlich als weiterer Faktor der positive Feedback durch Oestrogen hinzu (*Hymer* et al., 1961). Dieser LTH-Gehalt läßt sich durch zusätzliche Gaben von Oxytocin noch erheblich steigern.

Hier stehen Befunde bei männlichen Ratten (Gruppe C) in Korrelation. Bei während der Hellphase untersuchten Tieren ist der LTH-Gehalt der Hypophyse hoch, während der Dunkelphase ist der LTH-Gehalt erniedrigt. Nach Untersuchungen von *Martin* (1966) verhält sich der Hinterlappengehalt an Oxytocin gegensinnig: In der Hellphase ist der Oxytocingehalt niedrig, es darf also eine erhöhte Ausschüttung angenommen werden. Erhöhte Oxytocin-Aktivität bedeutet also auch hier Erhöhung des hypophysären LTH-Gehaltes.

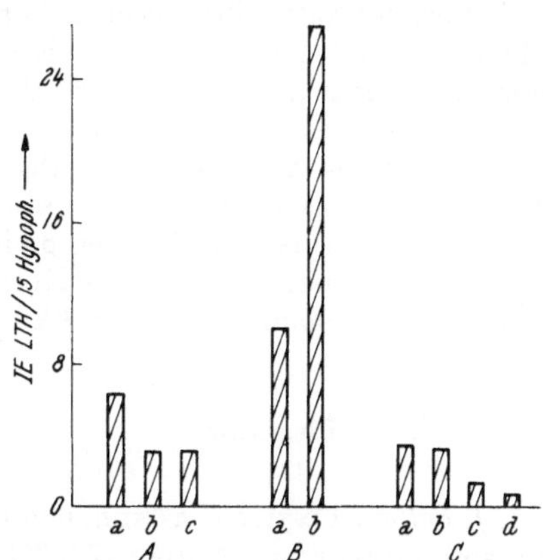

Abb. 1. LTH-Gehalt von Rattenhypophysen
A   Rhythmische Beleuchtung bei weiblichen Ratten
   a) im Oestrus
   b) im Dioestrus
   c) 5. Tag Pseudogravidität
B   Dauerlicht bei weiblichen Ratten
   a) ohne Oxytocin
   b) 3 IE Oxytocin/Tag
C   Rhythmische Beleuchtung bei männlichen Ratten
   a) und b) getötet um 14 Uhr
   c) getötet um 20 Uhr
   d) getötet um 22 Uhr

Die im Zusammenhang mit Oxytocin-Wirkung erhobenen LTH-Befunde sind schwierig zu interpretieren. Sie sprechen jedenfalls, wie auch die Untersuchungen anderer Autoren, gegen die Annahme von *Benson* und *Folley* (1956), daß Oxytocin zur Ausschüttung von LTH führe. Einen gewissen Hinweis geben hier die Befunde von *Shibusawa* et al. (1955), daß Oxytocin die basophilen Zellen im Hypophysenvorderlappen und damit die Sekretion von FSH und LH stimuliert. Der Schlüssel zum Verständnis dieser Befunde könnten dann die Ergebnisse von *McCann* und *Friedmann* (1960) sein, die eine enge Korrelation bzw. Identität der Prolaktin inhibierenden Aktivität mit der Gonadotropin freisetzenden Aktivität vermuten lassen.

Zusammenfassung

Der Beginn der Pseudogravidität der Ratte wird durch eine LTH-Ausschüttung der Hypophyse eingeleitet. Ursache ist ein neuro-humoraler Reflexbogen, der durch Cervixstimulation bei der Kopulation eingeleitet wird: Der hypophysäre LTH-Gehalt von im Oestrus cervixstimulierten weiblichen Ratten ist signifikant erniedrigt.

Dennoch ist das LTH bei der Ratte allein nicht luteotroph. Bei hypophysektomierten Ratten konnte die luteale Funktion — als Parameter diente die deziduale Zellreaktion des Endometriums — nur durch gleichzeitige Gaben von LTH und LH-Aktivität aufrechterhalten werden.

Der LTH-Gehalt von Rattenhypophysen unter rhythmischer und unter Dauerbelichtung, unter Oxytocingaben und zu verschiedenen Tageszeiten wurde untersucht. Die Ergebnisse sprechen für einen positiven Feedback von Oestrogen auf die LTH-Synthese und für eine enge Korrelation der prolaktininhibierenden und der gonadotropinfreisetzenden Aktivität.

Literatur

Benson, G. K., and *S. J. Folley*: Oxytocin as stimulator for the release of prolactin from the anterior pituitary. Nature *177*, 700 (1956).

Dresel, I.: The effect of prolactin on the estrous cycle of non-parous mice. Science *82*, 173 (1935).

Fiske, V. M., and *R. O. Greep*: Neurosecretory activity of rats under conditions of continous light or darkness. Endocrinology *64*, 175 (1959).

Grosvenor, C. E., and *C. W. Turner*: Assay of lactogenic hormone. Endocrinology *63*, 530 (1958 a).

Grosvenor, C. E., and *C. W. Turner*: Effects of oxytocin and blocking agents upon pituitary lactogen Discharge in lactating rats. Proc. Soc. exp. Biol. (N. Y.) *97*, 535 (1958 b).

Hymer, W. C., *W. H. McShan*, and *R. G. Christiansen*: Endocrinology *69*, 81 (1961).

Loeb, L.: Über die experimentelle Erzeugung von Knoten von Deciduagewebe in dem Uterus des Meerschweinchens nach stattgefundenen Copulationen. Zbl. Path. *18*, 563 (1907).

McCann, S. M., and *H. M. Friedmann*: The effect of hypothalamic lesions on the secretion of luteotrophin. Endocrinology *67*, 597 (1960).

Martin, B.: Untersuchungen über die tagesrhythmischen Veränderungen der oxytocischen Aktivität im Hypophysenhinterlappen männlicher Wistar-Ratten. Diss. med. Göttingen, 1966.

Meites, J., *C. S. Nicoll*, and *P. K. Talwalker*: In: *Nalbanov, A. V.*: Advances in Neuroendocrinology, 238. Urbana: Univ. of Illinois Press, 1963.

Shelesnyak, M. C.: A physiological method for inducing experimental decidualization of the rat uterus. J. Reprod. Fertil. *2*, 438 (1961).

Shibusawa, K., *S. Saito*, *M. Fukada*, *T. Kawai*, *H. Yamada*, and *K. Tomizawa*: Neurosecretion of oxytocin stimulates the release of the pituitary gonadotrophin. Endocrin. Jap. *2*, 3 (1955).

Journal of Neuro-Visceral Relations, Suppl. X, 112—116 (1971)
© by Springer-Verlag 1971

Estradiol-H³ Uptake by the Hypothalamus and the Lymbic Structures of the Androgenized Female Rats

E. Aguilar, O. Schiaffini, and **A. Oriol-Bosch**

Department of Physiology, University of Madrid, Medical School, Madrid
(Spain)

With 5 Figures

Summary

H³-estradiol was administered to normal rats at the estrous and diestrous phases and also to rats which had been sterilised by androgens. A study was then made of the amount of H³ bound in various parts of the central nervous system. This showed that the specific binding capacity of the anterior hypothalamus was greater than that of the cerebral cortex and that there was not specific binding capacity in any of the other structures studied. The experimental groups showed no differences related to differences in endogenous estrogen levels.

It is known that the postnatal administration of a single dose of testosterone to the female rat, gives rise to a syndrome characterized by precocious vaginal opening, constant vaginal cornification and polycystic ovaries. The cause of these phenomena seems to be due to modifications of the hypothalamic areas responsible for the maintenance of the cyclic liberation of gonadotrophins controling ovulation *Barraclough* (1961), *Barraclough* and *Gorski* (1961).

Jensen and *Jacobson* (1962) have demonstrated the capacity of vagina and uterus to accumulate injected estradiol-H³. *Kato* and *Ville* (1967) have also shown that the anterior hypothalamus was also able to accumulate higher titers of radioactivity after administration of labelled estradiol.

At the other hand it has recently been shown that uteri and hypophysis of the androgen sterilized female rats show a decreased estradiol uptake capacity *Flerkó* and *Mess* (1968). While preparing the present manuscript *Flerkó* and *Mess* (1969) showed that this is also extensive to the anterior hypothalamic structures.

Material and Methods

Female Wistar rats were injected with 1,25 mg of testosterone propionate disolved in olive oil or olive oil alone in their fifth day postnatally. The vaginal citology was followed after vaginal opening and rats showing only constant vaginal estrous or regular cycles were used. At 150—180 days of age the animals were utilized for the experiment. Control animals were divided in two groups:

a) some were injected in the morning of the day showing vaginal cornification, and

b) others were injected at the first day of vaginal diestrous.

Control and androgenized rats received intraperitoneally 40 μC of Estradiol-7-H³ (30.000 mC/mM) and they were sacrificed in groups of 5 rats at 15, 30, 60, 120 and 180 minutes after injection.

The following samples of cerebral tissue were taken: left frontal cerebral cortex, hypothalamus, amigdala and hypocampus. After weighing the samples were homogenized in ethanol: ether (1 : 1) mixture filtered and dryed down in a counting vial. Radioactivity present was measured in a two-channel *Tricarb* liquid scintillation counter correcting the quenching by the channel radio method.

Results and Discussion

The results are expressed as the ratio of the desintegration per minute per mg of fresh tissue in each sample to the radioactivity present per mg of fresh cerebral cortex.

Figs. 1 to 5 show the data relating H³-captation of anterior medium and posterior hypothalamus, amigdala and hypocampus in relation to the concentration of radioactivity in the cerebral cortex. From the data the following statements can be concluded:

1. There is a specific H³-binding by the anterior hypothalamus.

2. No obvius differences can be observed among experimental groups.

3. There does not seem to be any specific binding at the studied lymbic structures.

There should be no surprise at the anterior hypothalamic enrichment of H³ since it has already been reported (*Kato* and *Vilee*, 1967, *Eisenfeld* and *Axelrod*, 1965). Since *Eisenfeld* and *Axelrod* (1965) showed that H³-binding depends on the estradiol levels it is surprising to find no differences between estrous and diestrous. Ovariectomized rats at the other hand, show higher H³-binding capacity (*Wooley et al.*, 1969).

We have been unable to find any differences between intact androgenized and normal rats either at estrous or diestrous phase. *Flerkó*

          E. Aguilar, O. Schiaffini, and A. Oriol-Bosch:

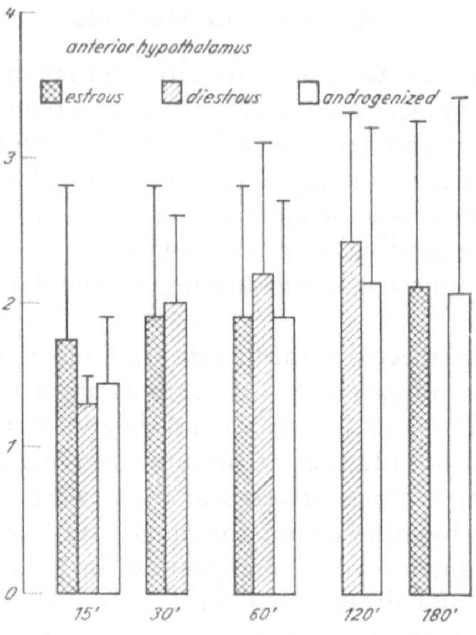

Fig. 1

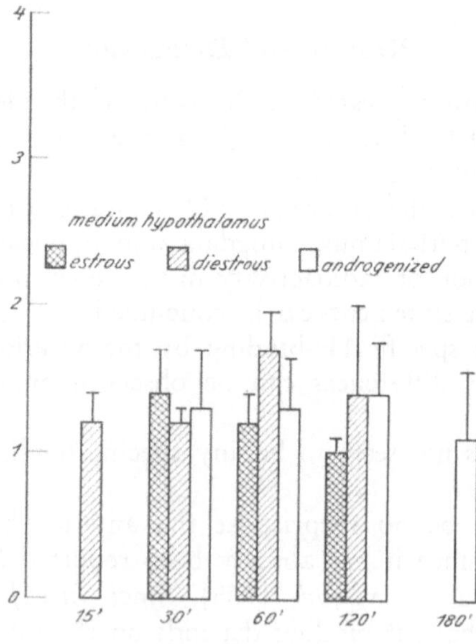

Fig. 2

and *Mess* (1969), through, have found them using ovariectomized animals. The role of amigdala and hypocampus in the regulation of the cyclic reproductive processes begins to interest researchers. It's known

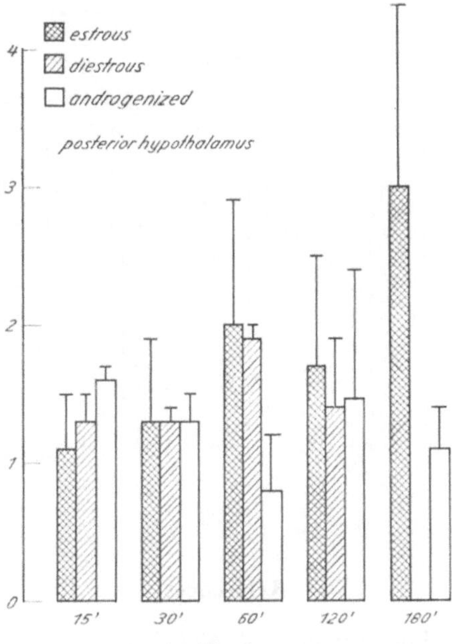

Fig. 3

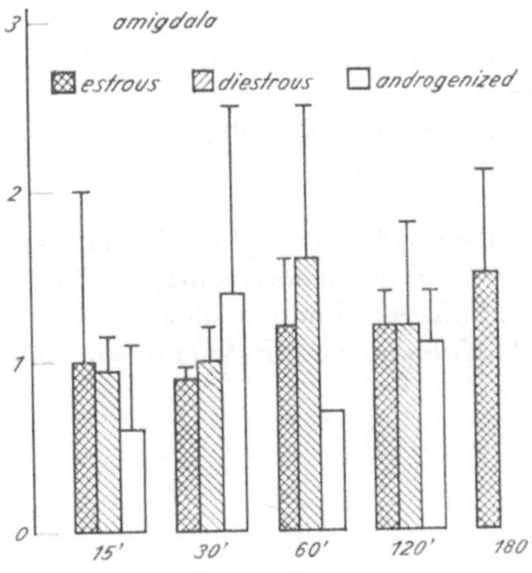

Fig. 4

that electrical stimuli of those areas may originate ovulations (*Velasco* and *Taleisnik*, 1969) and that the spontaneus electrical activities differ from one phase fo the cycle to another (*Terasawa* and *Timiras*, 1968). Under the present experimental circumstances we have not been able to show any specific H³-estradiol binding capacities in these structures.

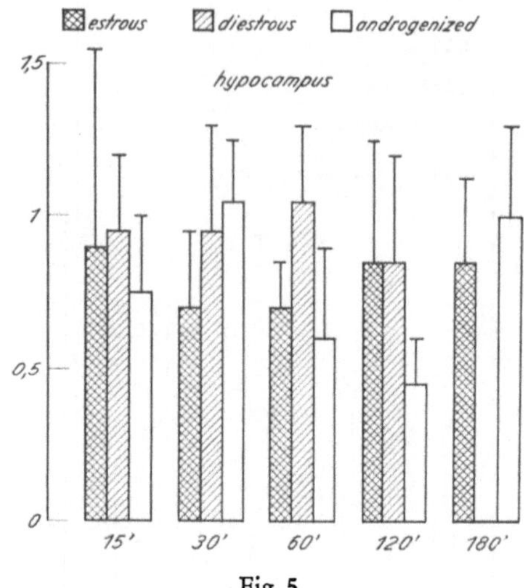

Fig. 5

References

Barraclough, C. A.: Endocrinology *68*, 62 (1961).

Barraclough, C. A., and *R. A. Gorski*: Endocrinology *68*, 68 (1961).

Eisenfeld, A. J., and *J. Axelrod*: Journal of Pharmacology and Experimental Therapeutics *150*, 467 (1965).

Flerkó, B., and *B. Mess*: Acta Physiologica Academiae Scientiarum Hungaricae *33*, 111 (1968).

Flerkó, B., and *B. Mess*: Neuroendocrinology *4*, 164 (1969).

Jensen, E. V., and *H. I. Jacobson*: Recent Prog. Hormone Research *18*, 387 (1962).

Kato, J., and *C. A. Villee*: Endocrinology *80*, 567 (1967).

Terasawa, E., and *P. S. Timiras*: Endocrinology *83*, 207 (1968).

Velasco, M. E., and *S. Taleisnik*: Endocrinology *84*, 132 (1969).

Wooley, D. E., *C. F. Holinka*, and *P. S. Timiras*: Endocrinology *84*, 157 (1969).

Journal of Neuro-Visceral Relations, Suppl. X, 117—123 (1971)
© by Springer-Verlag 1971

Quantitative Histochemistry of Rat Supraoptic Nucleus

Johan F. Jongkind and **Anna A. Arkenbout**

Netherlands Central Institute for Brain Research, Amsterdam

With 3 Figures

Summary

1. The activities of 2 enzymes of the hexose-monophosphate shunt and the enzymes of the Golgi apparatus were measured by quantitative histochemical methods in histologically pure supraoptic nucleus.

2. The activities of the Golgi-associated TPPase and NDPase seem to be reliable parameters of neurosecretory activity.

3. The role of the TPPase was analysed by determining the TPP levels and the substrates before the TPP-dependent enzymatic steps. The relatively low sensitivity of the method for assaying TPP, and the difficulties encountered in obtaining a zero time picture of the substrates in the supraoptic nucleus, do not as yet permit any definite conclusions as to whether this enzyme of the Golgi apparatus plays a role in the neurosecretory neuron.

The presence of neurosecretion has been reliable demonstrated in the hypothalamus of mammals by means of staining procedures, which more or less seem to be specific for the hormonal carriermolecule. However, the state of activity of the neurosecretory neurons cannot be estimated solely from the amount of neurosecretory material present. Subnormal amounts of neurosecretory material, for instance, may represent either a condition of lowered functional activity or of accelerated release of the neurosecretory substance. In addition to this, other neurosecretory systems seem to be present in the mammalian hypothalamus which produce hormonal products (releasing factors) that are not stainable with the conventional methods.

In order to find more reliable parameters for neurosecretory activity we have turned to the study of the enzymatic changes accompanying the activity changes of the well known supraoptico-hypophyseal system.

The two cell clumps in which the hormone synthetizing cellbodies of this system are very densily packed and which are known as the

supraoptic nuclei, are ideally suitable to investigate biochemically
with the ultramicrochemical methodology of *Lowry* (1953) (Fig. 1).
With this technique some enzyme systems were analysed and correlated
with changes in secretory activity of the supraoptic nucleus.

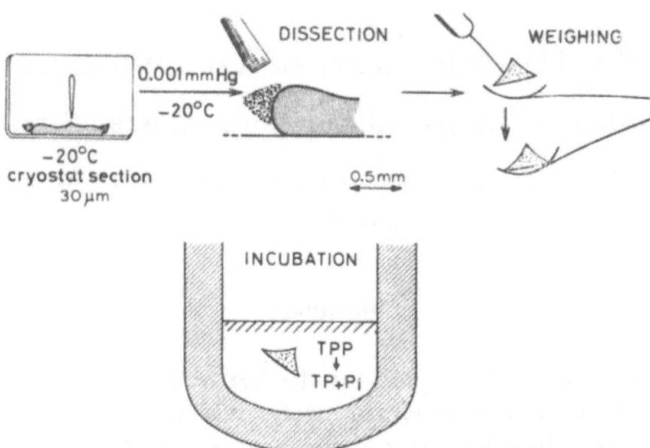

Fig. 1. Scheme of dissection and enzyme determination.
The cyrostate sections from the hypothalamus are frozen dried. After dissection
of the supraoptic nucleus the pieces of tissue are weighed on quartz-fiber balances
and incubated in micro-test tubes.

The Enzymes of the Hexose-Monophosphate Shunt
in Supraoptic Nucleus

Since the hexose-monophosphate shunt seems to be very active in
secretory organs under conditions of increased biosynthesis (*Dickens*,
1956), we determined the activities of two enzymes of this pathway

Table 1. *Enzymatic Activities of the Supraoptic Nucleus during Normal
Conditions and after a Thirsting Period of 6 days*[a]

	G6pD	6pGD
Control	2.13[b] (0.095)	0.371 (0.011)
6-day thirsting	2.86 (0.156)	0.339 (0.006)

[a] Activity expressed as moles of substrate converted per kilogram of dry
weight per hour at 30° C.

[b] Mean (standard error); n = 6.

Data from *Jongkind* (1967).

—glucose 6-phosphate dehydrogenase (G6pD) and 6-phosphogluconate dehydrogenase (6pGD)—in thirst activated supraoptic nuclei (Table 1). There was a significant increase in the activity of G6pD (34 %) while the 6pGD activity did not increase (*Jongkind*, 1967).

The rise of G6pD over 6pGD however is difficult to translate in functional terms, since with the present method only the maximum enzymatic capacities are determined whereas in the intact cell other regulatory factors probably limit or control the activity of the hexose-monophosphate pathway.

The Enzymes of the Golgi Apparatus in the Supraoptic Nucleus

The actual formation of the neurosecretory vesicle takes place in the Golgi apparatus (*Osinchak*, 1964) and in this connection it was likely to assume that activation of the neurohormone synthesis would result in a stimulatory effect on the enzymatic equipment of this cell organelle.

Since thiamine pyrophosphatase (TPPase) and nucleoside diphosphatase (NDPase) are considered to be specific enzymes of the neuronal Golgi apparatus, we determined with cytochemical methods (*Jongkind*, 1969) the phosphohydrolase activities in the supraoptic nucleus (Table 2). The control levels are about the same for TPPase and NDPase and the increases in activity after a short thirsting period are also comparable (ca. 40 %). Lengthening of the dehydration period up to 6 days resulted in a further increase in TPPase activity.

Table 2. *TPPase and NDPase Activity of Supraoptic Nucleus during Normal Conditions and after a Dehydration Period*[a]

	TPPase	UDPase	GDPase
Control	7.3[b] (0.42)	6.1 (0.37)	6.9 (0.44)
3-day thirsting	10.9 (0.65)	8.6 (0.37)	9.6 (0.31)
6-day thirsting	13.1 (0.61)	not detmnd.	not detmnd.

[a] Activity expressed as moles of substrate per kilogram of dry weight per hour at 30° C.

[b] Mean (standard error); n = 6—10.

Data from *Jongkind* (1969).

This phenomenon, in connection with the absence of any increase in Golgi-enzyme activity in adjacent hypothalamic tissue indicates that this parameter can be used in determining the neurosecretory activity state of the hypothalamic magnocellular cell complexes.

The Role of TPPase in Neurosecretory Phenomena

The physiologic substrates for the nucleoside diphosphatase cannot be decided upon as data about the function of nucleoside diphosphatase and the role of the nucleotide or the energy-rich phosphate are lacking.

As for the TPPase the situation is perhaps more accountable in terms of the role of its substrate thiamine pyrophosphate (TPP) as a coenzyme in some enzymatic reactions. So far there are three points known, where the enzymatic regulation of the TPP level could have some effect: the transketolase reactions in the hexose-monophosphate shunt, the pyruvate dehydrogenase reaction in the glycolytic pathway and the α keto-glutarate reaction in the citric acid cycle (Fig. 2). It is known that these three enzymatic steps are influenced *in vivo* by an artificial lowering of the TPP level in such a way, that the TPP-dependent enzymes are reduced in activity and the levels of the sub-

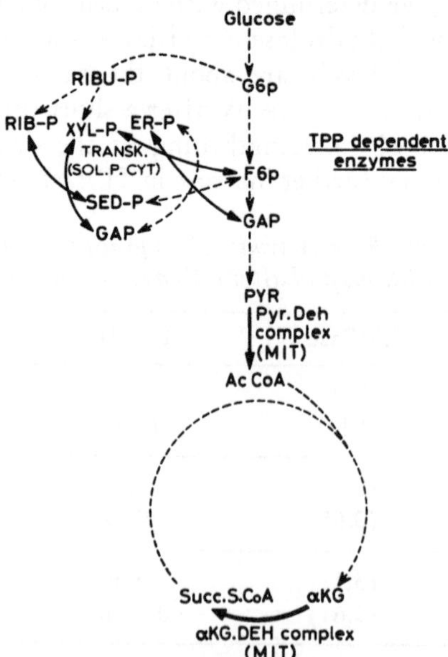

Fig. 2. The Thiamine pyrophosphate-dependent enzymatic steps (solid lines).
Top left: hexose-monophosphate shunt
Middle: Glycolytic pathway
Bottom: Citric acid cycle.

strates before the TPP-dependent enzymatic steps are strikingly increased (*Holowach et al.,* 1968). In order to find similar changes in our supraoptic nucleus preparation in which the TPP levels also could have been decreased due to the elevated TPPase activity, we devised experiments to measure TPP, the substrates before the TPP-dependent enzymatic steps and the activity of the TPP-dependent enzymes in the activated supraoptic nucleus.

a) TPP determination in supraoptic nucleus (Fig. 3). With a combination of the enzymatic TPP determination (*Holzer et al.,* 1965), an oil well incubation method (*Matschinsky et al.,* 1968 a) and the DPN cycling method according to *Matschinsky et al.* (1968 b) we tried to determine TPP in the supraoptic nucleus. This method to measure TPP is however not yet sensitive enough (10^{-13} moles of TPP) to determine this coenzyme in the .2 μg dissections of the supraoptic nucleus, so up till now there is no real proof that the increased activity of TPPase during the activated state has the effect of lowering the supraoptic TPP levels.

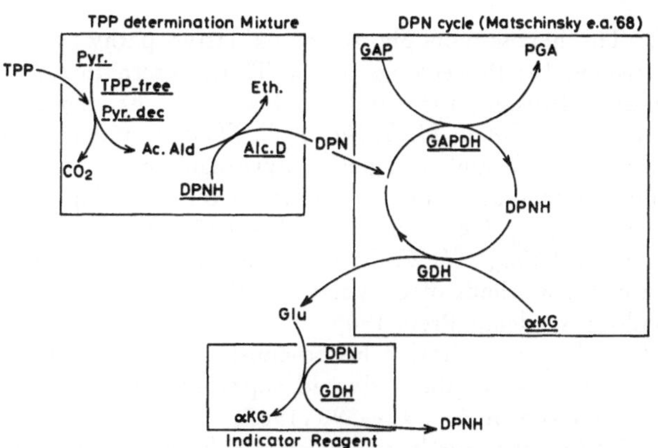

Fig. 3. Scheme for the determination of Thiamine pyrophosphate.

b) Measurement of substrates in supraoptic nucleus. An indirect way to determine the effect of changing TPP levels seems to be a measurement of the substrates before the TPP controlled enzymatic steps (*Holowach et al.,* 1968). The method of choice is an instant freezing of the animal or decapitated head (*Lowry et al.,* 1964), and a measurement of the substrates in dissected pieces of supraoptic nucleus with the help of the oil-well cycling method (*Matschinsky et al.,* 1968 b). When freezing of the brain is sufficiently fast in comparsion with the turnover of substrate molecules under anaerobic conditions, it is possible to obtain a zero time picture of the substrate levels.

The very low levels of glucose in supraoptic nucleus however suggested in our experiments a relatively slow freezing rate in decapitated heads of 200 gram rats. The actual measurement of the freezing rate in decapitated heads (*Jongkind* and *Bruntink*, 1970) confirmed that it takes a long time (1 minute) to lower the rat brain temperature to 0° C.

As compared with the data on substrates of mouse brain under anaerobic conditions (*Lowry et al.*, 1964) this time span of one minute of ischaemia before reaching 0° C is too large to get a right impression of the zero time substrate levels in supraoptic nuclei of 200 gram rats.

c) Measurement of TPPdependent enzyme activity in supraoptic nucleus. Another way to determine the effect of changing tissue TPP levels seems to be the determination of transketolase, pyruvate dehydrogenase and α ketoglutarate dehydrogenase activities (*Holowach et al.*, 1968). This aspect is still under investigation.

References

Dickens, F.: The hexose-monophosphate oxidative pathway of yeast and animal tissues. In: Proceedings of the Third International Congress of Biochemistry, Brussels, 1955, p. 170. New York: Academic Press, 1956.

Holowach, J., F. Kauffman, M. G. Ikossi, C. Thomas, and *D. B. McDougal*: The effect of a thiamine antagonist, pyrithiamine, on levels of selected metabolic intermediates and on activities of thiamine-dependent enzymes in brain and liver. J. Neurochem. *15*, 621—632 (1968).

Holzer, E., H. D. Söling, H. W. Goedde, and *H. Holzer*: Thiamine pyrophosphate. In: Methods of enzymatic analysis, 1st ed., 602. New York and London: Academic Press, 1965.

Jongkind, J. F.: The quantitative histochemistry of hypothalamus. I. Pentose shunt enzymes in the activated supraoptic nucleus of the rat. J. Histochem. Cytochem. *15*, 394—398 (1967).

Jongkind, J. F.: Quantitative histochemistry of hypothalamus. II. Thiamine pyrophosphatase, nucleoside diphosphatase and acid phosphatase in the activated supraoptic nucleus of the rat. J. Histochem. Cytochem. *17*, 23—29 (1969).

Jongkind, J. F., and *R. Bruntink:* Forebrain freezing rates and substrate levels in decapitated rat heads. J. Neurochem. 1970, in press.

Lowry, O. H.: The quantitative histochemistry of the brain. Histological sampling. J. Histochem. Cytochem. *1*, 420—428 (1953).

Lowry, O. H., J. V. Passonneau, F. X. Hasselberger, and *D. W. Schulz*: Effect of ischaemia on known substrates and cofactors of the glycolytic pathway in brain. J. Biol. Chem. *239*, 18—30 (1964).

Matschinsky, F. M., J. V. Passonneau, and *O. H. Lowry*: Quantitative histochemical analysis of glycolytic intermediates and cofactors with an oil well method. J. Histochem. Cytochem. *16*, 29—39 (1968 a).

Matschinsky, F. M., C. L. Rutherford, and *L. Guerra*: Design and application of a new fluorometric cycling method for DPN and DPNH. In: Third International Congress of Histochemistry and Cytochemistry, New York 1968, 173—174. New York: Springer, 1968.
Osinchak, J.: Electron microscopical localization of acid phosphatase and thiamine pyrophosphatase activity in hypothalamic neurosecretory cells of the rat. J. Cell Biol. *21*, 35—47 (1964).

Journal of Neuro-Visceral Relations, Suppl. X, 124—134 (1971)
© by Springer-Verlag 1971

Komplexe Synapsenanordnungen („Komplexsynapsen")
als häufiges Schaltprinzip im Hirnstamm

J. R. Wolff und **St. Němeček***

II. Anatomisches Institut der Freien Universität Berlin und Neuropathologisches Laboratorium an der Neurochirurgischen Klinik der Karls-Universität
Hradec Králové, ČSSR

Mit 2 Abbildungen

Summary

Complex Synapses: Common Intercalated Mechanisms in the Brain Stem

1. Compact groups of pre- and post-synaptic elements are found in the brain-stem, cerebelum and spinal cord. These have complex synaptic interconnections and are generally isolated from the surrounding neuropil by a sheath of astroglial processes. *Szentágothai* calls them "complex synapses".

2. There are three main forms of the complex synapses: centro-axonic, centro-dendritic, and polycentric. Their possible functional differences and variations are described. These variations depend on the differing number of pre- and post-synaptic elements and on the participation of pre- and post-synaptic inhibiting synapses.

3. Details are given of the sites in various parts of the CNS in which the different forms of complex synapses have so far been found, in cats and rats, and to some extent in apes and humans.

4. Finally there is a discussion of the possible significance of the complex synapses in relation to the integration of synaptic influences in the post-synaptic neuron.

Einleitung

Das Neuronensystem besteht aus Zellen, die in sich als Einheiten aufzufassen sind, zytologisch wie elektrophysiologisch. Diese Neurone zeigen spontan entstehende oder induzierte Erregungszustände, deren Charakteristik sie als Signal aus frequenzmodulierten Impulsfolgen zur nachgeschalteten Nervenzelle oder zum Erfolgsorgan leiten (*Eccles* et al., 1967; *Grüsser* et al., 1968). Wenn man von den bei Säugetieren

---

* Stipendiat der Alexander von Humboldt-Stiftung.

seltenen elektrischen Synapsen absieht, werden die Signale durch einen chemischen Kopplungsmechanismus (synaptische Transmission) auf letztere übertragen. Führen die präsynaptischen Signale im postsynaptischen Neuron zu einem neuen Signal mit gleicher Codierung, so liegt die relativ seltene Form der Relais-Synapse vor. Viel häufiger wird jedoch das präsynaptische Signal einer Synapse mit denen anderer Synapsen, die ebenfalls an dem postsynaptischen Neuron angreifen, integriert (vgl. *Bullock* und *Horridge*, 1965).

Der Einfluß der einzelnen Synapse auf die integrierte Antwort des postsynaptischen Neurons hängt von mehreren Eigenschaften ab. Zunächst gibt es unterschiedliche Überträgersubstanzen (z. B. Acetylcholin, verschiedene Monoamine, eventuell auch Gamma-Aminobuttersäure etc.), deren Effekt auf das postsynaptische Neuron nicht gleich sein dürfte (*Eccles*, 1964). Darüber hinaus variiert die Menge der Überträgersubstanzen, die pro Impuls ausgeschüttet wird (*Eide* et al., 1967). Synapsen können einen erregenden oder hemmenden Einfluß auf andere Synapsen oder auf ein postsynaptisches Neuron ausüben (prä- oder postsynaptische Hemmung). Da die postsynaptischen Potentialen sich mit Dekrement ausbreiten, hängt ihre Wirkung einerseits von der Entfernung zum Ort der Impulsentstehung und andererseits von der Entfernung zu benachbarten Synapsen ab. Einerseits ist es also nicht gleichgültig, ob eine Synapse an peripheren oder basalen Dendriten, am Soma oder am Neuriten einer Nervenzelle angreift; und andererseits ändert sich die gegenseitige Beeinflussung von Synapsen mit ihrem Abstand voneinander (räumliche Summation). Schließlich hängt das Ausmaß der gegenseitigen Einflüsse auch von der zeitlichen Folge der postsynaptischen Potentiale ab (zeitliche Summation). Literatur zu diesen Fragen s. *Eccles* (1964), *Bullock* und *Horridge* (1965), *Grüsser* et al. (1968).

Nach diesen kurzen und unvollständigen Bemerkungen zu den Faktoren, die die Integration und Beantwortung von synaptischen Einflüssen im Neuron beeinflussen, ist deutlich, welche entscheidende Rolle offenbar der Topographie oder Geometrie der Synapsen an der Oberfläche des postsynaptischen Neurons und untereinander bei der Integration zukommt (*Eccles*, 1964). Diese Überlegungen galten jedoch lange vorwiegend der räumlichen Verteilung von Synapsen auf der gesamten Neuronoberfläche, also der Integration aller synaptischen Afferenzen einer ganzen Nervenzelle. Die zelluläre Integration scheint bei den vielen Nervenzellen, die mehr oder weniger dicht von „Einzelsynapsen" (*Wolff*, 1968; *Szentágothai*, 1965: „simple synapses") bedeckt sind, entscheidend für die Impulsbildung zu sein. Dieses Schaltprinzip ist vorwiegend in den corticalen, besonders jedoch in den neocorticalen Anteilen des ZNS ausgebildet. Nachdem *Cajal* (1911) auf die glomerulären Synapsen des Kleinhirns und *Lorente de No* (1938) auf die focale Häufung von Synapsen am Motoneuron erstmals hingewiesen (s. a. *Zurabashwili*, 1964), konnten durch kombinierte licht- und elektronenmikroskopische Untersuchungen weitere „glomeruläre" oder „Komplexsynapsen" im Pulvinar, Corpus geniculatum laterale und mediale sowie in der Substantia gelatinosa Rolandi des Rückenmarks gefunden und ihr innerer Aufbau beschrieben werden (s. *Szentágothai*, 1965). Hier wurde auch schon die Frage nach der funktionellen Bedeutung dieser Komplexsynapsen behandelt.

Mit Hilfe von Mitochondrien-Imprägnationen, die sich als Detektor von Komplexsynapsen eignen (*Němeček* und *Wolff*, 1969 b), war es möglich, neue Gebiete zu finden, in denen sie vorkommen, und ihre Verteilung in verschiedenen Teilen des ZNS zu untersuchen. Darüber hinaus haben elektronenmikroskopische Studien verschiedene Konstruktionsprinzipien erkennen lassen.

Material und Methoden

Für die lichtmikroskopische Untersuchung standen Schnittserien von Gehirnen mehrerer Katzen, zum Teil auch Menschen, zur Verfügung. Neben Mitochondrien-Imprägnationen (s. *Němeček* und *Wolff*, 1969 a) wurden Neurofibrillen-Imprägnationen nach *Bodian* und *Bielschowski* sowie Golgi-Präparate und andere Färbungen benutzt, um die räumliche Zuordnung der Komplexsynapsen zu bestimmten Teilen und Formationen der prä- und postsynaptischen Neuronen zu studieren. Die elektronenmikroskopischen Studien umfaßten Kerngebiete des Hirnstammes sowie Teile des Groß- und Kleinhirns von 4 Ratten, 4 Katzen und 3 Rhesusaffen. Alle Gehirne waren mit 3 % Glutaraldehyd und 3 % Paraldehyd perfundiert und nach Osmierung in Vestopal eingebettet. Weitere Einzelheiten der Methodik s. *Němeček* und *Wolff* (1969).

Ergebnisse

Mit Hilfe der Mitochondrien-Imprägnation lassen sich nicht nur mitochondrienreiche Komplexsynapsen auffinden, sondern auch ver-

---

Abb. 1. Centro-axonische Komplexsynapsen: ▶

a) aus dem Nucl. interpedunculatus, 7 Dendriten *(D)* oder Dendritenäste *(1—7)* in einem Anschnitt mit dem zentral gelegenen präsynaptischen Element in synaptischem Kontakt stehend. Der Komplex ist von lamellären Astrogliafortsätzen eingehüllt;

b) aus dem Nucl. gracilis. Ein zentral gelegener Bouton *(B)* bildet mit mehreren Dendriten *(D)* Synapsen. Ein kleineres präsynaptisches Element ist sowohl mit *B* als mit *D* synaptisch verbunden (↓). *G* = Gliafortsätze.

a)

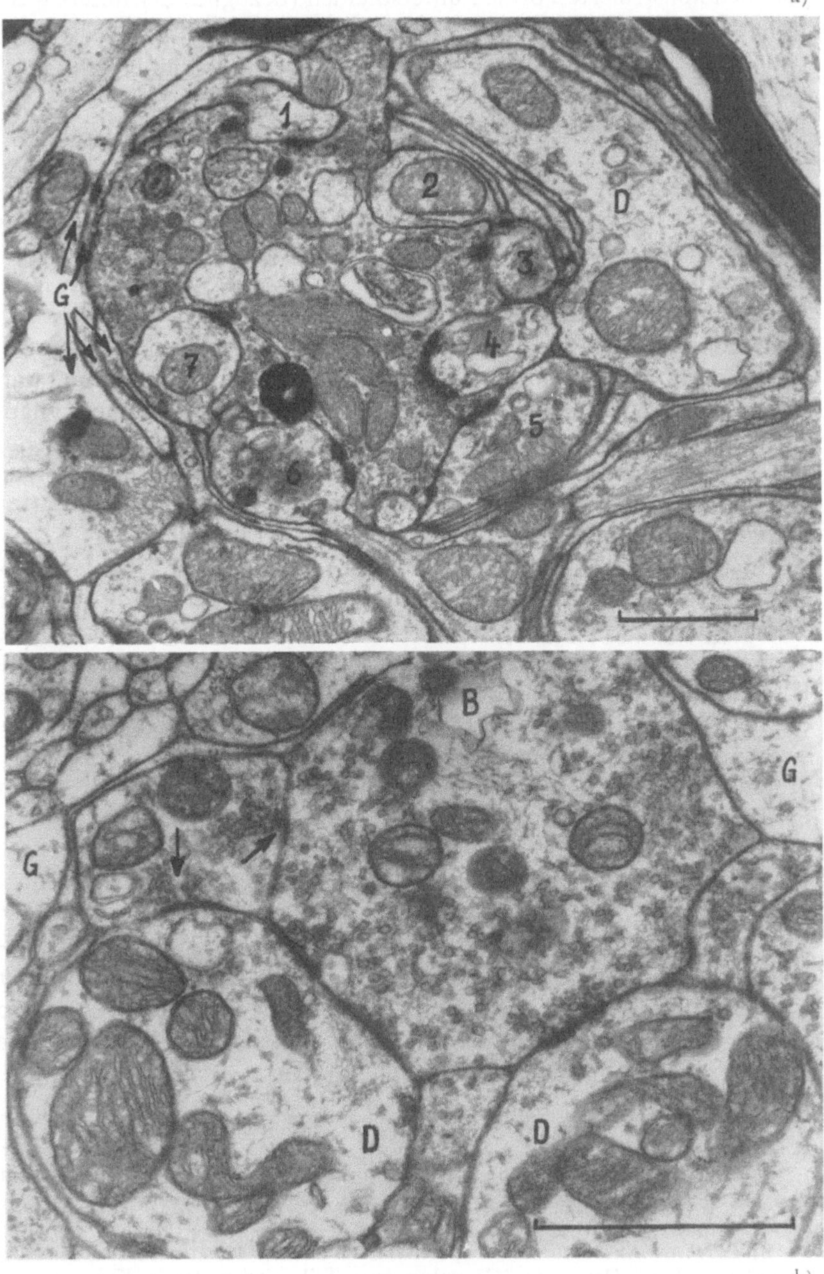

b)

schieden konstruierte Formen unterscheiden (bezüglich der unterschiedlichen Imprägnationsbilder s. *Němeček* und *Wolff*, 1969 b). Eine genauere Analyse hat gezeigt, daß 3 Hauptformen von Komplexsynapsen vorkommen, die sich vor allem durch die Zahl und Anordnung von prä- und postsynaptischen Elementen (Neuritenendigungen und Dendriten) unterscheiden.

Die erste Hauptform entspricht der klassischen glomerulären Komplexsynapse in der Körnerschicht des Kleinhirns, in der eine große Axonendigung (präsynaptisches Element) im Zentrum liegt. Es bildet an seiner Oberfläche mehr oder weniger zahlreiche Synapsen mit mehreren Dendriten. Diese immer wieder ähnlich anzutreffende Konstruktion kann kurz als *„centro-axonische Komplexsynapse"* (CA-Form) bezeichnet werden. Funktionell stellt sie eine Divergenzschaltung dar, in der ein Hauptneurit seine Signale synchron auf mehrere postsynaptische Neurone überträgt. In reiner Form ist diese Schaltung bisher nur im Nucleus tractus solitarii, neuerdings auch in den Brückenkernen (*Holländer* et al., 1969) und im Nucl. interpedunculatus (Abb. 1 a) nachgewiesen.

Häufig wird sie dadurch kompliziert, daß zusätzlich ein oder mehrere Neuriten anderer Herkunft als der Hauptneurit beteiligt sind, die die Erregung der postsynaptischen Dendriten hemmen (postsynaptische Hemmung, z. B. Nucl. gracilis, Substantia gelatinosa Rolandi und Kleinhirnglomerula). Gleichzeitig oder ausschließlich kann aber bereits die Erregung des präsynaptischen Elements und damit die synaptische Transmission gehemmt werden (präsynaptische Hemmung, z. B. Nucl. gracilis, Abb. 1 b, und Nucl. funiculi lateralis). Ein Sonderfall scheint in der Substantia gelatinosa Rolandi des Rückenmarks vorzuliegen (*Szentágothai*, 1965), in dem der Hauptneurit die Nebenneuriten präsynaptisch hemmen kann, was, wie im letzten Fall, einer divergenten Entweder-oder-Schaltung entsprechen dürfte.

Die zweite Hauptform besteht aus mehreren präsynaptischen Elementen, die an der Oberfläche eines Dendriten oder des Somas einer Nervenzelle lokal aggregiert sind. Da hier der Dendrit im Zentrum des Aggregates liegt, bezeichnen wir diese Form als *„centro-dendritische Komplexsynapse"* (CD-Form, s. Abb. 2 a). Diese einfache Konvergenz-

---

Abb. 2.   ▶

a) Centro-dendritische Komplexsynapse aus dem Nucl. interpedunculatus. Der zentrale Dendrit *(D)* ist von 7 präsynaptischen Elementen umgeben. Der gesamte Komplex ist nur unvollständig von Gliafortsätzen bedeckt.

b) Polycentrische Komplexsynapsen aus dem Nucl. olivaris inferior (dorsalis lateralis). Mehrere Dendriten *(D)* stehen zum Teil miteinander in Kontakt oder sind mit einem bis mehreren präsynaptischen Elementen verbunden. *G* = vollständige Gliahülle.

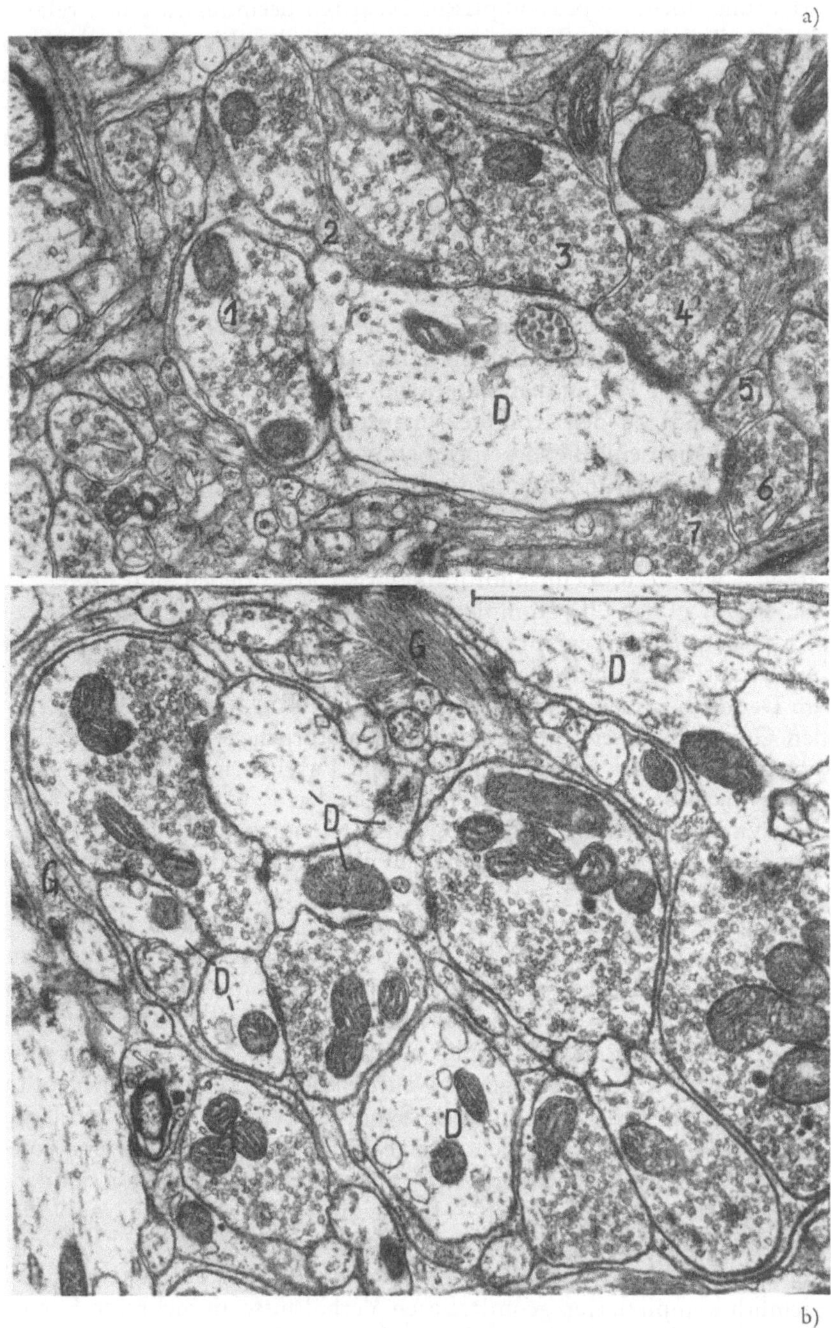
a)
b)

schaltung, mehrere präsynaptische Neuriten beeinflussen einen relativ kleinen Teil der Oberfläche eines postsynaptischen Neurons, findet man an vielen Neuronen des Rückenmarks, Hirnstammes und sogar an den großen Hauptneuronen verschiedener Bereiche der Hirnrinde. Sie kommen jedoch regelmäßig an den Neuronen des Hirnstammes vor, deren Dendriten relativ dick sowie wenig verzweigt sind und gestreckt verlaufen (sog. radiäre Dendriten nach *R. Moliner*). Dabei sind die Stellen der Dendriten, an denen CD-Komplexsynapsen liegen, in Golgi-Präparaten oft als Varikositäten zu erkennen. Typisch sind diese Formationen in den Hinterstrangkernen, der Formatio reticularis, den motorischen Hirnnervenkernen etc. ausgebildet. Ähnliche Formen gibt es auch in den Stammganglien und im Hippocampus (s. *Cajal*, 1911). Die Gründe dafür, warum dies Synapsenordnung im Gegensatz zu *Szentágothai* (1965) zu den Komplexsynapsen gerechnet werden, sollen in der Diskussion eingehend besprochen werden. Die Zahl der präsynaptischen Elemente und damit die Frage, wie groß der präsynaptische „Focus" ist (*Zurabashwili*, 1964), scheint nach diesen Überlegungen unerheblich. So können wohl bereits die sogenannten „Dubletten-Synapsen", wie sie u. a. im Subfornikalorgan beschrieben sind (*Akert* et al., 1967), zu den CD-Komplexsynapsen gezählt werden. Eine zusätzliche Komplikation erfährt auch die CD-Komplexsynapse dann, wenn präsynaptische hemmende Synapsen im Komplex auftreten, wie z. B. im Deiterschen Kern, Nucl. gracilis und Cuneatus medialis, im zentralen Grau des Mesencephalons, an den motorischen Vorderhornzellen, aber auch im Nucl. habenulae, Thalamus, Pulvinar und Corpus geniculatum mediale (bezüglich der letzten beiden s. *Szentágothai,* 1965). Postsynaptisch hemmende Synapsen sind rein morphologisch nicht nachzuweisen, sind aber wahrscheinlich an allen CD-Komplexsynapsen beteiligt (s. Diskussion).

Eine seltene Sonderform von Konvergenzschaltung in Form einer komplexen lokalen Synapsenformation sind die Korbzellsynapsen an der Purkinje-Zelle des Kleinhirns. Hier konvergieren mehrere Neuriten von Korbzellen am Initialsegment des Purkinje-Zell-Neuriten (*Eccles* et al., 1967). Auch diese Komplexsynapse ist als Ganzes von Glia umhüllt (s. unten). Von der Lage des Neuriten der Purkinje-Zelle her sollte man sie zu den zentroaxonischen Synapsen rechnen; jedoch sind die peripher gelegenen Korbzellendigungen präsynaptisch, so daß eine *konvergente* Hemmung bewirkt wird. Daher erwähnen wir diese Sonderform bei den CD-Synapsen. — Die letzte Hauptform, die *„polycentrische Komplexsynapse"* (PC-Form), ist sehr variabel und deshalb wohl keine einheitliche Gruppe. Bevor jedoch räumliche Rekonstruktionen der ziemlich komplizierten geometrischen Verhältnisse an mehreren Exemplaren und elektrophysiologische Analysen vorliegen, ist eine sinnvolle

Unterteilung kaum möglich. Gemeinsam ist allen PC-Synapsen, daß keines der prä- oder postsynaptischen Elemente als Zentrum bezeichnet werden kann, obwohl es gewisse Ähnlichkeiten in der Konstruktion mit CA- (z. B. Corpus geniculatum laterale) oder CD- (Nucl. olivaris inferior, Abb. 2 b) Komplexsynapsen gibt. In den letztgenannten Fällen bildet jedoch immer mehr als ein Element das Zentrum. Ohne hier auf weitere Einzelheiten eingehen zu wollen, scheinen sowohl Konvergenz- als Divergenzschaltungen in den PC-Komplexsynapsen verwirklicht werden zu können. Funktionell kann bisher nicht mehr gesagt werden, als daß im Bulbus olfactorius die Glomerulumsynapse als Verstärkereinrichtungen (Konvergenz aus vielen Rezeptorneuronen, *Andres*, 1965) und in der Oliva inferior Potenzierung präsynaptischer Erregungen (rosettenförmige Neuritenendigungen an einer stark vergrößerten Oberfläche des postsynaptischen Neurons, *Němeček* und *Wolff*, 1968, und Abb. 2) angenommen werden. PC-Komplexsynapsen sind bisher in folgenden Gebieten beobachtet worden: Colliculus superior und inferior, Corpora mamillaria, Nucl. interpedunculatus, Nucl. dors. tegmenti v. Gudden, Nucl. olivaris inferior, zum Teil in Thalamus- und Brückenkernen, sowie im bereits erwähnten Bulbus olfactorius.

Allen Komplexsynapsen ist gemeinsam, daß mehrere bis viele prä- und postsynaptische Elemente in mehr oder weniger komplizierter Weise auf kleinem Raum miteinander in Kontakt stehen. Dadurch entsteht ein ziemlich kompaktes kugel- oder traubenförmiges Gebilde, das gegenüber dem umgebenden Gewebe (Neuropil) weitgehend, oft vollständig, durch einen Astrogliamantel isoliert ist.

Diskussion

Die zahlreichen Orte des ZNS, in denen bisher Komplexsynapsen beobachtet wurden, lassen erkennen, daß sie in den meisten Gebieten des Hirnstammes und an mehreren Stellen des Rückenmarks häufig zu finden sind, daß sie aber in der Hirnrinde, insbesondere im Neocortex, nur sehr selten und rudimentär auftreten. Eine interessante Grenzstellung nimmt das limbische System ein, in dem die archicorticale Hippocampusformation nur eine einfache Aggregation von präsynaptischen Elementen an der Oberfläche der Pyramidenzelldendriten erkennen läßt, die darüber hinaus nicht überall eine glomeruläre Abgrenzung aufweist. Hingegen enthalten der Nucl. habenulae, das Corpus mamillare, Nucl. interpedunculatus, Nucl. dors. tegmenti v. Gudden und die rostralen Thalamuskerne, die durch entsprechende Faserverbindungen ebenfalls dem limbischen System angegliedert sind (*Nauta*, 1958, *Hassler*, 1963), typische Komplexsynapsen. Abgesehen vom amygdaloiden Komplex, der noch nicht untersucht wurde, scheinen also alle subcorticalen Anteile des Systems Komplexsynapsen zu enthalten, während sie im Cortex entweder gar nicht (Neocortex) oder nur untypisch (Archicortex) ausgebildet sind.

Damit wird eine Deutung der Verteilungsunterschiede naheliegend, die auch für die nicht limbischen Anteile des Zwischenhirns, Hirnstammes und Rückenmarks zutreffen könnte. Komplexsynapsen wären danach allgemein in den Teilen des ZNS zu finden, wo Informationen aus Rezeptoren verschiedener Herkunft so verarbeitet werden, daß reflexartige oder relativ stabil geregelte, effektorische Antworten entstehen. Je mehr Einflüsse aus verschiedenen Gebieten des ZNS oder aus verschiedenen Sinnesorganen auf die Antwort einwirken, um so wahrscheinlicher treten centro-dendritische Komplexsynapsen auf. Andererseits existieren centro-axonische Komplexsynapsen, soweit das bisher zu beurteilen ist, dort, wo afferente Fasern ihre Signale divergierend in eine polyneuronale „Maschine" (s. *Eccles* et al., 1967) geben wie z. B. im Kleinhirn. Von *Szentágothai* (1965) wurde die centro-dendritische (CD) Anordnung von Synapsen nicht allgemein zu den Komplexsynapsen gezählt, weil er das zusätzliche Auftreten von präsynaptischer Hemmung, also von axo-axonischen Synapsen als typisches Merkmal — wie bereits beim Beispiel des Pulvinars — ansah. Er ging dabei wohl von der Tatsache aus, daß postsynaptisch hemmende Synapsen morphologisch noch nicht sicher von excitatorischen Synapsen zu unterscheiden sind. Auch wenn wir die Existenz von hemmenden Synapsen im Komplex für eine Conditio sine qua non erklären würden, ist sehr wahrscheinlich, daß sich unter mehreren präsynaptischen Elementen in CD-Komplexsynapsen zumindest ein hemmendes befindet, weil ein großer Teil von Interneuronen inhibitorische Wirkungen ausübt (*Eccles*, 1964). Andererseits bewirkt aber die lokale Anhäufung von nur excitatorischen oder nur inhibitorischen Synapsen (wie bei den Korbzellsynapsen des Kleinhirns, s. oben) eine komplexe gegenseitige Beeinflussung der synaptischen Wirkungen an der postsynaptischen Membran. Die räumliche Summation ist maximalisiert, so daß die integrative Auswirkung auf das postsynaptische Neuron vorwiegend von der zeitlichen Folge der Aktivitäten (zeitliche Summation) aller beteiligten Synapsen im Komplex abhängen dürfte. Auf diese Weise wird die Auswirkung einer präsynaptischen Aktivität auf die Antwort des postsynaptischen Neurons von der gleichzeitigen Aktivität anderer abhängig. Darüber hinaus ist die Summation in der Nähe des Maximums der postsynaptischen Potentiale algebraisch (*Grüsser* et al., 1968).

So gesehen, bewirkt auch die CD-Komplexsynapse eine komplexe lokale Integration, die in einem zweiten Schritt auf der zellulären Ebene mit dem Effekt der anderen Einzel- und *Komplexsynapsen am gleichen Neuron* integriert wird (*Szentágothai*, 1962).

Komplexsynapsen sind also subzelluläre Integrationseinheiten, die offenbar die Verwendung von wenigen Neuronen für relativ komplexe Informationsverarbeitung erlauben, wobei wenig variable stabile Antworten erreicht werden (Regelung in relativ engen Grenzen und Reflexe, wie sie mit Hilfe des Hirnstammes und Rückenmarkes möglich sind). Hingegen scheint die starke Vermehrung von Neuronen in den corticalen Regionen, besonders im Neocortex des Menschen, als Vermehrung der zellulären Integrationseinheiten zuungunsten der subzellulären aufzufassen zu sein. Dafür spricht auch, daß im Cortex alle Schaltprinzipien (Konvergenz-, Divergenz-, Entweder-oder-, Additions-, Potenzierungsschaltung etc.) auf der zellulären Ebene verwirklicht werden können. Ein wesentlicher Unterschied besteht aber in der Zahl der Elemente, die in die Integration einbezogen werden. Sie dürfte bei Komplexsynapsen wohl kaum höher als 10—50 liegen, während eine Nervenzelle Hunderte bis Tausende von Synapsen trägt. Die Komplexität ist also im Cortex erheblich höher.

Zusammenfassung

1. Im Hirnstamm-Kleinhirn und Rückenmark kommen kompakte Aggregate von prä- und postsynaptischen Elementen vor, die untereinander, zum Teil in komplizierten synaptischen Kontakten stehen und meist durch eine Hülle aus Astrogliafortsätzen von umgebendem Neuropil isoliert sind. Sie werden nach *Szentágothai* als Komplexsynapsen bezeichnet.

2. 3 Hauptformen: Centro-axonische, centro-dendritische und polycentrische Komplexsynapsen, ihre möglichen funktionellen Unterschiede und ihre Varianten werden beschrieben. Die Variabilität liegt in der verschiedenen Zahl von prä- und/oder postsynaptischen Elementen sowie in der Beteiligung von prä- oder postsynaptisch hemmenden Synapsen.

3. Die bisher gefundenen Lokalisationen der verschiedenen Formen von Komplexsynapsen in verschiedenen Teilen des ZNS von Katzen, Ratten, zum Teil auch Affen und Menschen werden angegeben.

4. Die mögliche Bedeutung der Komplexsynapsen für die Integration von synaptischen Einflüssen im postsynaptischen Neuron wird diskutiert.

Literatur

Akert, K., K. Pfenninger, and *C. Sandri*: The fine structure of synapses in the subformical organ of the cat. Z. Zellforsch. *81*, 537—556 (1967).

Andres, K.: Der Feinbau des Bulbus olfactorius der Ratte unter besonderer Berücksichtigung der synaptischen Verbindungen. Z. Zellforsch. *65*, 530 bis 561 (1965).

Bullock, T. H., and *G. A. Horridge*: Structure and Function in the Nervous System of Invertebrates, Bd. I. San Francisco-London: Freeman & Co, 1965.

Cajal, S. R.: Histologie du système nerveux de l'homme et des vertebrés, Vol. 2. Paris: A. Maloine, 1911.

Eccles, J. C.: The Physiology of Synapses. Berlin-Göttingen-Heidelberg: Springer, 1964.

Eccles, J. C., M. Ito, and *J. Szentágothai*: The cerebellum as a neuronal machine. Berlin-Heidelberg-New York: Springer, 1967.

Eide, E., E. Fedina, J. K. Jansen, A. Lundberg, and *L. Vyklicky*: Unitary excicatory potentials in Clarke's column neurons. Nature *215,* 1176 to 1177 (1967).

Grüsser, O.-J., R. Klinke und *K.-D. Kossow*: Die Signalübertragung und Signalverarbeitung durch Nervenzellen. Stud. Generale *21,* 1052—1080 (1968).

Hassler, R.: Limbische und diencephale Systeme der Affektivität und Psychomotorik. In: Muskel und Psyche, Sympos. Wien 1963 (*H. Hoff* et al., ed.), 3—33. Basel-New York: S. Karger, 1964.

Holländer, H., P. Brodal, and *F. Walberg*: Electronmicroscopic observations on the structure of the *pontine nuclei* and the *mode of termination of the cortico pontine fibres*. An experimental study in the cat. Exp. Brain Res. *7,* 95—110 (1969).

Lorente de No, R.: Synaptic stimulation of motoneurons as a local process. J. Neurophysiol. *1,* 195—206 (1938).

Němeček, St., and *J. R. Wolff*: An impregnation technique for studying distribution of mitochondria in central nervous system. Histochemie *18,* 363—372 (1969).

Němeček, St., and *J. R. Wolff*: Light and electron microscopic evidence of complex synapses (glomeruli) in oliva inferior (cat). Experientia *25,* 634—635 (1969).

Němeček, St., und *J. R. Wolff*: Die Mitochondrien-Imprägnation als eine Methode zum Studium der Synapsenanordnung. Brain Res. im Druck.

Szentágothai, J.: Anatomical aspects of junctional transformation. In: Information processing in the nervous system (*R. W. Gerad* and *J. W. Duyff,* ed.), Internat. Congr. Ser. *49,* 119—136. Excerpta Med. Found., Amsterdam, 1962.

Szentágothai, J.: Complex Synapses. In: Aus der Werkstatt der Anatomen (*W. Bargmann,* Hrsg.), 147—167. Stuttgart: G. Thieme, 1965.

Zurabashwili, A. D.: On some vital problems of synaptoarchitectonics. J. f. Hirnforsch. *7,* 385—391 (1964).

Journal of Neuro-Visceral Relations, Suppl. X, 135—138 (1971)
© by Springer-Verlag 1971

Diskussion

Schiebler: Zu den Ausführungen von Herrn Professor *Kordon* (Paris) habe ich drei Fragen: 1. Mich würde interessieren, ob Sie zu Ihren Studien zusätzlich histochemische Untersuchungen durchgeführt haben. Es wäre möglich, mit der Catecholamintechnik auch morphologisch den Erfolg Ihrer Experimente nachzuprüfen. 2. Durch die Ausführungen von Herrn *Ruf* (Genf) haben wir bestätigt bekommen, daß Amine nicht mit „releasing factors" identisch sind. Ihre Experimente haben typische Veränderungen des Amingehaltes ergeben, und es stellt sich die Frage, welche Bedeutung man diesen Substanzen an den Lokalisationsorten zuordnen muß. 3. Sie haben gezeigt, daß aminhaltige Fasern an den Perikarya und in der Nähe der Endigungen der Fasern des klassischen neurosekretorischen Systems heranziehen können. Diese neurosekretorischen Fasern haben Sie dann mit den Gefäßschlingen in der Eminentia mediana in Beziehung gebracht. Es wird heute angenommen, daß die aminhaltigen Fasern in irgendeiner Weise regulierend auf das klassische neurosekretorische System einwirken sollen. Können Sie bitte noch weitere Erläuterungen zu diesem Problem geben?

Kordon: Von uns wurden nur chemische Messungen und keine histochemischen Untersuchungen vorgenommen. Diese Technik ist nach Mikroinjektionen bei entsprechend vorbehandelten Tieren außerordentlich schwierig durchzuführen, besonders im Hinblick auf Substanzen, wie z. B. α-Methyldopamin, das nicht fluoresziert und keine physiologische Wirkung zeigt. Inwieweit ein Unterschied zwischen Aminen und „releasing"-Faktoren gegeben ist bzw. welcher Zusammenhang zwischen den beiden Stoffen bestehen könnte, kann ich Ihnen nicht sagen. Man kann vermuten, daß sehr schnelle Regulationen wahrscheinlich über das aminerge System verlaufen, da bekannt ist, daß extraneuronale aminerge Freisetzungen nach einer Stimulation sehr rasch erfolgen oder — wie wir es gesehen haben — nach Oestrogen- oder Progesteronzufuhr auftreten. Es wäre denkbar, daß die Peptidsynthese und der Transport peptiderger Substanzen sowie ihre Freilassung eine längere Zeit beanspruchen. Von den Morphologen sind in der äußeren Schicht der Eminentia mediana axo-axonale und axo-vasculäre Verbindungen beschrieben worden. Bisher hat man aber noch nicht nachweisen können, welche Amine in den einzelnen elektronenmikroskopisch sichtbaren Granulatypen vorkommen. Ich habe den Eindruck, daß besonders in der äußeren Schicht der Eminentia mediana regulative Prozesse ablaufen müssen. Diese Annahme steht auch mit den Befunden von *Lichtensteiger* (Zürich) in Übereinstimmung, der zur Stimulation der LH-Abgabe exogen injiziertes Serotonin immer nur in der äußeren Schicht der Eminentia mediana und niemals in höheren Abschnitten des Hypothalamus gefunden hat. Zu den Ausführungen von Herrn *Stumpf* (Chicago) darf ich folgende Bemerkung machen: Ich möchte die sehr gute Übereinstimmung hervorheben, die zwischen Ihrer klar definierten Lokalisation der oestrogenaufnehmenden Hypothalamusstrukturen sowie der steroidsensitiven Regionen einerseits und den an der Gonadenstimulation beteiligten monoaminergen Strukturen andererseits besteht. Im Hinblick auf diese Beziehung habe ich heute morgen auf meine Experimente an der Infundibularregion und auf Messungen des Catecholaminmetabolismus im vorderen Hypothalamus während des Oestrus verwiesen. Eine solche Übereinstimmung spricht sehr dafür, daß zwischen diesen Wirkungen eine Korrelation besteht, d. h., daß sowohl Oestrogenaufnahme als auch aminerge Veränderungen, die diese Aufnahme auslösen, am Mechanismus des „feed-back" der Steroide beteiligt sind. Angesichts des pharmakologischen Einflusses von Steroiden auf den Monoaminmetabolismus könnte man sogar vermuten, daß Steroide die Effekte einer lokalisierten Mikroinjektion in den Hypothalamus nachzuahmen vermögen.

Kraus-Ruppert: Ich möchte Herrn *Stumpf* (Chicago) fragen, ob in seinen Versuchen, die er mit H³-Thymidin durchgeführt hat, neben Nervenzellmarkierungen auch Glia-Zellen markiert wurden.

Stumpf: Die Markierungen bei der Autoradiographie wurden nicht mit Thymidin durchgeführt. Wir haben nur mit Oestradiol gearbeitet. Oestradiol ist in bestimmten Zentren nur in Neuronen lokalisiert und kommt in Glia-Zellen nicht vor.

Jutisz: Herrn Dr. *Blobel* (Tübingen) möchte ich fragen, wie er die Präparate menschlicher „releasing factors" gewonnen hat.

Blobel: Hypothalamusstückchen von Leichen beiderlei Geschlechts wurden aufgearbeitet, extrahiert und anschließend durch mehrere chromatographische Verfahren angereichert.

Kordon: Die Ausführungen von Dr. *Ruf* (Genf) stimmen mit meinen Befunden darin überein, daß bisher im Blut der Portalgefäße keine Catecholamine nachweisbar waren. Es besteht aber kein Zweifel daran, daß in der Adenohypophyse Catecholamine vorkommen. Wir glauben trotzdem an die Möglichkeit, daß in der Eminentia mediana Catecholamine freigesetzt werden, ohne jedoch eine physiologische Wirkung zu entfalten; somit sind sie nur schwer nachweisbar. Ich darf die Frage stellen, ob Versuche mit einer Monoaminoxydasehemmung gemacht wurden.

Ruf: Die zeitliche Beschränkung des Vortrages hat nicht erlaubt, auf technische Fragen einzugehen, insbesondere nicht auf die der Empfindlichkeit fluorimetrischer Methoden für die Bestimmung von Catecholaminen im Plasma. Unsere Untersuchungen ergeben lediglich eine bestimmte Größenordnung und erlauben nicht, die Anwesenheit von Catecholaminen unterhalb der Nachweisschwelle (30—50 ng/pool) auszuschließen. Neuere Untersuchungen von *Falck* und *Owman* haben gezeigt, daß Catecholamine auch im Hypophysenvorderlappen nachweisbar sind; ihre bloße Anwesenheit an dieser Stelle läßt eine funktionelle Bedeutung vermuten. Unsere Befunde schließen eine Interferenz von Catecholaminen bei der biologischen Bestimmung von LRF eindeutig aus, nicht aber die Anwesenheit von Aminen im hypophysären Pfortaderkreislauf in geringeren Mengen oder zu anderen als den geprüften Zeiten.

Oehmke: Herr Professor *Kordon*, Sie haben in Ihren Ausführungen berichtet, daß im Hypothalamus neben Noradrenalin und Dopamin auch 5-Hydroxytryptamin gefunden wurde. Im Vogelhypothalamus konnten wir fluoreszenzmikroskopisch kein 5-Hydroxytryptamin nachweisen. Trifft es zu, daß Noradrenalin vorwiegend in den großzelligen vorderen Hypothalamusarealen und Dopamin in den kleinzelligen Tuberkernen, z. B. dem Nucleus arcuatus (= Nucleus infundibularis), gebildet wird?

Kordon: Nein, das kann ich nicht sagen. Wir haben nur eine veränderte Synthese und Freisetzung von Noradrenalin nach Inkubation im vorderen Hypothalamus gefunden, ohne eine genaue Lokalisation der Bildungsstätte vorzunehmen. Die Bildung des Dopamins, glaube ich, und die Untersuchungen anderer Autoren sprechen ebenfalls dafür, erfolgt vorwiegend im Nucleus arcuatus. Serotonin haben wir bisher an unserem Material nicht nachweisen können. Wir haben kleine Teile der Eminentia mediana von 20 Versuchstieren mit Tryptophan inkubiert und kein Serotonin nachweisen können.

Flerkó: First of all, I wonder Dr. *Oriol-Bosch* (Barcelona) if your rats were castrated?

Oriol-Bosch: They were not castrated.

Flerkó: This might account for the failure to detect any difference between the oestradiol-binding capacity of control and androgen-sterilized hypothalami in your experiment.

In our recent experiment the radioactivity present in the anterior, middle and posterior hypothalamus, furthermore, in the anterior pituitary and uterus was measured by the liquid scintillation technique two hours after intravenous injection of 0.43 μg (i.e. 50 μCi) of tritiated oestradiol into spayed control and androgen-sterilized rats. For control brain-tissue, i.e. for measuring radioactivity of that part of the brain, which does certainly not contain oestradiol-binding neurons, cortical tissue was excised from the parietal lobe of the brain. In the experiment, 18 androgen-sterilized and 18 control rats were investigated in 6 groups, each containing 3 androgen-sterilized and 3 control rats. Tissue samples of 3 androgen-sterilized and 3 control rats, respectively, were jointly homogenized, extracted with ether and measured in a tritium scintillation counter.

In the control group, the anterior pituitary and uterus accumulated nine to ten times more tritiated oestradiol than the anterior hypothalamus which contained the highest radioactivity of all brain-regions investigated. The radioactivity in the anterior and middle hypothalamus was significantly higher than (p < 0.01) in the parietal cortex, in which the radioactivity did not differ significantly (p > 0.70) from that of the posterior hypothalamus.

Kato and *Villee* demonstrated two years ago that the anterior hypothalamus has special affinity for oestradiol: it takes up oestradiol, retains it and converts very little of it to other products. Thus, the pattern of incorporation of oestradiol into the anterior hypothalamus is similar to that of the uterus and vagina described by *Jensen* and *Jacobson, Stone* and *Martin. Jensen* and *King* have recently suggested that uptake and retention of oestradiol occurred at receptor sites specific for oestrogens. The specificity of the action of oestradiol on the uterus and vagina has been explained by this ability of the tissue to take up and retain the oestrogen.

Our finding agrees with that of *Kato* and *Villee* apart from the point, that in our experiments also the middle hypothalamus took up and retained more radioactive oestradiol than the posterior hypothalamus and the parietal cortex, used as control brain tissues in this experiment. This observation is in accordance with our assumption that the anterior hypothalamic cycle mechanism as well as the tonic mechanism of the HTA, situated mainly in the middle hypothalamus, contain oestrogen-reactive neurons.

So far, the present findings, taken with other results, suggest that the anterior and middle hypothalamus, more precisely, a number of the neurons in these regions, are direct target tissues of oestradiol, and that the specific trapping mechanism in these neurons, which retains the oestradiol in an unconverted form, may serve in initiating a sequence of reactions by which oestradiol exerts its feedback control on gonadotrophin secretion.

The results with the androgen-sterilized rats show that the oestradiol-binding capacity of the neural and non-neural target tissues was significantly reduced by the early postnatal androgen administration. No change occured in the control tissues of the brain, i.e. in the posterior hypothalamus and cerebral cortex. These findings suggest that early postnatal androgen-action inhibits the development of the oestrogen receptor sites and, in this way, reduces the reactivity to oestrogen of the neural and non-neural target tissues. Thus, the absence of the specific trapping mechanism of the oestrogen-reactive hypothalamic neurons may account for the loss of the neurohormonal feedbacks and, in this way, for the loss of cyclic gonadotrophin release and ovulation in the androgen-sterilized rat.

Schiebler: Wie aus den vorausgegangenen Vorträgen zu sehen ist, hat der Hypothalamus einen sehr komplizierten Aufbau. Bisher ist vor allem über das System der Sexualsteuerung berichtet worden. Dieses ist jedoch nur eines von vielen Systemen, die im Hypothalamus lokalisiert sind. Ich richte deshalb an Professor *Flerkó* (Pécs) die folgende Frage: Sie haben innerhalb des Sexualzentrums über mehrere Neuronen und deren Beziehung untereinander berichtet. Meine Frage geht dahin, inwieweit steht dieses System mit den übrigen Systemen des Hypothalamus in Beziehung?

Flerkó: Ich habe erwähnt, daß die Funktion des vorderen Hypothalamus der sogenannte tonische Mechanismus ist. Diese erste Regulationsstufe stimuliert die kontinuierliche, basale Abgabe von FSH und LH. Die höhere Regulationsstufe, der sogenannte Zyklusmechanismus, umfaßt alle, teilweise hypothalamische, teilweise extrahypothalamische Gehirnstrukturen, die die Aktivität der FRF und LRF produzierenden Neuronen modulieren können. Die extrahypothalamischen Teile des Zyklusmechanismus finden sich im limbischen System, hauptsächlich im amygdalären und epithalamo-epiphysialen Komplex, im Hippocampus und in der Formatio reticularis mesencephali.

H.-J. Oehmke (Gießen)

Einfluß des Lichts und der Zirbeldrüse auf die Sexualsteuerung

(Vorsitz: J. Ariëns Kappers)

Journal of Neuro-Visceral Relations, Suppl. X, 141—152 (1971)
© by Springer-Verlag 1971

Regulation of the Reproductive System by the Pineal Gland and Its Dependence on Light

J. Ariëns Kappers

The Netherlands Central Institute for Brain Research, Amsterdam

With 3 Figures

Summary

In fishes and amphibians the epiphysis is primarily a direct photo-sensory organ, as has been proved by morphology and electrophysiology. Its characteristic elements are neurosensory photoreceptor cells and sensory nerve cells, the axons of which form the sensory epiphyseal tract entering the epithalamic part of the brain. The function of the organ in relation to the more general physiology of these lower vertebrates is not very clearly known. Investigations into the sites of ending of the pineal fibers in the brain are needed.

In Lacertilia, Chelonia and birds, morphological studies demonstrate that the original photoreceptor cells show secretory phenomena while their photoreceptor function regresses; thus the cells develop into secretory rudimentary photoreceptor cells. At the same time, the sensory nerve cells gradually disappear. Thus there is a regression of the receptor as well as the conductor part of the apparatus by which photic stimuli can reach the brain via the epiphysis. Probably, the secretory function is regulated by peripheral sympathetic nerve fibers which now invade the organ.

In mammals, the pineal organ is an endocrine gland of neuro-epithelial origin, exclusively innervated by sympathetic nerve fibers. Its characteristic parenchymal cells, the secretory pinealocytes, are phylogenetically the descendants of the neurosensory photoreceptor cells present in lower vertebrates. Their products, which among other things have an antigonadotropic effect, are excreted into the perivascular spaces, and from these they reach the blood stream. The sympathetic innervation of the organ regulates the production and possibly the release of pineal hormones, probably indole-amines as well as peptides.

Histologically and biochemically it has been demonstrated that the function of the pinealocytes depends on the quantity of light to which the animal is exposed. In constant light the function of the pineal gland is inhibited, whereas it is stimulated by darkness. Short notes are also given of the effects of pinealectomy, blinding, injections of pineal extracts and denervation of the gland. It appears that the effect of the pineal on the organs of the reproductive system is not produced directly but by way of the anterior pituitary.

The production and functional role of the indole-amine melatonin, which is pineal-specific in mammals, and the role of pineal peptides in the antigonadotropic effect of the pineal gland are briefly discussed. It appears that melatonin inhibits the secretion of LH in the anterior pituitary by interfering with the production, and/or possibly the release, of LHRF in the hypothalamus, whereas pineal peptides may have a more direct effect on the production of FSH in the anterior pituitary. It seems that the pineal indoleamines and pineal peptides are both involved in the inhibitory effect exerted by the pineal gland on the reproductive system.

A schematic illustration of the function of the pineal gland is presented in Fig. 3. This also shows the neural chain by which photic stimuli influence the function of the mammalian pineal gland. The gland may therefore be termed an indirect photosensory organ.

In this necessarily short survey, some facts and questions concerning the structure and function of the mammalian corpus pineale will be dealt with. For a more detailed survey and much of the pertinent literature which can not be cited here the reader is referred to an earlier paper (*Kappers*, 1969).

Some knowledge of its phylogenetic development is a prerequisite to a better understanding of the mammalian pineal gland. In *fishes* and *amphibians* the organ is a tubular or saccular epithelial structure of diencephalic origin which is situated dorsal to the brain and functions very much like an eye. Mainly, three types of cells contribute to the structure of this third eye, *i.e.*, (1) neurosensory cells which are morphologically quite comparable to the photoreceptor cells of the retina of the lateral eye, especially to the cones; (2) intraepithelial sensory nerve cells; and (3) supporting elements. Photic stimuli are directly received by the photoreceptor elements and transduced. The axonal processes of these cells synapse with the dendrites of the sensory nerve cells present in the pineal epithelium. The axons of the nerve cells constitute the tractus epiphyseos which reaches the brain, more especially the epithalamus. Fig. 1 illustrates the conduction pathway of the photic stimuli in the retina of a lateral eye, in the parietal eye of a lizard, an accessory pineal organ, and in a pineal organ or epiphysis of a fish or amphibian. The exact site or sites of ending of the pineal sensory fibers is, so far, unknown which prevents a satisfying explanation of the functional role of the photosensory pineal organ in these lower vertebrates. It should be mentioned that the direct photoreceptor function of the fish and amphibian pineal could not only be proved morphologically but also electrophysiologically.

The structure as well as the function of the pineal in *reptiles*, Lacertilia and Chelonia, and in *birds* show some remarkable evolutionary changes. The original photoreceptor elements gradually lose their characteristic features, especially as the structure of their outer segments and their synaptic contacts with the sensory nerve cells are concerned. They change into secretory cells which have been termed secretory rudimentary photoreceptor cells because their structure still reminds

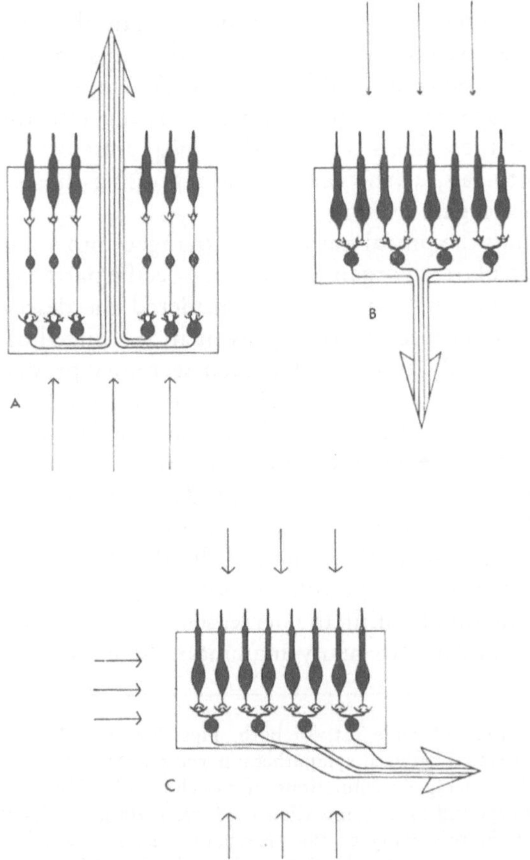

Fig. 1. Schematic diagram of the pattern of conduction of photic stimuli in the epithelia of, respectively, the lateral eye *(A)*, the parietal eye of lizards *(B)*, and of the pineal organ or epiphysis of fishes and amphibians *(C)*. In *B* and *C* bipolar cells intercalated between the neurosensory photoreceptor elements and the sensory nerve cells are lacking. The number of neurosensory cells connected with one neuron in *B* and *C* may be larger than the two figured. The axons of the intraepithelial sensory nerve cells constitute the nervus opticus, the nervus parietalis and the nervus or tractus pinealis, respectively. The direction in which they leave the sensory epithelia is indicated as is the direction from which photic stimuli reach these epithelia.

somehow of the original photoreceptors (*Collin*, 1969, and earlier papers). The well-developed Golgi apparatus of these cells produce secretory vesicles showing a dense core. On the ground of fluorescence histochemical as well as histochemical investigations it is very probable that they contain serotonin or 5-hydroxytryptamine. Excretion of the pineal secretory products happens into the perivascular spaces. Moreover, the nerve cells tend to disappear which results in a gradual loss of the pineal tract. Together with the disappearance of the pinealofugal sensory innervation of the pineal organ the degree of which depends on the species investigated as well as in some cases on the age of the animals, a pinealo-petal innervation develops. This is constituted by peripheral sympathetic nerve fibers growing into the organ. It is suggested that these fibers regulate the pineal secretory function which develops, so to say, at the cost of the regressing direct photosensory function of the organ.

In *mammals* the pineal has entirely changed into a parenchymatous and richly vascularized organ. The organ-specific parchenymal cells, the secretory pinealocytes, have to be considered the descendants of the neurosensory photoreceptor cells present in the pineal of lower vertebrates. It is generally accepted that their secretory products pass either directly or by way of the intercellular spaces into the pericapillary spaces from which they pass into the blood circulation. Sensory nerve cells are entirely lacking in the mammalian pineal gland. Although, like in all vertebrates, the mammalian pineal develops ontogenetically from the roof of the diencephalon, the organ goes not show either afferent or efferent functional fiber connections with other parts of the brain. It is exclusively innervated by peripheral postganglionic sympathetic nerve fibers which are found within the perivascular spaces as well as between the parenchymal cells. In many mammals the cells of origin of these

---

►

Fig. 2. Pineal organ of male rat. In both, Figs. 2 *A* and 2 *B*, synaptic connections *(S)* are illustrated between sympathetic nerve terminals *(NT)* and processes of pinealocytes *(P)* showing accumulations of vesicles with different contents in the presynaptic endings and an accumulation of dense material under the postsynaptic membrane. A slight thickening of the presynaptic membrane and the presence of particulate matter in the synaptic cleft are seen in Fig. 2 *B*. *M* mitochondria, *FA* fascia adhaerens.—Intraperitoneal injection with hydrazine, injection of noradrenaline-³H in right cerebral ventricle. Perfusion fixation with a mixture of paraformaldehyde 1 %, glutaraldehyde 1 % and CaCl₂ 0.002 %. Millonig's phosphate sucrose buffer, pH 7.4. Preparation, not rinsed, in OsO₄ 2 % and CaCl₂, Millonig's buffer, 60 min. Dehydration in alcohol series and embedding in araldite. Staining of the sections on the grits with uranylacetate 2½ % and Reynold's leadacetate. Philips EM 200. Magnification: Fig. 2 *A* 30 000 X, Fig. 2 *B* 55 200 X, reduced to 4/5. (Division of Electron Microscopy, Netherlands Central Institute for Brain Research, head: *H. J. Romijn.*)

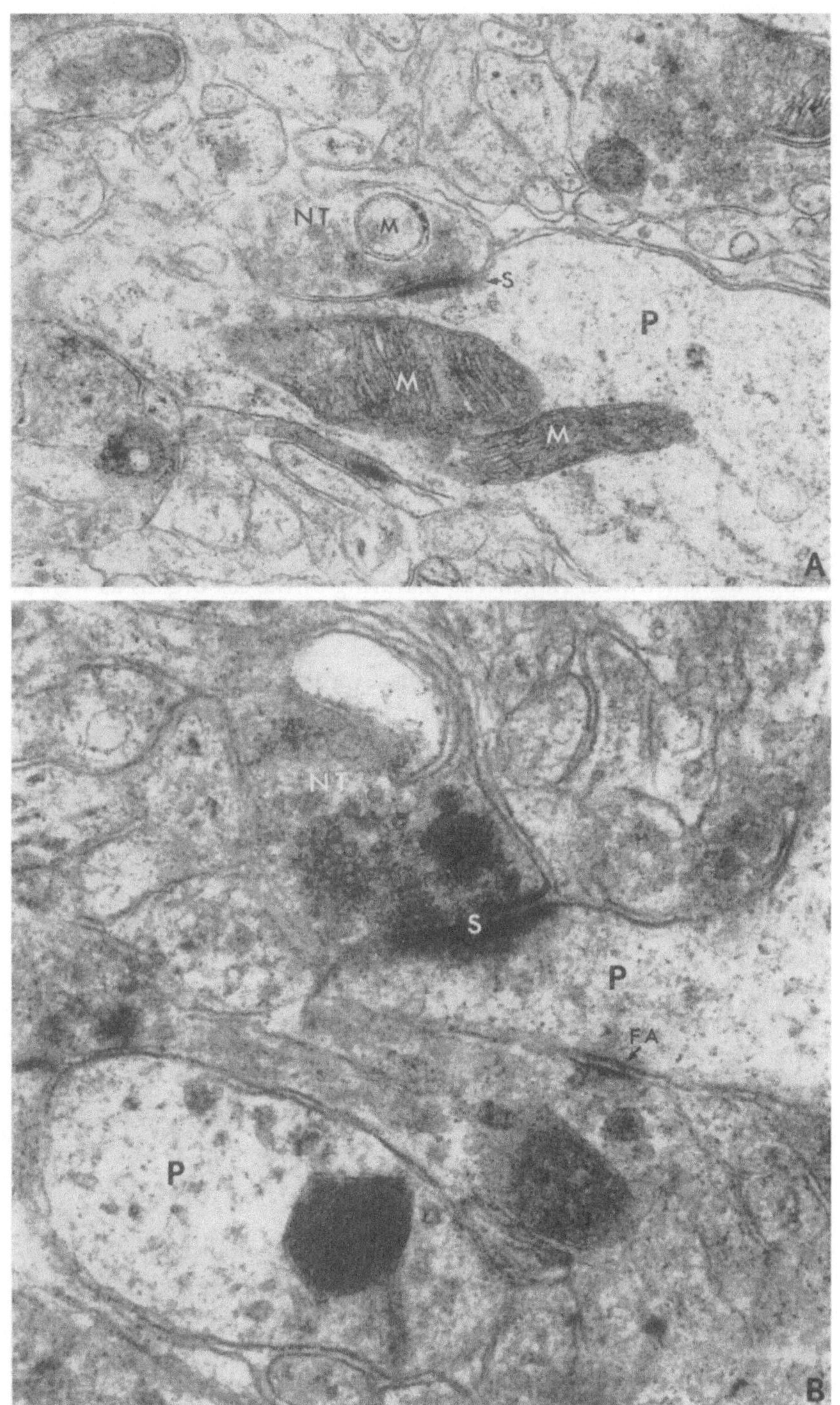

fibers are present in the superior cervical ganglia. Their endings contain neurotransmitters, especially noradrenaline, which regulates the endocrine function of the pineal gland by way of diffusion from the pericapillary spaces or by way of morphologically more or less well-developed synaptic contacts with the pinealocytes. In the rat, synaptic contacts between terminals of noradrenergic fibers and pinealocytes showing all of the morphological characteristics of a true synapse are rather rare. Two of such synapses are illustrated in Fig. 2.

The well-known older investigations of *Marburg* on Makrogenitosomia praecox did already suggest that the mammalian pineal gland is involved in the regulation of the reproductive system. During the past 15 years or so, proofs for this opinion have considerably accumulated. After pinealectomy, for instance, the weight of the testes, the prostate and the seminal vesicles increases in male rats while in young female rats the same hold for the weight of the ovaries and uterus. A premature opening of the vagina and an increase of oestrus frequency can also be demonstrated. In general, maturing of the sex organs as well as their function are stimulated by pinealectomy. The opposite effect is, however, obtained by injection of pineal extracts. It appears that the results of these experiments depend on several factors such as the species and the age of the animals and, foremost, on the quantity of light to which they are exposed.

The effect of the latter factor can be summarized as follows: like pinealectomy, permanent illumination stimulates the maturation and function of the sex organs. Often, permanent oestrus occurs. Injections of pineal extracts block the stimulating effect of permanent illumination. On the other hand, sexual maturation is retarded and a decrease in weight of the sex organs is shown when rats are permanently kept in the dark. Blinding of the animals has the same effect on the regulation of the reproductive system as has permanent darkness. If, however, the pineal in blinded animals is either removed or denervated, a normal sexual maturation and a normal weight of the sex organs is established again. It appears that excessive quantities of light or of darkness can have, respectively, a stimulating or an inhibitory effect on the reproductive system, but only if the pineal body is present and can function normally. This result points also to the close relation between quantity of light and pineal function.

A similar relation can be demonstrated histologically as well as histochemically. In rats exposed to permanent illumination the weight of the pineal gland decreases as to the size of nuclei of the pinealocytes, the number of nucleoli in these nuclei, the amount of RNA in the cytoplasm, and the amount of lipids in these characteristic pineal elements. However, this effect of excessive quantities of light is realized only if the optic nerves are intact. From these results it can be followed that pineal function is inhibited by permanent illumination whereas, as we have seen, the function of the sex organs is stimulated. Furthermore, it appears from these experiments that light exerts an influence on pineal function by way of the visual system.

Opposite histological and histochemical results as concern the pinealocytes are obtained when the pineal of rats reared in constant darkness is investigated. Evidently, pineal function is enhanced in darkness while, on the other hand, the sex organs are inhibited. As regards the enzyme histochemistry of the pineal gland, it has been shown by *Bostelmann* (1968) that pineal inactivation after constant illumination is, in rats, characterized by a decrease in activity of most of the oxydative enzymes as well as of lipase, and by a loss of activity of alkaline phosphatase in the wall of the capillaries. However, in pineals the function of which is stimulated by constant darkness, opposite effects were obtained concerning the activity of the enzymes mentioned.

It has been demonstrated that the content of biogenic amines present in the mammalian pineal organ varies with the quantity of light to which the animals have been exposed. The pineal of many mammals contains a relatively large amount of 5-hydroxytryptamine or serotonin. In man and monkeys this amount is, indeed, the largest ever found in any mammalian neural structure. Most of the serotonin present is localized in the pinealocytes. From this substance, another pineal indoleamine, N-acetyl-5-methoxytryptamine or melation is synthetized. For the final step in the production of melatonin from serotonin an enzyme, termed hydroxyindole-0-methyl transferase (HIOMT) is necessary. In mammals, this enzyme occurs in the pineal gland exclusively. This means that melatonin can be produced only in the pineal. Therefore, melatonin is considered an organ-specific pineal substance.

It has been shown that the amount of serotonin in the rat pineal as well as the activity of the enzyme HIOMT, crucial for the synthesis of melatonin from serotonin, depend on a diurnal rhythm. At noon, pineal serotonin content is highest being lowest just before midnight. Neither by blinding of the animals nor by constant darkness any influence is exerted on this diurnal rhythm. However, after permanent illumination the pineal gland shows a constantly high serotonin content so that the diurnal rhythm is lost. A loss of this circadian rhythm occurs likewise after denervation of the pineal organ, caused by removal of the superior cervical ganglia. The diurnal rhythm of pineal serotonin content, therefore, is not only light-dependent but depends also on the intactness of the pineal innervation.

It did, furthermore, appear that under normal circumstances of illumination the activity of the melatonin-producing enzyme HIOMT is lowest at noon and highest at midnight. This diurnal rhythm is lost after blinding the rats, after constant darkness, and also after denervation of the pineal gland. Under these experimental conditions, pineal HIOMT activity first keeps to its high midnight level, this level slowly decreasing after a few days. Because melatonin production depends on the activity of this enzyme which, itself, is evidently dependent on an intact pineal innervation, it may be suggested that melatonin production depends also on pineal innervation.

A further conclusion to be drawn is that the production of melatonin in the dark will be rather considerable because, then, the enzyme HIOMT is very active. Possibly, the low pineal serotonin level present during darkness can be explained by a rapid conversion of the serotonin present into melatonin.

Permanent illumination stimulates the reproductive system while, as was mentioned, the function of the pineal gland is diminished. In these circumstances, the production of melatonin is low (see above). In contrast, an inhibition of the function of the reproductive system is observed after permanent darkness while, as was shown, pineal activity and the production of melatonin are then stimulated. It stands, therefore, to reason that some authors have been of the opinion that melatonin, a pineal-specific hormone, is the pineal substance primarily responsible for the inhibitory pineal effect on the regulation of the reproductive system.

As a matter of fact, a decrease in weight of the ovaries and of the oestrus frequency as well as a significant decrease in size of the seminal vesicles have been observed by some authors after injections of melatonin. Moreover, the increase of oestrus frequency obtained after pinealectomy could be abolished by melatonin injections. It has also been reported that the very high oestrus frequency occurring in rats exposed to permanent illumination could be halved by injections of this indoleamine. It did, however, appear that not all of the results observed after injections of melatonin are reproducable. This holds especially for the effect of these injections on the gonads. On the other hand, the inhibitory effect of melatonin on the secondary sex organs, especially the seminal vesicles and the prostate, proved to be much more constant. It is, therefore, likely that melatonin cannot be held responsible for just all of the inhibitory effects caused by the pineal gland on the reproductive system. The results obtained by a number of authors point to the probability that melatonin would, foremost, show an anti-LH effect reducing the secretion of LH in the anterior pituitary but not interfering with FSH release (compare *Motta* and coll., 1967).

It should also shortly be mentioned that another pineal indole-amine, 5-Methoxytryptophol, has been shown to reduce ovarian weight and oestrus frequency. Furthermore, it is of great interest that pineal peptides, isolated from pineal extracts, were found to have an anti-gonadotropic effect. This has been shown clearly by *Thiéblot* and col-laborators and by *Moszkowska* and collaborators (see also the contri-butions by these authors to this volume).

A further question is whether the pineal gland exerts its inhibitory influence on the reproductive system either directly or by way of the anterior pituitary, the hypothalamus or perhaps by way of both, the hypothalamus and the anterior pituitary. Experimental investigations have shown that the pineal gland can exert its inhibitory influence on the gonads only by way of the anterior pituitary, not directly (*Moszkowska*, 1965). This same author demonstrated in 1967 that water-soluble pineal extracts are capable of inhibiting *in vivo* the secretion of both pituitary gonadotropic hormones, FSH and LH. Furthermore, it was shown that, especially as the antigonadotropic effect of melatonin on the LH production is concerned, the hypothalamus is involved. Probably, melatonin inhibits the production of LH in the anterior pituitary because melatonin inhibits the LH-releasing factor (LHRF) in the hypothalamus.

In many points these views have been confirmed. On the ground of their experiments with pinealectomy, *Motta* and coll. (1967) suggested that the pineal gland usually inhibits the secretion of LH and FSH, melatonin especially reducing LH secretion. Implantation of pineal fragments or of melatonin either into the eminentia mediana or directly into the anterior pituitary of castrated male rats showed the following results. The implantation of pineal fragments or of melatonin into the eminentia mediana was followed by a significant reduction of pituitary LH stores and a reduction of plasma LH levels, whereas melatonin was unable to reduce pituitary LH when directly implanted into the pitui-tary gland (*Fraschini* and coll., 1968 a, b; *Martini* and coll., 1968). From these results it can be followed that the anti-LH effect of the pineal gland can be realized only by way of the hypothalamus. It appears that the pineal, and, more especially, the melatonin produced by this organ, exerts, in the hypothalamus, an inhibitory effect on the production and/or release of LHRF, responsible for LH synthesis in the anterior pituitary.

On the other hand, either the release or perhaps also the synthesis of FSH in the anterior pituitary may be possibly inhibited by a pineal peptide (*Motta* and coll., 1967). On the ground of the experiments reported it seems, therefore, that pineal indoleamines as well as pineal peptides are responsible for the antigonadotropic effect of the mammalian pineal gland. It should, besides, be pointed out that the pineal also shows an inhibitory action on other organs that do not belong to the reproductive system. This subject, however, cannot be dealt with here.

Finally, a few words may be said on the way in which light acts upon the function of the pineal gland and, in this way, also on the reproductive system. Lately, experimental neuroanatomical investigations (*Moore* and coll., 1968) have shown that the neural chain by which transduced photic stimuli reach the pineal gland is composed of the following links: the retina—the optic nerves—the inferior accessory optic tract coursing with the medial prosencephalic tract in the lateral hypothalamus and ending in the rostral part of the midbrain tegmentum—a still somewhat hypothetical neural connection between this

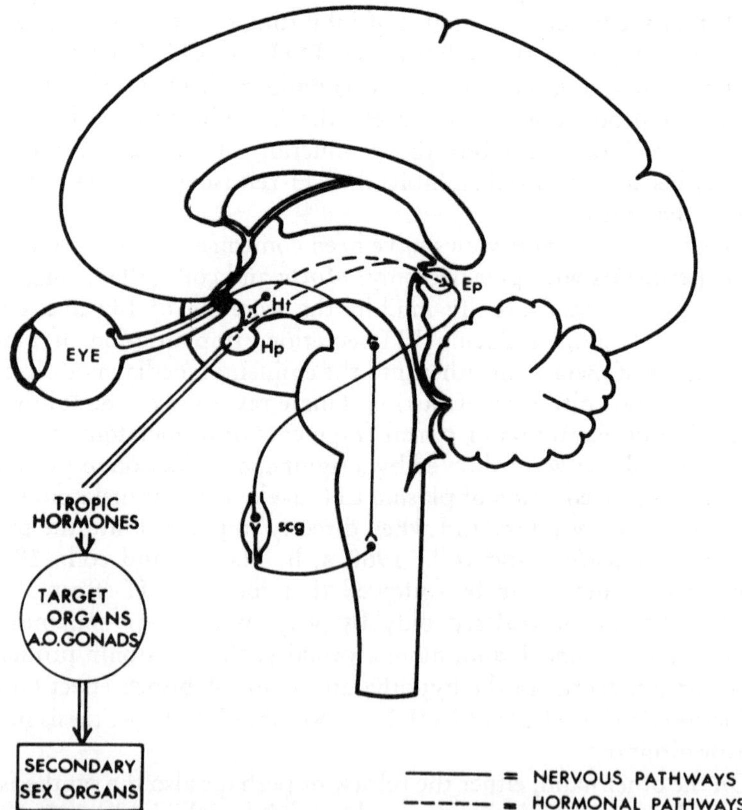

Fig. 3. Schematic diagram of the neural pathway leading from the retina to the pineal gland or epiphysis *(Ep)* and possible pathways by which the pineal gland may act upon the pars distalis of the hypophysis *(Hp)* and, via this structure, on the organs of reproduction. *Ht* hypothalamus, *scg* superior cervical ganglion.

tegmental center and the intermediolateral nucleus at upper thoraric levels of the spinal cord—preganglionic sympathetic nerve fibers ending in the superior cervical ganglia—postganglionic nerve fibers, originating in these ganglia and ending in the pineal gland. Earlier, the peripheral part of this neural chain had already been established (*Kappers*, 1960). Fig. 3 presents a schematical illustration of the neural and the hormonal pathways probably involved in the mechanism by which light regulates the function of the sex organs by way of the eyes, the pineal gland, the hypothalamus, and the anterior pituitary. As it is now known that there is no direct neural pathway from the eyes to the hypothalamus, a so-called optic hypothalamic root suggested by work of earlier investigators not existing, this schematic representation of how light may influence the hypothalamus and the anterior pituitary by way of the pineal gland appears to be of special importance.

In concluding it can be stated that the mammalian pineal gland should be regarded as an indirect photosensory, neuro-endocrine organ exerting an inhibitory effect on the regulation of the reproductive system. The pineal, in mammals, is inter alia an antigonadotropic organ. It should, however, be stressed that the active pineal substances are not produced by nerve cells but by other elements, the pinealocytes, which are likewise derived from the embryonic neural epithelium. Phylogenetically, these organ-specific cells are the descendants of the neurosensory photoreceptor cells, directly stimulated by light, present in lower vertebrates.

References

Bostelmann, W.: Das ultrastrukturelle und enzymhistochemische Verhalten der Rattenzirbeldrüse nach Funktionphasenwechsel durch Dauerbeleuchtung und ständige Dunkelheit. Endokrinologie *53*, 365—384 (1968).

Collin, J.-P.: Contribution à l'étude de l'organe pinéal. De l'épiphyse sensorielle à la glande pinéale: modalités de transformation et implications fonctionelles. Thèse, Faculté des Sciences de l'Université de Clermont-Ferrand. 1—291, 1969.

Fraschini, F., B. Mess, and *L. Martini*: Pineal gland, melatonin and the control of luteinizing hormone secretion. Endocrinol. *82*, 919—924 (1968 b).

Fraschini, F., B. Mess, F. Piva, and *L. Martini*: Brain receptors sensitive to indole compounds: function in control of luteinizing hormone secretion. Science *159*, 1104—1105 (1968 a).

Kappers, J. A.: The development, topographical relations and innervation of the epiphysis cerebri in the albino rat. Z. Zellforsch. *52*, 163—215 (1960).

Kappers, J. A.: The mammalian pineal organ. In: Neurohormones and Neurohumors. Proc. Symp. Intern. Soc. Neuroveg. Res., Amsterdam,

July 1967 (*J. A. Kappers*, ed.). J. Neuro-Visceral Rel., Suppl. 9, 140 to 184 (1969).

Martini, L., F. Fraschini, and *M. Motta*: Neural control of anterior pituitary functions. In: Recent Progress in Hormone Research, Vol. 24, pp. 439 to 496. New York: Academic Press, 1968.

Moore, R. Y., A. Heller, R. K. Bhatnager, R. J. Wurtman, and *J. Axelrod*: Central control of the pineal gland: visual pathways. Arch. Neurol. *18*, 208—218 (1968).

Moszkowska, A.: Contribution à l'étude de l'antagonisme épiphyso-hypophysaire. Progr. Brain Res. *10*, 564—575 (1965).

Moszkowska, A.: Étude des extraits épiphysaires fractionnés — Physiologie. Biol. Méd. *56*, 403—412 (1967).

Motta, M., F. Fraschini, and *L. Martini*: Endocrine effects of pineal gland and of melatonin. Proc. Soc. Exp. Med. *26*, 431—435 (1967).

Journal of Neuro-Visceral Relations, Suppl. X, 153—159 (1971)
© by Springer-Verlag 1971

Acquisitions récentes sur le facteur antigonadotrope de la Glande Pinéale

L. Thieblot et **M. Menigot**

Faculté de Médecine de Clermont-Ferrand, France

Summary

Recent Advances on the Antigonadotropic Factor of the Pineal Gland

Our work during the last few years has shown that pineal gland extracts can be separated into two factors, one antigonadotropic and one pro-gonadotropic. Our interest is in the antigonadotropic factor. We have shown that this compensates for the effects of epiphysectomy, and that it reduces the production of pituitary gonadotropin. Using chromatographic purification we have been able to isolate a fraction of low molecular weight which contains 5 peptides, and which has antigonadotropic properties when administered in a dose of 50 microgrammes per rat per day. The molecular weight of these peptides lies between 1,000 and 3,000. *Jouan* and *Moszkowska* have obtained comparable results.

The discovery of melatonin has re-opened the entire subject.

We have been able to show that:

a) Our extracts contained no melatonin.

b) The action of melatonin is pro-rather than anti-gonadotropic. This is contrary to the findings reported by *Axelrod* and *Wurtman* (1963).

Given that the active fraction contains several peptides, it is important to find out whether the antigonadotropic activity resides particularly in one peptide or in a group of them. Our present studies are concerned with this problem.

Following on the work of *Milcou*, we have looked for an antigonadotropic factor in the urine of children before puberty. With Madame *Blaise*, we have succeeded in isolating an antigonadotropic principle whose chemical characteristics are similar to pineal extract. It remains to be proved whether the substance found in children's urine is the same as that of epiphysial origin.

C'est en 1908 que OGLE établit une relation entre une hypertrophie somatique et sexuelle et une tumeur de la Glande Pinéale. A partir de 1912, FOA montre sur plusieurs espèces animales que l'ablation de la glande entraîne une hypertrophie génitale. Récemment, les travaux de *Simonnet* et *Thieblot, Kitay* et *Altschule* confirment et complètent ces résultats: la pinéalectomie provoque un développement génital précoce et un hyperfonctionnement des gonades; des greffes épiphysaires et des injections d'extrait de glande tendent à s'opposer à ces phénomènes. L'influence de la glande pinéale sur le tractus génital est mise en évidence par les expériences classiques d'ablation, de greffe et d'administration d'extraits.

Nous allons décrire les techniques utilisées dans notre laboratoire pour la préparation et la purification d'extraits de glande pinéale:

— La première méthode, dérivée de celle de *Fischer,* mise au point par *Thieblot, Martin* et *Segal* est déposée sous pli cacheté à l'Académie des Sciences.

— La seconde technique est basée sur le principe de séparation par passage sur Gel de cellulose.

Techniques

I. Préparation d'extraits acétoniques de Glande Pinéale

Les glandes sont prélevées au moment de l'abattage et conservées à —40° C. Elles sont lavées à l'acétone, broyées puis déshydratées à l'alcool à 95°; le résidu est repris par l'acétone et l'éther et le surnageant rejeté après centrifugation. La poudre obtenue est séchée et conservée au déssicateur sous vide à +4° C.

II. Purification selon la technique de *Thieblot, Martin* et *Segal*

La poudre acétonique est reprise par l'eau ammoniacale. Après centrifugation, le résidu est éliminé et le surnageant est amené à pH 4,7; il se forme alors un précipité; le surnageant est récupéré et on lui ajoute l'acide picrique; il se forme un nouveau précipité qui est éliminé; le surnageant est passé sur colonne échangeuse d'ions et le produit final est obtenu par précipitation par le mélange acétone-éther opérée sur l'éluat. La poudre ainsi préparée est séchée sous vide et conservée au dessicateur à +4° C. L'acide picrique sépare le facteur progonadotrope du facteur antigonadotrope.

III. Purification par passage sur Gel de cellulose

La séparation est effectuée sur colonne de Gel de Séphadex G25 variété fine; l'élution est réalisée par le tampon pyridine 0,1 M

— acide acétique 0,1 M — eau (15 — 60 — 25 V/V). L'extrait acétonique est mis en solution dans le tampon; les éluats sont recueillis par fraction de 10 ml après analyse continue par absorption en U. V. à 280 millimicrons. La courbe d'absorption révèle 3 pics. Les 2 premiers apparaissent immédiatement après levolume d'exclusion de la colonne; le 3ème pic apparait de la 10ème à la 20ème fraction. On peut noter au cours de certaines séparations, la présence d'un 4ème pic. Les 2 premiers pics ne sont pas toujours bien dissociables et sont recueillis ensemble. Les éluats sont groupés selon le pic correspondant et précipités par le mélange acétone-éther. Les précipités obtenus sont recueillis par centrifugation et séchés sous vide.

Activité biologique des fractions obtenues

I. Test biologique utilisé

L'action freinatrice éventuelle des extraits est recherchée en comparant l'activité gonadotrope de l'hypophyse de rats castrés témoins à celle de l'hypophyse de rats castrés recevant des extraits de Glande Pinéale. L'activité gonadotrope des hypophyses est appréciée par leur action sur le tractus génital de souris femelles impubères.

II. Action des extraits préparés selon la technique de *Thieblot, Martin* et *Segal*

L'administration d'extraits épiphysaires chez le rat mâle ou femelle à une dose variant de 100 à 400 microgrammes par animal et par jour pendant 10 jours provoque:
— une fréquente diminution du poids de l'hypophyse des rats traités par rapport à celle des rats témoins. Toutefois, cette diminution n'est pas proportionnelle à l'importance de l'effet antigonadotrope.
— chez les souris recevant les extraits hypophysaires de rats traités, une diminution de l'effet gonadotrope par rapport aux souris recevant les extraits hypophysaires de rats témoins. L'appareil génital est moins développé; le poids des ovaires et des utérus est plus faible.

III. Action des pics séparés par passage sur Gel de Séphadex

Les 2 premiers pics sont dépourvus d'action. Le 3ème pic possède dans tous les cas, une importante action antigonadotrope à la dose de 50 à 100 microgrammes par jour pendant 10 jours; chez le rat castré il diminue de 30 à 40 pour cent stockage le gonadotrope hypophysaire. Des résultats analogues sont obtenus par *Moskowska* (1967).

Essai de caractérisation des extraits

Par des colorants appropriés (ninhydrine — Pan et Dutcher), la nature peptidique de l'extrait a été mise en évidence.

Jouan a pu isoler par chromatographie sur papier 7 peptides différents à partir d'une poudre lyophylisée de glandes pinéales de mouton.

Les tests biologiques effectués au laboratoire sur un peptide de poids moléculaire élevé, isolé par *Jouan*, ont montré une activité progonadotrope. Nous pensons tester séparément dans un proche avenir les autres peptides isolés par ce même auteur. De notre côté, à partir des extraits préparés par les deux méthodes décrites précédemment, nous avons réalisé une séparation par chromatographie sur papier.

I. Technique chromatographique

Nous réalisons une chromatographie descendante sur papier *Whatman* n°1 avec 2 éluants successifs:
— butanol — pyridine — eau (1 — 1 — 1 V/V) et, après sèchage du papier
— pyridine — acide acétique — eau (50 — 35 — 15 V/V).
La durée de migration est de 16 heures pour chaque éluant.

II. Extrait préparé selon la technique de *Thieblot, Martin* et *Segal*

Nous pouvons séparer 7 spots colorables par la ninhydrine. L'intensité relative des différents composés est variable d'un extrait à l'autre.

Nous n'obtenons pas de coloration par le bleu de bromophénol: les substances révèlées sont donc, soit des peptides, soit des acides aminés. Le réactif de Schiff donne une coloration au spot de départ: il s'agit certainement d'un composé glycopeptidique.

III. Extrait préparé par passage sur Gel de Séphadex

Le premier pic ou P_1 (qui englobe les 2 premières fractions isolées par passage sur Gel de Séphadex), inactif biologiquement, comprend un spot de départ (colorable par la ninhydrine et le bleu de bromophénol, donc de nature protéique) et 4 spots de faible intensité colorés par la ninhydrine.

Le second pic ou P_2 (ou fraction III), actif biologiquement, ne présente pas de spot de départ mais 5 spots colorés par la ninhydrine. Des résultats identiques sont obtenus par *Ebels* (1967).

Elimination urinaire du principe antigonadotrope

A la suite de nombreux auteurs, (*Funk* et *Zephiroff*, *Fleischmann* et *Goldhammer*) *Milcou* (1956) retrouve une substance antigonadotrope dans l'urine de sujets de moins de 15 ans et chez les jeunes animaux.

Plus récemment, *Soffer* et Coll. isolent, à partir de l'urine d'enfants et d'adultes, une substance protéique capable de s'opposer à l'action stimulatrice des hormones gonadotropes sur l'appareil génital du rat. L'expérimentation réalisée au laboratoire par Madame *Blaise*, a pour but la séparation de ce principe antigonadotrope urinaire et la mise en évidence de son activité biologique.

I. Extraction et purification

Ces extraits sont préparés à partir d'urines d'enfants impubères. L'urine fraiche de 24 heures, gardée sur glace, est filtrée et amenée à pH 7. On lui ajoute 4 volumes d'acétone et on laisse en contact une nuit à +4° C. Le précipité formé est recueilli par centrifugation, lavé à l'acétone puis sèché et conservé sous vide. La purification se fait par passage sur Gel de Séphadex selon le même protocole que pour l'extrait épiphysaire. L'absorption en UV permet de mettre en évidence 3 pics.

II. Activité antigonadotrope des extraits urinaires

Les tests utilisés sont ceux décrits précédemment pour l'extrait épiphysaire. L'administration d'extrait acétonique total provoque une diminution de 20 à 40 pour cent du poids du tractus génital des souris traitées à la dose de 10 mg par animal et par jour pendant 10 jours.

Après passage sur Séphadex, la 2ème fraction obtenue, administrée à la dose de 500 microgrammes par rat et par jour provoque une diminution pouvant aller jusqu'à 50 pour cent.

La chromatographie de cette fraction sur plaque de gel de Silice met en évidence 5 spots de nature peptidique.

Ce composé obtenu à partir d'urines d'enfants impubères agit dans le même sens que l'extrait épiphysaire et semble de même nature chimique. Il reste à démontrer qu'il est d'origine épiphysaire.

Action antigonadotrope de la mélatonine

A ce sujet, les résultats sont contradictoires. Si l'action antigonadotrope de la mélatonine a été signalée par *Wurtman, Moszkovska, Adams*, au contraire, *Tilstra, Ebels* et *Soffer* n'ont pu mettre en évidence aucun effet antigonadotrope secondaire à l'administration de mélatonine. Pour leur part, *Thieblot, Berthelay* et *Blaise* (1966), ont envisage l'action de la mélatonine sur l'aspect histologique des gonades et sur le stockage gonadotrope du rat.

— Chez le Rat mâle prépubère, traité par la mélatonine, on peut noter une augmentation du poids des vésicules séminales (70 pour cent), les testicules ne présentant pas d'augmentation notable.

— Chez le Rat femelle, l'ovaire augmente en poids de 40 à 50 pour cent, l'utérus n'étant pas modifié.

La dose minimale pour obtenir ces augmentations est de 250 microgrammes par animal. L'examen histologique des testicules des rats traités révèle une spermatogénèse normale et une glande interstitielle bien développée. Chez la femelle traitée, l'ovaire présente une image de stimulation normale avec des follicules à tous les stades de maturation et des corps jaunes volumineux. La lumière utérine est très élargie; le chorion épais contient de nombreuses glandes.

En étudiant l'action sur le stockage gonadotrope hypophysaire, nous avons montré que la mélatonine est inactive à faible dose (50 microgrammes par jour) et qu'à des doses plus importantes (200 à 500 microgrammes) elle est capable de stimuler la production de LH.

La chromatographie sur couche mince des extraits épiphysaires préparés par passage sur Gel de Séphadex comparée à la chromatographie dans les mêmes conditions d'une solution de mélatonine montre que les extraits acétoniques de glande pinéale ne contiennent pas de mélatonine, qu'il s'agisse des fractions 1, 2 ou 3.

Résumé

Depuis plusieurs années, nous avons montré ques les extraits de glande Pinéale pouvaient être séparés en 2 facteurs: 1 anti-gonadotrope et 1 progonadotrope. Nous nous sommes intéressés au facteur anti-gonadotrope. Il a été démontré que celui-ci compense les effets de l'épiphysectomie et diminue la production de facteur gonadotrope hypophysaire.

Une purification chromatographique a permis d'isoler une fraction de poids moléculaire peu élevé contenant 5 peptides. Cette fraction possède des propriétés antigonadotropes à la dose de 50 microgrammes par rat et par jour.

Ces peptides ont un poids moléculaire compris entre 1000 et 3000. *Jouan* et *Moszkowska* obtiennent des résultats comparables.

La découverte de la mélatonine remettait le problème en question.

Nous avons pu montrer:

— que nos extraits ne contenaient pas de mélatonine

— que, contrairement aux résultats de *Axelrod* et *Wurtman* (1963), la mélatonine possédait plutôt une action progonadotrope.

Etant donné que la fraction active contient plusieurs peptides, il importe de rechercher si un peptide ou un groupe de peptides possède plus spécialement l'action antigonadotrope. C'est dans ce sens que nous poursuivons nos travaux.

A la suite des travaux de *Milcou*, nous avons recherché un effet antigonadotrope dans les urines d'enfants avant la puberté. Avec Madame *Blaise*, nous
avons isolé un principe antigonadotrope qui présente des caractères chimiques
voisins de l'extrait pinéal. Il reste à prouver que le principe retrouvé dans les
urines est le même que celui d'origine épiphysaire.

Bibliographie

Ebels, I.: Biol. Med. *56*, 395 (1967).
Jouan, P., A. Garreau, et *S. Samperez*: Ann. Endocr. *26*, 535 (1965).
Jouan, P., et *S. Samperez*: C. R. Soc. Biol. *158*, 1, 10 (1964).
Milcou, S. N., I. Milcou, et *E. Damian*: Bull. Soc. Acad. R. P. R., Sec. Med.
    8, 1, 183 (1956).
Moszkowska, A.: Biol. Med. *56*, 403 (1967).
Thieblot, L., J. Berthelay, et *S. Blaise*: Ann. Endocr. *27*, 65 (1966).
Thieblot, L., S. Blaise, et *J. Couquelet*: C. R. Soc. Biol. *161*, 295 (1967).
Wurtman, R., J. Axelrod, et *E. W. Chu*: Science *141*, 277 (1963).

Journal of Neuro-Visceral Relations, Suppl. X, 160—176 (1971)
© by Springer-Verlag 1971

The Influence of the Pineal Body on the Gonadotropic Function of the Hypophysis

A. Moszkowska and **I. Ebels**

Equipe de Recherches neuroendocrinologiques du C.N.R.S., Laboratoire d'Histophysiologie, Collège de France, Paris, France; Department of Organic Chemistry, State University of Utrecht, Utrecht, The Netherlands

With 12 Figures

Summary

We conclude that the antigonadotropic activity of the Sephadex G-25 fraction F3 seems to be fairly specific for the pineal body, but that it is unstable under the experimental conditions we have used. The Sephadex G-25 fraction F2 can be partly purified by chromatography on the cation exchanger Amberlite IRC-50, XE-64 and afterwards on the anion exchanger Dowex 1X2. The indoles (melatonin, 5-methoxy-tryptophol and serotonin-creatinine sulphate) show no activity in the bioassay that we always use. Experiments with synthetic arginine-vasotocin indicate that the action of this substance differs *in vitro* from that of the Sephadex G-25 fraction F3. It is not impossible that the inhibitory activity of the pineal is related to catecholamines.

Sterilization in early life with testosterone reveals that absence of the epiphysis in both male and female rats counteracts the inhibitory effect of darkness upon genital development. Epiphysial serotonin may play an important role via the hypothalamus in the modulation of hypophysial secretion.

Introduction

Previously *Moszkowska* (1965) reported, that fresh pineal bodies and acetone-dried sheep pineal powder can diminish or inhibit the secretion of the adult male rat anterior hypophysis into the incubation medium. By the method of gel filtration on Sephadex G-25 (Fine) of an extract of sheep pineal powder *Ebels et al.* (1965) have obtained two fractions with an opposite effect on the follicle stimulating activity of the anterior hypophysis of the male rat in vitro. The Sephadex G-25 fraction F3 is capable in vitro to diminish the above mentioned activity and the Sephadex G-25 fraction F2 increases the follicle stimulating activity of rat anterior hypophysis in vitro. The latter activity can be accumulated by chromatography on the weak cation exchanger Amberlite IRC-50, XE-64 (*Moszkowska et al.*, 1965). In this paper we will deal with:

I. the results of the attempts of further separation of the active Sephadex G-25 fractions F2 and F3 of a sheep pineal extract (see Fig. 1);

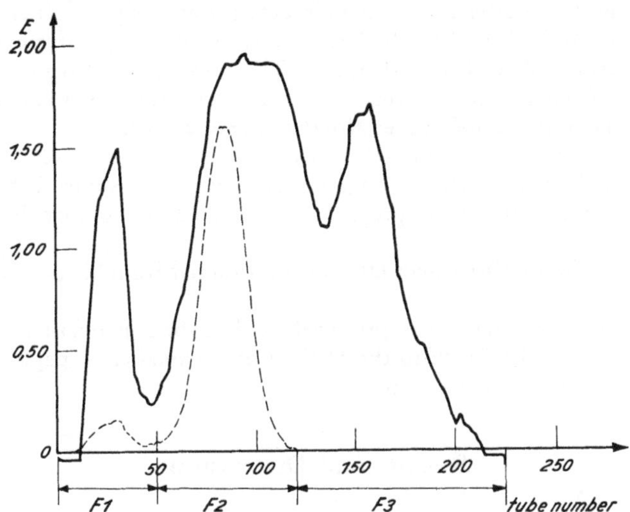

Fig. 1. Gelfiltration of sheep pineal body extracts (62.5 g net material) on a column of Sephadex G-25 (Fine) (4.5×112 cm) in 0.2 M pyridine—0.05 M acetic acid, pH 5.8. Fraction size 12 ml/4 minutes; 50μl aliquots were taken for minhydrin coloration.
———————— absorption at 280 mμ.
– – – – – minhydrin colour without hydrolysis; optical density at 570 mμ.

II. the study of some synthetic substances which are assumed to be present in the pineal body;

III. the results of epiphysectomy in male and female rats and the effect of the injections of Sephadex G-25 fraction F3 of a sheep pineal extract and some synthetic indoles.

Material and Methods of I and II

Bioassay. The bioassay we have used is the same as we described previously in detail (*Moszkowska et al.*, 1968).

Pineal Bodies

Sheep pineal bodies were collected by S.O.R.G.A., Paris, by Pitco Biochemicals, San Francisco, California, and by ERSCO, San Mateo, California.

The organs were frozen one to three hours after slaughter, shipped on dry ice and preserved at —20° C. Sephadex G-25 and Sephadex G-10 were ordered from Pharmacia, Uppsala, Sweden. For details of the method see *Ebels* (1967).

Extracts

Sheep pineal extracts were prepared with a volatile buffer of 0.2 M pyridine—0.05 M acetic acid pH 5.8 and filtered on Sephadex G-25 equilibrated with the same buffer as described in detail previously: *Ebels et al.*, 1965, *Ebels*, 1967. Amberlite IRC-50, XE-64 was an old supply from Brocades, Stheeman, Amsterdam, The Netherlands. The preparation of the resin and the separation of our extracts on this weak cation exchanger was carried out as described in detail previously; see *Moszkowska et al.* (1965).

Dowex 1, chloride Form, 2 % cross linked, Dry 200—400 mesh, was ordered from Sigma Chemical Company, St. Louis 18, Missouri, U.S.A.

This anion exchanger was prepared as described in detail by *Witter et al.* (1964).

DEAE-cellulose (Whatman DE 11) was ordered from W. and R. Balston Ltd., Maidstone, Kent.

This anion exchanger was prepared as described in detail by *Tommel et al.* (1966, 1968, 1969). With the Method of *Tommel et al.* peptides can be separated from α-amino acids on this resin.

Results and Discussion

I. The Results of the Attempts of Further Separation of the Active Sephadex G-25 Fractions F2 and F3 of a Sheep Pineal Extract

I, 1. The separation of the Sephadex G-25 fraction F3 of a sheep pineal extract on Sephadex G-10 in a 0.2 M pyridine—0.05 M acetic acid buffer, pH 5.8, has given a better separation of the compounds of fraction F3 and we have found the antigonadotropic activity (Fig. 2) in a fraction Sephadex G-10 F2 or/and F3. However, in some experiments only a small part of the antigonadotropic activity was found again in one or two fractions; in other experiments no activity was refound.

I, 2. The Sephadex G-25 fraction F3 has also been separated on Amberlite IRC-50, XE-64. Under the experimental conditions we have used we refound a small or no activity after chromatography of the Sephadex G-25 fraction F3 on the weak cation exchanger Amberlite IRC-50, XE-64. This method, which was very useful as a purification step of the Sephadex G-25 fraction F2 (*Moszkowska et al.*, 1965) and which has been used with success to isolate the peptide hormones of the neurohypophysis (*Acher et al.*, 1958, *Vliegenthart*, 1964), seems not

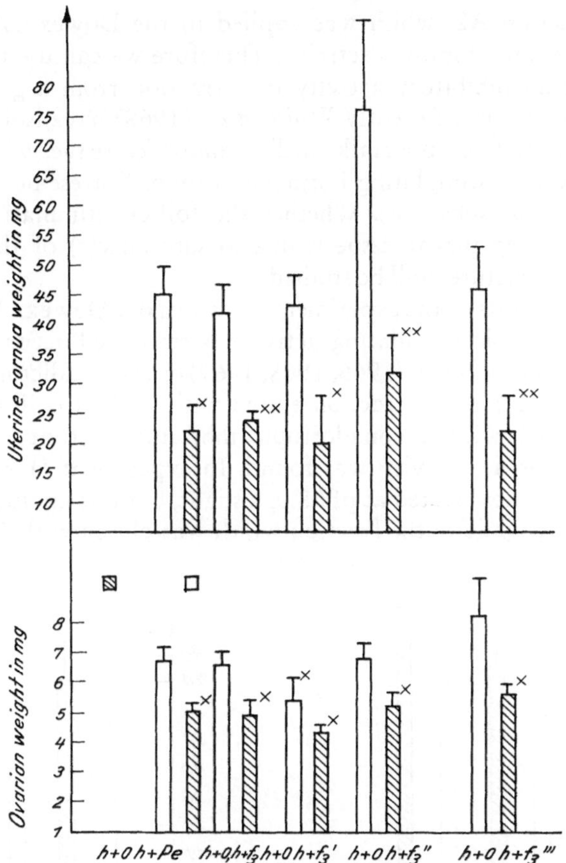

Fig. 2. Representation of mean weights of ovaries and uterine cornua of immature mice treated with 0,25 i.u. of HCG and then with the following incubation liquids:

h+O = half-hypophyses of male rats

h+Pe = half-hypophyses of male rats incubated with powdered total extract of sheep epiphysis.

h=F3 = half-hypophyses of male rats incubated with the fraction F3 (Sephadex G-25 fine).

to be suitable for further purification of a pineal fraction with anti-gonadotropic activity.

I, 3. The follicle-stimulating activity (see Fig. 3) present in the Amberlite IRC-50, XE-64 fraction A2 can be eluted from the Dowex 1X2 column with 0.01 M collidine-acetate buffer pH 4.0. In some experiments we have also found a gonadotropic inhibitory activity which passes the resin Dowex 1X2 in a 1 %/o pyridine-1 %/o collidine-acetate buffer, pH 9.0. This may mean that the Amberlite IRC-50,

XE-64, fraction A2, which was applied to the Dowex 1X2 column, also contains an inhibitory activity. Therefore we can use this method to separate an inhibitory activity in a fraction from a gonadotropic stimulating activity. Recently *White et al.* (1968) have isolated different polyamines from pig stalk median eminence tissue, which deplete pituitary follicle stimulating hormone in vivo. Putrescine seems to be the most potent substance. Whether the follicle stimulating activity in vitro in sheep pineal tissue is due to substance(s) of the same, or comparable structure, will be studied.

I, 4. The results of the experiments in which our Dowex 1X2 fraction with gonadotropic stimulating activity is separated according to the method of *Tommel et al.* (1966, 1968, 1969) are contradictory. In experiment I we obtained a fraction eluted with 0.01 M collidine-acetate buffer pH 8.0 with a gonadotropic inhibitory activity and in all other fractions no activity was found. In experiment II we obtained in the first fraction, eluted at pH 8.0, a slight, but not significant inhibitory activity, while in the fraction which was eluted with 50 % acetic

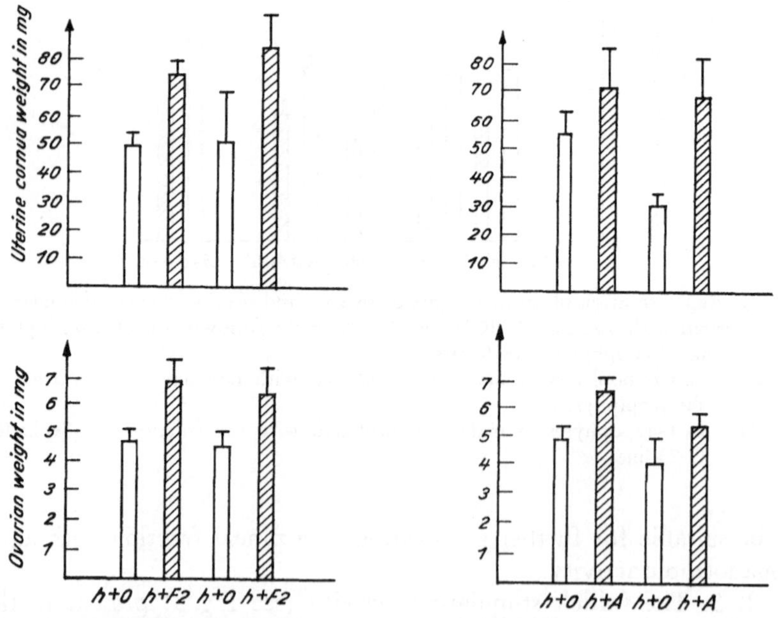

Fig. 3. Representation of five ovarian and uterine mean responses. Reaction of immature mice after receiving an injection of 25 i.u. of HCG and then of incubation liquid consisting either a half-anterior-hypophysis of a male rat (representing hypophyseal excretion) (h+O), or a half-anterior-hypophysis of a male rat incubated with epiphyseal fractions obtained after chromatography of Fraction F2 (Sephadex G-25 fine on Amberlite G-50) (h+A).

we refound a significant gonadotropic stimulating activity. We cannot explain these results at this moment, but it may mean that we can transform the stimulating activity of the Dowex 1X2 fraction into an inhibitory effect under the experimental conditions employed in the method of *Tommel et al.* (1966, 1968, 1969). An indication therefore can be, that we have recromatographed the second half of the Dowex 1X2 fraction with stimulating activity of experiment I on a Sephadex G-25 column (143 × 1 cm), equilibrated and eluted with 0.2 M pyridine —0.05 M acetic acid buffer pH 5.8, and have found in the fractions obtained in this experiment a significant gonadotropic stimulating activity in the low molecular fraction F2.

Furthermore we have compared different regions of sheep hypothalamus tissue, sheep cerebral cortex and sheep cerebellum. We have extracted these tissues with the same methods as we employed in the experiments with sheep pineal bodies. The extracts were separated on Sephadex G-25, equilibrated with 0.2 N pyridine—0.05 M acetic acid buffer, pH 5.8. We obtained three fractions, as we did with the sheep pineal tissue extracts (*Ebels et al.*, 1965, *Ebels* 1967).

The fractions were tested with the same bioassay. In those experiments we did not find an antigonadotropic activity as we found in the Sephadex G-25 F3 fraction of sheep pineal extracts. However, we observed a highly significant stimulation of the gonadotropin activity in the incubation solution when the half-anterior hypophyses of the male rats were incubated with the Sephadex G-25 fraction F3 of an extract of the median eminence region of sheep hypothalamus tissue and also a significant stimulation when the Sephadex G-25 fraction F3 of sheep cerebral cortex extract was incubated. No activity was found when the Sephadex G-25 fractions of sheep cerebellum were tested.

Thus it seems that the antigonadotropic activity observed in a sheep pineal extract Sephadex G-25 fraction F3 is rather specific for the pineal body.

II. A Study of Some Synthetic Substances which Are Assumed To Be Present in the Pineal Body

II, 1. Indoles. In a number of experiments we have incubated synthetic indoles and have found, that synthetic melatonin, 5-methoxy-tryptophol, serotonin-creatinine-sulfate show no activity in the bioassay we always used.

Filtration on Sephadex G-10 of 5-methoxy-tryptophol and melatonin, under the same conditions as we have used for the separation of our Sephadex G-25 fraction F3, has shown that these synthetic indoles are eluted much later than the Sephadex G-10 fraction F2 and/or F3 with gonadotropin inhibitory activity.

II, 2. Catecholamines. At this moment we cannot exclude the inhibitory principle of our Sephadex G-25 F3 fraction to be identical with or related to a catecholamine, as dopa or noradrenaline. The synthetic catecholamines as dopa and dopamine are eluted from a Sephadex G-10 column under the same experimental conditions as described before, in a region near the fraction in which we have obtained the gonadotropin inhibiting activity of the pineal extract fraction.

Further *Scémama* (1969) has shown, that synthetic dopa and noradrenaline have an antigonadotropic activity on the follicle stimulating activity of the rat anterior hypophysis in vitro; it appeared to be a direct action on the excreted hormone.

The Sephadex G-25 F3 fraction, however, has been investigated for the content of catecholamines with the same method which has been employed to identify a catecholamine in the skin of the toad, Xenopus laevis; see *Brouwer et al.* (1969). In the fractions investigated till now no catecholamines could be detected.

II, 3. Arginine-vasotocin. *Pavel et al.* (1966) have concluded from their data, that the inhibitory principel in bovine pineal body is identical with arginine vasotocin. In experiments which we carried out we could not confirm the occurrence of arginine vasotocin in the pineal organ (*Ebels et al.*, 1965). Our study of the antigonadotropic action of synthetic arginine vasotocin has shown, that arginine vasotocin, whether incubated with half-anterior hypophyses for 3 h. 30 min., or mixed with the incubation solution of these organs from male rats incubated alone, can diminish significantly the influence of that incubation solution on the uterus weight, when injected into immature mice. However, we believe, as we published previously (*Moszkowska et al.*, 1968), that the action of arginine vasotocin differs from that of the Sephadex G-25 fraction F3.

III. The Results of Epiphysectomy in Male and Female Rats and the Effect of the Injections of Sephadex G-25 Fraction F3 of a Sheep Pineal Extract and Some Synthetic Indoles

Besides our studies of fractioned epiphyseal extracts, we have investigated in the Wistar rat the effects of epiphysectomy upon the development of the genital system. Published work during the last years suggests that, depending upon the species, epiphysectomy provokes either a gonadotropic stimulation (e.g. in the hamster) (*Hoffmann et al.*, 1965, *Girod et al.*, 1965, *Czyba et al.*, 1965), or a temporary inhibition

Sayler et al., 1968) (e.g. in the quail), or (in the rat and mouse) a very moderate and temporary stimulation in the male and none in the female animal (*Lombard*, 1967, *Motta et al.*, 1967, *Dunawy et al.*, 1967, *Moszkowska*, 1967). It is interesting to note that animals with seasonal cycles, which are sensitive to photoperiodic changes, are also most sensitive to the absence of epiphysis; on the contrary, polycyclic animals with an effective hormonostatic system, show only transitory or inconclusive responses of small amplitude.

We have studied the relation of epiphysis to photosensitivity of the hypothalamo-hypophyseal axis by using rats with partially modified hypophyseal hormonostatic mechanisms. This ingenious and very useful experimental procedure was developed in our Laboratory by *Kordon, Benoit et al.* by treating the rats before the age of 5 days with testosterone. Some American investigators, who worked some time in our Laboratory, have used a closely related experimental procedure and obtained simultaneously with us the same results (*Reiter et al.*, 1968, *Moszkowska et al.*, 1968 a, b). We performed epiphysectomies on 10-day old experimental animals, which, due to the testosterone treatment, were photosexually sensitized and were at the same time in a state of hypophyseal gonadotropic hypofunction. Epiphyseal absence under these conditions, in contrast to those without testosterone pre-treatment in both male and female rats, had important effects.

III, 1. Over a period of three years, we conducted a number of experiments at different times of the year. We found that male and

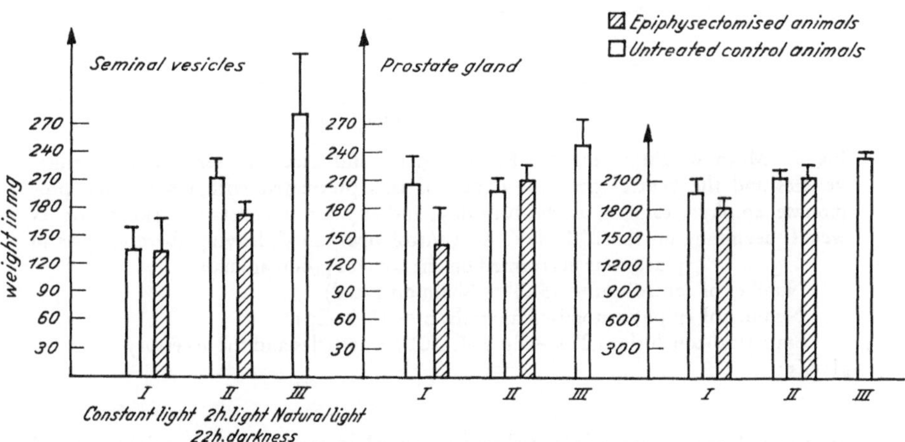

Fig. 4. Mean weight in mg ± S.E. of testicles, prostate gland, and seminal vesicles of rats epiphysectomised on the 10th day of life, and exposed to different photoperiods.
Epiphysectomy under these conditions does not influence the response of the genital tract to light.

female rats, epiphysectomised on the 10th day of life and then exposed to various photoperiods since the 21st day for 6 to 8 weeks, showed consistently the same response as the non-epiphysectomised controls (Fig. 4, *Moszkowska*, 1969).

III, 2. On the other hand, the same experimental method, applied to rats treated on the fifth day of life with 2 mg of testosterone propionate in oil solution, gave the following results: male rats kept for 6 weeks in constant darkness (beginning on the 21st day of life) showed that epiphysectomy compensates at least partially for the inhibitory effect of darkness upon genital development (*Moszkowska et al.*, 1968).

Histological examinations of the testicles helped to explain the results of Fig. 5. Spermiogenesis and spermatogenesis of the epiphys-

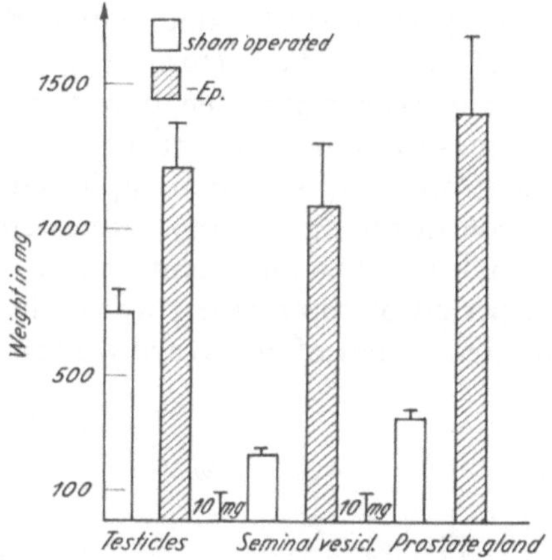

Fig. 5. Mean weight in mg ± S.E. of testicles and accessory sex glands (seminal vesicles and the ventral prostate gland) of rats pretreated with testosterone propionate, epiphysectomised on the 10th day, and exposed to constant darkness for six weeks, beginning on the 21th day. A "control operation", leaving the epiphysis in place, was performed on the control group animals.

Number of controls, n = 15 (T = Sham operated)

Number of epiphysectomised animals, n = 15 (—Ep)

Statistical conclusion: Tvs —Ep p < 0.01 for testicles and the accessory sex glands.

ectomised rats were nearly always complete and the interstitial gland was well developed. On the other hand, the rats with epiphysis in place, showed a strong testicular atrophy, the presence of spermatogonia, while young spermatocytes and spermatids were present rarely; the interstitial gland was poorly developed (Figs. 6, 7).

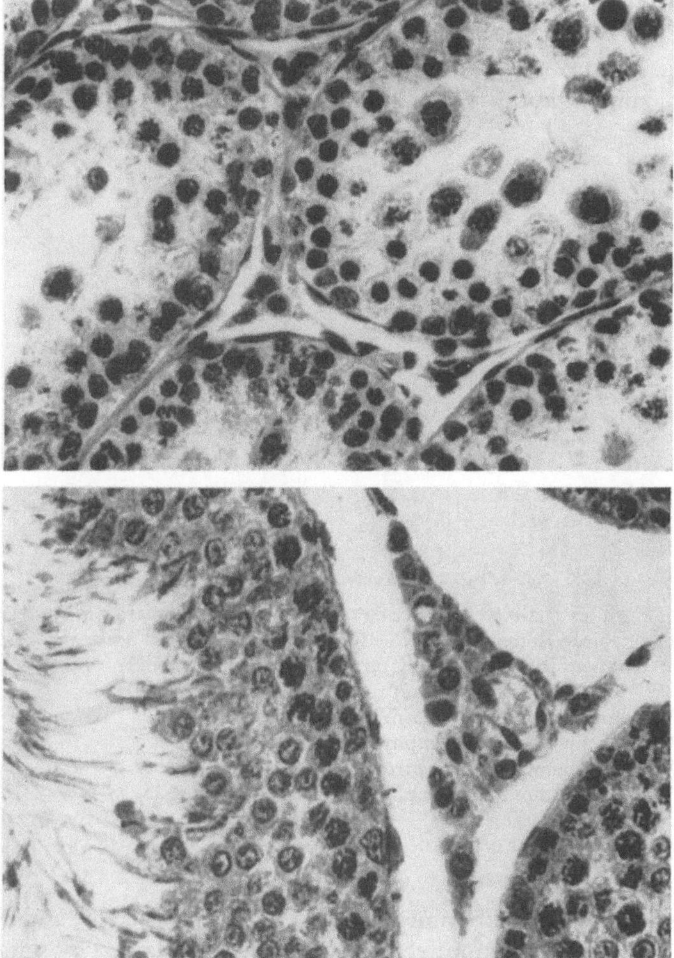

Fig. 6 and 7. Testicles of rats treated with 2 mg of testosterone propionate on the 5th day of life, then kept in constant darkness beween 21st and 63rd days of life.
1. Testicle of a control rat (with the epiphysis in place). × 625.
2. Testicle of an animal epiphysectomised on the 10th day of life: a stimulation of spermatogenesis and of the interstitial gland is clearly observed, furthermore the size of seminiferons tubules is notably increased. × 625.

III, 3. The same procedures applied to female rats gave less definite results and a slower response. 50 days after epiphysectomy, differences were not observed between epiphysectomised and control females. On prolonging the period of darkness for 15 days, a clear difference was established between the two groups (Fig. 8). Thus it is between the

60th and 75th days that epiphysectomy accelerates ovarian development.

Fig. 8 shows that the difference between the epiphysectomised and control animals appears late and that the results are easily reproducible.

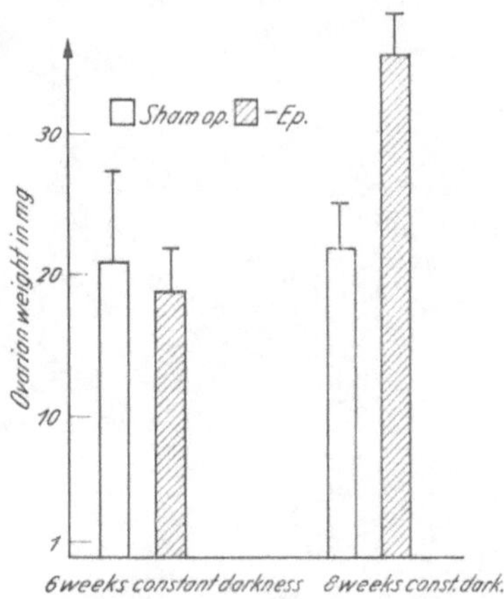

Fig. 8. Mean ovarian weight in mg ± S.E of rats pretreated with testosterone propionate, epiphysectomised on the 10th day, and exposed since the 21st day to constant darkness for 6 weeks (as response to epiphysectomy), or for 8 weeks (a very significant response to epiphysectomy).
6-Week group, number of controls (T) = 8 (Sham op.).
6-Week group, number of epiphysectomised animals = 9.
8-Week group, number of controls (T) = 20 (Sham op.).
8-Week group, number of epiphysectomised animals = 23.
Statistical conclusion: Tvs —Ep and To vs-Ep $p < 0.01$ for ovaries after exposed only to 8-weeks of darkness.

In the two series of experiments, only the ovarian weight, and not that of the uterine cornua, is affected. This may be explained by some differences between the two groups in follicular morphology: in the two cases we found normal Graafian (tertiary) follicles, whereas in the epiphysectomised animals very large and cystic follicles occurred (Figs. 9, 10).

III, 4. Since the male rat was more sensitive to epiphysectomy than the female rat, we investigated the male animal (pretreated with testosterone before the 5th day of life, epiphysectomised on the 10th day, and kept in constant darkness since the 21st day for 6 weeks) for factors capable of substitution of the epiphyseal factors. We studied melatonin, serotonin, 5-hydroxytryptophan, and the F3 epiphyseal fraction obtained after filtration on Sephadex G-25 gel. We found that melatonin, even at the significant weekly doses of 750—900 μg admin-

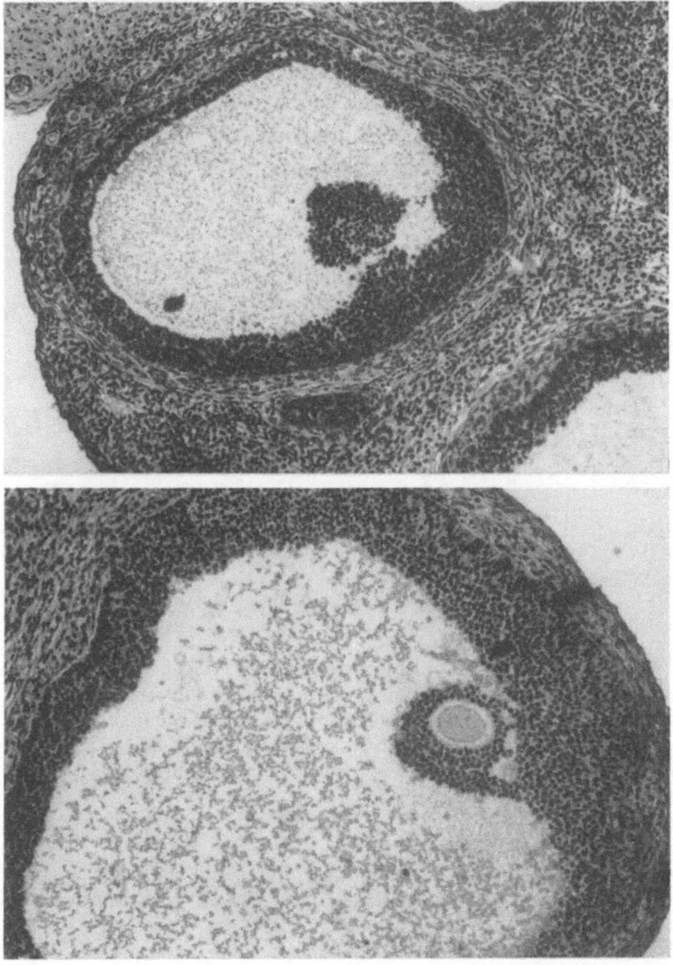

Figs. 9 and 10. Ovaries of rats treated with 2 mg of testosterone propionate on the 5th day of life, kept in constant darkness since the 21st day for 8 weeks. × 125.
   3. Segment of ovary from an animal with epiphysis in place.
   4. Segment of ovary from an animal epiphysectomised on the 10th day of life. Follicular growth is clearly stimulated.

istered during the period of darkness, did not affect the reaction following epiphysectomy. The same was observed with 5-HT and 5-hydroxytryptophan (4.25 mg). If, however, the level of 5-HT was raised by a simultaneous administration of serotonin and nialamide, the postepiphysectomy gonadal stimulation was significantly reduced. This could be especially related to LH, because testicular weight was not always significantly reduced and spermatogenesis was only slightly retarded. The size of seminiferous tubules, however, was clearly reduced, and interstitial gland seemed less active. But more affected than these, was the development of the seminal vesicles and the prostate gland which were inhibited very significantly (Fig. 11). Thus the anti-LH activity of 5-HT was again demonstrated.

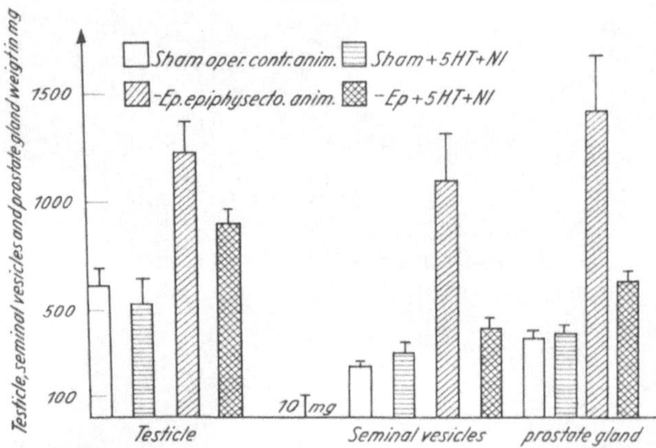

Fig. 11. Mean weight in mg ± S.E. of testicles and the accessory sex glands of epiphysectomised rats kept in darkness in the same conditions as those in Fig. 5. But the groups (Sham+5HT+Ni) and (—Ep+5HT+Ni) are simultaneously treated with serotonin and nialamide during their exposure to darkness (total doses per rat of serotonin creatinine sulfate and solution 4.25 mg, nialamide 0.095 g).

Number of animals per group:

T, controls, n = 10.

—Ep, epiphysectomised animals, n = 9.

Sham+5HT+Ni, controls treated with serotonin and nialamide, n = 12.

—Ep+5HT+Ni, epiphysectomised animals treated with serotonin and nialamide, n = 12.

Statistical conclusion:

—Ep vs T p 0.01 for testicles and accessory sex glands.

—Ep vs (—Ep+5HT+Ni) p < 0.01 for the accessory sex glands only.

Assuming that in the absence of epiphysis the level of serotonin that reaches the hypothalamus is diminished, we substituted the epiphyseal serotonin with an artificial deposit of 5-HT. In these conditions, the epiphyseal inhibition of the hypophyseal-LH gonadostimulation was partially restored.

III, 5. To try to inhibit the hypophyseal-FSH, the excretion of which increased in the absence of epiphysis, we treated epiphysectomised rats with the F3 Sephadex G-25 epiphyseal fraction, the anti-FSH activity of which was previously demonstrated in vitro and was confirmed in vivo in the same animals pretreated with testosterone propionate and kept in darkness for 6 weeks.

It appears that in vivo the F3 fraction affects LH besides FSH, since in animals treated with F3, accessory sex glands atrophy. The same treatment applied to epiphysectomised rats had no appreciable effect. It is possible that the dosages of F3 used were too small to inhibit the hypophyseal gonadotropic excretion stimulated by the absence of epiphysis, or that to demonstrate the activity of F3 a very low level of circulating LH may be necessary.

To summarize, epiphysectomy in male and female rats aged about 10 days causes only transitory changes of small amplitude and does not modify the photosexual sensitivity. This differs markedly from the effects of epiphysectomy in animals with definite seasonal cycles. On the other hand, prior sterilization with testosterone reveals the functional capacity of epiphysis, because the absence of epiphysis opposes the inhibitory effect of darkness upon genital development in both sexes.

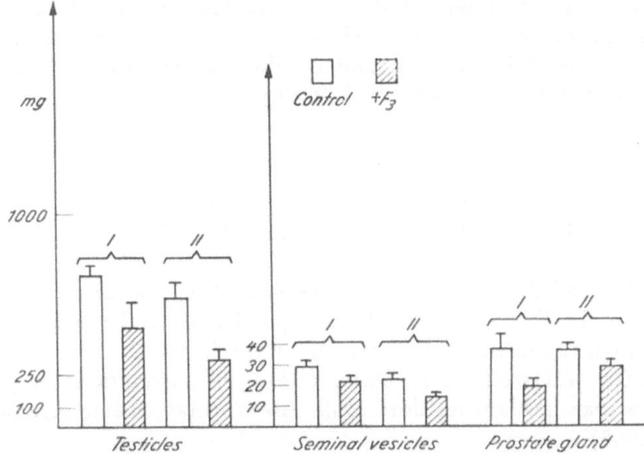

Fig. 12. Mean weight in mg ± S.E. of testicles and the accessory sex glands of rats pretreated with testosterone propionate, then kept in constant darkness, as in Figs. 5 and 11. But the groups (+ F3) receives 14 injections each of 0.3 mg of epiphyseal F3 obtained on the Sephadex G-25.

1st experimental series:
Number of controls, n = 17.
Number of animals treated with Sephadex G-25 F3, n = 7.
2nd experimental series:
Number of controls, n = 10.
Number of treated animals, n = 9.
Statistical conclusion:
T vs + F3 in the 2 series for the testicles and the prostate glands $p < 0.05$; for the seminal vesicles, 1st series $p < 0.05$
2nd series $p < 0.01$.

Epiphyseal serotonin may be the factor playing an important role via the hypothalamus in the modulation of hypophyseal excretion. Active epiphyseal factors in the F2 and F3 Sephadex G-25 fractions acted upon hypophyseal gonadostimulation by a route other than the hypothalamus. Research at this level should consider a role probably played in this action by epiphyseal biogenic amines (indolamines and catecholamines).

Conclusion: The epiphysis is endowed with multiple and antagonistic capacities, but its small amplitude of action makes it difficult to define the roles it plays in the maintenance of balance in the neuroendocrine system. The role of epiphysis has been demonstrated in animals with hypophyseal gonadotropic hypofunction; it is under these conditions that the epiphysis could intervene to modulate the actions of FSH and LH.

Acknowledgement

The authors are particularly indebted to Miss *A. E. M. Bresser*, Mrs. *Andrée L'Héritier* and Miss *S. Ledré* for skilful technical assistance.

This study was partly supported by Le Centre National de la Recherche Scientifique (C.N.R.S.) at Paris and by the Netherlands Organisation for the Advancement of Pure Research (Z.W.O.).

References

Acher, R., A. Light, and *V. du Vigneaud*: Purification of oxytocin and vasopressin by way of a protein complex. J. Biol. Chem. *233*, 116—120 (1958).

Brouwer, E., and *F. C. G. van de Veerdonk*: Identification of a catecholamine in the skin of the toad, Xenopus laevis, and the relation to the physiological melanophore reaction. Experientia *25*, 391—392 (1969).

Czyba, J. C., M. Girod, et *N. Durand*: Sur les corrélations épiphysotesticulaires chez le Hamster doré. Bull. Assoc. Anat. 50ème Réunion, 324 à 333 (1965)

Dixon, H. B. F., and *M. P. Stack-Dunne*: Chromatographic studies on corticotropin. Biochem. J. *61*, 483—495 (1955).

Dunawy, J. E., and *W. K. O'Steen*: Stimulatory effects of pinealectomy on gonadotrophin induced ovulation in immature rats. Biol. a. Med. *25*, 525—529 (1967).

Ebels, I.: Etude chimique des extraits épiphysaires fractionnés. Biol. Med. *56*, 305—402 (1967).

Ebels, I., A. Moszkowska, et *A. Scémama*: Etude in vitro des extraits épiphysaires fractionnés. Résultats préliminaires. C. R. Acad. Sci. *260*, 5126—5129 (1965).

Ebels, I., and *N. Prop*: Study of the effect of melatonin on the gonads, the œstrus cycle and the pineal organ of the rat. Acta. Endocr. *49*, 567—577 (1965).

Ebels, I., D. H. G. Versteeg, and *J. F. G. Vliegenthart*: An attempt to isolate arginine vasotocin from sheep and bovine pineal body. Koninkl. Ned. Akad. Wetenschap., Proc. Ser. B *68*, 127—130 (1965).

Girod, C., N. Durand, et *J. C. Czyba*: Influence de l'épiphysectomie sur l'ovaire du Hamster doré. C. R. Soc. Biol. *161*, 1575—1576 (1967).

Hoffmann, R. A., and *R. Y. Reiter*: Pineal gland influence on gonads of male Hamsters. Science *148*, 1609—1611 (1965).

Kordon, C., and *J. Glowinski*: Selective inhibition of superovulation by blockade of dopamine synthesis during the "critical period" in the immature Rat. Endocrinology *85*, 924—931 (1969).

Kordon, C., et *J. Hoffmann*: Mise en évidence d'un effet fortement gonadostimulant de la lumière chez le Rat male prétraité par une injection postnatale de testostérone. C. R. Soc. Biol. *161*, 1262 (1967).

Lombard des Gouttes, M. N.: Quelques effets de l'épiphysectomie chez la souris male nouveau-né. C. R. Acad. Sci. *264*, 2141—2144 (1967).

Mess, B., F. Fraschini, F. Piva, and *L. Martini*: The pineal body and the control of LH secretion. Excerpta Medica *3*, 361 (1966).

Moszkowska, A.: Quelques données nouvelles sur le mécanisme de l'antagonisme épiphyso-hypophysaire. Role possible de la sérotonine et de la mélatonine. Rev. Suisse Zool. *72*, 145—160 (1965 a).

Moszkowska, A.: Contribution à l'étude du mécanisme de l'antagonisme épiphyso-hypophysaire. Progr. Brain Research. *10*, 564—576 (1965 b).

Moszkowska, A.: Etude des extraits épiphysaires fractionnés. Physiologie. Biol. Méd. *56*, 403—412 (1967 a).

Moszkowska, A.: Quelques données nouvelles concernant les relations épiphyso-hypophysaires et la fonction gonadotrope hypophysaire. Rev. Eur. Endocr. *4*, 351—372 (1967 b).

Moszkowska, A.: Relations épiphyso-hypophysaires et fonctions gonadotropes chez les Mammifères. In: «La photorégulation de la reproduction chez les Oiseaux et les Mammifères» éd. par *J. Benoit* et *I. Assenmacher*, CNRS, 1970, pp. 569—583.

Moszkowska, A., and *I. Ebels*: A study of the antigonadotropic action of synthetic Arginin Vasotocin. Experientia *24*, 610 (1968).

Moszkowska, A., I. Ebels, et *A. Scemama*: Etude in vitro des extraits épiphysaires fractionnés. C. R. Soc. Biol. *159*, 2298—2302 (1965).

Moszkowska, A., et *A. Scemama*: Effet de l'épiphysectomie sur la photosensibilité du rat mâle. C. R. Soc. Biol. *162*, 636—640 (1968 a).

Moszkowska, A., et *A. Scemama*: L'épiphysectomie et la réponse photosexuelle du Rat. Arch. Anat. Histol. Embryol. Exp. *51*, 475—479 (1968 b).

Motta, M., F. Fraschini, and *L. Martini*: Endocrine effects of pineal gland and of melatonin. Soc. for Exp. Biol. and Med. *126*, 431—435 (1967).

Pavel, S., and *S. Petrescu*: Inhibition of gonadotrophin by a highly purified pineal peptide and by synthetic arginine vasotocin. Nature *212*, 1054 (1966).

Reiter, R. Y., Y. C. Sorrentino, J. C. Hoffmann, and *P. M. Rubin*: Pineal, neural and photic control of reproductive organ size in early androgentreated male rats. Neuroendocrinology *3*, 246—255 (1968).

Sayler, A., and *A. Wolfson*: Influence of the pineal gland on gonadal maturation in the Japanese quail. Endocrinology *83,* 1237—1246 (1968).

Scemama, A.: Effet des monoamines sur la sécrétion gonadotrope hypophysaire *in vitro.* In: Neuroendocrinologie éd. par *J. Benoit* et *C. Kordon,* CNRS, Paris, 1970, in press.

Tommel, D. K. J.: Methode voor de scheiding van peptiden van α-aminozuren. Thesis, University of Utrecht, The Netherlands (1969).

Tommel, D. K. J., J. F. G. Vliegenthart, and *J. F. Arens*: The determination of free amino acids in blood plasma. Biochem. J. *111,* 21P (1968).

Tommel, D. K. J., J. F. G. Vliegenthart, T. J. Penders, and *J. F. Arens*: A method for the separation of peptides and α-amino acids. Biochem. J. *99,* 48P (1966).

Tommel, D. K. J., J. F. G. Vliegenthart, T. J. Penders, and *J. F. Arens:* A method for the separation of peptides and α-amino acids. Biochem. J. *107,* 335—340 (1968).

Vliegenthart, J. F. G.: The neurohypophyseal hormones of the finback whale (Balaenoptera Physalus L.). Koninkl. Ned. Akad. Wetenschap., Proc. Ser. B. *67,* 292—294 (1964).

White, W. F., A. F. Cohen, R. H. Rippel, J. C. Story, and *A. V. Schally*: Some hypothalamic polyamines that deplete pituitary follicle stimulating hormone. Endocrinology *82,* 742—752 (1968).

Witter, A., J. F. G. Vliegenthart, and *J. F. Arens*: Amino actids and peptides bound to "Van Dyke's protein" in the pig neurohypophysis. Koninkl. Ned. Akad. Wetenschap., Proc. Ser. B. *67,* 45—59 (1964).

Journal of Neuro-Visceral Relations, Suppl. X, 177—186 (1971)
© by Springer-Verlag 1971

Wirkungen des Epiphysenhormons Melatonin auf reifende Ratten unter rhythmischem Licht-Dunkel-Wechsel und unter Dauerlicht*

Annemarie König, R. Hofmann, Antje Wirths und **E. von Wnuck**

Abteilung für klinische und experimentelle Endokrinologie (Abt.-Vorst.: Prof. Dr. med *Annemarie König*) an der Universitäts-Frauenklinik Göttingen (Direktor: Prof. Dr. med. *Heinz Kirchhoff*)

Summary

The Effect of the Pineal Hormone, Melatonin, on Adolescent Rats Exposed to Rhythmic Light and Dark or to Continuous Light

Male and female Wistar rats, aged 28 days, were kept for 4 weeks under a rhythmic light-dark regimen or under continuous illumination. They were given subcutaneous injections of 500 μg melatonin or of isotonic saline every other day. Studies were made of the body weights, the weights of the adrenals and gonads, the gonadotropin content of the anterior lobe of the pituitary, the sexual cycle, and the antidiuretic activity of the posterior lobe of the pituitary.

Melatonin prevented the following changes produced by continuous illumination: the decline of body weight in female rats, the weight gain of the testes and ovaries, the rise of the gonadotropin content of the anterior lobe of the pituitary, the frequency of oestrus, and the diminution of antidiuretic activity of the posterior lobe of the pituitary in male rats. Melatonin did not affect the loss of weight of the adrenals in male rats, but it had a slight protective effect in female rats. Continuous illumination increased the antidiuretic activity in female rats, and this was intensified by melatonin.

Under the conditions of a rhythmic light-dark regimen, melatonin diminished the body weight and the weight of the adrenals in both male and female rats. It reduced the weight of the testes and raised that of the ovaries. The incidence of oestrus increased. Melatonin caused a decrease of the antidiuretic activity of the posterior lobe of the pituitary in male rats and an increase in female rats.

Der Einfluß der Epiphysis cerebri auf die Geschlechtsorgane und -funktion von Säugetieren war lange vor der Isolierung des Melatonins

---

* Mit Unterstützung der Deutschen Forschungsgemeinschaft.

aus Rinderepiphysen durch *Lerner* et al. (1958) bekannt (*Kitay* und *Altschule*, 1954). *Wurtman* et al. (1963 a) wiesen nach, daß die Aktivität des nur in der Epiphysis cerebri vorkommenden, zur Melatoninsynthese notwendigen Enzyms Hydroxyindol-O-Methyltransferase (HIOMT) durch Licht blockiert und durch Dunkelheit aktiviert wird. Nach *Wurtman* (1967) muß die Möglichkeit in Betracht gezogen werden, daß die durch viele Arbeiten belegten Wirkungen von Licht und Dunkelheit auf die Sexualsphäre auf dem Fehlen oder Vorhandensein von Melatonin beruhen.

In der vorliegenden Arbeit gingen wir von der Überlegung aus, daß durch Dauerlicht bedingte Veränderungen, denen ein Melatoninmangel zugrunde liegt, durch gleichzeitig mit dem Dauerlicht verabreichtes Melatonin verhindert werden müßten. Wir wählten für unsere Untersuchungen 28 Tage alte Ratten, die 4 Wochen lang im rhythmischen Licht-Dunkel-(LD)Wechsel oder im Dauerlicht (LL) gehalten und mit Melatonin behandelt wurden. In diesem Alter ist die Stoffwechselaktivität der Epiphysis cerebri, gemessen am Phosphatumsatz, am größten (*Börell* und *Orström*, 1947), die HIOMT-Aktivität erreicht ihre höchsten Werte (*Wurtman* et al., 1968) und zeigt erst vom 28. Lebenstage ab eine Reaktion auf Licht und Dunkelheit (*Moore* et al., 1968). Im folgenden wird über den Einfluß von Melatonin, LL und LL in Kombination mit Melatonin auf folgende Parameter berichtet: das Körpergewicht, das Gewicht von Nebennieren und Gonaden, die gonadotrope Gesamtaktivität (TGA) des Hypophysenvorderlappens (HVL), die antidiuretische Aktivität (ADA) des Hypophysenhinterlappens (HHL) und den Vaginalzyklus.

Methodik

43 männliche und 79 weibliche, 28 Tage alte Wistar-Ratten (AF/Han.) wurden bei Versuchsbeginn von ihren Muttertieren getrennt. Das Durchschnittsgewicht der Weibchen betrug $71,1 \pm 10,20$ g, das der Männchen $77,3 \pm 3,61$ g. Die männlichen Tiere waren signifikant schwerer als ihre weiblichen Geschwistertiere ($P < 0,01$).

Die Tiere lebten nach Geschlechtern getrennt zu zweit oder zu dritt in lichtdurchlässigen Kunststoffkäfigen. Sie erhielten Altromin-Hannoverfutter und Wasser ad libitum. Die Temperatur des fensterlosen, künstlich beleuchteten und durch Ventilatoren ständig mit Frischluft beschickten Stalles wurde mittels Thermostaten auf $22 \pm 0,4°$ C eingeregelt. Die fortlaufend überwachte relative Luftfeuchtigkeit betrug $54,4 \pm 3,32$ %. Die Beleuchtungsstärke lag in Käfigmitte, je nach dem Standort zur Lichtquelle, zwischen 100 und 200 Lux. Die Versuche wurden in den Monaten März, April, Juni, November und Dezember 1967 durchgeführt.

19 männliche und 55 weibliche Ratten lebten 28 Tage lang unter obigen konstanten Raumbedingungen in einem 12stündigen LD-Wechsel (7—19 Uhr

hell, 19—7 Uhr dunkel). 10 männliche und 30 weibliche Ratten erhielten jeden 2. Tag zwischen 10 und 11 Uhr 0,4 ml 0,9prozentige Kochsalz(NaCl)-lösung unter die Rückenhaut injiziert. 9 männlichen und 25 weiblichen Tieren wurden je 500 μg Melatonin in 0,4 ml 0,9prozentiger NaCl-Lösung gelöst in 2tägigen Abständen zwischen 10 und 11 Uhr unter die Rückenhaut gespritzt.

24 männliche und 24 weibliche Ratten lebten unter denselben Temperatur- und Luftfeuchtigkeitsbedingungen im LL. Während 9 männliche und 9 weibliche Tiere jeden 2. Tag eine subkutane Injektion von 0,4 ml 0,9prozentiger NaCl-Lösung erhielten, applizierten wir 15 männlichen und 15 weiblichen Tieren in 2tägigen Abständen je 500 μg Melatonin in 0,4 ml NaCl-Lösung unter die Rückenhaut.

Das verwendete Melatonin war ein synthetisches Präparat (5-Methoxy-N-Acetyltryptamin)monohydrat der Fa. Calbiochem Los Angeles/USA. Da es sich in wäßrigen Medien bei Zimmertemperatur schwer löste, wurde die Melatonin-NaCl-Lösung für etwa 15 Minuten in ein Wasserbad von 70° C eingebracht, wodurch eine vollständige Lösung erzielt wurde, die bei langsamem Abkühlen auf Zimmertemperatur erhalten blieb. Die von uns angewandte Melatonindosierung lag mit 500 μg pro Tier pro 48 Stunden unphysiologisch hoch und stand in keinem Verhältnis zum normalen Gehalt der Epiphyse an Melatonin (0,2—0,4 μg/g). Uns schien, um zu quantitativen Aussagen zu kommen, eine derart hohe Dosierung jedoch berechtigt, da durch Resorption, Transport und Inaktivierungsvorgänge beträchtliche Verluste zu erwarten waren.

In 2- bis 3tägigen Abständen wurden die Ratten gewogen. Bei den weiblichen Tieren wurden zur Überprüfung des Sexualzyklus Vaginalabstriche gemacht. Die Abstriche wurden hitzefixiert und mit Löfflers Methylenblau gefärbt.

4 Wochen nach Versuchsbeginn wurden die Tiere, nachdem sie gewogen und bei den Weibchen Vaginalabstriche vorgenommen worden waren, zwischen 11 Uhr 15 Minuten und 12 Uhr durch Dekapitation getötet und die Köpfe sofort in flüssigen Stickstoff (—195,8° C) eingebracht. In halbgefrorenem Zustand wurden die Hypophysen unter einem Stereomikroskop herauspräpariert und Vorder- und Hinterlappen getrennt in eisgekühlte, keimfreie Gläschen getan.

Die HHL wurden in der Kälte getrocknet, zermörsert und mit 0,25prozentiger Essigsäure extrahiert. Der essigsaure Extrakt wurde nach kurzem Aufkochen in sterilen Gläsern aufbewahrt und nach der von *Berde* und *Cerletti* (1961) entwickelten, von *Böttcher* (1965) modifizierten Methode an alkoholnarkotisierten, wasserbelasteten Ratten auf seine ADA geprüft. Als Standardpräparat benutzten wir synthetisches Lysin[8]-Vasopressin der Firma Sandoz/Basel (Schweiz). Alle Testungen wurden als 2+2-Punktversuche durchgeführt und statistisch nach *Gaddum* (1953) ausgewertet.

Die HVL wurden in der Kälte mit Aceton extrahiert. Der Rückstand wurde im Exsikkator über Phosphorpentoxyd bei 4° C getrocknet und bis zur biologischen Testung auf TGA luftdicht verschlossen in der Kälte aufbewahrt. Die Testung erfolgte nach der von *Levin und Tyndale* (1937) inaugurierten Methode, bei der die Uterusgewichtszunahme infantiler weiblicher Mäuse als Kriterium benutzt wird. Alle Testungen wurden als 2+2-Punktversuche durchgeführt. Als Bezugssubstanz verwendeten wir die 2nd International Reference Preparation (2. I.R.P.) for Human Menopausal Gonadotrophin. Die statistische Berechnung erfolgte nach den Angaben von *Borth* et al. (1957).

Unmittelbar nach der Dekapitation wurden die Nebennieren und Gonaden der Tiere entfernt, von Blut und anhängendem Gewebe befreit und gewogen. Die Wägegenauigkeit betrug für Nebennieren und Ovarien 10^{-5} g, für Testes 10^{-3} g. Bei allen Gewichtsvergleichen nahmen wir die Prüfung auf Signifikanz mittels des X-Tests nach den Angaben von *Van der Waerden* und *Nievergelt* (1956) vor. Als Kriterium für eine signifikante Differenz galt eine Irrtumswahrscheinlichkeit unter 5 % ($P < 0,05$).

Ergebnisse

Wie Tab. 1 zeigt, haben alle männlichen Gruppen am Ende des zweiten Lebensmonats ein sehr viel höheres Gewicht als ihre weiblichen Geschwistertiere. Im rhythmischen LD-Wechsel bewirkt Melatonin bei beiden Geschlechtern einen verminderten Gewichtsanstieg ($P < 0,05$). Während LL und LL in Kombination mit Melatonin bei männlichen Individuen keinen Einfluß auf die Gewichtszunahme haben, ist diese bei weiblichen Individuen im LL signifikant geringer als im LD-Wechsel ($P < 0,05$). Wird aber im LL Melatonin verabfolgt, so entspricht das Gewichtsverhalten demjenigen von Kontrollweibchen im rhythmischen LD-Wechsel.

Alle weiblichen Tiere haben ein höheres Nebennierenfeuchtgewicht als die männlichen. Im rhythmischen LD-Wechsel wirkt Melatonin bei beiden Geschlechtern gleich im Sinne einer Verminderung der Nebennierengewichte ($P < 0,05$). Auch LL führt zu einer signifikanten Gewichtsabnahme ($P < 0,05$), die durch gleichzeitig verabfolgtes Melatonin nur bei den Weibchen gemildert wird, ohne daß jedoch die Kontrollwerte wieder erreicht werden.

Im rhythmischen LD-Wechsel verursacht Melatonin eine Gewichtsabnahme der Testes ($P < 0,05$) und eine Gewichtszunahme der Ovarien ($P < 0,05$). LL erhöht die Gonadengewichte bei beiden Geschlechtern ($P < 0,05$). Melatoninapplikation im LL senkt bei den männlichen Ratten die Gonadengewichte unter die Werte, die bei Kontrolltieren im rhythmischen LD-Wechsel gefunden werden ($P < 0,05$), während die Ovargewichte der weiblichen Ratten unter LL und Melatonin denen der Kontrolltiere gleichen.

Alle männlichen Tiere haben eine höhere TGA als ihre weiblichen Geschwistertiere. Im rhythmischen LD-Wechsel verabfolgtes Melatonin ruft bei männlichen und weiblichen Ratten im Mittel eine Senkung her-

Tabelle 1

Mittelwerte mit Standardabweichungen, Vertrauensgrenzen und Stichprobenumfang (in Klammern) der Körpergewichte, der Gewichte von Nebennieren, Testes und Ovarien, der gonadotropen Gesamtaktivität (TGA) der Hypophysenvorderlappen in Einheiten (E) bezogen auf die 2. International Reference Preparation for Human Menopausal Gonadotrophin, der antidiuretischen Aktivität (ADA) der Hypophysenhinterlappen in Milli-Einheiten (mE) bezogen auf Lysin^8-Vasopressin und des Prozentsatzes der im Oestrus befindlichen Rattenweibchen. LD = rhythmischer Licht-Dunkel-Wechsel, LL = Dauerlicht, LL + Me = Dauerlicht und Melatoninbehandlung, LD + Me = rhythmischer Licht-Dunkel-Wechsel und Melatoninapplikation.

	LD	LL	LL + Me	LD + Me
K.-Gew. (g)				
♂	235 ± 12	238 ± 10	234 ± 12	200 ± 11
	(10)	(9)	(15)	(9)
♀	168 ± 9	149 ± 8	169 ± 9	153 ± 7
	(30)	(9)	(15)	(25)
Nebennieren (mg) ♂	20,45 ± 3,29	13,57 ± 2,38	13,10 ± 1,17	14,00 ± 1,60
	(20)	(18)	(30)	(18)
♀	24,19 ± 3,70	16,99 ± 2,24	20,45 ± 3,89	18,51 ± 2,75
	(60)	(18)	(30)	(50)
Testes (g)	1,233 ± 0,012	1,357 ± 0,024	1,193 ± 0,001	1,138 ± 0,016
	(20)	(18)	(30)	(18)
Ovar (mg)	20,58 ± 0,42	21,61 ± 2,24	19,10 ± 0,85	22,19 ± 2,30
	(40)	(18)	(30)	(30)
TGA (E) ♂	2,376	2,667	1,035	2,271
	2,13—2,86	2,36—3,00	0,949—1,128	1,89—2,65
	(10)	(9)	(14)	(9)
♀	0,435	0,6266	0,553	0,333
	0,377—0,497	0,551—0,710	0,437—0,733	0,233—0,477
	(12)	(9)	(15)	(10)
ADA (mE) ♂	411	314	400	317
	369—461	281—340	358—450	275—364
	(10)	(9)	(15)	(9)
♀	245	289	480	286
	228—265	259—322	436—514	271—300
	(20)	(9)	(15)	(15)
Oestrus (%)	25	67	33	60
	(30)	(9)	(15)	(25)

vor, ohne daß jedoch gegenüber den Kontrolltieren ein signifikanter Unterschied bestünde. LL hat bei weiblichen Tieren einen signifikanten Anstieg der TGA zur Folge (P < 0,05), während männliche Ratten im Mittel zwar eine leichte Erhöhung zeigen, die jedoch statistisch nicht zu sichern ist. Männliche, im LL gehaltene Tiere reagieren auf Melatonin mit einer signifikanten Verminderung der TGA (P < 0,05). Bei weiblichen Ratten liegen die diesbezüglichen Werte zwischen denen der im LL und denen der im rhythmischen LD-Wechsel lebenden Tiere.

Melatonin senkt im rhythmischen LD-Wechsel die ADA in den HHL von männlichen Tieren (P < 0,05), während es diejenige weiblicher Ratten signifikant erhöht (P < 0,05). Auch LL wirkt bei beiden Geschlechtern unterschiedlich, indem es die ADA männlicher Ratten senkt (P < 0,05) und die ADA weiblicher Ratten im Mittel steigert. Im LL verabfolgtes Melatonin vermag bei männlichen Tieren den Abfall der ADA zu verhindern, bei weiblichen kommt es zu einer Summation der LL- und Melatoninwirkung, so daß unter diesen Bedingungen Werte erreicht werden, die signifikant über denen der übrigen Gruppen liegen.

Der Anteil der im Oestrus befindlichen Tiere wurde im LL erheblich gesteigert und durch gleichzeitige Melatoninapplikation wieder dem Prozentsatz der Kontrolltiere angenähert. Unter Melatoninbehandlung im rhythmischen LD-Wechsel überwogen die Oestrustiere ebenfalls. Ein Oestrusstadium wurde diagnostiziert, wenn im Vaginalabstrich ausschließlich kernlose Plattenepithelien und Plattenepithelschollen vorhanden waren.

Diskussion

Die Körpergewichte der Versuchstiere wurden in einzelnen Gruppen signifikant durch die Testbedingungen beeinflußt, so daß es nicht möglich war, die Ergebnisse auf die Gewichtseinheit (100 g Körpergewicht) zu beziehen. Für eine Reihe der untersuchten Parameter gelang der Nachweis, daß LL-bedingte Veränderungen durch gleichzeitig verabfolgtes Melatonin verhindert, abgeschwächt oder überschießend kompensiert wurden. Dies galt für das Gewichtsverhalten weiblicher Tiere, deren LL-bedingte verminderte Gewichtszunahme durch Melatonin normalisiert wurde. Die signifikante Gewichtsabnahme der Nebennieren weiblicher Tiere im LL wurde durch Melatonin abgeschwächt. Die Gonadengewichte, die bei männlichen und weiblichen Tieren unter LL-Exposition signifikant zunahmen, wurde bei gleichzeitiger Melatoningabe bei männlichen Ratten unter die Kontrollwerte, bei weiblichen in den Bereich der Kontrollwerte gesenkt. In der Tendenz entsprechend verhielt sich die TGA des HVL, bei der jedoch ein deutlicher Geschlechtsunterschied zu konstatieren war insofern, als männliche Tiere empfindlicher auf Melatonin, weibliche empfindlicher auf LL reagierten. *Lawton* und *Schwartz* (1965) wiesen nach, daß die Hypophysen LL-exponierter Rattenweibchen vermehrte Mengen an Luteinisierungshormon enthalten, während die Aktivität des follikelstimulierenden Hormons nach den Untersuchungen von *Maric* et al. (1965) durch LL nicht wesentlich beeinflußt wird. *Moszkowska* (1967) schreibt dem Melatonin eine spezifische, gegen das Luteinisierungshormon gerichtete Wirkung zu. Der von uns gemessene signifikante Anstieg der TGA im LL, der im Einklang mit den von *Fiske* (1941) unter entsprechenden Bedingungen erhobenen Befunden steht, dürfte demnach vorwiegend auf einem erhöhten Gehalt der HVL an Luteinisierungshormon beruhen, der Abfall der TGA auf einer Verminderung desselben. Die ADA im HHL männlicher Ratten, die unter LL in Übereinstimmung mit Befunden von *Fiske* und *Greep* (1959), *König* et al. (1966) und *Engelhardt* (1969) signifikant abnahm, normalisierte sich bei gleichzeitiger Melatoningabe. Der LL-bedingte Anstieg der im Oestrus befindlichen Tiere konnte durch Melatonin deutlich vermindert werden, eine Beobachtung, die auch von *Ifft* (1962) und von *Wurtman* et al. (1963 b) gemacht wurde. Die aufgeführten Befunde stützen die These von *Wurtman* (1967), nach der einer Reihe von LL-bedingten Veränderungen ein Melatoninmangel zugrunde liegt.

Im rhythmischen LD-Wechsel appliziertes Melatonin ermöglichte keine Schlüsse auf den Angriffspunkt oder den Wirkungsmechanismus dieser Substanz. Bei beiden Geschlechtern verursachte Melatonin im rhythmischen LD-Wechsel eine signifikante Gewichtsabnahme. *Wurtman* et al. (1963 b) sahen bei sehr viel kleineren als den von uns benutzten Dosen keinen Einfluß auf das Körpergewicht. Es könnte sein, daß die unter hohen Melatonindosen stark verlängerten Schlafphasen die Nahrungsaufnahme beeinträchtigten. Die Nebennierengewichte wurden durch Melatoninbehandlung signifikant vermindert. Dies wurde auch von *Wurtman* et al. (1959) bei Applikation von Epiphysenextrakten an unreifen weiblichen Ratten gefunden. Geschlechtsspezifisch unterschiedlich wirkte Melatonin auf die Gonadengewichte. Die Testes nahmen signifikant an Gewicht ab, was in Einklang mit den Befunden von *Wurtman* et al. (1959) und von *Thiéblot* und *Blaise* (1965) steht. Dagegen sahen wir eine geringe, jedoch signifikante Zunahme der Ovargewichte. Im Gegensatz zu diesen und zu den Befunden von *Wurtman* et al. (1959) und *Thiéblot* und *Blaise* (1965), die eine Gewichtsabnahme der Ovarien konstatierten, konnten *Prop* und *Ebels* (1968) unter den verschiedensten Versuchsbedingungen bei Verabfolgung synthetischen Melatonins keine signifikanten Änderungen der Ovargewichte beobachten. Die TGA der HVL wurde durch Melatonin im Mittel zwar vermindert, jedoch ergab sich gegenüber den unbehandelten

LD-Ratten kein signifikanter Unterschied. Melatonin führte bei männlichen Tieren zu einer Senkung der ADA im HHL, es hatte also denselben Effekt wie LL. In Kombination mit LL neutralisierten sich die beiden Wirkungen. Im Gegensatz dazu sahen wir bei weiblichen melatoninbehandelten Tieren eine Erhöhung der ADA. In Kombination mit LL kam es zu einem Summationseffekt. In früheren Untersuchungen stellten wir eine deutliche Zyklusabhängigkeit der ADA bei weiblichen ausgewachsenen Ratten fest (*König* und *Böttcher*, 1966), die offenbar in Relation zum Spiegel zirkulierender Oestrogene stand (*König* und *Ehlers*, 1968). Die Vaginalabstriche der LL- sowohl als auch der melatoninbehandelten LD-Tiere deuteten auf eine erhöhte Oestrogenwirksamkeit hin. Dagegen war der Anteil der Oestrustiere bei kombinierter LL- und Melatoninbehandlung wesentlich niedriger als unter jeder der Einzelbedingungen. Für den beobachteten Summationseffekt müssen daher andere, noch unbekannte Faktoren verantwortlich sein.

Abschließend darf festgestellt werden, daß es möglich ist, einige der nach LL-Exposition bei reifenden Ratten im endokrinen System auftretende Veränderungen durch gleichzeitige Melatoningabe gegensinnig zu beeinflussen. Kritisch muß vermerkt werden, daß die von uns benutzten Melatonindosen im pharmakologischen Bereich lagen. Allerdings wissen wir bisher nichts über die biologische Aktivität synthetischer Melatoninpräparate und ebensowenig über den Melatoningehalt der von zahlreichen Untersuchern benutzten Epiphysenextrakte. Diese Wissenslücke ist wahrscheinlich ein Grund für die oft stark voneinander abweichenden Ergebnisse verschiedener Laboratorien.

Zusammenfassung

Bei männlichen und weiblichen Wistar-Ratten, die vom 28. bis zum 56. Lebenstag im rhythmischen Licht-Dunkel-Wechsel oder im Dauerlicht lebten und die jeden zweiten Tag s. c. Injektionen von 500 μg Melatonin oder physiologischer Kochsalzlösung erhielten, wurde das Verhalten der Körpergewichte, der Nebennieren- und Gonadengewichte, der gonadotropen Aktivität der Hypophysenvorderlappen, des Sexualzyklus und der antidiuretischen Aktivität der Hypophysenhinterlappen geprüft. Melatonin verhinderte die dauerlichtbedingte Gewichtsabnahme weiblicher Ratten, die Gewichtszunahme der Gonaden, die Erhöhung der gonadotropen Aktivität, das gehäufte Auftreten von Oestrustieren und die Verminderung der antidiuretischen Aktivität bei männlichen Ratten. Melatonin hatte auf die dauerlichtbedingte Gewichtsabnahme der Nebennieren bei männlichen Tieren keine, bei weiblichen eine abschwächende Wirkung und potenzierte den steigernden Effekt von Dauerlicht auf die antidiuretische Aktivität bei weiblichen Ratten. Im rhythmischen Licht-Dunkel-Wechsel hemmte Melatonin die Körpergewichtszunahme und senkte die Nebennierengewichte bei männlichen und weiblichen Ratten. Es verminderte die Testes- und erhöhte die Ovargewichte. Die Zahl der im Oestrus befindlichen Tiere stieg unter Melatonin an. Die antidiuretische Aktivität nahm bei männlichen Tieren unter Melatoninbehandlung ab, bei weiblichen nahm sie zu.

Literatur

Berde, B., und *A. Cerletti*: Über die antidiuretische Wirkung von synthetischem Lysin-Vasopressin. Helv. Physiol. Acta *19*, 135—150 (1961).

Börell, U., and *A. Orström*: On the function of the pineal body. Acta Physiol. Scand. *13*, 62—71 (1947).

Borth, R., E. Diczfalusy und *H. D. Heinrichs*: Grundlagen der statistischen Auswertung biologischer Bestimmungen. Arch. Gynäk. *188*, 497—538 (1957).

Böttcher, D.: Der Einfluß von Dauerlicht und Dauerdunkel auf den ADH- und Oxytocingehalt des Hypophysenhinterlappens der Ratte. Med. Diss. Göttingen, 1965.

Engelhardt, D. C.: Das Verhalten der circadianen Rhythmik des Adiuretingehaltes der Hypophysenhinterlappen männlicher Ratten in einem vierwöchigen Dauerlichtversuch. Med. Diss. Göttingen, 1969.

Fiske, V. M.: Effect of light on sexual maturation, estrous cycles, and anterior pituitary of the rat. Endocrinology *29*, 187—196 (1941).

Fiske, V. M., and *R. O. Greep*: Neurosecretion activity in rats under conditions of continuous light or darkness. Endocrinology *64*, 175—185 (1959).

Gaddum, J. H.: Simplified mathematics for bioassay. J. Pharmacy a. Pharmacol. *6*, 345—358 (1953).

Ifft, D.: Effect of pinealectomy, a pineal extract, and pineal grafts on light induced prolonged estrus in rats. Endocrinology *71*, 181—182 (1962).

Kitay, J. I., and *M. D. Altschule*: The pineal gland. Cambridge, Massachusetts: Harvard Univ. Press, 1954.

König, A., und *D. Böttcher*: Der Hormongehalt des Hypophysenhinterlappens während des Sexualcyclus von Wistar-Ratten. Arch. Gynäk. *203*, 485—490 (1966).

König, A., and *B. Ehlers*: Effect of stilboestrol on the hormonal activity of the posterior pituitary lobe of mature female rats. Rass. Neur. Veg. 22, 193—201 (1968).

König, A., H. Kirchhoff und *D. Böttcher*: Antidiuretische und oxytocische Aktivität im Hypophysenhinterlappen geschlechtsreifer Wistar-Ratten unter Dauerlicht- und Dauerdunkeleinwirkung. Arch. Gynäk. *203*, 164 bis 177 (1966).

Lawton, I. E., and *N. B. Schwartz*: Pituitary LH content in rats exposed to continuous illumination. Endocrinology *77*, 1140—1142 (1965).

Lerner, A. B., J. D. Case, J. Takahashi, T. H. Lee, and *W. Mori*: Isolation of melatonin, the pineal gland factor that lightens melanocytes. J. Am. Chem. Soc. *80*, 2587 (1958).

Levin, L., and *H. H. Tyndale*: The quantitative assay of follicle stimulating substances. Endocrinology *21*, 619—628 (1937).

Maric, D. K., E. Matsuyama, and *C. W. Lloyd*: Gonadotrophin content of pituitaries of rats in constant estrus induced by continuous illumination. Endocrinology 77, 529—536 (1965).

Moore, R. Y., N. Vick, R. A. Smith, and *J. Weaver*: zit. nach *Wurtman, R. J., J. Axelrod,* and *D. E. Kelly*: The pineal, S. 125. New York-London: Academic Press, 1968.

Moszkowska, A.: Quelques donnés nouvelles concernant des relations épi-physo-hypophysaires et la fonction gonadotrope hypophysaire. Rev. Eur. endocr. 4, 351—372 (1967).

Prop, N., and *I. Ebels*: Effects of sheep and young calf pineal extracts and continuous light on the pineal gland, the gonads, and the oestrous cycle of the rat. Acta endocrinol. 57, 585—594 (1968).

Thiéblot, L., et *S. Blaise*: Influence de la glande pinéale sur la sphère génitale. In: Structure and function of the epiphysis cerebri, S. 577. Progress in Brain Research Vol. 10. Amsterdam-London-New York: Elsevier Publ. Comp., 1965.

Van der Waerden, B. L., und *E. Nievergelt*: Tafeln zum Vergleich zweier Stichproben mittels X-Test und Zeichentest. Berlin-Göttingen-Heidelberg: Springer, 1956.

Wurtman, R. J.: Effects of light and visual stimuli on endocrine function. In: Neuroendocrinology, Vol. II, S. 19. New York: Academic Press, 1967.

Wurtman, R. J., M. D. Altschule, and *U. Holmgren*: Effect of pinealectomy and of a bovine pineal extract in rats. Am. J. Physiol. *197*, 108—110 (1959).

Wurtman, R. J., J. Axelrod, and *E. W. Chu*: Melatonin, a pineal substance: Its effect on the rat ovary. Science *151*, 277—278 (1963 b).

Wurtman, R. J., J. Axelrod, and *D. E. Kelly*: The pineal, S. 48. New York and London: Academic Press, 1968.

Wurtman, R. J., J. Axelrod, and *L. S. Phillips*: Melatonin synthesis in the pineal gland. Control by light. Science *142*, 1071—1073 (1963 a).

Journal of Neuro-Visceral Relations, Suppl. X, 187—203 (1971)
© by Springer-Verlag 1971

Influence de la lumière sur le comportement et sur la fonction ovarienne chez le Lapin

J. M. A. Faure, Cl. Bensch et **J. D. Vincent**

Laboratoire de Neurophysiologie et Physiopathologie et Laboratoire Associé au CNRS, LA N⁰ 39,
avec l'aide technique de
F. Rodriguez, G. Labaye, R. Miguelez, CNRS, Mme. *Bonhomme,* INSERM,
Faculté de Médecine, Bordeaux, France

Avec 6 Figures

Summary

The Effect of Light on the Behaviour and the Ovarian Function of the Rabbit

When a mature female rabbit of fawn Burgundy strain is placed permanently in an observation cage, and is exposed to light from a fluorescent tube ($264\ \mu$W/cm^2/sec.) for 14 hours and kept in darkness for 10 hours, these conditions alter the circadian rhythm of certain fundamental behaviour patterns: coecotrophy, the sleep-wake sequence, and the OBAGS and oestral behaviours.

If the exposure is continued for more than 10 days, it produces a considerable stimulation of the ovarian follicles of mature animals in spring and autumn. On the other hand, in pre-puberal animals the greatest reaction is found in winter, and may go as far as ovulation. The significance of these facts is discussed, and also the possible involvement of epithalamic structures.

Introduction

Parmi les Mammifères, le Lapin possède, par rapport à ses structures Rhinencéphaliques, des aires corticales peu développées. On peut donc, chez cet animal, espérer approcher de trés près le fonctionnement des centres de commande de la vie végétative, avec une intervention minimale de l'influence des centres corticaux. C'est pour cette raison qu'au *Laboratoire de Neurophysiologie et Physiopathologie de la Faculté de Mèdecine de Bordeaux,* nous avons adopté le Lapin, comme animal d'expérience dans nos études sur les *mécanismes Neurophysiologiques et Neuroendocrinologiques des Comportements Végétatifs.*

Trés rapidement, nous nous sommes aperçus que les connaissances sur les comportements normaux de cette espèce, pourtant banale, faisaient appel à des traditions et des recettes empiriques plus qu'à des études critiques suivies et répétées. Notre soucis majeur a donc été, depuis plus de 10 ans, de codifier les comportements naturels de cet animal et d'en étudier les variations sous l'influence de facteurs naturels connus, ou expérimentaux bien codifiés. Nous présentons ici le résumé des observations faites au cours de cette étude, et dans lesquelles le *flux lumineux* ou les variations (naturelles ou expérimentales) de l'éclairement paraissent avoir induit quelques modifications nettes des comportements.

Matériel et méthodes

Ces recherches ont été effectuées sur des Lapins: *Oryctolagus cuniculus*, var. domesticus, de la race «Fauve de Bourgogne». Nous avons utilisé des animaux adultes des deux sexes. En dehors des périodes expérimentales les animaux ont été conservés en clapiers individuels en fibro-ciment, disposés à l' air libre sur deux étages, et alimentés de façon uniforme par des granulés fournis par la Maison CIADA et associés à une faible quantité de végétaux frais.

Pour l'étude comportementale nous avons utilisé la technique mise au point dans le Laboratoire: *polygraphie du Lapin non anesthésié, libre de ses mouvements*, porteur d'électrodes implantées dans le cerveau et maintenues en place par une prothèse crânienne, l'animal étant placé dans une cage spacieuse, bien éclairée, isolé de l'observateur par une glace à faces parallèles.

Cages d'observation

Il s'agit de vastes cages de FARADAY, de 2,50 m de haut, insonorisées et climatisées, offrant à l'animal une aire de 1,50 m². La partie centrale de cette aire est occupée par une potence mobile autour de son axe vertical, supportant un cordon-câble dépliant accordéon à dix brins (Etiro-Eurocable), ou un cordon tressé à vingt conducteurs en fils blindés, l'un ou l'autre reliés à un trolley permettant les déplacements sans artefacts grâce à un contacteur tournant à mercure. A l'extrêmité libre de ce cordon se trouve la partie «mâle» d'un contacteur pouvant être branchée à volonté sur la partie «femelle» portée par l'animal. L'autre extrêmité du câble est reliée à une boîte de dérivation blindée fixée à la paroi de la cage, et elle-même, en rapport avec les amplificateurs et appareils enregistreurs extérieurs.

Une glace latérale, à faces parallèles, de type «ARGUS», permet à l'expérimentateur d'observer aisément l'animal tout en demeurant caché à ses yeux.

Techniques opératoires et électrodes d'enregistrement

Après anesthésie générale les animaux sont placés dans un appareil de contention solidaire d'un dispositif d'implantation stéréotaxique de type HORSELEY-CLARK.

On utilise soit une anesthésie générale au Nembutal par voie intraveineuse, soit une anesthésie à l'éther, soit une anesthésie légère au Nembutal supplémentée à l'éther à la demande.

Toutes les opérations de mise en place des électrodes sont menées aseptiquement et celles-ci sont implantées dans les structures cérébrales choisies en utilisant les coordonnées de *Sawyer, Everett* et *Green* (J. of Comp. Neur. *101*, 801—824, 1954) pour le diencéphale et pour les autres structures des données personnelles établies après dissections et coupes histologiques.

Nous avons utilisé trois types d'électrodes intracérébrales.

A. *Type bipolaire excentrique*

Constitué par deux fils d'acier inoxydables, de 0,09 mm de section, décalés de 0,3 mm à leur extrêmité, vernis sur toute leur longueur, accolés à un support rigide (équarrisoir de dentiste) donnant à l'ensemble un diamètre global de 0,3 mm.

B. *Type bipolaire concentrique*

Formé d'un tube extérieur en acier inoxydable de 0,5 mm de diamètre externe et d'un fil interne en nickel-chrome émaillé, de 0,09 mm de diamètre, scellé à l'intérieur du tube par une injection sous pression de résine polyester «ACREST». La partie externe de l'électrode étant vernie à 140° C et l'extrêmité meulée en crayon avec une meule au diamant.

C. *Type monopolaire en argent*

Utilisé essentiellement comme électrode corticale et constitué d'un fil d'argent de 0,4 mm de diamètre dont l'extrêmité a été arrondie à la flamme.

Une fois mise en place, les électrodes sont scellées à la voûte osseuse par du ciment de dentiste et leurs extrêmités externes sont soudées aux bornes d'une prothèse fixée en permanence sur le crâne de l'animal.

Trois types de prothèse ont été utilisés:

— *Prothèse de type 1:* dans ce type la partie «contact» est constituée par un culot de tube électronique (tube NOVAL femelle à neuf plots) dont les ailerons de fixation sont vissés aux faces antérieure et postérieur d'un cadre rectangulaire en rhodoïd solidaire du crâne.

— *Prothèse de type 2:* il s'agit d'une simple microfiche femelle à cinq entrées dont les connexions une fois établies et isolées au vernis, sont noyées dans le ciment dentaire.

— *Prothèse de type 3:* ce type a été mis au point pour permettre un abord facile de la voûte crânienne chez les animaux implantés. Dans ce modèle les électrodes sont reliées par des fils aux bornes de deux microfiches femelles à cinq entrées, disposées sur les faces latérales d'une prothèse en rhodoïd dont la partie centrale est évidée. Cette prothèse est amarrée à la voûte osseuse par du fil d'acier et du ciment.

Dans tous les cas une partie mâle ou «casque», correspondant au type de prothèse utilisé, et solidaire du cordon souple précédemment décrit, peut être branché à volonté sur la portion femelle portée par l'animal.

Les animaux ainsi préparés sont traités pendant deux jours par un antibiotique à large spectre (Terramycine), et peuvent être enregistrés avant la fin de la première semaine et pendant de nombreux mois sans aucune complication.

Enregistrements polygraphiques

Au cours de ces études comportementales nous avons enregistré en plus de l'électroencéphalogramme et du comportement général, quelques autres paramètres:

a — *La respiration*, à l'aide d'un ruban de caoutchouc graphité, enroulé en ceinture autour de l'abdomen de l'animal.

b — *L'électromyogramme*, grâce à des électrodes en fil d'argent implantées à demeure dans les masses musculaires de la nuque.

c — *Les mouvements des paupières*, au moyen de clips fixés aux angles de la fente palpébrales.

d — *Les mouvements des yeux*, grâce à quatre vis d'argent implantées sur le pourtour osseux de l'œil.

e — *Les mouvements de mastication*, par des vis placées dans les maxillaires.

Conditions d'éclairement

Trois conditions d'éclairement ont été réalisées.

a — *Éclairement naturel* des animaux laissés dans l'animalerie extérieure à ciel ouvert.

b — *Éclairement continu, artificiel, par lampe à incandescence.*

Les animaux, en cabine individuelle climatisée, étaient soumis à un éclairement diurne de 72 μW/cm²/sec., fourni pendant 14 heures par la lumière jaune d'une lampe à incandescence, et à un éclairement nocturne de 1 lux, pendant 10 heures.

c — *Éclairement programmé, artificiel par tube fluorescent.* L'éclairage était fourni par un tube à fluorescence, de type: «lumière du jour», produisant une lumière blanche de 4.500° K, dont les composantes spectrales dominantes étaient de 4.360, 5.460 et 5.770 Å, apportant à la hauteur de l'animal une énergie de 264/μW/cm²/sec.[1]. Cette source lumineuse était allumée automatiquement le matin à 6 heures et éteinte le soir à 20 heures (la période d'éclairement étant donc de 14 heures et la période d'obscurité de 10 heures). La température de la cage était réglée autour de 24° C par un système à air conditionné.

Eléments constitutifs du comportement de l'animal normal

Nous avons attaché une grande importance à l'étude du comportement des animaux, et, tout au long des enregistrements polygraphiques, nous avons soigneusement noté toutes les modifications de ce comportement: déplacements des animaux, exploration de la cage, flairage, léchage, activité de toilette, coecotrophie, état de repos, sommeil. Parmi tous les éléments comportementaux, certains ont été modifiés par nos conditions expérimentales, c'est donc à eux que nous nous sommes surtout intéressé.

Ces comportements plus particulièrement étudiés sont: la *coecotrophie*, le *comportement olfacto-bucco-ano-génito-sexuel*, les *éléments comportementaux du sommeil et la post-réaction électroencéphalographique*, le *comportement œstral*.

1. La coecotrophie

La coecotrophie du Lapin est un acte différent de la coprophagie ordinaire rencontrée chez certains sujets d'autres espèces. Le Lapin ne mange pas ses fécalomes, résidus de sa digestion, mais effectue une réingestion périodique de fécalomes mous, enrobés de mucus, trés riches en acides aminés et en complexe vitaminique B. Ces coecotrophes une fois réingérés s'accumulent dans l'estomac au niveau du fundus puis subissent un second transit digestif au cours duquel ils sont transformés en fécalomes durs, c'est-à-dire en véritables déjections. Il ne s'agit donc pas d'un acte dévié comme l'est la coprophagie, mais d'un acte physiologique, indispensable, dont la suppression expérimentale, par le port d'un large collier, est trés mal supportée.

L'acte coecotrophique peut être unique et nocturne, ou cyclique et se répéter plusieurs fois dans le nycthémère.

Cette activité peut se conditionner ou être provoquée pour des traitements hormonaux expérimentaux ou par la stimulation électrique de certains centres encéphaliques. Enfin, elle appartient à certaines séquences comportementales précises propres au Lapin.

2. Le comportement olfacto-bucco-ano-génito-sexuel (*ou* OBAGS)

Il s'agit d'une séquence d'activité de flairage, léchage et coecotrophie survenant le plus fréquemment après une période de repos (*Faure*, 1956). L'animal se lève, flaire le sol, fait sa toilette en léchant, avec application, ses pattes, son poitrail et enfin son périnée. Il effectue alors une ou plusieurs *coecotrophies* puis se déplace dans sa cage pendant quelques instants. L'activité coecotrophique peut être remplacée par une prise alimentaire ou de boisson. L'analyse de fréquence de l'électroencéphalogramme révèle l'existence, pendant ce comportement, d'une activité bioélectrique du bulbe olfactif ample, rythmique, rapide et d'une activité sinusoïdale à 7,5—8 c/sec. au niveau de l'hippocampe et du cortex hippocampique.

3. Les éléments comportementaux du sommeil et la post-réaction électro-encéphalographique (*PREEG*)

Nous distinguons dans le sommeil, chez le Lapin, trois phases comportementales (*Vincent*, 1964).

— *Un état de repos trés marqué* (phase de relaxation et d'assoupissement) pendant lequel l'animal adopte une attitude et décubitus sterno-abdominal, pattes arrières repliées, pattes avant allongées, tête horizontale, oreilles dressées obliquement, yeux plus ou moins clos.

Le tracé électroencéphalographique montre une activité mixte avec apparition d'ondes lentes. Si cet état persiste, l'attitude est de plus en plus détendue, le tracé présentant une synchronisation générale associée à des fuseaux de

12 à 18 c/sec., de plus en plus amples. Cependant l'électromyogramme garde une activité souvent importante et il y a persistance, au niveau du Bulbe Olfactif, de l'activité typique des ondes d'OTTOSON, en phase avec les oscillations respiratoires.

— *Un état de Sommeil comportemental,* qui succède à la phase précédente, avec une attitude qui est souvent la même, les oreilles abaissées et les yeux fermés indiquant cependant un degré de repos plus marqué.

L'électroencéphalogramme s'enrichit en ondes lentes et s'appauvrit en fuseaux à 10—15 c/sec. L'activité électromyographique persiste mais est atténuée, par contre la dérivation du bulbe olfactif présente, à la place de son activité typique, des ondes lentes déphasées par rapport aux oscillations respiratoires et des «spindles» plus ou moins surchargés en activité rapide irrégulière.

— *Un état de phase paradoxale,* dont l'installation est toujours précédée d'une période plus ou moins longue de sommeil lent, et qui est caractérisée par un relâchement postural avec chute de la tête et des oreilles, aplatissement de l'électromyogramme cervical et de la dérivation du bulbe olfactif, mais activation de l'électroencéphalogramme du cortex antérieur, qui présente une activité rapide et de basse amplitude alors que les dérivations hippocampiques, corticolimbiques, diencéphaliques et réticulo-mésencéphaliques recueillent un rythme régulier à 7—8 c/sec. Le déroulement de cette phase s'accompagne de brèves fibrillations musculaires intéressant tout le corps: la tête présente de petits mouvements brusques d'élévation et d'abaissement, les moustaches sont animées de secousses, les masseters se contractent, les pattes et la queue tressautent. Les paupières ont des secousses cloniques et les globes oculaires sont le siège de mouvements plus ou moins rapides. Cette phase peut durer en moyenne de quelques secondes à 4 minutes et la fin en est brusque, l'animal entrant à nouveau en sommeil lent et calme, ou bien s'éveillant.

A l'éveil il peut alors s'installer un comportement *O.B.A.G.S.* et nous avons décrit (*Faure* et *Bensch,* 1962) la triade sommeil lent (SL) + phase paradoxale du Sommeil (PPS) + OBAGS sous le non de *Post-réaction électroencéphalographique (PREEG).* Dans ce comportement la coecotrophie du stade *OBAGS* peut être remplacée par une prise intempestive et persévérante d'aliments et de boisson, et parfois cette conduite alimentaire alterne même avec la coecotrophie. Il convient de noter que cette *PREEG* ne peut s'observer facilement que chez l'animal habitué à son milieu.

4. Le comportement oestral

Avec HEAPE nous appelons œstrus *«l'apparition et le développement du désir sexuel chez la femelle»,* l'absence de ce phénomène comportemental est *l'anœstrus* et son exagération *l'hyperoestrus.* On ne sait pas encore relier chez la Lapine ces comportements à des états anatomique ou biochimiques bien définis.

A l'état *d'œstrus* la femelle ne reste pas indifférente au mâle, ni à ses invitations et accepte le coït quelques minutes après la présentation. Ce coït est habituellement répété, sans difficulté, dans les dix minutes qui suivent, puis une troisième fois la trentième minute.

Dans *l'anœstrus*, la femelle ignore le mâle, demeure tassée dans un coin, le dos trés arrondi, la queue allongée à plat sur le sol et pousse des cris perçants si son prétendant se fait trop pressant.

Nous appelons enfin *hyperœstrus* l'intérêt exagéré de la femelle pour le mâle. Dés la présentation elle s'approche de lui, le flaire, le mord et s'il ne répond pas assez vite, elle peut présenter un comportement de mâle et le monter. Si le mâle devient trés actif il peut y avoir bataille, mais, à l'inverse de l'anœstrus, la femelle attaque autant que le mâle et le combat s'achève brutalement par un coït qui laisse les partenaires pantelants. Le plus souvent à l'observation directe par laparotomie les ovaires de ces femelles ont une glande interstitielle trés développée enchassant de gros et trés nombreux follicules clairs et hémorragiques à tous les stades.

Résultats

1. Influence de la lumière sur certains comportements du Lapin

Normalement, l'animal habitué à son milieu d'observation présente une répartition nycthémérale de ses principaux comportements tu type de celle que nous présentons Fig. 1. L'activité avec coecotrophies est à

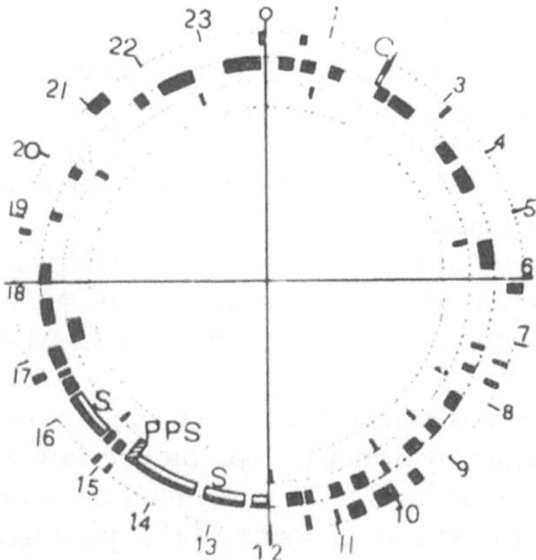

Fig. 1. Répartition nycthémérale des comportements chez un animal normal, en éclairement naturel.

Sont indiqués, de dehors en dedans:
— les divisions du nycthémère,
— les activités motrices diverses (petits rectangles noirs),
— les coecotrophies (rectangle noir et blanc marqué C),
— les phases de repos (rectangles noirs),
— le sommeil lent (au même niveau, rectangle allongé blanc et noir),
— le sommeil paradoxal (au même niveau, rectangle rayé obliquement),
On note sur ce diagramme une *coecotrophie* unique vers 2 heures du matin, une seule *phase de sommeil paradoxal* vers 15 heures et une seule période de *sommeil lent* entre 12 et 16 heures.

prédominance nocturne et c'est le milieu du jour qui voit l'animal effectuer le plus grand nombre de phases paradoxales du Sommeil.

Les animaux soumis à un éclairement continu artificiel par lampe à incandescence présentent au bout de 4 jours une augmentation nette du taux des phases paradoxales du sommeil, des coecotrophies et des PREEG ainsi que nous pouvons le voir sur la Fig. 2.

L'éclairement programmé par tube fluorescent ne fait qu'accentuer le phénomène et bien que la répartition globale des activités dans le nycthémère demeure la même que celle de l'animal normal (Fig. 3), pour chaque heure les taux de phases paradoxales du Sommeil et coecotrophies sont *bien plus élevés chez l'animal en éclairement.* Par ailleurs les femelles ayant subi cette influence, pendant 8 à 10 jours, *acceptent plus facilement le mâle que les animaux laissés en animalerie en lumière naturelle.*

2. Influence de la lumière sur la fonction ovarienne chez la Lapine

Notre attention avait donc déjà été attirée, au cours des études comportementales par l'influence du régime d'éclairement sur la vie génitale de la Lapine. Des observations récentes nous ont permis de préciser un peu cette action.

L'expérimentation a porté sur un lot de ving neuf lapines, de 4 à 15 mois, placées dans des cages spacieuses, individuelles, totalement isolées de l'extérieur, et soumises à un régime d'éclairement et de température contrôlé. Cet éclairement était du type programmé, artificiel, par tube fluorescent, tel que nous l'avons précédemment décrit.

Les cages utilisées étaient isolées des bruits extérieurs, mais aussi des stimuli visuels et olfactifs externes. L'animal y disposait d'une aire assez vaste pour ses ébats, ainsi que de nourriture (granulés CIADA) et d'eau «ad libitum».

Avant de placer nos animaux dans ces cages, nous avons vérifié l'état macroscopique de leurs ovaires par laparotomie latérale, sous anesthésie à l'éther. Par la suite, tous les 8 à 10 jours, nous avons effectué de nouvelles laparotomies exploratrices avec prises de chlichés photographiques.

Les réactions observées furent comparées à celles d'une population de même importance, utilisée à d'autres fins, au même moment, dans ces cages semblables, mais soumises à un éclairement normal.

En ce qui concerne les résultats, les animaux ont été répartis en deux groupes selon qu'ils avaient dépassé, ou qu'ils n'avaient pas encore atteint l'âge de huit mois.

a) *Modifications observées au niveau des ovaires des Lapines de plus de huit mois*

L'observation de ces animaux s'est échelonnée du mois d'*Octobre* jusqu'au début du mois d'*Avril.*

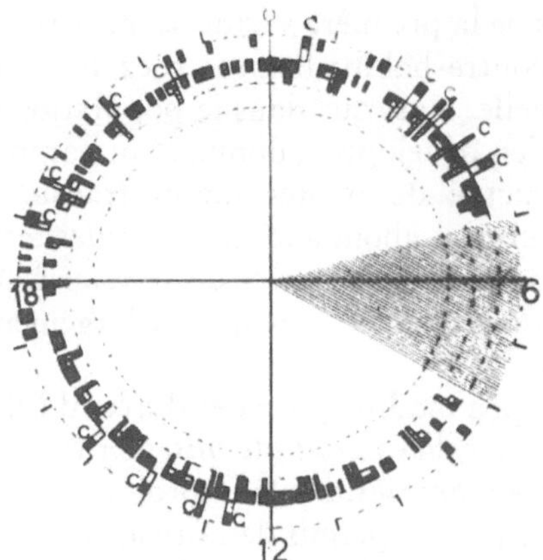

Fig. 2. Répartition nycthémérale des comportements chez un animal normal placé sous éclairement artificiel (lampe à incandescence), programmé 14/10 h., de 72 μW/sec.'cm². Même symbolisation que pour la Fig. 1.
Noter l'augmentation nette du nombre des coecotrophies et des phases paradoxales du sommeil.

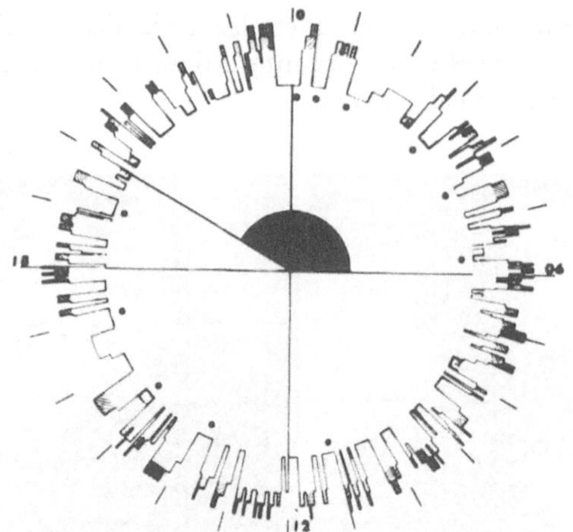

Fig. 3. Répartition nycthémérale des comportements chez un animal normal placé sous éclairement artificiel (lampe à fluorescence), programmé 14/10 h., de 264 μW'cm²/sec.

Sont indiqués de dehors en dedans:
— les divisions du nycthémère,
— les phases paradoxales du sommeil (petits rectangles noirs),
   — les sommeil lent rectangles rayés obliquement),
   — les coecotrophies (grosses étoiles sur le cercle interne),
Noter l'abondance des coecotrophies et le grand nombre de phases paradoxales du sommeil.

En général, lors de la première vérification, l'aspect des ovaires était celui que l'on rencontre habituellement chez les Lapines matures, en pleine activité sexuelle, ainsi que dans la population témoin: la glande interstitielle était bien développée, donnant au parenchyme ovarien, un aspect laiteux, ponctué de petites tâches translucides, nombreuses, témoignant d'une certaine abondance de *follicules tertiaires* et même de *follicules mûrs*. Les animaux observés de *Janvier* à *Mars* présentaient, en outre, de *gros follicules* kystiques faisant largement saillie au-dessus des autres éléments.

Cet aspect a été peu modifié pour des durées d'éclairement inférieures à 15 jours, *lorsque celles-ci ont été mises en train durant la période hivernale, d'Octobre à Février.* Seule la prolongation de la durée d'éclairement jusqu'à 30 jours a permis de faire apparaître parfois de rares follicules hémorragiques de trés petite taille.

Par contre, durant le mois de *Mars*, une durée d'éclairement inférieure à 15 jours a provoqué l'apparition de follicules kystiques et de quelques follicules hémorragiques.

b) Modifications observées au niveau des ovaires des Lapines âgées de moins de huit mois

Chez ces animaux, comme chez les précédents, d'ailleurs, nous n'avons pas observé de réactions avant qu'il ne se soit écoulé une période minimale de 10 jours d'éclairement.

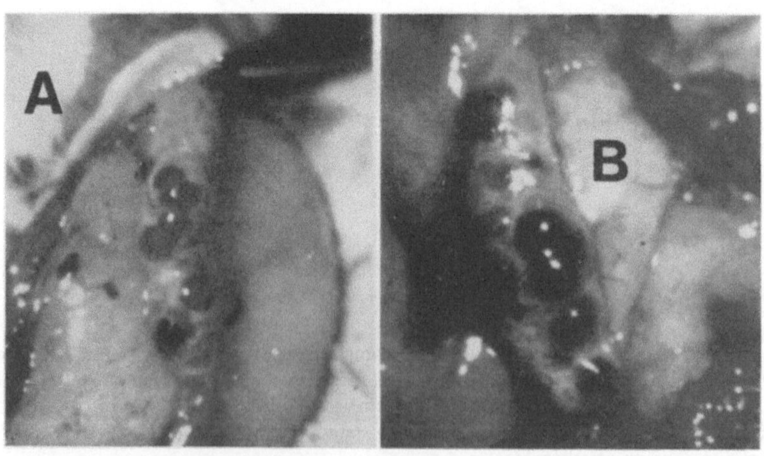

Fig. 4. Aspect macroscopique des ovaires d'une Lapine âgée de plus de huit mois.
 a: ovaire droit au printemps,
 b: même ovaire après 20 jours d'observation en cage comportementale éclairée 14/10 h par un tube à fluorescence.
 Noter l'abondance des follicules hémorragiques.

— *Avant le mois d'Octobre et après le mois de Mars,* nous avons retrouvé les réactions précédemment décrites, c'est-à-dire un *mûrissement folliculaire* avec apparition de quelques follicules hémorragiques, après des temps d'éclairement supérieurs à 20 jours (Fig. 4).

— Par contre, pendant les mois de Novembre, Décembre, Janvier et Février, les Lapines âgées de 5 à 7 mois présentèrent des réactions particulières.

Pendant ces mois d'hiver ces jeunes femelles montraient initialement à la première laparotomie, des ovaires de petite taille, à glande interstitielle faiblement développée, d'aspect rosé et tâchetés de trés nombreuses petites tâches translucides non saillantes. Cet aspect se retrouvait d'ailleurs dans la population témoin où il a persisté jusqu'à la fin du mois de février.

Malgré ces caractères morphologiques d'ovaires quiescents, une courte période d'éclairement, de 10 à 15 jours, a fait apparaître de nombreuses poussées de follicules hémorragiques, gros et abondants, pouvant donner à l'ovaire l'aspect d'une petite mûre de forme allongée (Fig. 5).

A ces caractères de stimulation se sont ajoutés, chez certains animaux, ceux de l'*ovulation.* Cette *ovulation «spontanée»* a été observée surtout chez les animaux nés en *Avril, Mai, Juin* et soumis à l'éclairement en *Novembre-Décembre.* Dans ces conditions, l'ovulation survint

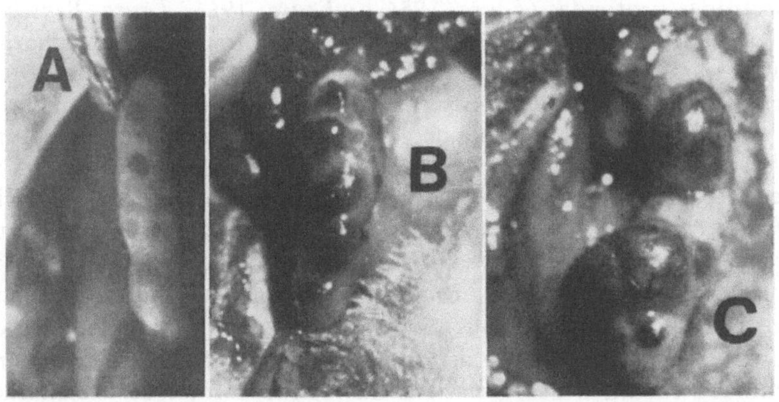

Fig. 5. Aspect macroscopique des ovaires d'une Lapine âgée de moins de huit mois.
    a: ovaire droit, en hiver.
    Noter la glande interstitielle peu développée et les follicules murs non saillants.
    b: même ovaire après 10 jours d'observation en cage comportementale éclairée 14'10 h. par un tube à fluorescence.
    Noter l'abondance des follicules hémorragiques et des follicules kystiques.
    c: ovulation spontanée chez une autre femelle née en avril-mai et éclairée en novembre-décembre pendant 12 jours.

rapidement, entre le 10è et le 15è jour d'éclairement avec même des ovulations successives (2 cas). Le même type de réaction, avec ovulation, a pu s'observer en Janvier, mais alors chez des animaux nés en Juillet et Aout.

D'après ces résultats nous pouvons donc dire en résumé que, *chez la Lapine, des expositions prolongées, supérieures à 20 jours, à un éclairement important favorisent la maturation folliculaire et la formation de follicules hemorragiques. La même stimulation appliquée, pendant les mois d'hiver, à des femelles âgées de 5, 6 et 7 mois paraît agir beaucoup plus rapidement, et plus efficacement, entraînant l'apparition de nombreuses poussées de follicules hémorragiques et, fréquemment, des ovulations dites «spontanées».*

Discussion

Les travaux que nous avons déjà effectués sur les différents stades du Sommeil (*Faure*, 1962; 1965 a; 1968; *Vincent*, 1964; *Faure, Vincent* et *Bensch*, 1966 et 1967 a) ainsi que sur le comportement olfacto-bucco-ano-génital et la coecotrophie (*Faure*, 1956 a, *Faure* et *Bensch*, 1962; *Faure, Bensch* et *Vincent*, 1962 a, *Faure, Bensch, Vincent* et *Dufy*, 1969) nous ont montré leur étroite dépendance avec un circuit mésencéphalo-*diencéphalique anatomo-fonctionnel* dont les éléments peuvent être explorés, ou mis en jeu, par la technique des stimulations électriques par électrodes profondes (*Faure*, 1956 a; *Faure*, 1965; *Faure, Bensch,* et *Vincent*, 1962 b; *Bensch*, 1965), mais dont le fonctionnement harmonieux paraît étroitement lié à l'état hormonal du sujet (*Faure*, 1965 a et b; *Faure, Vincent* et *Bensch*, 1966, 1967). Les hormones gonadiques (oestrogènes et progestérone) ou gonadotropes (gonadotrophines hypophysaires ou chorioniques) paraissent être particulièrement actives sur ces mécanismes et même jouer un rôle naturel dans leur régulation (*Faure*, 1956 b, 1959, *Bensch*, 1965). D'ailleurs l'apport in-situ de substances hormonales au niveau de structures diencéphaliques soit sous forme de microinjections intracérébrales, soit sous forme de microcristaux d'oestrogènes, nous ont permis d'obtenir des modifications comportementales du type de celles que nous avons observées chez nos animaux soumis à des variations du régime normal de l'éclairement (*Faure, Vincent* et *Bensch*, 1964; *Bensch*, 1965; *Faure, Vincent* et *Bensch*, 1965, 1966). On peut donc penser que les comportements observés ont été induits par des variations des taux hormonaux endogènes, et les arguments que nous vennons d'évoquer semblent placer les *œstrogènes* au premier plan des substances hormonales responsables.

D'ailleurs les résultats obtenus sur le fonctionnement ovarien viennent renforcer cette hypothèse.

On sait depuis les travaux de *Zondek* et *Ascheim* que l'apparition de follicules kystiques et hémorragiques chez le Lapin est considérée comme le témoin d'une stimulation ovarienne par les gonadotrophines hypophysaires. Or, il semble bien, qu'en effet, la lumière agisse sur les mécanismes de la reproduction, chez les mammifères, par l'intermédiaire de l'hypothalamus et des gonadotrophines hypophysaires (*Wurtman*, 1967). D'autre part, en se basant sur les travaux de *Friedman* et *Friedman* (1939), on peut admettre l'existence, chez le Lapin adulte, d'une chute du taux des gonadotrophines hypophysaires en hiver. La stimulation lumineuse appliquée en Novembre-Décembre serait un stimulus isolé alors qu'à partir de Mars-Avril son action s'ajouterait à la reconstitution naturelle du taux des gonadotrophines hypophysaires et à l'augmentation saisonnière (*Bradbury*, 1944) de la réactivité de l'ovaire à l'action de ces gonadotrophines. Dans ce cas là on comprend que chez l'animal de 8 mois, seules de longues durées d'éclairement soient efficaces en hiver, alors qu'au printemps 10 à 15 jours d'éclairement suffisent pour provoquer une stimulation ovarienne nette. Cette hypothèse demanderait l'appui de dosages modernes, mais notons en sa faveur que cette période hivernale, d'Octobre à Février, est celle où l'on rencontre, chez le Lapin le plus fort pourcentage de refus d'accouplement (*Hammond* et *Marshall*, 1925) et où les stimulations électriques hypothalamiques, sans prépartation préalable aux œstrogènes, sont particulièrement inactives pour susciter l'ovulation, alors qu'elles le deviennent si on administre des œstrogènes exogènes, ou si on pratique ces stimulations pendant le mois de juin où l'œstrogénémie est particulièrement importante (*Bensch, Barbe, Rodriguez et Faure*, 1969).

Chez les femelles de 4 à 7 mois les réactions paraissent inverses de celles de leurs ainées, puisque pendant la période hivernale les animaux réagissent vite et activement au stimulus lumineux. Pour tenter d'expliquer ce phénomène nous avons émis l'hypothèse (*Bensch, Rodriguez, Faure*, 1969) d'une grande sensibilité du système hypothalamo-hypophysaire de ces animaux pubères ou pré-pubères. Ici la lumière agissant comme un stimulus non spécifique, trouvant un terrain sensibilisé, induirait, comme chez l'animal de 8 mois, mais à une saison différente, une forte stimulation folliculaire par production importante de gonadotrophine folliculo-stimulante hypophysaire. Cette stimulation folliculaire se traduirait par l'augmentation du taux des œstrogènes circulant et on a effectivement montré qu'une telle augmentation pouvait, dans ces conditions, entraîner la décharge ovulante de l'hormone de lutéinisation et provoquer ainsi l'apparition d'ovulation spontanées (*Sawyer, Everett* et *Markee*, 1950). D'ailleurs, sans avoir recours au stimulus lumineux, *Sawyer* (1959) a montré qu'une charge en œstrogènes induisait fréquemment des ovulations spontanées si les animaux étaient traités, justement, dans la période hivernale, d'Octobre à Avril. Chez nos animaux l'injection d'œstrogènes exogènes serait, dans cette hypothèse, remplacée par l'action folliculo-stimulante de la lumière agissant sur un terrain particulièrement sensible, phénomène en relation éventuelle avec la phase pubertaire chez cet animal. Sur le plan expérimental on peut d'ailleurs remplacer le stimulus lumineux par un stimulus sonore, et dans ces conditions *Zondek* et *Tamari* (1967) ont obtenu, chez de jeunes Lapins, d'importantes stimulations ovariennes pouvant aller, là aussi, jusqu'à l'ovulation «spontanée».

Enfin dans les cas où le stimulus lumineux paraît exercer une action spécifique il demeure à expliquer son mécanisme d'action, souvent lorsqu'on évoque l'influence de la lumière sur le système nerveux central on suppose l'intervention des *structures épithalamiques,* nous n'avons pas encore obtenu des résultats nous permettant d'émettre des hypothèses dans ce sens. Nous ne pouvons citer ici que deux trés incomplètes observations se rapportant à ce problème. D'une part, à l'aide de microcristaux d'œstrogènes implantés stéréotaxiquement au niveau des ganglions de l'Habenula nous avons obtenu des perturbations du comportement de Reproduction pouvant être interprétées comme les témoins de l'existence d'une *rétroaction négative de l'œstrogène au niveau de ces structures épithalamiques (Faure, Vincent et Bensch,* 1966).

D'autre part, nous avons implanté une petite ampoule électrique Micro-micro-Luxardor de 1,5 mm de diamètre et de 4,5 mm de long, au niveau de l'épiphyse de 2 Lapines. Cette ampoule, de 15 à 20 mA était reliée à une pile à mercure de 1,2 volt, logée dans la prothèse portée par l'animal. A côté de cette pile se trouvait un micropotentiomètre permettant de régler sa tension et un système de fiches où l'on

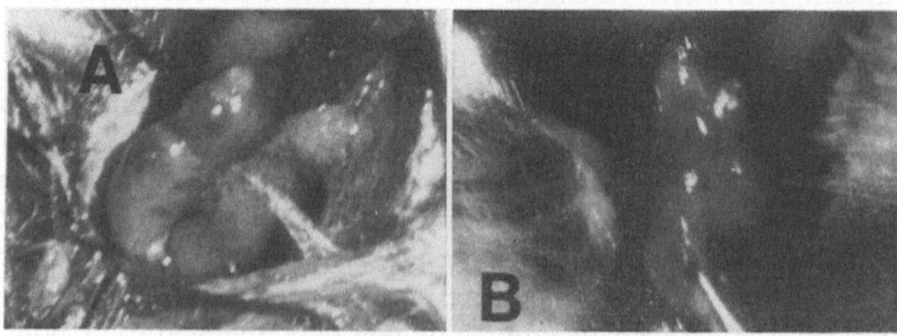

Fig. 6. Aspect macroscopique des ovaires d'un animal porteur d'une petite ampoule de 1,2 volts, implantée au niveau du corps de l'épiphyse.
a: aspect avant la mise en fonctionnement de l'ampoule,
b: après 7 jours d'éclairement.
Noter la disparition de l'aspect «laiteux» de l'ovaire, ce qui témoigne d'une fonte de la glande interstitielle.

pouvait brancher un appareil de contrôle pour vérifier si le système n'était pas court-circuité. L'expérience a été pratiquée au Printemps et a duré 14 jours pour un animal et 8 jours pour l'autre. Dans les deux cas on a assisté à des modifications macroscopiques de même sens au niveau des ovaires (Fig. 6). L'illumination a entraîné une *diminution apparente des cycles de maturation des follicules ovariens, alors que l'arrêt de l'alimentation de l'ampoule a été suivie par une forte stimulation de l'activité des follicules ovariens.* Ces observations sont bien trop insuffisantes pour qu'on puisse en tirer des conclusions, d'autant plus que dans le dernier cas la lumière a pu agir comme un stimulus non spécifique, par la chaleur dégagée par exemple. Néanmoins l'attention est attirée sur ces régions épithalamiques qui paraissent le lieu idéal pour la transformation des influx, modulés par le message lumineux, en substances chimiques capables d'influencer et adapter le fonctionnement du système hypothalamo-hypophysaire.

Résumé

Le fait de placer en permanence une Lapine mature Fauve de Bourgogne dans une cage d'observation, éclairée par un tube à fluorescence (264 μW/cm²/sec.) pendant 14 heures et maintenue à l'obscurité pendant 10 heures, provoque des modifications de la répartition nycthémérale des comportements fondamentaux étudiés: coecotrophie, veille-sommeil, comportement OBAGS et œstral. En prolongeant l'exposition au-delà de 10 jours on provoque, au printemps et en automne, chez les animaux matures, une forte stimulation des follicules ovariens. Chez les animaux pré-pubères le réaction maximale se produit en hiver et peut aller jusqu'à l'ovulation. La signification de ces faits est discutée ainsi que l'intervention éventuelle de structures épithalamiques.

Bibliographie

Bensch, Cl.: Contribution expérimentale à l'étude d'actions particulières de l'hormone antidiurétique, ou A.D.H., sur le système nerveux central. Thèse de Médecine, Bordeaux, n⁰ 56, 1965.

Bensch, Cl., L. Barbe, Fl. Rodriguez, et J. M. A. Faure: Observations sur l'ovulation provoquée chez la Lapine par des stimulations électriques hypothalamiques. Communication faite à la X⁰ Réunion des Endocrinologistes de Langue Française (Endocrinologie Comparée) — Paris, 18—20 septembre 1969.

Bensch, Cl., Fl. Rodriguez, et J. M. A. Faure: Influence de la lumière dans les phénomènes ovulatoires chez la Lapine. Communication présentée à la Journée d'Etude sur le Lapin — Ecole Nationale Vétérinaire d'Alfort, 28 mai 1969.

Bradbury, J. J.: Estrous rabbit as quantitative assay animal—Endocrinology 34, 317—324 (1944).

Faure, J.: Rôle du noyau amygdalien et de la corne d'Ammon de la Lapine dans l'élaboration d'un comportement olfacto-génito-sexuel. C. R. Soc. Biol. (Paris) *150*, 12, 2212—2213 (1956 a).

Faure, J.: Modifications de l'activité bio-électrique du Rhinencéphale et modifications du comportement sous l'influence des gonadostimulines hypophysaires chez la Lapine. Revue Neurologique *95*, 5, 490—497 (1956 b).

Faure, J.: Etudes expérimentales de l'influence des facteurs hormonaux et métaboliques sur l'activité électrique du cerveau. Revue Neurologique *100*, 4, 225—269 (1959).

Faure, J.: La phase «paradoxale» du sommeil chez le Lapin. Revue Neurologique *106*, 190—197 (1962).

Faure, J.: Le sommeil paradoxal du Lapin dans ses aspects anatomofonctionnels et hormonaux. In: Neurophysiologie des états de sommeil. Colloque du C.N.R.S. n° 127, 241—283 (1965 a).

Faure, J.: Hormones in relation to sleep-wakefulness mechanisms. Excerpta Medica Intern. Cong. séries n° 83, part. I., 606—611 (1965 b).

Faure, J.: Etats de veille et de sommeil dans la régulation endocrinienne. Actualités Neurophysiologiques, 8è série, 251—292. Paris: Masson, 1968 b.

Faure, J., et *Cl. Bensch*: Mésencéphale et «post-réaction E.E.G.» dans le comportement lié à la vie endocrino-génitale du Lapin. Revue Neurologique *106*, 197—201 (1962).

Faure, J., *Cl. Bensch*, et *J. D. Vincent*: Au sujet des mécanismes responsables du comportement olfacto-bucco-ano-génito-sexuel du Lapin; ses rapports avec le sommeil. C. R. Soc. Biol. (Paris) *156*, 629—632 (1962 a).

Faure, J. M. A., *Cl. Bensch*, et *J. D. Vincent*: Rôle d'un système mésencéphalo-limbique dans la «phase paradoxale» du sommeil chez le Lapin. C. R. Soc. Biol. (Paris) *156*, 70—73 (1962 b).

Faure, J. M. A., *Cl. Bensch*, *J. D. Vincent*, et *B. Dufy*: Sur la coecotrophie du Lapin. Communication présentée à la Journée d'Etude sur le Lapin. Ecole Nationale Vétérinaire d'Alfort, 28 mai 1969.

Faure, J., *J. D. Vincent*, et *Cl. Bensch*: Effets comportementaux de micro-injections de solutions hormonales dans le tronc cérébral du Lapin libre et éveillé. J. Physiol. (Paris) *56*, 349—350 (1964).

Faure, J., *J. D. Vincent*, et *Cl. Bensch*: Micro-implants d'œstrogène dans l'hypothalamus tubéral prémamillaire; effets endocriniens et comportementaux. J. Physiologie (Paris) *57*, 243 (1965).

Faure, J., *J. D. Vincent*, et *Cl. Bensch*: Sommeil «paradoxal» et équilibre hormonal; interdépendances entre «sommeil paradoxal» et fonctions sexuelles. Revue Neurologique *115*, 443—454 (1966).

Faure, J., *J. D. Vincent*, et *Cl. Bensch*: Micro-implants d'œstrogène dans l'Habenula. Effets endocriniens et comportementaux. J. Physiologie (Paris) *58*, 5, 518 (1966).

Faure, J., *J. D. Vincent*, et *Cl. Bensch*: Sur les relations observées entre sommeil, rythmes alimentaires et état hormonal. Cahiers de Nutrition et de Diététique *1*, 19—32 (1967 a).

Faure, J. M. A., J. D. Vincent, et *Cl. Bensch*: Influence de la lumière sur le comportement du Lapin femelle pendant le nycthémère et sur la fonction gonadique. J. Physiologie (Paris) *59*, 1—237 (1967 b).

Friedman, M. H., and *G. S. Friedman*: Seasonal variations in gonadotropic hormone content of rabbit pituitary. Endocrinology *24*, 626—630 (1939).

Hammond, J., and *F. H. A. Marshall*: Reproduction in the rabbit. London: Oliver and Boyd, 1925.

Sawyer, C. H.: Seasonal variation in the incidence of spontaneous ovulation in rabbits following estrogen treatment. Endocrinology *65*, 523—525 (1959).

Sawyer, C. H., J. W. Everett, and *J. E. Markee*: "Spontaneous" ovulation in the rabbit following combined estrogen-progesterone treatment. Proc. Soc. Exp. Biol. and Medicine *74*, 185—186 (1950).

Vincent, J. D.: Contribution expérimentale à l'étude des mécanismes du sommeil. Thèse de Médecine, Bordeaux, n⁰ 11, 1964.

Wurtman, R. J.: Effects of light and visual stimuli on endocrine function. In: Neuroendocrinology (*Martini, L.,* and *W. F. Ganong,* eds.), t. 2, 19—59. New York: Academic Press, 1967.

Zondek, B., and *I. Tamari*: Effects of auditory stimuli on reproduction. In: The effects of external stimuli on reproduction (*Wolsten Holme, G. E. W.,* and *M. O'Connor,* eds.), n⁰ 26, 4—19, Ciba Foundation study group, 1967.

Journal of Neuro-Visceral Relations, Suppl. X, 204—219 (1971)
© by Springer-Verlag 1971

Variations des activités évoquées d'origine rétinienne selon la stimulation chromatique et la période de l'année chez le Lapin

M. Monnier, J. M. A. Faure, J. Rozier et Cl. Bensch

Institut de Physiologie, Bâle, et Laboratoire de Physiopathologie et Neuro-physiologie, Faculté de Médecine de Bordeaux

Avec 7 Figures

Summary

The Effects Produced by Retinal Stimulation in Rabbits: Differences According to the Colour of the Light and the Time of the Year

Analysis in the rabbit of the responses of the retina and visual cortex, under weak stimulation at various spectrum frequencies, confirms the findings of *Vatter, Koller* and *Monnier* (1964). The present study extends their work to cover the responses to prolonged stimulation, and in particular allows the analysis of the OFF component in the response after the end of the stimulation. Under these conditions of stimulation, the rabbit retina is less sensitive to wave-lengths of 610—625 mμ than the human retina. However, under strong stimulation, the rabbit retina reacts to the colours orange and red. The sensitivity to the red band of the spectrum shows a seasonal variation; this finding suggests the need for studies of the endocrine correlations.

Chez le Lapin comme chez le Rat pigmenté ou albinos, la courbe de sensibilité spectrale de la rétine, de 420 à 594 mμ, se superpose à la courbe d'absorption de la rhodopsine et présente un maximum dans le bleu-vert (498 mμ), après adaptation à l'obscurité (*Vatter, Koller* et *Monnier*, 1964). Toutefois, pour les longueurs d'ondes supérieures à 620 mμ la sensibilité spectrale de la rétine est différente chez le Rat pigmenté et le Rat albinos (*Dodt* et *Echt*, 1961). Ces données nous ont incités à contrôler dans quelle mesure les réponses spectrales de la rétine et du cortex visuel varient chez le Lapin en fonction du stimulus et de l'adaptation (stimulations de faible énergie et de longue durée, de forte énergie et de brève durée, longueurs d'onde inférieures et supérieures à 594 mμ). En outre, les résultats obtenus dans ces diverses conditions, notamment dans la bande des longueurs d'onde élevées, ont paru varier suivant la période de l'année. Nous avons abordé pour cette raison le problème des influences saisonnières sur certaines composantes de l'électrorétinogramme.

Méthode

Dans un premier groupe de cinq Lapins, nous avons enregistré avec l'oscillographe de Tönnies et le calculateur Mnemotron CAT-400 les potentiels rétiniens et corticaux ON et OFF[1] évoqués par des stimulations lumineuses équiénergétiques de faible énergie ($E = 0{,}037\,\mu\mathrm{W/cm^2}$) infraliminaires pour la longueur d'onde 625 mμ, de longue durée (225 ms), en lumière blanche ou monochromatique: 452 mμ (indigo), 481 mμ (bleu), 498 mμ (bleu-vert), 521 mμ (vert), 543 mμ (jaune-vert), 579 mμ (jaune), 594 mμ (orange). Les réponses rétiniennes et corticales ont été dérivées selon une technique précédemment décrite (*Vatter, Koller* et *Monnier*, 1964), entre une électrode de référence placée sur l'oreille d'une part, une électrode cornéenne et une électrode corticale (point Fc-d de l'«aire striée» selon l'Atlas de *Monnier* et *Gangloff*, 1961) d'autre part, dans des conditions bien définies d'adaptation à la lumière et à l'obscurité.

Les mesures des temps de culmination et des amplitudes des diverses composantes des activités évoquées dans ces différentes conditions expérimentales, ont permis d'établir des courbes de variations des réponses spectrales de la rétine et du cortex dans les conditions de vision photopique et scotopique.

Dans un second groupe de 5 Lapins, nous avons utilisé des stimulations d'énergie supérieure (146 $\mu\mathrm{W/cm^2}$) et de durée brève (200 μs), ce qui a permis d'obtenir des réponses rétiniennes dans la bande rouge 610,6 mμ). Nous avons comparé alors les valeurs moyennes des réponses obtenues dans ce second groupe de Lapins (mars, avril, mai) avec celles d'un troisième groupe étudié en mai, juin et juillet.

Résultats

A. Réponses spectrales de la rétine et du cortex visuel aux stimulations lumineuses de faible énergie et de longue durée

La superposition des réponses rétiniennes et corticales enregistrées avec le calculateur CAT montre l'existence de composantes ON et OFF

---

[1] On appelle composante ON de la réponse rétinienne ou corticale, la composante qui apparaît au début de la stimulation photique et composante OFF celle qui se produit après la cessation de cette stimulation.

(Fig. 1). Ces dernières sont particulièrement prononcées dans les réponses rétiniennes photopiques et dans toutes les réponses corticales. L'ana-

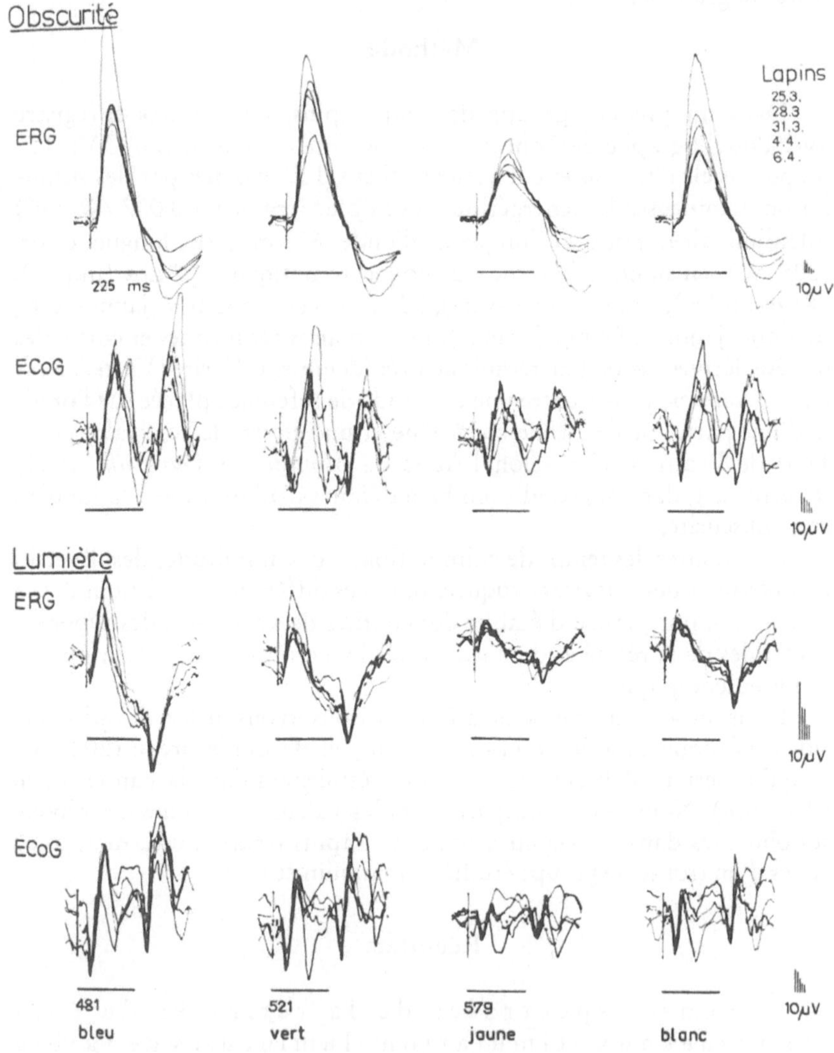

Fig. 1. Potentiels évoqués rétiniens et corticaux chez le Lapin, après adaptation à l'obscurité et après adaptation à la lumière (E = 0,037 μW/cm²).

lyse quantitative des amplitudes et des temps de culmination des diverses composantes est donnée dans le Tableau 1.

1. Dans les conditions de *vision scotopique* (Fig. 2), les *réponses rétiniennes* sont caractérisées par la présence d'une onde b d'amplitude

maximum (186 μV) pour la longueur d'onde 498 mμ (bleu-vert), et de temps de culmination moyen de 91 ms pour la stimulation blanche; l'onde a est inconstante, de faible amplitude; il n'existe pas d'effet OFF.

Les *réponses corticales* ON montrent l'existence de deux composantes primaires, inconstantes et de très faible amplitude (temps de culmination = 12 ms et 22 ms pour l'indigo) et de composantes secondaires 2 (temps de culmination moyen = 53—55 ms) et tertiaires 3 (temps de

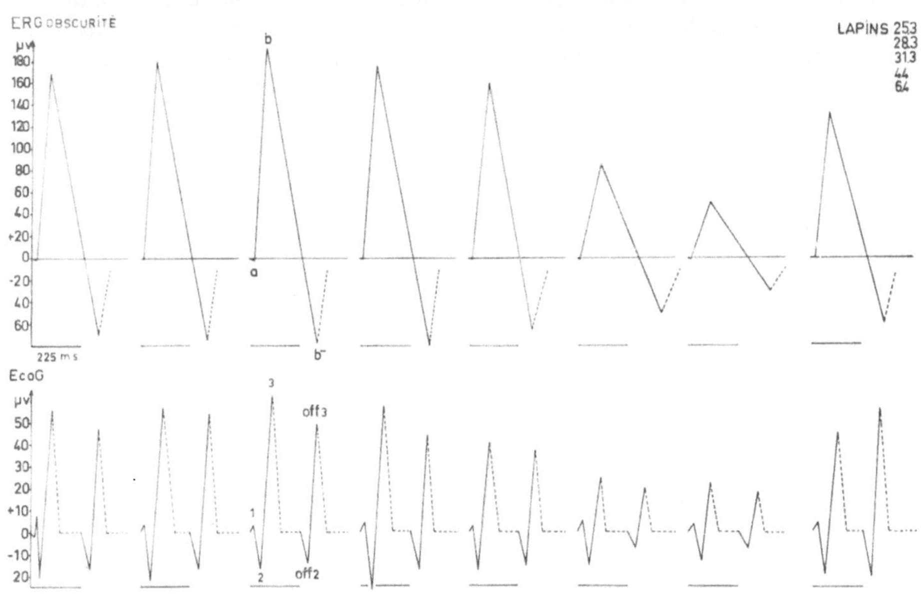

Fig. 2. Réponses spectrales rétiniennes et corticales du Lapin à des stimulations chromatiques de faible énergie après adaptation à l'obscurité.

culmination moyen = 112—113 ms) dont l'amplitude varie comme celle de l'onde b rétinienne. L'amplitude maximum de la composante ON 3 est obtenue pour la longueur d'onde 498 mμ (bleu-vert). Les composantes corticales OFF enregistrées sont appelées OFF 2 et 3 du fait de la similitude de leurs temps de culmination après la cessation du stimulus (t. de culmination OFF$_2$ = 45—47 ms, t. de culmination OFF$_3$ = 87 ms) avec les temps de culmination des composantes ON$_2$ et ON$_3$ (t. de culmination ON$_2$ = 51—52 ms, t. de culmination ON$_3$ = 83—89 ms) des réponses corticales dans les conditions de vision photopique. *En vision scotopique* l'amplitude des composantes ON 2 et 3 est supérieure à celle des composantes OFF 2 et 3 pour les différentes longueurs d'ondes étudiées, mais inférieure pour les stimulations en lumière blanche.

2. *En vision photopique*, le maximum d'amplitude de la composante b de la réponse rétinienne se déplace du bleu-vert (498 mμ) vers le bleu (481 mμ), et il apparaît un potentiel cornéen tardif, diphasique, de morphologie globale identique à celle de l'ERG, mais de polarité inverse, dont la première déflexion, positive, paraît assimilable à un effet OFF (t. de culmination après la fin du stimulus: 15 ms; t. de culmination de a = 15—16 ms) (Fig. 3). L'amplitude de l'onde négative b⁻, plus tardive, varie comme celle de l'onde b, selon la longueur d'onde, mais son temps de culmination est relativement constant (valeurs extrêmes = 266—277 ms. $\triangle$ = 11 ms), alors que celui de l'onde b⁻ dans les conditions de vision scotopique varie de 296 ms à 385 ms ($\triangle$ = 89 ms).

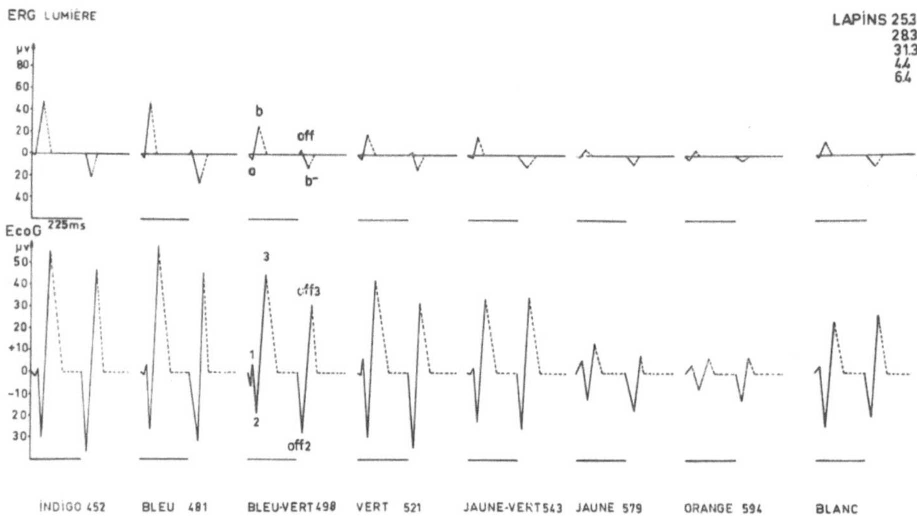

Fig. 3. Réponses spectrales rétiniennes et corticales à des stimulations chromatiques de faible énergie après adaptation à la lumière chez le Lapin.

En ce qui concerne les *réponses corticales* après adaptation à la lumière, le maximum d'amplitude des deux composantes précoces se déplace de l'indigo (452 mμ) vers le bleu-vert (498 mμ), mais leurs temps de culmination (17 ms et 25 ms) sont plus longs que ceux des mêmes composantes en vision scotopique (12 ms et 22 ms). La composante ON 2 conserve constamment une amplitude inférieure à celle de l'onde OFF 2 pour les différentes longueurs d'onde; cette relation s'inverse pour les stimulations en lumière blanche.

Ainsi, les effets OFF rétiniens et corticaux sont liés au caractère photopique de la vision (Fig. 4). L'adaptation à la lumière s'accompagne d'un déplacement du maximum d'amplitude des composantes corticales précoces vers les grandes longueurs d'onde et d'une variation inverse des composantes corticales tardives ON 2 et 3. L'absence de réponse rétinienne à la stimulation en lumière rouge (625 mμ) dans ces conditions de stimulation est liée à la faible énergie de la stimulation.

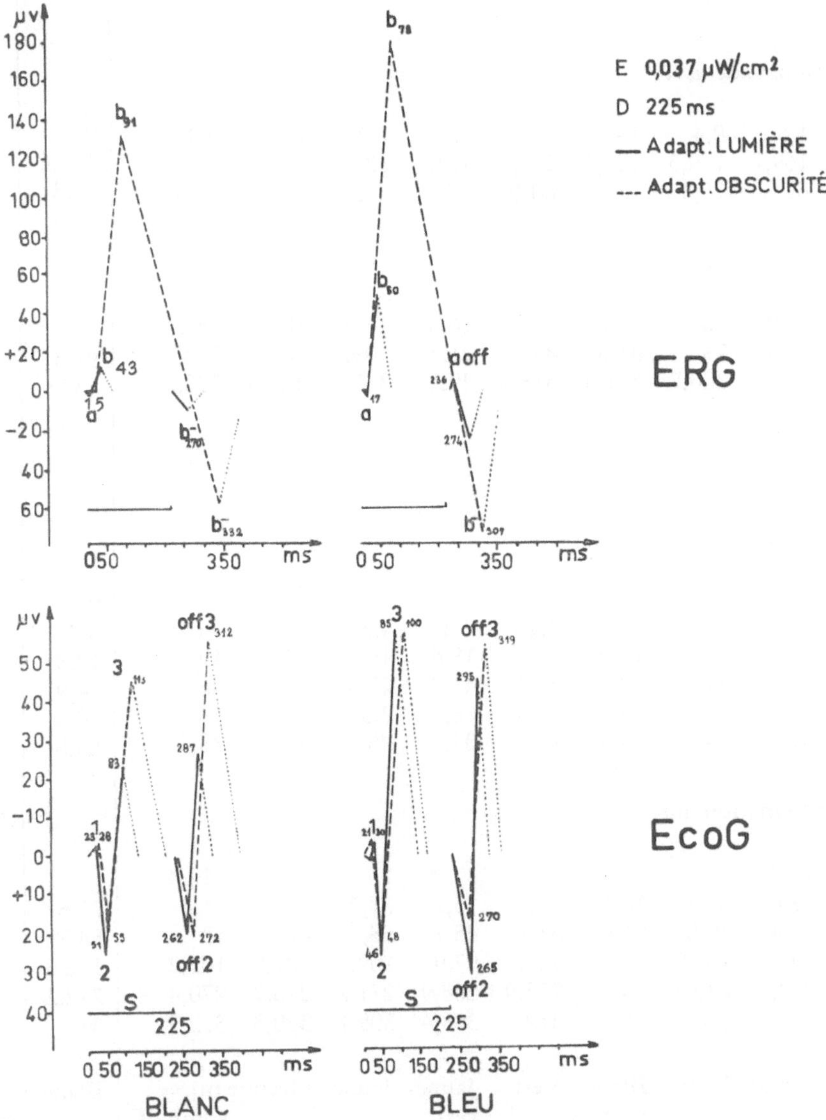

Fig. 4. Diagrammes comparés des réponses ON et OFF rétiniennes et corticales à une stimulation de longue durée et de faible énergie (infra-liminaire dans la longueur d'onde rouge 625 mμ).

Tableau 1. *Moyennes des amplitudes et des temps rétiniens et corticaux enregistrés chez 5 Lapins,* ($E = 0,037\ \mu\mathrm{W/cm^2}$)

Obscurité Lapins 25.3 — 28.3 — 31.3 — 4.4 — 6.4

ERG.

Amplitude μv.

	Indigo	Bleu	Bleu-vert	Vert	Jaune-vert	Jaune	Orange	$m_1 =$ somme C.	Blanc	$m_2 =$ somme C.
a	1,6	0,4	1,4	1,2	0,6	0,7	0,7	0,9	0	0,8
b	169,7	179,3	186,1	168,3	161,9	83	51,4	142,8	133,6	124,9
b^-	69	75,3	77	80,1	67,8	45,3	30,3	63,5	60,3	55,6

Culmination ms.

	Indigo	Bleu	Bleu-vert	Vert	Jaune-vert	Jaune	Orange	$m_1 =$ somme C.	Blanc	$m_2 =$ somme C.
a	24,9	16,6	19,3	16,6	16,6	16,6	16,6	18,1		18,1
b	86,3	78	81,3	83	91,3	109,5	109,5	91,2	91,3	91,2
b^-	312	306,7	311,6	318,7	295,6	385,1	381,8	330,2	332	330,2

EcoG.

Amplitude μv.

	Indigo	Bleu	Bleu-vert	Vert	Jaune-vert	Jaune	Orange	$m_1 =$ somme C.	Blanc	$m_2 =$ somme C.
I^+	1,3							0,1	0	0,1
1 I^-	4	3,6	3,2	4,4	2,2	4,5	3,7	3,6	3,7	3,2
2 II^+	21	21,9	17,9	27	18 6	15,8	13,9	19,4	19,8	17
3 III^-	55,9	57	62,7	57,1	41,3	25,8	22,5	46	44,9	40,2
2 II^+off	17	16,9	15,2	18,9	15,9	7.5	7,5	14,1	20,5	12,3
3 III^-off	47,5	54	49,6	44,7	37,5	20,1	17,9	38,7	55,8	33,9

Culmination ms.

	Indigo	Bleu	Bleu-vert	Vert	Jaune-vert	Jaune	Orange	$m_1 =$ somme C.	Blanc	$m_2 =$ somme C.
I^+	12,4							12,4		12,4
1 I^-	22,4	20,7	16,5	22,1	15,2	23,2	31,1	21,6	27,6	21,6
2 II^+	46,4	49,8	51,4	53,1	48,1	58,1	64,7	53	54,7	53
3 III^-	99,6	107,9	106,3	107,9	97,9	109,5	107,9	105,2	112,6	105,2
2 II^+off	268,9	270,5	265,6	273,9	268,9	271,2	273,9	270,4	272,2	270,4
3 III^-off	312	318,7	312	312	305,4	309,1	320,3	312,7	312	312,7
	452	481	498	521	543	579	594	7		8

de culmination des composantes des potentiels
pour des stimulations chromatiques de faible énergie

| Lumière | | | | | | | | Lapins 25.3 — 28.3 — 31.3 — 4.4 — 6.4 | |

ERG.

Amplitude μv.

	Indigo	Bleu	Bleu-vert	Vert	Jaune-vert	Jaune	Orange	m_1 = somme C. / 7	Blanc	m_2 = somme C. / 8
a	1,9	4,1	2,4	2,6	1,7	1	2,7	2,3	1,9	2
b	47,9	46,5	26,3	19	18,5	7,3	4,9	24,3	12,6	21,3
off	0,5	3,4	1,4	1,8	0,9	0	0	1,1	0	1
b⁻	22,5	27,6	13,5	13,6	11	7,6	5,3	14,4	9,6	12,6

Culmination ms.

	Indigo	Bleu	Bleu-vert	Vert	Jaune-vert	Jaune	Orange	m_1 = somme C. / 7	Blanc	m_2 = somme C. / 8
a	13,7	16,6	14,9	16,6	20,7	15,2	16,6	16,3	15,5	16,3
b	49,8	49,8	48,1	48,1	49,8	44,8	49,8	48,6	43,1	48,6
off	246,2	236,5	240,7	238,6	240,7			240,5		240,5
b⁻	272,2	273,9	277,2	276,9	275,6	265,6	265,6	272,4	270,5	272,4

EcoG.

Amplitude μv.

	Indigo	Bleu	Bleu-vert	Vert	Jaune-vert	Jaune	Orange	m_1 = somme C. / 7	Blanc	m_2 = somme C. / 8
I⁺	2,7	2,1	6,6	0,6	0,6	0	0	1,8	0	1,5
1 I⁻	1,6	3	3,4	6,6	2,6	5,3	3,6	3,7	3,3	3,2
2 II⁺	30,7	26,3	18,4	29,5	22,5	12,5	7,2	21	24,9	18,3
3 III⁻	55,7	57,4	45,4	42,8	34,8	13,9	6,6	36,6	24,7	32,1
2 II⁺off	36,4	32,1	27,4	34	24,2	16,9	12,4	26,3	20	23
3 III⁻	46,5	44,7	32,7	32,2	34,6	8,5	6,8	29,4	26,7	25,7

Culmination ms.

	Indigo	Bleu	Bleu-vert	Vert	Jaune-vert	Jaune	Orange	m_1 = somme C. / 7	Blanc	m_2 = somme C. / 8
I⁺	16,6	16,6	16,6	16,6	16,6			16,6		16,6
1 I⁻	27,6	29	24,9	26,9	30,4	29	33,2	28,7	22,8	28,7
2 II⁺	43,1	48,1	46,4	49,8	49,8	56,9	66,4	51,5	51,6	51,5
3 III⁻	84,6	84,6	83	87,9	83	86,3	111,2	88,6	83	88,6
2 II⁺off	257,3	265,2	257,3	262,2	258,9	268,9	257,3	261	262,2	261
3 III⁻off	298,8	295,4	297,1	287,1	287,1	300	290,1	293,6	287,1	293,6
	452	481	498	521	543	579	594	7		8

B. Réponses spectrales visuelles aux stimulations lumineuses de forte énergie et de faible durée

Chez 5 autres Lapins examinés en mars-avril-mai avec les mêmes techniques d'enregistrement électrorétinographiques, il a été possible d'obtenir des réponses rétiniennes à la stimulation rouge-orangée (610,6 mμ) en utilisant une stimulation d'une énergie de 146 μW/cm^2 et de durée brève (durée totale$=$200 μS) (Fig. 5). Dans ces conditions

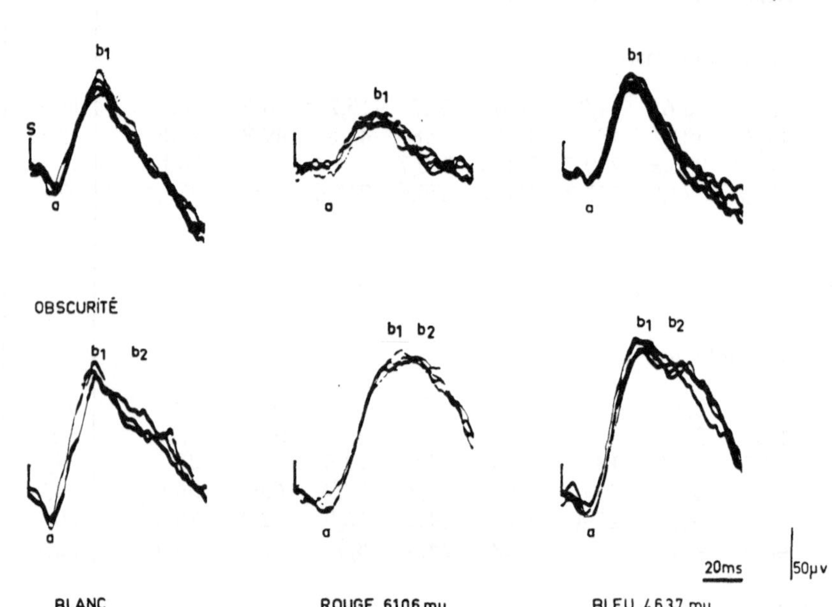

Fig. 5. Electrorétinogramme du Lapin pour des stimulations lumineuses de forte énergie (E$=$146 μW/cm^2) et de faible durée (D$=$200 μS).

d'énergie considérablement accrue, pour la stimulation en lumière blanche et en vision photopique, l'amplitude de l'onde b 1 augmente de 13 μV à 53 μV (Fig. 6). Cette différence de seuil de sensibilité des deux systèmes photopique et scotopique peut expliquer l'absence des réponses à la stimulation en lumière rouge, pour des stimulations de faible énergie dans le premier groupe de 5 Lapins étudiés en mars et avril. Si les réponses rétiniennes pour le blanc et le bleu se montrent relativement stables dans le temps, la réponse au rouge (610,6 mμ) est plus ample, dans les conditions d'adaptation à la lumière et d'adaptation à l'obscurité. Dans un troisième groupe de 5 Lapins étudiés de mai à juillet, l'augmentation d'amplitude des réponses à la stimulation rouge, significative à P 0,05, porte sur la composante b 1 (Fig. 7) en vision photopique (temps de culmination moyen = 44 ms) et sur l'onde correspondante en vision scotopique (temps de culmination moyen = 48 ms).

La comparaison statistique des valeurs moyennes du groupe «mars-avril-mai» et du groupe «mai-juin-juillet» par le test t de *Student-Fischer* montre que l'amplitude de l'onde b 1 pour la stimulation rouge, en vision photopique et scotopique, augmente significativement à la fin du prin-

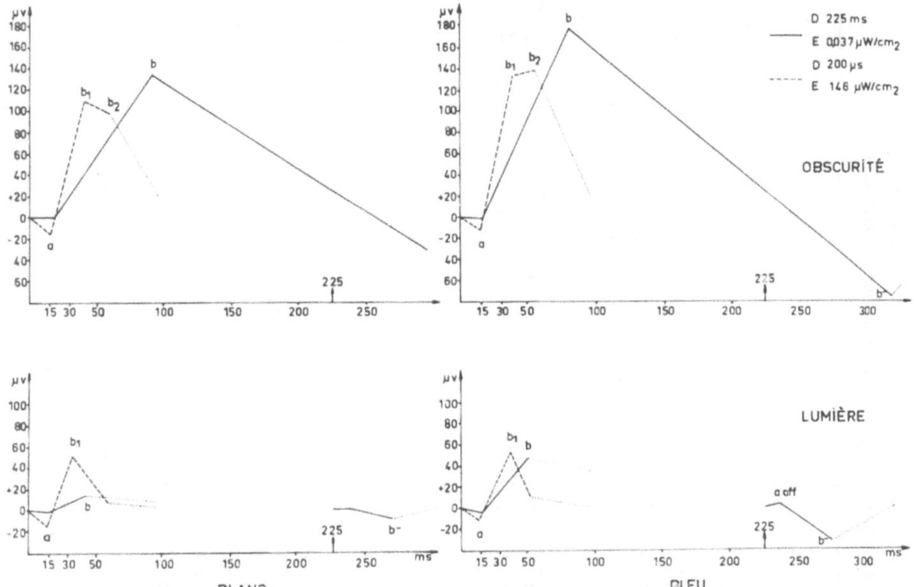

Fig. 6. Influence de l'énergie et de la durée de la stimulation sur l'amplitude et le temps de culmination des composantes de l'électro-rétinogramme chez le Lapin. — Noter l'amplitude particulièrement faible de l'onde b après adaptation à une lumière blanche pour une stimulation de même composition spectrale et de faible énergie.

temps et au début de l'été, mais cette augmentation concerne également la composante a pour le blanc (t = 1,88) et le bleu (t = 2,21) en vision photopique et les composantes a pour le blanc (t = 3,1), le rouge (t = 5,4) et le bleu (t = 2,10) en vision scotopique. Par contre, les amplitudes de la composante b 1, pour des stimulations blanches et bleues en vision photopique (t. de culmination pour le blanc = 34 ms, t. de culmination pour le bleu = 37 ms) et scotopique (t. de culmination pour le blanc = 37 ms, t. de culmination pour le bleu = 42 ms) ne diffèrent pas significativement à P 0,05 entre les deux groupes (Tableaux II et III).

Tableau 2. *Moyennes des amplitudes et des temps de culmination des composantes de l'électro-rétinogramme chez 5 Lapins, au printemps (mars-avril-mai)*

Lumière. ERG.

	Lapin 8.3			Lapin 15.3			Lapin 12.4			Lapin 26.4			Lapin 2.5			m_1		
Amplitude μv.																		
a	19	0	17	18	0	12	12	0	9	14	0	12	16	5	13	15,8	1	12,6
b_1	54	36	59	55	29	57	47	32	44	55	26	55	55	16	53	53,2	27,8	53,6
b_2	12	0	36	0	0	0	0	0	15	0	0	0	18	0	0	6	0	10,2
Culmination ms.																		
a	13,3		13,3	13,8		13,8	14,4		16	14,4		12,8	16,6	23,3	16,6	14,5	23,3	14,5
b_1	30	33,3	31,6	33,8	43	36,9	35,2	49,6	40	32	43,2	36,8	38,3	43	41,6	33,8	42,4	37,3
b_2	63,3		50						54,4					60		61,6		52,2

Obscurité. ERG.

	Lapin 8.3			Lapin 15.3			Lapin 12.4			Lapin 26.4			Lapin 2.5			m_1		
Amplitude μv.																		
a	12	12	24	6	0	7	9	0	9	26	0	5	23	0	16	15,2	2,4	12,2
b_1	89	34	93	138	26	148	138	62	165	100	70	129	84	100	126	109,8	58,4	132,2
b_2	73	88	129	114	48	157	132	79	165	86	84	112	81	121	118	97,2	83,8	136,2
Culmination ms.																		
a	13,3	16,6	13,3	13,8		13,8	14,4		16	14,4		14,4	16,6		16,6	14,5	16,6	14,8
b_1	31,6	36,6	35	41,5	40	36,9	43,2	49,6	44,8	38,4	43,2	36,8	43,3	56,6	43,3	39,6	45,2	39,3
b_2	63,3	55	56,6	63	61,5	55,3	57,6	62,4	56	59,2	56	56	60	76,6	63,3	60,6	62,3	57,4
	Blanc	Rouge	Bleu	Bl.	Rou.	Bleu	Bl.	Rou.	Bleu	Bl.	Rou.	Bleu	Bl.	Rou.	Bleu	Blanc	Rouge	Bleu
																610,6	463,7	
																mμ	mμ	

Tableau 3. Moyennes des amplitudes et des temps de culmination des composantes de l'électrorétinogramme, chez 5 Lapins, pendant la période «estivale» (mai-juin-juillet). Les valeurs de la dernière colonne correspondent aux valeurs calculées du t de Student-Fischer en comparant les moyennes observées au printemps et au début de l'été

bla. = blanc; ble. = bleu; rou. = rouge

	Lapin 7.5			Lapin 10.5			Lapin 31.5			Lapin 21.6			Lapin 5.7			m2			tm1,m2		
Lumière. ERG.																					
Amplitude μv.																					
a	23	0	14	15	0	19	36	19	21	50	29	41	19	5	20	28,6	10,6	23	1,88		2,21
b1	81	50	83	73	17	41	43	57	67	145	112	195	61	58	56	80,6	58,8	88,4		1,98	
b2	31	17	43	0	0	0	0	0	14	0	100	0	0	0	0	6,2	23,4	11,4			
Culmination ms.																					
a	13		12,2	15,6		18,2	13,8	16,9	16,9	15,3	14,6	14,6	14,7	14,7	15,6	14,4	15,4	15,5			
b1	36,1	42,3	34,6	38,2	46,9	39,1	36,9	46,1	35,3	36,9	41	36,9	36,5	45,2	37,3	36,9	44,3	36,6			
b2	54,6	64,6	55,3						58,4		53,8					54,6	59,2	56,8			
Obscurité. ERG.																					
Amplitude μv.																					
a	34	23	17	17	10	17	50	19	21	50	16	25	39	12	20	38	16	20	3,1	5,4	2,10
b1	123	106	143	95	73	112	71	110	95	183	208	279	58	66	112	106	112,6	148,2		1,89	
b2	71	128	120	71	88	127	60	107	83	133	225	233	46	105	100	76,2	130,6	132,6			
Culmination ms.																					
a	12,3	15,3	12,2	15,6	20	15,6	15,3	18,4	18,4	15,3	18,4	16,9	14,7	20,8	17,3	14,6	18,5	16			
b1	35,3	42,3	36,9	40	52	50	41,5	52,3	43	33,8	44,6	36,9	36,5	46,9	47,8	37,4	47,6	42,9			
b2	56,9	61,5	63	68	69,5	69,5	61,5	69,2	67,6	58,4	60	53,8	64,3	67,8	72,1	61,8	65,6	65,2			
	Bla.	Rou.	Bleu	Ble.	Rou.	Bleu	Ble.	Rou.	Bleu	Ble.	Rou.	Bleu	Ble.	Rou.	Bleu	Bla.	Rou.	Bleu		Rouge	
																	610,6 mμ	463,7 mμ			

Dans la mesure où l'amplitude des composantes a et b 1 reflète l'activité d'un système photopique, il semble exister une double variation saisonnière de la réactivité électrique du système photopique:
— variation indépendante de la longueur d'onde pour la composante a,
— variation sélective, liée à la longueur d'onde pour la composante b 1.

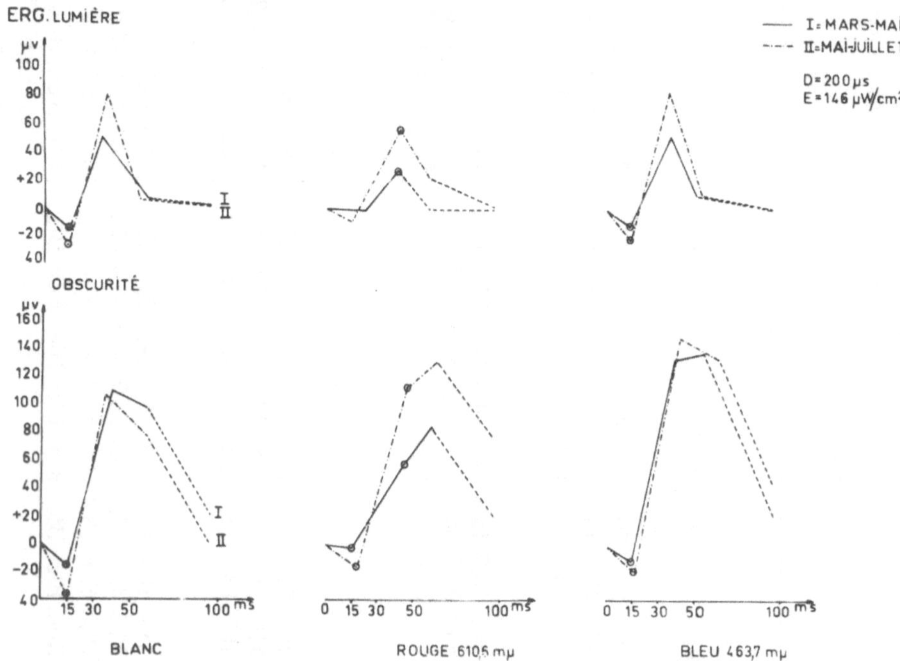

Fig. 7. Variations des composantes de l'électro-rétinogramme chez le Lapin selon la période de l'année (stimulations de forte énergie). Les points cerclés correspondent à des moyennes différant significativement entre les deux groupes à P=0,05.

Discussion

L'analyse des réponses spectrales de la rétine et du centre visuel cortical chez le Lapin confirme les observations de *Vatter, Koller* et *Monnier* (1964), utilisant des stimulations de faible énergie. Elle les complète pour ce qui concerne les réponses aux stimulations de longue durée, permettant d'analyser notamment la composante OFF de la réponse. Dans ces conditions de stimulation, la rétine du Lapin est moins sensible que celle de l'Homme (*Monnier* et *Rozier,* 1967, 1968) aux longueurs d'onde 610—625 mµ. La mise en œuvre de stimulations de forte énergie permet d'étudier les réponses rétiniennes du Lapin aux stimulations de couleur rouge. La sensibilité de la rétine à cette bande du spectre présente une variation saisonnière susceptible d'encourager la recherche de corrélations endocriniennes. Certaines constatations phylogénétiques peuvent concourir à l'interprétation de ces résultats: chez le Canard les radiations monochromatiques rouges dans la bande 625—647 mμ, de faible énergie afin d'éviter une stimulation de l'hypothalamus à travers l'orbite, entraînent une croissance testiculaire significative (*Benoit* et *Assenmacher*, 1959). La lumière agirait au niveau de l'hypothalamus moyen médiobasal et périventriculaire où s'exercerait une rétro-action de la testostérone (*Gogan*, 1967). Chez le Rat blanc, l'action de la lumière s'exerce sur la région hypothalamique prémamillaire, activant l'aire gonadotrope FSH et facilitant la décharge rythmique préoptique ovulatoire (*Lombard des Gouttes* et *Scemana*, 1967). Ce facteur photique intervient aussi dans la régulation hypothalamo-hypophyso-gonadotropique du Lapin femelle (*Faure*, 1968). Il ne semble pas être lié à la présence de pigment au niveau de l'épithélium pigmentaire, puisque *Weidner* (1967) n'a pas constaté de différence entre les électrorétinogrammes du Lapin pigmenté et du Lapin albinos, après adaptation à l'obscurité. Par contre, l'activité du système scotopique, chez le Lapin, dépend étroitement des réactions d'oxydation: le ralentissement de l'apport d'oxygène s'accompagne d'une diminution sélective de l'amplitude de l'onde b 2 scotopique lors de l'hypothermie (*Alfieri* et *Sole*, 1967). En ce qui concerne les variations d'éclairement, les résultats histo-autoradiographiques montrent que la biosynthèse, notamment au niveau de la couche granuleuse externe de la rétine, est plus faible chez les Lapins maintenus dans l'obscurité depuis la naissance (*Edel* et *Goswamy*, 1967).

Chez le Lapin élevé à l'obscurité totale, on observe une augmentation de l'amplitude globale des potentiels rétiniens, en même temps qu' une réduction de la valeur du rapport onde a/ERG total (*Bonaventure, Goswamy* et *Karli*, 1967). Inversement, une réduction de l'amplitude globale de l'ERG et une augmentation de la valeur relative de l'onde a apparaissent chez l'animal élevé en éclairement continu. Ces modifications pourraient traduire l'influence des conditions d'éclairement ambiant sur la mise en place des mécanismes d'excitation et d'inhibition intrarétiniens (*Bonaventure, Goswamy* et *Karli*, 1967).

Conclusion

Chez le Lapin femelle, la constatation d'une variation «saisonnière» de la réactivité du système photopique (variation indépendante de la longueur d'onde pour la composante a et variation sélective de l'onde b 1 pour la longueur d'onde rouge) est en faveur d'une influence des conditions d'éclairement permanent sur le fonctionnement rétinien.

Résumé

L'analyse des réponses spectrales de la rétine et du cortex visuel à des stimulations de faible énergie chez le Lapin confirme les observations de *Vatter, Koller* et *Monnier* (1964). Elle les complète pour ce qui concerne les réponses aux stimulations de longue durée, permettant d'analyser notamment la composante OFF de la réponse après la cessation du la stimulation photique. Dans ces conditions de stimulation, la rétine du Lapin est moins sensible que celle de l'Homme aux longueurs d'onde 610—625 mμ. Toutefois, pour des stimulations de forte énergie la rétine du Lapin réagit aux stimulations de couleur orange et rouge, et, dans ce dernier cas, sa sensibilité à cette bande du spectre présente une variation saisonnière susceptible d'encourager la recherche de corrélations endocriniennes.

Bibliographie

Alfieri, R., et *P. Sole*: Electrorétinogramme chez le Lapin sous hypothermie. C. R. Soc. Biol. *161*, 5, 1072—1073 (1967).

Benoit, J., and *I. Assenmacher*: The control by visible radiations of the gonadotrophic activity of the duck hypophysis. In: Recent Progress in Hormone Research *15*, 143—166. New York: Academic Press, 1959.

Bonaventure, N., S. Goswamy, et *P. Karli*: Maturation des potentiels électrorétinographiques chez le Lapin élevé dans différentes conditions d'éclairement ambiant. C. R. Soc. Biol. *161*, 6, 1388—1391 (1967).

Dodt, E., and *K. Echt*: Dark and light adaptation in pigmented and white rats as measured by electroretinogram threshold. J. Neurophysiol. *24*, 427 to 445 (1961).

Edel, S., et *S. Goswamy*: Aspects biochimiques de la maturation de la rétine chez le Lapin. J. Physiol. *59*, 4 bis, 403 (1967).

Faure, J. M. A.: Rôle du système nerveux central extrahypothalamique dans la physiologie ovarienne. Perspectives physiopathologiques. In: Actualités endocrinologiques *9*, 19—31 (1968).

Gogan, F.: Action de la testostérone sur la gonadostimulation par la lumière chez le Canard Pékin. In: Problèmes de Neuroendocrinologie comparée chez les vertébrés. Séminaire du Collège de France. Biol. Médic. *16*, 4, 301—417 (1967).

Lombard des Gouttes, M. N., et *A. Scemana*: Sensibilité de l'axe hypothalamo-hypophysaire à l'hémi-castration, à la surrénalectomie unilatérale et à l'exposition à la lumière chez le Rat à partir de la naissance. In: Problèmes de Neuroendocrinologie comparée chez les Vertébrés. Séminaire du Collège de France. Biol. Médic. *16*, 4, 301—417 (1967).

Monnier, M., and *H. Gangloff*: Rabbit brain research. Vol. 1: Atlas for stereotaxic brain research on the conscious rabbit. Amsterdam: Elsevier, 1961.

Monnier, M., et *J. Rozier*: Réponses rétiniennes et potentiels corticaux évoqués par stimulation chromatique chez l'Homme. J. Physiol. *59*, 1 bis, 269 (1967).

Monnier, M., and *J. Rozier*: Retinal and cortical evoked responses (ON and OFF) to isoenergetic colour stimuli in Man. ISCERG—Symp. on "The Clinical Value of Electroretinography", Ghent, *95*, 109. Basel-New York: Karger, 1968.

Vatter, O., Th. Koller und *M. Monnier*: Die spektrale Sensitivität der Retina und des optischen Cortex beim Kaninchen (Einfluß der Farben auf die Antwortkomponenten). Vision Research *4*, 329—343 (1964).

Weidner, C.: L'électrorétinogramme du Lapin et du Cobaye. Comparaison entre pigmentés et albinos. J. de Physiol. *59*, 4 bis, 528 (1967).

Journal of Neuro-Visceral Relations, Suppl. X, 220—232 (1971)
© by Springer-Verlag 1971

Der Einfluß unterschiedlicher Beleuchtung auf die neurosekretorische Aktivität, Pubertät und Sexualfunktion von Mäusen

F. Ellendorff und **D. Smidt**

Institut für Tierzucht und Haustiergenetik der Universität Göttingen

Mit 7 Abbildungen

Summary

The Effects of Light on the Neurosecretory Activity, Puberty and Sex Function in the Mouse

723 male and female mice (of SEA, CBA and NMRI strains, and of crosses between them) were placed in permanent darkness (DD: 0 Int. Lux), decreased light (LL$_y$: 4—30 Int. Lux, 6000—7600 Å), alternating light and darkness (LD: 106—210 Int. Lux), or permanent light (LL: 80—210 Int. Lux).

The results were as follows:

1. No clear difference was found in neurosecretory activity (Paraldehyd-fuchsin, *Gabe*) between treated mice and control mice. This was attributed to lack of specificity in the staining procedure.

2. DD inhibited body growth and development of the sexual organs from birth to 31 days, as compared with the condition with LL and LD.

3. Treatment of adult males with DD for nine weeks prior to mating did not influence their fertility.

4. In contrast to LD, LL$_y$ decreased the duration of pregnancy significantly, but it did not affect the number of offspring.

5. LL$_y$ stimulated body growth and development of sex organs of immature male and female mice.

Fortpflanzungsbiologische Prozesse werden sowohl von endogenen als auch von exogenen Faktoren gesteuert. Zu den exogenen ist das Licht zu zählen, dessen allgemeine Bedeutung für die Steuerung des Organismus vielfach bestätigt und für die Auslösung fortpflanzungsbiologischer

Rhythmen von großer Bedeutung ist (*Benoit*, 1964; *Scharrer*, 1964; *Wurtman*, 1967). Als Beispiele seien hier der Legezyklus des Huhnes (*Fraps*, 1955; *Van Tienhoven*, 1968), die Auslösung sexueller Aktivität saisonal oestrischer Tiere (z. B. Marder, Schaf, Pferd) oder der Ovulationszeitpunkt von Mäusen (*Bindon* et al., 1966) und Ratten (*Everett* et al., 1950) genannt. In der vorliegenden Arbeit sollte der Einfluß unterschiedlicher Beleuchtungsbedingungen auf die Entwicklung und Pubertät wachsender Mäuse sowie auf die Fortpflanzungsfähigkeit erwachsener Mäuse ermittelt werden. Zusätzlich sollte die neurosekretorische Aktivität im Hypothalamus unter den gleichen experimentellen Gegebenheiten untersucht werden.

Methodik

Insgesamt wurden 723 männliche und weibliche SEA-, NMRI-, CBA-Mäuse und Kreuzungsprodukte davon in die Untersuchungen einbezogen. Eine Beschreibung der Stämme sowie allgemeiner Fruchtbarkeitsmerkmale gibt *Monzavifar* (1969). Sie wurden unter denen von *Monzavifar* (1969) und *Ellendorff* (1969) beschriebenen Bedingungen gehalten und erhielten Futter und Wasser ad libitum.

Alle Tiere wurden bei Versuchsende gewogen und in toto perfundiert, und zwar jeweils um 16.00 Uhr, beginnend im Ätherrausch mit 4 % Formaldehyd und 1 % $CaCl_2$ durch das noch schlagende Herz. Die Perfusionsdauer je Tier betrug zwischen 3 und 6 Min. Nach der Perfusion wurden Hirn und Sexualtrakt herauspräpariert und gewogen. Die Gewebe wurden dann in Bouinscher Lösung oder 10 % Formaldehyd nachfixiert. Die Einbettung erfolgte in Bienenwachsparaffin. Die Hirnschnitte wurden mit 4 μ, die übrigen Gewebe mit 8 μ geschnitten.

Die Färbung der Hirnschnitte für den Nachweis neurosekretorischen Materials erfolgte mit PAF nach *Gabe* (1953), *Gabe* et al. (1957), die der übrigen Gewebe mit Hämatoxilin und Eosin. Die Bestimmung der neurosekretorischen Aktivität betraf den Nucleus supraopticus (NSO), den Nucleus paraventricularis (NPV), das Corpus mammillare (CM) und das Infundibulum. Es wurde dabei die von *Fiske* et al. (1959) angegebene Methode angewandt, nach der (+) relativ weniges neurosekretorisches Material anzeigt, (+ +) mehr, (+ + +) sehr viel bedeutet. Beispiele sind Abb. 1 zu entnehmen.

Zur Beurteilung des Eintrittes der weiblichen Pubertät diente der Zeitpunkt der Vaginalöffnung, bei den männlichen Tieren wurde die Spermiogenese beurteilt. Weitere Einzelheiten der Versuchsdurchführung sind bei *Ellendorff* (1969) zu finden und werden, soweit erforderlich, bei den einzelnen Versuchen mitbesprochen.

Die einzelnen Versuche

1. Permanente Beleuchtung (LL), permanente Dunkelheit (DD) sowie normale Lichtbedingungen (LD) von der Geburt bis zur Pubertät

Methodik

Weibliche SEA-Tiere wurden mit ihren Nachkommen vom Zeitpunkt des Werfens an bis zum 31. Tag post partum entweder unter konstanter Beleuchtung oder permanenter Dunkelheit gehalten. Die Versorgung erfolgte über Lichtschleusen. Die Kontrolltiere wurden unter normalen Lichtbedingungen, 10 Std. Licht (8.00—18.00 Uhr) und 14 Std. Dunkelheit gehalten. Als Lichtquellen dienten Leuchtstoffröhren[1]. Die Lichtmenge betrug bei den LL-Tieren 80—210 Int. Lux, und bei den DD-Tieren 0 Int. Lux, bei den LD-Tieren 106—210 Int. Lux während der Beleuchtungsperiode und 0 Int. Lux während der Dunkelperiode. Temperatur und rel. Luftfeuchtigkeit wurden konstant gehalten.

Ergebnisse

Ergebnisse sind Tab. 1 zu entnehmen. Sie zeigten, daß sich die männlichen und weiblichen Tiere der Gruppe DD signifikant von den LL- bzw. LD-Tieren unterschieden. Bei weiblichen LL ergaben sich zudem gegenüber LD nicht signifikant höhere Werte. Bei den männlichen Tieren war es umgekehrt.

Die Werte der Hirngewichte wiesen keine signifikanten Unterschiede auf, jedoch sei auf die Reihenfolge LL, LD, DD bei männlichen und weiblichen Tieren hingewiesen.

Beim Gesamtgeschlechtstraktgewicht weiblicher Tiere bestanden signifikante Unterschiede zwischen allen Gruppen in der Reihenfolge LL, LD, DD, während sich das Gesamttraktgewicht männlicher Tiere hinsichtlich der Signifikanz wie ihr Körpergewicht verhielt. Das Hodengewicht unterschied sich signifikant zwischen allen Gruppen in der Reihenfolge LL, LD, DD.

---

[1] 20 W/25 weiß-Universal-White Osram Leuchtstoffröhren.

Abb. 1. Bewertungsbeispiele neurosekretorischer Aktivität. ▶

a) Bewertungsstufe (+): vereinzelte Zellen weisen randständiges Neurosekret auf (Nucleus paraventricularis)

b) Bewertungsstufe (++): Zellen teilweise mit Neurosekreten gefüllt (Corpus mammillare)

c) Bewertungsstufe (+++): starke Anreicherung von Neurosekreten (Nucleus paraventricularis)

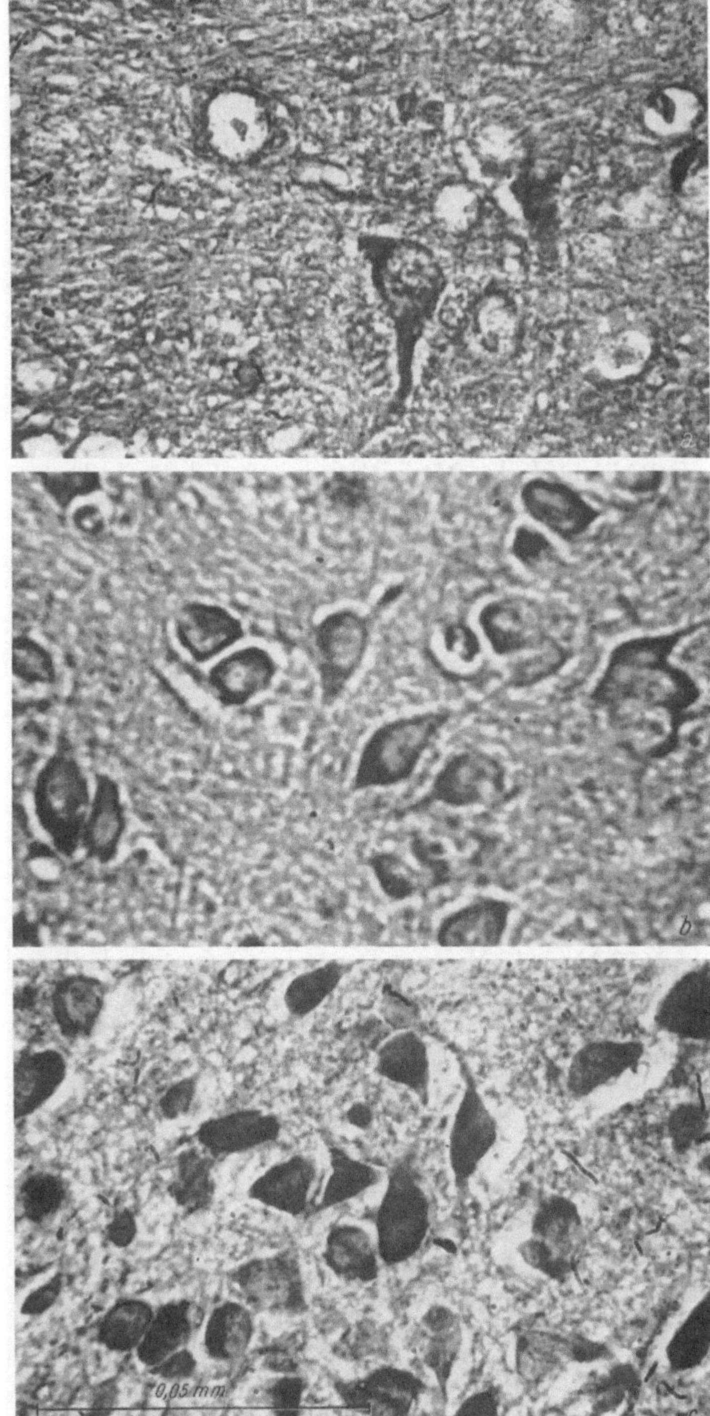

0,05 mm

Die neurosekretorischen Aktivitäten im NSO, NPV, CM und Infundibulum zeigten keine Unterschiede, die sich auf Grund unterschiedlicher Behandlung interpretieren ließen.

Somit war diesem Experiment zu entnehmen, daß verschiedene Lichtbehandlung nicht nur das Körperwachstum, sondern in noch ausgeprägterem Maße die Entwicklung der Gonaden und damit die Pubertät beeinflußte. Diese zusätzliche Wirkung auf die Gonaden wurde auf eine unterschiedliche Stimulierung der GTH-Sekretion durch die hypothalamischen Sexualzentren zurückgeführt. Dies wurde nicht abgeschwächt durch die Befunde des neurosekretorischen Materials, da bekannt ist (*Gabe*, 1965), daß die angewandte Färbung nicht selektiv genug ist, um damit die für die Adenohypophysensteuerung spezifischen Substanzen darzustellen. Wie die vorliegenden Ergebnisse zeigten, wird das mit PAF angefärbte Material aber auch nicht nach der hier angewandten Photostimulation verändert.

2. Der Einfluß permanenter Dunkelheit(DD), verminderter Lichtmenge (LLy) sowie normaler Beleuchtung (LD) auf die Fruchtbarkeit und Pubertät

Methodik

Tab. 2 gibt einen Überblick der Versuchsanstellung. Die männlichen ausgewachsenen Tiere wurden bei 0 Int. Lux oder unter normalen Bedingungen gehalten. Die weiblichen Tiere wurden während der Gravidität und nach der Geburt mit ihren Nachkommen entsprechend Tab. 2 entweder unter normalen Bedingungen 10 L/14 D oder aber unter verminderter Lichtmenge gehalten. Diese betrug 4—30 Int. Lux bei rotem Licht (6000—7600 Å) für 10 Min. pro Tag und etwa eine Stunde einmal pro Woche zur Wartung. Zusätzlich wurden die Nachkommen zum Absetzen und zur Trennung nach Geschlecht am 20. Tag post partum für eine halbe Stunde der genannten Lichtquelle ausgesetzt.

Die Perfusion weiblicher Tiere erfolgte am 24., 28., 32. oder 34. Tag nach der Geburt, die der männlichen Tiere am 28., 32. oder 36. Tag nach der Geburt. Diese unterschiedlichen Termine wurden gewählt, um den Verlauf der Pubertät verfolgen zu können und um der späteren Geschlechtsreife männlicher Tiere (*Bronson* et al., 1966) Rechnung zu tragen.

Ergebnisse

Tab. 3 ist der Einfluß von DD auf die Fruchtbarkeit der männlichen Tiere zu entnehmen, wobei die Dauer Paarung—Geburt als der Zeit-

Tabelle 1. *Körper-, Hirn- und Geschlechtstraktgewichte 31 Tage alter Mäuse nach unterschiedlicher Lichtbehandlung post partum*

	Körpergewicht (g)		Hirngewicht (g)		Geschlechtstraktgewicht (g)[1]		Hodengewicht (g)	
	n	$\bar{x}$	n	$\bar{x}$	n	$\bar{x}$	n	$\bar{x}$
				weiblich				
LD	30	16,0	30	0,4130	29	0,0498	—	—
LL	17	16,9	17	0,4471	17	0,0659	—	—
DD	14	8,5	14	0,3756	11	0,0116	—	—
				männlich				
LD	22	18,5	20	0,4144	23	0,2301	23	0,1170
LL	18	17,9	18	0,4556	12	0,2606	18	0,1334
DD	24	10,4	23	0,4029	25	0,1217	26	0,0633

[1] Bei weiblichen Tieren: Gewicht des Ovars, Ovidukts, Uterus und der Cervix zusammen.

Bei männlichen Tieren: Gewicht der Testes, Epididymis, Vasa deferentia und akzessorischer Drüsen.

] Tukey-Test 5 %-Niveau.

Tabelle 2. *Einteilung der Versuchsgruppen zur Ermittlung des Einflusses verminderter Lichtmenge (LL$_y$) auf die Gravidität und Pubertät*

Zeitdauer	Behandlung und Tierzahl							
Vor der Paarung (9 Wochen)	LD 12 ♂♂ grau				DD 12 ♂♂ grau			
Paarung bis zum 18. Tag der Gravidität	je 4 ♂♂ wurden nach 61 Tagen perfundiert; jedem ♂ (grau) wurden 4 ♀♀ (weiß) zugeteilt (= eine Gruppe)							
Gravidität	LD 4 Gruppen	LL$_y$ 4 Gruppen		LD 4 Gruppen		LL$_y$ 4 Gruppen		
Geburt bis zur Perfusion am 24., 28., 32., 34. bzw. 36. Tag p. p.	LD 8 Würfe	LL$_y$ 8 Würfe	LD 8 Würfe	LL$_y$ 8 Würfe	LD 8 Würfe	LL$_y$ 8 Würfe	LD 8 Würfe	LL$_y$ 8 Würfe

Tabelle 3. *Einfluß unterschiedlicher Beleuchtung vor der Paarung (♂) und während der Gravidität auf die Dauer von der Paarung bis zur Geburt sowie die Zahl der Nachkommen je Wurf*

Behandlung		Dauer			Paarung—Geburt	Zahl der Nachkommen		
♂	♀	n	$\bar{x}$	$s\bar{x}$	95 % Konfidenz-intervall	$\bar{x}$	$s\bar{x}$	95 % Konfidenz-intervall
LD	LD	15	21,8	0,8	20,1—23,5	11,1	0,5	10,0—12,2
LD	LL_y	16	22,4	1,0	20,3—24,5	10,9	0,6	9,6—12,2
DD	LD	15	24,4	1,2	21,5—26,7	9,9	0,6	8,6—11,2
DD	LL_y	15	21,3	1,7	20,4—22,2	10,9	0,3	10,3—11,5

Tabelle 4. *Einfluß unterschiedlicher Lichtmenge während der Gravidität auf die Dauer von der Paarung bis zur Geburt sowie die Zahl der Nachkommen je Wurf*

		Dauer Paarung—Geburt			Zahl der Nachkommen		
	n	$\bar{x}$	$s\bar{x}$	95 % Konfidenz-intervall	$\bar{x}$	$s\bar{x}$	95 % Konfidenz-intervall
LD	30	23,0 ⎤	0,8	21,4—24,6	11,4	0,3	10,8—12,0
LL_y	31	21,9 ⎦	0,6	20,7—23,1	10,5	0,4	9,7—11,3

raum von der Gruppierung männlicher und weiblicher Tiere bis zur Geburt der Nachkommen definiert war.

In Tab. 4 ist der Einfluß verminderter Lichtmenge während der Gravidität auf die Dauer Paarung—Geburt, wie definiert, unabhängig von der Vorbehandlung der männlichen Tiere dargestellt. Dabei war die Dauer Paarung—Geburt signifikant verschieden, und zwar in Richtung einer Verkürzung dieser Zeitspanne bei den LL_y-Tieren. Da aber die Behandlung männlicher Tiere vor der Paarung unabhängig von der nachfolgenden Behandlung weiblicher Tiere keine signifikanten Unterschiede aufwies, beruhten die bei den weiblichen Tieren aufgetretenen signifikanten Ergebnisse auf der Behandlung während der Gravidität. Eine Verkürzung der Gravidität auf Grund einer Verkürzung der Paarungszeit wurde daher auch ausgeschlossen. Die Zahl der Nachkommen dagegen wurde von der unterschiedlichen Behandlung nicht signifikant verändert.

Die Entwicklung des Körpergewichtes weiblicher Nachkommen in den einzelnen Altersstufen (Abb. 2) zeigte — nach weniger eindeutigen

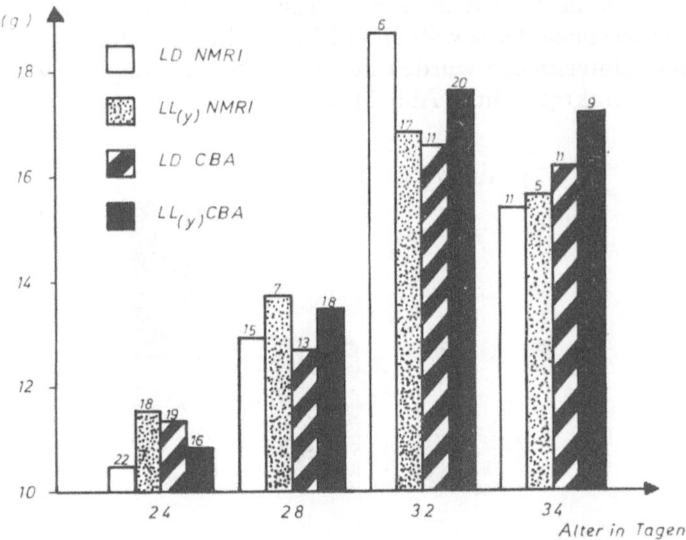

Abb. 2. Körpergewicht ♀ Mäuse nach unterschiedlicher Lichtbehandlung.

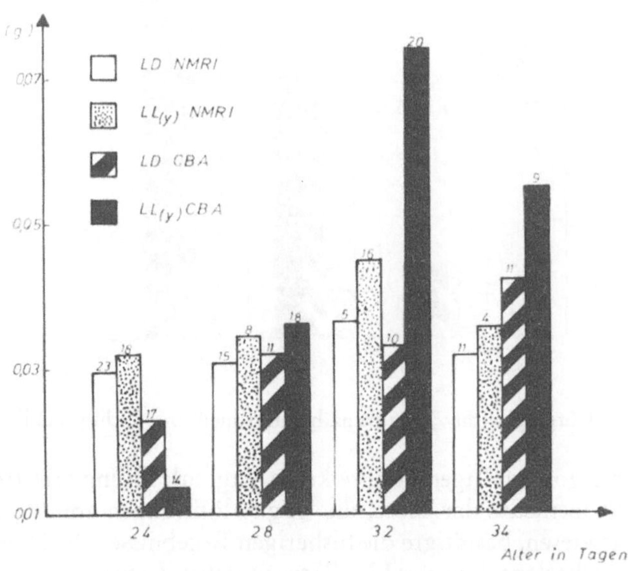

Abb. 3. Geschlechtstraktgewicht (Ovar, Ovidukt, Uterus) von Mäusen nach unterschiedlicher Lichtbehandlung.

Verhältnissen bis zum Alter von 32 Tagen — im Alter von 34 Tagen eine Überlegenheit der jeweils unter LL$_y$ gehaltenen Tiere.

Diese Unterschiede wurden durch eine Betrachtung des weiblichen Geschlechtstraktgewichtes (Abb. 3) bestätigt.

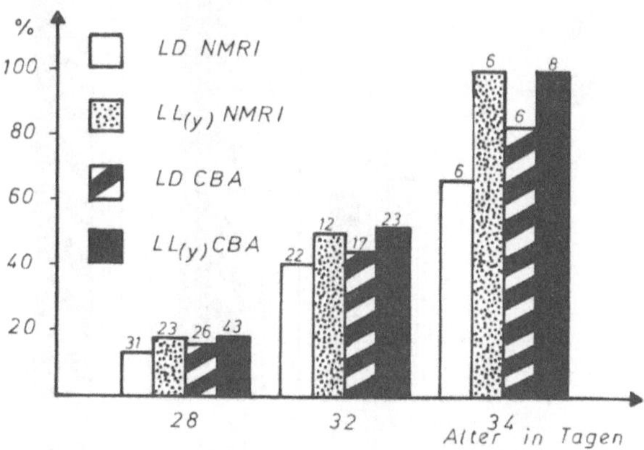

Abb. 4. Vaginalöffnung bei Mäusen nach unterschiedlicher Lichtbehandlung.

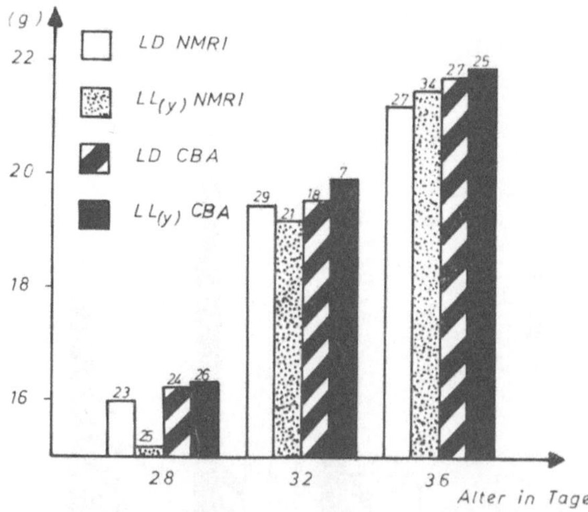

Abb. 5. Körpergewicht ♂ Mäuse nach unterschiedlicher Lichtbehandlung.

Im Alter von 24 Tagen konnte keine Vaginalöffnung ermittelt werden. Der Prozentsatz der Tiere, die Vaginalöffnungen am 28., 32. und 34. Tag aufwiesen, bestätigte die bisherigen Ergebnisse. Darüber hinaus fiel hier die Überlegenheit der LL$_y$-Tiere zu allen Zeitpunkten auf.

Somit ergab sich für weibliche Tiere, daß LL$_y$ die körperliche Entwicklung und die Entwicklung der Sexualorgane im Vergleich zu LD förderte. Auf Grund des Zeitpunktes der Vaginalöffnungen (Abb. 4) wurde angenommen, daß die sexuelle Entwicklung nicht nur auf allgemeiner körperlicher Entwicklung beruhen konnte, sondern auch direkt über das unterschiedliche Lichtregime modifiziert wurde.

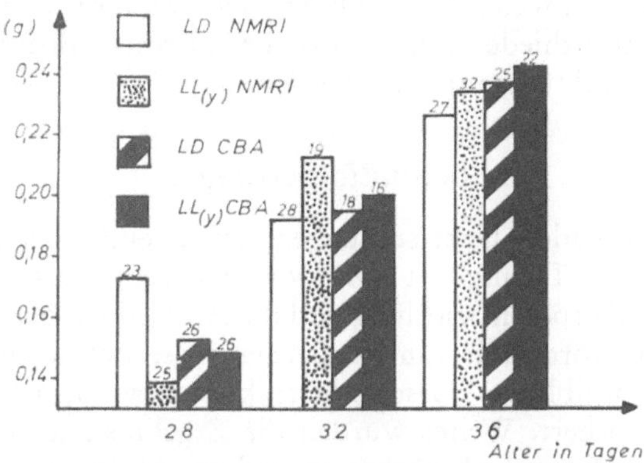

Abb. 6. Geschlechtstraktgewichte (Testes, Epididymis, Vasa deferentia, Prostata) von Mäusen nach unterschiedlicher Lichtbehandlung.

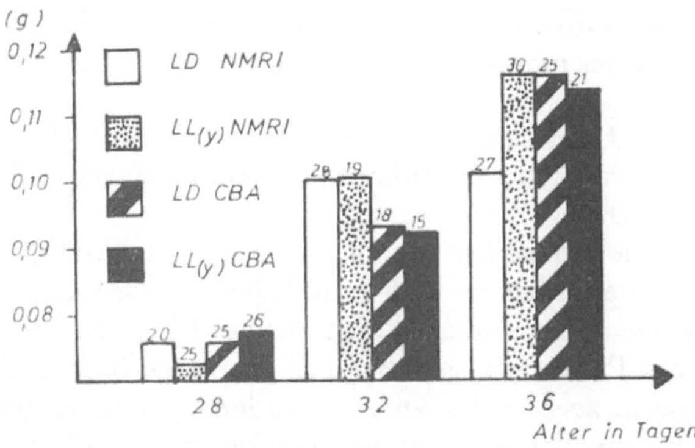

Abb. 7. Testesgewicht von Mäusen nach unterschiedlicher Lichtbehandlung.

Auch das Körpergewicht männlicher Mäuse zeigte erst in der späteren Altersstufe (Abb. 5) die bei den weiblichen Tieren gefundenen Tendenzen. Ebenso verhielten sich die Gewichte des Geschlechtstraktes (Abb. 6), nur waren hier Unterschiede, die eine Beschleunigung der sexuellen Entwicklung andeuten, schon am Tag 32 erkennbar, und es scheint auch hier, daß, wie bei den weiblichen Tieren, neben der Veränderung, die auf körperlicher Entwicklung beruhen könnte, ein zusätzlicher direkter Einfluß auf die Steuerung der Sexualorgane besteht.

Die Testesgewichte (Abb. 7) sowie Untersuchungen über die Spermiogenese bestätigten diese Befunde nicht. Offenbar differenzierten sich die akzessorischen Geschlechtsdrüsen früher als die Testes, und der Zeitpunkt, da der Lichteinfluß zur Wirkung kommt, könnte später als der hier untersuchte liegen.

Weder bei den weiblichen noch bei den männlichen Tieren konnten eindeutige Unterschiede in der neurosekretorischen Aktivität nach verschiedener Beleuchtung ermittelt werden.

Schlußfolgerungen

Die vorliegenden Untersuchungen ließen einen hemmenden Einfluß permanenter Dunkelheit (DD) von der Geburt bis zum Alter von 31 Tagen auf Körperentwicklung und die Ausbildung der Sexualorgane erkennen. Der fördernde Einfluß permanenter Beleuchtung war beim Gewicht des weiblichen Geschlechtstraktes bzw. beim Testesgewicht signifikant gesichert. Weiter wurden die Ergebnisse als ein Effekt des Lichtes auf die Gonadenfunktion angesehen. Als möglicher Reaktionsweg muß dabei die Achse ZNS(Hypothalamus)—Hypophyse—Gonaden angesehen werden, da bekannt ist, daß Photostimulation über dieses System wirksam wird (*Benoit*, 1964).

Permanente Dunkelheit vor der Paarung beeinflußte die Fruchtbarkeit ausgewachsener männlicher Mäuse in den vorliegenden Experimenten nicht.

Verminderte Lichtmenge von der Paarung bis zur Geburt verkürzte die Dauer der Gravidität signifikant, veränderte dagegen die Zahl der Nachkommen nicht.

Die Körpergewichtsentwicklung wie die Entwicklung des Sexualtraktes sowohl weiblicher als auch männlicher wachsender Mäuse wurde unter Bedingungen verminderter Lichtmenge (LL_y) besonders zu späteren Stadien der Pubertät gegenüber LD-Tieren gefördert. Die Hodengewichte dagegen zeigten die bei allen anderen Kriterien beobachteten Tendenzen bis zum letzten Untersuchungszeitpunkt nicht. Als Erklärung wurde angenommen, daß der LL_y-Einfluß über den Hypothalamus zunächst die LH-Produktion stimuliert, die über erhöhte Androgensekretion auf die akzessorischen Geschlechtsdrüsen einwirkt und erst zu späterem, hier nicht mehr untersuchtem Zeitpunkt, auch das Hodenwachstum über vermehrte FSH-Sekretion anregen könnte. *Lombard des Gouttes* et al. (1967) konnten allerdings bei der Ratte (6 Std. Licht/ 190 Lux) keine Stimulation der Gonaden oder des Wachstums ermitteln, sondern beobachteten Hemmung gegenüber ihren Kontrolltieren. Doch unterscheiden sich diese Untersuchungen nicht nur dadurch, daß die Tiere erheblich länger dem täglichen Lichteinfluß ausgesetzt waren, sondern auch darin, daß die Beleuchtung erst am 5. Tag p. p. einsetzte. Es ist aber bekannt, daß entscheidende Differenzierungsvorgänge im Hypothalamus von Ratten in den ersten fünf Lebenstagen vor sich gehen (*Barraclough*, 1968).

Die neurosekretorische Aktivität, wie sie mit PAF nachgewiesen werden kann, stand mit dem Fortpflanzungsgeschehen nicht in Beziehung und bestätigte damit die Untersuchungen anderer Autoren (*Slimane-Taleb* et al., 1961; *Fiske* et al., 1959; *Lisk*, 1967). Sie zeigte aber auch keine Veränderungen, die auf unterschiedlichen Lichteinfluß zurückgeführt werden konnten. Es kann daher auf Grund der durchgeführten Untersuchungen angenommen werden, daß die mit der PAF-Methode nachweisbaren Neurosekrete nicht in direktem Bezug zu Mechanismen stehen, die durch Photostimulation verändert werden.

Herrn Dr. *Blank* vom Institut für experimentelle Neuroanatomie und Histologie der Universität Göttingen möchten wir für die Hilfe bei methodischen Fragen danken, Herrn Dr. *Kleemann* vom 1. physikalischen Institut der Universität Göttingen danken wir für die Überlassung des Luxmeters, Frau *Zeddies*, Frau *Schöning* und Herrn *de Boer* sei für die Assistenz bei der Durchführung der Experimente und der Anfertigung des Manuskriptes gedankt.

Zusammenfassung

Die Untersuchungen wurden an 723 männlichen weiblichen SEA-, CBA- und NMRI-Mäusen sowie an Kreuzungsprodukten davon durchgeführt, und zwar unter Bedingungen permanenter Dunkelheit (DD: 0 Int. Lux), verminderter Lichtmenge (LL$_y$: 4—30 Int. Lux, 6000—7600 Å), Licht-Dunkel-Wechsel (LD: 10 L/14 D; 106—210 Int. Lux) und Dauerbeleuchtung (LL: 80—210 Int. Lux).

Folgende Resultate ergaben sich:

1. In keinem der Experimente zeigte die neurosekretorische Aktivität (Paraldehydfuchsin nach *Gabe*) wesentliche Unterschiede, was, zusammen mit den Ergebnissen anderer Versuche, als geringe Eignung dieser Färbung zur Deutung fortpflanzungsbiologischer Veränderungen interpretiert werden kann.

2. Es wurde ein hemmender Einfluß von der Geburt bis zum Alter von 31 Tagen auf Körperentwicklung und Ausbildung der Sexualorgane unter DD- im Vergleich mit LL- und LD-Bedingungen festgestellt.

3. DD für 9 Wochen vor der Paarung im Vergleich mit LD beeinflußte die Fruchtbarkeit ausgewachsener männlicher Mäuse nicht.

4. LL$_y$ im Vergleich mit LD von der Paarung bis zur Geburt verkürzte zwar die Dauer der Gravidität signifikant, nicht aber die Zahl der Nachkommen.

5. LL$_y$ förderte das Körperwachstum sowie die Entwicklung der Geschlechtsorgane männlicher und weiblicher wachsender Tiere.

Die Ergebnisse wurden diskutiert.

Literatur

Barraclough, C. A.: Alternations in reproductive function following prenatal and postnatal exposure to hormones. Adv. Repr. Phys. *3*, 81—112 (1968).

Benoit, J.: The structural components of the hypothalamo-hypophyseal pathway with particular reference to photostimulation of the gonads in birds. Ann. N. Y. Acad. Sci. *117*, 23—34 (1964).

Bindon, B. M., and *D. R. Lamond*: Diurnal component in the response by the mouse to gonadotropin. J. Repr. Fert. *12*, 249—261 (1966).

Bloch, S.: Experiments on the influence of illumination and darkness on the genital function of the mouse. Biol. Abstr. *47*, 111542 (1966).

Bronson, F. H., C. P. Dagg, and *G. D. Snell*: Reproduction. In: The Biology of the Laboratory Mouse (*E. L. Green*, ed.), pp. 187. New York: McGraw-Hill Book Co., 1966.

Ellendorff, F.: Untersuchungen über die neurosekretorische Aktivität bei der Maus unter verschiedenen fortpflanzungsbiologischen Bedingungen. Diss. Göttingen, 1969.

Everett, J. W., and *C. H. Sawyer*: A 24-hour periodicity in the "LH-release apparatus" of female rats disclosed by barbiturate sedation. Endo. *47*, 198 (1950).

Fiske, V. M., and *R. O. Greep*: Neurosecretory activity in rats under conditions of continuous light or darkness. Endo. *64*, 175—185 (1959).

Fraps, R. M.: Egg production and fertility in poultry. In: Progress in the Physiology of Farm Animals (*J. Hammond*, ed.), *3*, 661—740, London: Butterworths, 1955.

Gabe, M.: Sur quelques applications de la coloration par la fuchsine-paraldéhyde. Bull. Microsc. Appl. 2, Ser. 3, 153—162 (1953).

Gabe, M., et *M. Martoja-Persan*: Sur une coloration trichrome en un temps sans différentiation. Bull. Microsc. Appl. 2, Ser. 7, 60—63 (1957).

Lisk, R. D.: Neurosecretion in the rat: changes occurring following neural implant of estrogen. Neuroendo. *1*, 83—92 (1965/66).

Lombard des Gouttes, M. N., et *A. Scemama*: Sensibilité de l'axe hypothalamo-hypophysaire à l'hémicastration, à la surrénalectomie unilatérale et à l'exposition à la lumière chez le rat à partir de la naissance. Biol. Méd. *56*, 377—386 (1967).

Monzavifar, M. H.: Vergleichende fortpflanzungs-biologische Untersuchungen an Mäusestämmen mit unterschiedlicher Fruchtbarkeit. Diss. Göttingen, 1969.

Scharrer, E.: Photo-neuroendocrine systems: general concepts. Ann. N. Y. Acad. Sci. *117*, 13—22 (1964).

Slimane-Taleb, S., et *J. Leonardelli*: Étude du segment proximal de la voie neurosécretoire supraoptico-hypophysaire du cobaye de la première semaine à la puberté. C. R. Soc. Biol. *155*, 1280—1284 (1961).

Van Tienhoven, A.: Reproductive Physiology of Vertebrates. Philadelphia: W. B. Saunders Co., 1968.

Wurtman, J.: Effects of light and visual stimuli on endocrine function. In: Neuroendocrinology (*L. Martini and W. F. Ganong*, eds.), vol. II, 19 to 59. New York: Academic Press, 1967.

Journal of Neuro-Visceral Relations, Suppl. X, 233—246 (1971)
© by Springer-Verlag 1971

Exogene und endogene Steuerung der Fortpflanzungsaktivität bei männlichen Ruineneidechsen
(*Lacerta sicula campestris Betta*)*

Klaus Fischer**

I. Zoologisches Institut der Universität Göttingen

Mit 3 Abbildungen

Summary

The Exogenous and Endogenous Control of Reproductive Activity in the Male Lizard (Lacerta sicula campestris Betta)

1. The function of the gonads has been studied in male lizards (*Lacerta sicula campestris Betta*) obtained from Bologna, Italy. The animals were kept at room temperature and were exposed to the normal seasonal variations of day and night (Göttingen, Germany: $\varphi = 51{,}32°$). Under these conditions there is an annual reproductive cycle. From the middle of March to the end of June to the beginning of July there is a phase of spermiohistogenetic activity (progressive phase). The mature spermatozoa are expelled from the seminal tubules at some time from May up to July; the progressive phase then comes to an end and the testes collapse (regressive phase). From June— August onwards the germinal epithelium begins to prepare for the reproductive period in the following spring, and there is a proliferation of spermatogonia (regenerative phase; refractory-period). During hibernation, which starts early in October, there is a cessation of activity, involving both the proliferation of spermatogonia, and the transformation of the products of their division into spermatocytes I. and II. In the following spring, as soon as hibernation is ended, there is a rapid resumption of spermiohistogenesis.

2. From experiments and related hypotheses, an attempt is made to explain how certain factors control the course of events in the reproductive system, so that spermiohistogenesis occurs at a particular season of the year. These factors include exposure to light for short or for long periods, raising or lowering the temperature, and endogenous factors.

---

* Meinem verehrten Lehrer Herrn Professor Dr. *G. Birukow* zum 60. Geburtstag ergebenst gewidmet.
** Mit Unterstützung der Deutschen Forschungsgemeinschaft.

Wie fast alle Wirbeltiere aus den gemäßigten und arktischen Zonen pflanzen sich auch die Ruineneidechsen nur zu einer bestimmten Jahreszeit fort (*Fischer*, 1968 a) (Abb. 1). Bei den Männchen dieser Art beginnt ein Propagationszyklus von Juni—August an mit der Teilungsaktivität der Spermatogonien. Im Laufe des Spätsommers und Herbstes steigert sich dieser Vorgang, und die Teilungsprodukte wandeln sich um bis zu Spermatozyten I. und teilweise solcher II. (Regenerationsphase). Mit dem Beginn der Winterruhe von Oktober an kommen die Teilungsvor-

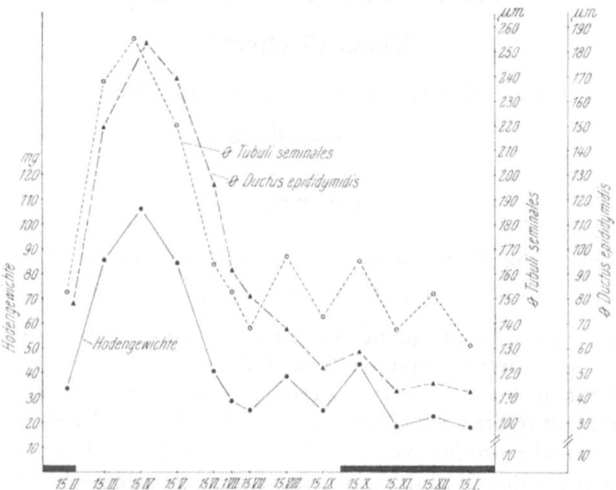

Abb. 1. Jahresperiodische Veränderungen im Fortpflanzungssystem bei männlichen Ruineneidechsen in einer an Göttinger Verhältnisse angepaßten Photoperiode ($\varphi = 51,32°$) bei Zimmertemperatur (aktive Phase), gemessen an den Hodengewichten, den Durchmessern der Tubuli seminales und den Durchmessern der Ductus epididymidis. Schwarze Balken auf der Abszisse: Zeit der Winterruhe (DD; 5—6° C) vom 1.10.—20.2. Mittelwertskurven: in jedem Mittelwert sind die Merkmale von 5 Tieren enthalten.

gänge weitgehend zum Stillstand. Im darauffolgenden Frühjahr, nach Beendigung der Winterruhe, werden dann innerhalb kurzer Zeit die restlichen Meiosen durchlaufen, und die Spermiohistogenese setzt ein (progressive Phase). Sie ist verbunden mit einem erheblichen Ansteigen der absoluten Gewichte der beiden Hoden und der Nebenhoden und einer beachtlichen Vergrößerung der Tubuli seminales-Durchmesser. Im Nebenhoden erweitert sich in dieser Zeit das Lumen des Ductus epididymidis; sein Wandepithel besteht jetzt aus einer Schicht hoher zylindrischer Zellen, die stark sekretorisch aktiv sind. Mit der Austreibung der reifen Spermien aus den Samenkanälchen von Mai—Juni an geht die progressive Phase zu Ende und die Hoden regredieren, kenntlich an der rapiden Abnahme der Hodengewichte, dem Kollabieren der Samenkanälchen, dem Ausklingen der spermiohistogenetischen Aktivität, dem Schrumpfen der Nebenhodengänge und dem Ende der sekretorischen Aktivität in deren Wandepithel (Regressionsphase).

In Analogie zu entsprechenden Vorgängen bei Vögeln aus den gemäßigten Zonen (*Marshall*, 1959; *Wolfson*, 1959) läßt sich auch bei der männlichen Ruineneidechse der gesamte Fortpflanzungszyklus in drei deutlich voneinander getrennte Phasen unterteilen, von denen jede durch spezifische Vorgänge in der Gonade charakterisiert ist.

Im folgenden soll gezeigt werden, daß exogene Faktoren wie Tageslänge (Photoperiode) und Temperaturen in recht unterschiedlichem Umfange auf die einzelnen Phasen des Zyklus einwirken und im Zusammenspiel mit endogenen Komponenten die Zuordnung der Fortpflanzungsaktivität zu einer bestimmten Jahreszeit steuern.

Als Versuchstiere verwendete ich ausschließlich adulte männliche Ruineneidechsen (*Lacerta sicula campestris Betta*) aus der näheren Umgebung von Bologna/Italien. Während der warmen Jahreszeit vom 20. Februar an bis zum 1.—5. Oktober lebten die Tiere nach ihrem Eintreffen in Göttingen in einer an die hiesigen Verhältnisse angepaßten Photoperiode. In der Zeit der Winterruhe, von Anfang Oktober bis zum 20. Februar, hielt ich sie bei niedrigen Temperaturen (5,5—11° C) in Dauerdunkel. Als Kriterien für den Ausgang eines Versuches verwendete ich: die absoluten Gewichte der Hoden und Nebenhoden, die Durchmesser der Samenkanälchen, die Durchmesser der Ductus epididymidis, die sekretorische Aktivität im Wandepithel des Nebenhodenganges und die spermiohistogenetische Aktivität.

Steuerung der regenerativen und progressiven Phase

Überführt man Ruineneidechsen im August, September und Oktober aus der natürlichen an Göttinger Verhältnisse angepaßten Tageslänge in Photoperioden von 14 Std. und hält sie bei hohen Temperaturen (28—30° C), so vermag diese Reizkombination in dieser Zeit keine neue und verfrühte Phase spermiohistogenetischer Aktivität auszulösen (Abb. 2; Tab. 1). Die Tiere sind noch refraktär gegen solch lange Lichtzeiten bei hohen Temperaturen (*Fischer*, 1968 a, b).

Etwa von Ende Oktober an schlug bei Ruineneidechsen, die erst gegen Ende September aus Italien in Göttingen eintrafen, die hemmende Wirkung langer Photoperioden und hoher Temperaturen in eine fördernde um, und lange Lichtzeiten von 16 Std. pro Tag vermögen zusammen mit hohen Temperaturen innerhalb von 4 Wochen eine neue und stark vorverlegte Phase spermiohistogenetischer Aktivität auszulösen. Kürzere Lichtzeiten von 10 bis 14 Std. haben dagegen noch keinen stimulierenden Einfluß. Im Dezember—Januar verschiebt sich

das Maximum in der Wirksamkeit der Photoperiode von 16 nach
14 Std., und im Februar genügen schon 12 und 10 Std. (*Fischer*, 1968 c).
Mit dem Ende der Winterruhe, Ende Februar—Anfang März, schließlich hat die endogene Reaktionsbereitschaft des Fortpflanzungssystems
den Schwellenwert erreicht, von dem an die Spermiohistogenese anläuft, wie immer auch die Umweltbedingungen sein mögen. Denn selbst
unter künstlich verlängerten Winterruhebedingungen in Dauerdunkel
und bei 5—6° C setzte Mitte März (14. und 19. 3.) bei 9 daraufhin

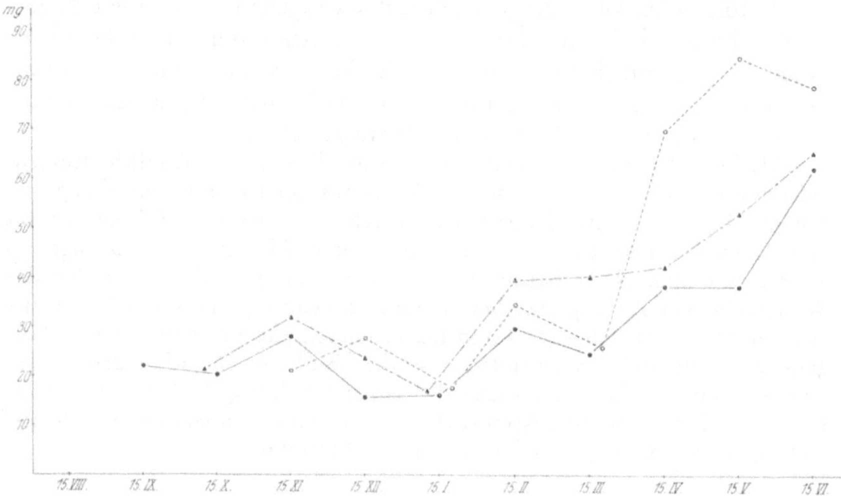

Abb. 2. Hodengewichtskurven, gewonnen von Tieren, die zu Beginn (15. 8.;
Gruppe I: ——————), in der Mitte (15. 9.; Gruppe I₁: — – — – — – —) und
gegen Ende (15. 10.; Gruppe II: — — — — —) der Refraktärperiode in einen LD
14 : 10 bei 28—30° C gebracht wurden. Siehe auch Tab. 1.

untersuchten Eidechsen die progressive Phase ein, kenntlich am Anstei-
gen der Hodengewichte, an der Erweiterung der Tubuli seminales-
Durchmesser und dem Beginn spermiohistogenetischer Aktivität
(*Fischer*, 1970 a).

Diese Befunde zeigen, daß offensichtlich die Regenerationsphase bei
männlichen Ruineneidechsen nicht abrupt zu Ende geht. Es handelt sich
vielmehr um einen Prozeß, der sich über den ganzen Winter hinzieht,
wobei sich die Zunahme der endogenen Reaktionsbereitschaft des Fortpflanzungssystems gut an der Länge der Photoperiode messen läßt, die
im Winter erforderlich ist, eine verfrühte Phase spermiohistogenetischer
Aktivität auszulösen. Zu geringe endogene Reaktionsbereitschaft kann
am Anfang der Winterruhe durch sehr lange Photoperioden ausgeglichen werden. Mit fortschreitender Winterruhezeit sinkt die Schwelle

dann mehr und mehr ab und erreicht im Frühjahr, am Ende der Winterruhe den Wert Null; die Gonadenaktivität setzt ein, wie immer auch die Umweltbedingungen sein mögen. Bei Vögeln aus den gemäßigten Zonen dagegen scheint der Übergang von regenerativer nach progressiver Phase plötzlich zu erfolgen (*Laws*, 1961; *Miller*, 1948). Eine genauere Analyse, wie sie für Ruineneidechsen geschildert wurde, liegt für Vögel bislang jedoch noch nicht vor.

Von August bis Anfang Oktober hemmen lange Photoperioden von 14 bis 18 Std. bei hohen Temperaturen die Regenerationsvorgänge im Keimepithel, die Spermatozytogenese wird weitgehend blockiert, und die Tubuli seminales enthalten fast nur Spermatogonien und Sertolizellen. Hält man Tiere aber von Mitte August an für 2 bis 6 Wochen in Dauerdunkel und bei 5—6° C, so reagiert das Fortpflanzungssystem auf anschließende Verlängerung der Lichtzeit und Temperaturerhöhung innerhalb von 4 Wochen sofort wieder mit einer neuen Phase spermiohistogenetischer Aktivität (*Fischer*, 1968 b). Dabei scheint es im Fortpflanzungssystem von Ende August bis Oktober eine besonders kaltempfindliche Phase zu geben (*Fischer*, 1970 b). Bringt man nämlich Ruineneidechsen bereits am 15. Juli in Dauerdunkel bei 5—6° C, so ist erst nach einem 6wöchigen Aufenthalt unter diesen Bedingungen eine erneute, wenn auch relativ schwache Gonadenstimulation möglich. Vom 1. September an hatten dagegen schon 2 Wochen die gleiche Wirkung. Beim gegenwärtigen Stand der Untersuchungen ist es jedoch noch nicht möglich zu entscheiden, wie das Licht- und Temperaturmuster in der Regenerationsphase aussehen muß. Ob z. B. sehr niedrige Temperaturen, nur kurzzeitig angeboten, ebensogut wirken wie höhere Temperaturen, denen die Tiere dann aber längere Zeit ausgesetzt sein müssen; oder ob niedrige Temperaturen in der Dunkelphase besser wirken als in der Lichtphase, muß erst noch geprüft werden. Mit Sicherheit kann jedoch experimentell gezeigt werden, daß die „Vernalisierung" des Fortpflanzungssystems im Spätsommer und Frühherbst in erster Linie durch die niedrige Umgebungstemperatur bewirkt wird. Spielt man nämlich im August lange Lichtzeiten (14 Std.) und niedrige Temperaturen gegeneinander aus, so zeigt sich, daß für eine erneute Auslösung spermiohistogenetischer Aktivität der Aufenthalt bei niedriger Temperatur Voraussetzung ist. Kurztag bzw. Dauerdunkel sind hierbei nur von sekundärer Bedeutung (*Fischer*, 1968 b).

Vorversuche sprechen jedoch dafür, daß während der Regenerationsphase 2 Prozesse voneinander zu unterscheiden sind: einmal die Förderung der Spermatozytogenese, die wahrscheinlich durch kurze Photoperioden zusammen mit niedrigen Temperaturen gesteuert wird, und zum anderen die Spermiohistogenese, die allein durch niedrige Umgebungstemperaturen wieder auslösbar gemacht wird.

Hemmt man bei männlichen Ruineneidechsen die Vorgänge in der Regenerationsphase durch lange Lichtzeiten (14 Std.) bei hohen Temperaturen (28—30° C), so bleibt diese Hemmung bis zum darauffolgenden Frühjahr bestehen. Dann aber überspielen von Februar—März an endogene Faktoren die exogene Hemmung, und die Spermiohistogenese setzt ein, wenn auch bei einzelnen Tieren stark gestört (Tab. 1). Eine Verzögerung im Beginn der Propagationsperiode war nur dann um etwa 4 Wochen möglich, wenn die Tiere bereits im August in den Versuch kamen (*Fischer*, 1970 a). Leider ist es mir noch nicht gelungen, Ruineneidechsen mehrere Jahre lang unter konstanten Licht- und Temperaturbedingun-

Tabelle 1. *Spermiohistogenetische Aktivität*

	Gruppe I 15. 8. 66	Gruppe I₁ 15. 9. 66	Gruppe II 15. 10. 65
Sept.	− − − − −		
Okt.	− − − − −	− − − − −	
Nov.	− − − − −	− − − ± ±	− − − −
Dez.	− − − − −	− − − − −	− − − −
Jan.	− − − − −	− − − − −	− − − −
Febr.	− − − − −	± − − − ±	± − − −
März	− − − − −	± + ± ± ±	± − − ±
April	+ + + + −	+ − ± ± ±	± + + +
Mai	± − − + ±	+ ± ± ± ±	+ + + ±
Juni	+ + + ± ±	+ + + + +	+ + + +

Jedes +, jedes − und jedes ±-Zeichen steht stellvertretend für ein Tier.

gen zu halten und die Gonadenveränderung zu verfolgen. So kann bislang nicht entschieden werden, ob dem Fortpflanzungszyklus eine endogene Schwingung mit einer Frequenz von 1 pro anno zugrunde liegt oder ob sich die einzelnen Phasen des Zyklus in noch nicht näher bekannter Weise gegenseitig anstoßen. Im letzteren Falle wäre dann nur ein endogenes Zeitprogramm für die einzelnen Phasen der Jahresperiodik erforderlich, etwa in der Form wie *Gwinner* (1968) dies in jüngster Zeit für die Dauer der Zugaktivität von Vögeln im Herbst diskutiert.

Ist die Regenerationsperiode bei männlichen Ruineneidechsen, die im Spätsommer und Frühherbst unter natürlichen Bedingungen gelebt hatten, zu Ende gegangen, so läßt sich von Ende Oktober an ohne Schwierigkeiten innerhalb von 4 Wochen eine neue, vorverlegte Phase spermiohistogenetischer Aktivität durch geeignete Kombination von Tageslänge und Temperatur auslösen. Spielt man im Winter (15. 12. bis 15. 1.) lange Lichtzeiten gegen niedrige Temperaturen (5,5—9,5° C) aus, so zeigt sich, daß jetzt für die Auslösung der Spermiohistogenese die Photoperiode wichtiger ist als die Temperatur. Hohe Temperaturen von 28—30° C haben im Winter lediglich Einfluß auf die Intensität der Spermienbildung, nicht aber auf ihre Auslösung (*Fischer*, 1968 c; 1969).

Alle hier vorgetragenen Befunde über die Wirkungsweise der Photoperiode während der regenerativen und der progressiven Phase gelten, soweit bis jetzt bekannt, nur für den Bereich von 6 bis 18 Std. In extrem langen Lichtzeiten von 20 und mehr Stunden und unter extrem kurzen Tageslängen von nur 4 und weniger Stunden scheinen dagegen andere Gesetzmäßigkeiten zu gelten, über die jedoch beim derzeitigen Stand der Untersuchungen noch keine eindeutigen Aussagen möglich sind.

Steuerung der Regressionsphase

Unter natürlichen Bedingungen geht die progressive Phase mit der Austreibung der reifen Spermien von Mai an bis Anfang Juli zu Ende (Abb. 1). Ausgelöst wird die Gonadenregression in erster Linie durch die hohen sommerlichen Temperaturen. Hält man nämlich Ruineneidechsen von Mitte April an in einer Photoperiode von 16 Std., aber nur bei 11—15° C, so läßt sich die Gonadenregression bis in den Oktober hinein unterbinden (*Fischer*, 1970 c). Ob danach aus innerer Notwendigkeit doch noch die Regression einsetzt, konnte aus Mangel an Tieren noch nicht geprüft werden. Ganz ohne Einfluß scheint die Länge der Photoperiode für das Einsetzen der Gonadenregression aber nicht zu sein. Bringt man nämlich bereits am 5. Mai, also zur Zeit höchster spermiohistogenetischer Aktivität, Tiere aus dem natürlichen Tag-Nacht-Wechsel (Standort: Göttingen) in Photoperioden von 8 bis 16 Std. bei 28—30° C, so sind 6 Wochen später, am 15. Juni, bei 8 von 10 untersuchten Tieren aus den langen Lichtzeiten von 14 und 16 Std. die Gonaden bereits regrediert. In den kurzen, nur 8- und 10stündigen Photoperioden war dagegen am 15. Juni die Spermiohistogenese noch in vollem Gange. In diesen kurzen Lichtzeiten war sie erst am 15. Juli — also erst 10 Wochen nach Versuchsbeginn — bei 8 von 10 untersuchten Eidechsen zu Ende gegangen (*Fischer*, 1968 c, 1970 a).

Für den Beginn der Gonadenregression ist somit wohl in erster Linie die hohe sommerliche Temperatur verantwortlich, und die Photoperiode spielt in dieser Phase des Zyklus nur eine untergeordnete Rolle. Quantitative Untersuchungen stehen zu dieser Frage jedoch noch aus. Vorversuche machen es aber sehr wahrscheinlich, daß die langen sommerlichen Lichtzeiten im Juni und Juli in Verein mit hohen Temperaturen die Spermatozytogenese hemmen. In früheren Versuchen (*Fischer*, unveröffentlicht) hielt ich von Mitte Mai an männliche Ruineneidechsen im LD 12 : 12 bei 28—30° C; die Gonadenregression war im Juli bei allen Tieren vollendet, die Hodengewichte sehr niedrig, die Samenkanälchen kollabiert. Bis November—Dezember blieben die Gonaden in diesem Zustand. Dann aber setzte eine lebhafte Welle spermatozytogenetischer Aktivität ein, die Samenkanälchen erweitern sich, und ihr Lumen war mit Spermatozyten vollgepackt; spermiohistogenetische Aktivität fand sich jedoch bis Januar und Februar bei keinem der untersuchten Tiere. Hält man Ruineneidechsen schon von Anfang März an in einem 8 : 16stündigen LD-Wechsel bei 28—30° C, so setzt die Spermatozytogenese bereits im Juli—August ein. Diese Vorversuche bedürfen noch der Überprüfung, und es kann noch nicht entschieden werden, ob sich unterschiedliche Einflüsse von Photoperioden und Temperaturen auf Spermatozytogenese und Spermiohistogenese so scharf trennen lassen werden.

Erörterung der Befunde

Während bei Vögeln aus den gemäßigten Breiten als homoiothermen Lebewesen die Temperatur, soweit bislang bekannt, keine wesentliche Rolle bei der Zuordnung der Fortpflanzungsaktivität zu einer bestimmten Jahreszeit spielt und die Vorgänge im Fortpflanzungssystem in erster Linie durch die jahresperiodischen Veränderungen in der Tageslänge gesteuert werden, greift die Temperatur bei der poikilothermen männlichen Ruineneidechse in entscheidendem Umfange bald fördernd, bald hemmend in die einzelnen Phasen des Fortpflanzungszyklus ein. Ähnliches gilt für die Photoperiode im Laufe des Jahres. Von einem Antagonismus langer und kurzer Lichtzeiten, hoher und niedriger Temperaturen kann dabei nicht gesprochen werden; eher von einem Wechsel zwischen einer besonders empfindlichen Phase und einer anderen weitgehend indifferenten. Diese Aussage hat jedoch nur dann Gültigkeit, wenn man deutlich unterscheidet zwischen den Einflüssen von Photoperioden und Temperaturen auf die Spermatozytogenese einerseits und auf die Spermiohistogenese andererseits. Führt man diese Trennung nicht durch, kommt man zu unterschiedlichen Interpretationen von Versuchsergebnissen. Unter natürlichen Bedingungen tritt die zeitliche Trennung der Spermatozytogenese von der Spermiohistogenese ebenfalls auf (*Fischer*, 1968 a). So läuft während der Regenerationsperiode im Frühherbst im Keimepithel der Ruineneidechsen nur die Spermatozytogenese ab, nicht aber die Spermiohistogenese.

Unter natürlichen Bedingungen beginnt ein Fortpflanzungszyklus etwa von Juni—August an mit Spermatogonienteilungen. Dadurch wer-

		Progressive Phase	Regression	Regeneration
Spermatozytogenese	Photoperiode ?	D : D; 5—6° C: keine Hemmung	Langtag (12<h) + 28—30° C: Hemmung	Kurztag (12>h) + niedrige Temperatur: Abbau der Hemmung
	Temperatur ?	14 (—18) h L/24 h; 28—30° C in der Refraktärperiode:	Kurztag (12[?]>h) + 28—30° C: keine Hemmung	Langtag 12[?]<h) + hohe Temperatur (28—30° C): Hemmung
		Störung keine absolute Hemmung	Niedrige Temperatur (10—15° C) + Langtag: keine Hemmung	Kurztag + hohe Temperatur: Abbau der Hemmung?
Spermiohistogenese	Photoperiode! 16 (18) h 0 Temperatur! Einfluß nur auf Intensität. nicht auf Auslösung der Spermiohistogenese	D : D; 5—6° C: keine Hemmung	hohe Temperatur (28—30° C): primärer Hemmer	niedrige Temperatur (5—6° C): primärer Enthemmer
		14 (—18) h L/24 h; 28—30° C in der Refraktärperiode:	Photoperiode: indifferent (?)	Photoperiode: indifferent (?)
		Störung keine absolute Hemmung	Niedrige Temperatur (10—15° C) + Langtag (16 : 8; L : D): keine Hemmung	

endogen   endogen   endogen?   endogen

März   Juli   August—September   Oktober

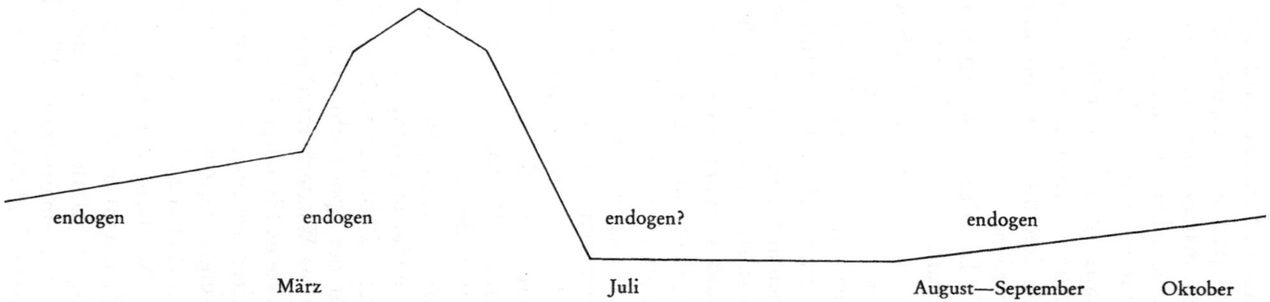

Abb. 3. Bisherige Befunde und Hypothesen (?) über die Einflüsse von langen und kurzen Photoperioden, hohen und niedrigen Temperaturen während der progressiven, der regressiven und der regenerativen Phase des Fortpflanzungszyklus auf Spermatozytogenese und Spermiohistogense. Abszisse: idealisierte Kurve des Hodengewichtsverlaufes und der endogenen Komponenten.

den die Samenkanälchen mit Spermatozyten aufgefüllt. Ausgelöst wird die spermatozytogenetische Aktivität durch die abnehmende Tageslänge im Spätsommer und Herbst, wie Vorversuche wahrscheinlich gemacht haben. Die Hemmung der Spermatogonienteilungen wird, soweit bislang bekannt, zu Beginn der Regressionsphase durch den sommerlichen Langtag und die hohen Umgebungstemperaturen in dieser Zeit gesetzt (Abb. 3: Regression und Regeneration). Ob niedrige Temperaturen auf die Spermatozytenbildung einen Einfluß haben, muß noch geprüft werden.

Der Beginn der Spermiohistogenese wird bei einer vorzeitigen Auslösung im Winter durch niedrige Umgebungstemperaturen von Mitte August an ermöglicht (Abb. 3; Spalte: Regeneration—Spermiohistogenese). Für diesen Vorgang ist die niedrige Temperatur der primäre Enthemmer, und die Photoperiode spielt nur eine untergeordnete Rolle, wenn überhaupt ein Einfluß vorhanden ist. Hohe Temperaturen zusammen mit langen Photoperioden hemmen die Spermiohistogenese bis zum darauffolgenden Frühjahr. Ist dann aber zu Beginn des Winters dieser Block gehoben, so ist für die vorzeitige Auslösung einer Spermiohistogenesewelle in erster Linie die Photoperiode verantwortlich. Diese muß zu Winteranfang im Oktober 16—18 Std. lang sein, gegen Ende der Winterruhe, im Februar, dagegen nur noch ca. 10—12 Std. Das bedeutet aber, daß mit dem Ende der Regenerationsperiode im Oktober nicht sofort wieder die volle Reaktionsbereitschaft des Fortpflanzungssystems erreicht ist. Sie nimmt vielmehr im Laufe des Winters mehr und mehr zu. Die Photoperiode ist somit geradezu ein Gradmesser für die Höhe der endogenen Reaktionsbereitschaft des Fortpflanzungssystems (*Fischer*, 1968 c) (Abb. 3; Spalte: progressive Phase—Spermiohistogenese). Die Haltungstemperatur hat beim Versuch, im Winter das Keimepithel durch Photoperioden zu stimulieren, nur einen Einfluß auf die Intensität der Spermiohistogenese, nicht aber auf ihre Auslösung. Die recht frühe Wiederherstellung der Reaktionsbereitschaft des Fortpflanzungssystems für lange Lichtzeiten führt unter natürlichen Bedingungen nur selten zu einer verfrühten Spermiohistogenesewelle, da die niedrigen Umgebungstemperaturen im Winter die Tiere zwingen, in den Winterquartieren und damit im Dauerdunkel zu bleiben.

Während der Regenerationsphase vermögen die exogenen Faktoren (Temperatur und Photoperiode) jedoch nur beschleunigend und in geringem Umfange verzögernd auf die Vorgänge im Fortpflanzungssystem einzuwirken. Wie oben gezeigt, nimmt die endogene Reaktionsbereitschaft des Fortpflanzungssystems nach Beendigung der Refraktärperiode von Oktober an mehr und mehr zu — sie ist meßbar an der Länge der Photoperiode, die im Winter erforderlich ist, eine vorzeitige Phase spermiohistogenetischer Aktivität auszulösen. Ist diese Hypothese richtig, muß die endogene Komponente irgendwann im Frühjahr und Frühsommer spontan einen Schwellenwert erreichen, von dem an die Spermiohistogenese anläuft, wie immer auch die Umweltbedingungen sein mögen. Diese Hypothese ließ sich bestätigen. Verlängerte ich nämlich einer Gruppe von Versuchstieren im Frühjahr künstlich den „Winterschlaf" (DD, 5,5—6° C), so setzte bei 9 überlebenden Tieren am 16. und 24. März auch unter diesen ungünstigen Bedingungen die progressive Phase ein. Die Hodengewichte erreichten dieselben Werte wie die Kontrolltiere aus der natürlichen Photoperiode bei Zimmertemperatur. Die Spermiohistogenese hatte bei allen 9 Tieren eingesetzt (*Fischer*, 1970 a). Der Beginn der Fortpflanzungsaktivität läßt sich somit im Frühjahr bei der Ruineneidechse nicht unterdrücken und überraschenderweise auch nicht verzögern im Vergleich zu den Vorgängen bei den Tieren aus dem natürlichen Tag-Nacht-Wechsel (Abb. 3; progressive Phase: Spalte 2). Wahrscheinlich ist demnach bei den Ruineneidechsen für das Erwachen aus der Winterruhe eine endogene Komponente, die der regenerativen und progressiven Phase zugrunde liegt, verantwortlich und nicht das Ansteigen der Temperatur im Frühjahr. Das hat den Vorteil, daß die Tiere sofort fortpflanzungsbereit sind, wenn im Frühjahr die Umweltbedingungen günstig werden. Dies ist biologisch gesehen sehr sinnvoll. Da bei den wechselwarmen Ruineneidechsen die Eier allein durch die Wärmestrahlung der Sonne ausgebrütet werden, ist es wichtig, daß die Eier früh im Jahr abgelegt werden; um so früher schlüpfen dann auch die Jungen, und es bleibt ihnen genügend Zeit, sich auf die Unbilden des Winters vorzubereiten.

Die endogene Komponente, die den Vorgängen im Fortpflanzungssystem während der regenerativen und während der progressiven Phase zugrunde liegt, äußert sich aber auch dann, wenn man versucht, die Regeneration des Hypophysen-Gonaden-Systems im Spätsommer und Frühherbst durch lange Photoperioden (14—18 Std.) bei hohen Temperaturen (28—30° C) zu unterdrücken. Die durch solche Bedingungen gesetzte Hemmung der Spermatozytogenese bleibt bis zum darauffolgenden Frühjahr bestehen; dann aber wird durch endogene Faktoren die exogene Hemmung überspielt und die progressive Phase setzt ein, wenn auch bei einzelnen Tieren stark gestört. Erstaunlich ist auch bei diesen Versuchen, daß eine Verzögerung im Einsetzen der Spermiohistogenese in wesentlichem Umfange nicht möglich war im Vergleich zu den Kontrolltieren aus der natürlichen Umwelt. Eine Verzögerung um 2—3 Monate war nur zu erreichen, wenn die Eidechsen am 1. Oktober in einen LD 18 : 6 gebracht wurden. Eine Vorverlegung der spermiohistogenetischen Aktivität läßt sich bei geeigneter Wahl der Umweltfaktoren schon Anfang Oktober, also 5 ¹⁄₂ Monate vor ihrem Auftreten unter synchronisierten Bedingungen, erreichen.

Die Befunde sprechen dafür, daß den Vorgängen im Fortpflanzungssystem während der regenerativen und der progressiven Phase eine starke endogene Komponente zugrunde liegt und die exogenen Faktoren nur steuernd in die Vorgänge eingreifen. Es kann aus diesen Befunden jedoch nicht auf eine endogene „circannuale" Periodik geschlossen werden. Bislang konnte nämlich nicht ausgeschlossen werden, daß die Vorgänge während der Refraktärperiode schon in der vorangehenden regressiven Phase angestoßen werden und dann nur noch nach dem Sanduhrprinzip ablaufen. Diese Möglichkeit hat an Gewicht gewonnen durch den Versuch, die Hodenregression im Juni und Juli zu verzögern. Bringt man Ruineneidechsen Mitte April zur Zeit höchster spermiohistogenetischer Aktivität in einen LD 16 : 8, hält sie aber bei 10—15° C, so bleibt die spermiohistogenetische Aktivität bis mindestens zum 15. Oktober erhalten. Die Hodenregression läßt sich demnach um über 3 ½ bis 4 Monate hinausschieben im Vergleich zu den Verhältnissen im natürlichen Tag-Nacht-Wechsel (*Fischer*, 1970 c). Es ist somit durchaus vorstellbar, daß den einzelnen Phasen des Fortpflanzungszyklus — der regenerativen, der progressiven und der regressiven — jeweils nur ein endogenes Zeitprogramm zugrunde liegt und nach einem Anstoß von außen mit einer für jede Phase unterschiedlichen Variationsbreite für exogene steuernde Faktoren abläuft. Etwa in der Art, wie *Gwinner* (1968) dies für die Dauer des Vogelzuges bei unterschiedlich weit ziehenden Arten diskutiert. Nach *Aschoff* (1955) kann eine endogene circannuale Periodik nur dann als nachgewiesen angesehen werden, wenn die Ereignisse unter konstanten Bedingungen ungefähr nach einem Jahr wieder auftreten. Dieser Beweis konnte für Ruineneidechsen bislang jedoch noch nicht erbracht werden.

Das Ende der progressiven Phase, das Einsetzen der Regression, findet sich unter natürlichen Bedingungen im Juni—Juli. Sie ist gekennzeichnet durch Abnahme der Hodengewichte, Kollabieren der Samenkanälchen und Ausklingen der Spermiohistogenese und der sekretorischen Aktivität im Nebenhoden. Gesteuert wird das Ende der progressiven Phase in erster Linie durch hohe sommerliche Temperaturen; denn wie oben erwähnt, kann man das Einsetzen der Regression durch niedrige Temperaturen von 10—15° C auch bei langen Photoperioden bis mindestens in den Oktober hinein verzögern (Abb. 3; Regression: Spermiohistogenese und Spermatozytogenese). Der Langtag scheint, wie Vorversuche wahrscheinlich machen, die Spermatozytogenese zu hemmen, jedoch nur zusammen mit hohen Temperaturen (Abb. 3; Regression: Spermatozytogenese). Hält man Ruineneidechsen von März an in einem LD von nur 8:16 Std. bei 28—30° C, verläuft die progressive Phase normal, und die Hodeninvolution setzt im Juni—Juli ein. Danach steigen die Hodengewichte im August sofort wieder an, und die

Tubuli seminales sind mit Spermatozyten vollgepackt. Im Langtag zusammen mit hohen Temperaturen dagegen ist die Spermatozytogenese sehr stark gehemmt (Abb. 3; Regression: Spermatozytogenese).

Die Steuerung des Fortpflanzungssystems von Ruineneidechsen ist demnach ein sehr komplexer Vorgang, der bislang erst in Ansätzen aufgedeckt werden konnte. Quantitative Aussagen über die Beziehungen zwischen Temperaturen, Photoperioden und endogenen Anteilen sind bislang erst in bescheidenem Umfange möglich. Noch geringer ist unser Wissen über die hormonelle Situation, die die Information vom Gehirn über die Hypophyse nach den Gonaden weiterleitet.

Zusammenfassung

1. Männliche Ruineneidechsen *(Lacerta sicula campestris Betta)* aus Bologna/Italien pflanzen sich unter natürlichen Tag-Nacht-Wechselbedingungen in Göttingen ($\varphi = 51,32°$) bei Zimmertemperatur nur einmal pro Jahr von Mitte März bis Ende Juni—Anfang Juli fort (progressive Phase). Mit der Austreibung der reifen Spermien aus den Tubuli seminales von Mai bis Juli geht die progressive Phase zu Ende; die Hoden regredieren (regressive Phase). Unter natürlichen Bedingungen beginnt von Juni—August an mit den ersten Spermatogonienteilungen die Vorbereitung des Keimepithels für die nächste Fortpflanzungsperiode im darauffolgenden Frühjahr (regenerative Phase, Refraktärperiode). Während der Winterruhe — etwa von Anfang Oktober an — kommen die Spermatogonienteilungen und die Umwandlung der Teilungsprodukte in Spermatozyten I. und teilweise solcher II. weitgehend zum Stillstand. Nach Beendigung der Winterruhe im Frühjahr werden dann innerhalb kurzer Zeit die restlichen Reifeteilungen durchlaufen, und die Spermiohistogenese setzt wieder ein.

2. Es wird versucht, anhand von Experimenten und Hypothesen zu zeigen, wie lange und kurze Photoperioden, hohe und niedrige Temperaturen zusammen mit endogenen Faktoren die Vorgänge im Fortpflanzungssystem steuern und die Spermiohistogenese einer bestimmten Jahreszeit zuordnen.

Literatur

Aschoff, J.: Jahresperiodik der Fortpflanzung bei Warmblütern. Studium Generale *8,* 742 (1955).

Burger, J. W.: The effect of photic and psychic stimuli on the reproductive cycle of the male starling, *Sturnus vulgaris.* J. exp. Zool. *124,* 227 (1953).

Farner, D. S.: Photoperiodic control of reproductive cycles in birds. In: Science in Progress, *15.* ser. New Haven-London, 1966.

Fischer, K.: Untersuchungen zur Jahresperiodik der Fortpflanzung bei männlichen Ruineneidechsen *(Lacerta sicula campestris Betta).* Verh. Dtsch. Zool. Ges. Heidelberg 1967, Zool. Anzeiger *31.* Suppl.-Bd. 325 (1968 a).

Fischer, K.: Untersuchungen zur Jahresperiodik der Fortpflanzung bei männlichen Ruineneidechsen *(Lacerta sicula campestris Betta)*. I. Die Refraktärperiode. Z. vergl. Physiol. *60*, 244 (1968 b).

— Untersuchungen zur Jahresperiodik der Fortpflanzung bei männlichen Ruineneidechsen *(Lacerta sicula campestris Betta)*. II. Einflüsse verschiedener Photoperioden und Temperaturen auf die Progressions- und die Regressionsphase. Z. vergl. Physiol. *61*, 394 (1968 c).

— Einflüsse von Licht und Temperatur auf die Jahresperiodik der Fortpflanzung bei männlichen Ruineneidechsen. Verh. Dtsch. Zool. Ges. Innsbruck 1968, Zool. Anzeiger *32*. Suppl.-Bd. 278 (1969).

— Neuere Befunde über die Einflüsse von Temperatur und Photoperiode auf das Fortpflanzungsgeschehen bei männlichen Ruineneidechsen. Verh. Dtsch. Zool. Ges. Würzburg 1969, Zool. Anzeiger *33*. Suppl.-Bd. (1970 b).

— Untersuchungen zur Jahresperiodik der Fortpflanzung bei männlichen Ruineneidechsen *(Lacerta sicula campestris Betta)*. III. Spontanes Einsetzen und Ausklingen der Gonadenaktivität; ein Beitrag zur Frage der circannualen Periodik. Z. vergl. Physiol. *66*, 273 (1970 a).

— Neuere Befunde über die Einflüsse von Photoperiode und Temperatur auf das Fortpflanzungssystem bei männlichen Ruineneidechsen während der Regressionsphase. Verh. Zool. Ges., Köln 1970. Zool. Anz. *34*. Suppl.-Bd. (1970 c; im Druck).

Gwinner, E.: Circannuale Periodik als Grundlage des jahreszeitlichen Funktionswandels bei Zugvögeln. Untersuchungen am Fitis *(Phylloscopus trochilus)* und am Waldlaubsänger *(P. sibilatrix)*. J. Ornith. *109*, 70 (1968).

Harrington, R. W.: Photoperiodism in fishes in relation to the annual sexual cycle. In: Photoperiodism and related Phenomena in Plants and Animals *(R. B. Withrow*, ed.) 651. Washington, D. C., 1959.

Immelmann, K.: Periodische Vorgänge in der Fortpflanzung tierischer Organismen. Studium Generale *20*, 15 (1967).

Laws, D. F.: Hypothalamic neurosecretion in the refractory and postrefractory periods and its relationship to the rate of photoperiodically induced testicular growth in *Zonotricha leucophrys gambelli.* Z. Zellforsch. *54*, 275 (1961).

Marshall, A. J.: Internal and environmental control of breeding. Ibis *101*, 456 (1959).

Miller, A. H.: The refractory period in light-induced reproductive development of golden-crowned sparrow. J. exp. Zool. *109*, 1 (1948).

— The occurrence and maintenance of the refractory period in crowned sparrows. Condor *56*, 13 (1954).

Wolfson, A.: Role of light and darkness in the regulation of the refractory period in the gonadal and fat cycles of migratory birds. Physiol. Zool. *32*, 160 (1959).

— Regulation of annual periodicity in the migration and reproduction of birds. Cold Spr. Harb. Symp. quant. Biol. *25*, 507 (1960).

Journal of Neuro-Visceral Relations, Suppl. X, 247—255 (1971)
© by Springer-Verlag 1971

Einfluß des Augenlichtes auf die Sexualsteuerung bei Mensch und Tier

F. Hollwich, H. Niermann und **B. Dieckhues**

Universitäts-Augenklinik Münster/Westf. (Direktor: Prof. Dr. *F. Hollwich*)
und Universitäts-Hautklinik Münster/Westf. (Direktor: Prof. Dr. *P. Jordan*)

Mit 5 Abbildungen

Summary

The Effects Produced by Exposure to Light on Sex Function in Animals and Man

Immature drakes were exposed to visual stimulation by monochromatic light of different wave-lengths. The red-orange region of the spectrum produced an increase in the weight of the testes, six-fold at 707 n.m. and sixteen-fold at 632 n.m., while short-wave light had no effect.

A comparison of the daily excretion of gonadotropins in the urine of blind person and of those with normal vision showed lower levels in the blind ones, and especially in those blinded before puberty.

Normally one-third of the 17-ketosteroids are derived from the gonads. The amounts excreted by 225 blind person were significantly less than in such with normal vision.

The studies open up the question of whether light acting on the eye may regulate sexual activity in man also.

Der Einfluß des Lichteinfalls in das Auge auf den Stoffwechsel ist seit langem Gegenstand zahlreicher Untersuchungen (*Hollwich*, 1948—1969).

Die bisher eindeutigsten Befunde über den Lichteinfluß auf die Sexualentwicklung gehen auf die Untersuchungen von *Benoit* und *Assenmacher* an juvenilen Erpeln zurück. *Hollwich* und *Tilgner* haben diese Versuche aufgegriffen, durch histologische Befunde erweitert und durch Untersuchung der Schilddrüse ergänzt. Die juvenilen Erpel wurden folgenden Versuchsbedingungen unterworfen:

Unter konstanten Umgebungs- und Futterbedingungen wurden die juvenilen Erpel in einer lichtdichten doppelwandigen Spezialkiste gehalten. In der einen Seitenwand befand sich eine Öffnung. Die Tiere wurden mittels einer Halterung so fixiert, daß sich jeweils ihr rechtes Auge vor der Öffnung befand. Bestrahlt wurde insgesamt 120 Stunden in 12 Einzelsitzungen mit monochromatischem Licht der Wellenlängen 436, 546, 632 und 707 nm. Die Bestrahlungsstärke betrug einheitlich $2,45 \times 10^{-4}$ Watt/cm². 4 Tage nach Abschluß der Bestrahlungsperiode wurden die Tiere getötet, die Hoden herauspräpariert und gewogen.

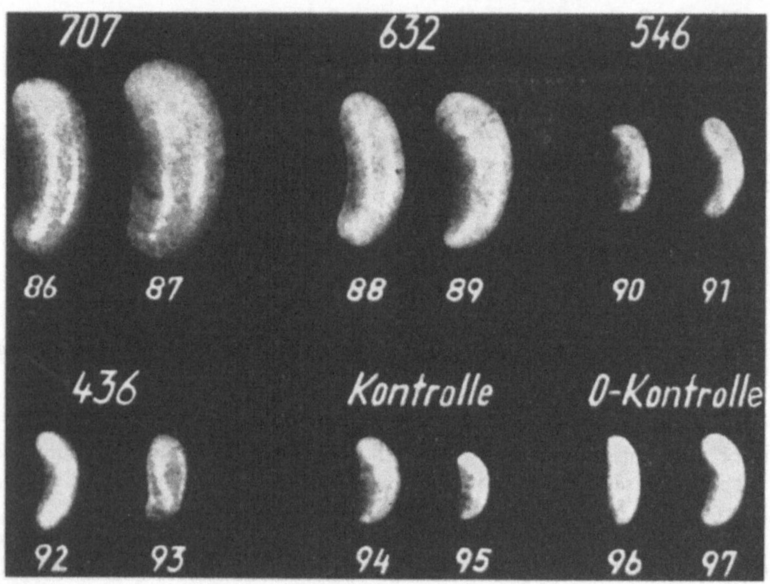

Abb. 1. Hoden von 5 Monate alten Erpeln, deren rechte Augenregion während 29 Tagen über insgesamt 120 Std. mit monochromatischem Licht einheitlicher Bestrahlungsstärke ($2,45 \times 10^{-4}$ W/cm²), aber verschiedener Wellenlänge bestrahlt worden war. Es ist jeweils nur ein Hoden pro Versuchs- und Kontrolltier abgebildet. Die Zahlen über den Testes kennzeichnen die Versuchstiergruppe bzw. Wellenlänge, die Zahlen unter den Testes die Tiernummer (*Hollwich* und *Tilgner*, 1962).

Abb. 1 zeigt, daß bei gleicher Bestrahlungsstärke der langwellige, rote bis orangerote Anteil des sichtbaren Spektralbereiches die Hodenentwicklung des Erpels um das Sechs- bis Sechzehnfache gefördert hat, während die kurzwelligen Anteile hingegen keine fördernde Wirkung auf das Wachstum der Hoden erkennen ließen.

Nachweis des Lichteinflusses auf die Gonadotropinausscheidung bei Sehenden und Blinden

Der Nachweis des Lichteinflusses auf die Gonaden in der humanen Pathophysiologie läßt sich naturgemäß sehr viel schwieriger führen.

Wir haben bei unseren Untersuchungen 2 Versuchsreihen gewählt:

1. haben wir Blinde mit Sehtüchtigen verglichen;
2. haben wir Patienten mit beidseitiger Katarakt, die vor der operativen Entfernung der Linse praktisch blind waren, untersucht und diese Ergebnisse mit den Werten verglichen, die wir nach der Opera-

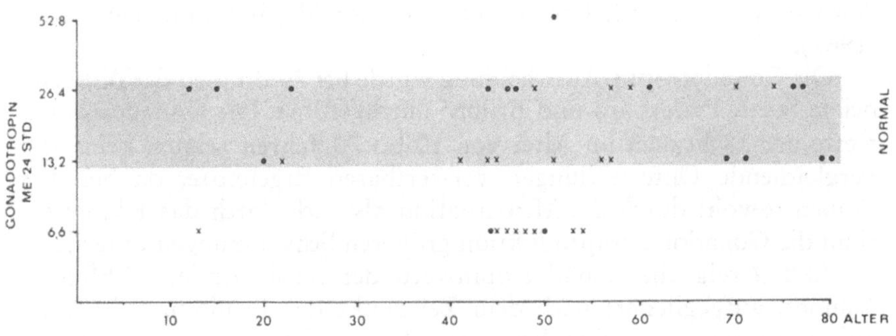

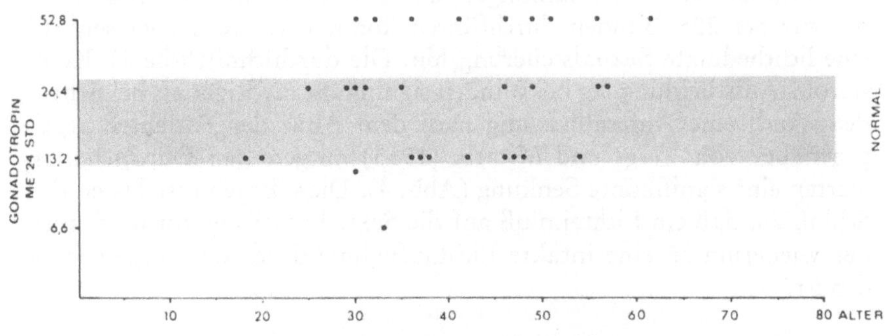

Abb. 2. Gonadotropin-Ausscheidung

a) bei 37 Männern, von denen 20 präpuberal und 17 postpuberal erblindet waren, und

b) bei einem entsprechenden Kollektiv mit normalem Sehvermögen.
Die Gonadotropin-Ausscheidung der Blinden ist gegenüber den Normalsehenden erniedrigt, insbesondere bei denen, die in der präpuberalen Zeit erblindeten.

tion fanden, d. h. wenn das Licht wieder ungehindert in das Auge einfallen konnte.

Bei Blinden und Sehenden haben wir sowohl die Gonadotropin-Ausscheidung im Urin als auch die 17-Ketosteroid-Ausscheidung, die etwa zu einem Drittel aus den Gonaden stammt und ebenfalls Rückschlüsse auf die Sexualsteuerung zuläßt, untersucht. Der Gonadotropingehalt im 24-Stunden-Sammelurin wurde in Mäuse-Einheiten nach der von *Nowakowski* (1955) modifizierten Methode von *Klinefelter, Albright* und *Griswold* (1943) bestimmt. Die Bestimmung der 17-Ketosteroide erfolgte mittels der von *Caisey* und *Child* (1967) für den Autoanalyzer entwickelten Methode in der Modifikation nach *Laue* (1967).

Die Gonadotropin-Ausscheidung wurde bei 75 Blinden der Blindenheime Soest, Paderborn und Brilon[1] durchgeführt. Die Gonadotropinwerte der 38 Frauen im Alter von 10 bis 70 Jahren zeigten keine für vergleichende Untersuchungen verwertbaren Ergebnisse, da bei den Frauen sowohl durch die Menstruation als auch durch das Klimakterium die Gonadotropinproduktion größeren Schwankungen unterliegt.

Abb. 2 zeigt die Gonadotropinwerte der verbleibenden 37 blinden Männer, aufgegliedert nach dem Zeitpunkt der Erblindung im präpuberalen oder postpuberalen Alter. Wie ersichtlich, liegen die Werte von 8 der 20 präpuberal erblindeten Männer unter dem Normbereich und 7 an der unteren Grenze der Norm. Im Gegensatz dazu finden sich bei den postpuberal erblindeten Patienten nur in 2 Fällen deutlich erniedrigte Werte. Bei einem vergleichbaren Kollektiv normalsehender Männer (nach *Voigt* und Mitarb., 1955) bei Normalsichtigen liegen die Gonadotropinwerte überwiegend wesentlich höher als bei Blinden.

Auch unserer Untersuchungen der 17-Ketosteroidausscheidungen, die wir bei 225 Blinden durchführen konnten (Abb. 3), weisen auf eine lichtbedingte Sexualsteuerung hin. Die durchschnittliche 17-Ketosteroid-Ausscheidung lag bei Blinden signifikant niedriger als bei Sehenden. Auch eine Aufschlüsselung nach dem Alter der Patienten ergab gegenüber von *Voigt* und Mitarb. (1955) mitgeteilten Durchschnittswerten eine signifikante Senkung (Abb. 4). Diese Ergebnisse lassen den Schluß zu, daß ein Lichteinfluß auf die Sexualsteuerung vorhanden ist, der wiederum an eine intakte Lichtaufnahme durch das Auge gebunden ist.

---

[1] Schwester Oberin *Karola*, Blindenanstalt Paderborn, Herrn Direktor *Bender*, Blindenanstalt Soest, und Herrn *Hochfeld*, Kriegsblindenheim Brilon, sind wir für die freundliche Unterstützung bei der Durchführung der Untersuchungen zu großem Dank verpflichtet.

In gleichem Sinne sind unsere vergleichenden 17-Ketosteroidbe-
stimmungen bei blinden Katarakt-Patienten und bei den gleichen
Patienten postoperativ nach wiederhergestelltem Sehvermögen zu deuten (Abb. 5). Unter der Wirkung des wiedererlangten Sehvermögens
und der damit verbundenen Lichtstimulation des „energetischen Anteils
der Sehbahn" (*Hollwich*, 1948) steigt die 17-Ketosteroid-Ausscheidung
um 35 % an. Bemerkenswert ist in diesem Zusammenhang, daß nicht
nur die Gonadotropinproduktion der Hypophyse durch Licht beeinflußt wird, sondern auch die Nebennierenrinde und in Abhängigkeit
hiervon der Glukose-, Eiweiß-, Fett- und Elektrolythaushalt.

Abschließend möchten wir noch einmal darauf hinweisen, daß die
Gonadotropin-Ausscheidung im Urin besonders bei solchen Patienten

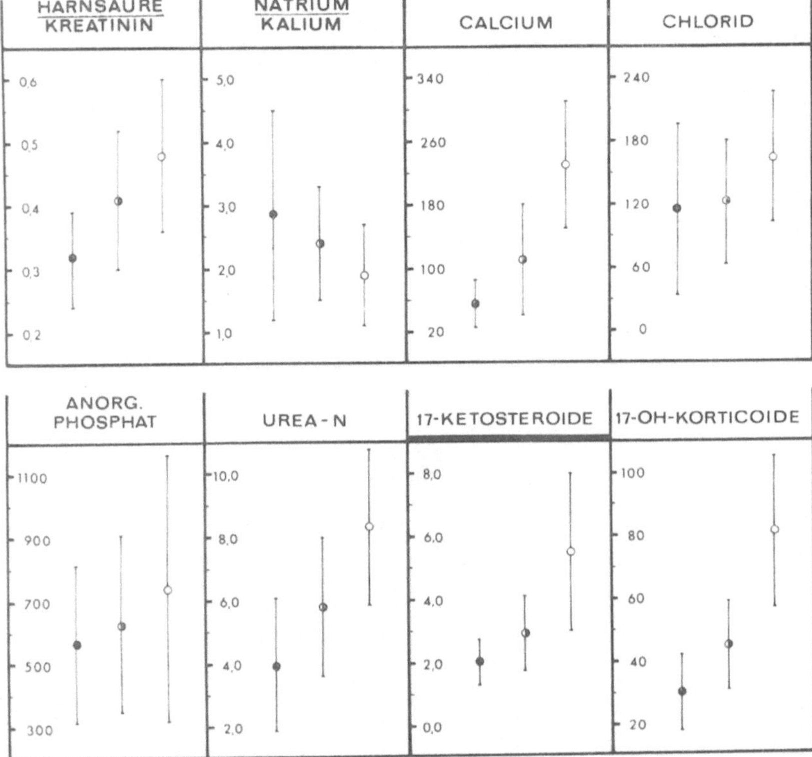

Abb. 3. Stoffwechseluntersuchungen (Mittelwerte und Streuungsbreite bei 100 blinden ●, 125 sehschwachen ◑ und 50 normalsehenden ○ Patienten). Signifikant erniedrigte 17-Ketosteroid-Ausscheidung bei Blinden. Daneben führt auch die lichtbedingte Störung der Nebennierenrindenfunktion zu entsprechenden Stoffwechsel-
und Elektrolytänderungen.

erniedrigt ist, die im präpuberalen Alter erblindeten. Die Ergebnisse
deuten — trotz der relativ geringen Zahl — wohl darauf hin, daß in
dieser Entwicklungsstufe die fehlende Lichteinwirkung über das Auge

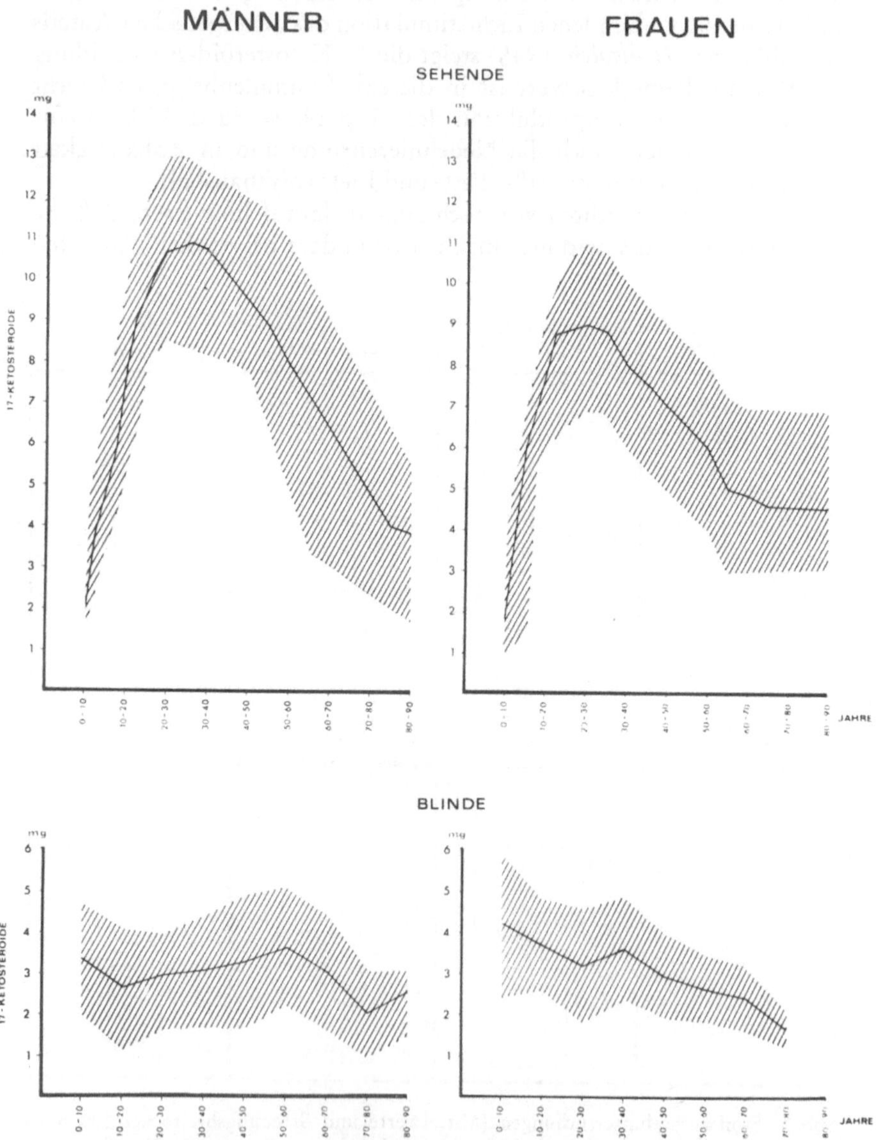

Abb. 4. Altersabhängigkeit bei 17-Ketosteroid-Ausscheidung im Urin bei 225 Blinden und 338 Gesunden (*Voigt*, 1955). In allen Altersgruppen ist die 17-Ketosteroid-
Ausscheidung der Blinden gegenüber Normalsehenden erniedrigt.

die Gonadotropinproduktion der Hypophyse wahrscheinlich unter Einschaltung der Zirbeldrüse beeinflußt, worauf besonders *Kappers* in seinen Ausführungen hingewiesen hat.

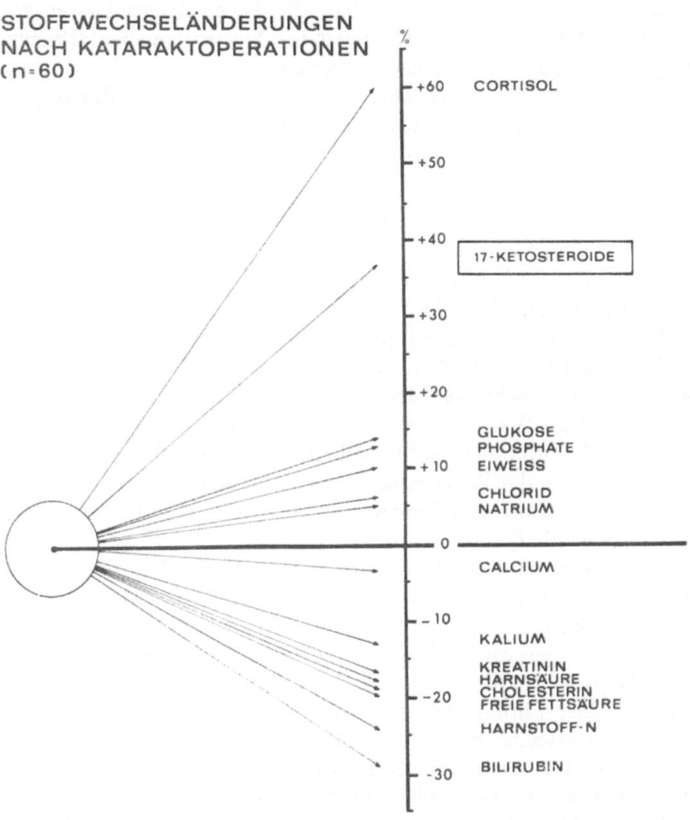

Abb. 5. Stoffwechselverhalten nach Kataraktoperation (wiederhergestellte Lichtperzeption).
Bei 60 Katarakt-Patienten zeigt die 17-Ketosteroid-Ausscheidung postoperativ infolge von wiederhergestelltem Lichteinfall in das Auge einen Anstieg um 35 %. Auch die übrigen Stoffwechselwerte weisen unter Lichteinfluß entsprechende Änderungen auf.

Zusammenfassung

Bei Bestrahlung der Augen juveniler Erpel mit monochromatischem Licht unterschiedlicher Wellenlänge ergab sich für den rot-orange-farbigen Bereich des Spektrums (707 nm und 632 nm) eine Steigerung des Hodengewichtes um das Sechs- bzw. Sechzehnfache, während kurzwelliges Licht keine Wirkung erkennen ließ.

Bei einem Vergleich der Gonadotropinausscheidung im 24-Stunden-Urin Blinder und normal Sehender fanden sich bei Blinden — und hierbei wiederum vorwiegend bei den präpuberal Erblindeten — niedrigere Werte als bei Normalsichtigen.

Bei 225 Blinden wurden außerdem die 17-Ketosteroide, die zu einem Drittel aus den Gonaden stammen, bestimmt. Sie zeigten ebenfalls signifikant erniedrigte Werte gegenüber normal Sehenden.

Die Untersuchungen lassen auf einen Lichteinfluß über das Auge auf die Sexualsteuerung auch beim Menschen schließen.

Literatur

Benoit, J.: Compt. rend. Acad. Sci. *199*, 1671 (1934).

Benoit, J.: Ann. Ocul. (Fr.) *191*, 1 (1958).

Benoit, J., und *J. Assenmacher*: J. physiol. (Fr.) *47*, 427 (1955).

Caisey, J. D., und *K. J. Child*: J. Endocr. *38*, 363—374 (1967).

Hollwich, F.: Untersuchungen über die Beeinflussung funktioneller Abläufe, insbesondere des Wasserhaushaltes durch energetische Anteile der Sehbahn. Ber. Dtsch. Ophthalm. Ges. Heidelberg *54*, 326—329 (1948).

Hollwich, F.: Über die Bedeutung des „energetischen Anteils der Sehbahn" für die Regulation von Stoffwechselabläufen. Münch. med. Wschr. *94*, 1057—1066 (1952).

Hollwich, F.: Der Einfluß des Augenlichtes auf die Regulation des Stoffwechsels. In: Auge und Zwischenhirn. Beih. Klin. Mbl. Augenhk. *23*, 95—136 (1955).

Hollwich, F.: Augenlicht und vegetative Funktion. Nova Acta Leopoldina N. F. (Leipzig) *31*, Nr. 177 (1966).

Hollwich, F.: Der Einfluß des Augenlichtes auf Stoffwechselvorgänge. Acta Neurovegetativa *30*, 201—215 (1967).

Hollwich, F., und *B. Dieckhues*: Augenlicht und Nebennierenrindenfunktion. Dtsch. med. Wschr. *51*, 2334—2341 (1967).

Hollwich, F., und *S. Tilgner*: Experimentelle Untersuchungen über den Einfluß monochromatischen Lichtes auf die Hodenentwicklung des Erpels. Klin. Mbl. Augenhk. *139*, 828—835 (1961).

Hollwich, F., und *S. Tilgner*: Der Einfluß der Lichteinwirkung über das Auge auf Schilddrüse und Hoden. Dtsch. med. Wschr. *87*, 2674—2676 (1962).

Hollwich, F., und *S. Tilgner*: Über die gonadotrope und thyreotrope Wirkung der Bestrahlung des Auges mit monochromatischem Licht. Endokrinologie *44*, 167—188 (1963).

Klinefelter, H. F., *F. Albright*, and *G. C. Griswold*: Quantitative test for normal or decrease amounts of follicle-stimulating-hormone in urine. J. clin. Endocrin. *3*, 529 (1943).

Laue, D.: Die Bestimmung der 17-Hydroxy-Corticosteroide und der 17-Ketosteroide mit dem Auto-Analyzer Technicon. Europ. Technicon Symposion „Automation in der Analytischen Chemie", Brighton (England) Nov. 1967.

Nowakowski, H.: Klinik und Therapie der Hodeninsuffizienz. 1. Sympos. Dtsch. Ges. Endokrin. Berlin-Göttingen-Heidelberg: Springer, 1955.
Voigt, K. D., W. Schröder, J. Beckmann und *H. Rosenkilde*: Untersuchungen zur Ausscheidung von 17-Ketosteroiden und Corticoiden bei Gesunden und unter pathologischen Bedingungen. Dtsch. Arch. Klin. Med. *202*, 1—25 (1955).

Journal of Neuro-Visceral Relations, Suppl. X, 256—259 (1971)
© by Springer-Verlag 1971

Diskussion

Kraus-Ruppert: Verminderter Lichteinfall führt bei Amphibien zu erhöhter Melatonin-Abgabe, was eine Pigmentverschiebung der Haut-Melanophoren bewirkt. Die kontraktilen Retina-Pigmentzellen von *Rana esculenta* zeigen im Hellen eine Expansion, in Dunkelheit eine Retraktion zur Basis hin. 50 μg Melatonin in den Bauchlymphsack von *Rana esculenta* bzw. *temporaria* injiziert, führt an isolierten Augen sowie an Augen *in situ* zu einer starken Kontraktion der Retina-Pigmentzellen (*Kraus-Ruppert* und *Lembeck*: Pflüger's Arch. ges. Physiol. *284*, 160—168, 1965). Da die Laichzeit der Tiere je nach Biotop von Mai bis Juni bzw. von März bis April zu beobachten ist, wäre es denkbar, daß der Anteil ultravioletter Lichteinstrahlung in dieser Jahreszeit die HIOMT-Aktivität und somit die Melatoninsynthese reguliert. Ein feed-back-Mechanismus aus der Zirbeldrüse könnte den Lichteinfall durch Beeinflussung der Retina-Pigmentzellen bei Amphibien steuern.

Ariëns Kappers: Vielen Dank für Ihre interessante Diskussionsbemerkung. Es dürfte wichtig sein, daß HIOMT-Aktivität auch in der Retina einiger Fisch-, Amphibien- und Vogelarten konstatiert wurde, obwohl niemals in der Retina der Säuger und niemals so stark wie in der Epiphyse (*Quay, W. B.*: Life Sc. *4*, 983—991, 1965).

Fischer: Ist die Bedeutung der Epiphyse als steuernder Faktor auf die Gonadotropin-Ausschüttung ein primärer, der unter Umständen alle anderen möglichen Faktoren unterdrückt, oder handelt es sich mehr um eine Art Epiphenomen, das einen vorhandenen Einfluß in geringer Weise modifiziert? Diese Frage ist für Untersucher relevant, die über Jahresperioden mit niederen Wirbeltieren arbeiten. Hier ist der Streit noch nicht entschieden, welcher der primäre stimulierende Faktor ist: die Photoperiode oder die Erhöhung der Temperatur im Frühjahr.

Ariëns Kappers: Obwohl ich nicht selbst über diese Frage gearbeitet habe, glaube ich doch eine kurze Antwort geben zu können. Bei Vögeln und Säugern, wo der Einfluß der Photoperiodizität studiert wurde, hat sich gezeigt, daß diese der Faktor ist, der die Aktivität der Epiphyse und damit die Synthese c. q. Ausschüttung der Gonadotropine beeinflußt und nicht etwa eine Erhöhung der Temperatur. Übrigens bin ich der Meinung, daß es auch noch andere Faktoren gibt, die die Produktion und Ausschüttung der Gonadotropine bestimmen. Die Epiphyse hat nur einen modifizierenden Einfluß. Sie wurde einmal „the regulator of regulators" genannt. Ich bin damit ganz einverstanden.

Gross: Extreme nasale Reize führen ebenso wie Licht zu einer bis zu 50prozentigen Erhöhung der 17-Ketosteroide. Kann es sich bei dem beobachteten postoperativen Anstieg der 17-Ketosteroide bei Blinden um einen unspezifischen Reiz handeln?

Dieckhues: Streßreize führen bekanntlich zu einer vorübergehend vermehrten Nebennierenrindentätigkeit. Bei der Untersuchung fand sich bei unseren Blinden vor der Operation eine erniedrigte 17-Ketosteroid-Ausscheidung, die nach wiederhergestellter Lichtwahrnehmung (postoperativ) auf bleibende normale Werte anstieg. Da unter gleichen Umwelt- und Ernährungsbedingungen bei diesen Patienten nur der Lichteinfall in das Auge verändert wurde, kann der postoperative Anstieg der 17-Ketosteroide — ebenso wie die Veränderungen der anderen Stoffwechselgrößen — auf die wiederhergestellte Lichtwahrnehmung zurückgeführt werden.

Gross: Wann wurde die postoperative Untersuchung der 17-Ketosteroide vorgenommen? Kann es sich um einen Operationsstreß handeln?

Dieckhues: Die Untersuchungen wurden am Tage der Entlassung, etwa 14 Tage postoperativ, durchgeführt, nachdem das Auge reizfrei geworden war. Nachuntersuchungen nach einem halben bis einem Jahr zeigten gleiche 17-Ketosteroidwerte wie sie auch postoperativ gefunden wurden. Diese Befunde lassen u. E. keinen Zweifel daran, daß der beobachtete 17-Ketosteroid-Anstieg auf die wiedererlangte Lichtperzeption durch das Auge zurückzuführen ist.

Born: Ist der Weg des Lichtes vom Auge zur Hypophyse oder zum Hypothalamus beim Menschen über direkte Nervenbahnen histologisch nachgewiesen?

Dieckhues: Histologische Untersuchungen über retinohypothalamische Bahnen liegen von *Greving, Frey, Levy, Becher, Knoche, Blümcke* u. a. vor.

Ariëns Kappers: Ich darf aber vielleicht bemerken, daß das Bestehen direkter retino-hypothalamischer Bahnen in letzter Zeit stark angezweifelt, ja sogar völlig geleugnet wurde auf Grund experimentell-degenerativer Untersuchungen (*Giolli, R. A.*: J. comp. Neurol. *121*, 89—107, 1963, Affe; *Hayhow, W. R.*, und Mitarb.: J. comp. Neurol. *115*, 187—215, 1960, Ratte; *Hayhow, W. R.*: J. comp. Neurol. *113*, 281—314, 1959, Katze; *Cowan, W. M.*, und Mitarb.: J. Anat. *65*, 545—563, 1961, Vögel; *Singleton, M. C.*, und *T. L. Peele*: J. comp. Neurol. *125*, 303—328, 1965, Katze; *Altmann, J.*: J. comp. Neurol. *119*, 77—95, 1962, Katze; *Kiernan, J. A.*: J. comp. Neurol. *131*, 405—408, Ratte, Kaninchen, Igel, Frettchen und die Amphibie *Xenopus laevis*). Aber es gibt eine Menge anderer Wege, über welche die Lichtimpulse indirekt den Hypothalamus erreichen können: z. B. das rostrale Tegmentum, das limbische System und die Epiphyse.

Schiebler: Herr *Kappers,* auf Ihrem letzten zusammenfassenden Schema war eine Verbindung von der Epiphyse zum Hypothalamus eingezeichnet. Es sollte sich dabei um eine humorale Verbindung handeln. Mir sind keine direkten Gefäßsysteme von der Epiphyse zum Hypothalamus oder zur Hypophyse bekannt. Muß man sich vorstellen, daß dieser Weg von der Epiphyse über den Gesamtkreislauf führt?

Ariëns Kappers: Es gibt tatsächlich keine direkten Verbindungen zwischen Epiphyse und Hypothalamus. Es wäre also anzunehmen, daß Epiphysenhormone in die generelle Zirkulation ausgeschüttet werden, um den Hypothalamus zu erreichen.

Schiebler: Es dürfte wohl noch weitere Faktoren geben, die auf die Aktivität der Epiphyse Einfluß nehmen. Vielleicht sind bislang nur wenige bekannt. Neulich fanden meine Mitarbeiter beim Meerschweinchen während der Gravidität histochemisch eine bemerkenswerte Aktivierung der Diaphorase, die 2 Tage *post partum* wieder verschwindet, ein Beispiel dafür, daß die Epiphyse wahrscheinlich auch unter anderen Einflüssen als nur den des Lichtes steht.

Ariëns Kappers: Es gibt tatsächlich eine Menge anderer Faktoren, die die Aktivität des Organs beeinflussen können. In meinem Vortrag habe ich diese aus Zeitmangel nicht erwähnen können.

Meyer: Mich interessiert vor allem auch die Pathologie der Epiphyse in Zusammenhang mit der Pubertas praecox beim Menschen. Seit Autoren wie *Marburg* ihre Befunde publiziert haben, ist die Aufmerksamkeit ganz in die Richtung der Mißbildungen des Hypothalamus gewandert. Gibt es in der menschlichen Pathologie hinreichende Beobachtungen einer vorzeitig ausgelösten Pubertät durch Zerstörung der Epiphyse?

Ariëns Kappers: Wenn Epiphysentumoren groß werden, üben sie einen Druck auf den Hypothalamus aus. Daher ist es nicht immer leicht zu erkennen, ob in Fällen von Pubertas praecox der kausale Faktor eine Störung der Epiphysen- oder der Hypothalamus-Funktion ist. Es sind wohl gerade Epiphysentumoren mit neuropathologisch nachgewiesener Parenchymzerstörung, die das von *Marburg* eingehend beschriebene Bild der Pubertas praecox verursachen können. Wenn ich mich recht erinnere, sind dann nicht die Testes besonders groß und frühzeitig entwickelt, sondern vielmehr die sekundären Geschlechtsmerkmale. Dies würde auf einen direkten Einfluß der Epiphyse auf die LH-Steuerung hinweisen. Von *Wurtman* (Cambridge, USA) wurde sonderbarerweise eine epiphysäre Metastase oder vielleicht eine ektopische Epiphyse im Oberschenkel eines Patienten beschrieben, die eine starke HIOMT-Aktivität aufwies.

Kordon: Ich glaube, man soll vorsichtig sein bei der physiologischen Deutung von Versuchen mit Melatonin. Soweit mir bekannt ist, sind niemals spezifische Rezeptoren für Melatonin im Hypothalamus beschrieben worden. Wenn ich mich recht erinnere, hat Frau *Moszkowska* vor einigen Jahren gezeigt, daß *in vitro* Melatonin keinen Einfluß auf die Ausschüttung oder die Produktion von Gonadotropinen ausübt, wenn Hypophyse und Hypothalamus zusammen inkubiert werden. Auch werden in diesen Versuchen meistens sehr hohe Dosen benutzt. Meines Erachtens ist 50 μg eine sehr hohe Dose für ein Amin. Man kann dann andere pharmakologische Wirkungen nie ausschließen. Obwohl diese Versuche selbstverständlich sehr interessant sind, scheint mir eine physiologische Deutung schwer.

Ariëns Kappers: Ihre Worte bestätigen, was ich in meinem Vortrag sagte und was auch aus den Vorträgen von Dr. *Moszkowska* und Dr. *Thiéblot* klar hervorgegangen ist. Meistens sind hohe, sicher unphysiologische Dosen injiziert worden. Überdies hat sich gezeigt, daß die Resultate, die man nach Injektionen mit Melatonin erhält, außer von der Dosierung auch von der Tierart und dem Alter der Tiere sehr abhängig sind.

Varga: Zum Vortrag von Herrn Kollegen *Dieckhues* möchte ich bemerken, daß neulich einige Autoren gezeigt haben, daß bei blinden Mädchen die Menarche früher eintritt. Dies wäre nicht ganz in Übereinstimmung mit dem Inhalt seines Vortrages.

Dieckhues: Diese Untersuchung ist mir bekannt. Mit unserem jetzigen Wissen ist eine Erklärung wohl noch nicht möglich.

Stumpf: Herr *Dieckhues,* Ihre Untersuchungen scheinen auch in Widerspruch zu sein mit einer Veröffentlichung von *Wurtman* und Mitarbeitern, die bei Blinden eine vergrößerte Fossa hypophysea festgestellt haben. Es wurde daraus gefolgert, daß die Hypophyse größer war und die Gonadotropin-Produktion vermehrt.

Dieckhues: Untersuchungen hierüber wurden von *Hollwich* 1953 durchgeführt. Die Größe der Hypophyse ist annähernd durch röntgenologische Darstellung und Ausmessung der Sellafläche zu bestimmen. Bei 74 Blinden war sie gegenüber Normalsichtigen signifikant kleiner, insbesondere bei Frühtotalblinden.

Ariëns Kappers: Dies scheint mir ein recht schwieriges Thema zu sein, weil alle Kontrollvergleiche fehlen.

J. Ariëns Kappers (Amsterdam)

Zentralnervöse Steuerung und Koordination des Arterhaltungs- und Selbsterhaltungstriebes

(Vorsitz: E. Endrőczi)

Journal of Neuro-Visceral Relations, Suppl. X, 263—276 (1971)
© by Springer-Verlag 1971

The Role of Brainstem and Limbic Structures in Regulation of Sexual Behavioural Patterns

E. Endrőczi

Institute of Physiology, University Medical School, Pécs, Hungary

With 12 Figures

Summary

There is a number of observations which clearly indicate that the influence of hormonal factors in sexual activity is more of a conditioning than a direct action. During the course of evolution the sexual drive seems to become less dependent on the actual level of gonadal hormones in the body, and thus is more marked in animals high in the phylogenic scale than in lower animals (*Beach*, 1951). Moreover, it has often been noted that the sexual drive and organised patterns of sexual behaviour persist for a period after gonadectomy in both sexes (*Beach*, 1951; *Goldstein*, 1957; *Young*, 1957). The sex steroids exert their influence upon neuro-anatomical structures which are fundamentally involved in the integration of elementary learning processes, e.g. motivation and the formation of tempory linkages; we may infer therefore that the gonadal hormones have a conditioning effect on these processes. The patterns of sexual behaviour are innate, and, if there is an adequate hormonal background, they become established at puberty in response to specific stimuli of environment. After a number of such experiences, sexual arousal continues to occur as the result of more or less specific environmental stimuli, even if there is a relative lack or a total absence of hormonal support. Nevertheless, there is no doubt that previous conditioning by the gonadal hormones plays a basic role in these events.

The sex steroids have various effects on the central nervous system. Oestrogens exert a facilitatory influence on the brainstem and forebrain connections, but have only little influence on the sensory input to the brainstem and the diencephalon. In contrast, progesterone by its biphasic effect appears to control the sensory input in two opposite ways; by facilitation and inhibition. Both oestrogen and testosterone administration have a facilitatory influence on the amygdalo-ventromedial hypothalamic connections.

Our previous studies have shown that the organization of motivated behavioural responses take place at the brainstem and diencephalic level, and that this neuro-anatomical mechanism consists of two systems which are connected to each other in a motivation-specific way. Under physiological conditions the activation of the ascending facilitatory system is accompanied by an integration of the patterns of motivated behaviour. This is followed by reinforcement, mediated by rebound activation of the descending inhibitory system of basal forebrain. Sex steroids affect both ascending and descending parts of this antagonistic neuro-anatomical mechanism in different ways: oestrogens facilitate the ascending activatory system but do not have any direct effect on the descending inhibitory influence of basal forebrain. Implantation studies revealed that the site of action of oestrogens is in the preoptic area, which has been postulated in earlier studies (*Flerkó*, 1967; *Szentágothai et al.*, 1962). On the other hand, the administration of progesterone causes an initial facilitation of the sensory input from vaginal sources, followed by a marked raising of the threshold of the ascending activatory system; this effect appears to be mediated through the descending inhibitory influence of basal forebrain.

There is much evidence to show that the administration of oestrogen and progesterone alone may elicit sexual arousal after gonadectomy in different species. Taking into account that oestrogens facilitate "nonspecific connections of the brainstem and forebrain structures", and this nonspecific activation means an increased sensitivity to environmental stimuli. The sexual arousal induced by oestrogen can be interpreted as a central or nonspecific arousal. In contrast to this, progesterone facilitates the sensory input for a while, and during this period sexual arousal may occur in some species. Androgens seem to play an important role in sexual arousal in both sexes (*Whalen*, 1966). Testosterone treatment in female rodents enhances the facilitatory influence of the amygdala upon brainstem and hypothalamic connections; this is in accord with earlier behavioural findings.

Our neurophysiological observations show that an integration of motivated behavioural responses takes place at the level of the brainstem and diencephalon, and that this neuro-anatomical mechanism consists of two antagonistically connected systems. Sex steroids can alter thresholds of these antagonistic connexions and may facilitate or inhibit the excitatory state of this neuro-anatomical substrate. Taking into account that the organization of other behavioural responses is also carried out within this neuro-anatomical substrate, the so-called nonspecific influence of sex steroids may be explained in the light of a common neurophysiological basis of motivated behavioural processes.

A great number of observations indicate in the literature that organization of the patterns of motivated behaviour takes place at the brainstem, diencephalic and rhinencephalic level. According to our earlier studies this neuroanatomical substrate consists of two antagonistically connected systems; an ascending activatory one plays a fundamental role in arousal of drives and integration of goal-directed behavioural reactions, and the descending inhibitory influence of basal forebrain forms the neurophysiological basis of reinforcement and internal inhibition in relation to learning processes. Main connections of the ascending activatory system terminate at the levels of nonspecific thalamic nuclei, rostral subthalamus, midline hypothalamic region and the basal and rostral forebrain. The inhibitory influence of basal forebrain is mediated through the medial forebrain bundle and appears as motivation-specific control on the sensory input of the brainstem and the diencephalon. An antagonistic connection between the two systems forms the neurophysiological basis of motivated behavioural reactions. The activation of ascending system through specific sensory channels results in EEG and behavioural arousal and organization of goal-directed somatomotor and visceromotor activities. The performance of a motivated behavioural reaction is followed by reinforcement and drive-reduction, which has been mediated through activation of basal forebrain. An artificial increase of the excitatory state (e.g. by electrical stimulation) in one of the systems led to a rebound activation of the other which manifests itself in re-organization or inhibition of those somatomotor patterns which were involved in mediation of intracerebral stimulation. Such rebound-like tendency has a situation- and motivation-specific character and had been illustrated in connection with feeding and sexual behaviour. Thus, the electrical stimulation of the ventromedial hypothalamic or midline subthalamic portion of the ascending activatory system resulted in a longlasting inhibition of the feeding or sexual behaviour according to which were associated with intracerebral stimulation. This inhibition appeared only in the situation where the stimulation had been performed. Moreover, it was found that a short-term stimulation of the medial forebrain bundle led to a positive self-stimulation which may be interpreted as rebound activation of the ascending system and appears in repetition of the same somatomotor patterns which were dominant in the given situation and served for intracerebral stimulation (see for reviews: *Olds*, 1962; *Lissák* and *Endröczi*, 1965, 1967; *Endröczi*, 1967, 1969; *Routtenberg*, 1968; etc.).

Influence of hormones on central nervous system and organization of the patterns of motivated behaviour may be interpreted in different manners. *Beach* (1948) was the first who suggested that hormones act by changing of thresholds within the central nervous system. Electrophysiological investigations provided evidences of this concept and initiated to study electrical correlates of hormonally conditioned behavioural reactions (see reviews by *Sawyer*, 1960, 1967; *Kawakami* and *Sawyer*, 1959; *Beyer* and *Sawyer*, 1969, *Everett*, 1964; *Endröczi*, 1967).

With regard to the antagonistic connections of the brainstem and forebrain structures the hormonally induced changes on thresholds may appear both at the ascending activatory and the descending inhibitory level.

For studying changes the thresholds occuring during the course of the sexual behavioural reaction the EGG recording proved as useful tool. The threshold of the ascending activatory system was tested by electrical stimulation of mesencephalic reticular formation and indicated by appearance of low voltage fast activity of the cortical records. On the other hand, the excitatory state of descending inhi-

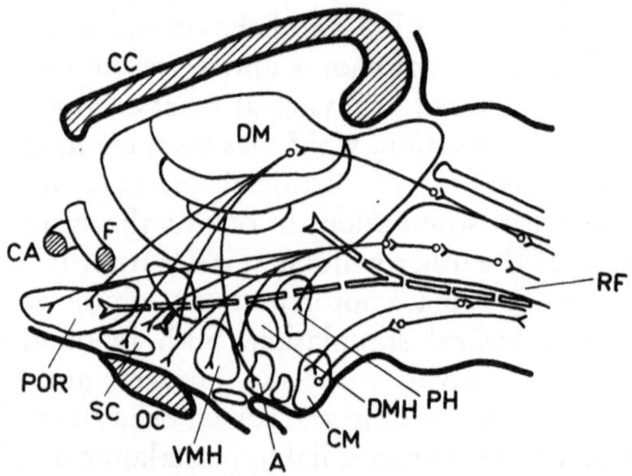

Fig. 1. Main ascending connections of the activating system; broken lines correspond to oligosynaptic paths from sensory input. *A* — n. arcuatus, *CA* — commissura anterior, *CC* — corpus callosum, *CM* — corpus mammillare, *F* — fornix, *DM* — n. dorsomedialis thalami, *DMH* — n. dorsomedialis hypothalami, *PH* — posterior hypothalamus, *POR* — regio preoptica, *RF* — formatio reticularis, *OC* — chiasma n. optici, *SC* — n. supraopticus, *VMH* — n. ventromedialis hypothalami.

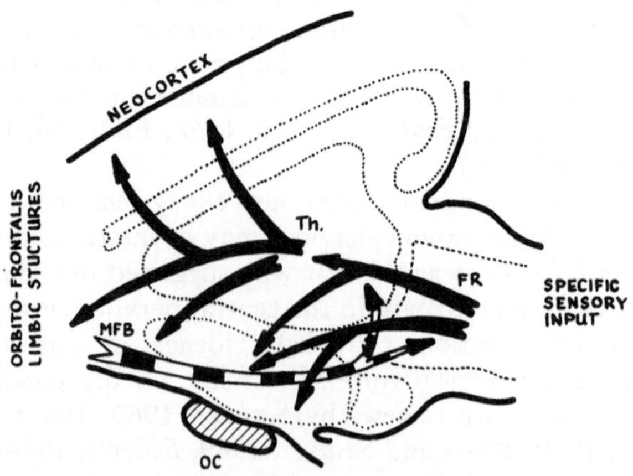

Fig. 2. Schematic illustration of ascending and descending connections of the brainstem and forebrain structures. *FR* — brainstem reticular formation, *MFB* — medial forebrain bundle, *OC* — optic chiasma, *Th* — thalamus.

bitory system was measured by electrical stimulation of rostral preoptic area which produced high amplitude slow waves in the EEG activity.

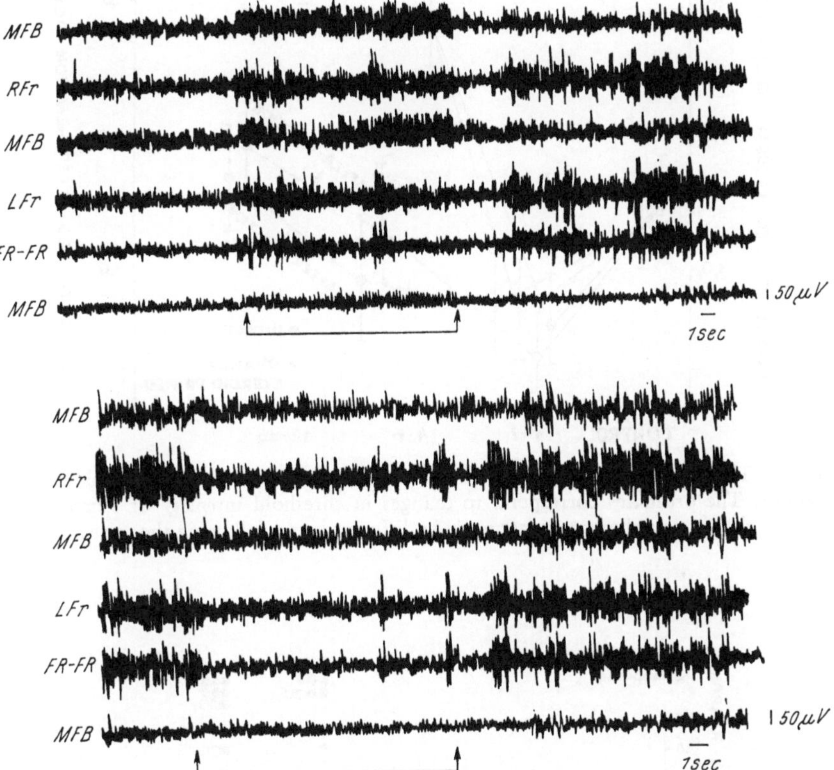

Fig. 3. A prompt appearance of high amplitude slow waves as the result of the stimulation of basal forebrain at subcommissural preoptic level (upper record) and the low voltage fast activity in the response to stimulation of the mesencephalic reticular formation in the rabbit (between arrows stimulation of the appropiate structures). Bipolar recordings from the cortex *(FR)* and the MFB (medial forebrain bundle region).

Changes of thresholds in the central nervous system in the response to copulation were studied in the female and male rabbits concerning that this species is a reflex ovulator. As the result of coital stimulus and even to courtship behaviour a marked release of pituitary gonadotrophins could be observed in both sexes (*Hilliard et al.,* 1963; *Endröczi,* 1962; *Endröczi* and *Hilliard,* 1965). Fig. 5 shows the changes of threshold after copulation in intact and steroid-primed ovariectomized rabbits.

268   E. Endrőczi:

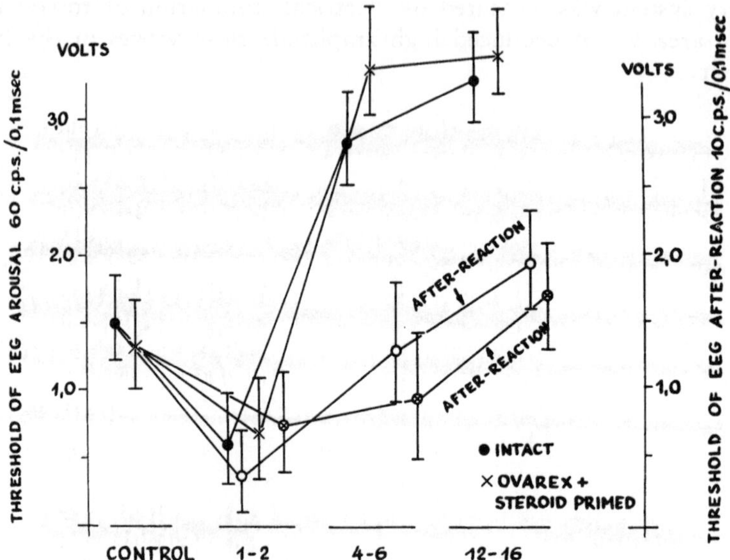

Fig. 4. The changes of thresholds in the response to coital stimulus in female rabbits. The ordinates correspond to changes in threshold intensity of stimulation, the abscissa shows measurements in different hours following the coitus.

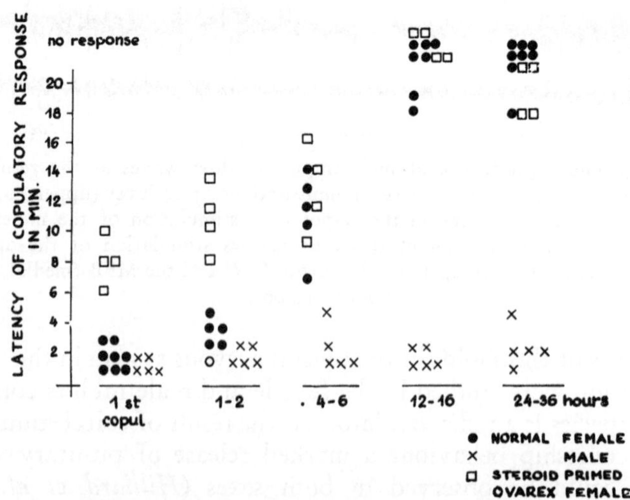

Fig. 5. Changes of latency in sexual arousal and copulation during the course of consecutive testing of normal and steroid-primed, gonadectomized rats. The observation period of each testing was 20 minutes.

The data mentioned above clearly indicated that a direct involvement of either ovarian steroids or an excess release of pituitary gonadotrophins seems to be improbable. This assumption was confirmed by further observations. A repeated testing of sexual receptivity of female rabbits revealed that after one or two successful coitus the latency of sexual response appeared to increase and an anoestrus state had be observed in the 12th to 14th hours following first copulation. A similar decline of sexual receptivity had been observed in steroid-primed ovariectomized animals and after an excess administration of pituitary gonadotrophins.

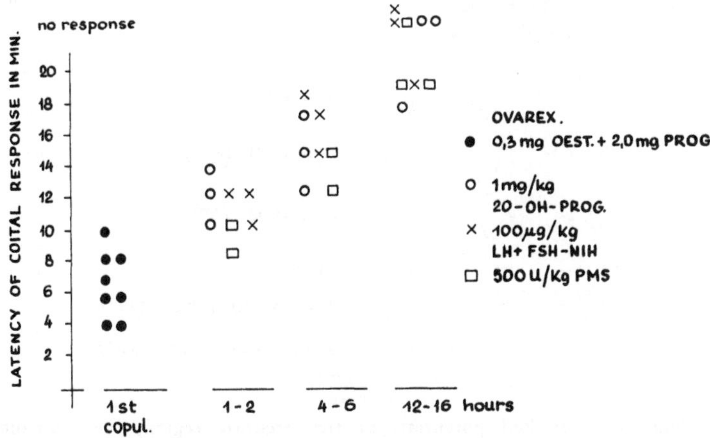

Fig. 6. Changes of latency in sexual arousal and copulation in ovariectomized and steroid-primed rabbits after treatment with 20-OH-progesterone and pituitary gonadotrophins. Additional treatment was performed 2 hours prior the first copulation.

A certain level of sex steroids in the body may exert a facilitatory influence on integration of the patterns of sexual behaviour and such somatical experiences associated with adequate changes in the hormonal millieu may appear in the absence of these humoral factors as the result of previous conditioning. This assumption is in accordance with the assumption that sex steroids exert their effects on those nervous structures which are deeply involved in elementary learning behaviour. The sites and functional character of hormonal effects within the central nervous system can be studied by different electrophysiological methods (*Sawyer*, 1967; *Cross* and *Silver*, 1967; *Beyer* and *Sawyer*, 1969; *Endröczi*, 1969). By the use of evoked potential technique the effects of oestrogens and progesterone were studied in rats and rabbits after ovariectomy and intracerebral implantation of these hormones.

Administration of oestradiol-17-β both to intact and ovariectomized rats resulted in a marked increase of the preoptic and ventromedial hypothalamic responses which were evoked by stimulation of the mesencephalic reticular formation. Intravenous injection of 25 to 50 μg progesterone did not induce similar changes at the level of brainstem and basal hypothalamic structures.

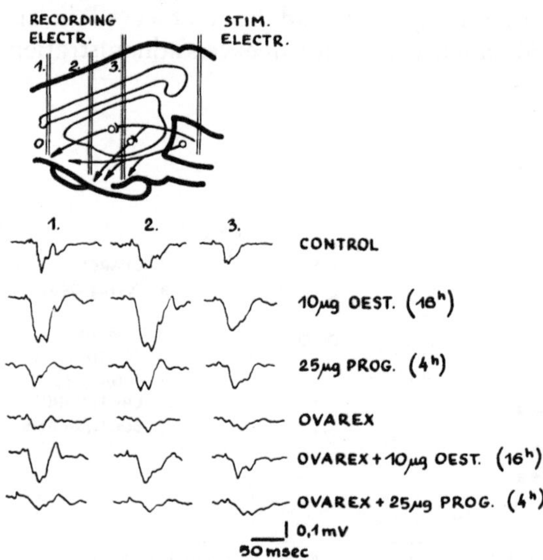

Fig. 7. Changes in evoked potentials of the preoptic region, the ventromedial hypothalamus and the premammillary area in female rats after ovariectomy and following treatment by oestrogen and progesterone.

Vaginal evoked responses in ovariectomized rats, both in the mesencephalic reticular formation and the diencephalon, were markedly augmented by progesterone administration, but a single injection of oestradiol did not influence these responses. The progesterone showed a biphasic effect: during the first 30 to 45 minutes vaginal responses were facilitated but this was followed by a significant suppression of responses.

Progesterone treatment did not influence sciatic-evoked potentials of the brainstem and the diencephalon which suggested a more sexual specific character of this hormonal action.

Oestrogen induced changes at the brainstem and preoptic level seem to be as the result of a direct effect of this steroid on the preoptic region. Unilateral implantation of a minute amount of oestradiol-17-β in the lateral preoptic area led to a significant restoration of the electrical responses which have been elicited by stimulation of

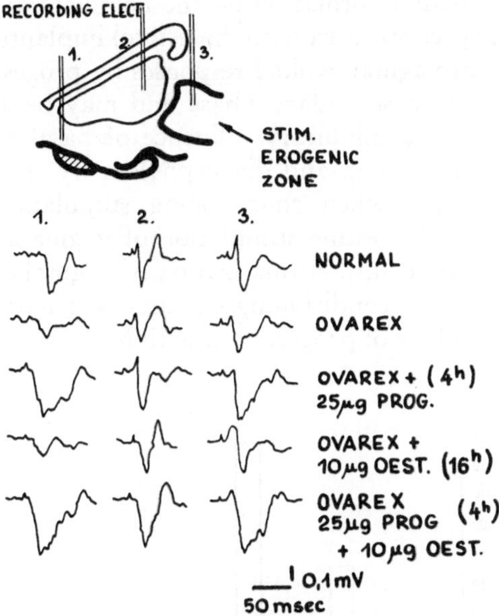

Fig. 8. Changes in evoked potentials in the response to stimulation of the vagina in female rats. Recording sites: 1. preoptic area, 2. nonspecific thalamic nuclei, 3. mesencephalic reticular formation.

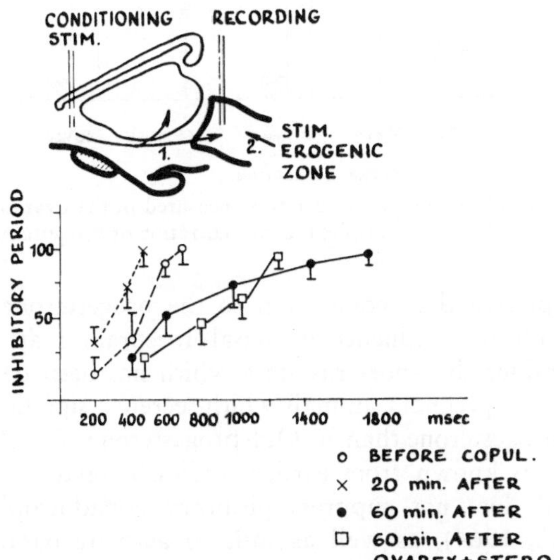

Fig. 9. The inhibitory period of the conditioning stimulation of basal forebrain upon vaginal evoked potentials recorded in the mesencephalic reticular formation and the nonspecific thalamic nuclei. The registration was performed with bipolar electrodes in female rabbits.

mesencephalic reticular formation on the homolateral side but not in the contralateral preoptic area with cholesterol implants.

Suppression of vaginal evoked responses by progesterone administration appeared as a secondary phase and may be attributed to an increase of descending inhibitory influence of basal forebrain on the sensory input of brainstem and diencephalon. By the use of delayed stimulation technique when conditioning stimulation of the basal forebrain preceded the testing stimulation of vagina and the impulses were separated in time until normalization of vaginal evoked response, the inhibitory effect of conditioning stimulus was markedly prolonged during secondary phase of progesterone action.

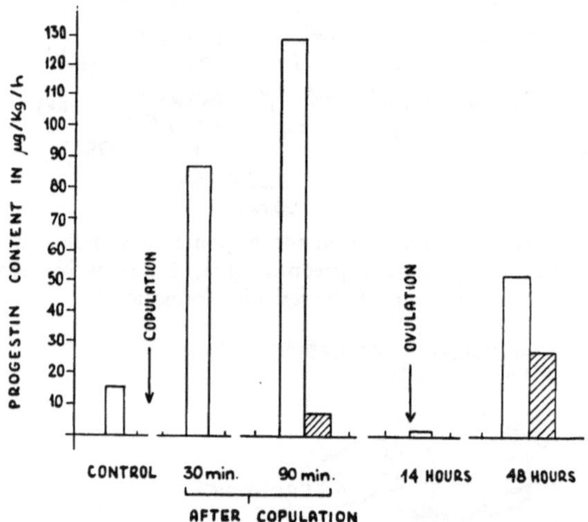

Fig. 10. Copulation induced progestin secretion measured in the ovarian vein blood: shadowed columnes correspond to concentration of progesterone.

The data presented in connection to the progesterone action on descending inhibitory influence of basal forebrain may be important if we consider the anoestrus state which has been developed in pregnant or pseudopregnant animals which secrete a significantly greater amount of progesterone than 20-OH-progesterone. The 20-OH-progesterone, as it is known from earlier studies, is unable to maintain pregnancy and does not suppress pituitary gonadotrophin release (*Hilliard et al.*, 1964), as well as fails to activate basal forebrain inhibition.

There are numerous observation which indicated that ablation or stimulation of the different parts of rhinencephalon may influence sexual behaviour (*Klüver* and *Bucy*, 1938, 1939; *Green et al.*,

1957, *Schreiner* and *Kling*, 1953, see for review: *Lissák* and *Endröczi*, 1965; *Orthner*, 1968). On the other hand, it is known that removal of the whole rhinencephalon did not interfere with oestrus behaviour of female rabbits which suggested that these structures play a modifying role in organization of the patterns of sexual behaviour.

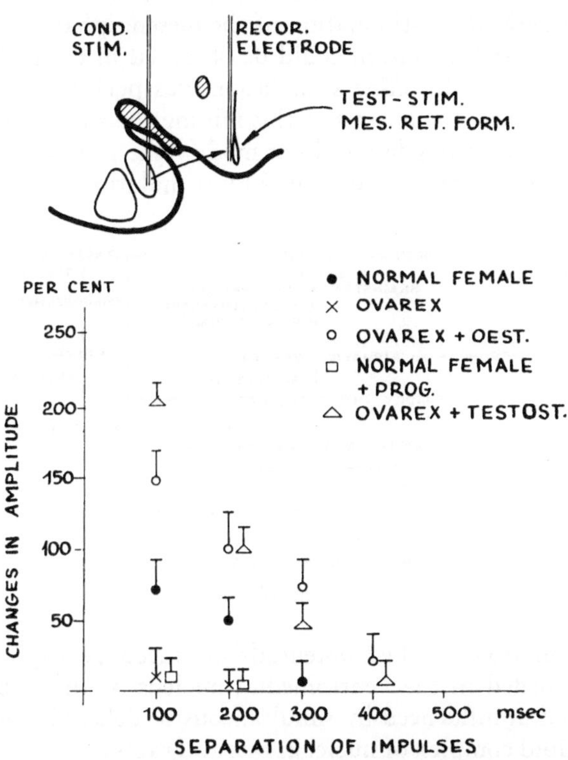

Fig. 11. Facilitation of evoked responses in the ventromedial hypothalamic region as the result of the stimulation of mesencephalic reticular formation (test-stimulus) by conditioning stimulation of the central and medial part of the amygdale. The ordinate shows percentual increase of the test response at different separation of conditioning stimulus in female rats.

Electrical stimulation of the central and medial part of the amygdaloid complex results in ovulation in the rats, rabbits and cats (*Bunn* and *Everett*, 1957; *Koikegami et al.*, 1954, *Shealy* and *Peele*, 1967; etc.). Paleocortical stimulation elicited penile erection and suggested a participation of hippocampal formation in controlling male sexual activity (*Maclean* and *Ploog*, 1962).

In studying the influence of the amygdaloid complex of nuclei and the pyriform cortex on sexual steroid-induced changes of the function of central nervous system, we have found that the centromedian part of this complex can markedly modify the sensory input of the ventromedial hypothalamic nuclei from brainstem sources. Thus, electrical stimulation of basal and medial nuclei exerted a marked facilitation of electrical responses which were recorded in the ventromedial nucleus and evoked by stimulation of the mesencephalic reticular formation. A similar facilitation could be observed in the midline hypothalamic area if conditioning stimulation was performed in the periamygdaloid cortex. In contrast to this finding the stimulation of basolateral part of the amygdala did not modify the responses in the ventromedial nucleus which were elicited by stimulation of mesencephalic

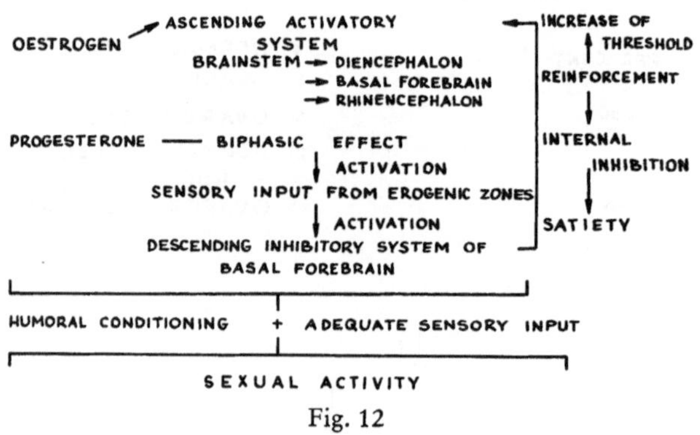

Fig. 12

reticular formation. Evoked potentials produced by vaginal stimulation and recorded in the ventromedial nucleus of the hypothalamus also remained uninfluenced by simultaneous or delayed stimulation of the amygdaloid complex of nuclei in rats and rabbits.

Intravenous injection of 25 μg/100 g progesterone suppressed the facilitatory influence of amygdala on the responses of ventromedial hypothalamus to stimulation of mesencephalic reticular formation in female rats. The inhibition had been developed within 30 min and lasted at least for 12 to 16 hours. On the other hand, it was found that such responses were poorly developed in castrated females which could be normalized by administration of 5 μ/100 g oestradiol-17-β within 24 hours. The administration of 10 to 25 μg/100 g testosterone propionate resulted also in an augmentation of the response both in intact and ovariectomized females.

The conditioning stimulation of the amygdaloid complex of nuclei did not influence the vaginal evoked responses in the brainstem reticular core or the diencephalon. This finding led us to assume that a modifying effect of amygdala is related to brainstem and forebrain connections and did not participate in the control of the sensory input.

References

Beach, F. A.: Hormones and behavior. New York: Hoeber, 1948.

Beach, F. A.: Instinctive behavior; Reproductive activities. In: Handbook of Experimental Psychology (*S. S. Stevens*, ed.), 387—435. New York: John Wiley and Sons, Inc., 1951.

Beyer, C., and *C. H. Sawyer*: Hypothalamic unit activity related to control of the pituitary gland. In: Frontiers in Neuroendocrinology (*W. F. Ganong, L. Martini*, eds.), 255—287. Oxford Univ. Press, 1969.

Bunn, J. P., and *J. W. Everett*: Ovulation in persistent-oestrus rats after electrical stimulation of the brain. Proc. Soc. Exp. Biol. Med. (N. Y.), *96*, 369—371 (1957).

Cross, B. A., and *I. A. Silver*: Electrophysiological studies on the hypothalamus. Brit. Med. Bull. *22*, 254—260 (1966).

Endrőczi, E.: Copulation induced testicular secretion in the male rabbit. In: Proceedings of the International Union of Physiological Sciences. XXIIth Congress, Leiden, 620—622. Amsterdam: Excerpta Medica Foundation, 1962.

— Neural and hormonal control of reproductive behavior. In: Symposium on Reproduction (*K. Lissák*, ed.), 39—63. Budapest: Akadémiai Kiadó, 1967.

— Brain stem and hypothalamic substrate of motivated behavior. In: Recent Developments in Neurobiology (*K. Lissák*, ed.), vol. II, 27—50. Budapest: Akadémiai Kiadó, 1969.

Endrőczi, E., and *J. Hilliard*: Luteinizing hormone releasing activity in different parts of rabbit and dog brain. Endocrinology *77*, 667—673 (1965).

Endrőczi, E., and *K. Lissák*: Spontaneous goal-directed motor activity related to the alimentary conditioned reflex behavior and its regulation by neural and humoral factors. Acta physiol. Acad. Sci. hung. *21*, 265—283 (1962).

Everett, J. W.: Central neural control of reproductive functions of the adenohypophysis. Physiol. Rev. *44*, 374—418 (1964).

Flerkó, B.: Brain mechanisms controlling gonadotrophin secretion and their sexual differentiation. In: Symposium on Reproduction (*K. Lissák*, ed.), 1—37. Budapest: Akademiai Kiadó, 1967.

Goldstein, A.: The experimental control of sex behavior in animals. In: Hormones, Brain Functions and Behavior (*H. Hoagland*, ed.), 99—119. New York: Academic Press, 1957.

Green, J. D., C. D. Clemente, and *J. DeGroot*: Rhinencephalic lesions and behavior in cats. J. comp. Neurol. *108*, 505—545 (1957).

Hilliard, J., D. Archibald, and *C. H. Sawyer*: Gonadotropic activation of preovulatory synthesis and release of progestin in the rabbit. Endocrinology *72*, 59—66 (1963).

Kawakami, M., and *C. H. Sawyer*: Induction of behavioral and electroencephalographic changes in the rabbit by hormone administration or brain stimulation. Endocrinology *65*, 631—643 (1959).

Klüver, H., and *P. C. Bucy*: An analysis of certain effects of bilateral temporal lobectomy in the rhesus monkey with special reference to "psychic blindness". J. Psychol. *5*, 33—54 (1938).

Klüver, H., and *C. P. Bucy*: Preliminary analysis of functions of the temporal lobes in monkeys. Arch. Neurol. Psychiat. (Chic.) *42*, 979—1000 (1939).

Koikegami, H., T. Kobayashi, and *K. Usei*: Stimulation of the amygdaloid nuclei and periamygdaloid cortex with special reference to its effects on uterine movements and ovulation. Folia Psychiat. Neurol. Japon. *8*, 7—31 (1954).

Lissák, K., and *E. Endrőczi*: Neuroendocrine control of adaptation. Oxford: Pergamon Press, 1965.

Lissák, K., and *E. Endrőczi*: Involvement of limbic structures in conditioning, motivation and recent memory. In: Progress in Brain Research (*T. Tokizane, R. W. Adey,* eds.), vol. 27, 246—253. Amsterdam: Elsevier.

MacLean, P. D., and *D. W. Ploog*: Cerebral representation of penile erection. J. Neurophysiol. *25*, 29—55 (1962).

Olds, J.: Hypothalamic substrate of reward. Physiol. Rev. *42*, 554—604 (1962).

Orthner, H.: Anatomie und Physiologie der Steuerungsorgane der Sexualität. In: Handbuch der medizinischen Sexualforschung (*Giese, H.,* ed.), 446 bis 545. Stuttgart: Ferdinand Enke, 1968.

Routtenberg, A.: The two-arousal hypothesis: reticular formation and limbic system. Psychol. Rev. *75*, 51—80 (1968).

Sawyer, C. H.: Reproductive behavior. In: Handbook of Physiology. Sec. I. Neurophysiology (*H. W. Magoun, J. Field, V. E. Hall,* eds.), II, 1225 to 1240. Washington: American Physiological Society, 1960.

Sawyer, C. H.: Some endocrine aspects of forebrain inhibition. Brain Res. *6*, 48—59 (1967).

Sawyer, C. H., and *M. Kawakami*: Characteristics of behavioral and electroencephalographic after-reaction to copulation and vaginal stimulation in the female rabbit. Endocrinology *65*, 622—630 (1959).

Schreiner, L., and *A. Kling*: Behavior changes following rhinencephalic injury in cats. J. Neurophysiol. *16*, 643—659 (1953).

Shealy, C. N., and *T. L. Peele*: Studies on amygdaloid nucleus of cat. J. Neurophysiol. *20*, 125—139 (1957).

Szentágothai, J., B. Flerkó, B. Mess, and *B. Halász*: Hypothalamic control of the anterior pituitary. Budapest: Akadémiai Kiadó, 1962.

Whalen, R. E.: Sexual motivation. Psychol. Rev. *73*, 151—163 (1966).

Young, W. C.: Genetic and psychological determinants of sexual behavior patterns. In: Hormones, Brain Functions and Behavior (*H. Hoagland,* ed.), 75—98. New York: Academic Press, 1957.

Journal of Neuro-Visceral Relations, Suppl. X, 277—281 (1971)
© by Springer-Verlag 1971

Identity of Hypothalamic Feeding Mechanisms

John R. Brobeck

Department of Physiology, School of Medicine, University of Pennsylvania,
Philadelphia, Pennsylvania, U.S.A.

Summary

Taken together, these data suggest the following conclusions. It seems clear that all authors who have decided that the ventromedial nucleus constitutes the medial or satiety system have studied animals with lesions that also destroyed other areas of the hypothalamus. Those few authors, however, whose operations were limited to the ventromedial nucleus have not observed hyperphagia or obesity in their animals. Moreover, incisions that do not directly invade these nuclei may lead to hyperphagia and obesity. Finally, hyperphagia and obesity follow lesions of the mesencephalic tegmentum. My conclusion from this survey is that the medial system runs in the neighbourhood of the ventromedial nuclei, but probably does not begin or end there, and that it is most easily destroyed by lesions lateral and ventral to these nuclei. The lesions of our original study (*Brobeck, Tepperman* and *Long*, 1943) were in the region identified by *Albert* and *Storlien* (1969), near the base of the brain and one millimeter from the midline, a plane that in the rat is at the lateral border of the ventromedial nuclei. One should therefore consider the possibility that the medial system begins in the mesencephalon, runs rostrally into the hypothalamus in a position mainly ventral and lateral to the ventromedial nuclei, and then turns laterad into the lateral hypothalamus.

One of the most perplexing problems in neurophysiology is the indentity of brainstem mechanisms that control the motor and reflex activities of cranial and spinal nerves. It is easy to stimulate a sensory nerve either electrically or by a natural stimulus, and then to trace through the spinal cord or brainstem the pathways of the resulting reflex. But it is much more difficult and in most instances impossible to find out just which neurons have taken part in the "integration", "modulation", "control", or "regulation" of such a reflex. Yet it is the integration or control functions of the brain that maintain, for example, posture, locomotion, pulmonary ventilation, water balance, thermal exchange, energy balance, and reproduction.

Control of pulmonary ventilation by the brainstem has been analyzed more specifically than any of these other functions. From this research have come terms such as the inspiratory and expiratory centers, the apneustic center, and the pneumotaxic center. Yet the identity of the neural groups that belong to each of these "centers" is not known. Rather, it is known that they lie at characteristic levels in the tegmentum of the brainstem, as revealed by transection experiments; that they can be stimulated in different regions with the aid of stereotaxic methods; and that unit activity appropriate to inspiratory or expiratory function can be recorded from at least certain neurons in what is believed to be the corresponding region of the brainstem. With reference to the control of pulmonary ventilation, the term, "center", has come to mean a mechanism of known location but unknown identity, the function of the center being a neural control that is not simply reflex, and that cannot be regarded as "voluntary".

As the rostral end of the brainstem the hypothalamus has a morphology similar to the tegmentum of lower levels, except for the major ascending and descending tracts that are so prominent in pons and mesencephalon. The facilitatory and inhibitory mechanisms that have been identified in the medulla and pons can be brought into play (with certain limitations) at the hypothalamic level. Moreover, the function of the hypothalamus in control of thermal exchange, for example, can be analyzed into facilitatory and inhibitory actions.

Likewise in the control of feeding a facilitatory system is said to lie in the lateral hypothalamus, whereas the medial hypothalamus includes a system that inhibits food intake. At the present time what is known about these feeding systems is similar to what is known about the respiratory mechanisms. The location of lesions that lead to hyperphagia or to aphagia is fairly well known; where an electrical stimulation will induce feeding or stop it is also known; and unitary activity that presumably is related to feeding has been recorded from both lateral and medial regions. Nevertheless, the identity of neurons having these specific functions remains to be discovered.

The experimental model for how the control systems of the hypothalamus are organized is the supraoptico-hypophysial system. *Ranson* and his colleagues (*Fisher et al.*, 1938) showed that lesions inducing diabetes insipidus always injure this system, and demostrated a quantitative relationship between the number of neurons remaining in the supraoptic nuclei and the severity of the diabetes. The work of *Verney* (1947), of *Cross* and *Green* (1959), and of other investigators revealed that this system is indeed the center for control of water loss via the kidney. The neurons of these nuclei bring about the secretion of anti-diuretic hormone in the pars nervosa, and through osmodetection in or in the neighborhood of the cell bodies or dendrites they sample the water potential of extracellular fluid. As *Woods* and his colleagues have shown (1966), a hypothalamic "island" will do all of this without the influence of other parts of the brain.

I am sorry that I cannot report that study of the feeding systems of the hypothalamus has made equally rapid progress; thirty years of research has given very little information about their identity. The component that can be destroyed or stimulated in the lateral hypothalamus is said to originate in other regions of the brain (cf., *Morgane* and *Jacobs,* 1969, p. 132), but almost nothing further is known about it neuroanatomically. With reference to the medial system, *Hetherington* and *Ranson* (1942) originally decided that destruction of the ventromedial nuclei was the most effective lesion in causing obesity. In our experiments, however, and those of other laboratories the lesions followed by the most striking hyperphagia and obesity were lateral and ventral to these nuclei (*Brobeck et al.,* 1943). *Hetherington* and *Ranson* also reported that some of their "moderately" and "markedly" obese animals had lesions caudal to the ventromedial nuclei, and lesions in the tegmentum of the mesencephalon are known to cause hyperphagia and obesity in monkeys (*Ruch et al.,* 1942) and in rats (*Parker* and *Feldman,* 1967). The usual interpretation of the results of these more caudal operations is that they interrupt fibers descending from the ventromedial nucleus. It may be, however, that the system runs in the opposite direction, from mesencephalon into the ventromedial region, and then lateral hypothalamus.

Experiments using the techniques of injury or of electrical stimulation do not distinguish between effects upon cell bodies or upon their processes. It is not clear, for example, whether lesions in the ventromedial region evoke hyperphagia because of destruction of neurons or because of interruption of fibers. By contrast, experiments where feeding or drinking follows the injection of neurotransmitter substances into the hypothalamus (*Grossman,* 1962) imply that synapses are present in the region of the injection.

After some years in which the neuroanatomy of feeding systems was little studied, a number of laboratories have now returned to this problem. *Reynolds* (1963) stated that he had "destroyed" the ventromedial nuclei in rats by radiofrequency surgery without producing hyperphagia, and *Joseph* and *Knigge* (1968) reported similar negative results in guinea pigs with electrolytic lesions. When *Reynolds* made electrolytic lesions that invaded also other parts of the ventromedial hypothalamus, hyperphagia and obesity occurred. I do not believe that he was correct in contrasting the effects of radiofrequency and electrolytic lesions on any ground other than their size and location. Nevertheless, one must consider the possibility that the ventromedial nuclei can be destroyed without inducing hyperphagia. Moreover, hyperphagia can occur in animals where the ventromedial nucle are not completely destroyed. For example, *Herrero* (1969), who also created relatively large electrolytic or radiofrequency lesions, found that certain of his animals became obese even though as many as 50 % of the neurons of the ventromedial nuclei appeared to be intact.

Two additional papers that appeared in the same month as *Herrero*'s have given equally interesting data. *Jansen* and *Hutchison* (1969) isolated the ventromedial nuclei of rats from the rest of the brain in every dimension except ventrally by the use of a knife similar to the one utilized by *Halász* and *Pupp* (1965). They stated that about three-quarters of their animals exhibited hyperphagia and gained excess weight, and that "... sections of the lesioned brains confirmed the presence of intact or nearly intact ventromedial nuclei" (p. 490). Similar results were obtained by *Albert* and *Storlien* (1969) in female animals in which they incised the brain between the regions of the medial and lateral feeding systems. They did not describe the state of the ventromedial nuclei, but said that the most effective cuts did not invade these neuronal groups. They concluded that fibers of the medial system course laterad in the hypothalamus to exert an inhibitory action upon the lateral or feeding system.

References

Albert, D. J., and *L. H. Storlien*: Hyperphagia in rats with cuts between the ventromedial and lateral hypothalamus. Science *165*, 599—600 (1969).

Brobeck, J. R., J. Tepperman, and *C. N. H. Long*: Experimental hypothalamic hyperphagia in the albino rat. Yale J. Biol. Med. *15*, 831—853 (1943).

Cross, B. A., and *J. D. Green*: Activity of single neurons in the hypothalamus: Effect of osmotic and other stimuli. J. Physiol. *148*, 554—569 (1959).

Fisher, C., W. R. Ingram, and *S. W. Ranson*: Diabetes insipidus and the neuro-hormonal control of water balance: A contribution to the structure and function of the hypothalamico-hypophyseal system. Ann Arbor, Mich.: Edwards Bros., 1938.

Grossman, S. P.: Direct adrenergic and cholinergic stimulation of hypothalamic mechanisms. Am. J. Physiol. *202*, 872—882 (1962).

Halász, B., and *L. Pupp*: Hormone secretion of the anterior pituitary gland after physical interruption of all nervous pathways to the hypophysiotropic area. Endocrinology *77*, 553—562 (1965).

Herrero, S.: Radio-frequency-current and direct-current lesions in the ventro-medial hypothalamus. Am. J. Physiol. *217*, 403—410 (1969).

Hetherington, A. W., and *S. W. Ranson*: The relation of various hypotha-lamic lesions to adiposity in the rat. J. Comp. Neurol. *76*, 475—499 (1942).

Jansen, G. R., and *C. F. Hutchison*: Production of hypothalamic obesity by microsurgery. Am. J. Physiol. *217*, 487—493 (1969).

Joseph, S. A., and *K. M. Knigge*: Effects of VMH lesions in adult and new-born guinea pigs. Neuroendocrinology *3*, 309—331 (1968).

Morgane, P. J., and *H. L. Jacobs*: Hunger and satiety. World Rev. Nutrition and Dietetics *10*, 100—213 (1969).

Parker, S. W., and *S. M. Feldman*: Effect of mesencephalic lesions on feeding behavior in rats. Experimental Neurol. *17*, 313—326 (1967).

Reynolds, R. W.: Ventromedial hypothalamic lesions without hyperphagia. Am. J. Physiol. *204*, 60—62 (1963).

Ruch, T. C., H. D. Patton, and *J. R. Brobeck*: Hyperphagia and adiposity in relation to disturbances of taste. Proc. Fed. Amer. Soc. Exp. Biol. *1*, 76 (1942).

Verney, E. B.: The antidiuretic hormone and the factors which determine its release. Proc. Royal Soc., London, Ser. B *135*, 25—106 (1947).

Woods, J. W., P. Bard, and *R. Bleier*: Functional capacity of the deafferented hypothalamus: Water balance and responses to osmotic stimuli in the de-cerebrate cat and rat. J. Neurophysiol. *29*, 751—767 (1966).

Journal of Neuro-Visceral Relations, Suppl. X, 282—283 (1971)
© by Springer-Verlag 1971

Diskussion

Stumpf: Dr. *Brobeck,* is there evidence for the existence of chemoreceptors of glucose or other substances that might be involved in the regulation of hunger and eating? And if so, would these "chemoreceptor" neurons be identical with, or topographically closely related to, the estrogen-neurons in the lateral part of the ventromedial nucleus as demonstrated in our autoradiographic studies?

Brobeck: A part of the difficulty is that the information I have about chemoceptors seems to leave something to be desired. It is either of the type of localization of gold thioglucose, which seems to me to indicate penetration rather than detection; or it is the microelectrode recordings of *Anand et al.,* which are not convincing as to the specific nature of the response to glucose rather than to some intermediary.—As to whether other authors have seen gold thioglucose in the neurons where you saw estradiol, I simply do not know. I convinced myself that the ventromedial nucleus per se has nothing to do with feeding, and so it is a bit difficult to try to reconcile the data on glucose with that on estrogen. I suspect that it is your data that are the more significant.

Kordon: When we tried to precise the localization of the various hypothalamic structures involved in gonadotropic regulation, we very often made electrolytical lesions which affected both LH release and food intake, as already shown by various authors. However, looking carefully at the lesions, we felt that this correlation seemed to be accounted for by a topographical proximity of the respective regulating areas, rather than by the existence of a common pathway to both functions; in fact the correlation was frequent but not constant, especially for lesions located in the medial part of the ventromedial complex. Would you agree with this conclusions?

Brobeck: My experience is essentially the same as yours, although the technique we used to follow release of LH was simple and not very elegant. In the experiments described by *Van Dyke et al.* (Proc. Soc. Exper. Biol. Med., N. Y. *95,* 1—5, 1957), the lesions were "ventral to the ventromedial nucleus", and the majority of the animals became obese. But there was no clear correlation between the obesity and the persistent vaginal cornification that we took to be an evidence of failure of secretion of LH. Furthermore, I could not correlate the location or size of the lesions specifically with the persistent vaginal cornification except in a general fashion.

Endrőczi: Concerning the functional connections between the lateral and the medial hypothalamic feeding "centers", there are observations which indicated that such neuroanatomical connexions are primarily not involved in the control of feeding behaviour. A long cut between near-lateral and medial parts of the hypothalamus does not produce changes in feeding activity. Moreover, by the use of evoked potential technique it was found that the stimulation of the lateral hypothalamus results in a long latency response in the medial nuclei (VMH) and cutting all connections between the lateral and the medial hypothalamus failed to eliminate the response. On the other hand, transection of the connection at the diencephalic-mesencephalic junction led to elimination of the response.

Orthner: Seit Jahren beschäftigt mich die Frage, ob jene Hypothalamusstruktur, die man als „sex-behavior-center" bezeichnet, identisch ist mit dem „satiety-center" von Herrn *Brobeck*. Die Frage ist medizinisch wichtig angesichts der stereotaktischen Ausschaltung des Nucleus ventromedialis, die wir beim Menschen zur Beseitigung dranghafter sexueller Perversionen durchführen, um unerwünschte Auswirkungen des Eingriffes auf das Appetitverhalten zu verhindern. Herr *Brobeck* hat uns heute gezeigt, daß der Nucleus ventromedialis sicher nicht *das* „satiety-center" ist; Verletzungen der ventralen und lateralen Grenzstrukturen dieses Kerns führen leichter zu Hyperphagie, auch Läsionen im Mittelhirn. Der Hauptteil des Nucleus ventromedialis wird aber offenbar auch von den hormonellen Sexualsteuerungsmechanismen ausgespart, wenn man sich etwa die gestern gezeigten Bilder von Herrn *Stumpf* über die Lokalisation des markierten Oestrogens im Hypothalamus vergegenwärtigt. So bleibt die Frage, ob nicht die mediale und dorsale Hauptmasse des Nucleus ventromedialis doch hauptsächlich Neurone enthält, die dem Sexual*verhalten* dienen, wofür manche physiologischen und neuropathologischen Befunde sprechen.

E. Endrőczi (Pécs)

Prägung hypothalamischer Sexualfunktionen durch die peri- bzw. praenatale endokrine Situation

(Vorsitz: G. Dörner)

Journal of Neuro-Visceral Relations, Suppl. X, 287—295 (1971)
© by Springer-Verlag 1971

Die Bedeutung der sexualhormonabhängigen Hypothalamusdifferenzierung für die Sexualfunktionen

Günter Dörner

Institut für experimentelle Endokrinologie (Charité) der Humboldt-Universität Berlin (Direktor: Prof. Dr. *G. Dörner*)

Mit 1 Abbildung

Summary

The Differentiation of the Hypothalamus Produced by Sex Hormones, and Its Effect on Sex Function

Animal experiments show that there is a correlation between (a) the sex hormone levels during the critical phase of hypothalamic differentiation and (b) gonadal function and sexual behaviour during the functional phase of the hypothalamus after puberty. The changes in gonadal function and sexual behaviour, which can be produced by experimental disturbances of the process of hypothalamic differentiation, are shown to be part of one common system in neuro-endocrine syndromes. Comparable syndromes of gonadal disorders and sexual deviations occur in various human diseases (Stein-Leventhal syndrome, congenital adrenogenital syndrome, hypogonadotropic hypogonadism, testicular feminization, and congenital hypo-, bi- and homosexuality). The aetiopathogenetic factors which may be present in the foetoplacental unit are discussed in their relation to possible prophylaxis and treatment in the future.

Nachdem *Aschheim* und *Zondek* (1926,1927) in den Laboratorien unseres Instituts die Gonadotropine entdeckt hatten, postulierten *Hohlweg* und *Junkmann* (1932) auf Grund tierexperimenteller Befunde bereits 1932 ein zentralnervöses Sexualzentrum, das für die hypophysäre Gonadotropinsekretion verantwortlich ist.

1961 wiesen dann *Barraclough* und *Gorski* zwei verschiedene hypothalamische Sexualzentren nach, und zwar ein im vorderen Hypothalamus lokalisiertes zyklisches Zentrum, das im weiblichen Organismus die zyklische Gonadotropinsekretion reguliert, und ein im basalen mittleren Hypothalamus gelegenes tonisches Sexualzentrum, das bei beiden Geschlechtern für die tonische Gonadotropinsekretion verantwortlich ist.

1941 hatten bereits *Brookhart* und *Dey* den Beweis erbracht, daß dem Hypothalamus auch die Steuerung des Sexualverhaltens über ein sogenanntes Erotisierungszentrum (mating center) zukommt. Erst im letzten Jahr konnten von uns durch stereotaktische Eingriffe zwei verschiedene hypothalamische Erotisierungszentren nachgewiesen werden, und zwar ein in der Area praeoptica lokalisiertes männliches und ein im Bereich des Nucleus ventromedialis gelegenes weibliches Erotisierungszentrum (*Dörner, Döcke* und *Hinz*, 1969; *Dörner, Döcke* und *Moustafa*, 1968).

In der postpuberalen hypothalamischen Funktionsphase üben die Sexualhormone eine doppelte Funktion auf das ZNS aus. Erstens beeinflussen sie durch Vermittlung der Sexualzentren die hypophysäre Gonadotropinsekretion und zweitens aktivieren sie die Erotisierungszentren gegenüber sensorischen Reizen, die über die Cortex zum Hypothalamus gelangen. Ob aber nun einerseits eine mehr zyklische oder tonische Gonadotropinsekretion und andererseits überwiegend männliches oder weibliches Sexualverhalten auftreten, hängt weniger von der Art und Konzentration der Sexualhormone während der postpuberalen hypothalamischen Funktionsphase als vielmehr zur Zeit einer kritischen peri- bzw. pränatalen hypothalamischen Differenzierungsphase ab. Diese Differenzierungsperiode liegt bei der Ratte perinatal, beim Meerschweinchen, Affen und höchstwahrscheinlich auch beim Menschen dagegen bereits pränatal (*Dörner*, 1969; *Dörner* und *Staudt*, 1969).

Bereits 1936 hatte *Pfeiffer* nachgewiesen, daß unabhängig vom genetischen Geschlecht das Vorhandensein von Hoden während dieser kritischen Entwicklungsphase postpuberal eine tonische Gonadotropinsekretion, das Fehlen von Testes in dieser Phase dagegen postpuberal eine zyklische Gonadotropinsekretion hervorruft. Spätere Untersuchungen ergaben, daß hierfür die testikulären Androgene verantwortlich sind (*Barraclough* und *Gorski*, 1961).

Hinsichtlich der Differenzierung des Sexualverhaltens wurde erstmalig von *Vera Dantchakoff* (1938) und später von *Phoenix* und Mitarbeitern (1959) beobachtet, daß bereits pränatal androgenisierte weibliche Meerschweinchen postpuberal nach erneuten Androgengaben verstärktes männliches Verhalten aufwiesen. Andererseits fanden *Grady* und *Phoenix* (1963) sowie *Harris* (1964) bei neonatal kastrierten, und *Neumann* und Mitarbeiter (1967) bei perinatal antiandrogenbehandelten Rattenmännchen im Erwachsenenalter nach Zufuhr von Oestrogen bzw. nach Ovarimplantationen verstärktes weibliches Sexualverhalten.

In den letzten 3 Jahren konnten wir zahlreiche experimentelle Befunde erheben, die eindeutig dafür sprechen, daß verschiedenartige, bisher als idiopathisch angesehene Störungen der Sexualfunktionen auf neuroendokrin bedingten Differenzierungsstörungen des Gehirns, insbesondere des Hypothalamus, beruhen (*Dörner*, 1967, 1968 und 1969; *Dörner* und *Döcke*, 1964; *Dörner*, *Döcke* und *Hinz*, 1968 und 1969; *Dörner*, *Döcke* und *Moustafa*, 1968; *Dörner* und *Hinz*, 1968; *Dörner*, *Hinz* und *Vedder*, 1969; *Dörner* und *Staudt*, 1968, 1969).

1. Es wurde erstmalig ein experimentelles Modell der androgeninduzierten männlichen Homosexualität erzeugt. Danach tritt neuroendokrin bedingte männliche Homosexualität, d. h. signifikant häufigeres weibliches als männliches Sexualverhalten in einem genetisch und somatophänotypisch männlichen Organismus bei Vorliegen eines normalen Androgenspiegels in der postpuberalen hypothalamischen Funktionsphase auf, wenn lediglich in der hypothalamischen Differenzierungsphase ein absoluter oder relativer Androgenmangel vorlag (*Dörner*, 1967). Ein bereits in der hypothalamischen Differenzierungsphase auf Grund eines Androgendefizits im männlichen Organismus weiblich differenzierter Hypothalamus wird demnach im Erwachsenenalter durch Androgene, also männliche Sexualhormone, zu überwiegend weiblichem Verhalten aktiviert. Andererseits stellt ein Androgen- oder auch Oestrogenüberschuß zur Zeit der kritischen Differenzierungsphase des Hypothalamus im weiblichen Organismus eine neuroendokrin bedingte Prädisposition für die weibliche Homosexualität dar (*Dörner*, 1968, 1969).

2. Es wurde das Prinzip einer bipolaren Sexualitätsentwicklung nachgewiesen. Je höher der Androgenspiegel in der hypothalamischen Differenzierungsphase ist, um so stärker ist das männliche und um so schwächer ist gleichzeitig das weibliche Sexualverhalten in der postpuberalen hypothalamischen Funktionsphase. Danach stellen die angeborene Hypo-, Bi- und Homosexualität nur verschiedene Schweregrade eines Androgendefizits im männlichen bzw. eines Androgen- oder auch Oestrogenüberschusses im weiblichen Organismus zur Zeit der kritischen hypothalamischen Differenzierungsperiode dar (*Dörner*, 1969).

3. Durch prophylaktische Zufuhr von Androgenen in der hypothalamischen Differenzierungsphase konnten männliche Hypo-, Bi- und Homosexualität und durch Gaben von Antiandrogenen in dieser kritischen Periode weibliche Hypo-, Bi- und Homosexualität völlig verhindert werden (*Dörner*, 1968; *Dörner* und *Hinz*, 1968). Damit wurde ein Weg gewiesen für eine in Zukunft eventuell mögliche Präventivtherapie angeborener Sexualdeviationen.

4. Durch stereotaktische Läsion des weiblichen hypothalamischen Erotisierungszentrums (Nucleus ventromedialis) gelang es sogar, tierexperimentell erzeugte männliche Homosexualität wieder weitgehend zurückzubilden (*Dörner*, *Döcke* und *Hinz*, 1968). Unabhängig von uns konnten *Roeder* und *Müller* (1969) entsprechende Therapieeffekte

durch stereotaktische Eingriffe im gleichen Hypothalamusgebiet auch bei homosexuellen Männern erzielen.

5. Veränderungen des Sexualhormonspiegels in der hypothalamischen Organisationsphase führten auch zu permanenten morphologischen Alterationen in den hypothalamischen Erotisierungszentren, die echte Korrelationen zum männlichen und weiblichen Sexualverhalten aufwiesen (*Dörner* und *Staudt*, 1968, 1969).

6. Ein sehr hoher Androgen- oder auch Oestrogenspiegel in der hypothalamischen Differenzierungsphase führte bei Ratten beiderlei Geschlechts zum hypogonadotropen Hypogonadismus in der postpuberalen hypothalamischen Funktionsphase (*Dörner*, 1969).

7. Ein durch Gonadotropinzufuhr erzeugter männlicher hypergonadotroper Hypergonadismus in der hypothalamischen Organisationsphase rief ebenfalls einen hypogonadotropen Hypogonadismus in der hypothalamischen Funktionsphase hervor (*Dörner*, *Hinz* und *Vedder*, 1969).

Schließlich konnten sämtliche Versuchsergebnisse in ein gemeinsames ätiopathogenetisches System sexualhormonabhängiger hypothalamischer Differenzierungsstörungen eingeordnet werden (Tab. 1).

1. Bei einem niedrigen Androgenspiegel zur Zeit der kritischen hypothalamischen Differenzierungsphase, wie er physiologischerweise nur im weiblichen Organismus vorliegt, findet bei beiderlei Geschlecht eine überwiegend weibliche Differenzierung des Hypothalamus statt; d. h. es kommt zur Differenzierung eines zyklischen Sexualzentrums und eines weiblichen Erotisierungszentrums. Im genetisch und gonadal weiblichen Organismus finden wir daher postpuberal eine zyklische hypophysäre Gonadotropinsekretion und Ovarialfunktion sowie weibliches Sexualverhalten. Im männlichen Organismus tritt dagegen in Abhängigkeit von der Stärke des Androgendefizits zur Zeit der Hypothalamusdifferenzierung postpuberal hypo-, bi- oder gar homosexuelles Verhalten bei weitgehend normaler Hodenfunktion auf.

2. Bei einem mittelhohen Androgenspiegel zur Zeit der geschlechtsspezifischen Gehirndifferenzierung, wie er physiologischerweise nur im männlichen Organismus vorliegt, tritt dagegen bei beiderlei Geschlecht eine vorwiegend männliche Hypothalamusdifferenzierung ein; d. h., es kommt zur Differenzierung eines tonischen Sexualzentrums und eines männlichen Erotisierungszentrums. Im weiblichen Organismus finden wir dann postpuberal eine azyklische Gonadotropinsekretion mit anovulatorischer Ovarialfunktion und Hypo- bis Bisexualität, im männlichen Organismus dagegen eine normale Hodenfunktion und normales männliches Sexualverhalten.

3. Bei einem pathologisch stark erhöhten Androgen- oder auch Oestrogenspiegel zur Zeit der geschlechtsspezifischen Gehirndifferen-

Tabelle 1. *Der Einfluß des Androgenitätsgrades (oder auch Oestrogenitätsgrades) während der hypothalamischen Differenzierungsphase auf Gonadenfunktion und Sexualverhalten in der hypothalamischen Funktionsphase*

Hypothalamische Differenzierungsphase Androgenitätsgrad (oder auch Oestrogenitätsgrad)	Differenzierung von a) Sexualzentren b) Erotisierungszentren	Hypothalamische Funktionsphase a) Hypothalamus-Hypophysenvorderlappen-Gonadenfunktion b) Sexualverhalten genetisch u. gonadal ♀	genetisch u. gonadal ♂	Entsprechende Syndrome beim Menschen genetisch u. gonadal ♀	genetisch u. gonadal ♂
1. tief	a) zyklisches S.Z. b) vorwiegend weibliches E.Z.	a) zyklisch b) weiblich	a) annähernd normal (potentiell zyklisch) b) hypo-, bi- oder homosexuell	normale Frau	hypo-, bi- oder homosexueller Mann (testikuläre Feminisierung)
2. mittelhoch	a) nur tonisches S.Z. b) vorwiegend männliches E.Z.	a) azyklisch oder oligozyklisch b) hypo- oder bisexuell (unter Androgenen auch homosexuell)	a) azyklisch b) männlich	Polyzystische Ovarien (Stein-Leventhal-Syndrom, kongenitales AGS)	normaler Mann
3. sehr hoch	a) gehemmtes tonisches S.Z. b) männliches E.Z.	a) hypogonadotroper Hypogonadismus b) hypo- oder asexuell		hypogonadotroper Hypogonadismus (idiopathische hypothalamische Dysfunktion)	(idiopathischer Eunuchoidismus)

zierung findet schließlich eine gestörte oder unvollständige männliche
Hypothalamusdifferenzierung statt; d. h., das männliche Erotisierungszentrum wird zwar organisiert, aber das tonische gonadotropinregulie-
rende Sexualzentrum bleibt permanent gehemmt. Postpuberal ist daher
ein hypogonadotroper Hypogonadismus mit Hypo- bis Asexualität bei
beiderlei Geschlecht zu beobachten.

Besonders faszinierend ist nun die Feststellung, daß für sämtliche
Störungen der Gonaden- und Sexualfunktionen, die im Tierexperiment
durch Veränderungen des Sexualhormonspiegels zur Zeit der kritischen
hypothalamischen Differenzierungsperiode erzeugt wurden, äquiva-

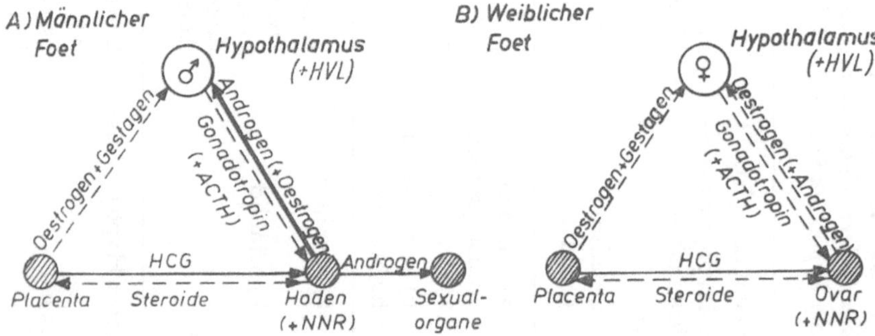

Abb. 1. Placentofoetales Funktionsdreieck der Hypothalamusdifferenzierung. Mögliche Störungsquellen: 1. Placenta (HCG+Steroide); 2. Gonaden und NNR sowie
foetaler Steroidmetabolismus; 3. Hypothalamus; 4. Exogene und endogene Geschlechtshormone der Mutter oder Neuropharmaka.

lente Syndrome in der Humanpathologie seit langem bekannt sind.
Demnach dürfte die von uns experimentell erzeugte Hypo-, Bi- und
Homosexualität des Rattenmännchens ätiopathogenetisch der angeborenen männlichen Hypo-, Bi- und Homosexualität sowie der testikulären Feminisierung entsprechen. Als äquivalente Syndrome des a-
oder oligozyklischen Rattenweibchens mit polyzystischen Ovarien und
Hypo- bis Bisexualität können beim Menschen das Stein-Leventhal-
Syndrom und auch die polyzystischen Ovarien beim kongenitalen AGS
angesehen werden. Schließlich kommen als ätiopathogenetische Äquivalente des experimentell erzeugten hypogonadotropen Hypogonadismus bei der Frau die sogenannte idiopathische Hypothalamusinsuffi-
zienz und beim Mann der idiopathische Eunuchoidismus in Frage.

Bei der geschlechtsspezifischen Hypothalamusdifferenzierung des
Menschen kommt meines Erachtens dem in Abb. 1 dargestellten pla-
centofoetalen Funktionsdreieck eine entscheidende Bedeutung zu. Im
männlichen Foeten stimuliert das Choriongonadotropin (HCG) die

Testosteronproduktion im foetalen Hoden. Es kommt dadurch zur männlichen Differenzierung des Hypothalamus. Im weiblichen Foeten führt dagegen HCG zu einer weit geringeren Stimulierung der Ovarien, insbesondere der Testosteronsekretion. Es findet daher eine weibliche Hypothalamusdifferenzierung statt. Als Störungsquellen der sexualhormonabhängigen Hypothalamusdifferenzierung kommen in Frage: 1. die Placenta, 2. der foetale Hoden und die foetale Nebennierenrinde, 3. der Hypothalamus selbst und 4. androgene und exogene Sexualhormone sowie eventuell auch Neuropharmaka der Mutter.

Unsere tierexperimentellen Untersuchungen dienten der ätiopathogenetischen Klärung bedeutender Störungen der Sexualität und Fertilität, die die häufigsten Neuroendokrinopathien überhaupt darstellen dürften, und haben neue Möglichkeiten ihrer prophylaktischen und therapeutischen Beeinflussung eröffnet.

Zusammenfassung

Zwischen der Höhe des Sexualhormonspiegels in einer kritischen hypothalamischen Differenzierungsphase und der Gonadenfunktion sowie dem Sexualverhalten in der postpuberalen hypothalamischen Funktionsphase werden Korrelationen nachgewiesen. Die im Tierexperiment erzeugten, auf hypothalamischen Differenzierungsstörungen beruhenden Veränderungen der Gonadenfunktion und des Sexualverhaltens werden in ein gemeinsames System neuroendokriner Syndrome eingeordnet. Auf entsprechende Syndrome gonadaler Funktionsstörungen und Sexualdeviationen beim Menschen wird hingewiesen (Stein-Leventhal-Syndrom, kongenitales AGS, hypogonadotroper Hypogonadismus, testikuläre Feminisierung, angeborene Hypo-, Bi- und Homosexualität). Mögliche ätiopathogenetische Faktoren der foetoplacentaren Einheit und sich daraus für die Zukunft ergebende prophylaktische und therapeutische Konsequenzen werden erörtert.

Literatur

Aschheim, S.: Funktion des Ovariums. Z. Geburtsh. und Frauenkeilk. *90*, 387—392 (1926).

Barraclough, C. A., and *R. A. Gorski*: Evidence that the hypothalamus is responsible for androgen-induced sterility in the female rat. Endocrinology *68*, 68—79 (1961).

Brookhart, J. M., and *F. L. Dey*: Reduction of sexual behavior in male guinea pigs by hypothalamic lesions. Amer. J. Physiol. *133*, 551—554 (1941).

Dantchakoff, V.: Rôle des hormones dans la manifestation des instincts sexuels. C. R. Acad. Sci. (Paris) *206*, 945—947 (1938).

Dörner, G.: Tierexperimentelle Untersuchungen zur Frage einer hormonellen Pathogenese der Homosexualität. Acta biol. med. germ. *19*, 569—584 (1967).

Dörner, G.: Hormonal induction and prevention of female homosexuality. J. Endocr. *42*, 163—164 (1968).

Dörner, G.: Zur Frage einer neuroendokrinen Pathogenese, Prophylaxe und Therapie angeborener Sexualdeviationen. Dtsch. med. Wschr. *94*, 390 bis 396 (1969).

Dörner, G.: Die Bedeutung der sexualhormonabhängigen Hypothalamusdifferenzierung für Gonadenfunktion und Sexualverhalten. Acta biol. med. germ. *23*, 709—712 (1969).

Dörner, G., and *F. Döcke*: A sex-specific reaction of the hypothalamo-hypophysial system of rats. J. Endocr. *30*, 265—266 (1964).

Dörner, G., *F. Döcke* und *G. Hinz*: Entwicklung und Rückbildung neuroendokrin bedingter männlicher Homosexualität. Acta biol. med. germ. *21*, 577—580 (1968).

Dörner, G., *F. Döcke*, and *G. Hinz*: Homo- and hypersexuality in rats with hypothalamic lesions. Neuroendocrinology *4*, 20—24 (1969).

Dörner, G., *F. Döcke*, and *S. Moustafa*: Differential localization of a male and a female hypothalamic mating centre. J. Reprod. and Fertil. *17*, 583—586 (1968).

Dörner, G., and *G. Hinz*: Induction and prevention of male homosexuality by androgens. J. Endocr. *40*, 387—388 (1968).

Dörner, G., *G. Hinz*, and *I. Vedder*: Hypogonadotrophic hypogonadism in adult male rats treated with gonadotrophin in neonatal life. J. Endocr. *45*, 139—140 (1969).

Dörner, G., and *J. Staudt*: Structural changes in the preoptic anterior hypothalamic area of the male rat, following neonatal castration and androgen substitution. Neuroendocrinology *3*, 136—140 (1968).

Dörner, G., and *J. Staudt*: Perinatal structural sex differentiation of the hypothalamus in rats. Neuroendocrinology *5*, 103—106 (1969).

Grady, K. L., and *C. H. Phoenix*: Hormonal determinants of mating behavior; the display of feminine behavior by adult male rats castrated neonatally. Amer. Zool. *3*, 482 (1963).

Harris, G. W.: Sex hormones, brain development and brain function. Endocrinology *75*, 627—648 (1964).

Hohlweg, W., und *K. Junkmann*: Die hormonal-nervöse Regulierung der Funktion des Hypophysenvorderlappens. Klin. Wschr. *11*, 321—323 (1932).

Neumann, F., *W. Elger* und *R. Von Berswordt-Wallrabe*: Intersexualität männlicher Feten und Hemmung androgenabhängiger Funktionen bei erwachsenen Tieren durch Testosteronblocker. Dtsch. med. Wschr. *92*, 360—366 (1967).

Pfeiffer, C. A.: Sexual differences of the hypophyses and their determination by the gonads. Amer. J. Anat. *58*, 195—225 (1936).

Phoenix, C. H., *R. W. Goy*, *A. A. Gerall*, and *W. C. Young*: Organizing action of prenatally administered testosterone propionate on the tissues mediating mating behavior in the female guinea pig. Endocrinology *65*, 369—382 (1959).

Roeder, F., und *D. Müller:* Zur stereotaktischen Heilung der pädophilen Homosexualität. Dtsch. med. Wschr. *94,* 409—415 (1969).
Zondek, B., und *S. Aschheim:* Das Hormon des Hypophysenvorderlappens. I. Testobjekt zum Nachweis des Hormons. Klin. Wschr. *6,* 248—252 (1927).

Journal of Neuro-Visceral Relations, Suppl. X, 296—309 (1971)
© by Springer-Verlag 1971

Die Bedeutung der Androgene für die „Prägung des Gehirns"

F. Neumann, W. Elger und **H. Steinbeck**

Hauptlaboratorium der Schering AG, Berlin-West

Mit 10 Abbildungen

Summary

The Importance of Androgens in Imprinting Patterns in the Brain

Treatment of newborn male rats with an anti-androgen (cyproterone acetate = 6-chloro-17a-acetoxy-1a, 2a-methylene-4, 6-pregnadiene-3, 20-dione) results firstly in permanent modification of the secretion pattern of gonadotropic hormones and secondly in deviations of certain aspects of behaviour. Those hypothalamic sites which regulate the secretion of gonadotropins take on the cyclic character typical of the female, if there is no control by androgens during certain special phases of development. In addition, in adult life such animals exhibit a feminine pattern of behaviour (sexual behaviour, maternal instinct, aggressiveness, etc.).

Preliminary results from work with dogs indicate that, in this species also, the pattern of behaviour (sexual behaviour) is determined by hormones.

There is much evidence to suggest that the positive feed-back mechanism between oestrogens and the secretion of prolactin acts differently in males and females. The explantation seems to be that the males are under the influence of potent androgens during a particular phase of embryonic development.

These findings are derived from animal experiments, and very great caution is needed in any attempt to apply them to human beings. This is especially the case in considering the possible causation of transsexuality and transvestism. We do not attribute homosexuality to abnormalities in the hormonal milieu during the differentiation phases of brain development.

Nach dem Vortrag des Herrn Vorsitzenden kann ich mir eine Einleitung zu meinem Thema sparen. Ich möchte auch darauf verzichten, Ihnen einen historischen Überblick über diese Forschungsrichtung zu geben, und hier nur auf zwei eigene Übersichtsreferate verweisen (*Neumann*, 1969; *Neumann* et al., 1969). Außerdem möchte ich noch auf andere Regulationsmechanismen bzw. Verhaltensweisen eingehen, die wahrscheinlich oder vermutlich ebenfalls hormonell geprägt werden.

Prinzipiell kann man durch die Gabe von Antiandrogenen die gleichen Effekte wie mit einer postnatalen Kastration erzielen (*Neumann* und *Elger*, 1966; *Neumann* et al., 1967).

Die Anwendung von Antiandrogenen als Modell zur Untersuchung androgenabhängiger Differenzierungsprozesse bietet aber einige Vorteile:

1. Die Hoden bleiben erhalten, d. h., im Erwachsenenalter haben die Tiere eine normale (oder nahezu normale) endogene Androgensekretion, und man braucht keine Substitution mit Testosteron durchzuführen.

2. Es ist möglich, nicht nur die Wirkung der Androgene in der ersten, postnatalen Lebensphase auszuschalten, sondern auch zu jedem beliebigen Zeitpunkt davor. Damit kann dann auch die immer noch umstrittene Frage beantwortet werden, ob die Differenzierung des Gehirns, d. h. jener hypothalamischen Zentren, die den Modus der Gonadotropinsekretion regulieren, bei Ratten nur postnatal erfolgt oder bereits pränatal einsetzt.

3. Dies ist meines Erachtens der bedeutendste Punkt: Es wird sich in ziemlich naher Zukunft die Frage beantworten lassen, inwieweit die an Ratten erhobenen Befunde auch auf andere Spezies übertragbar sind — ich meine damit Spezies, die in einem viel weiteren Entwicklungsstadium geboren werden und bei denen mit Sicherheit alle Differenzierungsvorgänge sehr früh erfolgen.

Wir haben in eigenen Untersuchungen beide Wege beschritten, wir haben in Rattenexperimenten sowohl die schwangeren Ratten als auch die Neugeborenen in den ersten 14 Lebenstagen oder ersten drei Wochen behandelt als auch nur die Neugeborenen. Als Antiandrogen benutzten wir Cyproteronacetat[1].

Interessiert waren wir natürlich nur an den männlichen Tieren. Im Erwachsenenalter wurde zunächst einmal das Verhalten dieser Tiere (ohne Hormonsubstitution) getestet, und zwar ähnlich wie von *Dörner* gegenüber oestrischen weiblichen als auch normalen männlichen Tieren. Danach wurden die Tiere kastriert und gleichzeitig wurden ihnen Ovarien implantiert — zunächst subcutan in die Nackenregion, dann unter die Nierenkapsel und zuletzt in die vordere Augenkammer.

Prinzipiell waren die Ergebnisse identisch, gleichgültig ob sowohl die schwangeren Mütter und die Neugeborenen oder nur die Neugeborenen behandelt wurden.

---

[1] 6-Chlor-17-acetoxy-1α, 2α-methylen-4, 6-pregnadien-3, 20-dion. Die Substanz wurde von Dr. *R. Wiechert*, Schering AG, Berlin, synthetisiert.

Im Erwachsenenalter zeigten diese Tiere nur noch ein sehr unvollständiges männliches Sexualverhalten, sie zeigten dagegen gelegentlich weibliches Sexualverhalten — aber längst nicht so ausgeprägt, wie es von *Dörner* beschrieben wurde. (Ich möchte betonen, daß bei diesen Tieren die Hoden ja intakt waren und die Hodenandrogene ja eigentlich das sogenannte weibliche Erotisierungszentrum ähnlich hätten beeinflussen müssen wie eine Substitutionstherapie mit Androgenen.) Nach Kastration und Implantation von Ovarien zeigte sich dann aber, daß diese Tiere Gonadotropine zyklisch sezernierten, und sie wiesen ein weitgehend weibliches Sexualverhalten auf. Das Ergebnis eines solchen Versuches wird in Abb. 1 wiedergegeben.

In diesem Falle wurden sowohl die graviden Mütter als auch die Neugeborenen mit einem Antiandrogen behandelt. Dadurch waren auch androgenabhängige Differenzierungsprozesse der Sexualorgane im engeren Sinne unterblieben, u. a. hatten diese Tiere auch eine Vagina, d. h. es war leicht, schon anhand einfacher Vaginalabstriche festzustellen, ob ein zyklisches Geschehen abläuft oder nicht. Dies war der Fall. In der Regel traten Zyklen 10 bis 14 Tage nach der Ovarimplantation auf. Sie waren nie so regelmäßig wie bei weiblichen Tieren, so wurde auch selten der Zustand eines Dioestrus erreicht, die Oestrusphase hielt oft länger an.

Auf Abb. 1 sind dargestellt die zyklischen Veränderungen am Vagnalepithel, dazu zwei Originalvaginalabstriche, die den Zustand des Oestrus (nur verhornte Schollen) und Dioestrus (Leukozyten) zeigen.

Die Abbildung links unten zeigt das Ovarimplantat dieses Tieres in der Augenkammer, daneben (rechts) ist ein histologischer Schnitt von diesem Ovarimplantat abgebildet. Man erkennt zahlreiche Corpora lutea, d. h., dieses Tier hat ovuliert. Wenn sich das Tier im Oestrusstadium befand, ließ es sich von normalen männlichen Tieren decken, im Dioestrusstadium wurden Deckversuche des Bockes abgewehrt, d. h., das Sexualverhalten entsprach weitestgehend dem normaler weiblicher Ratten.

Kürzlich haben wir gerade begonnen, eine andere Spezies für diese Untersuchungen herauszuziehen, männliche Hunde. Gravide Hunde

---

Abb. 1. Zyklische Veränderungen am Vaginalepithel bei einer erwachsenen „feminisierten" männlichen Ratte nach Kastration und Implantation eines Ovars in die vordere Augenkammer. (Die Mutter dieses Tieres wurde vom 13. bis zum 22. Tag der Gravidität mit täglich 10 mg Cyproteronacetat subc. behandelt, das Neugeborene erhielt täglich 0,3 mg Cyproteronacetat in den ersten 3 Lebenswochen subc.) ▶
    a) Sexualverhalten
    b) Vaginalabstriche (Vergr. 300×)
    c) Ovarimplantat
       (Vergrößerung des histologischen Schnittes: 10×)

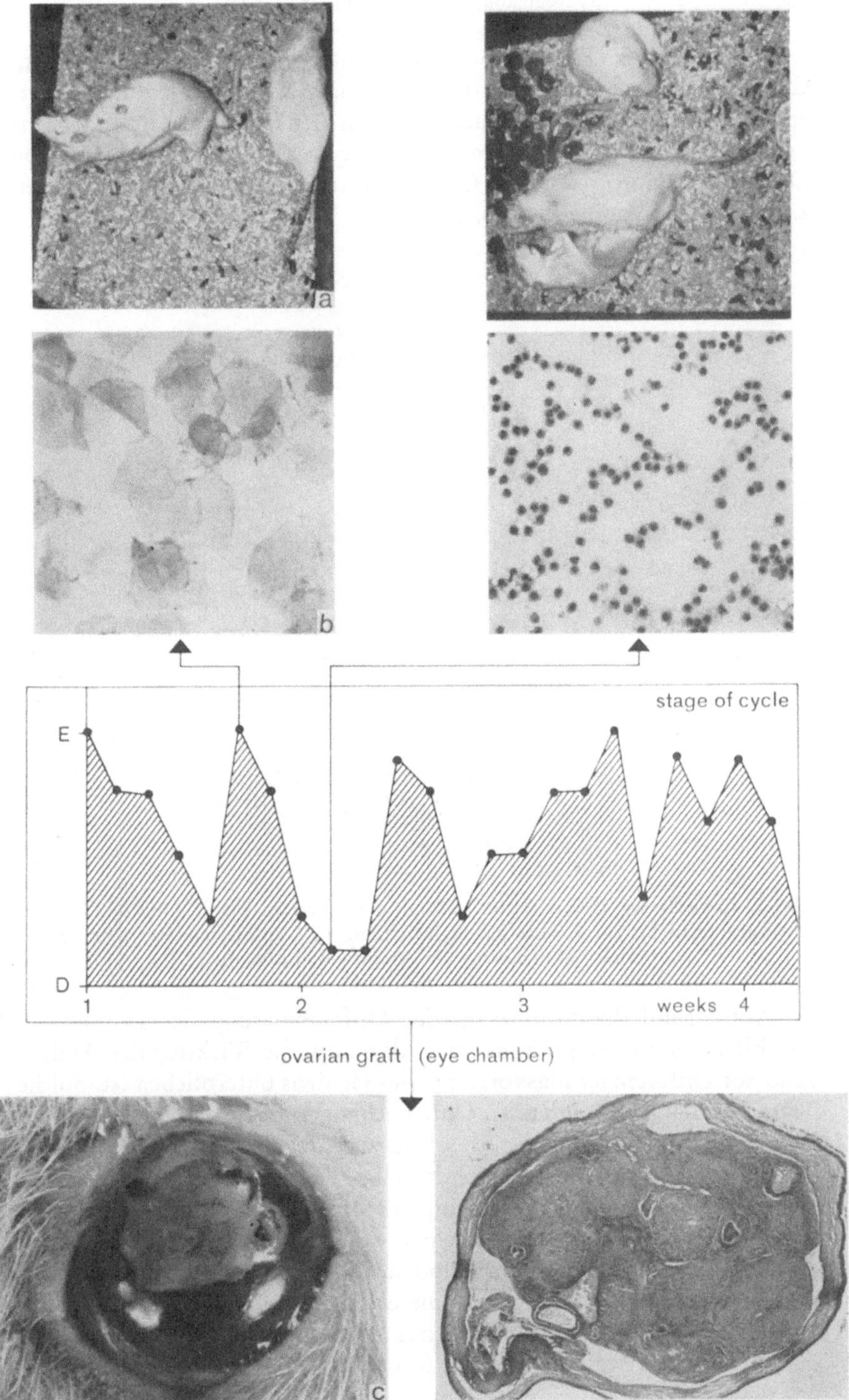
a
b
stage of cycle
E
D
1
2
3
weeks 4
ovarian graft (eye chamber)
c

wurden vom 23. Tag der Schwangerschaft an mit täglich 10 mg/kg Cyproteronacetat i. m. behandelt, die Jungen wurden mit Kaiserschnitt entbunden und sind jetzt nahezu erwachsen. Durch die Antiandrogenbehandlung waren bei männlichen Jungen alle androgenabhängigen Differenzierungsprozesse des Genitals unterblieben, solche Tiere hatten z. B. auch eine Vagina (s. Abb. 2).

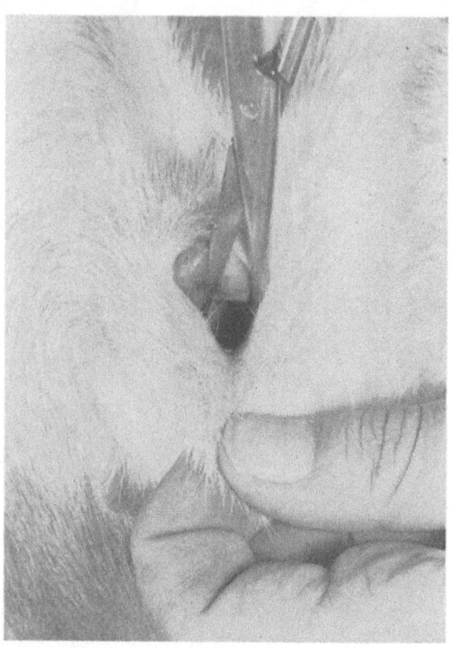

Abb. 2. Erwachsener „feminisierter" Hund. (Die Mutter wurde vom 22. Tag der Schwangerschaft bis zur Geburt mit täglich 10 mg/kg Cyproteronacetat i. m. behandelt.) Man beachte die gut entwickelte Vagina.

Auf Grund der Störung in der Differenzierung des somatischen Geschlechts konnten wir annehmen, daß auch die Wirkung der Androgene auf Differenzierungsvorgänge des Gehirns unterblieben ist. Solche Tiere verhielten sich in ersten Untersuchungen bisexuell. Sie lassen sich bespringen und bespringen auch selbst, wie Abb. 3 a und b zeigen.

Es handelt sich immer um dasselbe Tier — einmal wird es besprungen, das andere Mal bespringt es selbst. Ich möchte betonen, daß wir bisher noch keine „replacement therapy" durchgeführt haben, d. h., die Tiere hatten noch ihre Hoden. Diese Untersuchungen sind auch noch längst nicht abgeschlossen. Die ersten Ergebnisse sprechen jedoch für die Richtigkeit der Annahme, daß Androgene weniger die Prägung des männlichen Sexualverhaltens katalysieren als vielmehr normalerweise die Differenzierung von Zentren, die das weibliche Sexualverhalten steuern, unterdrücken.

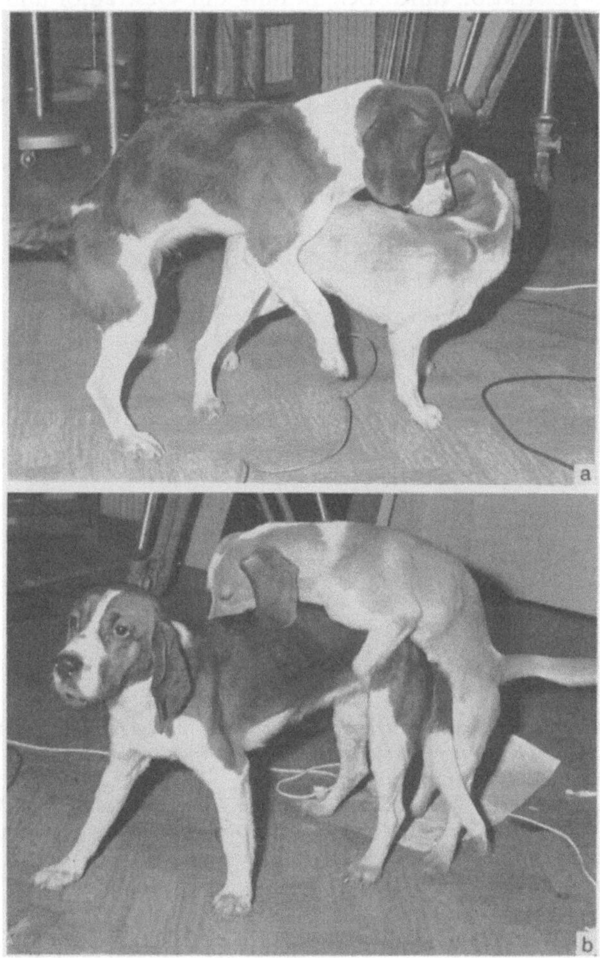

Abb. 3. Bisexuelles Verhalten „feminisierter" männlicher Hunde.

Lassen Sie mich jetzt noch ganz kurz auf das dritte Gonadotropin eingehen, das immer etwas stiefmütterlich behandelt wurde: das Prolaktin.

Wir vermuten bereits seit längerer Zeit, daß auch die Regulation der Prolaktinsekretion einer hormonalen Prägung unterliegt. Ich muß hier vielleicht etwas weiter ausholen, um diese Hypothese nicht völlig im luftleeren Raum stehen zu lassen. Eines unserer Interessengebiete ist auch die Milchdrüsendifferenzierung.

Wir haben feminisierte männliche Tiere aufwachsen lassen und dann nach Kastration durch Behandlung mit Oestradiol und Progesteron das Milchdrüsenwachstum stimuliert (es wurde also eine Art Pseudoschwangerschaft induziert). Durch diese Behandlung kommt es, wie Sie wissen, zu einem enormen Wachstum der Milchdrüsen, aber die-

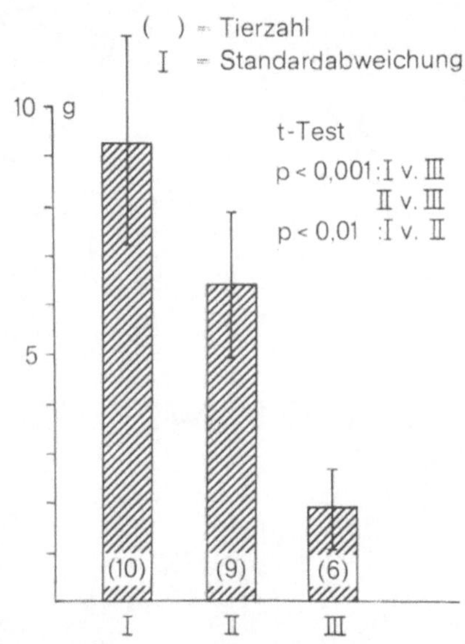

Abb. 4. Milchdrüsengewichte kastrierter Ratten nach 22tägiger Behandlung mit täglich 10 μg Oestradiol und 30 mg Progesteron i. m.

I = männliche Kontrollen

II = „feminisierte" männliche Tiere. (Die Mütter wurden vom 13. bis zum 22. Tag der Gravidität mit täglich 10 mg Cyproteronacetat subc. behandelt.)

III = weibliche Kontrollen

ses Wachstum war sehr viel stärker ausgeprägt bei den feminisierten männlichen Tieren als bei männlichen Kontrollen (s. Abb. 4).

Umgekehrt lagen nach der gleichen Prozedur die Milchdrüsengewichte von virilisierten weiblichen Tieren erheblich unter denen weiblicher Kontrollen (s. Abb. 5).

Unsere erste Interpretation war logisch und einleuchtend — wir sagten nämlich, daß offenbar bei genetisch männlichen Ratten primär weniger Drüsengewebe vorhanden ist als bei genetisch weiblichen Tieren, d. h. einfach weniger Substrat, das nach entsprechender hormonaler Stimulierung im Erwachsenenalter mit Wachstum reagieren kann. Diese

Hypothese war aber falsch. Hinsichtlich der Drüsengewebsanlagen bestehen nämlich zwischen männlichen und weiblichen oder feminisierten männlichen bzw. virilisierten weiblichen Tieren überhaupt keine quantitativen Unterschiede — weder bei der Ratte noch beim Menschen. Wir haben dies an neugeborenen und 30 Tage alten (noch vor der

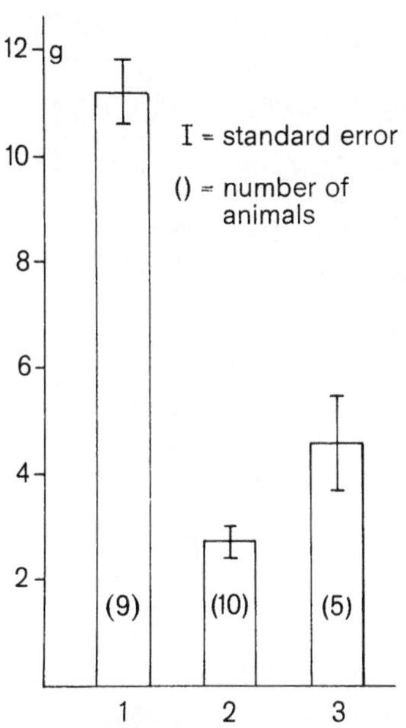

Abb. 5. Milchdrüsengewichte kastrierter Ratten nach 22tägiger Behandlung mit täglich 10 µg Oestradiol und 30 mg Progesteron i. m.
1. weibliche Kontrollen
2. männliche Kontrollen
3. virilisierte weibliche Tiere
   (Die Mütter erhielten täglich 10 mg Methyltestosteron vom 13. bis zum 22. Tag der Gravidität.)

Pubertät) Ratten sowie an ca. 11 cm langen Menschenembryonen und bei neugeborenen Kindern untersucht.

Abb. 6 zeigt nebeneinander die Milchdrüsenanlagen einer weiblichen und einer männlichen Ratte zum Zeitpunkt der Geburt, Abb. 7 das gleiche bei 30 Tage alten Ratten. Es bestehen keinerlei Unterschiede zwischen den Geschlechtern hinsichtlich der quantitativen Ausbildung des Drüsengewebes.

Auch bei Menschenfoeten fanden wir keine Unterschiede (s. dazu Abb. 8 und 9).

Wir glauben jetzt, daß diese Unterschiede in der Drüsengewebsentwicklung nur dadurch zustande kommen, daß der positive „feedback"-Mechanismus zwischen Oestrogenen und Prolaktin bei männlichen und weiblichen Individuen unterschiedlich arbeitet. Auch dies ist natürlich eine noch durch nichts bewiesene Hypothese, der nachzugehen wohl aber lohnt. In Abb. 10 ist diese Hypothese zusammengefaßt.

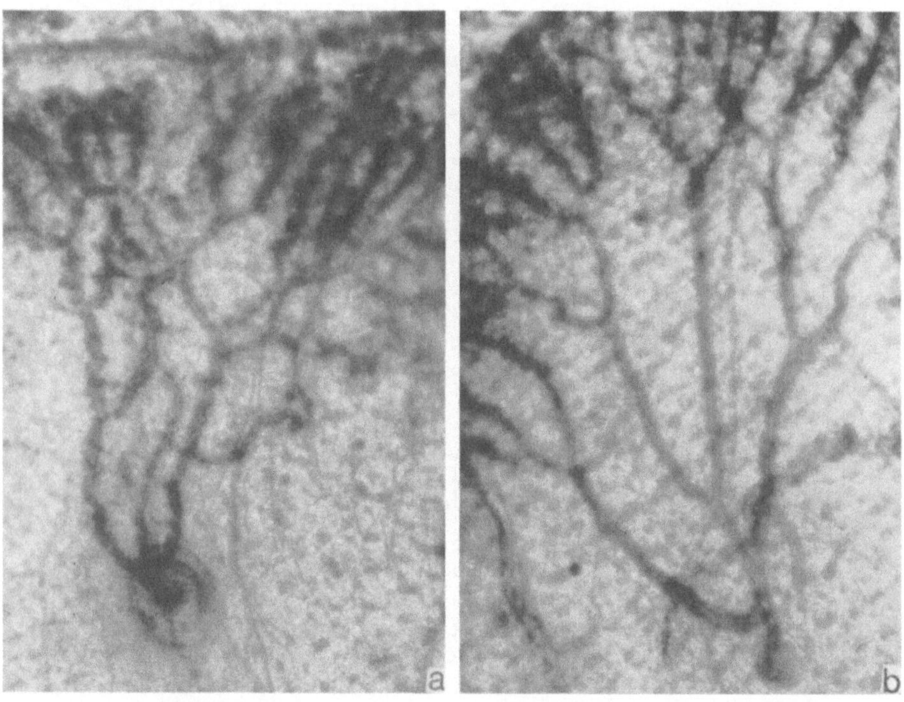

Abb. 6. Milchdrüsenanlage einer normalen weiblichen (a) und einer normalen männlichen (b) Ratte zur Geburt („whole-mount"-Präparation). Vergr. ca. 30×.

Wir meinen, es könnte so sein, daß der „prolactin inhibiting factor" (PIF) bei weiblichen Individuen durch Oestrogene stärker gehemmt wird als bei männlichen, daß in Konsequenz davon bei gleichen Oestrogenkonzentrationen bei weiblichen Tieren mehr Prolaktin ausgeschüttet wird als bei männlichen mit dem Resultat eines stärkeren Milchdrüsenwachstums.

Diese Hypothese wird gestützt durch die Befunde einer ungarischen Forschergruppe (*Kurcz* et al., 1967). Diese Forschergruppe hat den Prolaktingehalt in jüngeren androgenisierten weiblichen Tieren bestimmt. Der Gehalt an Prolaktin war in der Tat bei diesen Tieren viel niedriger als bei normalen weiblichen Kontrollen.

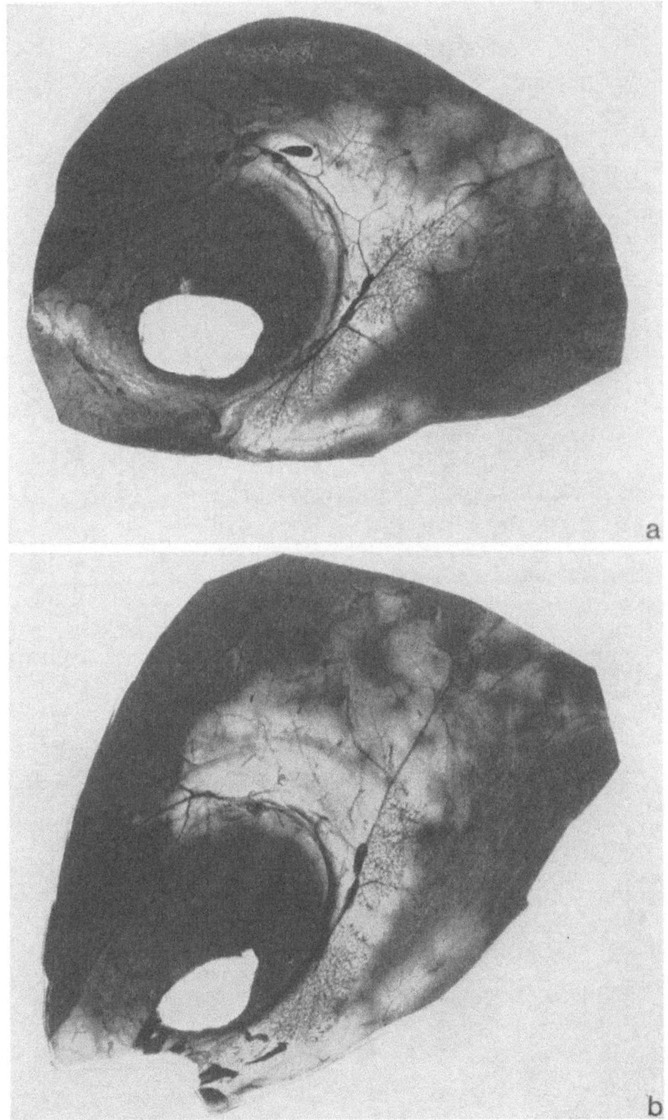

Abb. 7. Inguinale Milchdrüsenanlage einer normalen 30 Tage alten weiblichen (a) und einer männlichen (b) Ratte (whole-mount"-Präparation). Vergr. ca. 14×.

Eine japanische Forschergruppe (*Hayashi*, 1967 a, b; 1969) hat ebenfalls mit androgensierten weiblichen Ratten gearbeitet. Sie hat androgenisierte weibliche Tiere im Erwachsenenalter kastriert und ihnen gleichzeitig die Ovarien in die Milz implantiert.

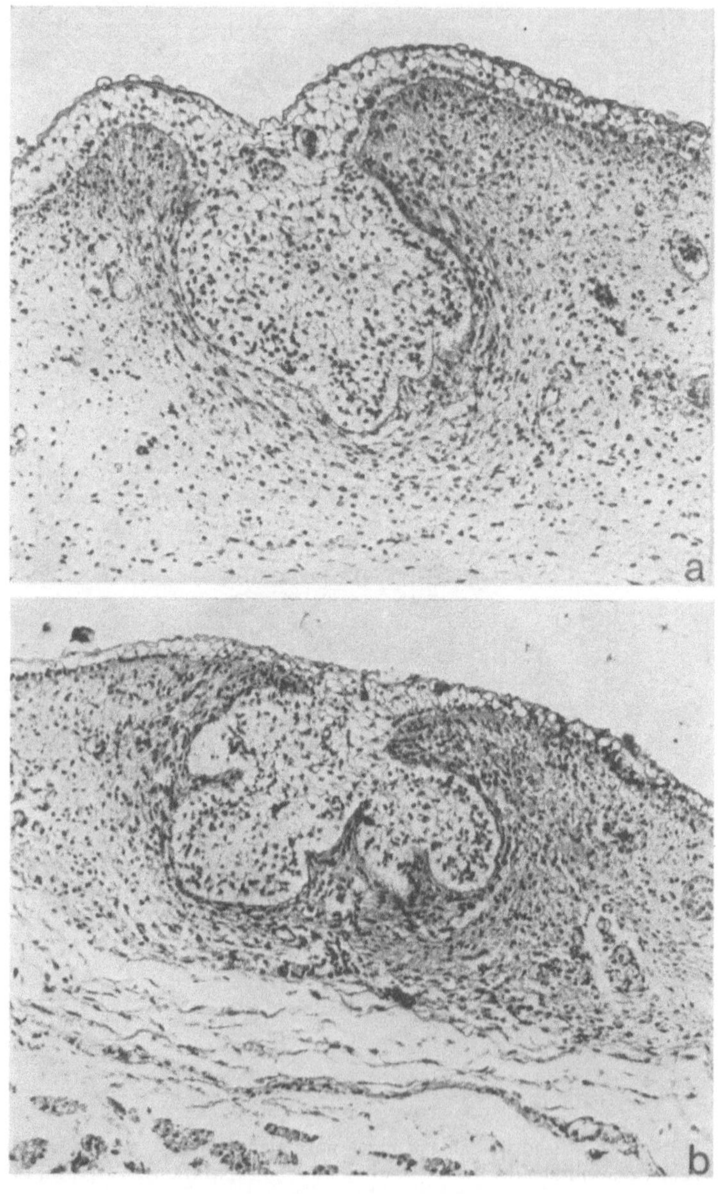

Abb. 8. Milchdrüsenanlagen menschlicher Foeten (Scheitel-Steiß-Länge ca. 11 cm).
a) weiblicher Foet
b) männlicher Foet
Vergr. ca. 140×

Danach wurden die Tiere mit Oestradiol behandelt. Bekanntlich kommt es dann zu einer starken Luteinisierung der Ovarien. Die Luteinisierung war jedoch viel stärker ausgeprägt bei weiblichen Kontrollen als bei den androgenisierten Tieren, und diese Autorengruppe hat das auf Unterschiede in der Prolaktinsekretion zurückgeführt. Die Hypothese war mit der von uns aufgestellten identisch.

Man sollte diesem Problem jedenfalls nachgehen.

Ich möchte noch auf eine andere Verhaltensweise hinweisen, die sehr

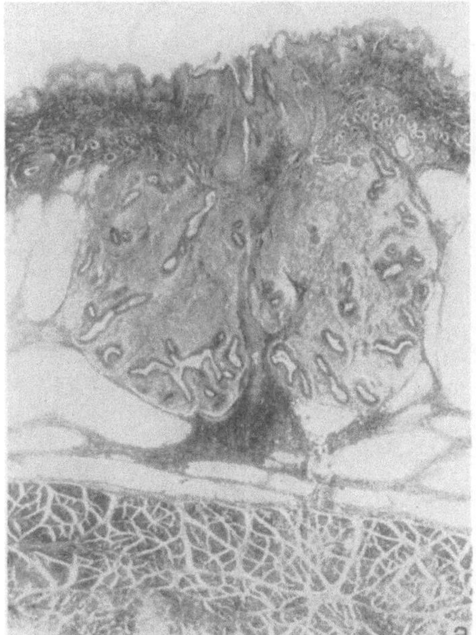
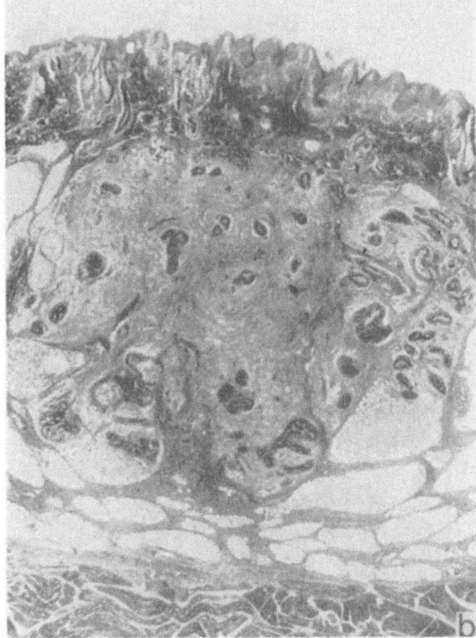

Abb. 9. Milchdrüsenanlagen neugeborener Kinder.
a) weiblich
b) männlich
Vergr. ca. 14×

wahrscheinlich auch hormonell geprägt wird, nämlich der Mutterinstinkt. Wir haben Hinweise dafür, daß die Fähigkeit, Mutterinstinkt zu entwickeln, auch davon abhängt, ob in einer bestimmten Entwicklungsphase Androgene wirksam werden oder nicht.

Gelangen Androgene nicht zur Wirkung, entwickeln auch männliche Tiere Mutterinstinkt (selbstverständlich nach entsprechender hormonaler Stimulierung im Erwachsenenalter).

Zum Schluß möchte ich noch einige kritische Anmerkungen zu dieser Forschungsrichtung an sich machen.

Wir meinen, daß diese tierexperimentellen Erkenntnisse zur Zeit

nur insofern mit Vorsicht auf den Menschen übertragen werden können, als es die kausale Genese der Transsexualtät und des Transvestitismus betrifft.

Die Homosexualität führen wir aber keineswegs auf Störungen im
hormonalen Milieu in der Differenzierungsphase des „Gehirns" zurück.

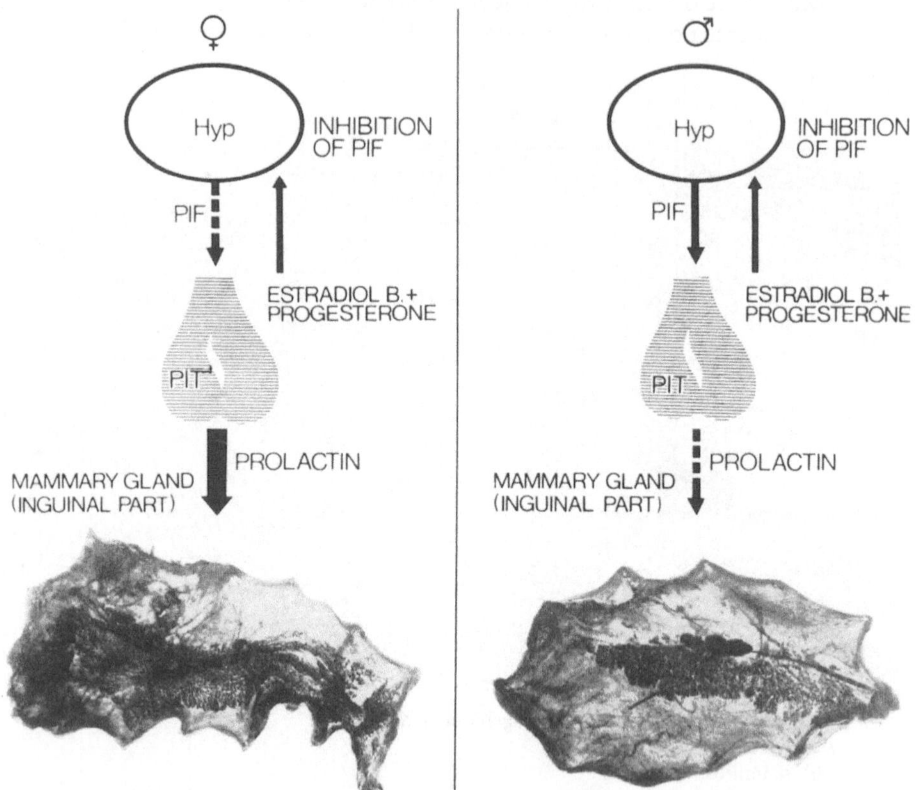

Abb. 10. Hypothese: Schema der Regulation des positiven „feed-back"-Mechanis-
mus zwischen Sexualhormon und Prolaktin bei weiblichen und männlichen Individuen.

Zusammenfassung

Die Behandlung neugeborener männlicher Ratten mit einem Antiandrogen
(Cyproteronacetat = 6-Chlor-17-acetoxy-1 α, 2 α-methylen-4, 6-pregna-
dien-3, 20-dion) führt erstens zu bleibenden Veränderungen im Modus der
Gonadotropinsekretion und zweitens zu Änderungen bestimmter Verhaltensmuster. Jene hypothalamischen Zentren, die den Modus der Gonadotropin-

sekretion regulieren, erfahren eine Prägung zum weiblichen Funktionstyp, wenn Androgene in einer bestimmten Entwicklungsphase nicht wirksam werden. Außerdem weisen solche Tiere im Erwachsenenalter ein weibliches Verhaltensmuster auf (Sexualverhalten, Mutterinstinkt, Kampftrieb u. a.).

Erste Untersuchungen an Hunden deuten darauf hin, daß auch bei dieser Spezies die Verhaltensweisen (Sexualverhalten) einer hormonalen Prägung unterliegen.

Vieles spricht dafür, daß auch der Modus des positiven „feed-back"-Mechanismus zwischen Oestrogenen und Prolaktinsekretion bei männlichen Individuen anders ist als bei weiblichen und daß dieser Unterschied durch die bei männlichen Individuen in einer bestimmten Phase der Embryonalentwicklung wirksam werdenden Androgene bedingt ist.

Wir meinen, daß diese tierexperimentellen Erkenntnisse zur Zeit nur insofern mit Vorsicht auf den Menschen übertragen werden können, als es die kausale Genese der Transsexualität und des Transvestitismus betrifft.

Die Homosexualität führen wir keineswegs auf Störungen im hormonalen Milieu in der Differenzierungsphase des „Gehirns" zurück.

Literatur

Hayashi, S.: Difference in responsiveness to estrogen of the anterior hypophysis between normal and neonatally estrogenized rats. J. Fac. Sci. (Tokyo) *11*, 227—234 (1967 a).

Hayashi, S.: Difference in luteinization in intrasplenic ovarian grafts between normal and persistent-estrous rats following ovariectomy. J. Fac. Sci. (Tokyo) *11*, 235—242 (1967 b).

Hayashi, S.: Suppression by estrogen injections of luteinization in intrasplenic ovarian grafts in ovariectomized "normal" and neonatally estrogenized rats. Annot. zool. jap. *42*, 13—20 (1969).

Kurcz, M., K. Kovács, T. Tiboldi, and *A. Orosz*: Effect of androgenisation on adenohypophysial prolactin content in rats. Acta endocr. (Kbh.) *54*, 663—667 (1967).

Neumann, F.: Tierexperimentelle Untersuchungen zur Transsexualität. 10. Wissenschaftliche Tagung der Deutschen Gesellschaft für Sexualforschung, Berlin 1969.

Neumann, F., and *W. Elger*: Permanent changes in gonadal function and sexual behavior as a result of early feminization of male rats by treatment with an antiandrogenic steroid. Endokrinologie *50*, 209—225 (1966).

Neumann, F., J. D. Hahn und *M. Kramer*: Hemmung von testosteronabhängigen Differenzierungsvorgängen der männlichen Ratte nach der Geburt. Acta endocr. (Kbh.) *54*, 227—240 (1967).

Neumann, F., H. Steinbeck, and *J. D. Hahn*: Hormones and brain differentiation. Workshop Conference on Integration of Endocrine and Non-Endocrine Mechanisms in the Hypothalamus, Stresa 1969. Pergamon Press, im Druck.

Journal of Neuro-Visceral Relations, Suppl. X, 310—312 (1971)
© by Springer-Verlag 1971

Diskussion

Orthner: Die Herren *Dörner* und *Neumann* meinen, daß die kritische hypothalamische Differenzierungsphase bei der Ratte perinatal, beim Meerschweinchen, Affen und höchstwahrscheinlich auch beim Menschen bereits pränatal liegt. Folgt man Herrn *Dörner* und faßt die männliche Homosexualität als Folge verfehlter hormoneller Prägung auf, dann läge der Zeitpunkt der Fehlprägung intrauterin. Wenn Androgenmangel zu irgendeinem Zeitpunkt der fötalen oder embryonalen Zeit Ursache der Homosexualität ist, müßte diese dann nicht öfter mit Scheinzwitterbildung gekoppelt sein? Denn die ganze Entwicklung der männlichen Sexualorgane erfolgt unter dem Einfluß der embryonalen Hodenandrogene. Was spricht gegen die Annahme, daß die hormonelle Prägung des Hypothalamus in männlicher Richtung ähnlich wie bei der Ratte auch beim Menschen perinatal erfolgt, d. h. nach Abschluß der Morphogenese der Geschlechtsorgane einschließlich Hodendeszensus? Das erste Lebensjahr des Menschen ist nach *Portmann* (1962) eine „soziale Uteruszeit". Gemessen an dem Vermehrungsfaktor des Gehirns (4,3) und am motorischen Verhalten erreicht der Mensch den Entwicklungsstand, den die meisten höheren Säuger einschließlich der Menschenaffen zur Zeit der Geburt haben, erst am Ende des ersten extrauterinen Jahres. Insofern trifft die Bezeichnung des Menschen als „physiologische Frühgeburt" zu und steht der neugeborene Mensch als „sekundärer Nesthocker" der neugeborenen Ratte, einem „primären Nesthocker", näher als den Menschenaffen, die nach *Portmann* „Nestflüchter" sind. Die „soziale Uteruszeit" des ersten Lebensjahres macht den Menschen „weltoffen". In dieser Zeit ist sein psychisches Wesen besonders empfänglich für prägende Umwelteinflüsse, wie Herr *Zauner* ausführen wird, zum Unterschied von Gorilla, Schimpansen und Orang-Utan, deren entsprechende Hirnentwicklungszeit streng determiniert intrauterin abläuft; ihr Hirnvermehrungsfaktor beträgt zur Zeit der Geburt nur noch 1,6, 2,2 bzw. 2,4. Die meisten Hirnfunktionen des Menschen ruhen zur Zeit der Geburt noch oder sind noch nicht ausdifferenziert. Könnte dies nicht auch für das Funktionsmuster der hypothalamischen Sexualsteuerung zutreffen und wäre nicht eine Störbarkeit durch eine abnorme endokrine Situation oder andere Noxen in der Perinatalzeit denkbar?

Neumann: Ich stimme Ihnen teilweise zu, teilweise nicht. Zunächst zur ersten Frage, ob die Differenzierung des Hypothalamus oder der hypothalamischen Zentren beim Menschen post- oder pränatal erfolgt. Generell schließt sich die sogenannte Gehirndifferenzierung immer an die Differenzierung des somatischen Geschlechts an, und zwar unmittelbar. Beim Meerschweinchen etwa ist die Differenzierung des somatischen Geschlechtes spätestens am

30. Tag der Embryonalentwicklung abgeschlossen und die Differenzierung des „Gehirns" am 35. Tag.

Da beim Menschen die somatische Sexualdifferenzierung bereits im 3. Monat abgeschlossen ist, ist es allerhöchstwahrscheinlich, daß auch die Differenzierung des Hypothalamus noch intrauterin erfolgt; vermutlich ist sie am Ende des 4. Monats der Embryonalentwicklung abgeschlossen.

Sie haben auch das Problem der Homosexualität angesprochen. Ich stimme Ihren Argumenten zu. Auch wir glauben nicht, daß die Homosexualität eine Endokrinopathie ist, und Sie haben selbst ein schwerwiegendes Argument dagegen gebracht, das ich auch anführen wollte. Wenn man die Homosexualität als echte Endokrinopathie auffaßt, so müßte man unterstellen, daß eine Hormonstörung nur in einer ganz bestimmten Phase der Entwicklung auftritt; sie dürfte weder vorher noch nachher auftreten, denn wäre eine solche Störung vorher schon vorhanden, so müßte es auch zu Störungen der Differenzierung des somatischen Geschlechts kommen. Würde sie hinterher noch bestehen, so müßte man bei Homosexuellen im Erwachsenenalter Störungen in der Steroidbiosynthese finden. Beides ist ja nicht der Fall.

Noch etwas spricht gegen eine hormonelle Prägung der Homosexualität, nämlich die Häufigkeit.

Immerhin beträgt der Anteil Homosexueller an der Gesamtbevölkerung 3 bis 10 %. Es ist einfach unrealistisch anzunehmen, daß in einem so hohen Prozentsatz eine Endokrinopathie vorgelegen haben könne.

Dörner: Hinsichtlich des Zeitpunkts der sexuellen Organisation beim Menschen ist nochmals hervorzuheben, daß bei sämtlichen untersuchten Säugern folgende chronologische Reihenfolge an Differenzierungsprozessen festgestellt werden konnte: 1. Gonaden, 2. innere Genitalorgane, 3. äußere Genitalien und 4. Hypothalamus. Die einzelnen Differenzierungsperioden folgen unmittelbar aufeinander und überschneiden sich zum Teil bei niederen Säugetieren. Da die Differenzierung der Genitalorgane beim Menschen im 4. Foetalmonat bereits abgeschlossen ist, kann meines Erachtens angenommen werden, daß sich die sexualhormonabhängige Differenzierung des Hypothalamus im 4.—5. Foetalmonat unmittelbar anschließt. Außerdem finden wir in diesem Zeitraum im menschlichen Hypothalamus morphologische Reifungsvorgänge, wie sie bei der Ratte erst perinatal zu beobachten sind. In diesem Zusammenhang ist zu erwähnen, daß die „geschlechtsspezifische" Hypothalamusdifferenzierung selbst beim „primären Nesthocker" Ratte bereits pränatal beginnt [*Dörner, G.*, und *J. Staudt*: Neuroendocrinology *5*, 103 (1969)]. Eine vollständige Vermännlichung des Sexualverhaltens weiblicher Ratten konnten wir auch nur erreichen, wenn mit der Androgenzufuhr bereits pränatal begonnen wurde [*Dörner, G.*: J. Endocr. *42*, 163 (1968)].

Zu den Ausführungen von Herrn *Neumann* möchte ich folgendes sagen: Ich stimme zunächst voll und ganz zu, daß man Antiandrogene ohne weiteres pränatal verabreichen kann, während die pränatale Kastration Schwierigkeiten bereitet. Andererseits konnten wir aber selbst mit Höchstdosen von Antiandrogenen (Cyproteronacetat) keinen vollständigen Kastrationseffekt und damit auch keine eindeutige weibliche Hypothalamusdifferenzierung bei Rattenmännchen erzielen.

Weiterhin kann ich den Ausführungen über Häufigkeit und eine mögliche neuroendokrine Pathogenese der Homo- bzw. Transsexualität nicht beipflichten. Die angeborene männliche Homosexualität wird in der Tat mit 2—5 % eingeschätzt. Als neuroendokrine Ursache oder zumindest als neuroendokrine Prädisposition kommt beispielsweise ein Mangel an Choriongonadotropin (HCG) und eine dadurch hervorgerufene temporäre fötale Hodeninsuffizienz zur Zeit der kritischen Hypothalamusdifferenzierung in Frage. Dabei ist zu berücksichtigen, daß nach Angaben von *Loewit* und *Dapunt* [Zbl. Gynäk. *89*, 258 (1967)] ein HCG-Defizit vor dem 100. Schwangerschaftstag — also zur Zeit der somatischen Sexualdifferenzierung — gewöhnlich zum Abort führt. In der anschließenden Foetalperiode — also zur Zeit der Hypothalamusdifferenzierung — wird zwar ein starker HCG-Mangel ebenfalls häufig genug beobachtet, aber die Gravidität bleibt erhalten. Damit ist zugleich die Möglichkeit einer isolierten hypothalamischen Differenzierungsstörung gegeben. Andererseits könnte aber auch ein relatives Androgendefizit, d. h. eine z. B. genetisch bedingte verminderte Ansprechbarkeit des Hypothalamus gegenüber einem normalen fötalen Androgenspiegel, zur Organisation eines weiblichen Hypothalamus im somatisch männlichen Organismus führen. In beiden Fällen wäre auch postpuberal keine oder zumindest keine wesentliche Störung der Steroidbiosynthese zu erwarten.

Wenn Herr *Neumann* schließlich meint, daß er durch Gaben von Antiandrogenen zur Zeit der Hypothalamusdifferenzierung bei Rattenmännchen ein tierexperimentelles Modell der Transsexualität erzeugt habe, so kann ich dem auch nicht zustimmen; denn die Transsexualität beruht auf einer bewußtseinsabhängigen Selbstidentifizierung als Individuum des konträren, somatisch heterotypischen Geschlechts, was aber meines Erachtens beim Tier (insbesondere bei der Ratte) gar nicht möglich ist.

G. Dörner (Berlin)

Gezielte Eingriffe im Hypothalamus

(Vorsitz: St. Wieser)

Journal of Neuro-Visceral Relations, Suppl. X, 315—316 (1971)
© by Springer-Verlag 1971

Hormonell bedingte Homosexualität im Experiment und ihre Beseitigung durch Hypothalamusläsionen
(Tonfilm)

Günter Dörner

Institut für experimentelle Endokrinologie der Charité, Berlin (Direktor: Prof. Dr. *G. Dörner*)

Summary

Experiments in Hormonally Conditioned Homosexuality and Its Abolition by Hypothalamic Lesion
(Sound film)

The film illustrates the following animal experiments, among others:

1. Male rats which have been castrated on the day of birth are given, when they are adults, injections of androgens or implantations of testes. They respond by sexual activity which is significantly more frequent with partners of the same sex than with females (experimental model of neuro-endocrinologically conditioned male homosexuality).

2. In male rats which have been castrated soon after birth, a single androgen injection on the third day of life completely prevents the development of this hormonally conditioned homosexuality.

3. Female rats androgenised soon after birth, and treated with further androgens after puberty, display predominantly masculine sexual behaviour with female partners (neuro-endocrinologically conditioned female homosexuality).

4. The androgenised females mount even males which have been castrated at birth and later treated with androgens, and these males display lordosis (total inversion of sexual behaviour).

5. Male homosexuality which has been induced neuro-endocrinologically can be to a great extent reversed by electrolytic lesions in the central hypothalamus (nucleus ventromedialis). This treatment also causes some increase of heterosexual activity.

Finally an attempt is made to relate these experimental findings in animals to the special conditions of man, with a view to working out the possible neuro-endocrine pathogenesis, prophylaxis and treatment of innate sexual deviations.

Es werden unter anderen folgende Tierexperimente dokumentiert:

1. Am ersten Lebenstag kastrierte Rattenmännchen zeigen im Erwachsenenalter nach Androgeninjektionen oder Hodenimplantationen signifikant häufigeres Sexualverhalten mit gleich- als mit andersgeschlechtlichen Partnern (experimentelles Modell neuroendokrin bedingter männlicher Homosexualität).

2. Durch eine einmalige Androgeninjektion am dritten Lebenstag kann die hormonell bedingte Homosexualität neonatal kastrierter Rattenmännchen vollkommen verhindert werden.

3. Perinatal androgenisierte Rattenweibchen weisen nach erneuter postpuberaler Androgenzufuhr bevorzugtes männliches Sexualverhalten mit gleichgeschlechtlichen Partnern auf (neuroendokrin bedingte weibliche Homosexualität).

4. Die androgenisierten Weibchen bespringen sogar neonatal kastrierte und später androgensubstituierte Männchen, wobei letztere Lordose zeigen (totale Inversion des Sexualverhaltens).

5. Durch elektrolytische Läsionen im mittleren Hypothalamus (Nucleus ventromedialis) kann neuroendokrin bedingte männliche Homosexualität weitgehend zurückgebildet werden. Gleichzeitig wird hierdurch die heterosexuelle Aktivität etwas gesteigert.

Abschließend wird versucht, die tierexperimentellen Befunde im Hinblick auf eine mögliche neuroendokrine Pathogenese, Prophylaxe und Therapie angeborener Sexualdeviationen auf die spezifischen Verhältnisse des Menschen zu übertragen.

Journal of Neuro-Visceral Relations, Suppl. X, 317—324 (1971)
© by Springer-Verlag 1971

Weitere Erfahrungen mit der stereotaktischen Behandlung sexueller Perversionen

F. Roeder, D. Müller und **H. Orthner**

Neurologische Abteilung (Leiter: Prof. Dr. *F. Roeder*) des Krankenhauses Neu-Mariahilf, Göttingen, und Neuropathologische Abteilung der Universitäts-Nervenkliniken Göttingen (Leiter: Prof. Dr. *H. Orthner*)

Summary

Further Experiences in the Stereotactic Treatment of Sexual Perversions

Stereotactic destruction of the hypothalamic "sex-behaviour centre" has proved to be a successful line of treatment of pedophilic homosexuality.

The "sex-behaviour centre" is believed to be located in the ventral medial hypothalamic nucleus. In five cases of uncontrollable pedophilic homosexuality this nucleus on the right side was destroyed by stereotactic electrocoagulation. There was a definite increase in self-confidence and initiative and the periods of depression disappeared, while the intellectual capacity remained unimpaired. Two of the patients who had the syndrome of "inhibition homosexuality" (abnormal EEG) were completely cured; one has now been followed for seven and a half years. The third patient had been suffering from "inclination homosexuality"; since the operation 16 months before this report, there has been a decrease of his abnormal sexual urge which is now under control. Two further cases had their operations on 25. 4. 1969 and 22. 5. 1969; they have not relapsed since then, and their clinical state at follow-up is satisfactory.

Die tierexperimentellen Befunde von *Schreiner und Kling* (1957) hatten ergeben, daß die für das Amygdalektomie-Syndrom typische Hypersexualität durch zusätzliche Zerstörung der hypothalamischen ventromedialen Nuclei beseitigt werden kann. Diese für uns wesentlichen tierexperimentellen Hinweise zeigten den Weg zur stereotaktischen Behandlung sexueller Perversionen.

Der Nucleus hypothalamicus ventromedialis (Cajal) kann präzise erreicht werden unter der Voraussetzung, daß eine gute röntgenologische Darstellung des 3. Ventrikels vorliegt. Die topographische Orientierung wird durch Stimulation des Tractus opticus bestätigt. Das Ausmaß der Läsion beträgt 50 mm³ (²/₃ des Nucleus Cajal).

In 5 Fällen von dranghafter pädophiler Homosexualität wurde eine halbseitige stereotaktische Ausschaltung des „sex-behaviour-centre" des Hypothalamus auf der subdominanten Seite durchgeführt. Nebenwirkungen von seiten des Stoffwechsels wie eunuchoide Verfettung oder Diabetes insipidus traten nicht auf. Die 5 Patienten zeigten nach dem stereotaktischen Eingriff, wie zu erwarten war, bei der Kontrolle der Harnsteroide keine signifikanten Veränderungen. Es kam zu einer sichtlichen Hebung der Selbstsicherheit und der Initiative, depressive Verstimmungen setzten nicht ein, die intellektuelle Leistung blieb voll erhalten. Zwei Patienten, die das Syndrom einer Hemmungshomosexualität (abnormes Elektroenzephalogramm) aufwiesen, wurden geheilt. Der dritte, vor einem Jahr operierte Fall (Neigungshomosexualität) zeigte eine starke Minderung des Sexualtriebs, der weitgehend beherrschbar wurde. Die Potenz war hierbei deutlich gemindert.

Diese ersten 3 Fälle sind bereits eingehend beschrieben worden (*Roeder* u. *Müller*, 1969; *Orthner* et al., 1969), so daß sich eine erneute Darstellung erübrigt. Über die 2 weiteren operierten Pädophilen wird hingegen erstmalig berichtet.

Fall 4: Der Patient, geb. 29. 1. 1942, Angestellter, gibt an, daß in der Verwandtschaft seiner Großmutter mütterlicherseits 11 Personen an leichter bis mittelschwerer Geistesgestörtheit gelitten haben, bzw. soweit sie noch leben, leiden, die sich zum Teil erst um das 20.—30. Lebensjahr einstellte. Sein einziger Bruder (älter als er) und ein Vetter 2. Grades sind höchstwahrscheinlich homosexuell veranlagt. Eine schwer geisteskranke Tante wurde während der Nazizeit euthanisiert. Aus dem sehr ausführlichen Lebenslauf des Patienten geht eine homoerotische Veranlagung hervor, die schon in der Kindheit (nach dem 6. Lebensjahr) begann. Mit 10 oder 11 Jahren Beginn mit Selbstbefriedigung und mit wechselseitiger Masturbation mit gleichaltrigen Knaben. Nach der Konfirmation in eine christliche Jugendgruppe eingetreten, hatte er starke ethische Bedenken gegen die sexuellen Handlungen, von denen er gleichwohl nicht loskam. Etwa mit 17 Jahren einzige Bekanntschaft mit einem gleichaltrigen Mädchen, die aber über schüchternes Händehalten nicht hinauskam. Allmählich Eskalation der Triebhaftigkeit, gegen die vergeblich angekämpft wurde. Nachlassen der Schulleistungen und der beruflichen Leistungen. Sommer 1962 Selbstmordversuch mit 30 Schlaftabletten. Es trieb ihn immer wieder in homosexuelle Kreise, obwohl die Männer, mit denen er dort zusammenkam, sozial unter ihm standen, ihn auszunutzen versuchten, und obwohl er diese Leute verachtete, im Gegensatz zu seinen früheren Knaben- und Jünglingsfreundschaften. Er ist niemals bestraft worden und hat auch niemals unter Anklage gestanden. Steigende Minderwertigkeitskomplexe machten sich geltend. „In meiner Freizeit, abends oder am Wochenende, fuhr ich mit meinem Wagen oft stundenlang in der Gegend umher, immer in der Hoffnung, wenigstens für Stunden einen Partner zu finden; alleine zu Hause zu sitzen war für mich eine Qual. Wenn ich nun den Entschluß gefaßt habe, mich durch einen Eingriff von all diesen Dingen befreien zu lassen, so nur in der Hoffnung, endlich mein Leben in der Weise gestalten zu können, wie ich es mir vorstelle und nicht wie meine Leidenschaften mich treiben. Diesen Schritt würde ich niemals auch nur erwogen haben, wenn ich einen Freund gefunden hätte, der meine Gefühle erwidern würde. Ich hoffe nur, daß neben dem sexuellen Verlangen auch das mich am meisten quälende seelische Verlangen nach einem Partner verschwunden sein wird . . ."

Aus der Exploration ergibt sich, daß der Patient zu dem „fremden" (weiblichen) Geschlecht nicht die geringsten Beziehungen hat; er fühlt sich einer Frau gegenüber nicht einmal gehemmt. Seine Neigungen tendieren in erster Linie zu Jugendlichen.

Der Patient lehnte es ab, sich durch einen Psychologen psychologisch testen zu lassen, er verwies auf seine ausführlichen Selbstdarstellungen. Da aus diesen Selbstdarstellungen in der Tat die Persönlichkeitsstruktur und das Leiden des Patienten in genügender Weise hervorgingen, wird seinem Wunsch, ohne vorangehende psychologische Testung operiert zu werden, entsprochen. Die von ihm geschilderten Träume offenbaren nur, was ihm auch zum bewußten Erlebnis geworden ist: ein Minderwertigkeitsgefühl, ein Zurückbleiben hinter anderen, ein Verfehlen des Anschlusses und eine beschämende Bloßstellung. Im ganzen das Bild eines Hemmungshomosexuellen.

Die Kontrolle der 17-Ketosteroide ergab vor dem Eingriff einen Normalwert. Die Corticoide befanden sich an der obersten Grenze der Norm, die Gonadotropine lagen im oberen Normbereich.

Am 25. 4. 1969 wurde eine rechtsseitige Hypothalamotomie durchgeführt (Nucleus ventromedialis Cajal). Das Ventrikelsystem erschien für das Alter leicht erweitert. 3 Koagulationen in verschiedenen Frontalebenen schalteten den Nucleus hypothalamicus ventromedialis aus, nachdem vorher der korrekte Sitz der Sonde durch Stimulation des Tractus opticus kontrolliert worden war. Die Stimulation im Bereich des Nucleus ventromedialis ergab ein unbestimmbares Gefühl, das vom Bauch zum Kinn aufstieg; keine sexuelle Empfindung, keine Erektionen usw. Bei Herabsetzung der Reizdauer lediglich geringe Änderung dieses Gefühls. Nach dem Eingriff war der Patient etwas müde, aber sonst völlig unauffällig.

Die in den ersten 3 Tagen nach dem Eingriff durchgeführten Harncortecoidbestimmungen ergaben folgendes: es zeigten sich deutlich erhöhte Werte der 17-Ketosteroide und auch der Corticoide, was in erster Linie auf das Vorliegen einer Streß-Situation zurückgeführt wurde, zumal u. a. kein Anhalt für eine Cushingsche Krankheit o. ä. bestand. Als Effekt des Eingriffes bewertete der Patient ein achttägiges Ausbleiben der gewohnten morgendlichen Erektion.

Der postoperative Verlauf war ein völlig normaler. Der Patient hatte gelegentlich über auftretende Flimmerskotome zu klagen, so daß eine augenärztliche Untersuchung durch Dr. Stromburg erfolgte. Es fanden sich jedoch freie Gesichtsfelder, normales Sehvermögen, Farbgrenzen waren einwandfrei, zentrales Gesichtsfeld war völlig frei. Visus 5/5 beiderseits.

Das EEG ließ keine Herdsymptome erkennen, lediglich als allgemeines cerebrales Reizsyndrom beiderseits hochfrontal Deltawellen, die durch Hyperventilation provoziert wurden.

Dem Patienten wurden auf Grund des guten Allgemeinzustandes, seiner völlig unauffälligen geistigen Leistungsfähigkeit geraten, umgehend seine Arbeit als Techniker wieder aufzunehmen.

Die erste eingehende Nachuntersuchung erfolgte am 2. 9. 1969: Das psychische Zustandsbild hat sich erheblich geändert. Der Patient beschreibt sich früher als einen Menschen, der von einem starken homosexuellen Drang triebhaft beherrscht war, was seinen Vorstellungen vom Leben völlig entgegengesetzt war. Er führte ein rastloses, zumeist hektisches Dasein. Kein Tag verging, an dem er nicht von seiner sexuellen Sucht getrieben wurde. Nach Beendigung seiner Arbeit tat er nichts anderes, als mit seinem Wagen planlos umherzufahren auf der Suche nach einem sexuellen Partner, dabei war es ihm ganz gleichgültig, wie verkommen dieser auch war. Er hob besonders hervor, daß dieses Minderwertigkeitskomplexe in ihm hervorgerufen hatte, welche ein akutes Versagen in beruflicher Hinsicht zur Folge hatten. Dieser unkontrollierbare Triebdrang hat völlig aufgehört. Er bleibt jetzt nach Beendigung seiner Arbeit unter Umständen mehrere Stunden im Betrieb zurück, um sich theoretisch fortzubilden, um Arbeiten auszuführen, die seinem weiteren beruflichen Fortkommen dienen sollen. Im Betrieb fühlt er sich jetzt selbstbewußter, ruhiger und sicher. Während er sich früher erotischen Tagträumen hingab oder überhaupt vor sich hinträumte, kommt dieses jetzt nicht mehr vor. Er sagt einfach, daß er jetzt „völlig real geworden sei" und voll und ganz in seinem Beruf aufginge. Seit dem Eingriff habe er keinerlei sexuelle Beziehungen gehabt, er hat nicht das Verlangen danach, er bleibt abends und auch sonntags zu Hause. Früher habe er stark onaniert, wenigstens 2 × täglich, dieses käme jetzt höchstens 1 × wöchentlich vor. Zum weiblichen Geschlecht habe er keine Beziehung gefunden, und er ist der Meinung, daß seine Triebrichtung unverändert sei, er lehne aber jetzt die Selbstbefriedigung ab. In erster Linie ist er glücklich, daß die Wirkung des Eingriffes auf seine Arbeitsleistung eine so positive ist. Während er früher meist schon vor Arbeitsschluß den Betrieb verlassen wollte, kann er jetzt mehrere Stunden zur Verrichtung noch anfallender Arbeiten zurückbleiben. Mit der Wirkung des Eingriffes ist er durchaus zufrieden, zumal die Gefahr des Straffälligwerdens und auch des drohenden beruflichen Versagens beseitigt ist. Erfahrungsgemäß muß er aber noch eine längere Zeitdauer beobachtet werden.

Objektiv befindet sich der Patient in einem ausgezeichneten Allgemeinzustand. Es ist keinerlei Gewichtszunahme erfolgt, er hat das gleiche Körpergewicht wie vor dem Eingriff. Die vorher etwas weibliche Konturierung der Stamm- und Extremitätenmuskulatur (Fetteinlagerung) hat sich sichtlich geändert. Die Haltung ist jetzt straff und energisch, die Muskulatur kräftiger und schon ins athletische gehend. Der EEG-Befund hat sich weitgehend normalisiert.

Fall 5: Patient, geboren 10. 2. 1932, Angestellter, machte folgende Angaben: Familienkreis, soweit bekannt, unauffällig. Er hat 2 ältere Schwestern, keinen Bruder. In seinem selbstgeschriebenen Lebenslauf berichtet er, daß seine Schulleistungen immer nur ausreichend gewesen seien und daß er von seinen Mitschülern sehr viel gehänselt worden sei. Nach Kriegsende kam er mit seinen Eltern nach Norddeutschland, wo ihm die Schule leichtfiel und er sehr viele Freunde fand. Mit 2 von ihnen onanierte er erstmals. Wegen seiner „hochdeutschen Sprache" sei er wieder viel gehänselt worden. Den Mädchen wollte er nur durch Leistung imponieren. Als Pfarrjugendführer zog er einen Fanfarenzug auf, in der Religion suchte er Halt. Gelegentlich betrieb er mutuelle Onanie mit gleichaltrigen Jungen. Dann hatte er offenbar längere Zeit keinerlei sexuellen Kontakt, bis er sich, 27jährig, in einen Jungen von 19 Jahren „rasend verliebte". Er suchte einen katholischen Psychologen auf, der ihm riet, das Studium (Nachholen des Abiturs in einem katholischen Spätberufenen-Seminar) aufzugeben, da er homosexuell sei. Bis dahin hatte seine Mutter sich mit dem Gedanken vertraut gemacht, daß er Theologe werden würde; sein Wechsel in ein Architektenbüro als Bauzeichner-Praktikant war ihr unverständlich. In den Ferien gelegentlich gleichgeschlechtliche Beziehungen mit Erwachsenen, aber jüngeren Männern; diese Begegnungen waren immer nur flüchtig, beide Seiten wahrten die Anonymität. Da er nicht glauben wollte, daß er homosexuell veranlagt sei, besuchte er ein Bordell, doch kam ein Geschlechtsverkehr nicht zustande. In Stuttgart war er bestrebt, jüngere Frauen zu finden, es kam jedoch nie zu einem Verkehr, da er jedesmal Angst hatte zu versagen. So blieb es weiterhin bei homosexuellen Kontakten. Ein älterer Mann versuchte Mundverkehr mit ihm, den er zuließ, obwohl er ihn abstoßend fand. Später gewöhnte er sich an den Mundverkehr mit jüngeren Männern. In einen Jugendfreund, einen 30jährigen Mann, verliebte er sich wieder „rasend". Das war für ihn der Anlaß, sich in psychotherapeutische Behandlung zu begeben. Der Drang ließ etwas nach; dennoch spielte er erstmals mit dem Selbstmordgedanken. Alles, was der von ihm geliebte 30jährige Mann tat, fand er „herrlich"; so wollte er aussehen und so sein, solche Chancen bei Frauen haben usw. Er wechselte den Arzt und befand sich seit August 1968 in analytischer Psychotherapie. Es kam darauf an, Indifferentkonzentrationen gegenüber dem abnormen Triebziel zu mobilisieren. Dies gelang teilweise, dann trat aber zunehmend eine allgemeine innere Unruhe auf, deshalb seit Anfang März 1969 gleichzeitig neuroleptische und dann thymoleptische

Medikation. Dann fand er Kontakt zu einem 17jährigen Jungen: „Mir genügte es, den Jungen zu befriedigen, dabei zu streicheln und zu drücken. Wenn dieser Junge mich mit seinen vielen Freundinnen besuchte, herumschmuste und sprach, brach eine Welt für mich zusammen. Alle verschriebenen Medikamente halfen nur wenig. Selbstmordabsichten, Arbeitsunlust, Depressionen ..." 1966 zeigte ihn ein 17jähriger Junge an, obwohl es zu keinem Verkehr gekommen war. Patient wurde 1967 zu 6 Monaten Gefängnis mit Bewährung verurteilt und zu Geldbußen. Seine Mutter und seine Geschwister erfuhren von der Verurteilung, und sein Leben wurde noch schwerer. „Mich reizen gutgewachsene saubere Jungen, die Erfolg bei Mädchen haben." Er onanierte fast täglich; früher stellte er sich dabei noch Mädchen vor, jetzt nur noch 17jährige Jungen. „Ich möchte eine Freundin haben, eine Ehegemeinschaft eingehen und Kinder haben ..." Seine Hauptangst bestand darin, seine Arbeitsstelle zu verlieren, denn „in meinem Beruf sehe ich mein Hobby".

27. 2. 1969: Fertilitätsuntersuchung in der Univ.-Hautklinik Mainz: Oligo-Astheno-Teratospermie bei Parvosemie (0,8 ml). Frühere Krankheiten: Appendektomie, Duodenalgeschwüre, Tonsillektomie. 19. 5. 1969 internistische Untersuchung: Auffällige arterielle Hypotonie, orthostatische Kreislaufregulationsstörung.

Diagnostisch handelt es sich bei dem Patienten offenbar nicht nur um eine Homo-, sondern zugleich um eine *Hypersexualität;* die fast tägliche Selbstbefriedigung ist im Alter von immerhin schon 37 Jahren erheblich mehr als das Durchschnittliche. Die tatsächliche Triebstärke wird durch die Selbstunsicherheit gegenüber dem weiblichen Geschlecht und durch die erziehungsbedingten gewissensmäßigen Hemmungen verdeckt. Nachdem eine dreijährige Psychotherapie dem Patienten nicht signifikant geholfen hatte, war die Indikation für eine stereotaktische Hypothalamotomie (sex-behaviour-centre) dringend gegeben.

Am 22. 5. 1969 wurde eine rechtsseitige Hypothalamotomie durchgeführt. Es fand sich ein auffallend zarter 3. Ventrikel mit großer Massa intermedia und zarte Seitenventrikel. 3 Koagulationen nach Zielberechnung schalteten den rechtsseitigen Nucleus ventromedialis (Cajal) aus. Während des Eingriffes war der Patient wach und arbeitete gut mit. Die Anwendung verschiedenartigster Reizqualitäten riefen keine sicheren Reizeffekte hervor.

Die Rekonvaleszenz verlief normal. Keine Zuckerausscheidung, kein Hinweis auf Diabetes insipidus. Vor dem Eingriff ergaben die Hormonbestimmungen: Gesamtoestrogene = normal, 17-Ketosteroide = im unteren Normalbereich. In den Tagen nach dem Eingriff waren die 17-Ketosteroide unter der Norm, die Corticoide normal und die Gonadotropine ebenfalls normal. Es waren also keine hormonalen Änderungen eingetreten, die schon aus theoretischen Gründen nicht zu erwarten waren.

Der Patient war anfangs etwas verzagter Stimmung und fragte immer wieder, ob die Operation den erhofften Erfolg haben werde.

Gleichzeitig berichtete er aber von einem ganz anderen Erlebnis, das für einen Erfolg des Eingriffes spricht, mit dem wir eine Freilegung des wohl nur verschütteten normalsexuellen Empfindens schafften. Er habe sich über den schönen Anblick einer medizinisch-technischen Assistentin in der Klinik außerordentlich gefreut, ihre hübschen Beine bewundert und es auch gewagt, ihr zu sagen, daß er sie hübsch finde. Dies trug ihm zwar eine Zurechtweisung einer älteren Schwester ein, er habe sich aber nicht entmutigen lassen. Er sprach die Hoffnung aus, doch noch den Weg zur Familiengründung zu finden. Er betonte immer wieder, wie kinderlieb er sei und welche Freude es ihm mache, heranwachsende junge Leute zu fördern.

Bei einer Nachuntersuchung am 8. 9. 1969 gab der Patient über sein Triebleben befragt an, daß er sich seit der Hirnoperation nicht mehr homosexuell betätigt habe. „Daß ich es nicht mehr tue, sehe ich als Erfolg der Operation an." Seine homosexuelle Betätigung mit seinem jungen Freund habe nur darin bestanden, daß er (der Patient) bei ihm onanierte, seit der Operation sei das nicht mehr vorgekommen. Er hofft, daß er sich durch die räumliche Trennung von seinem jungen Freund, durch dessen baldigen Eintritt in die Bundeswehr, auch innerlich lösen werde. Sein Verhältnis zu seiner Mutter hat sich auffällig gebessert. „Seit meiner Operation kann ich mich so nett und frei mit meiner Mutter aussprechen, vor allem darüber, wie ich unter der Beziehung zu dem Jungen leide." „Sie will sich allerdings von mir trennen, wenn ich meine Beziehungen zu dem Jungen fortsetze." Nach der zwischenzeitlichen Entwicklung seiner Berufstätigkeit gefragt, antwortete der Patient: „Meine Arbeitsleistung ist seit der Operation gesunken. Ich mache mir heute aber keine Sorgen mehr um den etwaigen Verlust meiner Arbeitsstelle. Diese Sorgen werden dadurch ausgeräumt, daß mir viele gute andere Stellen angeboten worden sind." Seit seiner Rückkehr aus Göttingen stehe er wieder in psychotherapeutischer Behandlung, und er hofft, daß dadurch das Heterosexuelle in ihm gestärkt werde. Trotz der geäußerten Nöte war die Stimmung des Patienten gut und froh. Der Gesamteindruck hinsichtlich der Wirkung der Hirnoperation war durchaus ermutigend. In körperlicher Hinsicht hat sich der Patient nicht verändert, er hat insbesondere nicht zugenommen, zeigte keinerlei eunuchoidale Verfettung, die Stimmlage hat sich nicht verändert, desgleichen nicht der Bartwuchs.

Die klinische Beobachtung ist jedoch noch nicht abgeschlossen.

Zusammenfassung

In 5 Fällen von dranghafter pädophiler Homosexualität wurde eine rechtsseitige stereotaktische Ausschaltung des „sex-behaviour center" des Hypothalamus auf der subdominanten Seite durchgeführt. Nebenwirkungen von seiten des Stoffwechsels, wie eunuchoide Verfettung oder Diabetes insipidus traten nicht auf. Es kam zu einer sichtlichen Hebung der Selbstsicherheit und der Initiative, depressive Verstimmungen setzten nicht ein, die intellektuelle Leistung blieb voll erhalten. Zwei Patienten, die das Syndrom einer Hemmungshomosexualität (abnormes Elektroenzephalogramm) aufwiesen, wurden geheilt. Der 3., vor eineinhalb Jahren operierte Fall (Neigungshomosexualität), zeigt eine Minderung des beherrschbar gewordenen Sexualtriebes. In 2 weiteren Fällen ist die klinische Beobachtung noch nicht endgültig abgeschlossen worden.

Bei dem einen Fall handelt es sich um einen typischen Hemmungshomosexuellen, er wurde am 25. 4. 1969 operiert. Er ist seit der Zeit nicht rückfällig geworden und hat sich in erster Linie, besonders was das Berufliche anbetrifft, sehr zufriedenstellend entwickelt.

Der letzte und 5. Fall betrifft einen ausgesprochenen Neigungshomosexuellen; er wurde am 22. 5. 1969 stereotaktisch behandelt. Auch er ist seitdem nicht rückfällig geworden. Seine weitere Gesamtentwicklung ist ebenfalls durchaus zufriedenstellend. Er befindet sich noch weiter in psychotherapeutischer Behandlung.

Abschließend läßt sich sagen: Die Richtigkeit unseres stereotaktischen Vorgehens bei sexuellen Perversionen wurde durch *G. Dörner* (1967) und Mitarbeiter (1968, 1969) erwiesen, die mit tierexperimentellen Methoden aufzeigen konnten, daß die Eingriffe im mittleren Hypothalamus, im wesentlichen im Nucleus ventromedialis (Cajal), ein „Zentrum der weiblichen (zyklischen) Sexualsteuerung" ausschalten.

Literatur

Dörner, G.: Acta biol. med. germ. *19,* 569 (1967).

Dörner, G., F. Döcke und *G. Hinz:* Entwicklung und Rückbildung neuroendokrin bedingter männlicher Homosexualität. Acta biol. med. germ. *21,* 577—580 (1968).

Dörner, G., F. Döcke und *G. Hinz:* Neuroendocrinology 4, 20 (1969).

Dörner, G., F. Döcke und *S. Moustafa:* J. Reprod. Fert. *17,* 583 (1968).

Orthner, H., E. Duhm, V. J. Jovanovic, A. König, R. Lohmann, W. Schwidder, D. v. Wehren und *St. Wieser:* Heilung einer homosexuell-pädophilen Triebabweichung durch einseitigen stereotaktischen Eingriff im Hypothalamus. Beitr. Sexualforschung 46. Stuttgart: Enke, 1969.

Roeder, F., und *D. Müller:* Zur stereotaktischen Heilung der pädophilen Homosexualität. Dtsch. Med. Wschr. *9,* 409—415 (1969).

Schreiner, L., and *A. Kling:* Behavioral changes following paleocortical injury in rodents, carnivores and primates (motion picture). Internat. Congr. Neurol. Surg. *1,* 96—97 (1957). Excerpt. Med. Found., Brüssel.

Journal of Neuro-Visceral Relations, Suppl. X, 325—333 (1971)
© by Springer-Verlag 1971

Evolution d'un cas de puberté précoce avec néoformation développée dans la région des corps mamillaires

H. J. Ernould, A. Thibaut et **G. Decamps**

Hôpital des Anglais, Université de Liège, Service de Radiologie, Hôpital de Bavière, Liège, Belgique

Summary

Case of Precocious Puberty with Neoplasm in the Region of the Mamillary Bodies: Treatment by Interstitial Radiotherapy

A female child aged 3 years had a well-marked precocious puberty, with menstruation, rapid growth (108 cm) and accelerated skeletal maturation (bone age 10 years). The contrast between the low levels of oestrogen and FSH in the urine and the advanced puberal development was considered to indicate a diencephalic disorder. Radiological examination revealed a small pedunculated hamartoma situated in the upper median and paramedian region of the interpeduncular cistern. Treatment was by interstitial radiotherapy, a radiation of 9 mc being given locally by means of the insertion of a radioactive gold wire (Talairach). There was rapid regression of the clinical symptoms and a cessation of menstruation. A subsequent relapse was treated with a diencephalo-hypophysial inhibitor (Orgamétril). The child is now aged 9 years. Her height is 146 cm, her bone age 14 to 15 years, she does not menstruate, and her school work is normal.

Le cas de puberté précoce avec néoformation dans la région des corps mamillaires que nous présentons, a fait l'objet d'une publication antérieure en 1965 (*Ernould* et coll.). Notre propos, dans le cadre de ce symposium, est de mettre l'accent sur l'intérêt du traitement, dans ce cas, par des méthodes neurochirurgicales stéréotaxiques, telles qu'elles sont utilisées par le Professeur *Talairach* (1954) et par les Professeurs *Orthner* (1956) et *Roeder*.

L'enfant D . . . Bernadette, âgée de 3 ans, nous est adressée le 3 novembre 1962, à cause de l'apparition, depuis plus de 2 ans, de phénomènes pubertaires et d'une accélération de la croissance osseuse.

Histoire clinique

Antécédents héréditaires: Pas de consanguinité chez les parents. La mère a été réglée à l'âge de 13 ans ½. La sœur, âgée de 15 ans ½, est réglée depuis l'âge de 14 ans ½.

Antécédents personnels: Née à terme (grossesse et accouchement normaux). Allaitement pendant 6 semaines. L'enfant marche à 14 mois. Premières paroles vers 1 an ½. Pas de convulsions, ni d'épilepsie. Pas d'antécédents de méningite, ni d'encéphalite. Rougeole à l'âge de 2 ans. Angiome cutané dans la région thoracique antérieure gauche; traitement par cryothérapie.

Affection actuelle: A l'âge de 5 mois, des «règles» sont apparues. Elles revinrent, par la suite, avec des cycles de 35 jours environ, avec parfois des périodes d'arrêt de 1 à 2 mois. En même temps il se faisait un développement des seins tandis que des poils apparaisaient dans la région vulvaire. Parallèlement, on assistait à une augmentation de l'appétit et à une accélération anormale de la croissance osseuse. Il n'y avait pas de troubles de la marche, ni céphalées, ni troubles visuels, ni nausées. Présence d'une énurésie, mais sans polyurie.

Puis, l'enfant devient irritable et volubile. Par périodes, elle se livre à la masturbation. L'âge mental paraît avancé.

Examen: Le facies est harmonieux, mais son aspect est davantage celui d'une fillette de 6 à 7 ans que celui d'une enfant de 3 ans. Taille: 108,5 cm (ce qui correspond à un âge statural de 5 ans). Poids: 21 kg (normale pour 108,5 cm: 19 kg). Tour de tête: 50 cm (normale à 3 ans: 49 cm). Important développement des seins, lesquels ont le volume d'une grosse demi-orange. Les aréoles sont agrandies et légèrement pigmentées. Pas d'induration localisée, ni de sécrétion.

La région vulvaire est de conformation anatomique normale, exception faite d'un développement assez marqué des grandes lèvres, où l'on observe la présence de poils, ainsi que sur la région inférieure du pubis. Présence de pertes blanches glaireuses.

Les cheveux, sourcils et ongles sont normaux. Pas de poils axillaires ni de virilisme pilaire. Pas d'anomalie morphologique congénitale. Présence d'une tache «café au lait» sur la hanche droite.

Le toucher rectal permet d'identifier un corps utérin du volume d'une amande. Pas de masse abdominale anormale au palper.

Le reste de l'examen somatique général est normal, y compris l'examen neurologique.

Examens complémentaires

Radiographies: Crâne et selle turcique (tomographie) normaux. Poignet-main: âge osseux de 10 ans.

Recherches biologiques:

FSH (méthode de Gorbman): Légèrement positif à 6 unités et négatif à 60 unités.

Un dosage sur 3 unités donne un résultat positif.

Frottis vaginal: Cellules polygonales, éosinophiles 2 % avec pycnose moyenne, basophiles 98 % avec légère pycnose, rares cellules basales.

	Stéroïdes urinaires (en mg/12 h — en mg/24 h		
	Urine de 12 h Diurèse: 480 ml	Urine de 12 h Diurèse: 290 ml	Urine de 24 h Diurèse: 700 ml
17-C.S.	1,11	0,53	2,45
D.H.E.A.	inférieure à 0,1	inférieure à 0,1	inférieure à 0,1
Cort. réd. totaux	3,6	1,93	8,4
17-O.H.-C.S.	1,41	0,60	1,94
Prégnandiol	0,29	0,12	0,34
Prégnanetriol	indosable	indosable	inférieure à 0,1
Œstrone-œstradiol[1]	0,0001		0,0007 inférieure à
Œstriol[1]	0,0001		0,0001

[1] technique de Brown (modifiée par Brouhon et Heusghem).

Sang: Formule hématologique normale, phosphore 51 milligrammes par litre.

Les réactions de Kahn, de Meinicke, de Kolmer et de Kline sont négatives chez l'enfant et chez la mère (à noter que le père a été atteint d'une affection sigma en 1944).

L'acuité visuelle paraît normale aux 2 yeux. Pas d'anomalies rétiniennes, exception faite d'une répartition un peu irrégulière des pigments. Le fond de l'œil est normal. Le champ visuel n'a pu être effectué en raison de l'indiscipline de l'enfant. Absence du syndrome de Parinaud.

L'électroencéphalogramme montre une dysrythmie cérébrale assez diffuse, non spécifique, sans asymétrie.

Ainsi chez l'enfant, apparaissent dès l'âge de 5 mois, des signes cliniques féminisants.

Ils se traduisent, à l'âge de 3 ans, par un faciès de filette de 6 à 7 ans, un développement important des seins, des règles à allure cyclique, une kératinisation vaginale et une augmentation de volume de l'utérus. Parallèlement, on assiste à une forte poussée de croissance et à une accélération de la maturation osseuse. Les dosages des stéroïde urinaires ne montrent pas de stéroïdes anormaux pouvant évoquer un trouble d'origine surrénalienne.

Par ailleurs, l'absence d'inondation œstrogénique (le taux des œstrogènes ne dépasse pas 7/10 de mcg dans les urines de 24 h.), associée à la négativité du palper abdominal, permet d'écarter l'existence d'une tumeur ovarienne.

En revanche, on note une légère hypersécrétion d'hormones gonadotropes hypophysaires.

L'ensemble des signes cliniques et biologiques conduit à affirmer le diagnostic de puberté précoce isosexuelle, dont l'origine centrale est suspectée.

L'absence de syndrome de Parinaud et de signes d'hypertension intracrânienne permet d'écarter, avec grande probabilité, le diagnostic de pinéalome, très rare d'ailleurs chez les filles.

Une encéphalographie gazeuse fractionnée en vue de l'exploration de la région opto-pédonculaire pouvait être envisagée sans danger. Elle fut réalisée sous anesthésie générale.

Cet examen neuro-radiologique a démontré l'existence d'une masse arrondie de 1,5 cm de diamètre environ, ayant la densité des tissus mous, accolée à la partie postérieure du plancher du diencéphale, un peu à droite de la ligne médiane et immédiatement en avant de la paroi antérieure de la citerne interpédonculaire.

A l'angiographie vertébrale, cette formation déplaçait très légèrement la partie terminale du tronc basilaire vers l'arrière et elle étirait l'artère communicante postérieure droite dans son trajet cisternal. Cette néoformation n'était pas vascularisée.

Il ne pouvait donc s'agir d'une hyperplasie des corps mamillaires, mais bien d'une néoformation tumorale d'aspect bénin et para-mamillaire.

En outre, chez cette enfant, l'encéphalographie gazeuse fractionnée a révélé l'existence d'un kyste non communicant du septum lucidum.

Evolution et traitement

En 1962, *A. Soulairac* et *M.-L. Soulairac* ont montré que la réserpine, en administration chronique, détermine des modifications régressives du tractus génital chez le rât mâle, ainsi que les altérations neuronales au niveau des noyaux mamillaires latéraux de l'hypothalamus.

Sur la base de ces travaux intéressants, l'enfant est soumise, à partir du 26 février 1963, à un traitement d'épreuve par la réserpine, à raison de 0,1 mg 4 fois par jour. La taille est à ce moment-là de 111 cm et le poids de 21 kg, 300.

Après 2 mois de traitement, l'évolution pubertaire ne paraît pas se ralentir, les seins continuent d'augmenter de volume, le corps utérin est toujours du volume d'une amande et la kératinisation vaginale subsiste. L'enfant devient de plus en plus irritable. La tension artérielle ne subit pas de modification et oscille entre 10,5/7 et 12/8. Hausse de taille de 2 cm et le poids atteint 24 kg.

L'enfant est alors confiée au Service de Neurochirurgie Stéréotaxique du Dr *Talairach* à Paris. Les radiographies stéréotaxiques peropératoires confirment l'existence d'une petite tumeur pédiculée sous le plancher du IIIème ventricule et qui paraît s'implanter au niveau du tubercule mamillaire droit.

Le 14 mai 1963, la tumeur est soumise à la radiothérapie interstitielle. L'intervention a consisté en la mise en place temporaire, à travers un tube conducteur en polyéthylène, d'un fil d'or radioactif de 12 millimètres totalisant 22 mc et laissé en place 48 heures: l'irradiation a été de 40 %, soit 9 mc.

Les suites furent très simples, sauf une petite hémiparésie gauche avec une incoordination des membres, mais ces phénomènes disparurent après une quinzaine de jours. Très rapidement, et pendant les 4 mois suivants, on assiste à une diminution de la tension des seins et à leur affaissement, à l'arrêt complet de la masturbation et à la régression de l'excès d'appétit. Les pertes blanches sont devenues minimes et les règles n'apparaissent plus (sauf une fois en juillet). L'enfant reste assez nerveuse, mais le sommeil est normal. Pas de polyurie. L'énurésie a complètement disparu et ne réapparaîtra plus par la suite.

Pas d'anomalie du fond de l'œil, effectué à deux reprises et à un mois d'intervalle. Les dosages biologiques, effectués en août 1963 dans le Service du Dr *Talairach* au cours d'une 2ème observation, donnent les résultats suivants: Glycémie: 0,75 g/l. — Calcémie: 95 mg/l. — Phosphore: 44 mg/l (54,3 mg, le 6-7-63). — 17 C.S.: 1 mg/24 h. — 17 O.H.-C.S.: 1,2 mg. — FSH: inférieure à 2 unités souris. — Phénol-steroïdes urinaires: moins de 10 mcg par 24 heures.

En septembre 1963, on assiste à une recrudescence des phéomèes pubertaires: congestion et développement accru des seins, réaffarition des règles, tendances à la masturbation et attirance pour les garçons.

Par contre, la boulimie reste absente. La taille atteint 118,5 cm, soit un gain de 10 cm en un an.

Les dosages des stéroïdes urinaires révèlent une légère hausse des œstrogènes qui n'atteignent cependant au total que 5,9 mcg/24 h. — 17 C.S.: 1,45 mg/l. — D.H.E.A.: inférieure à 0,1 mg. — Cort. réd. tot.: 13,7 mg. — 17 O.H.-C.S.: 1,1 mg. — Prégnandiol: 0,09 mg. — Prégnanetriol: inférieur à 0,1 mg. — Œstrone-œstradiol: 0,0025 mg. — Œstriol: 0,0034 mg. — FSH urinaire: légèrement positif à 3 unités, négatif à 6 unités.

En décembre 1963, un freinateur hypophysaire gonadotrope est administré, le 17-éthinylœstrénol ou lynestrénol (Orgamétril Organon) aux doses suivantes: 5 milligrammes par jour pendant 3 jours, puis 2 milligrammes par jour. Des pertes sanguines surviennent encore les 11 et 28 décembre pour disparaître complètement. La dose de lynestrénol est réduite à 1 mg par jour.

Au cours d'une année de traitement, on constate une réduction manifeste de la surface et de la pigmentation de l'aréole des seins, une certaine diminution du volume des seins (diminution moindre toutefois qu'après l'irradiation dela petite masse tumorale hypothalamique; ceci probablement dû à l'action progestative de l'hormone utilisée), la disparition des tendances hétéro-sexuelles, ainsi que de la masturbation. L'enfant jouit d'un état général excellent, elle fréquente l'école gardienne. Sa mémoire et son intelligence paraissent nettement supérieures à celles des autres enfants de son âge.

A noter que la tache «café au lait» située sur la hanche gauche a complètement disparu.

Un dosage de la somatotrophine dans le sang en 1964 (Dr *Franchimont*), sous traitement par le Lynestrénol, a révélé un taux de 1.000 mcg (normale pour la technique utilisée: 200 à 300 mcg).

Actuellement, l'enfant est âgée de 9 ans. Elle prend toujours 1 mg de lynestrénol par jour. La taille est de 1 m, 46; ce qui correspond à un âge chronologique de 11 ans ½ à 14 ans. L'âge osseux, qui était de 10 ans à l'âge chronologique de 3 ans, est maintenant de 14 à 15 ans. Le diamètre bi-trochantérien est de 30 cm, ce qui, selon le morphogramme de Decourt et Doumic, révèle par rapport à la taille de 1 m, 46, l'existence d'un hypergynisme manifeste.

Discussion

Nous n'avons pas l'intention de traiter ici de la pathogénie de cette affection. Celle-ci a fait l'objet de notre travail antérieur. Nous nous limiterons à formuler certaines remarques au sujet du diagnostic et du traitement.

1. Le contraste entre les taux peu élevés des œstrogènes et de la FSH d'une part, et l'intensité du développement pubertaire précoce d'autre part, nous a fait penser, soit à une excitation diencéphalique, soit à une diminution de l'inhibition du diencéphale au développement pubertaire précoce *Horowitz* (1962), *Kordon* (1962), *Soulairac* (1962), *Vague* (1961), *Orthner* (1968), *Bierich* (1967), soit encore à une sensibilité accrue des tissus périphériques aux hormones circulantes, sensibilité qui pourrait être due à un trouble neurologique (*Ernould*, 1965).

C'est ce qui nous a incité à faire procéder à un examen neuroradiologique, lequel nous a permis de découvrir cette petite tumeur paramamillaire.

Il n'est pas douteux que, sans cet examen neuroradiologique, le cas de cette enfant aurait été classé dans la catégorie des pubertés précoces dites essentielles, ou idiopathiques (*Dilenge*, 1961).

2. Jusqu'à ces dernières années, ces lésions étaient inaccessibles à tout traitement, tant par les méthodes neurochirurgicales classiques que par la radiothérapie externe. L'irradiation «in situ» par l'or radioactif, réalisée grâce à la méthode neurochirurgicale stéréotaxique et pratiquée par le Professeur *Talairach*, a eu un effet bénéfique certain pendant 3 à 4 mois.

S'il y a eu récidive, c'est vraisemblablement parce que la dose d'irradiation a été trop faible. Mais la prudence s'imposait en raison de l'incertitude quant à la dose à administrer, incertitude due à l'insuffisance des données de la documentation dans ce domaine. De plus, il fallait éviter de provoquer, par une irradiation trop forte, un syndrome de Korsakoff.

Signalons, par ailleurs, la disparition de l'énurésie et de la tache «café au lait» située sur la hanche gauche, après l'irradiation hypothalamique.

3. Les dosages des hormones hypophysaires dans le sang effectués tout récemment en août 1969 *(Franchimont)*, alors que l'enfant était traitée par la prise de 1 mg de lynestrénol par jour, révèlent par ml de sérum: FSH: 22 ng, LH: 0 ng, STH: 0,6 ng.

L'arrêt persistant des règles chez cette enfant paraît donc dû au freinage complet de la sécrétion de LH par le médicament utilisé.

4. Le traitement par le lynestrénol a été efficace en ce qui concerne les phénomènes menstruels, le développement morphologique et le psychisme sexuel de l'enfant. Rappelons cependant que ce médicament n'a pu empêcher l'hypergynisme osseux de se constituer.

De plus, pendant la prise de ce médicament, l'excès de la croissance et de la maturation osseuses n'a été que peu ralenti. L'impact d'action du lynestrénol ne se fait donc que sur une partie de l'axe diencéphalo-hypophysaire. Les mêmes constatations ont été faites par *Hahn* (1964) et par *Zimprich* (1965), avec la médroxyprogestérone; tandis que *Schoen* (1966) observe, dans deux cas, un ralentissement de la croissance et de la maturation osseuses.

Nous pensons que la destruction de la tumeur responsable doit être l'objectif primordial et que l'irradiation interstitielle par les méthodes neurochirurgicales stéréotaxiques reste une voie à suivre.

Résumé

Enfant de 3 ans présentant une puberté précoce accusée, apparition de règles, poussée de croissance (108 cm) et accélération de la maturation osseuse (âge osseux: 10 ans). — Le contraste entre les taux peu élevés des œstrogènes et de la FSH d'une part, et l'importance du développement pubertaire d'autre part, fait penser à un trouble d'origine diencéphalique. L'exploration neuro-radiologique met en évidence une petite tumeur pédiculée, située dans la portion haute, médiane et paramédiane de la citerne inter-pédonculaire (hamartome). — Traitement par radiothérapie interstitielle, irradiation de 9 mc par mise en place d'un fil d'or radioactif (Talairach). Régression rapide de la symptomatologie clinique et arrêt des règles. Récidive traitée par un freinateur diencéphalo-hypophysaire (Orgamétril). — Actuellement, l'enfant est âgée de 9 ans, taille 1 m, 46, âge osseux 14 à 15 ans, pas de règles, travail scolaire normal.

Discussion sur le diagnostic et le traitement.

Bibliographie

Bierich, J. R.: Über die zentrale Regulation der sexuellen Reifung, ihre Störungen und therapeutischen Möglichkeiten. Acta Neuroveg. (Wien) *30*, 321—333 (1967).

Dilenge, D., A. Bonis, et *M. Nieto*: De la nécessité de l'exploration neuro-radiologique dans la recherche étiologique d'une puberté précoce. Presse Méd. *69*, 2691 (1961).

Ernould, H. J., A. Thibaut, et *G. Decamps*: Puberté précoce avec néo-formation développée dans la région des corps mamillaires. Traitement par radiothérapie interstitielle de *Talairach*. Annales d'Endocrinologie *26*, 181—191 (1965).

Hahn, H. B. Jr., A. B. Hayles, and *A. Albert*: Medroxyprogesterone and constitutional precocious puberty. Proc. Mayo Clin. *39*, 182—190 (1964).

Horowitz, S., and *J. J. van der Werff ten Bosch*: Hypothalamic sexual precocity in female rats operated shortly after birth. Acta Endocr. *41*, 2, 301 (1962).

Kordon, C.: Le contrôle hypothalamique de l'adénohypophyse. II. Régulation de la fonction gonadotrope femelle: Activités F.S.H. et L.H. Biol. Méd. *51*, 239 (1962).

Orthner, H.: Stereotaktische Eingriffe im Gehirn. Heidelberger Fortbildungstage 1962. DZK *9*, 345—359 (1963).

Orthner, H.: Further clinical and anatomical experiences with cerebral stereotaxic operations for relief of pain. Excerpta Medica International Congres Series n° 94 — VIIIth International Congres of Neurology, Vienna, Septembre 1965.

Orthner, H.: Anatomie und Physiologie der Steuerungs-Organe der Sexualität. Die Sexualität des Menschen. Handbuch der medizinischen Sexualforschung. Stuttgart: Enke, 1968.

Schoen, E. J.: Treatment of idiopathic precocious puberty in boys. Journal of Clinical Endocrinology and Metabolism *26*, 363—370 (1966).

Soulairac, A.: Le contrôle hypothalamique de l'adénohypophyse. I. Régulation de la fonction gonadotrope mâle. Biol. Méd. *51*, 235 (1962).

Soulairac, A., et *M.-L. Soulairac*: Actions de la gonadotrophine chorionique et de la testostérone sur le comportement sexuel et le tractus génital du rât mâle porteur de lésions hypothalamiques postérieures. Ann. Endocrinol. *20*, 137 (1958).

Soulairac, A., et *M.-L. Soulairac*: Effets de l'administration chronique de réserpine sur la fonction génitale du rat mâle. Modifications du comportement sexuel, du tractus génital et altérations du système nerveux central. Ann. Endocrinol. *23*, 281 (1962).

Soulairac, M.-L.: Etude expérimentale des régulations hormono-nerveuses du comportement sexuel du rat mâle. Ann. Endocrinol. *24*, n° 3 suppl. (1963).

Szikla, G., J. P. Constants, et *J. Talairach*: Corrélations histologiques et dosimétriques dans l'implantation intracérébrale d'isotopes émetteurs gamma. IInd International Congress of Neurological Surgery, Washington, Octobre 1961.

Talairach, J., P. Aboulker, G. Ruggiero, et *M. David*: Utilisation de la méthode radio-stéréotaxique pour le traitement radio-actif «in situ» des tumeurs cérébrales. Rev. Neurol. *90*, 656—657 (1954).

Talairach, J., J. Aboulker, G. Ruggiero, et *M. David*: Essai d'un nouveau traitement des tumeurs cérébrales inopérables. Mise en place d'or radio-actif par stéréotaxie. Sem. Hôp. Paris *31*, n° 10, 548—553 (1955).

Talairach, J., G. Ruggiero, J. Aboulker, and *M. David*: A new method of treatment of inoperable brain tumours by stereotaxic implantation of radioactive gold. A preliminary report. British J. Radiology *28*, 326 (1955).

Talairach, J., G. Szikla, A. Bonis, et *J. Bancaud:* Utilisation thérapeutique des isotopes radio-actifs en neurochirurgie. Revue Méd. n° 8 (1963).

Vague, J., R. Simonin, B. Bernard, R. Packe, G. Salomon, et *P. Berthemond*: Atrophie cérébrale et dégénérescence spermatique. Ann. Endocrinol. *22*, 340 (1961).

Zimprich, H., und *D. Gupta*: Zur Therapie der idiopathischen Pubertas praecox. I. Klinische Studien. Helv. Paediat. Acta *20*, 446—455 (1965).

Journal of Neuro-Visceral Relations, Suppl. X, 334—335 (1971)
© by Springer-Verlag 1971

Diskussion

Reisert war sich dessen nicht sicher, ob es berechtigt sei, bei der stereotaktischen Koagulation von hypothalamischen Regionen von einer Behandlung der sexuellen Perversion zu sprechen. Zwar verringere sich bei den Patienten nach dem Eingriff die sexuelle Aktivität, doch scheine sich aber das sexuelle Verhalten der Kranken nicht tendenziell zu ändern. Offenbar ist hier einer der Patienten auch rückfällig geworden. Vielleicht sollte man deshalb mit der Bezeichnung „die Behandlung sexueller Perversionen" vorsichtig sein, denn die Triebstärke sei eben beeinflußt worden, nicht aber die Perversion. — Der Einwand von *Reisert* mag dort berechtigt sein, entgegnete *Orthner,* wo es infolge der stereotaktischen Koagulation des hypothalamischen Zentrums nicht zu einer qualitativen Umwandlung des Sexualverhaltens gekommen ist. Es stehe aber fest, daß bei den behandelten Patienten nach dem Eingriff die abnormen pädophilen Drangzustände verschwanden. Demgegenüber stieg die libidinöse Zuwendung zum anderen Geschlecht in 4 von 5 Fällen eindeutig an oder trat sogar erstmalig auf. Über Potenzminderung sei nur von einem älteren Patienten berichtet worden. Außerdem träfe es nicht zu, daß ein Patient rückfällig geworden sei. Nach all dem habe der Eingriff am Hypothalamus einen ganz anderen Effekt als die Kastration. — Einen interessanten Beitrag zu dieser Frage hat noch *Dörner* geliefert. Er hat durch Läsion im vorderen Hypothalamus, in der Area praeoptica, männliches Sexualverhalten gezielt zu reduzieren vermocht. Durch Läsionen im Bereich des Nucleus ventromedialis bds. konnte er hingegen das weibliche Sexualverhalten eindämmen, was Hand in Hand ging mit einer Steigerung männlicher Sexualtätigkeit. Möglicherweise kommt in diesen Verhältnissen ein Antagonismus zwischen den männlichen und weiblichen Erotisierungszentren zum Ausdruck, die sich komplementär zueinander zu verhalten scheinen.

An der von *Dörner* in seinem Vortrag entwickelten These entzündete sich eine lebhafte Diskussion. Nach Ansicht von *Schlegel* könnten die von *Dörner* erhobenen Befunde das anatomische Substrat für die von *Kinsey* beschriebene heterosexuell-homosexuelle Stufenskala, und für die von *Schlegel* selbst auf ganz anderem Wege gefundenen Zwischenstufen der „andromorph-gynäkomorphen Konstitutionsreihe" darstellen. Nur von den auf eine Verhinderung der Entstehung einer homosexuellen Verhaltensbereitschaft hinzielenden, vermeintlich therapeutisch bzw. prophylaktischen Maßnahmen warnte *Schlegel* dringend. Die Tabuierung homosexuellen Verhaltens entspräche einem im Vergleich zur Menschheitsentwicklung als zeitbedingt anzusehenden Moralbegriff, dessen biologische Erwünschtheit durchaus zweifelhaft ist. Es spräche viel dafür, daß die homosexuelle Verhaltensbereitschaft der Primaten als Grundlage ihres Sozialverhaltens bis zu ihrer heutigen Verbreitung vor mehr als 30 Millionen Jahren durch Mutation und Selektion entstanden sei. Man sollte Zurückhaltung üben, unter Berufung auf relativ kurzlebige sittliche Auffassungen, in diesen Werdegang einzugreifen. — *Bierich* (Tübingen) ließ es dahingestellt sein, ob die von *Dörner* geäußerte Konzeption des AGS im Experiment bei Tieren zutrifft, sah aber Gegengründe für die Übertragung des Modells auf den Menschen. Immerhin seien langjährige Katamnesen von Fällen mit „early androgen syndrome" bemerkenswert, die seinerzeit maximal virilisiert waren und im Säuglingsalter, in der kritischen Phase ihrer Entwicklung, KS-Werte von 10 mg und mehr aufwiesen. Viele von ihnen hätten später normale ovulatorische Zyklen entwickelt und es hätten sich unter ihnen auch einzelne mit regulär ausgetragener Gravidität gefunden. Im übrigen warnte *Bierich* davor, bei den Mädchen mit AGS eine echte Bisexualität anzunehmen. Das ungünstige Aussehen, die körperliche und psychische Stigmatisierung, führe vielmehr zu sekundären Neurotisierungen, die aber nichts mit einer echten Bisexualität zu tun hätten. Auch *Giese* warnte davor, bei dem von *Dörner* beschriebenen Syndrom ganz global von einer Homosexualität zu sprechen. Dazu sei dieses Syndrom zu vielschichtig und nur mehrdimensional auflösbar. — Was *Dörner* diskutierte, sei lediglich eine homosexuelle Reagibilität im allgemeineren Sinne dieser Begriffsbestimmung, was aber keineswegs mit der Kerngruppe der Homosexualität zu identifizieren sei. — Im gleichen Sinne wie *Bierich* wandte auch *Staemmler* ein, daß manche endokrinologischen Befunde daran Zweifel lassen, daß das von *Dörner* beschriebene Modell sich auf den Menschen übertragen ließe. Ein Beispiel seien die polyzystischen Ovarien, die mit hohen Werten von Ketosteroiden verbunden seien und die dennoch niemals mit einer Homosexualität bei den davon betroffenen Frauen einhergingen. — Und schließlich kamen noch Einwände, die *Neikes* aus ethologischer Perspektive gemacht hat. Er verwies auf Ratten und andere Versuchstiere, die unter Kontaktentzug aufwachsen und dadurch besondere Prägungen erfahren. Auch steige die Prägbarkeit mit zunehmendem Aufstieg auf der phylogenetischen Leiter in dem gleichen Ausmaß, in dem sich die Arten aus der Gebundenheit ihrer hormonellen Bestimmung freizumachen vermögen. — In seiner abschließenden Stellungnahme auf die Einwände von *Staemmler, Neikes, Reisert, Bierich* und *Schlegel* wandte sich *Dörner* gegen die Behauptung, daß das kongenitale AGS mit der experimentell gewonnenen Konzeption nicht übereinstimmte. Man könne ein bisexuelles oder homosexuelles Verhalten bei weiblichen Organismen nur erwarten, wenn pränatal, während der Differenzierungsphase, ein Androgen- oder Oestrogenüberschuß vorliegt. Außerdem müsse in der postpuberalen Phase ebenso ein ausgesprochener Androgenüberschuß vorhanden sein, da nur Androgene ein ausgesprochen männliches Verhalten stimulieren. Wenn man daher rechtzeitig behandele und mit Oestrogenen stimuliere, dann spreche man vorwiegend das weibliche Erotisierungszentrum an und man wird daher in einem solchen Falle keine Homosexualität erwarten. Anders wenn die Behandlung postpuberal beginne und männliche Sexualreflexe schon eingeschliffen seien. Dann könne man mit einem gewissen bi- und homosexuellen Verhalten rechnen. Wichtig sei jedenfalls, daß beim AGS, obwohl vermehrt Androgene vorhanden sind, eine ausgesprochene Hypo- und Bisexualität bestehe, obwohl man eigentlich eine Hypersexualität erwarten müsse.   *St. Wieser* (Bremen)

Prägung des Sexualverhaltens durch das frühkindliche Milieu

(Vorsitz: F. Schutz)

Journal of Neuro-Visceral Relations, Suppl. X, 339—357 (1971)
© by Springer-Verlag 1971

Prägung des Sexualverhaltens von Enten und Gänsen durch Sozialeindrücke während der Jugendphase

Friedrich Schutz

Max-Planck-Institut für Verhaltensphysiologie, Seewiesen
(Abt. Prof. DDr. *K. Lorenz*)

Mit 3 Abbildungen

Summary

Imprinting of Sexual Behaviour of Ducks and Geese through Social Experience during their Juvenile Period

Among birds and mammals it has been widely shown that the species of the social partner during the growth phase influences the later choice of a sexual-social partner. This phenomenon, "sexual imprinting", has been especially well examined in the instance described here, the Mallard (Anas platyrhynchos platyrhynchos L.). Sexual imprinting is not identical with the well known imprinting of a young animal onto a mother object. It does not occur, as in this latter form, during the first day of life but later on by means of parental and brother/sister ties during a period of time lasting for a few weeks. As the comparison of Mallards and geese shows, the actual age at which this critical period occurs in each species depends on the length of time that the family bond exists. This time is species characteristic. Sexual imprinting is not a consequence of the first adult sexual activity. Further it is scarely influenced by this and takes places long beforehand. The effects of sexual imprinting last for several years, often lifelong, and are only with great difficulty influenced by later experiences. In ducks and geese the choice of the sexual partner is, besides this early acquired imprinting factor, also dependant upon instinctive factors. The effects that these two antagonistic groups of factors have on this choice in experiments is explained by the "Balance Principle". This makes possible a better understanding of the appearance or non-appearance of the results of sexual imprinting.

Einleitung

Wächst ein Stockentenmännchen nicht mit einem Artgenossen auf, sondern einem Angehörigen einer fremden Art, so zeigt es später, wenn es erwachsen ist und sich einen Geschlechtspartner sucht, eine Präferenz für die Art desselben. Diese Erscheinung nennt man sexuelle Prägung (*Lorenz*, 1935; *Schutz*, 1963). Sie ist bei Vögeln und Säugern weit verbreitet (*Schutz*, 1968). Leider wurden umfangreichere Untersuchungen bisher nur bei ersteren durchgeführt. Von Säugern, die natürlich in anthropologischer Hinsicht besonders interessant wären, gibt es kaum mehr als einige Zufallsexperimente vor allem aus Zoologischen Gärten und von Tierliebhabern, die jedoch die Parallelität dieses Phänomens zu dem von Vögeln beweisen. Für Serienexperimente sich anbietende Kleinsäuger sind vermutlich infolge der Dominanz des Geruchssinnes und der nächtlichen Lebensweise ungeeignet. Bei größeren Säugern, für die sexuelle Prägung nachgewiesen ist, wie z. B. bei Huf- oder Raubtieren (Bären), stoßen planmäßige Untersuchungen verständlicherweise auf erhebliche technische Schwierigkeiten. Aus diesem Grund also wird über Sexualprägungsexperimente an den verhältnismäßig gut untersuchten Entenvögeln berichtet, die durch Befunde an nicht näher verwandten Hühnervögeln (*Schein*, 1963), Tauben (*Warriner* und Mitarbeiter, 1963; *Klinghammer* und *Hess*, 1964) sowie jüngst an Kleinvögeln (Prachtfinken, *Immelmann*, 1969) bestätigt wurden. Diese Erscheinungen am Tier bieten sich als Modelle für ähnliche Phänomene des Menschen an. Sie haben den Vorteil, hier im Gegensatz zu dort, leichter überblickbar und vor allem einer experimentellen Analyse zugänglich zu sein. Eine vielleicht mögliche Übertragbarkeit wenigstens eines Teiles der am Tier gewonnenen Befunde auf den Menschen ist natürlich an diesem erst zu prüfen. Immerhin ist es auffallend, wie bei verschiedenen, nicht näher miteinander verwandten Tierformen unter ähnlichen Lebensbedingungen oft recht ähnliche Anpassungen des Verhaltens zu finden sind. Das Problem der Aggressionshemmung bei sozial eng zusammenlebenden Tierarten wird z. B. immer wieder mit Verhaltensweisen gelöst, die aus dem Sexual- und Brutpflegeverhalten stammesgeschichtlich abgeleitet wurden (*Wickler*, 1967). Auf jeden Fall können solche Experimente über das Verhalten von Tieren für die entsprechende Forschung am Menschen im Sinne von Arbeitshypothesen anregend und befruchtend wirken.

Versuchsmethoden

Nachdem die sexuelle Prägung an wenigen Einzelfällen, bei denen die Tiere in Gefangenschaft lebten, entdeckt worden war, wurde zunächst sichergestellt, daß es sich nicht etwa nur um eine pathologische Erscheinung handelt. In Serienexperimenten wurde jeweils ein männliches oder ein weibliches Stockentenküken mit einem gleich- oder verschiedengeschlechtlichen Enten- oder Gänseküken verschiedenster Arten gleich oder innerhalb weniger Tage nach dem Schlüpfen in einer Kiste zusammengesetzt und aufgezogen. Entsprechend dem Heranwachsen wurden die Versuchstiere später in visuell voneinander getrennte Freilandgehege umgesetzt. Es war also gewährleistet, daß sich nur die Stiefgeschwister gegenseitig kennenlernen konnten. Eine akustische Kommunikation mit anderen Versuchstieren war nicht ausgeschlossen, trat aber kaum und nur in den ersten Tagen eines Versuchs auf und spielte, wie der Versuchsausgang später zeigte, keine oder nur eine geringe Rolle. Denn eine mit Artgenossen naheliegende Kommunikation kann nur der erwarteten Prägung entgegenwirken. In einigen anderen Fällen wurde ein Stockentenküken einer Mutter einer anderen Art untergeschoben, nachdem ihre eigenen Jungen entfernt worden waren. Im übrigen wurde wie eben beschrieben verfahren. Der Aufzucht mit einem fremdartigen Stiefgeschwister stand also eine solche mit einer Stiefmutter gegenüber. Das Vorhandensein eines Vaters brauchte nicht beachtet zu werden, da sich Männchen an der Aufzucht der Jungen nur bei wenigen tropischen Arten beteiligen. Im Alter von 40 bis 50 Tagen waren die Tiere so weit herangewachsen, daß sie frei in einem natürlichen Biotop mit einem 200 × 300 m großen Versuchssee lebensfähig waren. Sie waren flugfähig belassen und blieben nur wegen der regelmäßigen Fütterung. Für den Versuch war wesentlich, daß sie sich nun in einer Wahlsituation befanden. Denn die Hälfte der im Gebiet lebenden Enten waren etwa 200 Stockenten, also Artgenossen, die andere Hälfte verteilte sich auf knapp 30 andere Arten. Außerdem lebten hier noch an die 200 Gänse. Es kam nun darauf an, nachdem sich mit 8—10 Wochen die Mutter- oder Geschwisterbindung gelöst hatte, welcher Art sich die Versuchstiere in sozial-sexueller Hinsicht anschließen und womit sie sich im Laufe des Herbstes bis zu Beginn der Brutsaison im nächsten Frühling verpaaren würden. Enten leben nämlich saisonmonogam, und beide Geschlechter sind an der Wahl aktiv beteiligt, wenn auch in verschiedener Weise.

Selbstverständlich wurden einige Dutzende männliche und weibliche, normal mit Artgenossen aufgewachsene Stockenten unter den gleichen Versuchsbedingungen auf ihre Wahl bei der Verpaarung hin beobachtet. Sämtliche Tiere waren nur an der eigenen Art interessiert und mit dieser verpaart.

Bei einer weiteren Art der durchgeführten Versuche lebten die Enten vollkommen unter kontrollierten Bedingungen. Nach der Aufzucht mit der Prägungsart wurden sie nicht freigelassen, sondern einzeln gekäfigt gehalten bis zum Test im nächsten Frühling, der Zeit der höchsten Verpaarungsaktivität.

Prägungserfolg

Wie sich nun herausstellte, ist sexuelle Prägung eine Erscheinung, die auch bei halbwilder, also weitestgehend natürlicher Lebensweise auftritt. Über die Hälfte der männlichen Stockenten verpaarte sich mit einem Individuum der Prägungsart oder warb um ein solches, jedoch kein einziges Weibchen. Diese verpaarten sich ausschließlich mit Männchen ihrer Art. Bei der Stockente ist also nur das Männchen sexuell prägbar. Bei anderen Entenarten ist dies unterschiedlich. Doch soll auf die hierüber laufenden Versuche nicht weiter eingegangen werden.

Die Verpaarung hängt natürlich vom Finden des Partners ab, der mitmacht. Oft fand sich keiner, aber die Prägung war dennoch deutlich und zweifelsfrei erkennbar. Denn geprägte Tiere werben und bemühen sich um einen Vertreter einer anderen Art oft viel stärker und ausdauernder, als dies bei normalen Tieren gegenüber Artgenossen der Fall ist. Den Extremfall stellen zwei Stockerpel dar, von denen der erste, auf Brandenten geprägt, nach annähernd zwei Wochen ununterbrochener Aktivität von früh bis spät ein altverpaartes Brandentenpaar trennte. Im anderen Fall war der gänsegeprägte Erpel über einen Monat lang ebenso aktiv hinter seiner „geliebten" Gans her, die sich mit einer anderen Gans verpaaren wollte. Erfolgreich hintertrieb er dies, indem er sich immer wieder, sowie sich seine Gans der anderen genähert hatte, auf jene stürzte und sie wegtrieb und sogar im Flug verfolgte. Es ist offensichtlich, daß diese übernormal starke Aktivität durch einen Mangel an Erfolg und Entgegenkommen des Partners bedingt ist. In vielen Fällen ist es geprägten Tieren jahrelang nicht möglich, einen geeigneten Partner zu finden. Solch anhaltend schlechte und üble Erfahrungen — wenn nämlich das Versuchstier von der Prägungsart Prügel bezieht — müßten eigentlich, möchte man annehmen, eine stark abdressierende Wirkung haben. Dennoch lernen die Enten in vielen Fällen nichts oder recht wenig. Die Prägung bleibt in erstaunlichem Maße erhalten. Das heißt, die Wirkung der Erfahrungen der ersten Lebenswochen ist zumindest weitgehend gegen diese ihr entgegenwirkenden, späteren Erfahrungen resistent.

Durch die Prägung verändert sich nicht das gesamte Verhalten, sondern nur seine sexuell-soziale Zielorientierung. Ein z. B. mit einer Graugans aufgezogener und geprägt reagierender Stockerpel zeigt nicht etwa die gleichen oder ähnlichen Bewegungen wie diese. Sein Verhalten bleibt ganz normal und unverändert arttypisch, also z. B. seine Art zu balzen, zu fressen oder zu kämpfen. Er schließt sich lediglich statt Artgenossen der Prägungsart an und fliegt mit Gänsen nicht nur umher, sondern auch auf die Weide, was Stockenten normalerweise kaum tun, weil sie keine Grasfresser sind. Hier rupft er jedoch kein Gras, sondern sucht nach Entennahrung, wie Schnecken, Würmer, Insekten und Sämereien. Statt sich mit einem Weibchen der eigenen Art zu verpaaren, zeigt er in zunehmendem Maße Bindung an eine bestimmte Gans, bis man sagen kann, er sei mit ihr verpaart, weil sie regelmäßig zusammen sind. Diese Bindung ist bemerkenswerterweise in den meisten Fällen nur einseitig: Die Gans kümmert sich nicht um den Erpel, ja in der Anfangsphase ist sie nicht selten immer wieder gegen diesen aggressiv, bis sie sich schließlich an seine ständige Anwesenheit gewöhnt. Gegenüber anderen Gänsen benimmt sich solch ein Erpel oft „eifersüchtig" aggressiv, genauso wie ein normaler Entenmann gegenüber Artgenossen, wenn diese seinem Entenweibchen zu nahe kommen. Aber auch zu nahe kommende Artgenossen werden von einem Gansgeprägten weggetrieben — eine Tatsache, die uns noch beschäftigen wird.

Wie man sich leicht vorstellen kann, ist bei einem Enten-Gans-Paar wegen der unterschiedlichen Größe, vor allem aber der ungenügenden Verständigung eine sexuelle Betätigung unmöglich. Denn niemals wird der Ehepartner vergewaltigt. Immer geht einer Kopulation das angeborene Verhalten der Begattungseinleitung voraus, das artspezifisch im Fall von Ente und Gans so verschieden ist, daß es vom anderen nicht verstanden wird. Überraschenderweise hat jedoch dieser Mangel keinen erkennbaren Einfluß auf die Bindung. Diese extremen Verhältnisse finden sich nur bei der Prägung auf Gänse. Bei der Prägung auf näher verwandte Arten der Gänse-Enten-Gruppe kommen gegenseitige Verpaarungen und auch Begattungen des weiblichen Partners durchaus regelmäßig vor. Bezeichnend ist jedoch, daß verschiedenartige Paare oft aus zwei Männchen bestehen, bei denen Begattungen aus dem ebengesagten Grund unterbleiben. Die Begattungseinleitung, die bei beiden Geschlechtern gleich ist, wird schließlich abgebrochen, denn keiner der beiden Partner geht von seiner männlichen Sexualrolle ab und übernimmt die weibliche. Warum kommt es nun aber zu männlichen Paaren?

Das liegt einmal an der besseren oder ausschließlich sexuellen Prägbarkeit der Männchen vieler Entenarten. Werden nämlich z. B. Stockentenweibchen mit einer anderen Art aufgezogen, so verpaaren sie sich später, in Wahlsituation, doch mit Männchen der eigenen Art. Daher treffen häufig zwei artlich aufeinander geprägte Männchen zusammen, ohne daß eine Konkurrenz durch entsprechend geprägte Weibchen besteht. Sie bilden dann sehr leicht ein Paar. Ferner liegt der Grund für gleichgeschlechtliche Paare nicht etwa darin, daß die Geschlechter nicht unterschieden werden könnten, was Wahlversuche unter kontrollierten Käfigbedingungen gezeigt haben. Vielmehr sind auch normal aufgewachsene Weibchen viel schwerer und seltener dazu zu bewegen, eine artfremde Ehe einzugehen als entsprechende Männchen. So nehmen, einfach der Not gehorchend, geprägte Männchen mit einem Männchen der Prägungsart vorlieb. Da außerdem manche in einem Jahr mit einem Weibchen und in einem anderen mit einem Männchen verpaart sind, ist ganz klar, daß man bei solchen gleichgeschlechtlichen Paaren nicht von Homosexualität reden darf. Denn es liegt keinerlei Präferenz des eigenen Geschlechts vor. Es kommt mehr darauf an, mit der richtigen, nämlich geprägten Art verpaart zu sein, als mit dem richtigen, nämlich anderen Geschlecht.

Homosexualität

Mit der gleichen Methode wie die sexuelle Prägung läßt sich im männlichen Geschlecht auch echte Homosexualität erzeugen, also nur durch soziale Jugenderfahrungen während einer Aufzucht in einer gleichgeschlechtlichen Gruppe. Sie äußert sich in der Verpaarung von jeweils zwei Männchen, die sich gegenseitig so verhalten, als sei der andere ein Weibchen. Jeder bleibt also bei seinem männlichen Verhalten, keiner übernimmt die weibliche Rolle. Das führt überraschenderweise zu keinerlei Schwierigkeiten im Zusammenleben. Lediglich Begattungen sind aus dem oben beschriebenen Grund nicht möglich, was aber keinen erkennbaren störenden Einfluß auf die Paarbindung hat. Die Paare sind ausgezeichnet synchronisiert und halten teilweise bis ans Lebensende, also 6 bis 8 Jahre, zusammen.

Insgesamt scheint die Homosexualität weniger beständig zu sein als die sexuelle Prägung. Immerhin lebte aber noch nach mehr als fünf Jahren ein erheblicher Anteil der Tiere in homosexueller Ehe. Besonders interessant sind Erpel, die das Versuchsbiotop im Frühling verlassen, um sich irgendwo in der freien Natur umherzutreiben, und im Herbst wieder mit demselben Männchenpartner zurückkehren. Auch die Homosexualität ist also überraschend stabil.

Hunderttägige Isolation der Aufzuchtsgruppe führte bei anschließender Freilassung in das beschriebene Versuchsbiotop zu nahezu vollständiger Homosexualität für die Verpaarungssaison des nächsten Jahres, obgleich, wie gesagt, die Tiere dann in einer sehr zahlreichen Population mit vielen Weibchen, also in bester Wahlsituation, lebten.

Eine genauere Untersuchung der Bedingungen, unter der Homosexualität zustande kommt, hat folgendes ergeben:

1. Die sensible Phase für Homosexualität liegt später als die der Sexualprägung, und die erforderliche Prägungszeit dauert länger. 47 Tage Isolationszeit erbrachten nur teilweise einen Erfolg, denn die Mehrzahl der Versuchstiere verpaarte sich mit weiblichen Artgenossen (*Schutz*, 1965 b). Demgegenüber führten etwa 40 Tage Prägungszeit bei heterospezifischer Prägung zu einem sehr guten Erfolg (*Schutz*, 1965 a).

2. Homosexuelle sind auf die eigene Art geprägt und auf das eigene Geschlecht. Das äußert sich in der Vergewaltigungsreaktion, die bei den Enten die Funktion der Territorialität erfüllt. Normale Männchen zeigen sie nur gegenüber Weibchen, Homosexuelle dagegen vorzugsweise, wenn nicht ausschließlich, gegenüber Männchen.

3. Konstitutiv wesentlich ist ein gewisser Hang zur eigenen Art auch bei Gleichgeschlechtlichen. Dieser Faktor äußert sich auf folgende Weise: Immer wieder kommt es vor, daß heterospezifisch geprägte Stockerpel keinen Partner der Prägungsart finden. Solche Tiere bilden dann häufig gleichgeschlechtliche Paare, die aber meist nur eine Brutsaison zusammenhalten, also einige Monate. In den darauffolgenden Jahren ist von Homosexualität bei ihnen meist nichts mehr zu bemerken.

4. Entscheidend wichtig ist eine schon früh durch das Jungtier gemachte Bekanntschaft mit dem späteren Partner. Die Paare, die sich nach dem Freilassen der Versuchsgruppe bilden oder sich schon vorher gebildet haben, bleiben durchaus nicht immer erhalten. Es kommen nicht selten Umpaarungen vor, selbst noch im zweiten und späteren Jahren. Die Umpaarungen finden aber immer nur mit einem Tier der Aufzuchtsgruppe oder wenigstens desselben Jahrganges statt. Diese Notwendigkeit einer frühen Bekanntschaft für die Bildung eines homosexuellen Paares dürfte der Grund sein, warum in der freien Natur homosexuelle Paare nur sehr selten vorkommen, ganz im Gegensatz zu Gefangenschaftverhältnissen. Solche wurden nur in Populationen beobachtet, die ständig das ganze Jahr über in den Anlagen großer Städte leben. Hier werden die Tiere gefüttert, weshalb sie ortstreu bleiben und das ganze Jahr über kaum wegfliegen. In freier Wildbahn dagegen verlieren sich die Enten durch die starke Fluglust bei und nach dem Selbständigwerden.

Weitere Merkmale sexueller Prägung

Hier liegt die Frage nahe, woran ein Tier der Prägungsart erkannt wird. Leider wissen wir darüber noch wenig. Soviel aber ist klar, die Farbe des Gefieders spielt bei weitem nicht die Rolle, wie man annehmen könnte. Das zeigt sich unter anderem darin, daß nahe verwandte Arten, die nicht gleich gefärbt sind, aber eine ähnliche Gestalt aufweisen, wie z. B. Europäische und Südamerikanische Spießenten von Stockerpeln, die auf letztere geprägt waren, manchmal verwechselt werden. Mit einer Stockente aufgewachsene Brand-, Grau- und Bläßgänse interessierten sich später für weiße und schwarze Hausenten, die zwar von der Stockente abstammen, aber durch Domestikation für uns unverwechselbar in der Farbe abweichen. Dies legt nahe, daß es eine

Vielzahl von Merkmalen ist, an denen die Prägungsart erkannt wird.
Die Abweichung der Färbung fällt offensichtlich gegenüber der Menge
der anderen Kennzeichen nicht ins Gewicht. Dementsprechend ist es
auch nicht verwunderlich, wenn Stockerpel auf prachtkleidtragende
Männchen der Prägungsart geprägt reagieren, obgleich sie durch ein im
Schlichtkleid befindliches Geschwister oder eine solche Mutter geprägt
worden waren und noch nie zuvor das Prachtkleid dieser Art gesehen
hatten. So gut wie alle Enten der nördlichen Halbkugel zeichnen sich
nämlich durch geschlechtlichen Dimorphismus aus: Die Weibchen sind
ebenso wie die Jungen unscheinbar braun und tarnkleidfarben, die
Männchen meist auffallend bunt und artlich sehr unterschiedlich gefärbt. Eine genügend große Zahl von Merkmalen, die männliche und
weibliche Tiere gemeinsam haben und dem späteren artlichen Erkennen
dienen, kommen offensichtlich schon während der ersten ein bis zwei
Monate, in denen geprägt wird, zur Ausbildung, während das Prachtkleid erst später, nach mehr als 100 Tagen erscheint.

Eingangs habe ich die zwei Methoden der sexuellen Prägung erwähnt, die Prägung durch eine fremdartliche Stiefmutter oder durch ein
solches etwa gleichaltriges Geschwister. Beide führen zum Erfolg, doch
prägt die Mutter signifikant besser. Das ist nicht überraschend, wenn
man sich vor Augen hält, daß die Mutter von Anfang an immer gleich
aussieht, während ein Geschwister erst langsam zum Träger der endgültigen Merkmale wird. Wieweit darüber hinaus auch noch psychologische Faktoren für den Unterschied maßgeblich sind, wissen wir noch
nicht.

Die sensible Phase

Zunächst möchte ich einem Mißverständnis vorbeugen. Wenn von
Prägung die Rede ist, denkt man immer gleich an die Prägung der
Küken-Mutter-Bindung eines kleinen Nestflüchters wie z. B. Enten-,
Gänse- oder Hühnerkükens. Denn über diese Prägung der Nachfolgereaktion wurde bisher am meisten experimentiert und publiziert. Sie ist
jedoch mit sexueller Prägung nicht identisch. Das zeigt sich deutlich in
der sensiblen Phase. Sie liegt bei ihr am ersten Lebenstag (*Hess*, 1959).
Eine gute Bindung an eine Mutter während der ersten 5 bis 10 Lebenstage führt jedoch noch zu keiner sexuellen Präferenz für die Mutter-
art, wie eine Reihe von Versuchstieren zeigt, die nach dieser Zeit von
der Mutter getrennt und isoliert aufgezogen worden waren. Bei normalem Aufwachsen in der natürlichen Familie ist die Prägung der
Nachfolgereaktion lediglich Voraussetzung für die sexuelle Prägung,
insofern sie die Bindung an Mutter und Geschwister schafft und damit
das Zusammensein verursacht, das im Experiment durch die gemein-

same Isolation erreicht wird. Die sensible Phase der Sexualprägung dürfte im Zeitraum zwischen dem 10. und 60. bis 80. Tag liegen. Denn wie eben gesagt, ereignet sich in den ersten 5 bis 10 Lebenstagen noch keine Sexualprägung. Das besagt auch eine Reihe von Versuchstieren, die zunächst mit der eigenen Art lebten und erst mit durchschnittlich 11 Tagen zu einem fremdartlichen Prägungsobjekt gesetzt wurden (*Schutz*, 1965 a). Sie reagierten auf die fremde Art geprägt.

Diese Argumente betreffen den Anfang der sensiblen Phase der Sexualprägung. Wie die in Abb. 1 dargestellten Versuche zeigen, liegt sie trotzdem nicht spät. In der weitaus überwiegenden Mehrzahl der Versuche wirkte der erste der beiden hier nacheinander angewandten verschiedenartlichen Prägungspartner stärker prägend als die zweite,

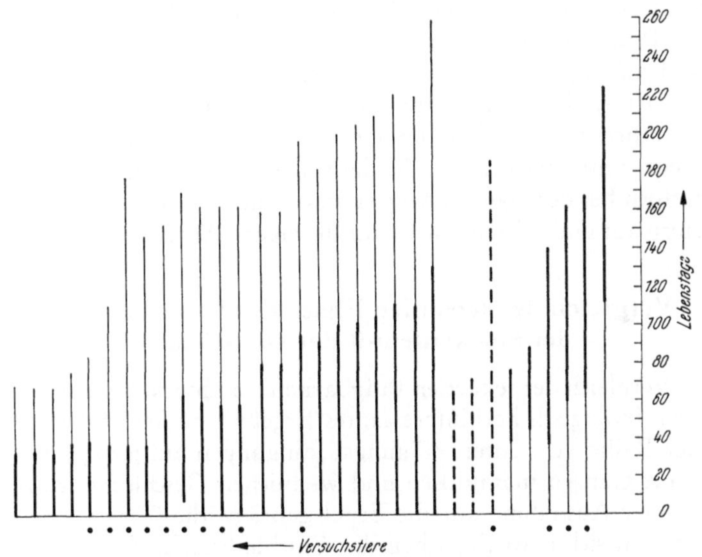

Abb. 1. Versuche zur sensiblen Phase

Erklärung:　━━━geprägt　───── aggressiv oder nicht interessiert

– – –unklar

● Prägungszeit mit erster Art kürzer als mit zweiter

Jeder horizontale Strich stellt den Versuch mit einem Stockerpel dar, der nacheinander mit je einem Individuum zweier verschiedener Arten aufgezogen bzw. gehalten wurde. Die Länge des dicken und dünnen Striches entspricht der Anzahl der Tage mit den Partnern. Die Zeitdauer der Aufzucht mit der Art, auf die freundlich sexuell reagiert wurde, ist dick ausgezogen, jene mit der anderen Art, die kein Interesse fand oder Aggression erregte, mit einem dünnen Strich angegeben. Die Prägungswirkung der beiden Arten wurde in einem Simultanwahlversuch im Frühling zur Zeit der höchsten Verpaarungsaktivität festgestellt. Bis dahin waren die Versuchstiere nach der Prägungsaufzucht allein isoliert gehalten worden.

wie die dick ausgezogenen Striche zeigen, und zwar selbst in den Fällen, in denen der zweite Aufzuchtspartner längere Zeit mit dem Versuchstier zusammen lebte als der erste (siehe die mit einem Punkt markierten Versuche in Abb. 1). Wo das Ende der Phase der Prägbarkeit liegt, ist noch nicht ganz klar, da eine Versuchsreihe mit zunächst lange allein isoliert aufgezogenen Tieren fehlt, die erst dann zu einem Prägungspartner gesetzt werden. Denn nur mit solchen Versuchen kann ausgeschlossen werden, daß einfach das Vorhandensein eines früheren Partners die prägende Wirkung eines späteren verhindert. Jetzt jedoch liegt die vielfach gemachte Erfahrung vor, daß normal aufgewachsene Tiere im Alter von zirka 80 Tagen nicht mehr prägbar sind.

Dieses Ergebnis paßt gut zur Biologie der Stockente, insofern sich bei ihr die Familie mit etwa 60 bis 80 Tagen auflöst. Würde sich die sexuelle Prägung erst später ereignen, bestünde die Gefahr der Prägung auf andere Arten, da die Jungtiere dann herumstreifen und mit anderen Arten in Kontakt kommen. Damit führte sie gerade zum Gegenteil ihres tatsächlichen biologischen Zwecks der Reinerhaltung der Art. Denn unter natürlichen Verhältnissen wächst ein Junges selbstverständlich bei der eigenen Mutter zusammen mit den wirklichen Geschwistern auf und wird dadurch auf die eigene Art geprägt.

Vergleich der sensiblen Phase der Sexualprägung der Stockente mit der von Gänsen

Der Vergleich der sexuellen Prägbarkeit von Stockenten und Gänsen bringt ein biologisch hochinteressantes Ergebnis zutage (*Schutz*, 1970). Bei einer Reihe von unter Prägungsbedingungen aufgezogenen Stockerpeln mit Gänsen männlichen und weiblichen Geschlechts waren mit jeweils einer Ausnahme nur die Erpel geprägt, die Gänse nicht. Diese interessierten sich nach Erreichen der Geschlechtsreife für Artgenossen. Die Prägungszeit, also die gemeinsame Isolation, wurde bei diesen Versuchen sogar besonders lange gehalten. Gänse schienen demnach kaum prägbar zu sein (siehe Tabelle 1). Wurden die Prägungspaare jedoch 150 Tage und länger in Isolation gehalten, die Gänse also so lange daran gehindert, mit Artgenossen in Kontakt zu kommen, dann wurden auch sie sexuell geprägt und balzten nach Erreichen der Geschlechtsreife mit zwei Jahren in ihrem dritten Frühling auf Enten. Die sensible Phase liegt bei ihnen also nach dem 50. Lebenstag. Nach noch laufenden Versuchen scheint sie sich sogar erheblich über den 150. Lebenstag hinaus zu erstrecken. Diesen starken Abweichungen der sensiblen Phase der Gänse gegenüber der der Stockente entspricht genau die Abweichung der Länge des Familienzusammenhaltes. Gegenüber den 60 bis 80 Tagen bei der Stockente währt er bei Gänsen etwa 300 Tage. Erst im Februar des nächsten Jahres trennen sich die Jungen von ihren Eltern und voneinander. Bei Gänsen steht also ein entsprechend langer Zeitraum für die Prägung auf die eigene Art zur Verfügung. Wir können feststellen, die Lage der sensiblen Phase der Sexualprägung entspricht bei Enten und Gänsen jeweils der Länge des Zeitraumes bis zum Selbständigwerden der Jungen. Besonders bemerkenswert ist dabei, daß das körperliche Wachstum etwa gleich schnell erfolgt. Enten und Gänse erreichen ungefähr im gleichen Alter ihre Endgröße, auch werden sie etwa gleichzeitig flügge. Nur das psychische Wachstum ist verschieden.

Sexuelle Reifung und Prägung

Natürlich wird man sofort fragen, wieweit in der Zeit der sensiblen Phase die Sexualität zur Ausbildung kommt. Wäre dies der Fall, könnte man leicht verstehen, daß es zu einer Fixierung auf den Partner kommt oder wenigstens auf dessen Art, der zur Zeit des Heranreifens der Sexualität vorhanden ist. Die Fixierung müßte dann mit der Betätigung der Sexualität eintreten. Das ist jedoch aus folgenden Gründen nicht der Fall:

1. Zunächst einmal besteht sexuelle Prägung nicht in einer sexuell-sozialen Bindung an das Aufzuchtsgeschwister oder die Mutter. Die Mehrzahl der geprägten Tiere ging unter den Wahlverhältnissen in unserem Freiland-Versuchsgelände eine Paarbindung nicht mit dem Stiefgeschwister oder der Stiefmutter, sondern mit einem anderen Individuum derselben Art ein. Sexualprägung ist also eine Bindung an die Art, nicht an ein bestimmtes Individuum. In diesem Punkt unterscheidet sie sich deutlich von der erwähnten Homosexualität, für die Bindung an ein Aufzuchtsgeschwister oder an ein irgendwie früh in der Lebensgeschichte bekannt gewordenes Tier wesentlich ist, wie das etwa in einer Gruppe von gleichaltrigen Jungtieren leicht geschieht. Solche Gruppen bilden sich nach der Auflösung des Familienverbandes und dem Selbständigwerden der Jungtiere.

2. Ausgebildetes, gereiftes Sexualverhalten wie Balz und Kopulationen tritt bei der Stockente mit einem Alter von 4 bis 5 Monaten auf, letztere nicht selten erst nach einem halben Jahr und später. Amerikanischen Untersuchungen „zufolge bleibt der juv. Penis während 5 bis 10 Monaten kaum verändert. Einige wenige junge ♂ zeigen bereits Mitte November einen Adult-Penis, das Gros erreicht dieses Stadium aber nicht vor Ende Dezember. Bei einigen Vögeln kann der Penis noch im Januar die jugendliche Form zeigen." (*Niethammer*, 1968, S. 379.) Wohl beginnt die schrittweise Entwicklung sexueller Verhaltensweisen schon ab einem Alter von ungefähr zwei Monaten. Doch handelt es sich dabei durchweg um prämature Sexualität. Die Tiere werden im

Tabelle 1. *Vergleich des Prägungserfolgs kürzer geprägter Stockerpel-Gans-Geschwister und länger geprägter Gänse*

Versuchstiere: mit kürzerer Prägungsisolation (etwa 50—60 Tage) — Stiefgeschwisterpaare | mit längerer Prägungsisolation (etwa 150—300 Tage)

Prägungsisolation in Tagen	Tier	1.	2.	3.	4.	5.	6.	Tier	1.	2.	3.	4.	5.	6.	Tier	1.	2.	3.	4.	5.	6.	Prägungsisolation in Tagen
61	Stock —♂	+	+—	+—				Graugans —♂	—	—					Graugans —♂	+	+	+	+	+	+	144
45	„	+	+	+	+	+		„	—	—					„	+—	+/—	+	+	+		300
53	„	+						„	—	—	—	—			„	+	+	+				148
35	„	+	+					„	+/—	—	—	—			„	+	+/—	—	—			351
59	„	+	+	+	+	+	+	„	—	—	—	—	—	—	„	+—	—					304
50	„	+	+					Graugans —♀	—	—	—				Graugans —♀	+	+/—					298
51	„	+	+—					„	—	—	—	—	—	—	„	+	+	+				220
54	„	+—	+—	+—	+—	+	+	„	—	—	—	—	—		„	+	+—	+—				285
48	„	—	—	—	—	—		„	—	—					„	+	—					349
56	Stock —♂	+						Bläßgans —♀	—	—	—	—	—		Bläßgans —♂	+	+	+	+			150
50	„	+						„	—	+	—	+	+		„	+	+	+				150
90	„	+	+					Schnee/Bläß-bastard —♂	+	+/—					„	+	+					110
56	Stock —♂	+	(+)	(+)	(+)			Schneegans —♀	+/—	—					Schneegans —♂	+	—	—				166
56	Stock —♂	+	(+)	+	+	+	+—	Streifeng. —♀	+/—	—	—	—			Streifeng. —♂	+	+	—?				149

Auswertung: 13 positiv 1 negativ	♂♂ 0 positiv 6 negativ ♀♀ 1 „ 7 „	♂♂ 7 positiv 3 negativ ♀♀ 2 „ 2 „

χ^2-Test: Summen der Gänse —♂♂ und —♀♀: 1 positiv 13 negativ gegenüber 9 positiv 5 negativ $p < 0{,}01$

Zeichenerklärung:
+   reagiert geprägt
—   geht nur mit Artgenossen
+—   geht mit Artgenossen und Prägungsart
+/—   geht längere Zeit mit Prägungsart, verpaart sich dann aber mit Artgenossen
(+)   geht mit anderer als geprägter Gänseart

Jedes Zeichen gilt für ein Jahr. Sechs + in einer Zeile bedeuten also, daß das Versuchstier 6 Jahre lang geprägt reagierte usw. Entsprechend dem Lebensrhythmus unserer Anseriformes währt ein Beobachtungsjahr vom 1. August bis zum 31. Juli. Da Gänse erst nach zwei Jahren Geschlechtsreife erlangen, was sich auch bei der Partnerwahl bemerkbar macht, indem sich nicht wenige Tiere erst dann endgültig von ihrer Prägungsart Stockente abwenden und sich mit einem Artgenossen verpaaren, wurden als positiv geprägt nur jene Gänse bewertet, die auch im zweiten Frühling oder späteren Jahren Interesse für Stockenten zeigten. Wo nur wenige oder gar kein einziges Zeichen angeführt sind, war das Versuchstier vorzeitig umgekommen oder es stand noch nicht mehr Beobachtungszeit zur Verfügung. Die Tiere entstammen nämlich ganz verschiedenen Jahrgängen.

Frühling und Frühsommer geboren, zu Kopulationen kommt es erst frühestens zu Winterbeginn nach einer Paarbildung. Von eigentlich sexueller Aktivität während der sensiblen Phase vom 10. bis 70. Lebenstag kann keine Rede sein. Die Prägungseindrücke wirken bestenfalls auf herankeimende und unterschwellige Sexualität, die auf jeden Fall nur andeutungsweise und partiell im Verhalten nachweisbar ist.

3. Betrachtet man demgegenüber die in Abb. 1 dargestellten Versuche, bei denen ein Versuchstier zeitlich nacheinander mit zwei verschiedenartlichen Partnern aufgezogen wurde, kann man rasch die weitaus größere Prägungswirksamkeit des ersten Partners erkennen. Dies ist, wie gesagt, nicht nur in der Mehrzahl der Fälle so, in denen die beiden Prägungspartner jeweils einen gleich langen Zeitabschnitt bei dem Versuchstier waren (13 gegenüber 3). Es ist auch bei den Versuchen meist der Fall, bei denen der zweite Prägungsabschnitt den ersten an Länge übertraf (10 gegenüber 3). Entspräche die Prägungsstärke schlichtweg der Länge der Prägungszeit, müßten die Tiere dieser Versuche vorwiegend auf die zweite, länger anwesend gewesene Art geprägt sein. Das ist nicht der Fall. Gerade in einem früheren Zeitraum in der Jugend, in dem die Sexualität noch nicht so ausgebildet ist wie später, besteht eine größere Prägungssensibilität als in der späteren Jugend.

4. In mehreren Versuchen wurde ein Stockerpel nach einer Prägungszeit von 30 bis 40 Tagen allein bis zum nächsten Frühling isoliert gehalten. Dann wurden die Vögel zur Zeit der stärksten Verpaarungsaktivität einem Wahltest zwischen der Prägungsart und der eigenen oder einer dritten, fremden unterworfen. Alle Tiere reagierten geprägt. Dies dürfte nicht der Fall sein, wenn in der Zeit, in der die Sexualität zur Ausbildung kommt, ein Partner vorhanden sein müßte.

5. Eine Reihe von 15 Entenmännchen war unter Prägungsbedingungen aufgezogen worden. Nach dem Freilassen in das Versuchsbiotop verpaarten sie sich aber doch mit einem Weibchen der eigenen Art. Sie lebten mit ihnen teilweise monatelang in vollkommen normaler Paarbindung. Regelmäßig fanden Kopulationen statt. Nichts deutete mehr auf Prägung hin. Daraufhin wurden die Tiere gefangen, die Paare getrennt und die Männchen in eine neue Wahlsituation gebracht. Sie reagierten nunmehr geprägt und entwickelten eine Bindung an ein Tier der Prägungsart. Nach diesen Versuchen sind also die ersten tatsächlich sexuellen Erfahrungen weniger sexuell prägend als die viel frühere nichtsexuelle Aufzuchtspartnerbindung.

6. Dieser Befund wird durch einige Fälle unterstrichen, bei denen der Stockerpel mehrere Jahre hindurch mit einem weiblichen Artgenossen verpaart war und ein ganz normales Paarleben führte. Nachdem das Weibchen, meist durch einen Unglücksfall, verschwunden war, verpaar-

ten sich die Männchen jedoch nicht mit einem neuen Weibchen, wie das für Enten ganz normal ist und oft innerhalb weniger Tage geschieht. Sie schlossen sich nun ganz entschieden der Prägungsart an und gingen eine heterospezifische Paarbindung ein. In einem Fall z. B. bahnte sich die Verpaarung eines mit einer Graugans aufgezogenen Stockerpels mit einem Stockentenweibchen schon im Oktober des Aufzuchtsjahres an. Drei Jahre lebten sie zusammen und hatten jedes Jahr Junge. Dann verschwand das Weibchen, und fortan trieb sich der Erpel nur noch in Gesellschaft der Gänse umher, bis er dann nach weiteren drei Jahren durch einen Unglücksfall ums Leben kam. Hier sehen wir besonders deutlich, wie selbst jahrelange und sicherlich für das Tier nicht widrige Erfahrungen die in einem demgegenüber kurzen Zeitraum in der Jugend empfangenen Prägungseindrücke nicht auslöschen oder nachhaltig unterdrücken. Hier wird, wie auch bei den unter 5. erwähnten Versuchen besonders klar, daß Prägung nicht mit Gewohnheit erklärt werden kann.

Irreversibilität

Aus dem eben erwähnten Fall geht hervor, daß Sexualprägung viele Jahre lang, in vielen, wenn auch bei weitem nicht allen Fällen lebenslang anhält. Zwar kann ich keine Tiere vorweisen, die das mögliche Höchstalter von mehr als 10 Jahren erreicht haben und bis zum Schluß geprägt reagierten. Das liegt aber vor allem daran, daß Enten einerseits potentiell verhältnismäßig alt werden, andererseits im Laufe der Jahre einfach verschwinden oder nachweislich durch Raubtiere, Unglücksfälle oder Krankheiten zugrunde gehen. Abb. 2 bringt eine Übersicht

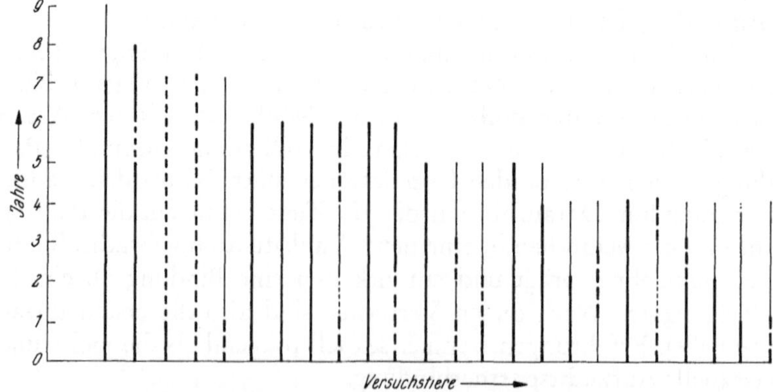

Abb. 2. Das Anhalten der Prägungsreaktion. Die verschiedenen Versuchstiere reagierten im Laufe der Jahre wie folgt:

über die ältesten noch lebenden Versuchstiere. Jeder vertikale Strich stellt ein Versuchstier dar. Wie man links ablesen kann, befinden sich darunter mehrere 6 bis 9 Jahre alte Enten, die immer noch geprägt reagieren. Altersuntersuchungen an Hunderten von beringten, in freier Wildbahn lebenden Stockenten haben ergeben, daß nur wenig mehr als 1 % älter als 7 Jahre wird (*Niethammer*, 1968). An diesem Maßstab gemessen, muß man sagen, daß die Sexualprägung oft irreversibel ist.

Wichtig ist dabei, nicht zu vergessen, unter welch widrigen, der Prägung entgegenwirkenden Verhältnissen manche Tiere mehrere Jahre hindurch leben, wenn sie immer wieder einerseits bei vielen Tieren oder andererseits bei einem bestimmten Individuum viele Wochen, ja Monate hindurch versuchen, einen Partner zu gewinnen, was sie oft nach Jahren nicht schaffen. Von den äußeren Verhältnissen her gesehen, ist es in unserem Versuchsbiotop durchaus nicht naheliegend und wahrscheinlich, daß ein Versuchstier eine prägungsgemäße heterospezifische Ehe eingeht oder sich an ein bestimmtes Tier einseitig bindet.

Es ist eine Frage für sich, wieweit in den Fällen, in denen ein Tier nicht mehr geprägt reagiert, die Prägung wirklich verschwunden ist. In Abb. 2. finden sich einige Fälle, bei denen die Prägung ein oder zwei Jahre lang nur mehr schwach erkennbar oder überhaupt verschwunden war. Dennoch reagierten die Tiere in darauffolgenden Jahren wieder gut geprägt. Solche Fälle sind nicht selten. Man kann also nie sicher sagen, wie die Tiere reagieren werden. Die Frage, ob und wieweit die Folgen der frühen Sexualprägungserfahrungen im Sinne von Handlungsmöglichkeiten des jeweiligen Individuums tatsächlich verschwinden können oder nur so unterschwellig werden, daß sie nicht mehr nachweisbar sind, ist derzeit offen und grundsätzlich vielleicht überhaupt nicht zu beantworten.

Angeborenes und Geprägtes

Damit sind wir auf die wichtige Frage nach den Bedingungen für das In-Erscheinung-Treten der Sexualprägung gestoßen. Wie schon zu Anfang erwähnt wurde, reagieren nicht alle unter Sexualprägungsbedingungen aufgezogenen Tiere auch wirklich geprägt. Bei den Versuchen im Freiland-Versuchsbiotop waren es nur knapp zwei Drittel der Männchen. In den Käfigversuchen, bei denen die Tiere immer unter vollkommen kontrollierten Bedingungen lebten und in der Zeit von der Prägungsaufzucht bis zum Test im nächsten Frühling isoliert gehalten wurden, waren es weitaus mehr, jedoch nicht alle. Was tat das restliche Drittel der Freilandversuchstiere? Da sie während der Jugendzeit keine Artgenossen zu Gesicht bekommen hatten und später keine Prägung mehr eintritt, müßte man annehmen, die Vögel handelten bei der Wahl eines Partners desorientiert. Sie müßten sich dann theoretisch proportional den artlichen Anteilen der Versuchspopulation verpaaren. Das war jedoch überhaupt nicht der Fall. Die nicht geprägt reagierenden Erpel wandten sich so gut wie vollständig Artgenossen zu, was, wie schon erwähnt, darin gipfelte, daß Männchen, die kein Weibchen oder kein Tier der Prägungsart fanden, das auf sie einging, sogar eine in den meisten Fällen vorübergehende homosexuelle Bindung vollzogen. Es besteht demnach eine ganz klare Alternativpräferenz für den Artgenossen: Wenn man schon nicht mit der Prägungsart geht, dann geht man mit der eigenen Art.

Diese Feststellung läßt auf einen angeborenen, also nicht erworbenen Faktor schließen, der die Neigung zum Artgenossen hin begründet. Dafür sprechen folgende weitere Hinweise:

1. Stockenten, die 9 Wochen lang unter visueller wie auditiver Isolation gegenüber anderen Enten aufgezogen wurden, verpaarten sich, nachdem sie die sozialen, durch die Isolation bedingten Hemmungen nach einigen Wochen überwunden hatten, ausnahmslos mit Artgenossen.

2. Auch Tiere, die mit einem arteigenen und einem artfremden Partner aufwuchsen, taten dies fast ausnahmslos.

3. Auf Vögel, die nicht zur Verwandtschaftsgruppe der Enten- und Gänse gehören, läßt sich viel schwerer als auf Angehörige dieser Gruppe prägen.

4. Erpel, die sich in erster Ehe nicht mit einem Tier der Prägungsart verpaart hatten, sich dann aber bei späteren Verpaarungen als geprägt erwiesen, waren zunächst mit Artgenossen verpaart.

5. Nur zwischenzeitlich nicht geprägt reagierende Versuchstiere, wie sich z. B. einige in Abb. 2 finden, gesellten sich ausschließlich zu Artgenossen.

Damit wird nun verständlicher, warum der Prägungserfolg unter verschiedenen Bedingungen wie etwa bei Käfighaltung gegenüber Leben im Freiland-Versuchsbiotop nicht immer gleich ist. Es kommt auf die soziale Situation an, in der ein Versuchstier lebt, d. h. auf die Größe und Zusammensetzung der Population. Denn es macht einen Unterschied aus, ob viele oder nur wenige Artgenossen, und unter diesen, wie viele Männchen und Weibchen und wie viele noch Unverpaarte gegenüber Verpaarten einerseits die angeborene Tendenz zum Artgenossen hin oder andererseits die geprägte Tendenz hin zur Prägungsart ansprechen. Wiederholt wurde z. B. beobachtet, wie ein Weibchen der eigenen Art einen an der Prägungsart interessierten Erpel so lange umwarb, bis dieser mit ihr eine Ehe einging. So spielt auch der Zufall individueller Bekanntschaften, z. B. durch gleiches Alter bedingt, eine wichtige Rolle für die Verpaarung, also schlechtweg auch die späteren Erfahrungen.

Zur Veranschaulichung der Kräfteverhältnisse, die für die tatsächliche Verpaarung eines experimentell fehlgeprägten Tieres maßgeblich sind, bietet sich das Modell der Waage an (Abb. 3). Die eine Seite des

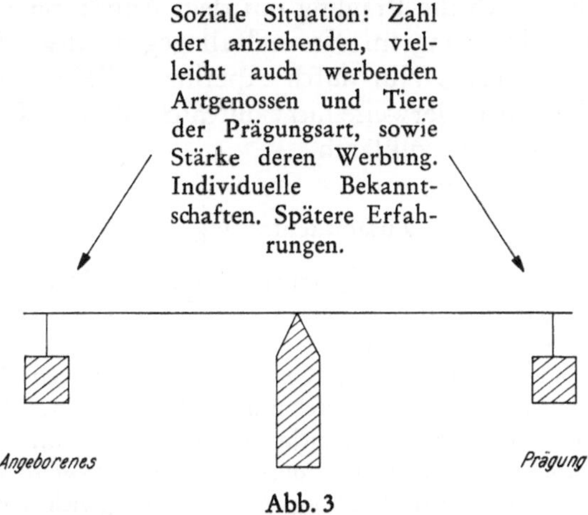

Abb. 3

Waagebalkens repräsentiert die Seite des Angeborenen, die andere die der Prägung. Beide stehen so in einem antagonistischen Verhältnis zueinander. Auf beide Seiten wirken die verschiedenen, eben besprochenen Kräfte ein. Die einen verstärken das Gewicht auf der Seite des Angeborenen, die anderen auf der Seite der Prägung. Vom Gesamtverhältnis der beiden Seiten zueinander hängt es dann ab, wie das Tier reagieren wird. Dabei ist zu beachten, daß auch das Größenverhältnis des Angeborenen als solches gegenüber der jeweiligen Prägung, also gewissermaßen die Länge des Waagebalkens auf beiden Seiten, zumindest von Tier zu Tier, nicht immer dasselbe ist. Die Nichtprägbarkeit der weiblichen Stockente dürfte entsprechend dieser Vorstellung dadurch zu erklären sein, daß bei ihr das Angeborene viel stärker entwickelt ist als bei den Männchen, so daß es jede Prägung überwiegt. Doch nur die Stärke der Prägung ist unserem Eingriff bis jetzt zugänglich, z. B. durch unterschiedlich lange Prägungszeiten. Vielleicht wird es auf dem Weg der Geschlechtsumstimmung durch Hormongaben möglich, die Stärke des Angeborenen als solche zu beeinflussen.

Entsprechend diesen Vorstellungen habe ich von einem „Wägeprinzip" gesprochen, das bei der Beurteilung der Verpaarungsreaktion anzuwenden ist. Danach muß theoretisch dreifach unterschieden werden: zunächst das Kräfteverhältnis des Angeborenen zum Geprägten als solches, dann die jeweilige Summe der Faktoren, die auf die eine und die andere Seite wirken, und schließlich das Gesamtkräfteverhältnis der einen Seite zur anderen.

Schließlich muß noch darauf hingewiesen werden, daß natürlich nur bei fehlgeprägten Tieren ein derartiger Antagonismus der Tendenzen vorliegt. Bei normal geprägten, weil mit der eigenen Art aufgewachsenen Enten deckt sich die Prägung mit dem Angeborenen. Auf diese Weise hilft Sexualprägung im Normalfall gegen Abweichungen von artgerechter Verpaarung. Nur durch experimentelle Fehlprägung war es möglich, diesen normalerweise nicht durchschaubaren Wirkmechanismus in seiner Struktur aufzuklären.

Zusammenfassung

Der Einfluß der Art der Sozialpartner während des Heranwachsens eines Tieres auf seine spätere Wahl des sexuell-sozialen Partner ist unter Vögeln und Säugern weit verbreitet und am dargestellten Beispiel der Stockente Anas platyrhynchos platyrhynchos L. besonders gut untersucht. Diese Art der Prägung ist nicht identisch mit der bekannten Prägung eines Jungtieres auf das Mutterobjekt. Sie ereignet sich nicht wie diese schon am ersten Lebenstag, sondern später innerhalb eines einige Wochen umfassenden Zeitraumes durch Eltern- und Geschwisterbindung. Wie der Vergleich von Stockenten und Gänsen zeigt, hängt die Alterslage dieser sensiblen Phase von der artspezifischen Länge des Familienzusammenhaltes der jeweiligen Art ab. Die sexuelle Prägung ist nicht die Folge erster sexueller Betätigung. Sie wird durch diese auch kaum beeinflußt und ereignet sich lange davor. Die Sexualprägung hält in vielen Fällen über Jahre hinweg, oft lebenslang an und ist durch spätere Erfahrungen nur sehr schwer beeinflußbar. Die Wahl des Sexualpartners ist bei Enten und Gänsen neben dieser früh erworbenen Prägung auch von Angeborenem abhängig. Das antagonistische Zusammenwirken dieser beiden Faktorengruppen im Experiment wird nach dem „Wägeprinzip" erklärt. Es ermöglicht ein besseres Verstehen des In-Erscheinung-Tretens oder Verschwindens der Prägungswirkung.

Literatur

Hess, E. H.: Two conditions limitating critical age for imprinting. J. Comp. Physiol. Psychol. *52*, 515—518 (1959).

Immelmann, K.: Über den Einfluß frühkindlicher Erfahrungen auf die geschlechtliche Objektfixierung bei Estrildiden. Z. Tierpsychol. *26*, 677—691 (1969).

Klinghammer, E., and *E. H. Hess*: Imprinting in an Altricial Bird: The Blond Ring Dove. Science *146*, 265—266 (1964).

Lorenz, K.: Der Kumpan in der Umwelt des Vogels. J. Ornith. *83*, 137—413 (1935).

Niethammer, G.: Handbuch der Vögel Mitteleuropas, Bd. 2. Frankfurt: Akademische Verlagsgesellschaft, 1968.

Schein, M.: On the irreversibility of imprinting. Z. Tierpsychol. *20*, 462—467 (1963).

Schutz, F.: Objektfixierung geschlechtlicher Reaktionen bei Anatiden und Hühnern. Naturwiss. *50*, 624—625 (1963).

— Sexuelle Prägung bei Anatiden. Z. Tierpsychol. *22*, 50—103 (1965 a).

— Homosexualität und Prägung. Eine experimentelle Untersuchung an Enten. Psychol. Forsch. *28*, 439—463 (1965 b).

— Sexuelle Prägung bei Tieren. In: Die Sexualität des Menschen. Handbuch der medizinischen Sexualforschung (Hrsg.: *H. Giese*), 2. Aufl. Stuttgart: Enke, 1968.

— Zur sexuellen Prägbarkeit und sensiblen Phase von Gänsen und der Bedeutung der Farbe des Prägungsobjektes. Zool. Anz., Supp.-BD *33*, Verh. Zool. Ges. 1969, 301—306 (1970).

Warringer, D. D., W. B. Lemmon, and *Th. S. Ray*: Early experience as a variable in mate selection. Anim. Behav. *11*, 221—224 (1963).

Wickler, W.: Vergleichende Verhaltensforschung und Phylogenetik. In: *G. Heberer*: Die Evolution der Organismen. 3. Aufl. Stuttgart: G. Fischer, 1967.

Journal of Neuro-Visceral Relations, Suppl. X, 358—364 (1971)
© by Springer-Verlag 1971

Frühe Kindheit und Perversion beim Menschen

Johann Zauner

Niedersächsisches Landeskrankenhaus Tiefenbrunn bei Göttingen
(Direktor: Prof. Dr. med. *W. Schwidder*)

Summary

Early Childhood, and Perversion in Human Patients

Sexual experience and behaviour in man shows wide variations within the normal range. Outside this, there is a broad transition of "fixed preferences" *(J. H. Schultz)*, and, further outside, there are the definitely pathological fixations which characterise sexual perversion.

These diverse sexual fixations become established under the influence of somatic factors during adolescence, and also of emotional and cultural factors. These combine to integrate the sexual life of the individual, with all its varied interactions, as part of his total experience.

The following factors stand out as important in the emotional and psychosexual development of patients with perversions:

1. Because of special circumstances in infancy, the child has difficulty in achieving a secure and confident attitude towards himself and the world, and this results later in a deep-seated disturbance of the partner relationship.

2. As a consequence, identification is made difficult or impossible, and thus the individual is unsure about his sexual role in the widest sense of the term.

3. The sexual function becomes a limited, impoverished and stereotyped experience: an isolated pleasure which clearly acts as a substitute for other desired satisfactions and thus acquires a morbid character.

4. The sexual elements in the experiences of early childhood become gradually confused with non-sexual elements, either because of the influence of intense individual experiences or because of persistent influences of the environment. The possibility of disentangling them is severely limited by the fundamental psychological disturbances.

Das Leitthema „Prägung des Sexualverhaltens durch das frühkindliche Milieu" impliziert eine Beschränkung dieses Referates auf die Darstellung der Prägungsvorgänge, die ja nur *einen Teilaspekt* der Entwicklung des sexuellen Verhaltens beim Menschen darstellen. In diesem Zusammenhang darf aber nicht vergessen werden, daß Tierverhaltensforscher und Psychoanalytiker dem Begriff der Prägung verschiedenen Inhalt geben. Für den Analytiker bedeutet Prägung den Effekt langdauernder Interaktionen, sie ist das Resultat von Actio und Reactio eines strukturierenden Prozesses. Das Kongreßprogramm verzeichnet Beiträge aus zahlreichen Fachgebieten und repräsentiert so sehr anschaulich die vielschichtige Wirksamkeit exogener und endogener Faktoren in einer vielfachen Verflechtung bei der Prägung des individuellen sexuellen Erlebens und Verhaltens.

Körperliche Reifung und seelische Entwicklung bilden auf dem Hintergrund genetischer und somatischer Gegebenheiten den Rahmen einer dynamischen Funktionseinheit. Das heißt, daß die Entwicklung eines ungestörten, reifen Sexualverhaltens neben biopositiven seelischen Entwicklungsreizen von seiten der Erziehungspersonen die Intaktheit der Sexualorgane, des nervösen Apparates und der humoralen Regulation zur Voraussetzung hat.

Die Ergebnisse der psychoanalytischen Forschung haben gezeigt, daß bei der Fragestellung nach den prägenden Umwelteinflüssen folgende Gegebenheiten zu berücksichtigen sind.

1. Die sexuelle Aktivität des Menschen ist nicht allein durch anatomisch-physiologische Abläufe bei der Fortpflanzung charakterisiert, sondern es sind auch emotionale und kulturelle Faktoren mitbestimmend für das sexuelle Erleben, das in vielfältiger Wechselwirkung im Gesamterleben des Menschen integriert ist. Nicht nur genital-sexuelle Triebansprüche, sondern auch originäre Bedürfnisse nach liebevoller Erfassung des Partners und der Welt, nach Hingabe und Zärtlichkeit bestimmen das, was man am besten als Liebesfähigkeit des Menschen bezeichnen könnte. Die reife Sexualität ist also nicht allein durch die somatische Potenz manifestiert, sondern durch eine Potentia satisfactionis, wie *Matussek* mit Recht herausstellt.

2. Vielfache Erfahrungen der Entwicklungspsychologie und solche, die bei der Behandlung von Patienten mit sexuellen Funktionsstörungen gewonnen wurden, zeigen, daß prägende Umwelteinflüsse nicht so sehr die sexuellen Abläufe direkt beeinflussen, sondern eher über die Persönlichkeitsentwicklung wirksam werden. Kurz gesagt: geprägt werden nicht isolierte Verhaltensweisen, sondern der Mensch! Auch Beobachtungen an Säuglingen und Kleinkindern haben gezeigt, daß die Bedürfnisse des Menschen, vor allem auch die sexuellen, zunächst einen amorphen, diffusen Charakter haben. Erst im Zuge der körperlichen Reifung und der seelischen Entwicklung werden sie gezielt und objektbezogen. Während der Reifungsperiode besteht die größte Empfänglichkeit für prägende Einflüsse, ja das Kind ist auf sie als Schlüsselreize

der Entwicklung angewiesen; sie können fördernden oder hemmenden Charakter haben. Aber nicht nur die Umwelt beeinflußt diesen Prozeß, sondern seelische Entwicklung und körperliche Reifung laufen nicht parallel, sie stehen in enger Wechselwirkung.

Wie die sexuelle Entwicklung und Reifung in ihrer Ausprägung nur vom Gesamterleben und der Gesamtpersönlichkeit her verstanden werden kann, sei an einigen für die Sexualität des Erwachsenen wesentlichen psychodynamischen Zusammenhängen erläutert.

Die Differenzierung reifer sexueller Einstellungen und Fähigkeiten ist nicht nur von der sexuellen Entwicklung abhängig, sondern sie wird in Form von Erlebniskopplungen auch von anderen originären, triebhaften Bedürfnissen mitgestaltet. Die individuelle Einstellung zu Besitz, zu Aufnehmen und Festhalten, zu Aggression im weitesten Sinne, vom Herangehen und Erobern bis zum Erleben von Geltung und Macht färben das sexuelle Verhalten und können in variabler Weise auch zu seiner Konflikthaftigkeit beitragen. So können aus verschiedenen Antriebsbereichen prägende Einflüsse einströmen.

Im Umgang mit den frühen Beziehungspersonen werden dem Kinde kulturelle Normen angeboten, sie setzen es im Laufe der Entwicklung in die Lage, durch Identifikations- und Introjektionsprozesse eigenständige Steuerungsmöglichkeiten und ethisch-moralische Bezugssysteme zu erwerben. Werden bei diesen Interaktionen dem Kinde nicht adäquate Schlüsselreize angeboten, so kann die Ausbildung einer Über- oder Untersteuerung einen wesentlichen Anteil an einer sexuellen Fehlentwicklung bewirken. Eine Tendenz zu Übersteuerung wird sich z. B. in Richtung einer Triebrepression auswirken, eine Untersteuerung kann dazu beitragen, daß sexuellen Impulsen ein größerer Stellenwert zukommt, als der individuellen Triebstärke entspricht. So beobachtet man nicht selten, daß Menschen, deren Lebensmöglichkeiten durch Frustrierung anderer expansiver Potenzen, z. B. aus dem Bereich der Geltung oder Genußfähigkeit, eingeschränkt sind, die Verwirklichung sexueller Impulse die einzige Lustmöglichkeit bietet, wie es unter anderem bei manchen depressiv strukturierten Persönlichkeiten zu beobachten ist. Es kann so der Begriff der endogenen Triebstärke als somatisches Phänomen eine gewisse Relativierung erfahren, während wiederum eine konstitutionell abnorme Triebstärke ein Kind heftigeren Konflikten mit der Umwelt aussetzt und somit ihrerseits wieder den prägenden Faktoren der seelischen Entwicklung Richtung gibt.

Ein Spannungsfeld zwischen zwei Urbedürfnissen charakterisiert die menschliche Existenz: die Antinomie von Selbstverwirklichung, d.h. unter anderem auch die Befriedigung von lebenserhaltenden Triebansprüchen, sowie von Bedürfnissen nach Mitmenschlichkeit, also die Polarität von Ich und Wir. Das Kind hat parallel zur körperlichen

Reifung mit dem Erwerb der Fähigkeit, den Raum mit den Sinnesorganen und motorisch zu erfassen, psychische Entwicklungsschritte in Richtung sozialer Fähigkeiten zu tun.

In bezug auf das Partnererleben bestehen in zweifacher Hinsicht eine besondere Bereitschaft und Empfänglichkeit des Kindes für prägende Einflüsse in der Auseinandersetzung mit den frühen Beziehungspersonen. Es kann nur in dieser Auseinandersetzung zu Bindungsfähigkeit, Vertrauen und Kontaktfähigkeit gelangen und andererseits eine stetige Identität in seiner Geschlechtsrolle erwerben. Die Bedürfnisse nach Bekanntheit und Vertrautheit, nach Verläßlichkeit und emotionaler Sicherheit, nach Urvertrauen, wie *Erikson* es nennt, sind beim Säugling wie die anderen Bedürfnisse auch diffus und amorph. Nur wenn die Beziehungspersonen, z. B. die Mutter, in der Lage sind, verläßliche Bekanntheits- und Vertrautheitsgefühle zu vermitteln, ohne ängstliche Überbesorgtheit und ohne Vermeidung von selbstverständlich zärtlichen Hautkontakten, wird später Nähe nicht als angsterregend, Kontakt nicht als gefährlich erlebt werden können. Schwere Störungen dieser sogenannten intentionalen Entwicklung pflegen zu tiefgreifenden Persönlichkeitsveränderungen mit Neigung zu Mißtrauen, Isolierung und innerem Rückzug zu führen. Die Auswirkungen auf die spätere Partnerbeziehung mit der Gefahr einer Deformierung sexuellen Verhaltens liegen auf der Hand. Es besteht hier eine Parallele zu Patienten, deren mitmenschliche Fähigkeiten z. B. durch schwere psychopathische Wesensveränderungen reduziert sind.

Die reife sexuelle Aktivität ist aber nicht nur durch die Fähigkeit zu kopulieren, die Steuerung der Triebansprüche, die Möglichkeit zu zärtlicher, vertrauensvoller Partnerschaft ohne Angst vor Nähe und Kontakt charakterisiert, sondern auch durch die Sicherheit der Identität mit der eigenen Geschlechtsrolle. Die Orientierung vor allem am gleichgeschlechtlichen Elternteil, die gesunde Identifikation mit ihm, aber auch die rivalisierende Auseinandersetzung um den gegengeschlechtlichen sind für die Bildung eines stabilen Selbstgefühles in der spezifischen Geschlechtsrolle erforderlich. Über die engeren Beziehungspersonen wird auch der erste Ansatz einer Integration der Rollennormen der Gesellschaft erst möglich, ein Phänomen, das *René Laforgue* am Beispiel der nordafrikanischen arabischen Bevölkerung sehr anschaulich aufgezeigt hat.

Ich habe versucht, in Leitlinien das dynamische Gefüge von körperlicher Reifung und seelischer Entwicklung sowie die Relevanz der prägenden Umwelteinflüsse bei der Differenzierung der Liebesfähigkeit des Menschen darzustellen.

Ich möchte noch einmal herausstellen, daß gerade die psychodynamische Durchdringung von primär sexuellen und nichtsexuellen, triebhaften und mitmenschlichen Bedürfnissen die lebendige Vielfalt des sexuellen Erlebens und Verhaltens beim Menschen ausmacht. Aus dem gleichen Grunde bildet ein breiter Grenzbereich mit „gebundenen Vorlieben", wie *J. H. Schultz* es nennt, den Übergang zu den Fehlformen des Liebeslebens.

Die sexuellen Perversionen stellen eine Form dieser Fehlentwicklung der Liebesfähigkeit dar. Man kann wohl heute davon ausgehen, daß diese Fehlformen keine pathogenetische Einheit darstellen, worauf in letzter Zeit *Bräutigam* in seiner Monographie über die Homosexualität hingewiesen hat. Der Psychoanalytiker bezieht seine Erfahrungen vorwiegend aus der Therapie und der Beobachtung der Patienten, bei denen der neurotische Anteil am Krankheitsbild überwiegt. Ich möchte mich daher auf die Darstellung der Umwelteinflüsse beschränken, die bei diesen Patienten immer wieder aufgefallen sind.

In der grundlegenden Bedeutung der sehr frühen Störung des Kontakt- und Partnererlebens sind sich die Autoren einig. *Schwidder* hat darauf hingewiesen, daß durch mangelnde, unsichere oder unstete Kontaktangebote durch die Mutter solche Kinder sehr früh ihre Unfähigkeit, als Liebespartner zu bestehen, erleben, etwa in der Form: „So wie ich bin, kann ich nicht geliebt werden." Diffuse Sehnsüchte nach einem erfüllten Liebesleben, bei gleichzeitiger Angst vor Kontakt und Nähe, bedingen später den charakterstischen, weitgehenden Mangel an Bindungsfähigkeit.

Diese fundamentale, frühe Schädigung schafft keine solide Ausgangsbasis für die Auseinandersetzung mit dem gleichgeschlechtlichen Elternteil, bei weitgehendem Ausfall der Rivalitätsauseinandersetzung, aber auch der Möglichkeit, am Vater kooperative Fähigkeiten als Modell späterer sozialer Beziehungen zu erwerben. Spezielle Elternkonstellationen scheinen dagegen keine so entscheidende Rolle zu spielen wie man häufig annimmt. Gemeinsam ist diesen Patienten jedoch als Folgeerscheinung dieser mißglückten Auseinandersetzung eine breite Behinderung in der liebevollen Zuwendung zum Gegengeschlechtlichen sowie eine eingeschränkte Fähigkeit, mit dem gleichgeschlechtlichen Partner sowohl zu rivalisieren als auch zu kooperieren.

Auf dem Boden dieser breiten Behinderung, einer oft trostlosen und gedrückten Gestimmtheit, einer Einschränkung der expansiven Möglichkeiten, einem eingeengten und verarmten Erlebnisgefüge können sexuelle Impulse zu einer Insel lustvoller Betätigung mit einer deutlichen Ersatzfunktion anderer Erlebnisbereiche werden. Diese gebahnte Erlebnismöglichkeit scheint eine wesentliche Determinante des suchtartigen drängenden Charakters der Triebabweichungen zu sein. In Onaniephantasien und Träumen dieser Patienten werden die nicht in das Erleben integrierten Triebkräfte der Persönlichkeit häufig manifest.

Sie können so zusätzliche Hinweise auf die Kopplung von sexuellen und nichtsexuellen Erlebnisinhalten geben.

Es war meine Absicht, herauszustellen, daß der Einfluß der das sexuelle Verhalten des Menschen prägenden Kräfte der frühkindlichen Umwelt nur im Rahmen der Entwicklung und Reifung der Persönlichkeit wirksam werden kann. Die Akzentuierung dieses Ansatzes macht vielleicht den nochmaligen Hinweis erforderlich, daß es sich dabei natürlich nur um einen Teilaspekt handeln kann. Einer der besten Kenner dieser Erkrankungsformen, *J. H. Schultz*, hat mit Recht diese Fehlausgänge als „Kümmer- und Krüppelformen allgemeiner Persönlichkeitsentwicklung" bezeichnet.

Zusammenfassung

Sexuelles Erleben und Verhalten des Menschen weisen auch im Normbereich eine lebendige Vielfältigkeit auf. Ein breiter Grenzbereich mit „gebundenen Vorlieben" *(J. H. Schultz)* bildet den Übergang zu den eigentlichen pathologischen Fixierungen, die das perverse Verhalten charakterisieren.

Bei der Prägung dieser variationsreichen sexuellen Einstellungen sind neben somatischen Reifungsfaktoren emotionelle und kulturelle mitbestimmend, wodurch das sexuelle Erleben in vielfältiger Wechselwirkung in das Gesamterleben integriert ist.

Für die emotionale, psychosexuelle Entwicklung haben sich bei Patienten mit Perversionen immer wieder folgende Faktoren als bestimmend herausgestellt:

1. Durch spezielle Bedingungen des frühkindlichen Milieus kommt es zu einer Erschwerung des Erwerbs sicherer und vertrauensvoller Zuwendung des Kindes zu sich und der Welt, mit der Folge einer tiefgreifenden Störung in der späteren Partnerbeziehung.

2. Auf diesem Boden werden Identifizierungen erschwert oder entstellt, mit der Folge von Unsicherheiten in der eigenen Geschlechtsrolle im weitesten Sinne.

3. Die Sexualfunktion wird in einem eingeengten und verarmten, unplastischen Erlebnisgefüge zu einer Insel lustvoller Betätigung mit deutlicher Ersatzfunktion anderer Bedürfnisbereiche, wodurch sie den suchtartigen Charakter erhält.

4. Sexuelle Erlebnisinhalte der frühen Kindheit werden über den Einfluß einzelner starker Erlebnisse oder durch nachhaltige atmosphärische Einflüsse allmählich mit nichtsexuellen gekoppelt, da ja die Möglichkeit zu deren Verwirklichung durch die Grundstörung erheblich eingeschränkt ist.

Literatur

Bräutigam, W.: Formen der Homosexualität. Erscheinungsweisen, Ursachen, Behandlung, Rechtsprechung. Stuttgart: Enke, 1967.

Dührssen, A.: Psychogene Erkrankungen bei Kindern und Jugendlichen. Göttingen: Verlag Med. Psych., 1955.

Erikson, Erik H.: Kindheit und Gesellschaft. Zürich-Stuttgart: Pan, 1957.

Laforgue, R.: Über Psyche und Konstitution in analytischer Sicht. Z. Psychosomat. Med. 5, 230—238 (1958/59).

Matussek, P.: Funktion und Erleben bei Potenzstörungen. Z. Psychosomat. Med. 1, 12—19 (1955/56).

Schultz, J. H.: Lehrbuch der analytischen Psychotherapie. Stuttgart: Thieme, 1951.

— Organstörungen und Perversionen im Liebesleben. München: Reinhardt, 1952.

— Perversionen des Liebeslebens. Z. Psychosomat. Med. 1, 1—12 (1955/56).

Schwidder, W.: Sexuelle Fehlentwicklung in Kindheit und Jugend. In: Heilen statt Strafen (*M. W. Bitter*, Hrsg.), 202—216. Göttingen: Verlag für Med. Psych., 1957.

— Zur Psychoanalyse bei homosexueller Paedophilie. In: *H. Orthner* u. a.: Zur Therapie sexueller Perversionen. Beiträge zur Sexualforschung, H. 46, 13—27. Stuttgart: Enke, 1969.

Journal of Neuro-Visceral Relations, Suppl. X, 365—369 (1971)
© by Springer-Verlag 1971

Prägung bei Sexualdelinquenten?

R. Wille

Kiel

Summary

Mental Imprinting in Sexual Delinquents

The concept of imprinting, derived from studies of animal behaviour, is used all too readily by forensic sexologists to explain homosexuality, pedophilia, transsexuality, fetishism and other psychosexual deviations. With the support of ethology, imprinting is defined as an irreversible fixation of the learning mechanism as a result of sensory impressions, usually of short duration, received during a sensitive phase. It is a specific learning process with mutually interlocked endogenous and exogenous components.

The subject of imprinting is, however, still highly speculative, in view of the lack of adequate objective studies of the forms and phases of childhood sexuality, the possibility of re-imprinting and partial imprinting, and the time-lag, sometimes of years, that may occur between the imprinting and its manifestation. Equally uncertain is the question of standard critical phases, which may lie in the period of primary amnesia up to the age of 3 or 4.

An attitude of critical reserve is also indicated by the study of 507 cases of exhibitionism, pedophilia and incest. Possible imprinting incidents in childhood or youth were found in only 16 cases (3 per cent), and even these may have represented only secondary pathoplastic influences.

Bei ätio- oder pathogenetisch ungesicherten Phänomenen liegt stets die Versuchung nahe, Begriffe oder Denkmodelle aus anderen Wissenschaftszweigen auf den eigenen Forschungsbereich zu übertragen. So verführen insbesondere die überzeugenden Resultate der tierischen Verhaltensforschung, die einen aufgeschlossenen Leser im Sinne von Aha-Erlebnissen faszinieren können, zu dem Versuch, Analogien beim Menschen zu suchen. Dadurch erklärt sich, daß in der Psychiatrie, besonders aber in der forensischen Psychopathologie und Sexologie, längst überwunden geglaubte Instinkte und Triebe wiederentdeckt werden. *Ploog* vergleicht Exhibitionismus mit dem genitalen Präsentieren bei Primaten, *Schlegel* bezeichnet ihn als Übersprungshandlung, *Wickler* als Droh- und Imponiergebärde. *Leonhard* baut auf nicht näher definierten Instinkten und Urinstinkten ein differenziertes, aber dennoch wenig überzeugendes Gebäude einer Instinktsexologie auf.

Die folgenden Ausführungen befassen sich speziell mit dem ethologischen Begriff der Prägung, die — wie wir nachzuweisen glauben — in der Sexualpathologie mitunter allzu bereitwillig zur Erklärung der Homosexualität, der Pädophilie, des Transsexualismus, Fetischismus und anderer Formen devianter Psychosexualität herangezogen wird.

Die kritische Auseinandersetzung mit anderen Autoren wird durch das Fehlen begrifflicher Definitionen erschwert; *Lempp* beschränkt sich darauf, „unter Prägung beim Menschen lediglich die fixierte Verbindung zwischen auslösendem Reiz und einem Affektstoß bei dem betreffenden Menschen zu verstehen". Wir wollen in Anlehnung an die Ethologie Prägung definieren als die irreversible ausrichtende Besetzung vorgegebener Lernbereitschaften durch meist kurzdauernde sensorische Reize in einer sensiblen Phase. Prägungen wären pathisch oder unbewußt erlebte, spezifisch richtungsweisende verhaltensformende Lernvorgänge mit einer aufeinander abgestimmten Verzahnung endo- und exogener Komponenten.

So leicht diese theoretischen Definitionen formuliert werden können, so schwer ist methodisch die faktische Erkennung von Prägungen beim Menschen, da die Ansprechbarkeit auf exogene Reize immer abhängig ist vom Stand der endogenen Reifung. Was spricht für die Möglichkeit, daß die menschliche Sexualität durch Prägung gestaltet wird:

1. Die Sexualität gehört par excellence der Triebsphäre an, in der eine Einschränkung der sonstigen Offenheit des Menschen, besonders seiner differenzierteren Fähigkeiten, am ehesten zu erwarten ist.

2. Die Lokalisation wichtiger Sexualzentren in stammesgeschichtlich alten Hirnregionen könnte auch mit Frühformen der Reizbeantwortung korrespondieren.

3. Da die Sexualität auf kommunikative Paarbildung ausgerichtet ist, werden Prägungen besonders bei devianter Partnerbindung oder Objektfixierung, wie bei Homosexualität, Pädophilie und Fetischismus, gewissermaßen als Programmierungsfehler in der sexuellen Zielansprache angenommen.

4. Das Phänomen der Zwang- und Dranghaftigkeit, das Gefühl, trotz normgemäßer Einsicht immer wieder stärkeren Antrieben zu unterliegen, ließe sich als Widerstreit zwischen urtümlich verankerten Steuerungskräften und rationaler Beherrschung interpretieren.

5. Dagegen kann die Typizität abweichenden Sexualverhaltens gleichermaßen als Argument für fehlgesteuerte Reifungsvorgänge wie

für Prägung auf relativ konstante Umwelteindrücke herangezogen werden.

Das Erkennen von Prägungen setzt ein gesichertes Wissen über die Physiologie und das Verhalten sowie deren Entwicklung und Beeinflussungsmöglichkeiten voraus. Exakte objektive und zahlenmäßig ausreichende Beobachtungen über Formen und Phasen der kindlichen Sexualität liegen unseres Wissens bisher nicht vor und sind auch methodisch nur schwer zu erhalten. Damit bleiben alle Erörterungen notwendigerweise weitgehend spekulativ.

Dies wird noch deutlicher, wenn man die mannigfaltigen tierischen Prägungsphänomene auf den Menschen zu projizieren versucht.

a) Keineswegs rufen nur einmalige Eindrücke irreversible Prägungen hervor. Schon *Lorenz* und auch neuerdings amerikanische Autoren konnten durch Gegenreize innerhalb einer sensiblen Phase Umprägungen erzielen.

b) Bietet man einem Tier ein artspezifisch inadäquates Reizschema an, bewirken oft nur Fragmente eine Teilprägung.

c) Zwischen Prägungsvorgang und Manifestation kann ein erhebliches Zeitintervall liegen, wenn sich die anderen Faktoren im Bedingungsgefüge eines Verhaltens erst später — wie etwa der hormonale Anstoß in der Pubertät — entwickeln. Dadurch ist die sensible Phase zeitlich schlecht festzulegen.

d) Damit stellt sich die weitere Frage, ob es beim Menschen überhaupt sensible oder kritische Phasen gibt. Die Sprachfähigkeit ist offensichtlich erst am Ende des ersten Lebensjahres herangereift; die sprachlichen Vorgestalten wie Lallen und Plappern sind bei gesunden und taubgeborenen Kindern gleich. Die Einzelbeobachtungen an älteren Kindern mit später aufgetretenen oder geheilten sensorischen Partialdefekten sind unseres Erachtens noch nicht systematisch auf die Auswirkung eines ausgesparten Erfahrungsentzuges ausgewertet worden. Sexuell-sensible Phasen müssen unseres Erachtens keineswegs mit den Phasen der genitalen Neugier, der frühkindlichen Paarbildung und des heranreifenden sexuellen Interesses zusammenfallen.

e) Weiterhin kann eine eventuelle Prägung beim Menschen in die Zeit der Primäramnesie bis zum dritten oder vierten Lebensjahr fallen und dann anamnestisch nicht erfragt, sondern durch systematische Beobachtungen von Eltern und Pflegepersonal erhellt werden. Die Unreife des frühkindlichen Neocortex spricht unseres Erachtens aber nicht gegen die Möglichkeit von Prägungen, da beispielsweise schon in den ersten Lebensmonaten Gesichtsattrappen Lächeln auslösen können.

f) Schließlich ist auch eine ubiquitäre Prägung bei allen Menschen für ihre frühkindliche Sexualität denkbar, die aber durch andere Lern- und Anpassungserlebnisse überdeckt wird und nur bei außersexuellen

Störungen des Persönlichkeitsgefüges oder unter besonderen Belastungen als chronische oder temporäre Regressionen wieder dominant bestimmend wird.

Auf die Frage, ob, wenn ja, welche Menschen, wodurch, wann, auf welche Weise und wie lange eine Prägung im Sinne der tierischen Ethologie erfahren, gibt es meines Wissens heute keine konkrete Antwort. In der forensischen Sexualpathologie spielt die Prägung deshalb eine Rolle, weil einerseits für die Angeklagten selbst eventuelle Prägungen im „unschuldigen Kindesalter" schuldentlastend gewertet und andererseits prägungsgeeignete Delikte als besonders jugendgefährdend angesehen werden. Zur Verdeutlichung die Passage eines Urteils über die Verführung eines 13jährigen Jungen zur mutuellen Onanie: „Seit diesem prägenden Erlebnis onaniert das geschädigte Kind."

Wir haben deshalb trotz der aufgeführten theoretischen Bedenken über 500 Begutachtungen von Exhibitionisten, Pädophilen und Inzesttätern auf prägungsverdächtige Vorfälle in der Kindheit und Jugend untersucht und bei kritischem Vorgehen nur 16mal Ähnlichkeiten zwischen späterem Sexualverhalten und sexuellen Vorerlebnissen gefunden, wenn beispielsweise ein Exhibitionist im Alter von 8 Jahren eine Frau beim Ankleiden in der Badeanstalt beobachtete und beim Auseinanderklaffen des Bademantels zum ersten Mal bewußt die weibliche Schamregion erblickte und darauf mit einer plötzlichen Erektion reagierte. Im Laufe des Sommers suchte dieser Junge immer wieder die gleiche Stelle auf und zeigte nun seinerseits gleichaltrigen Mädchen durch den vorne geöffneten Bademantel sein Glied. Das fragliche Prägungsalter betrug bei den 7 Exhibitionisten 5—16 Jahre, bei 5 Pädophilen und 4 Inzesttätern 5—14 Jahre.

Auch bei weiterer Unterteilung ließ sich eine zeitliche Regelhaftigkeit als Voraussetzung für die Annahme sensibler, prägungsdisponierender Lebensphasen nicht feststellen.

Bei den Exhibitionisten waren kindliche Sexualspiele weniger ausgeprägt, dafür aber später eine erhöhte Triebstärke. Besonders bei den Pädophilen und Inzesttätern handelte es sich aber um ubiquitäre Formen kindlicher Sexualität, denen man nur für den betreffenden Delinquenten den Rang eines individuellen Schlüsselerlebnisses beimessen kann.

Selbst wenn man an der Vorstellung einer sexuellen Prägung beim Menschen festhalten will, muß der unseres Erachtens entscheidende Einwand beachtet werden, daß die prägungsverdächtigen Vorerlebnisse bei 3 % der von uns begutachteten Sexualdelinquenten lediglich Ausdruck einer bereits lange vorher eingeleiteten Abweichung sind und nur sekundären, pathoplastischen Charakter tragen. Aus unserem Material jedenfalls läßt sich eine Prägung als tragendes ätiologisches Prinzip bei der

Entstehung sexueller Deviationen nicht nachweisen. Man sollte deshalb speziell in der forensischen Sexologie auf diesen Begriff so lange verzichten, bis durch gesicherte Erkenntnisse die unseres Erachtens auch beim Menschen prinzipiell mögliche Prägung wenigstens mit einer gewissen Wahrscheinlichkeit konkretisiert werden kann.

Zusammenfassung

Das aus der tierischen Verhaltensforschung stammende Phänomen der Prägung wird mitunter allzu bereitwillig in der forensischen Sexologie zur Erklärung der Homosexualität, Pädophilie, Transsexualismus, Fetischismus und anderer psychosexueller Deviationen herangezogen. In Anlehnung an die Ethologie wird Prägung definiert als irreversible ausrichtende Besetzung vorgegebener Lernbereitschaften durch meist kurzdauernde sensorische Eindrücke in einer sensiblen Phase. Sie ist ein spezifischer Lernvorgang mit einer aufeinander abgestimmten Verzahnung endo- und exogener Komponenten.

Wegen des Fehlens ausreichender objektiver Beobachtungen über Formen und Phasen der kindlichen Sexualität, wegen der Möglichkeit von Umprägungen und Teilprägungen und wegen unter Umständen jahrelangen Zeitintervalles zwischen Prägung und Manifestation bleiben die Erörterungen über Prägung weitgehend spekulativ; ungesichert ist auch die Frage nach regelhaften kritischen Phasen, die vielleicht in die Zeit der Primäramnesie bis zum 3.—4. Lebensjahr fallen können.

Zu kritischer Zurückhaltung raten auch die Untersuchungen an 507 Exhibitionisten, Pädophilen und Inzesttätern, bei denen sich nur 16mal (3 %) prägungsverdächtige Vorfälle in Kindheit oder Jugend fanden, und auch dabei könnte es sich möglicherweise nur um pathoplastische Sekundärphänomene handeln.

Literatur

Lempp, R.: Eine Pathologie der psychischen Entwicklung. Bern: Huber, 1967.

Leonhard, K.: Instinkte und Urinstinkte in der menschlichen Gesellschaft. Stuttgart: Enke, 1964.

Leyhausen, P.: Über die Wahl des Sexualpartners bei Tieren. Beiträge zur Sexualforschung. H. *6*, 47—56. Stuttgart: Enke, 1955.

Lorenz, K.: Das sogenannte Böse. Wien: Borotha-Schoeler, 1963.

Lorenz, K.: Über tierisches und menschliches Verhalten, Bd. I und II. München: Piper, 1965.

Peiper, A.: Die Eigenart der kindlichen Hirntätigkeit. Leipzig, 1956.

Ploog, D.: Verhaltensforschung und Psychiatrie. In: Psychiatrie der Gegenwart. Berlin-Göttingen-Heidelberg: Springer, 1961.

Schlegel, W.: Der Exhibitionismus des Mannes, eine instinktmechanische Übersprunghandlung. Nervenarzt *34*, 365—368 (1963).

Schlegel, W.: Die Sexualinstinkte des Menschen. Hamburg: Rütten und Loening, 1965.

Wickler, W.: Ursprung und biologische Deutung des Genitalpräsentierens männlicher Primaten. Z. f. Tierpsychologie *23*, 422—437 (1966).

Journal of Neuro-Visceral Relations, Suppl. X, 370—371 (1971)
© by Springer-Verlag 1971

Zum Nachweis früher Prägungen bei Sexualstörungen

Hanscarl Leuner

Göttingen

Summary

Proof of the Early Origin of Sexual Behaviour Disturbances

The early origin of disturbances of sexual behaviour can be shown retrospectively by psychoanalytic methods. Experimentally it is possible to obtain more direct proofs by hypnosis or by the use of psychotomimetic drugs which produce a psychological age regression.

A clinical example is described. The patient relived the traumatic experiences that he had had in childhood when he was one and three years old; these had definitely given rise to the subsequent sexual disturbance of impotence.

Der Nachweis früher Prägungen bei Sexualstörungen des Menschen geschieht in der Regel erst retrospektiv, vor allem im Verlaufe einer Psychotherapie mit der psychoanalytischen Technik. Durch sie wissen wir, daß auf der einen Seite das gesamte erzieherische Milieu zu abnormer seelischer Dauerhaltung gegenüber dem Geschlechtsleben führen kann, daß aber auf der anderen Seite psychische Traumata prägenden Einfluß ausüben. In der Regel verschränken sich beide derart miteinander, daß das psychische Trauma ein sich von der allgemeinen pädagogischen Dauerprägung dramatisch abhebender Akzent ist. Es präzisiert dann in besonders leicht faßbarer Form die prägende Gesamtsituation.

Wie klinische Experimente zeigen, hat die Psyche offensichtlich die Fähigkeit, traumatisierende Ereignisse vom ersten Lebensjahr an zu speichern. Es ist eine Frage der Methodik, diese traumatischen Kernerlebnisse in ursprünglicher unverfälschter Form ins Bewußtsein zurückzurufen, also die bestehende Amnesie aufzuheben. *Zwei Techniken* stehen uns dafür zur Verfügung: die *Hypnose* und die Anwendung von *Halluzinogenen* wie LSD 25 und Psilocybin. Mit beiden kann eine sogenannte *Altersregression* erreicht werden. In diesem Zustand entsprechen das subjektive Erleben und viele psychische Funktionen denen eines Kindes. Altersregressionen sind bis zurück ins erste und zweite Lebensjahr beschrieben und objektiviert worden. In geeigneten Fällen kann ihre Freisetzung zu einer überraschenden symptomatischen Besserung psychischer Störungen führen. Für die Hypnose publizierten *Erikson, Cooper* und *Kubie* sowie *Kline, Haggerty* und *Schneck* derartige Beobachtungen.

Bei der Anwendung von Halluzinogenen sind fast allen Autoren wie *Arendsen Hein, Eisner* und *Cohen, Leuner, Martin* u. a., die auf diesem Gebiet arbeiten, Altersregressionen geläufig. Ein Beispiel von einem eigenen, mit LSD 25 tiefenpsychologisch behandelten Fall soll das Phänomen der Altersregression veranschaulichen.

Ein 37jähriger psychopathischer Patient mit extrem schizoiden und aggressiven Zügen kam wegen einer seit der Pubertät bestehenden Impotentia coeundi zur Behandlung. Während der eineinhalb Jahre dauernden psycholytischen Behandlung wurden zwei hervorstechende traumatisierende Ereignisse unter Freisetzung von starkem Affekt der Angst und des Schreckens erinnert. Beide standen in unmittelbarem Zusammenhang mit der Impotenz:

1. Der Betreffende erlebte sich als kleinen Jungen von etwa drei Jahren. Auf einem Spaziergang mit der geliebten Großmutter, die sein volles kindliches Vertrauen hatte, mußte der Patient urinieren. Dabei spielte er mit seinem Genitale. Noch diesem Akt versunken hingegeben, schlug die danebenstehende Großmutter ihm plötzlich mit einer Gerte heftig auf Hand und Genitale.

2. Der gleiche Patient erlebte sich als Säugling im Kinderbett. Periodisch krabbelte oder hantierte, zunächst als ein Schwarm von Insekten angesprochenes Gebilde an seinem Rücken und Hinterteil. Das Gefühl erschreckender, rastloser Störungen war damit verbunden. Einige Zeit später wurde diese emsige Geschäftigkeit mit den Händen der ihn unablässig trockenlegenden Mutter in Zusammenhang gebracht. Diese war auch früher schon als eine extrem auf Sauberkeit bedachte und in jeder Weise antriebsfeindliche Frau erlebt worden.

Die erstgenannte Altersregression in das dritte Lebensjahr mit dem Schlag auf das Genitale ist also gewissermaßen der dramatisch zugespitzte Akzent zu der an zweiter Stelle beschriebenen Regression ins erste Lebensjahr. Beide demonstrieren die triebfeindliche Erziehung von Anbeginn an.

Die hier mitgeteilten Beobachtungen finden an einem breiteren klinischen Material Bestätigung. Sie sollten zeigen, daß selbst die unterschiedlichen Formen der Prägung eines gestörten Sexualverhaltens durch geeignete Methoden retrospektiv nachweisbar sind und in welcher Weise ihr Zustandekommen zu verstehen ist.

Literatur

Leuner, H.: Die experimentelle Psychose. Monogr. Neurol. Psychiat., H. 95. Berlin-Göttingen-Heidelberg: Springer, 1962 (dort alle weitere Lit.).

Journal of Neuro-Visceral Relations, Suppl. X, 372 (1971)
© by Springer-Verlag 1971

Diskussion

Herr *Lange-Lüddeke* (Hamburg) gibt zwei Fälle von menschengeprägten Haushühnern zum besten. Der Hahn war so aggressiv, daß er abgeschafft werden mußte. Bald darauf fiel eine Henne auf, weil sie die Kopulationsaufforderung dem Menschen gegenüber zeigte.

Für Herrn *Schwidder* (Göttingen) scheint eine wichtige Differenz in den Grundauffassungen zwischen den Vorträgen der Herren *Zauner* und *Wille* zu bestehen, insofern ersterer sagte, nicht die Sexualität selbst, sondern die Erlebnisverarbeitung und damit das Verhalten des Menschen würden geprägt. *Wille* jedoch meinte, Prägung habe keinen entscheidenden Einfluß.

Herr *Wille* (Kiel) antwortete darauf, er glaube nicht, daß ein tatsächlicher Gegensatz bestünde. Er habe sich nur gegen die Übertragung von speziellen Begriffen und Vorstellungen der Ethologie der Tiere auf die menschliche Sexualprägung gewandt. Das ließe sich auf Grund des aus forensischen Gutachten gewonnenen Materials nicht rechtfertigen. Allgemeine, charakterprägende Einflüsse und dergleichen seien in keiner Weise geleugnet. Nur das Lernen auf Anhieb, dieses plötzliche Einklinken schon vorbereiteter Lerndispositionen wurde nicht bestätigt gefunden.

Herr *Schutz* (Seewiesen) meint dazu, die Tierversuche hätten ja gerade gezeigt, daß bei der sexuellen Prägung nicht sehr kurze Eindrücke wirksam seien, sondern sich über Wochen erstreckende Bindungen an Partner, die den Einflüssen der erzieherischen Atmosphäre und des Milieus vergleichbar seien.

Herr *Müller-Suur* (Göttingen) bemerkt schließlich kurz, das *Schutz*sche Wägeprinzip stelle Erbkoordination und Taxis in eine Ebene. Bei den beiden anderen geäußerten Auffassungen sei dagegen noch eine weitere Dimension bedeutsam.

F. Schutz (Seewiesen)

Antiandrogene

(Vorsitz: F. Neumann)

Journal of Neuro-Visceral Relations, Suppl. X, 375—383 (1971)
© by Springer-Verlag 1971

Einfluß von Antiandrogenen auf das Hypophysenzwischenhirnsystem

R. von Berswordt-Wallrabe und **F. Neumann**

Hauptlaboratorium der Schering-AG, Berlin-West

Mit 7 Abbildungen

Summary

Effects of Anti-Androgens on the Pituitary-Midbrain System

"Pure" anti-androgens affect the function of the hypothalamo-pituitary system of male individuals in a manner similar to orchidectomy. Such an anti-androgen is cyproterone (6-chloro-17a-hydroxy-1a, 2a-methylene-4, 6-pregnadiene-3, 20-dione). This anti-androgen probably mimics an androgen deficiency at those centres which regulate the secretion of the releasing factors. In consequence, an increased output of gonadotropin releasing factors takes place. This results in an elevated secretion rate of gonadotropic hormones which in turn causes an increased production of androgens.

This is the reason why "pure" anti-androgens are not therapeutic value in clinical practice in the human male. The only anti-androgens which may be useful for this purpose are those which have a gestagenic as well as an anti-androgenic effect, because the gestagen has a partially antigonadotropic effect. Cyproterone acetate is a compound with dual activities of this kind.

The most useful application of the "pure" anti-androgens is as a function test in the diagnosis of cases of male infertility. Such a test could differentiate between the disorders which derive from the hypothalamo-pituitary system and those which originate at peripheral sites.

Seit etwa 8 Jahren beschäftigen wir uns mit Antiandrogenen und beinahe ebensolange mit dem Einfluß von Antiandrogenen auf das Hypophysenzwischenhirnsystem. Wir glauben, daß gerade diese Untersuchungen wichtig sind zum Verständnis des Wirkungsmechanismus von Antiandrogenen und nicht zuletzt für die klinische Anwendung dieser Substanzen. Dies vor allem insofern, als sich sogenannte reine Antiandrogene, die keine weiteren Partialwirkungen besitzen, anders verhalten als solche Verbindungen, die neben ihrer Antiandrogenaktivität noch andere Partialwirkungen haben.

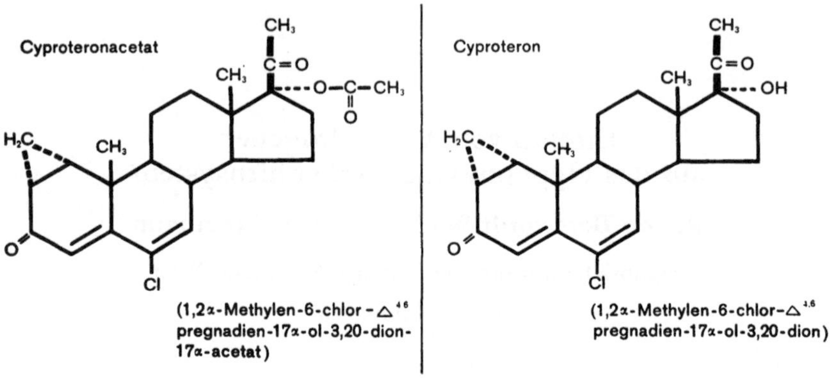

Cyproteronacetat

(1,2α-Methylen-6-chlor-$\triangle^{4,6}$ pregnadien-17α-ol-3,20-dion-17α-acetat)

Cyproteron

(1,2α-Methylen-6-chlor-$\triangle^{4,6}$ pregnadien-17α-ol-3,20-dion)

Abb. 1. Formelbilder von Cyproteron und Cyproteronacetat.

Abb. 1 zeigt die Strukturformeln der beiden Antiandrogene, über die berichtet werden soll. Es handelt sich um zwei Hydroxyprogesteron-derivate, deren Struktur eng verwandt ist mit der eines bekannten Gestagens, nämlich dem Chlormadinonacetat. Beide Verbindungen, Cyproteron und Cyproteronacetat, wurden von Dr. *Wiechert* in den Hauptlaboratorien der Schering AG synthetisiert.

In ihrer Struktur unterscheiden sich beide Verbindungen nur dadurch, daß beim Cyproteronacetat die Hydroxylgruppe am C-Atom 17 verestert ist. Wie das Hydroxyprogesteron auch, ist Cyproteron nicht gestagen wirksam, während das Cyproteronacetat ein sehr starkes Gestagen ist (*Wiechert* und *Neumann*, 1965).

Das Hypophysenzwischenhirnsystem wird nun durch beide Verbindungen in grundsätzlich verschiedener Weise beeinflußt. Cyproteronacetat verhält sich in dieser Hinsicht ähnlich wie ein Gestagen, d. h., es wirkt bei entsprechend hoher Dosierung antigonadotrop. Von der Klinik her kann dieses Wirkungsspektrum — antiandrogen, gestagen und antigonadotrop — nur begrüßt werden, als nicht nur die Wirkung der Androgene an den Erfolgsorganen gehemmt wird, sondern darüber hinaus, bedingt durch die antigonadotrope Wirkung, auch die Testo-steronsynthese im Hoden selbst reduziert wird.

Es sei hier gleich vorweg gesagt, daß für die klinische Anwendung beim Manne überhaupt nur solche Antiandrogene in Frage kommen, die neben ihrer antiandrogenen Wirkung noch eine antigonadotrope Partialwirkung besitzen. Dies sei am Verhalten eines sogenannten reinen Antiandrogens, des Cyproterons, veranschaulicht.

Wir gingen bei unseren Untersuchungen von der Überlegung aus, daß die Gabe eines reinen Antiandrogens an den die Sekretion und Synthese von Releaserfaktoren regulierenden Zentren ein Androgendefizit simuliert. Die Folge müßte wie bei einer Kastration eine vermehrte Sekretion von Releaserfaktoren für Gonadotropine und in Konsequenz davon eine vermehrte Gonadotropinsekretion sein.

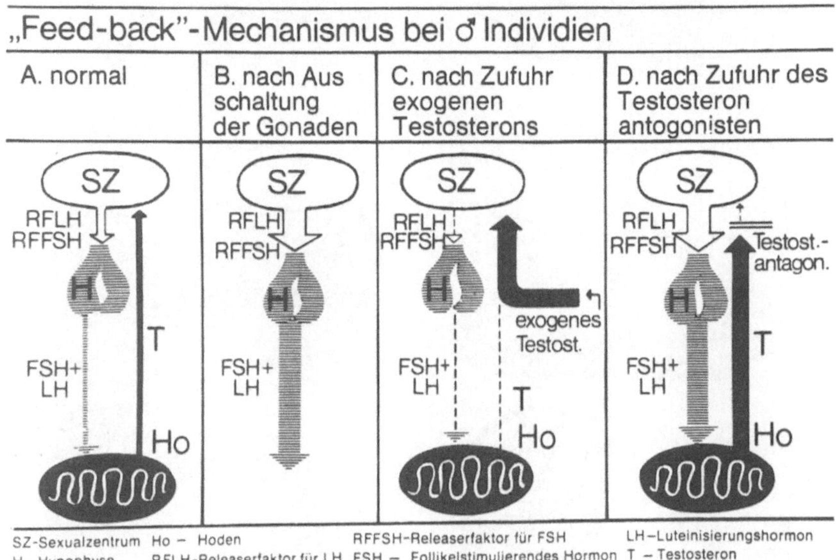

Abb. 2. Normaler und Möglichkeiten des gestörten Rückkopplungsmechanismus.

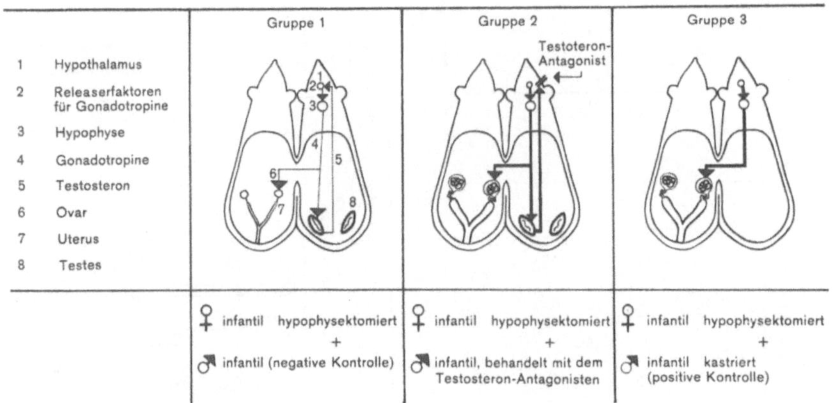

Abb. 3. Schema der Versuchstiergruppen mit Parabiose.

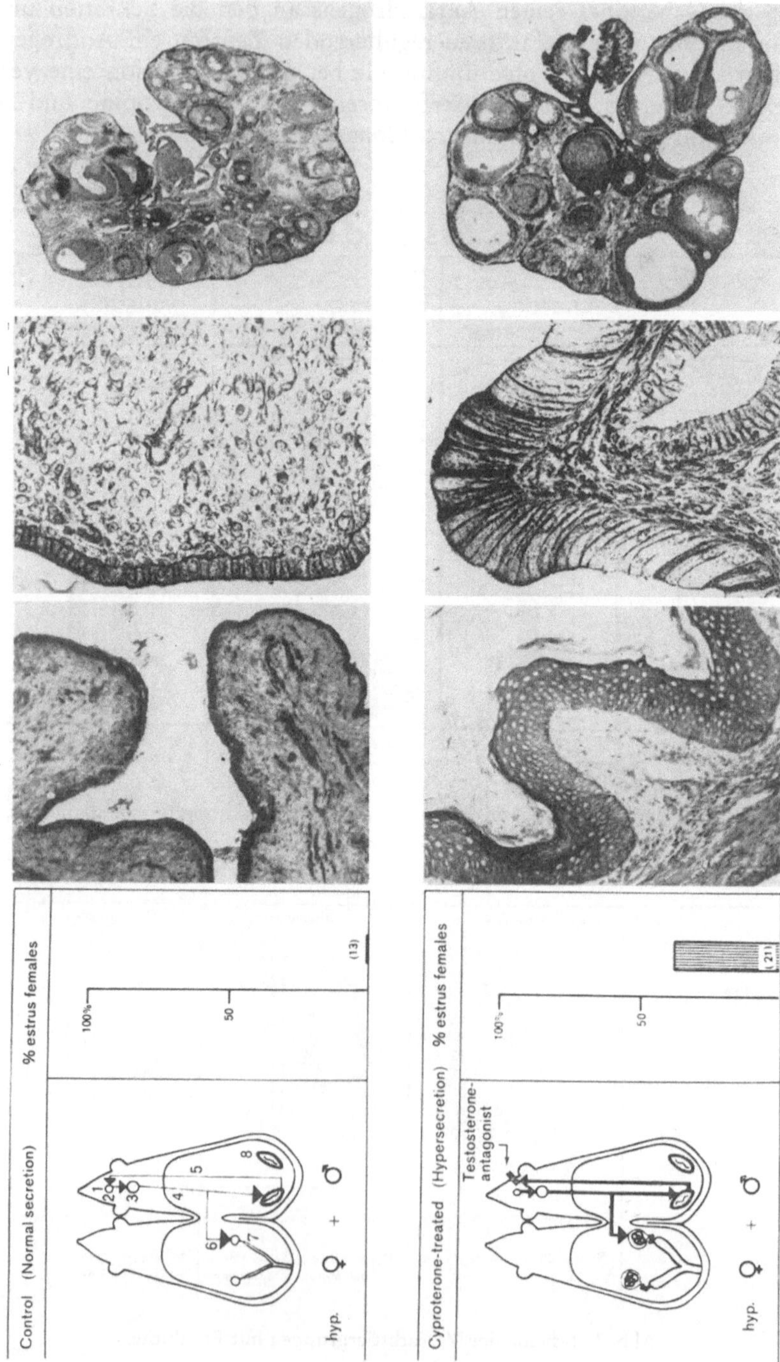
% estrus females
(13)
100%
50
Control (Normal secretion)
hyp.
% estrus females
(21)
100%
50
Cyproterone-treated (Hypersecretion)
Testosterone-antagonist
hyp.

Abb. 2 veranschaulicht diese Starthypothese. Sie sehen auf dieser Abbildung außerdem ein Schema des normalen Feed-back-Mechanismus und die beiden anderen bekannten Möglichkeiten der Störung dieses Mechanismus. In zahlreichen Experimenten an Ratten und in ersten Selbstversuchen konnte die Hypothese bewiesen werden.

Zunächst entdeckte *Neumann* (1966 a) in der Hypophyse intakter, cyproteronbehandelter Rattenmännchen sogenannte Kastrationszellen. Gleichzeitig sahen die interstitiellen Zellen der Hoden so aus, als seien sie hypertrophiert, besonders aktiv. Diese rein morphologischen Befunde sprachen für eine verstärkte Gonadotropinsekretion. In einem standardisierten Parabiosesystem, das in Abb. 3 gezeigt wird, wurden sodann weitere Beweise gesammelt, die wiederum auf eine Hypersekretion der gonadotropen Hormone unter dem Einfluß des Cyproterons hinwiesen (*Neumann* et al., 1966 a).

Wie aus Abb. 4 ersichtlich ist, zeigten Vagina, Uterus und Ovarien der hypophysektomierten weiblichen Parabiosepartner qualitativ gleiche Veränderungen, ganz gleich, ob die männlichen Partner orchidektomiert oder als intakte Tiere Cyproteron erhalten hatten. Es war bei einem Teil der weiblichen Partner der cyproteronbehandelten männlichen Tiere zu einer vorzeitigen Geschlechtsreife gekommen.

Über das individuelle Verhalten des FSH und ICSH konnte in diesem Experiment noch nichts ausgesagt werden. In spezifischen Gonadotropintesten für LH und FSH wurde dann folgendes gezeigt: Cyproteron senkt den FSH-Gehalt in der Hypophyse. Gleichzeitig war das FSH im Serum erhöht — wiederum eine Analogie zur Orchidektomie (*von Berswordt-Wallrabe* und *Neumann*, 1967) (s. hierzu Abb. 5 und 6).

Der ICSH-Gehalt der Hypophysen blieb unter dem Einfluß von Cyproteron mehr oder weniger unverändert, der Gehalt an ICSH im Serum stieg wieder signifikant an (*von Berswordt-Wallrabe* und *Neumann*, 1968) (s. hierzu Abb. 7).

Weitere Ergebnisse rundeten dieses Bild ab. Das Cyproteron normalisierte die durch injiziertes Testosteron reduzierte Sekretion gonado-

Abb. 4. Einfluß von Cyproteron auf die Gonadotropinsekretion von Ratten (Parabiose hypophysektomierter weiblicher und männlicher Tiere).
Obere Reihe: Kontrolle, männliche Partner unbehandelt.
Untere Reihe: männliche Partner mit täglich 10 mg/Tier Cyproteron subkutan behandelt.
Histologische Abbildung: Es sind von links beginnend nebeneinander dargestellt: Vagina, Uterus, Ovar.
Vergr.: Vagina ca. 120×
      Uterus ca. 300×
      Ovar ca. 25×

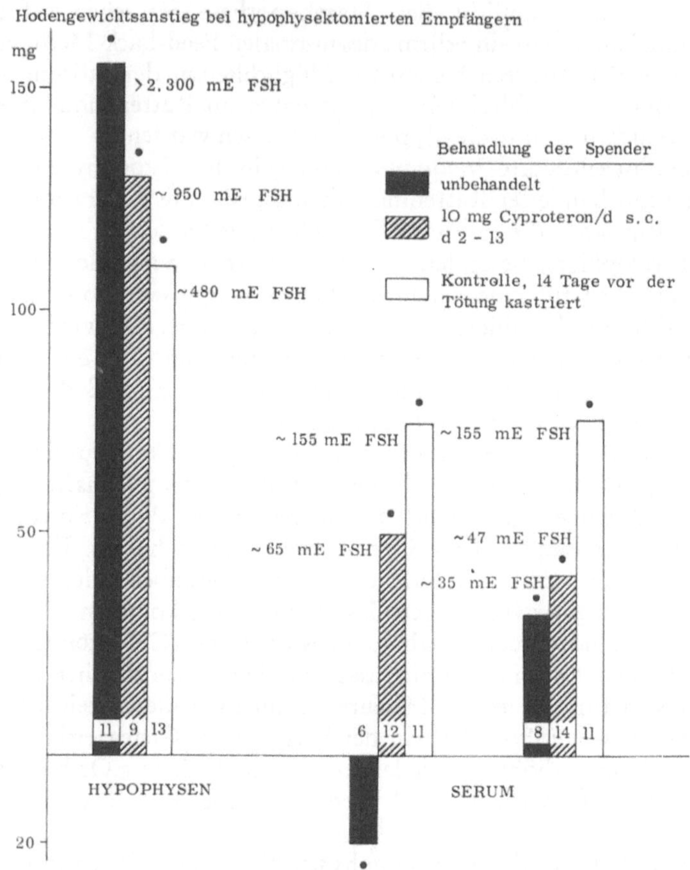

Abb. 5. Einfluß von Cyproteron auf den FSH-Gehalt in Hypophysen und Serum juveniler männlicher Ratten.

troper Hormone bei juvenilen männlichen Ratten (*Neumann*, 1966 b). Mit Cyproteron konnte die androgeninduzierte Ovulationshemmung aufgehoben werden (*Neumann* et al., 1966 b).

Auch am Menschen (Mann) wurde dann gezeigt, daß unter dem Einfluß von Cyproteron sowohl die Gonadotropin- als auch die Androgensekretion ansteigt. Damit schließt sich die Beweiskette für die eingangs formulierte Hypothese.

Cyproteron, das Antiandrogen ohne erkennbare Nebeneffekte, dürfte innerhalb des zentralen Nervensystems als ein competitiver Blocker androgensensibler Rezeptoren auftreten. Hierdurch wird die

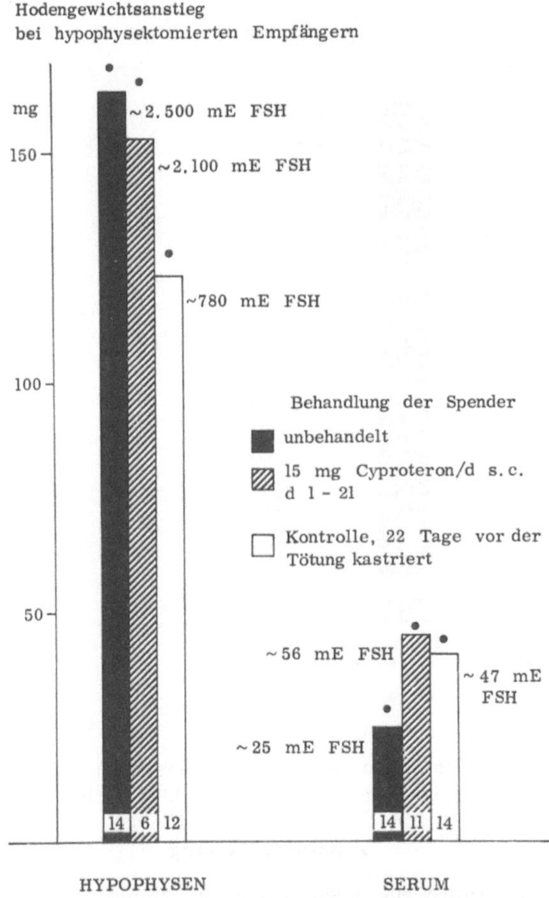

Abb. 6. Einfluß von Cyproteron auf den FSH-Gehalt in Hypophysen und Serum erwachsener männlicher Ratten.

hemmendregulierende Aktion der androgenen Hormone ausgeschaltet. Möglicherweise könnte Cyproteron als Funktionstest in Fällen von Infertilität benutzt werden. Man könnte mit einer solchen Verbindung die Funktionstüchtigkeit des Hypophysenzwischenhirnsystems überprüfen und somit feststellen, ob die Ursache der Infertilität in der Peripherie oder zentral zu suchen ist. Wenn das Hypophysenzwischenhirnsystem normal arbeitet, sollte es nach Gabe dieser Verbindung zu einem Anstieg der Gonadotropin- und einem Anstieg der Testosteronsekretion kommen.

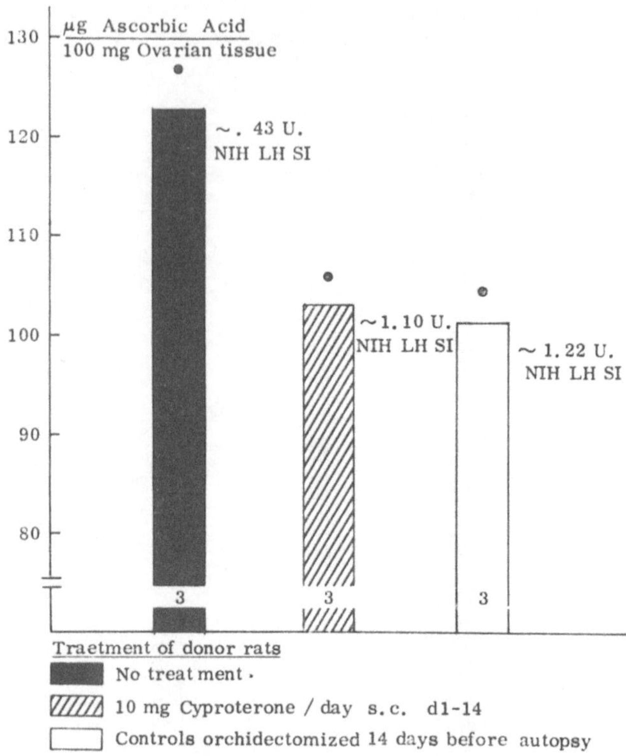

Abb. 7. Einfluß von Cyproteron auf den ICSH-Gehalt im Serum juveniler männlicher Ratten. Ascorbinsäure-Ausschüttung der Ovarien intakter Empfänger.

Zusammenfassung

„Reine" Antiandrogene beeinflussen die Funktion des Hypophysenzwischenhirnsystems männlicher Individuen in ähnlicher Weise wie eine Kastration. Ein solches Antiandrogen ist das Cyproteron (6-Chlor-17α-hydroxy-1α, 2α-methylen-4, 6-pregnadien-3, 20-dion). Offenbar wird an den die Sekretion von Releaserfaktoren regulierenden Zentren ein Androgendefizit simuliert. Die Folge davon ist eine vermehrte Freisetzung von Releaserfaktoren für Gonadotropine und in Konsequenz davon eine vermehrte Sekretion von Gonadotropinen und Mehrproduktion von Androgenen.

Aus diesem Grunde eignen sich „reine" Antiandrogene nicht für die klinische Anwendung beim Manne, sondern nur solche Antiandrogene, die neben ihrer antiandrogenen noch eine gestagene und damit auch eine antigonadotrope Partialwirkung besitzen, wie etwa das Cyproteronacetat.

„Reine" Antiandrogene könnten beim Manne höchstens in Fällen von Infertilität als Funktionstest eingesetzt werden, um zu überprüfen, ob eine Störung im Regelkreis (Hypophysenzwischenhirnfunktion) oder in der Peripherie vorliegt.

Literatur

Berswordt-Wallrabe, R. von, and *F. Neumann*: Influence of a testosterone antagonist (cyproterone) on pituitary and serum FSH-content in juvenile male rats. Neuroendocrinology 2, 107—112 (1967).

Berswordt-Wallrabe, R. von, and *F. Neumann*: Influence of a testosterone antagonist (cyproterone) on pituitary and serum ICSH-content in juvenile male rats. Neuroendocrinology 3, 332—336 (1968).

Neumann, F.: Auftreten von Kastrationszellen im Hypophysenvorderlappen männlicher Ratten nach Behandlung mit einem Antiandrogen. Acta endocr. (Kbh.) 53, 53—60 (1966 a).

Neumann, F.: Antagonismus von Testosteron und 1, 2α-Methylen-6-chlor-pregna-4, 6-dien-17α-ol-3, 20-dion (Cyproteron) an den die gonadotropinsekretion-regulierenden Zentren bei männlichen Ratten. Acta endocr. (Kbh.) 53, 382—390 (1966 b).

Neumann, F., W. Elger und *R. von Berswordt-Wallrabe*: Aufhebung der testosteronpropionat-induzierten Unterdrückung des Vaginalzyklus und der Ovulation durch ein antiandrogen wirksames Steroid an Ratten. Acta endocr. (Kbh.) 52, 63—71 (1966 b).

Neumann, F., W. Elger, R. von Berswordt-Wallrabe und *M. Kramer*: Beeinflussung der Regelmechanismen des Hypophysenzwischenhirnsystems von Ratten durch einen Testosteron-Antagonisten, Cyproteron (1, 2α-Methylen-6-chlor- Δ 4, 6-pregnadien-17α-ol-3, 20-dion). Naunyn Schmiedebergs Arch. exp. Path. Pharmak. 255, 221—235 (1966 a).

Wiechert, R., und *F. Neumann*: Gestagene Wirksamkeit von 1-Methyl- und 1,2 α-Methylen-Steroiden. Arzneimittel-Forsch. 15, 244—246 (1965).

Journal of Neuro-Visceral Relations, Suppl. X, 384—387 (1971)
© by Springer-Verlag 1971

Über die experimentelle Beeinflussung der neurosekretorischen Systeme des Hypothalamus durch Antiandrogene

T. H. Schiebler und **D. W. Meinhardt**

Anatomisches Institut der Universität Würzburg

Mit 2 Abbildungen

Summary

The Experimental Effects of Anti-Androgens on the Neurosecretory System of the Hypothalamus

When rats are treated from birth with cyproteron-acetate, which is a powerful anti-androgen, fluorescence microscopy shows that from the 20th day there is a great increase in the catecholamines in the periventricular, paraventricular, suprachiasmatic, supra-optic and arcuate nuclei, and in the median eminence. There is also increase in the classical (peptidergic) neurosecretion.

Im vorausgegangenen Vortrag wurde gezeigt, daß wesentliche Hinweise auf eine Wirkung von Antiandrogenen auf den Hypothalamus bestehen. Ein direkter morphologischer Nachweis wurde bisher nicht erbracht. Hiermit haben wir uns beschäftigt und sowohl das aminerge als auch das peptiderge neurosekretorische System studiert.

Der Nachweis der Katecholamine erfolgte an gefriergetrockneten Kryostatschnitten mittels formolinduzierter Fluoreszenz, der des klassischen Neurosekrets mit einer Modifikation der Gomori-Bargmann-Methode. Untersucht wurden männliche Ratten, die täglich 1 mg Cyproteron-Azetat vom 1. Lebenstag an für eine unterschiedlich lange Zeit erhalten haben.

Die erste deutliche Wirkung der Cyproteron-Azetat-Behandlung haben wir etwa am 20. Lebenstag beobachtet. Es kommt zu einer Steigerung der zu dieser Zeit nur schwachen Fluoreszenz des Hypothalamus, z. B. in den Nuclei periventricularis, paraventricularis, suprachias-

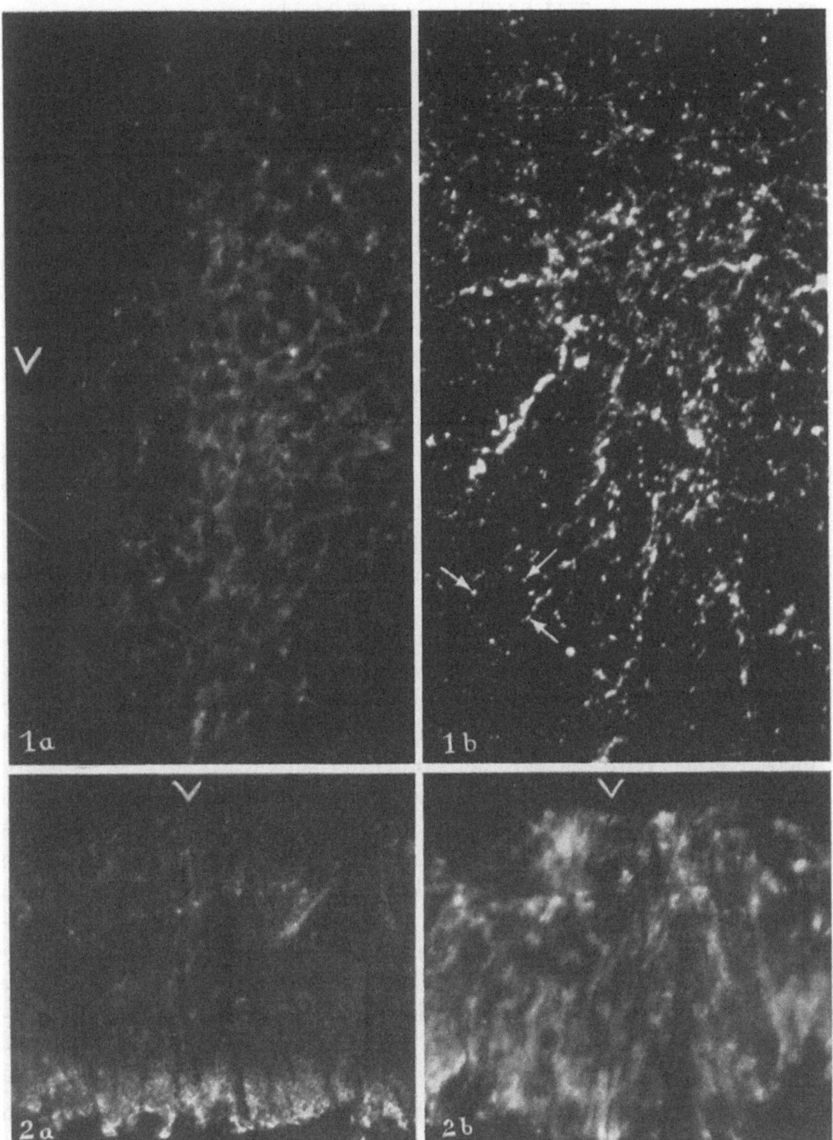

Abb. 1. a) Nucleus paraventricularis einer 31 Tage alten unbehandelten Ratte.
b) Nucleus paraventricularis eines 42 Tage alten Tieres nach Behandlung mit Cyproteron-Azetat. Deutliche Zunahme der Fluoreszenz. Die katecholaminreichen Fasern treten an die selbst nicht fluoreszierenden Perikarya mit deutlich vermehrten punktförmigen Endigungen heran. Vergr. 150fach.
Abb. 2. a) Eminentia mediana eines 42 Tage alten Normaltieres. b) Eminentia mediana einer 40 Tage alten Ratte nach Behandlung mit Cyproteron-Azetat. Starke Fluoreszenzzunahme in der Zona externa und Übergreifen auf die Zona interna. Vergr. 150fach.

maticus, supraopticus, arcuatus und in der Eminentia mediana. Deutlicher wird die Steigerung in den folgenden Tagen, so daß 25 Tage alte Tiere bereits die Intensität erwachsener erreicht haben. Abb. 1 zeigt den Nucleus paraventricularis einer 31 Tage alten unbehandelten und einer 42 Tage alten behandelten Ratte. Die Zunahme der Fluoreszenzintensität ist deutlich und betrifft vor allem die im interneuronalen Neuropil verlaufenden Nervenfasern, die um die selbst nicht fluoreszierenden Perikarya verdichtet sind. Auffällig sind die an der Oberfläche der Nervenzellen gelegenen, nach Behandlung deutlicher hervortretenden knötchenartigen Verdickungen starker Fluoreszenz, die möglicherweise auf Synapsen hinweisen. Im Gegensatz zu den Nervenzellen in den Nuclei supraopticus und paraventricularis beobachten wir in den kleinzelligen Kerngebieten des Hypothalamus stets auch stark fluoreszierende Perikarya. Abb. 2 zeigt die Eminentia mediana eines 42 Tage alten Normaltieres und einer 40 Tage alten behandelten Ratte. Es kommt zu einer Steigerung der Fluoreszenzintensität und einer Verbreiterung der die katecholaminhaltigen Fasern führenden Zona externa auf Kosten der Zona interna.

Im peptidergen neurosekretorischen System kommt es nach Antiandrogenbehandlung etwa ab Beginn der 4. Lebenswoche zu einer deutlichen Neurosekretvermehrung in den Ganglienzellen der Nuclei supraopticus und paraventricularis. Außerdem nimmt auch in der Eminentia mediana das Neurosekret in der Zona interna deutlich zu.

Zur Deutung der Befunde erscheint uns wesentlich, daß es durch Behandlung mit Cyproteron-Azetat zu einer Stimulierung sowohl des aminergen als auch des peptidergen neurosekretorischen Systems im Hypothalamus der Ratte kommt. Postuliert man, daß das Vorkommen von Katecholaminen mit dem der Releasing-Factors für das gonadotrope System korreliert ist, so wäre unsere Beobachtung ein direkter Beweis für die von *Neumann* und Mitarb. (1966) aufgestellte Hypothese von einer unmittelbaren Wirkung der Antiandrogene auf die hypothalamischen Sexualzentren. Ähnliche Wirkung wie Antiandrogenbehandlung hat Kastration auf den Hypothalamus unserer Versuchstiere. Sofern unsere Annahme, daß die stark fluoreszierenden knötchenhaften Verdickungen auf der Oberfläche der Nervenzellen im Nucleus supraopticus und paraventricularis Synapsen darstellen — die elektronenmikroskopischen Untersuchungen werden zur Zeit durchgeführt —, könnte man sich vorstellen, daß die Zunahme des peptidergen Neurosekrets sekundärer Natur ist. Wir überlegen, ob direkte Faserverbindungen von den kleinzelligen Gebieten des Hypothalamus zu den klassisch-neurosekretorischen Arealen ziehen und diese unter den gegebenen Bedingungen zu vermehrter Tätigkeit anregen. Diese Vorstellung bedarf noch der näheren Prüfung, würde aber bedeuten, daß die klassisch-neurosekretorischen Zellen bei der Ratte Glied im Regelkreis der Steuerung der Sexualfunktion sind. Welche Bedeutung die Erhöhung der Tätigkeit des klassisch-neurosekretorischen Systems nach Antiandrogen-Behandlung und Kastration hat, ist allerdings völlig offen.

Zusammenfassung

Cyproteron-Azetat, ein stark wirksames Antiandrogen, führt bei Ratten, die vom 1. Lebenstag an behandelt wurden, ab dem 20. Tag zu einer starken Zunahme der fluoreszenzmikroskopisch nachweisbaren Katecholamine in den Nuclei periventricularis, paraventricularis, suprachiasmaticus, supraopticus, arcuatus und in der Eminentia mediana. Außerdem kommt es zu einer Vermehrung des klassischen (peptidergen) Neurosekrets.

Literatur

Neumann, F., R. v. Berswordt-Wallrabe und *M. Kramer*: Beeinflussung der Regelmechanismen des Hypophysenzwischenhirnsystems von Ratten durch einen Testosteron-Antigonisten, Cyproteron (1, 2-Methylen-6-chlor-4, 6-pregnadion-17-ol-3, 20-dion). Naunyn-Schmiedebergs Arch. Pharmak. exp. Path. *255*, 221—235 (1966).

Journal of Neuro-Visceral Relations, Suppl. X, 388—393 (1971)
© by Springer-Verlag 1971

Klinische Ergebnisse über die Hemmung der Sexualität durch Antiandrogene

Ursula Laschet und **L. Laschet**

Psychoendokrinologische Abteilung (MR. Dr. med. *U. Laschet*)
der Pfälzischen Nervenklinik Landeck (Direktor: Prof. Dr. Dr. *G. Mall*)

Summary

*The Results of Clinical Studies of the Suppression of Sexuality
by Anti-Androgens*

The anti-androgen cyproteroneacetate has now been subjected to clinical tests for 3 ½ years, with specific regard to its inhibitory effect on male sexuality. It emerges as a valuable extension of our therapeutic possibilities in this difficult field.

Das Antiandrogen Cyproteronacetat hat Eingang in die Behandlung der Hypersexualität und von Sexualdeviationen des Mannes gefunden (*Laschet* und *Laschet,* 1967 und 1968; *Laschet, Laschet, Fetzner, Glaesel, Mall* und *Naab,* 1967). Die Ergebnisse der dreieinhalbjährigen klinischen Prüfung des Präparats in meiner Abteilung (*Laschet* und *Laschet,* 1969) und die gleichlautenden Ergebnisse anderer Untersucher, wie *Krause* (1969); *Ott* und *Hoffet* (1968); *Hoffet* (1968, 1969) und *Seebandt* (1968, 1969) haben gezeigt, daß es primär in allen Fällen indiziert ist, in denen eine individuell als Hypersexualität empfundene Libido den Patienten mit einem Behandlungsersuchen und damit mit einem persönlichen Leidensdruck behaftet zum Arzt führt; es ist ebenfalls primär indiziert in den Fällen, in denen der Leidensdruck nicht direkt durch die Hypersexualität, sondern durch die aus Sexualdelikten entstehende persönliche Belastung bei fehlendem Hemmungsvermögen entsteht.

In diesen Fällen werden alle für oder gegen eine medikamentöse Sexualitätshemmung mit Antiandrogenen und für und gegen eine chirurgische Kastration sprechenden Fakten im Einzelfall abgewogen werden müssen.

Die Antiandrogenbehandlung ist sekundär dann indiziert, wenn bei individuell nicht als übersteigert oder unter Umständen sogar als reduziert empfundener Sexualität beim Vorliegen einer Sexualdeviation psychotherapeutische, sozialtherapeutische oder sexualpädagogische Maßnahmen erfolgversprechend erscheinen. In diesen Fällen kann die temporäre Blockung oder Verminderung der Sexualität das psycho- oder sozialtherapeutische Bemühen erheblich vereinfachen und unterstützen.

Für die Behandlung in dieser Indikation kommt das unveränderte, freie Cyproteron nicht in Frage, sondern ausschließlich das acetylierte Produkt Cyproteronacetat. Ein Grund dafür sind die differenten zentralen Regulationsmechanismen der beiden Substanzen: Das freie Cyproteron ist ein reines Antiandrogen; das Cyproteronacetat ist ein hochwirksames Antiandrogen mit einer hohen Gestagenwirkung und damit antigonadotroper Aktivität. Die Anwendung eines reinen Antiandrogens führt auf dem Weg über die zentralen Rückkopplungsmechanismen zur Steigerung der Produktions- und Sekretionsrate der Gonadotropine und würde damit eine Steigerung der endogenen Testosteronproduktion bedingen. Die aus der gestagenen Partialfunktion des Cyproteronacetats resultierende antigonadotrope Wirkung aber ist in der Lage, die aus der antiandrogenen Partialfunktion resultierende Steigerung der Produktions- und Sekretionsrate der Gonadotropine abzufangen. Beide Aktivitäten sind im Cyproteronacetat nahezu ausbalanciert. Daneben ist Cyproteronacetat im Vergleich zum freien Cyproteron die wesentlich stärker antiandrogen wirksame Substanz.

Es wird im folgenden über 79 Männer berichtet, die jetzt mindestens 6 und längstens 40 Monate oral mit Cyproteronacetat behandelt bzw. seit Behandlungsbeginn beobachtet wurden. Ca. 80 % unserer Patienten waren oder sind mit 100 mg Cyproteronacetat/Tag oral vollständig oder ausreichend sexuell zu hemmen; etwa 20 % benötigen 200 mg/Tag. In Fällen, in denen nur eine gewisse Einschränkung der Libido erwünscht ist, kann man mit 50 mg/Tag auskommen.

Eine erste Reduktion der Libido und Erektionsfähigkeit wird meist am Ende der ersten Behandlungswoche berichtet. Bis zum Ende der 3. Behandlungswoche war der mit der jeweiligen Dosis zu erwartende Maximaleffekt in unseren Fällen erreicht. Zu dieser Zeit wurde auch eine Verminderung des Ejakulats berichtet, und nach 6—10 Behandlungswochen ist die Zahl der Spermien nach den Untersuchungen von *Ott* und *Hoffet* (1968) auf weniger als 1 Million/ml reduziert. *Ott* und *Hoffet* und *Dhom* und *Witter* fanden bei Hodenbiopsien niemals eine Leydigzell-Hemmung.

10—14 Tage nach Absetzen der Therapie normalisiert sich die Libido wieder; die volle Erektionsfähigkeit wird 3—6 Wochen nach

Beendigung der Behandlung wieder erreicht; 12 Wochen nach 10monatiger ununterbrochener Behandlung mit 200 mg/Tag fanden *Ott* und *Hoffet* eine völlige Restitution der Spermiogenese. Auch in unseren inzwischen aus der Therapie entlassenen Fällen war die Spermiogenese bis zum Ende des 5. Monats nach Absetzen der Cyproteronacetatmedikation normalisiert.

Cyproteronacetat, SH 714 (Schering) Hemmung der Sexualität des Mannes	
Hypersexualität	13
Exzessive Onanie	20
Onanie + Homosexualität	2
Homosexualität	6
Homosexualität + Päderasterie	6
Päderasterie + Pädophilie	9
Exhibitionismus	20
Sonstige Fälle	3

In der vorstehenden Tabelle haben wir die behandelten Fälle nach ihrer im Vordergrund stehenden Deviation geordnet: Die 13 Fälle mit heterosexueller Hypersexualität, ebenso aber die 20 wegen exzessiver Onanie behandelten Männer litten unter ihrer sexuellen Problematik. Hypersexualität vom Typ des Don-Juanismus und exzessive Masturbation führten zu persönlichen, familiären und sozialen Problemen. Alle in der Tabelle noch aufgeführten behandelten Homosexuellen litten nicht unter ihrer Deviation, sondern unter der aus einschlägiger Vorbestrafung bei Rückfälligkeit möglicherweise resultierende Beeinträchtigung ihres Lebens. Sie wurden vor Inkrafttreten der Strafrechtsreform am 1. 9. 1969, die die einfache Homosexualität nicht mehr als Straftatbestand kennt, aus der Behandlung entlassen. Unsere Ergebnisse mit Cyproteronacetat bei Päderasten, heterosexuellen Pädophilen und insbesondere bei Exhibitionisten sind äußerst ermutigend. Man sollte jedoch hoffen, daß die Behandlung der in keiner Weise aggressiven Exhibitionisten dann ebensowenig notwendig sein wird wie die der Gruppe der jetzt nicht mehr pönalisierten Homosexuellen, wenn dem Strafrechtsreformentwurf der Alternativprofessoren gefolgt wird.

23 unserer behandelten Patienten sind debil oder imbezil, 35 wegen Sexualdelikten vorbestraft, 16 davon nach § 42 b bzw. 42 c untergebracht, 6 werden in Haftanstalten oder in der Sicherungsverwahrung weiterbehandelt; in 11 Fällen wurde die freiwillig begonnene Behandlung für die Dauer der Bewährungszeit in die Bewährungsauflagen auf-

genommen. Diese Patienten unterstehen während der gesamten Bewährungszeit unserer ärztlichen Aufsicht.

Obgleich durch die Hemmung der Sexualität eine Umstellung des Sexualverhaltens nicht zu erwarten war, scheint der Entzug von Libido und Potenz, insbesondere das Ausbleiben der Erektion nach visuellen Reizen über einen längeren Zeitraum bei ausreichend intelligenten Männern zu einem Lern- oder Gewöhnungs- oder Erfahrungseffekt zu führen, etwa in der Art des Ausschleifens eines bedingten Reflexes. Insgesamt 5 unserer versuchsweise aus der Behandlung entlassenen Patienten fielen trotz der prompten Reversibilität der Antiandrogenwirkung nicht in ihre zur Therapie führende Sexualdeviation zurück, sondern entwickelten ein „normales Sexualleben" im Sinne unserer heutigen Gesellschaftsordnung. In allen 5 Fällen handelte es sich nicht um Delinquenten, die ein Interesse daran haben könnten, ein normalisiertes Sexualverhalten vorzugeben. Die behandlungsfreien Zeiträume liegen jetzt zwischen 8 und 22 Monaten; die Behandlungszeit in diesen Fällen betrug 8—20 Monate.

Nur bedingt für eine Antiandrogentherapie geeignet und nur partiell oder unter Umständen überhaupt nicht hemmbar sind Fälle mit posttraumatischen, postenzephalitischen oder zerebralsklerotischen Defekten im Bereich des Hypothalamus, darunter Fälle mit Dilatation des dritten Ventrikels, Hirndrucksymptomen, Diabetes insipidus und gelegentlich Epileptiker, Fälle also, bei denen es sich um abnorme Erregungsabläufe in den Sexualzentren selber handeln kann. In einigen dieser Fälle reicht die erzielbare partielle Hemmung zur Einordnung aus. In manchen Fällen muß zusätzlich, in einem Fall ausschließlich mit Sedativa oder Psychopharmaka behandelt werden; in einem Fall, Zustand nach intrapartalem zerebralem Defekt, war eine Hemmung durch Antiandrogene überhaupt nicht möglich. Ungeeignet für die Behandlung sind Psychosen mit Halluzinationen sexuellen Inhalts und Alkoholiker.

Die in allen unseren Fällen vor, während und nach eventueller Beendigung einer Behandlung durchgeführte Kontrolle der Ausscheidung der 17-Ketosteroide, der 17-ketogenen Steroide und der Gesamtoestrogene zeigte keine Beeinflussung durch die Medikation. Die Reaktivität der Nebennierenrinde gegenüber ACTH und die ACTH-Reserve des Hypophysenzwischenhirnsystems im Metopirontest werden durch die Cyproteronacetatbehandlung nicht verändert. Die zu Beginn der Behandlung zu beobachtende antigonadotrope Wirkung wird innerhalb einer individuell differenten Zeit ausgeglichen.

Wir haben nur sehr wenige Nebenwirkungen gesehen: In einigen Fällen eine leichte Gynäkomastie, die sich trotz fortdauernder Behandlung zum Teil zurückbildete, in 3 Fällen während der ersten Behandlungstage ziehende Schmerzen in den Hoden und in einigen Fällen während der ersten 3—8 Behandlungswochen leicht depressive Verstimmungen; in einigen Fällen beobachteten wir eine Zunahme des Körpergewichts, die jedoch lediglich bei Anstaltspatienten über 3 kg hinausging. Selbst in unseren über 3 ½ Jahre jetzt ununterbrochen behandelten Fällen ergibt sich kein Anhalt für eine Osteoporose. Die im erstmaligen akuten Belastungsversuch in einem Teil der Fälle nachzuweisende negative Stickstoffbilanz ist bei einer wiederholten Belastung mit Cyproteronacetat nur noch in sehr wenigen Fällen zu reproduzieren, wie bisher unveröffentlichte Untersuchungen an anderer Stelle zeigten. Bei chronischer Medikation kommt es offensichtlich für die anabolen Stoffwechselfunktionen zur Adaptation.

Zusammenfassend ergibt sich, daß das Antiandrogen Cyproteronacetat sich während einer nunmehr 3 ½jährigen Zeit der klinischen Prüfung für die hemmende Regulation der männlichen Sexualität bewährt hat und die therapeutischen Möglichkeiten auf diesem schwierigen Gebiet erweitern und bereichern kann.

Literatur

Dhom, G., und *H. Witter*: Persönliche Mitteilung.

Hoffet, H.: Über die Anwendung des Testosteronblockers Cyproteronacetat (SH 714) bei Sexualdelinquenten und psychiatrischen Anstaltspatienten. Praxis *57*, 221—230 (1968).

Hoffet, H.: Die medizinischen Behandlungsmöglichkeiten von Sexualdelinquenten. Schweiz. Z. Strafr. *84*, 378—394 (1968).

Hoffet, H.: Neue Wege in der Behandlung von Sexualdelinquenten. Kriminalistik August/September 1969.

Krause, W. F. J.: Zur sogenannten hormonalen Kastration. Materia Medica Nordmark *21*, 29—35 (1969).

Laschet, U.: Die Anwendbarkeit von Antiandrogenen in der Humanmedizin. Saarländ. Ärzteblatt *22*, 370—371 (1969).

Laschet, U., und *L. Laschet*: Antiandrogentherapie der pathologisch gesteigerten und abartigen Sexualität des Mannes. Klin. Wschr. *45*, 324—325 (1967).

Laschet, U., und *L. Laschet*: Die Behandlung der pathologisch gesteigerten und abartigen Sexualität des Mannes mit dem Antiandrogen Cyproteronacetat. 13. Symposium der Deutschen Gesellschaft für Endokrinologie, Würzburg 2.—4. 3. 1967, 116—119. Berlin-Heidelberg-New York: Springer, 1968.

Laschet, U., and *L. Laschet*: Antiandrogen treatment of hypersexuality or abnormal sexuality in men. Simposio Esteroides Sexuales, Fundacion para Investigaciones Hormonales, Bogotá/Columbia, 24.—26. 6. 1968, 194 to 197. (*Ruiz Albrecht, F., J. Ramirez-Sánchez, H. Willomitzer*, eds.), 1969.

Laschet, U., L. Laschet, H.-R. Fetzner, H.-U. Glaesel, G. Mall, and *M. Naab*: Results in the treatment of hyper- or abnormal sexuality of men with antiandrogens. Acta Endocrinologica Suppl. *119*, 54 (1967).

Ott, F., und *H. Hoffet*: Beeinflussung von Libido, Potenz und Hodenfunktion durch Antiandrogene. Schweiz. Med. Wschr. *98*, 1812—1815 (1968).

Seebandt, G.: Gedanken und Überlegungen zur Behandlung sexualtriebabartiger Psychopathen mit Antiandrogenen. Das öffentl. Gesundheitswesen *30*, 66—71 (1968).

Seebandt, G.: Moderne medikamentöse Behandlung sexualtriebabartiger Männer in der Bewährungszeit. Bewährungshilfe *16*, Nr. 2 (1969).

Journal of Neuro-Visceral Relations, Suppl. X, 394 (1971)
© by Springer-Verlag 1971

Diskussion

1. Kommentar zur Behandlung der Hypersexualität und von Sexualdeviationen mit Cyproteronacetat

Simon führte aus, daß es mit Cyproteronacetat auch bei 10 Patienten mit cerebralsklerotischen Zwischenhirnläsionen gelang, die Sexualstörungen (pathologisch gesteigerte Libido, die sich in situativen Entgleisungen äußerte) zu beheben. Dies spricht dafür, daß ein bestimmtes Minimum von Androgenen zur Aufrechterhaltung der männlichen Sexualität vorhanden sein muß. Die Beobachtung stimmt übrigens mit tierexperimentellen Befunden *(Beach)* gut überein.

Röntgenologische Untersuchungen bei diesen Patienten zeigten keine Veränderungen am Skelettsystem, auch die Leberverträglichkeit des Cyproteronacetats scheint gut zu sein, da die Transaminasewerte im Normalbereich lagen.

Von *Simon* wurde der Wunsch nach einem injizierbaren Depotpräparat ausgesprochen.

2. Kommentar zur Beeinflussung des negativen Feed-back-Mechanismus bei männlichen Individuen durch Cyproteron

Bierich berichtete über Untersuchungen, in denen er Cyproteron anwandte, um die Fähigkeit des Organismus zur reaktiven Gonadotropinsekretion zu testen. Er behandelte zwei frühreife Knaben mit Hamartomen im Tuber cinereum mit tägl. 50—100 mg Cyproteron p. o. Im ersten Falle wurden erstmalig Gonadotropine im Harn in meßbaren Mengen ausgeschieden, im zweiten Falle stieg die Testosteronausscheidung im Urin von 20 ug auf 180 ug, d. h. um das 9fache des Ausgangswertes an (s. auch Vortrag *Bierich*, S. 615).

Die Arbeitsgruppe um *Bierich* versucht jetzt, diesen Effekt des Cyproterons in den verschiedenen Lebensphasen zu quantifizieren. Es ist bemerkenswert, daß die genannte Wirkung bereits im Kindesalter festgestellt wurde. Bisher war es nicht möglich, in diesem Alter Aussagen über die gonadotrope Partialfunktion der Hypophyse bzw. der entsprechenden Funktion des Hypothalamus zu machen. Diese Beobachtung von *Bierich* stimmt gut mit den von *von Berswordt-Wallrabe* berichteten tierexperimentellen Daten überein. Im übrigen, so berichtete *von Berswordt-Wallrabe,* hat sich in Selbstversuchen an gesunden Männern verschiedenen Lebensalters gezeigt, daß jüngere Probanden auf Cyproteron (tägl. 200 mg) sehr viel empfindlicher mit einer gesteigerten ICSH-Ausschüttung im Urin reagieren als ältere. Bei einem ca. 40jährigen Probanden wurde erst nach einer Verdoppelung der Cyproterondosis auf 400 mg tägl. eine erhöhte ICSH-Ausscheidung im Urin beobachtet.

F. Neumann (Berlin)

Juristische, anstaltspsychiatrische und konstitutionsbiologische Fragen der Perversionen

(Vorsitz: U. Venzlaff)

Journal of Neuro-Visceral Relations, Suppl. X, 397—401 (1971)
© by Springer-Verlag 1971

Verfahrensrechtliche Bestimmungen bei der Entmannung Inhaftierter

A. Harms

Generalstaatsanwalt, Celle

Summary

The Legal Status of Desexing

All procedures which are performed on prisoners have to conform with the law of August 15th, 1969 about voluntary castration and other forms of medical treatment.

According to this law the following ways of treatment of an abnormal sexual instinct are permitted legally:

a) castration, i.e. the male gonads removed by operation or are rendered permanently functionless,

b) other forms of medical treatment for men or women.

The physician is only permitted to take these actions if

a) the patient has been examined by a doctor who has explained matters clearly to him,

b) there are no other known methods of curing him,

c) legally appointed experts have attested that all preconditions have been fulfilled,

d) the patient understands what the treatment entails, and has agreed to it.

I.

A. Das neue Gesetz der Bundesrepublik Deutschland über die freiwillige Kastration und andere Behandlungsmethoden wurde im Bundesgesetzblatt vom 15. August 1969 (BGBl. I S. 1143) verkündet. Es tritt sechs Monate nach seiner Verkündung in Kraft, also am 15. Februar 1970. Das Gesetz stellt in seiner Überschrift die „freiwillige Kastration" neben „andere Behandlungsmethoden". Es ist zu begrüßen, daß dazu deutlichere Begriffsbestimmungen gegeben werden.

B. Im § 1 ist festgelegt:

„Kastration im Sinne dieses Gesetzes ist eine gegen die Auswirkungen eines abnormen Geschlechtstriebes gerichtete Behandlung, durch welche die Keimdrüsen eines Mannes absichtlich entfernt oder dauernd funktionsunfähig gemacht werden."

Halten wir aus dieser Bestimmung fest:

a) die Behandlung muß gegen die Auswirkungen eines abnormen Geschlechtstriebes gerichtet sein;

b) sie zielt nur auf die Keimdrüsen eines Mannes, die

c) entweder absichtlich entfernt oder dauernd funktionsunfähig gemacht werden sollen.

C. Unter anderen Behandlungsmethoden versteht das Gesetz eine gegen die Auswirkungen eines abnormen Geschlechtstriebes gerichtete ärztliche Behandlung eines Mannes oder einer Frau, mit der nicht beabsichtigt ist, die Keimdrüsen dauernd funktionsunfähig zu machen, die aber eine solche Folge haben kann. — § 4 —.

D. a) Die Kastration ist an sich eindeutig Körperverletzung; nach dem neuen Gesetz ist die Kastration *durch einen Arzt* nicht als Körperverletzung strafbar, wenn

1. der Betroffene einwilligt,

2. die Behandlung nach den Erkenntnissen der medizinischen Wissenschaft angezeigt ist, um bei dem Betroffenen schwerwiegende Krankheiten, seelische Störungen oder Leiden, die mit seinem abnormen Geschlechtstrieb zusammenhängen, zu verhüten, zu heilen oder zu lindern,

3. der Betroffene das fünfundzwanzigste Lebensjahr vollendet hat,

4. für ihn körperlich oder seelisch durch die Kastration keine Nachteile zu erwarten sind, die zu dem mit der Behandlung angestrebten Erfolg außer Verhältnis stehen, und

5. die Behandlung nach den Erkenntnissen der medizinischen Wissenschaft vorgenommen wird.

Ebenso liegt unter diesen Voraussetzungen keine Körperverletzung vor, wenn die Kastration zwar nicht zur Verhütung einer schwerwiegenden Krankheit, wohl aber angezeigt ist, um der Gefahr zu begegnen, daß der Betroffene bestimmte strafbare Handlungen begeht.

b) Über die Einwilligung sagt der Gesetzgeber — § 3 Abs. 1 —.

„(1) Die Einwilligung ist unwirksam, wenn der Betroffene nicht *vorher* über Grund, Bedeutung und Nachwirkungen der Kastration, über andere in Betracht kommende Behandlungsmöglichkeiten sowie über sonstige Umstände aufgeklärt worden ist, denen er erkennbar eine Bedeutung für die Einwilligung beimißt."

Im Absatz 2 werden die auf richterliche Anordnung in einer Anstalt Verwahrten aufgeführt; dazu zählen auch die Strafgefangenen. Ihre Einwilligung wird nicht deshalb unwirksam, weil sie verwahrt sind. Damit räumt der Gesetzgeber die Bedenken aus, die sich bislang aus der Überlegung ergeben, daß der Inhaftierte kaum freiwillig, sondern mit der Hoffnung auf Verkürzung der Strafzeit den Antrag stellen werde.

c) Diese Bestimmungen über die Voraussetzungen und die Einwilligung gelten — bis auf einige Abweichungen — entsprechend für die anderen Behandlungsmethoden des § 4.

E. Von wesentlicher Bedeutung ist § 5 „Gutachterstelle".

„Die Kastration darf erst vorgenommen werden, nachdem eine Gutachterstelle bestätigt hat, daß

1. ein ärztliches Mitglied der Gutachterstelle den Betroffenen untersucht sowie die in diesem Gesetz vorgeschriebene Aufklärung des Betroffenen und anderer Personen vorgenommen hat und

2. die Voraussetzungen der §§ 2 und 3 vorliegen.

(2) Absatz 1 ist bei einer Behandlung nach § 4 entsprechend anzuwenden, wenn der Betroffene nicht fähig ist, Grund und Bedeutung der Behandlung voll einzusehen und seinen Willen hiernach zu bestimmen, oder das einundzwanzigste Lebensjahr noch nicht vollendet hat.

(3) Einrichtung und Verfahren der Gutachterstelle bestimmen sich nach dem Landesrecht."

Die einzelnen Landesgesetzgeber sollten möglichst übereinstimmende Regelungen über Einrichtung und Verfahren der Gutachterstelle treffen. Die Regelung in Niedersachsen ist bis zum Abschluß dieses Referates noch nicht bekannt.

F. Endlich ist noch auf § 6 hinzuweisen. Danach bedarf bei Einsichtsunfähigkeit des Betroffenen seine Einwilligung der Genehmigung des Vormundschaftsgerichts. Das Vormundschaftsgericht hat den Betroffenen persönlich zu hören.

II.

Nach diesen Bestimmungen müssen ab Februar 1970 die Anträge von Inhaftierten behandelt werden, und zwar sowohl diejenigen, die ausdrücklich auf eine Kastration hinzielen, als auch diejenigen, die eine Behandlung nach anderen Methoden im Auge haben.

A. Die Haftanstalt hat diese Anträge der Gutachterstelle vorzulegen; dabei wird es zweckmäßig sein, daß der Anstaltsvorstand in einem Begleitbericht soweit wie möglich Aufklärung gibt und soviel wie möglich Material verschafft zu allen Fragen, die die Gutachterstelle zu beachten hat oder die sie interessieren können.

B. Nach dem Eingang des Antrages hat *ein* ärztliches Mitglied der Gutachterstelle den Betroffenen zu *untersuchen* sowie alle oben genannten Aufklärungen vorzunehmen.

Es steht zu erwarten, daß in den Landesgesetzen Hinweise zu der Untersuchung und zu den Aufklärungen durch den Arzt gegeben werden.

a) Die Untersuchung muß gründlich erfolgen, und wenn sie ihm nicht vorgelegt werden, muß sich der Arzt alle Unterlagen beschaffen, die er für seine Überzeugungsbildung braucht. Regelmäßig werden dazu auch Informationen darüber gehören, welche Lebensverhältnisse der Betroffene für die Zukunft zu erwarten hat. Vor allem muß ihm der Antragsteller für genügend lange Zeit zur Verfügung stehen. Wenn nötig, hat die Strafanstalt dazu erforderliche Überführungen vorzunehmen.

b) Erst nach solcher Untersuchung kann der Arzt den Betroffenen so eingehend aufklären, wie das Gesetz es verlangt.

c) Die Einwilligung ist nur wirksam, wenn sie nach der Aufklärung erklärt wird.

d) Über Untersuchung und Aufklärung wird ein Protokoll niederzulegen und darin am Ende auch die schriftliche Einwilligungserklärung aufzunehmen sein.

C. a) Das Protokoll legt der Arzt seiner Gutachterstelle vor, die nunmehr in der landesgesetzlich vorgesehenen Besetzung ihre eigentlichen Aufgaben zu erfüllen hat:

Sie hat einmal zu *bestätigen*, daß die Untersuchung *und* Aufklärung durch ein ärztliches Mitglied vorgenommen worden ist; sie hat ferner zu *bestätigen*, daß die vom Gesetz verlangten Voraussetzungen der Kastration sowie der Einwilligung vorliegen.

Daß solche Bestätigungen eine sorgfältige Beratung und Abstimmung der Mitglieder der Gutachterstelle voraussetzen, ist selbstverständlich. Zu beachten ist, daß die Gutachterstelle den Eingriff nicht bindend anordnet. Deshalb kann der Betroffene seine Einwilligungserklärung immer zurücknehmen.

b) Zu den Voraussetzungen der Kastration gehört auch, daß die Behandlung nach den Erkenntnissen der medizinischen Wissenschaft vorgenommen wird; daraus folgt, daß die Gutachterstelle wissen oder bestimmen muß, wo und von wem der Eingriff vorgenommen werden soll.

D. Entsprechendes gilt für die Behandlung nach anderen Methoden.

III.

Die Bestätigung ist eine Entscheidung der Gutachterstelle; sie ist deshalb von den gesetzlichen Mitgliedern zu unterschreiben und dem Inhaftierten sowie der Strafanstalt zur Kenntnis zu bringen und auch dem Arzt, der Anstalt usw., die den Eingriff oder die Behandlung vornehmen sollen.

Natürlich hat sich die Strafanstalt wegen der Durchführung des Eingriffes mit Arzt oder Anstalt ins Benehmen zu setzen.

Zusammenfassung

Maßgebend das Gesetz über freiwillige Kastration und andere Behandlungsmethoden vom 15. August 1969.

Gegen die Auswirkungen eines abnormen Geschlechtstriebes sind zugelassen:

a) Kastration = Keimdrüsen des Mannes werden entfernt oder dauernd funktionsunfähig gemacht,

b) andere Behandlungsmethoden bei Mann oder Frau.

Beides nur durch den Arzt zulässig, wenn

a) Arzt den Betroffenen untersucht und aufgeklärt,

b) keine andere Möglichkeit einer Heilung besteht,

c) eine nach Landesrecht eingesetzte Gutachterstelle bestätigt hat, daß alle Voraussetzungen vorliegen,

d) der Betroffene nach Aufklärung eingewilligt hat.

Journal of Neuro-Visceral Relations, Suppl. X, 402—406 (1971)
© by Springer-Verlag 1971

Möglichkeiten und Grenzen der Therapie sexueller Störungen im psychiatrischen Krankenhaus

W. Hadamik

Rheinisches Landeskrankenhaus Düsseldorf

Summary

The Possibilities and Limitations of Therapy of Sexual Disturbances in Psychiatric Hospitals

The present-day organisation and functions of a psychiatric hospital allow it to accept only those sexually disturbed patients who have also psychopathological disturbances. If the underlying psychic or neurological condition is incurable, treatment is limited to sedation with drugs. Castration of mental patients comes up against the question of their capacity to give consent for the operation. There is a new possible approach in the use of hormones to arrest androgen production and thus to damp down hypersexuality.

The stereotactic production of lesions in the tuber cinereum described by *Orthner* and his collaborators requires to be tested to see whether it gives promise of success in psychiatric cases. Recently there have been repeated demands for the sterilisation of highly sexed women of low intelligence to protect them from further pregnancies. There are genuine social indications for such a procedure, but it is not one in which a hospital psychiatrist can actively co-operate.

I.

Bei der Behandlung sexueller Störungen ist die Position des psychiatrischen Krankenhauses durch seine eindeutige, entwicklungsbedingte Funktion vorgezeichnet: durch die Aufnahme, Behandlung und Pflege von schwer gestörten psychisch Kranken. Die „schwere" psychische Störung ist es also, worauf es hier ankommt. Wie und wodurch es zu einer solchen Entwicklung gekommen ist, braucht nicht dargestellt zu werden. Von dieser Realität ist aber bei der Abhandlung unseres Themas auszugehen. Das heißt, daß sexuell Gestörte in der Regel nur dann bei uns aufgenommen werden, wenn gleichzeitig eine erhebliche psychische Alteration bei ihnen vorliegt. Neurosen sind damit nicht gemeint, es sei denn, es handelt sich um schwerste chronifizierte Fehlhaltungen oder um akute Verstimmungszustände mit aktueller Selbstmordgefahr.

Die Situation ist nur dort anders, wo zu einem psychiatrischen Krankenhaus eine psychotherapeutische Abteilung mit der Möglichkeit zur Therapie von Neurosen besteht. Das ist aber selten der Fall.

Damit ist gleichzeitig die Möglichkeit der analytischen Psychotherapie sexueller Störungen in unserem Bereich eingegrenzt, wenn überhaupt vorhanden. Einen Ausnahme- und Sonderfall stellt jene Gruppe abnormer Persönlichkeiten dar, die nach einem Sexualdelikt als vermindert zurechnungsfähig oder zurechnungsunfähig gemäß § 42 b StGB untergebracht wurden; bei einer statistischen Erfassung im Jahre 1964 waren es im Bereich des Landschaftsverbandes Rheinland insgesamt 32 von 675 Fällen (*Müller* und *Hadamik*, 1966). Ob und inwieweit sich freilich hier noch ein Ansatz für den Versuch einer Psychotherapie bietet, muß man mit einiger Skepsis beurteilen. Ganz abgesehen davon, wurde wiederholt dargetan, daß der angesprochene Personenkreis — die Gruppe der sogenannten Psychopathen — in der Umgebung von psychisch Kranken als Fremdkörper wirkt (*Gruhle*, 1953; *Müller* und *Hadamik*, 1968). Die Betroffenen selbst fühlen sich hier völlig deplaciert und lehnen ihre Umgebung ab. Sie gehören in sogenannte Psychopathenanstalten, etwa nach dem Muster dänischer Einrichtungen.

II.

Im übrigen werden die bei unserem Krankengut vorkommenden sexuellen Störungen, die in fast jeder Diagnosengruppe anzutreffen sind, je nach Art der zugrunde liegenden psychischen oder neurologischen Affektion mit den heute üblichen Methoden behandelt — wenn eine Behandlung möglich ist. Ist das nicht der Fall, wie z. B. bei den verschiedenen Schwachsinnsformen, so kann die Therapie nur symptomatisch sein und allenfalls in der Verabreichung von Sedativa und Neuroleptica bestehen.

Hier sehen wir eine andere Grenze unseres therapeutischen Potentials, und gelegentlich verbleibt nach Ausschöpfung aller Möglichkeiten als Ultima ratio nur noch die ständige Verwahrung.

Das ist eine weitere Realität. Sie wird freilich hier und da verkannt oder verdrängt, zumal angesichts der sonst allenthalben sichtbaren Erfolge der Pharmakotherapie, die zu einer vermehrten Aktivität anspornen. Offenbar aus einer solchen Tendenz heraus wurde in letzter

Zeit in verstärktem Maße die Frage der operativen Kastration diskutiert. Wir haben uns wiederholt dagegen ausgesprochen, daß dieser Eingriff, der ja Freiwilligkeit voraussetzt, bei jener Gruppe von psychisch Gestörten vorgenommen wird, die in geschlossenen psychiatrischen Krankenhäusern untergebracht sind (*Müller* und *Hadamik*, 1968). Sie befinden sich hier, wie schon eingangs herausgestellt, wegen einer erheblichen psychischen Störung. Darauf liegt der Akzent. Die besondere quantitative Ausprägung ihrer seelischen Alteration und der Druck des Freiheitsentzuges beeinträchtigen oder verhindern aber bei diesem Personenkreis eine rechtlich relevante Einwilligungsfähigkeit. In diesen Kreis gehören allerdings auf keinen Fall jene Persönlichkeiten, bei denen als solitäre oder dominante Auffälligkeit lediglich eine sexuelle Störung ohne nennenswerte Beeinträchtigung der Psyche besteht. Auch wenn man den psychiatrischen Krankheitsbegriff *Kurt Schneiders* aufgeben wollte, um bestimmte Formen sexueller Aberrationen doch noch als krankhaft etikettieren zu können, so bliebe unverändert die Tatsache, daß wir es fast nur mit jenen sexuell gestörten Menschen zu tun haben, die gleichzeitig psychisch krank sind, und zwar im Sinne des psychiatrischen Krankheitsbegriffes.

Heute brauchen wir freilich unsere Auffassung über die Kastration nicht mehr so pointiert zu verteidigen, denn durch die Möglichkeit, einen gesteigerten oder abnorm gerichteten Sexualtrieb durch einen Stopp der Androgenproduktion zu dämpfen, haben sich neue Perspektiven aufgetan. Es kann jetzt nur noch darauf ankommen, diese Möglichkeit in umfassenden Versuchen klinisch zu prüfen.

Schon jetzt werden allerdings bestimmte Kontraindikationen mitgeteilt, z. B. cerebrale Schäden. In solchen Fällen würde freilich auch die chirurgische Kastration nicht zum Ziele führen, und so stehen wir erneut vor einer Grenze, nämlich vor der Tatsache, daß für verschiedene Gruppen der bei uns Untergebrachten eben nur die Verwahrung in Frage kommen kann.

Eine weitere Möglichkeit der Behandlung haben *Orthner* und Mitarbeiter (1969) durch den bekannten einseitigen stereotaktischen Eingriff im Tuber cinereum aufgezeigt. Hier handelte es sich allerdings gerade um einen solchen Patienten, der nach meiner Überzeugung nicht in ein psychiatrisches Krankenhaus gehörte und deshalb auch die ersten Monate der Unterbringung, wie es in der Monographie heißt, „viel schrecklicher" empfand als die Haft. Ob sich im übrigen die bei uns untergebrachten psychisch Kranken für einen solchen Eingriff eignen, müßte erst noch untersucht werden.

Ein Sonderproblem jedes psychiatrischen Krankenhauses ist die Behandlung schwachsinniger Patientinnen, die wegen Verwahrlosung bei gesteigerter sexueller Triebhaftigkeit eingewiesen werden. Oft kommen sie in geschwängertem Zustand, nachdem sie mehrere uneheliche Kinder mit meist unbekannt gebliebenen Männern gezeugt haben.

Wenn sie sich im Krankenhaus eingeordnet und längere Zeit hindurch keine Schwierigkeiten bereitet haben, wird vom Vormund die Frage nach der Entlassung gestellt und jetzt auch öfter schon die weitere Frage angeschlossen, ob nicht vor einer Entlassung die Sterilisation der Patientin durchgeführt werden könne, und das mit dem ausdrücklichen Ziel, weitere Geburten zu verhindern. Die Situation ist klar: Es wird hier aus einer ganz offen ausgesprochenen sozialen Indikation heraus die ärztliche Mitwirkung bei einem Eingriff erbeten, der psychiatrisch überhaupt keine Konsequenzen haben kann, denn an den Gründen, die zur Krankenhauseinweisung geführt haben — an dem Schwachsinn und der Hypersexualität mit der Gefahr der Verwahrlosung —, kann sich nicht das Geringste ändern. Ändern dürfte sich in der Tat nur eines: Es würden die Geburten ausbleiben, mit denen sonst Vormünder, Jugendämter, Amtsgerichte und Waisenhäuser zu tun hätten.

In einer solchen Situation steht aber der Krankenhauspsychiater außerhalb jeder Möglichkeit aktiv zu werden, denn die Sorge um die sozialen Belange der Patientin obliegt in erster Linie dem Vormund im Rahmen seiner fürsorgerischen Verpflichtungen. So wie er unter anderen Umständen im Krankheitsfall des Mündels ärztliche Hilfe besorgt, eine stationäre Behandlung veranlaßt, einen Arbeitsplatz oder eine Wohnung beschafft, so liegt es an ihm, sich mit Genehmigung des Vormundschaftsgerichtes mit einem Gynäkologen in Verbindung zu setzen und eine Sterilisation durchführen zu lassen — wenn der Gynäkologe das tut. Nicht immer ist das der Fall.

Wollte man einwenden, daß der Krankenhauspsychiater hier im Rahmen seiner sozialpsychiatrischen Funktion tätig werden müsse, wie er auch sonst im Rahmen der Rehabilitation die sozialen Belange eines Patienten beachte, so wäre dem entgegenzuhalten, daß die Verhinderung unerwünschter Nachkommenschaft mit Gewißheit am Begriff der Sozialpsychiatrie vorbeigeht —

Zusammenfassung

Das psychiatrische Krankenhaus vermag von seiner heutigen Struktur und Funktion her nur solche sexuell gestörten Patienten aufzunehmen, bei denen gleichzeitig eine krankhafte psychische Störung vorliegt. Ist die zugrunde liegende psychische oder neurologische Affektion nicht therapiefähig, so beschränkt man sich auf die medikamentöse Sedierung. Eine Kastration bei psychisch Kranken scheitert an der Frage der Einwilligungsfähigkeit. In der hormonalen Dämpfung der Hypersexualität durch einen Stopp der Androgenproduktion zeichnen sich neue Möglichkeiten ab. Es sollte geprüft werden, ob der von *Orthner* und Mitarbeitern beschriebene stereotaktische Eingriff im Tuber cinereum auch bei psychisch Kranken Erfolg verspricht. Die bei sexuell triebhaften, schwachsinnigen Frauen gerade in letzter Zeit oft geforderte Sterilisation zur Verhütung weiterer Schwangerschaften ist ein Eingriff aus echter sozialer Indikation; deshalb kann dabei der Krankenhauspsychiater nicht aktiv mitwirken.

Literatur

Gruhle, H. W.: Die Unterbringung psychopathischer Rechtsbrecher. Mschr. Krim. *36*, 6—10 (1953).

Müller, H.-W., und *W. Hadamik*: Die Unterbringung psychisch abnormer Rechtsbrecher. Nervenarzt *37*, H. 2 (1966).

Müller, H.-W., und *W. Hadamik*: Zur Kastration der gem. § 42 b StGB untergebrachten Sexualtäter. Nervenarzt *39*, H. 8 (1968).

Orthner, H., F. Duhm, U. J. Jovanović, A. König, R. Lohmann, W. Schwidder, J. v. Wehren und *St. Wieser*: Zur Therapie sexueller Perversionen. Beitr. z. Sex.-Forschung H. 46 (1969).

Journal of Neuro-Visceral Relations, Suppl. X, 407—411 (1971)
© by Springer-Verlag 1971

Variationen und Perversionen des Sexualverhaltens in verhaltensbiologischer Sicht

Willhart S. Schlegel

Facharzt für innere Krankheiten, Leiter des Instituts für Konstitutionsbiologie und menschliche Verhaltensforschung, Hamburg

Summary

Biological Behaviour Aspects of Variations and Perversions of Sexual Actions

Comparative ethology has given us important indications that man, (and also his nearest phylogenic relatives, the primates) organizes his social behaviour and community life by employing his sexual drive and sexual actions. On this interpretation, many disturbances of sexual behaviour, such as ejaculatio praecox, can be attributed to insufficient or frustrated sexual activity. Male exhibitionism may have its roots in many factors, but insufficient sexual activity, i.e. pent-up sexual drive, is the deciding factor for the commission of such acts. Exhibitionism produces relatively little social harm, and therefore we do not recommend irreversible surgical measures. Fetishism develops in cases where a suitable or desired partner cannot be obtained. Elsewhere I have described in great detail how sadism and masochism depend on various internal factors such as the basic constitution of the character as well as the sexual drive, and how transvestism is even less a primary sexual phenomen and correspondingly more related to the basic character. As we can conclude from the behaviour of the primates, a homosexual or, more correctly, a bisexual pattern of behaviour can be presupposed when the social function or sexuality extends out beyond the small family unit. Therefore, ethologically speaking, none of the behaviours discussed here are signs of immaturity or of a misguided development. On the contrary, they have their origin in constitutional factors and are often the result of the absence of a congenial sexual relationship.

Die vergleichende Verhaltensforschung hat uns — besonders in den Arbeiten von *Count* (1958/59), *Kortlandt* (1968), *Leyhausen* (1968), *Lorenz* (1963), *Maslow* (1940), *Ploog* (1968), *Schlegel* (1969 b) und *Wickler* (1969) — gewichtige Hinweise gegeben, daß der Mensch und schon seine nächsten stammesgeschichtlichen Verwandten, die Primaten, ihr Sozialverhalten, ihren Gruppenzusammenhalt, unter Verwendung des sexuellen Antriebes und sexueller Betätigung aufbauen und sichern.

Es spricht vieles dafür, daß nur aus diesem Grunde die Primaten und die Menschen durch Selektion von der Einengung der Sexualbetätigung auf Brunstzeiten befreit und mit einem ganzjährigen sexuellen Antrieb ausgestattet wurden.

Zwar wird niemand die biologische Notwendigkeit des Zeugungsvorganges und seiner Instinktsteuerung für die Erhaltung der Art bezweifeln wollen. Aber sind diese Gegebenheiten, die wir hinab bis fast zu den niedersten Lebewesen verfolgen können, und die strenge Monogamie, die bei zahlreichen und nicht einmal den höchsten Wirbeltieren verbreitet ist, die entscheidenden Kriterien für die Beurteilung einer der phylogenetischen Entwicklungshöhe der Spezies Homo sapiens entsprechenden Sexualität, für die Beurteilung der Reife menschlichen Sexualverhaltens?

Wir sollten uns als Ärzte davor hüten, Variationen und Perversionen des Sexualverhaltens mit der Brille der jeweiligen Moralauffassung und der jeweiligen Gesetzgeber zu sehen, wie das *Bürger-Prinz* (1938/ 1939) Ende der dreißiger Jahre in seinen verhängnisvollen, für die Nazijustiz erstatteten Stader Gutachten getan hat. Diese Gutachten haben bekanntlich viele Unglückliche — wegen des jetzt nicht mehr mit Strafe bedrohten und von der Mehrzahl der Ärzte schon seit einem Jahrhundert nicht mehr als strafwürdig angesehenen Tatbestandes der Homosexualität unter Erwachsenen — den Konzentrationslagern ausgeliefert. (Fakten, die nachzulesen sind in der „Monatsschrift für Kriminalbiologie", 1938 und 1939, und in dem Beitrag von *Harthauser* in dem von mir herausgegebenen Sammelband „Das große Tabu", 1967.)

In verhaltensbiologischer Sicht sind zahlreiche Störungen des Sexualverhaltens auf eine unzureichende oder behinderte Sexualbetätigung zurückzuführen. In einem kulturellen Milieu, in dem bislang sexuelle Enthaltsamkeit bzw. weitgehend gebremste Sexualität als sittlicher Wert oder doch im Sinne der Sublimierung als vorbildlich galt, bedarf es verständlicherweise einiger Überwindung, für ernstere Störungen sexuelle Enthaltsamkeit oder unzureichende Sexualbetätigung verantwortlich zu machen.

Aber fangen wir die Betrachtung mit einem verhältnismäßig einfachen Sachverhalt an. Die Ejaculatio praecox z. B. hat zu den verschiedensten tiefenpsychologischen Spekulationen Anlaß gegeben. In der Praxis zeigt sich jedoch: Wenn die Sexualität des Mannes zu sehr aufgestaut ist, kommt es zum vorzeitigen Erguß, und es genügt als Behandlung oft, dem Patienten eine häufigere Sexualbetätigung ohne Scheu vor einem eventuellen anfänglichen Versagen anzuraten. Es handelt sich hier um ein Geschehen, welches uns in ähnlicher Form in der vergleichenden Verhaltensforschung bei Instinktaufstauung durchaus bekannt ist und welches bis zum „Instinktleerlauf" führen kann.

Beim Exhibitionismus des Mannes, dem Vorweisen des versteiften männlichen Gliedes, handelt es sich sicher um ein Mehrfaktorengeschehen. Das versteifte männliche Glied ist weder für den andromorphen, d. h. männlich bestimmten Mann, noch für die gynäkomorphe, d. h. weiblich bestimmte Frau, ein sexueller Schlüsselreiz (*Schlegel*, 1962). Das von *Wickler* (1965) beschriebene Vorweisen des versteiften Gliedes bei Primaten ist kein sexuelles, sondern ein soziales Signal. Es erscheint aber die Annahme gut begründet, daß das versteifte männliche Glied für eine nicht geringe Zahl von männlichen Zwischenstufenangehörigen — aber wohl auch für einige Zwischenstufenfrauen — eine sexuelle Schlüsselreizwirkung angenommen hat.

Es ist hier scheinbar — im Rahmen der von mir mehrfach beschriebenen (*Schlegel*, 1966 und 1969 b), den Zwischenstufen geltenden, positiven Selektion — bereits bei den Primaten eine nunmehr angeborene Eindrucksfähigkeit — natürlich schon vor Millionen Jahren — neu entstanden. Diese war beim ausgeprägt andromorphen Typ und bei der gynäkomorphen Frau wohl nicht vorhanden und ist es auch heute nicht. Nicht selten besteht nun bei Zwischenstufenmännern im Rahmen homosexueller Begegnungen die instinktive Neigung, das versteifte Glied zu exhibieren, was bei andromorphen Männern nicht vorkommt und wofür diese auch kein Verständnis aufbringen.

Ich habe den jeweils nicht zur Situation passenden Exhibitionismus des Mannes gegenüber Frauen und Kindern, wie von mir mehrfach (1969 a) dargestellt wurde, als Übersprunghandlung, als Übersprung auf den genannten Exhibitionsinstinkt der Zwischenstufenangehörigen gedeutet. Dieses Vorweisen des versteiften Gliedes ist wohl ebensowenig aggressiv gemeint wie das Vorweisen weiblicher Schlüsselreize durch die Frau. Es muß somit sicher von der Machtdemonstration des von *Wickler* (1965) beschriebenen ähnlichen Signals oder Symbols streng unterschieden werden.

Wie dem aber auch sei — eine unzureichende partnerschaftliche Sexualbetätigung, eine Triebaufstauung, ist beim Exhibitionismus des Mannes gegenüber Frauen und Kindern der letztlich von Akt zu Akt entscheidende Auslösungsfaktor. Die gegenüber den Exhibitionisten angewandten Strafmaßnahmen mit ihrer meist zwangsläufigen Behinderung, ja teils sogar Zerstörung eventuell vorhandener, in der Regel aber nicht ausreichender Sexualbeziehungen werden zur unmittelbaren Ursache der hohen Rückfallquote bestrafter Exhibitionisten. Irreversible operative Maßnahmen von ärztlicher Seite dürften — in Anbetracht der relativ geringen Sozialschädlichkeit exhibitionistischer Akte — nicht in Frage kommen. Die ärztliche Forderung an den Gesetzgeber kann nur auf eine Beseitigung der Strafandrohung für Exhibitionismus hinzielen.

Auch Fetischismus entwickelte sich in verschiedenen, von mir beobachteten Fällen, wenn ein geeigneter Sexualpartner oder der instinktiv begehrte Sexualpartner nicht erreichbar waren. Dann konnte z. B. ein Wäschestück desselben oder ganz allgemein ein geschlechtstypisches Wäschestück, etwa ein Slip oder ein BH, oder — in Verbindung mit masochistischen Strebungen — auch ein Stiefel, zum Fetisch werden. Daß auch für den Fetischismus die Triebaufstauung ein entscheidender Faktor ist, ließ sich von einem Fall ableiten, bei dem Fetischismus, Exhibitionismus, Frotteurismus und Kleideraufschlitzen abwechselnd als Symptome in Erscheinung traten, aber jeweils nur dann, wenn der später verheiratete Mann für längere Zeit von seiner Ehefrau und ausreichender partnerschaftlicher Sexualbetätigung getrennt war.

Daß für Sadismus und Masochismus mehr innere Faktoren, d. h. neben dem sexuellen Antrieb konstitutionstypische Charakterqualitäten, und für den Transvestitismus weniger primär sexuelle als solche konstitutionsbedingte Charakterstrukturen verantwortlich sind, wurde von mir anderenorts ausführlich dargestellt (1962).

Die homosexuelle — richtiger: bisexuelle — Verhaltensbereitschaft ist nicht unter den Störungen des Sexualverhaltens einzuordnen. Sie ist, wie wir aus den Verhältnissen bei Primaten entnehmen können, unmittelbare Voraussetzung der über die Kleinfamilie hinausführenden, gruppenbildenden, sozialen Funktion der Sexualität. Sie ist also mit großer Wahrscheinlichkeit artspezifische Verhaltensweise aller Primaten (*Schlegel*, 1967).

In verhaltensbiologischer Sicht hat also keine der erwähnten Variationen und Perversionen des Sexualverhaltens etwas mit Unreife oder eigentlicher Fehlentwicklung zu tun. Sie sind vielmehr auf konstitutionelle Charaktergegebenheiten und häufig auf behinderte partnerschaftliche Sexualbetätigung zurückzuführen (*Schlegel*, 1957; 1969 a).

Zusammenfassung

Die vergleichende Verhaltensforschung hat gewichtige Hinweise gegeben, daß der Mensch und schon seine nächsten phylogenetischen Verwandten, die Primaten, sein Sozialverhalten, seinen Gruppenzusammenhalt, unter Verwendung des sexuellen Antriebes und sexueller Betätigungen aufbaut und sichert. Danach sind viele Störungen des Sexualverhaltens, wie die Ejaculatio praecox, auf eine unzureichende oder behinderte Sexualbetätigung zurückzuführen. Der Exhibitionismus des Mannes ist ein Mehrfaktorengeschehen, aber unzureichende partnerschaftliche Sexualbetätigung, also Triebaufstauung, ist der von Akt zu Akt entscheidende Auslösungsfaktor. Wegen der relativ geringen Sozialschädlichkeit exhibitionistischer Akte sind irreversible operative Maßnahmen nicht angezeigt. Fetischismus entwickelte sich, wenn ein geeigneter Sexualpartner oder der instinktiv begehrte Sexualpartner nicht erreichbar waren. Daß für Sadismus und Masochismus mehr innere Faktoren, d. h. neben dem sexuellen Antrieb konstitutionstypische Charakterqualitäten, und für den Transvestitismus weniger primär sexuelle als solche konstitutionsbedingte Charakterstrukturen verantwortlich sind, wurde von mir anderenorts ausführlich dargestellt. Die homosexuelle — richtiger: bisexuelle — Verhaltensbereitschaft ist, wie wir aus den Verhältnissen bei Primaten entnehmen können, unmittelbare Voraussetzung der über die Kleinfamilie hinausführenden sozialen Funktion der Sexualität. In verhaltensbiologischer Sicht hat also keine der erwähnten Verhaltensweisen etwas mit Unreife oder eigentlicher Fehlentwicklung zu tun. Sie sind vielmehr auf konstitutionelle Charaktergegebenheiten und häufig auf behinderte partnerschaftliche Sexualbetätigung zurückzuführen.

Literatur

Bürger-Prinz, H.: Betrachtungen über einen Homosexualitätsprozeß. Mschr. Kriminalbiol. *29*, 333—336 (1938).
— Gedanken zum Problem der Homosexualität, 2. Mitt. Mschr. Kriminalbiol. *30*, 430 (1939).
Count, E. W.: Eine biologische Entwicklungsgeschichte der menschlichen Sozialität. Versuch einer vergleichenden Wirbeltiersoziologie mit besonderer Berücksichtigung des Menschen. 1. Teil, Homo *9*, 129—146 (1958). 2. und 3. Teil, Homo *10*, 1—35, 65—92 (1959).
Harthauser, W.: Der Massenmord an Homosexuellen im Dritten Reich. In: „Das große Tabu", herausgegeben von *Willhart S. Schlegel*, 7—37. München: Rütten & Loening, 1967.
Kortlandt, A.: Handgebrauch bei freilebenden Schimpansen. In: *B. Rensch*, „Handgebrauch und Verständigung bei Affen und Frühmenschen" (Symposium der Werner-Reimers-Stiftung für anthropogenetische Forschung, Bad Homburg 1966), 59—102. Bern-Stuttgart: Hans Huber, 1968.
Leyhausen, P. (zus. mit *K. Lorenz*): Antriebe tierischen und menschlichen Verhaltens. München, 1968.
Lorenz, K.: Das sogenannte Böse. Wien, 1963.
Maslow, A. H.: Dominance-quality and social behaviour in infra-human primates. J. Social Psychol. *11*, 313—324 (1940).
Ploog, D.: Kommunikationsprozesse bei Affen. Homo *19*, 151—165 (1968).
Schlegel, W. S.: Körper und Seele, Stuttgart, 1957.
— Die Sexualinstinkte des Menschen. Hamburg, 1962[1], München 1966[2].
— Über die Ursachen homosexuellen Verhaltens. In: „Das große Tabu", München, 1967.
— Sexuelle Partnerschaft. Formen und Verhaltensweisen. Gütersloh, 1969 a.
— Konstitutionsbiologie und Verhaltensforschung am Menschen. In: *Keiter, F.*: Verhaltensforschung im Rahmen der Wissenschaften vom Menschen (Symposion, Hamburg 1966), Göttingen: Musterschmidt, 1969 b.
Wickler, W.: Die äußeren Genitalien als soziale Signale bei einigen Primaten. Naturwiss. *52*, 269 (1965 b).
— Sind wir Sünder? Naturgesetze der Ehe. München, 1969.

Journal of Neuro-Visceral Relations, Suppl. X, 412 (1971)
© by Springer-Verlag 1971

Diskussion

Schutz unterstrich die Auffassung von Herrn *Schlegel*, daß der Begriff der „normalen Sexualität" früher zu eng gefaßt wurde, meldete aber Bedenken gegen die Auffassung an, nach der Exhibitionismus nicht als Zeichen einer sexuellen Unreife oder Fehlentwicklung anzusehen sei. Zwar könne man den primären sexuellen Antrieb sicherlich als normal betrachten, indessen müsse man doch von einer Fehlentwicklung in der Anwendung dieses Antriebes sprechen.

Schlegel betonte hierzu, daß er in diesem Punkte mißverstanden worden sei. Er betrachte nur das bi- und homosexuelle Verhalten des Menschen als nicht pathologisch, während exhibitionistisches Verhalten beim Manne höchstwahrscheinlich eine Übersprungshandlung bei bestimmten konstitutionellen Typen sei, die eine Triebaufstauung zur Voraussetzung habe. Übersprungshandlungen könnten aber selbstverständlich nicht dem Normverhalten zugeordnet werden.

Laschet wandte aus ihren eigenen Erfahrungen an einem psychiatrischen Landeskrankenhaus gegenüber den Ausführungen von *Hadamik* ein, daß sich niemals irgendwelche Schwierigkeiten bei der freiwilligen stationären Beobachtung und Einstellung auf Antiandrogene bei „leichten Fällen" ergeben hätten, desgleichen nicht im Rahmen der nachgehenden ambulanten Kontrollen. Auch bei sexuell abnormen Dauerpatienten in psychiatrischen Landeskliniken sei die Antiandrogenbehandlung grundsätzlich angezeigt. Selbst wenn eine Entlassung wegen des zu hohen Risikos nicht vertretbar ist, sei es humaner, hierdurch wenigstens die Möglichkeiten für eine freiere Behandlung im Krankenhausbereich (z. B. Kolonnenarbeit statt Isolierung) zu schaffen, als den Patienten auch wegen der fortbestehenden Gefährdung der Mitkranken abzusondern und einzusperren.

Hadamik pflichtete hierin Frau *Laschet* grundsätzlich bei. Die Triebdämpfung durch Antiandrogene sei gegenüber der mittelalterlichen Methode der operativen Kastration auch für die Krankenhauspsychiatrie ein echter wissenschaftlicher und therapeutischer Fortschritt.

U. Venzlaff (Göttingen)

Die Behandlung der dranghaften sexuellen Perversionen

(Vorsitz: H. Giese)

Journal of Neuro-Visceral Relations, Suppl. X, 415—418 (1971)
© by Springer-Verlag 1971

Verhaltenstherapeutische Beeinflussung psychogener Sexualstörungen

D. v. Zerssen

Max-Planck-Institut für Psychiatrie, München, Psychiatrische Abteilung

Summary

The Effect of Behaviour Therapy on Psychogenic Disturbances of Sexual Function

Several forms of behaviour therapy, based on theories of learning, have been employed either singly or in combination in the treatment of psychogenic disturbances of sexual function. The results vary in different studies but on the whole give promise. These new methods extend the field of possible therapies in sexual dysfunctions of psychic origin.

Die theoretische Grundlage der Verhaltenstherapie — einer Sammelbezeichnung für eine Reihe verschiedenartiger Techniken der therapeutischen Verhaltensmodifikation (vgl. *Böschl,* 1969; *Dilling* et al.; *Eysenck,* 1960 und 1964; *Eysenck* und *Rachmann,* 1968; *Meyer* und *Chesser,* 1970; *Urban* und *Ford,* 1967; *Wolpe,* 1969; *Wolpe* und *Lazarus,* 1966; *Yates,* 1970) — wird von der experimentellen Lernpsychologie (vgl. *Hilgard* und *Bower,* 1966) gebildet. Deren Anwendung auf psychopathologische Phänomene beinhaltet, daß körperlich nicht begründbares abnormes Verhalten systematisch nach Lernprinzipien analysiert und weitgehend als erlerntes Fehlverhalten interpretiert wird. Aufgabe der Therapie ist es dann, nach den Grundsätzen der klassischen oder der instrumentellen Konditionierung anstelle des Fehlverhaltens ein angepaßtes Verhalten zu etablieren. Von irgendwelchen, dem Fehlverhalten zugrunde liegenden Konflikten wird dabei im allgemeinen abgesehen: Die Störung ist mit dem Symptom identisch und wird mit ihm beseitigt.

Sexuelle Verhaltensstörungen sind in dieser Sicht entweder reine Vermeidungsreaktionen angstbesetzter sexueller Reize (Sexualobjekte bzw. -akte), wobei die Angst auf negativen Erfahrungen mit entsprechenden Objekten bzw. Akten beruhen soll (hierher gehören Impotenz und Frigidität); oder die Störungen bestehen — was bei sexuellen Perversionen der Fall ist — in sexuellen Reaktionen auf inadäquate Reize; es kann sich auch um die Kombination einer Vermeidung adäquater und der (ersatzweisen) Verwertung inadäquater Reize handeln. Daraus leitet sich für die Therapie der Versuch her, Vermeidungsreaktionen durch schrittweise Korrektur negativer Erfahrungen mit den entsprechenden Reizqualitäten abzubauen und eventuell Hand in Hand damit positive Erfahrungen ebenfalls schrittweise einzuführen. Beispielsweise soll die Angst vor dem normalen Sexualakt durch eine „systematische Desensibilisierung" gegenüber allen Stadien sexueller Annäherung und Vereinigung in der Vorstellung reduziert werden; diese Erfahrungskorrektur kann auch in der Realität in Form eines „graduierten praktischen Trainings" mit dem Sexualpartner gewonnen bzw. bestärkt werden, wobei das Fehlen negativer (angstauslösender) durch das Auftreten positiver (sexuell befriedigender) Erfahrungen ergänzt wird. Das setzt natürlich nicht nur die Mitarbeit des Patienten, sondern auch die eines verständnisvollen, vom Therapeuten instruierten Sexualpartners voraus. Auf diese Weise wird die Verhaltenstherapie unter Umständen eine Art Ehetherapie, insbesondere wenn die Störung des sexuellen Vollzuges durch ein Fehlverhalten des Ehepartners ausgelöst und/oder unterhalten wurde. Liegt der Angst dagegen in erster Linie eine Selbstunsicherheit des Patienten zugrunde, so ist die Stärkung seines Selbstvertrauens durch ein „assertive training" indiziert, bei dem alle Äußerungen von Selbstbehauptung, Selbstdurchsetzung und Selbstsicherheit durch positive Reaktionen des Therapeuten bestärkt werden, gegebenenfalls im Rahmen soziodramatischer Sitzungen (vgl. *Wolpe*, 1969).

Bei den Perversionen wird versucht, durch eine sogenannte „Aversionstherapie" mit Hilfe von „Strafreizen" (z.B. medikamentös hervorgerufenem Brechreiz oder schwachen elektrischen Schlägen), wie sie auch zur Bekämpfung der Alkoholsucht verwendet werden (vgl. *Dilling* et al.), die sexuellen Reaktionen auf den (z. B. tachystoskopisch exponierten) inadäquaten Reiz zu unterdrücken (vgl. *Feldman*, 1966). Mit dieser aversiven „Gegenkonditionierung" kann eine positive Konditionierung normalen Sexualverhaltens durch die Bestärkung von anfänglich unzureichenden sexuellen Reaktionen auf adäquate Reize verbunden werden; d. h. anstelle der Bestrafung unerwünschten Verhaltens erfolgt eine Belohnung erwünschten Verhaltens. So wird versucht, sogenanntes „perverses" schrittweise durch normales Verhalten zu ersetzen. Es handelt sich bei diesem Vorgehen — der Theorie nach — um eine Umkehrung des Lernvorganges, der zur Entstehung des devianten Sexualverhaltens geführt hatte. Liegt der mangelhaften sexuellen Reaktion auf die normalen Reize eine angstbedingte

Vermeidung zugrunde, so ist vor allen anderen Maßnahmen eine systematische Desensibilisierung gegenüber den angstauslösenden Reizqualitäten angezeigt. Eine derartige Kombination von positiver und negativer (aversiver) Konditionierung mit systematischer Desensibilisierung soll der isolierten Anwendung der einzelnen Komponenten dieser Therapie noch überlegen sein.

Die genannten oder prinzipiell ähnliche Verfahren sind bisher vor allem bei Homosexualität (vgl. *Feldman* und *MacCulloch*; *MacCulloch* und *Feldman*, 1967; *Freund*, 1963; *Mandel*, 1970), aber auch bei Transvestitismus, Fetischismus und anderen sexuellen Deviationen angewendet worden (vgl. *Dilling* et al.). Der Erfolg hängt — wie bei analytischen (vgl. *Bieber* et al., 1962) und anderen Methoden — wesentlich von der Motivation des Patienten ab. Die bisherigen Erfahrungen reichen sicherlich noch nicht aus, um die Nachhaltigkeit einer verhaltenstherapeutisch bedingten Umorientierung sexueller Deviationen zu beurteilen. Die entsprechenden Behandlungserfolge bei Impotenz und Frigidität scheinen aber auch auf längere Sicht relativ günstig zu sein (vgl. *Dilling* et al.; *Wolpe*, 1969).

Die Entwicklung der Verhaltenstherapie ist vorläufig im wesentlichen auf England und die USA beschränkt. In Deutschland wurde deshalb eine „Gesellschaft zur Förderung der Verhaltenstherapie" (GVT; Anschrift: Max-Planck-Institut für Psychiatrie, Psychologische Abteilung, D-8000 München 23, Kraepelinstraße 10) gegründet, die sich zum Ziel gesetzt hat, auch hierzulande lerntheoretisch begründete Behandlungsverfahren einzuführen. Es ist zu hoffen, daß diese Bemühungen u. a. auch zu einer Erweiterung der therapeutischen Einwirkungsmöglichkeiten auf sexuelle Verhaltensstörungen führen werden.

Zusammenfassung

Verschiedene Formen der lerntheoretisch begründeten Verhaltenstherapie sind bei psychisch bedingten Sexualstörungen — teils einzeln, teils in Kombination — mit wechselndem, im ganzen gesehen aber ermutigendem Erfolg eingesetzt worden. Sie erscheinen geeignet, die therapeutischen Einwirkungsmöglichkeiten auf derartige Störungen zu erweitern.

Literatur

Bieber, I., H. J. Dain, P. R. Dince, M. G. Drellich, H. G. Grand, R. H. Gundlach, M. W. Kremer, A. H. Rifkin, C. B. Wilbur, and *T. B. Bieber*: Homosexuality. New York: Basic Books, 1962.
Blöschl, L.: Grundlagen und Methoden der Verhaltenstherapie. Bern-Stuttgart-Wien: Huber, 1969.

Dilling, H., H. Rosefeld, G. Kockott und *H. Heyse*: Verhaltenstherapie bei Phobien, Zwangsneurosen, sexuellen Störungen und Suchten. Fortschr. Neurol. Psychiat. (im Druck).

Eysenck, H. J. (ed.): Behaviour Therapy and the Neuroses. Oxford-London-Edinburgh-New York-Paris-Frankfurt: Pergamon Press, 1960.

Eysenck, H. J. (ed.): Experiments in Behaviour Therapy. Oxford-London-Edinburgh-New York-Paris-Frankfurt: Pergamon Press, 1964.

Eysenck, H. J., und *S. Rachman*: Neurosen — Ursachen und Heilmethoden. Berlin: Deutscher Verlag der Wissenschaften, 1968. (Übers. von: The Causes and Cures of Neurosis. London: Routledge & Kegan Paul, 1965.)

Feldman, M. P.: Aversion therapy for sexual deviations: a critical review. Psychol. Bull. *65*, 65—79, 1966.

Feldman, M. P., and *M. J. MacCulloch*: Behaviour Therapy for Homosexuality. Oxford-London-Edinburgh-New York-Paris-Frankfurt: Pergamon Press (in press).

Freund, K.: Die Homosexualität beim Mann. Leipzig: Hirzel, 1963. (Übers. von: Homosexualita u Muže. Prag: Verlag für Gesundheitswesen, 1962.)

Hilgard, E. R., and *G. H. Bower*: Theories of Learning. New York: Meredith, 1966.

MacCulloch, M. J., and *M. P. Feldman*: Aversion therapy in management of 43 homosexuals. Brit. Med. J., 594—597 (1967/II).

Mandel, K. H.: Probleme und Ansätze der Verhaltenstherapie bei männlichen Homosexuellen. Z. Psychother. med. Psychol. *20*, 115—125 (1970).

Meyer, V., and *E. S. Chesser*: Behaviour Therapy in Clinical Psychiatry. Harmondsworth/Middlesex-Baltimore/Maryland-Ringwood/Victoria: Penguin Books, 1970.

Urban, H. B., and *D. H. Ford*: Behavior Therapy. In: Comprehensive Textbook of Psychiatry (*A. M. Freedman,* and *H. I. Kaplan,* eds.), 1217 to 1224. Baltimore: Williams & Wilkins, 1967.

Wolpe, J.: The Practice of Behavior Therapy. New York-Toronto-Oxford-London-Mexico City-Edinburgh-Sydney-Paris-Braunschweig-Tokyo-Buenos Aires: Pergamon Press, 1969.

Wolpe, J., and *A. A. Lazarus*: Behavior Therapy Techniques. Oxford-London-Edinburgh-New York-Toronto-Paris-Braunschweig: Pergamon Press, 1966.

Yates, A. J.: Behavior Therapy. New York-London-Sydney-Toronto: Wiley, 1970.

Journal of Neuro-Visceral Relations, Suppl. X, 419—424 (1971)
© by Springer-Verlag 1971

Die Behandlung der dranghaften sexuellen Perversionen

Referat über das Podiumgespräch

Giese erläuterte die Begrenzung des Gespräches auf die Fälle „dranghafter", genauer gesagt, suchtartiger sexueller Perversionen. Es stehen prinzipiell drei Behandlungsmöglichkeiten zur Verfügung: Psychotherapie, medikamentöse Behandlung, chirurgische Behandlung. *Schwidder* berichtete über die Behandlungsergebnisse der Psychotherapie, speziell der psychoanalytischen Methodik. Gemessen an den Erfolgszahlen bei der Neurosebehandlung allgemein (Erfolg zwischen 70 und 80 %), sind die Behandlungsergebnisse der dranghaften Perversionen nicht gut. Unter 21 Patienten, deren Behandlung abgeschlossen war, war nur in zwei Fällen von einem befriedigenden Erfolg zu sprechen. Besonders günstige Indikationsbedingungen, über die *Biber* berichtet hat, werden referiert. Die Indikation muß eng gehalten werden. Wichtigste Frage ist die nach prägenden Umwelteinflüssen und ihren Folgeerscheinungen auf die Bedingungen, unter denen Sexualität erlebt wird und bei denen dann eine Fixierung eintritt. Zweitens ist der Schweregrad und die Dauer dieser neurotischen Störungen, die zugrunde liegen, genau abzuschätzen. Drittens die bekannte Frage nach dem genügenden und nicht nur scheinbaren Leidensdruck. Viertens schließlich die Frage nach der Triebstärke, die in der Praxis besonders schwierig in bezug auf Anlage bzw. neurotische Auseinandersetzung im Einzelfall abzuschätzen ist. *Giese* meint, eine Indikation zur Psychotherapie bestehe in diesen Fällen im engeren Sinne so gut wie nicht, an erster Stelle seien die medikamentösen oder chirurgischen Maßnahmen zu ventilieren, Psychotherapie jedoch dann immer im Zusammenhang damit. Auf die Frage von *Hippius* nach den verhaltenstherapeutischen Erfahrungen berichtete *Schutz* aus tierpsychologischer Sicht, es gäbe so etwas wie eine angeborene Tendenz zum normalen Verhalten. Früherfahrungen seien qualitativ unterschieden von späteren Erfahrungen. Er wisse allerdings nicht, inwieweit experimentelle Verhaltensforschung bei Tieren auf den Menschen übertragen werden könne. *Hippius* resümierte dann die Möglichkeiten der medikamentösen Therapie. Um ein Optimum zu erreichen, müßten in einem Gesamt-Behandlungsplan immer auch psychotherapeutische Gesichtspunkte berücksichtigt werden. Eine der psychotherapeutischen Gesichtspunkte von Relevanz sei nun einmal die Verhaltenstherapie, die in den Ausführungen von *Schwidder* zu kurz gekommen sei. *Schwidder* meinte, die verhaltenstherapeutischen Versuche über Perversionen seien bislang noch zu keinen spezifischen Ergebnissen gekommen. Ein Stück Verhaltenstherapie, das wahrscheinlich in allen psychotherapeutischen Verfahren geübt werde, stelle die Beanspruchung bzw. Zumutung gegenüber Phobien dar, den Anteil an Angst, der erlebt wird, zu artikulieren, um damit erst einmal umzugehen. *Hippius* berichtete sodann über die Möglichkeiten der medikamentösen Therapie, vor allem mit Antiandrogenen, an zweiter Stelle mit Sedativa. Gegenüber den klassischen Sedativa, die den allgemeinen und sexuellen Antrieb dämpften sowie die Bewußtseinslage beeinträchtigten, stellten die Tranquillizer einen Fortschritt dar, insbesondere bei cerebral-organisch geschädigten Patienten. Einen gewissen therapeutischen Erfolg könne man mit Neuroleptika erzielen. Kernstück der Therapie in Zukunft stelle jedoch die Behandlung mit Antiandrogenen dar. Mit Nachdruck sei noch einmal auf die Verzahnung und Verknüpfung verschiedener Therapieverfahren hinzuweisen, z. B. auf die Antiandrogen-Therapie und begleitende Psychotherapie im weitesten Sinne, andererseits aber auch auf die Möglichkeit der „Eskalation" in verschiedenen Therapieverfahren, z. B. neuroleptische Therapie, Antiandrogen-Therapie, Kastration, stereotaktische Operation. *Laschet* berichtete über die Behandlungserfolge mit Cyproteron-Acetat. Ungünstig für die Therapie seien Psychosen sexuellen Inhalts, ferner die Gruppe der unter Alkoholeinfluß pervertiert reagierenden Männer. Die Behandlungserfolge mit Cyproteron-Acetat seien bei richtiger Indikationsstellung ausgezeichnet. *Krause* stimmte den Ausführungen von *Laschet* im wesentlichen zu. Er griff die Unterscheidung von *Giese* zwischen einer „echten" sexuellen Perversion vom Stil einer suchtartigen Entwicklung und einer allgemeinen sexuellen Deviation auf. Durch chirurgische Kastration werde die sexuelle Perversion auf die ihr zugrunde liegende sexuelle Deviation zurückgeführt, der Patient in seinem Steuerungsvermögen gebessert. Sexuelle Perversionen im Sinne dieser engeren Begriffsbestimmung verlangten in aller Regel keine medikamentöse, sondern eine chirurgische Kastration. Sofern jedoch nur die Antiandrogen-Behandlung durchgeführt wurde, seien gleichwohl Erfolge registriert worden, immer jedoch im Zusammenhang mit Methoden der Psychotherapie. Er stellte dann die Frage nach Tierversuchen, die darüber Auskunft geben können, daß vor Wiedereintritt der intakten Spermiogenese unter Antiandrogen-Behandlung, d. h. vor der Restitution der erheblichen Abweichungen im Spermiogramm, geschädigte Nachkommen gezeugt werden können. *Neumann* berichtete, daß solche Erfahrungen nicht vorliegen. 6 bis 8 Wochen nach Absetzen der Therapie seien die Tiere fertil und die Nachkommen normal gewesen. Man habe allerdings nicht vorher auf pathologische Spermienformen geachtet. *Laschet* sagte, in ihren kontrollierten Fällen habe sie die Restitution der pathologischen Spermaform beobachtet. *Rudolph* stellte die Frage nach der sogenannten Aversionstherapie, d. h. die Herstellung bedingter Reflexe. *Von Zerssen* sagte, es handle sich im wesentlichen um die Kombination einer systematischen Desensibilisierung gegenüber bestimmten sozialen Ängsten, eine Stärkung des Selbstbewußtseins einerseits, andererseits um den Versuch einer Konditionierung auf andere Reize. *Giese* meinte, die Aversionstherapie sei sehr prinzipiell als hochproblematisch anzusehen. Man solle den abnormen Erlebnissen zur Bejahung verhelfen und nicht das Gegenteil tun, weil die Norm nun einmal andere Vorstellungen habe. Er richtete an *Dörner* in diesem Zusammenhang die Frage, ob eine „Prophylaxe" der Homosexualität überhaupt notwendig sei, ob sich hier nicht vielmehr gesellschaftspolitische Aspekte zu erkennen geben. *Dörner* referierte daraufhin im wesentlichen über seine tierexperimentellen Untersuchungen, wonach sexualhormonabhängige Differenzierungsstörungen des Hypothalamus eine entscheidende neuroendokrine Prädisposition für die angeborene Hyper-, Bi- und Homosexualität darstellten. Da aber die Hypothalamus-Differenzierung beim Menschen mit großer Wahrscheinlichkeit bereits pränatal abgeschlossen sei, sei postnatal und insbesondere postpuberal nur noch eine symptomatische neuroendokrine Beeinflussung sexueller Deviationen möglich. Sie bestand bisher in einer Steigerung oder Hemmung der Sexualität durch operative oder hormonelle Kastration. Eine Änderung der sexuellen Triebrichtung sei nur in Ausnahmefällen möglich gewesen, wie z. B. bei der Glucocorticoidbehandlung des kongenitalen AGS im genetisch und gonadal weiblichen Organismus. Eine echte „Kausaltherapie" sexualhormonabhängiger hypothalamischer Differenzierungsstörungen des Menschen sei nur während der kritischen hypothalamischen Organisationsphase selbst möglich. In Zukunft werde es darauf ankommen, neuroendokrine Störungen bereits im Fötalleben zu erkennen und rechtzeitig zu beseitigen. So gesehen, sei eine prophylaktische Beeinflussung sexueller Deviationen auch beim Menschen zu erhoffen. *Hippius* meinte, gegenüber *Giese*, die Unterscheidung zwischen einer echten und unechten Perversion sei ebenso schwierig wie die zwischen einer echten und unechten Schizophrenie. *Giese* bestätigte die Schwierigkeit, vor allem die Tatsache fließender Übergänge. Eindeutige Fälle seien jedoch, meinte er, eindeutig zu erkennen. Die von ihm herausgearbeiteten „Leitsymptome" seien auch von anderen Sachverständigen eindeutig verifiziert worden. Auf die Frage von *Wieser*, ob irreversible Veränderungen mit Antiandrogenen gesetzt worden seien, erwiderte *Krause*, daß er nach dreieinhalbjährigen Erfahrungen über Veränderungen in den Gonaden noch nichts sagen könne. *Laschet* ergänzte, aus Tierexperimenten sei abzuleiten, daß niemals eine bleibende Schädigung gesehen worden sei. Eine irreversible Schädigung habe sie in ebenfalls dreieinhalb Jahren noch nicht gesehen, gleichwohl könne man sie nicht hundertprozentig ausschließen. Auf die Frage nach der Indikation einer chirurgischen Kastration berichtete *Langelüddeke*, von 2657 Sittlichkeitsdelinquenten, deren Kastration mindestens 9 Jahre zurücklag, seien 65, d. h. rund 2,5 %, rückfällig geworden. Die Prognose sei also ausgezeichnet. Der Geschlechtstrieb werde im Laufe von etwa 6 Monaten soweit herabgesetzt, daß er beherrscht werden könne. Es komme dabei sehr auf das Alter an; von den bis zum 30. Lebensjahr Kastrierten seines Materials seien 5,3 % rückfällig geworden; die Rückfallziffer sei in den folgenden Lebensjahrzehnten schnell auf 1,6 % gesunken. Die Fähigkeit zum Geschlechtsverkehr bleibe bei den jüngeren Kastrierten manchmal noch lange Zeit erhalten. In rund 25 % der von ihm nachuntersuchten 89 Kastrierten sei es noch zur Eheschließung gekommen. Die Persönlichkeit werde kaum geändert; manche Gewalttäter würden ausgeglichener, die beruflichen Leistungen eher besser. Insgesamt sei das Ergebnis so gut, wie es zur Zeit auf keine andere Weise erreicht werden könne. Ergänzend führte er noch aus, etwa die Hälfte der Zwangskastrierten sei zufrieden, ein Viertel äußere sich zwiespältig, ein knappes Viertel als unzufrieden. *Müller* äußerte sich über das Prinzip der Freiwilligkeit, das unbedingt gewahrt bleiben müsse. Bei dieser Forderung sei die besondere Situation des psychiatrischen Krankenhauses zu berücksichtigen, in dem Sexualstraftäter nur dann untergebracht werden sollten, wenn sie gleichzeitig an einer stark ausgeprägten seelisch-geistigen Störung leiden. Bei diesem Personenkreis erscheine die rechtliche Relevanz der Einwilligungserklärung zur Entmannung fragwürdig. In den psychiatrischen Krankenhäusern zeige sich dann ein Sonderproblem. Im neuen Gesetz über die freiwillige Kastration sei die Einwilligungsfähigkeit des Sexualstraftäters mit schweren psychischen Störungen, der nach § 42 b StGB in einem psychiatrischen Krankenhaus untergebracht ist, nicht ausdrücklich angesprochen. Es sei zu hoffen, daß sich neue und humanere Wege zur Behandlung übersteigerter Sexualität und sexueller Deviationen eröffnen werden. *Krause* erwiderte, in jenem Kastrationsgesetz seien die nach § 42 b Untergebrachten keinesfalls ausgenommen. Das Gesetz spreche nur von Personen, die sich auf Grund richterlicher Anordnung in einer Anstalt befinden, gleichgültig die Art der Anstalt. *Orthner* berichtete sodann über die Erfahrungen mit 5 Patienten, die alle mit dem gleichen Eingriff stereotaktisch behandelt wurden. Diese Erfahrungen erlaubten natürlich noch keine weitreichenden Schlüsse und vor allem keine Statistik. In allen Fällen sei der Effekt im wesentlichen gleich gewesen: Es komme „unbestreitbar zu einer Änderung der Triebrichtung", im allgemeinen aber nicht zu einer Minderung des natürlichen, nicht dranghaft-suchtartigen, heterosexuellen Triebes. 4 der 5 Patienten fühlten sich von einer Krankheit befreit, erlebten sich als normal, und ihre weiblichen Partner machten ähnliche Angaben. Nur ein Patient, der seine pädophilen Neigungen niemals als krankhaft empfunden hat, beklagte es, daß die herrschende Gesellschaftsordnung ihn zu diesem Eingriff gezwungen habe. Auf die Frage von Herrn *Hadamik,* ob der hypothalamische Eingriff auch bei geisteskranken und geistesschwachen Triebtätern indiziert sei, bejahte *Orthner,* obwohl darüber noch keine Erfahrungen vorliegen. Soweit Sexualperversionen mit Aggressivität gekoppelt seien, komme eine Kombination eines Hypothalamuseingriffes mit einem solchen im Nucleus amygdalae in Betracht. Es lägen heute genügend Erfahrungen bei Tier und Mensch über den sozusagen zähmenden Effekt der Amygdalotomie vor. Eingriffe im hormonellen Gefüge faßten das Übel nicht an der Wurzel. Die neu auf den Markt gebrachten androgenetischen Präparate erleichterten die Substitution und damit die Gefahr eines Rückfalles in sadistische Triebhandlungen, wenn die zugrunde liegende cerebrale Fehlfunktion nicht ausgeschaltet ist. *Giese* bezweifelte die Formulierung „Änderung der Triebrichtung". Die Kastration bewirkte eine ganz erhebliche Herabsetzung der sexuellen Triebhaftigkeit und Affektivität und beeinträchtige die Triebrichtung in aller Regel überhaupt nicht, diese Erfahrungen könnten allerdings nur sehr vorsichtig auf die Erfahrungen beim stereotaktischen Eingriff übertragen werden. *Laschet* meinte, die exakte Lokalisation der für die Sexualität verantwortlichen Zentren im Tierexperiment unterliegen noch dem Widerstreit von einer recht großen Forschergruppe. Einen intrakraniellen Eingriff betrachte sie nicht als schonender als die Zwangskastration. *Schlange-Schöningen* schilderte das wirkliche Bild eines Kastrierten in einem Landeskrankenhaus. Die Kastration sei als eine ganz hervorragende ärztliche Behandlungsmethode zu bezeichnen. *Dörner* meinte, die bei ihm durchgeführten systematischen Paralleluntersuchungen des männlichen und weiblichen Sexualverhaltens nach stereotaktischen Eingriffen in verschiedenen Hypothalamusgebieten hätten neue Möglichkeiten einer symptomatischen neuroendokrinen Beeinflussung der sexuellen Triebrichtung eröffnet. Es sei nämlich gelungen, durch Testosteron-Implantationen im vorderen Hypothalamus männliches und im zentralen Hypothalamus weibliches Sexualverhalten weitgehend selektiv zu stimulieren. Andererseits sei durch elektrolytische Läsionen im vorderen Hypothalamus, d. h. im Bereich des Nucleus ventromedialis weibliches Sexualverhalten selektiv beseitigt worden. Besonders interessant sei dabei die Feststellung gewesen, daß Läsionen im zentralen Hypothalamus nicht nur zur Blockierung der weiblichen, sondern gleichzeitig zu einer gewissen

Steigerung des männlichen Verhaltens geführt habe. Diese Beobachtungen entsprächen den von *Orthner* referierten beim Menschen. Man könne folgern, daß zwischen dem männlichen und weiblichen Erotisierungszentrum antagonistische Wechselbeziehungen bestehen können, wie sie ja von anderen zentralnervösen Zentren seit langem bekannt sind. Eine völlige Normalisierung von Sexualdeviationen, die auf einer hypothalamischen Differenzierungsstörung beruhen, sei aber auch hierdurch nicht zu erreichen, da ein einmal abgeschlossener Differenzierungsprozeß weitgehend irreversibel sei. *Giese* meinte, es handele sich zunächst bei alledem um ganz allererste Versuche, die auch durchaus legitim seien, die aber weder etwas über die Chancen oder Risiken bislang zu erkennen geben. *Schwidder* antwortete auf *Laschet,* daß Ruhigstellung der Sexualität auf medikamentösem Weg in Verbindung mit Psychotherapie als ein Behandlungsweg noch relativ wenig bekannt sei. Man könne nur anhand von Parallelen in der Psychotherapie urteilen, und da würde er meinen, soweit Symptome von Ersatzbefriedigungscharakter vorliegen, die oft auf Suchtartigkeit auf neurotischer Grundlage beruhten, träten nach Abstellung der Ersatzbefriedigung die Grundkonflikte verstärkt hervor. Dies sei möglicherweise mit ein Kriterium für Ansatzpunkte. Wenn der dranghafte Druck beseitigt werden oder gemindert werden könne, dann müßten die Konflikte stärker in Erscheinung treten. Solche Versuche seien außerordentlich lohnenswert.

H. Giese † (Hamburg)

Aspekte der Sexualsteuerung bei der Frau

(Vorsitz: H.-J. Staemmler)

Journal of Neuro-Visceral Relations, Suppl. X, 427—429 (1971)
© by Springer-Verlag 1971

Zyklische Schwankungen der hypophysären FSH- und LH-Aktivität im Ovarialzyklus des Menschen

G. Bettendorf und **K. Bischoff**

Abteilung für klinische und experimentelle Endokrinologie der
Universitäts-Frauenklinik Hamburg-Eppendorf

Summary

Cyclic Variations in Pituitary FSH and LH Activity in the Human Ovarian Cycle

Estimations were made of the FSH and LH content of the pituitaries of 35 women who had died suddenly at different times in the ovarian cycle. The levels were correlated with the stage of the cycle established by histological examination of the ovaries and endometrium. FSH was measured by the augmentation test of *Steelman* and *Pohley*, and LH by *Karg* and *Parlow*'s ascorbic acid test.

Both the specific FSH activity and the FSH activity per hypophysis remain practically constant during the cycle, with only a non-significant pre-ovulatory rise and post-ovulatory fall. On the other hand LH shows a relatively high peak both in the specific and the total LH activity at the beginning of the cycle, a decline in the early follicular phase, a gradual rise up to the time of ovulation and a steep fall after ovulation. The FSH-LH-quotient is subject to cyclical variations, determined principally by changes in the LH-content of the pituitary. Throughout the cycle the quotient is less than 1. The FSH and LH levels found in the pituitaries of two pregnant women are about the same as in the post-ovulatory phase.

The results obtained show that the pituitary, besides producing gonadotropins, is capable of storing them. Under the influence of releasing factors, it liberates gonadotropins when these are needed. The reduction in the gonadotropin content of the pituitary seems to be due to an increase of the secretion.

The development of the follicles results from a relatively constant FSH content and output throughout the cycle. A maximum liberation of LH in the middle of the cycle leads to ovulation. Simultaneously the production of steroids in the ovary is regulated by the variations of LH activity. The ratio of FSH to LH at different phases of the cycle seems to be of great significance in follicular maturation, ovulation and the concomitant steroid production.

The low FSH and LH content of the pituitary in pregnancy indicates a resting
state of gonadotropic function.

Zusammenfassung

In 35 Einzelhypophysen zu verschiedenen Zeiten des ovariellen Zyklus
akut verstorbener Frauen wurden FSH und LH bestimmt. Die Korrelation
zum Zykluszeitpunkt erfolgte nach histologischer Untersuchung der zugehöri-
gen Ovarien und des Endometrium. FSH wurde mit dem Augmentationstest
nach *Steelman* und *Pohley* bestimmt, die LH-Messung erfolgte mit dem
Ascorbinsäuretest nach *Karg* und *Parlow*.

Die spezifische FSH-Aktivität sowie die FSH-Aktivität pro Hypophyse
ist während des Zyklus im wesentlichen gleichbleibend. Es fand sich lediglich
ein nicht signifikanter präovulatorischer Anstieg und ein postovulatorischer
Abfall. Bei der LH-Aktivität zeigte sich ein relativ hoher Gipfel sowohl
der spezifischen als auch der Gesamt-LH-Aktivität zu Beginn des Zyklus, in
der frühen Follikelphase ein Abfall, ein allmählicher Anstieg bis zur Ovulation und ein postovulatorischer starker Abfall. Der FSH-LH-Quotient ist
Zyklusschwankungen unterworfen, welche vorwiegend durch Veränderungen

Tabelle 1. *Gesamt-FSH- und LH-Aktivität in menschlichen Hypophysen in
Abhängigkeit vom Zyklus*

Zyklus-phase	Zyklus-tage	FSH (IE/Hyp.)				LH (IE/Hyp.)			
		n	$\bar{x}$	s	p	n	$\bar{x}$	s	p
Frühe M'phase	28— 2	5	283	82	ns	4	12 368	1929	0,001
Späte M'phase	3— 5	4	173	73	ns	4	745	687	0,005
Frühe F'phase	6— 8	5	292	78	ns	5	5 598	2191	0,02
Späte F'phase	9—13	2	300	70	0,05	3	12 333	3821	0,01
Frühe L'phase	15—17	2	163	64	ns	3	335	129	0,005
Mittlere L'phase	18—20	1	161	—	ns	2	4 755	940	0,01
Späte L'phase	21—27	4	209	56	ns	3	1 097	237	0,001
Frühe M'phase	Werte siehe oben					Werte siehe oben			

$\bar{x}$ = Mittelwert; s = Standardabweichung; p = Irrtumswahrscheinlichkeit;
ns = nicht signifikant.

des LH-Gehaltes der Hypophyse bedingt sind. Der Quotient lag im ganzen Zyklus unter 1. Die in zwei Schwangerenhypophysen gefundenen Werte von FSH und LH entsprechen den postovulatorisch gemessenen Aktivitäten.

Aus den erhobenen Befunden läßt sich schließen, daß die Hypophyse neben der Produktion von Gonadotropinen zu deren Speicherung fähig ist. Bei Bedarf setzt sie unter Einfluß der Releasing-Faktoren Gonadotropine frei. Die Verminderung des hypophysären Gonadotropingehaltes scheint Ausdruck einer gesteigerten Sekretion zu sein. Ein im Verlauf des Zyklus relativ gleichmäßiger FSH-Gehalt mit einer gleichmäßigen Ausschüttung ist für die Entwicklung der Follikel verantwortlich. Eine maximale Ausschüttung von LH führt in der Zyklusmitte zur Ovulation.

Gleichzeitig wird die Steroidproduktion im Ovar durch die Schwankungen der LH-Aktivität reguliert. Das Verhältnis von FSH zu LH zu den verschiedenen Zykluszeitpunkten scheint für die Follikelreifung, die Ovulation und die begleitende Steroidproduktion von großer Bedeutung zu sein. Der geringe FSH- und LH-Gehalt der Hypophyse während der Schwangerschaft weist auf eine Ruhigstellung der gonadotropen Funktion hin.

Ausführlich erschienen in: Arch. Gynäk. *208*, 44—56 (1969).

Tabelle 2. *Spezifische FSH- und LH-Aktivität in menschlichen Hypophysen in Abhängigkeit vom Ovarialzyklus*

Zyklus-phase	Zyklus-tage	FSH (IE/mg)				LH (IE/mg)			
		n	$\overline{x}$	s	p	n	$\overline{x}$	s	p
Frühe M'phase	28— 2	5	1,012	0,283		4	41,1	7,13	
					0,05				0,001
Späte M'phase	3— 5	4	0,599	0,187		4	2,36	1,57	
					0,01				0,005
Frühe F'phase	6— 8	5	0,966	0,128		5	18,66	6,25	
					ns				0,01
Späte F'phase	9—13	2	0,925	0,283		3	39,0	8,1	
					0,01				0,005
Frühe L'phase	15—17	2	0,518	0,117		3	1,43	0,97	
					ns				0,005
Mittlere L'phase	18—20	1	0,530	—		2	15,85	3,32	
					ns				0,01
Späte L'phase	21—27	4	0,735	0,182		3	4,42	0,68	
					ns				0,001
Frühe M'phase	Werte siehe oben					Werte siehe oben			

$\overline{x}$ = Mittelwert; s = Standardabweichung; p = Irrtumswahrscheinlichkeit; *ns* = nicht signifikant.

Journal of Neuro-Visceral Relations, Suppl. X, 430—435 (1971)
© by Springer-Verlag 1971

Die gonadotrope Steuerung der weiblichen Sexualfunktion

Paul J. Keller

Universitätsfrauenklinik Zürich (Direktor: Prof. *E. Held*)

Mit 4 Abbildungen

Summary

The Control of Female Sex Function by Gonadotropins

The excretion of FSH and LH by girls and women of all ages has been investigated by specific methods. The first hormonal activity was detected four years prior to the first menstrual bleeding. In general there was no direct correlation with the thelarche or menarche and there was also no clear trend in either the FSH or LH excretion patterns. After a period of anovulatory cycles the typical ovulatory pattern of the fertile women developed. It was mainly characterized by medium FSH- and LH-levels in the proliferative and secretory phase, and a midcycle LH peak immediately prior to ovulation. During pregnancy pituitary gonadotropins could not be estimated separately. In the post-partum phase, both hormones rose to normal levels in the course of the second week after delivery, and there were typical LH peaks, though no ovulation could be detected. In the pre- and postmenopause the FSH levels increased very much, the LH levels moderately, and the typical cyclic pattern of the fertile period disappeared completely.

Die Physiologie der gonadotropen Steuerung der weiblichen Sexualfunktion hat im Hinblick auf das weltweite Problem der Regulation der menschlichen Fertilität und Sterilität stark an Interesse gewonnen. Bis in die neueste Zeit waren indessen zahlreiche Aspekte umstritten, wobei dieser Umstand hauptsächlich den Schwierigkeiten spezifischer FSH- und LH-Bestimmungen zuzuschreiben war. Wir haben in ausgedehnten Untersuchungen versucht, die Gonadotropinausscheidung in allen Lebensabschnitten der Frau, insbesondere in der Adoleszenz, der fertilen Periode, der Laktationsphase und der Postmenopause weiter zu klären. Zu diesem Zwecke wurden im allgemeinen Longitudinalstudien an zahlreichen Probandinnen durchgeführt; für bestimmte Fragestellungen im Verlaufe der Pubertät wurden ausgewählte Mädchen über mehrere Jahre verfolgt.

Die fortlaufend gesammelten 24-Stunden-Urine wurden nach der Methode von *Albert* (1955) extrahiert, wobei ein zusätzlicher Reinigungsschritt mit Ammoniumacetat eingeschaltet wurde. Die FSH-Bestimmungen erfolgten im Augmentationstest nach *Steelman* und *Pohley* (1953), diejenigen von LH mittels des Ascorbinsäuredepletionstests nach *Parlow* (1958). Als Standard diente das 2. Internationale Referenzpräparat für HMG, die Resultate wurden in IE FSH oder LH pro 24 Stunden ausgedrückt.

In der Kindheit ließen sich mit der verwendeten Methodik frühestens 4 Jahre vor der Menarche gonadotrope Aktivitäten nachweisen,

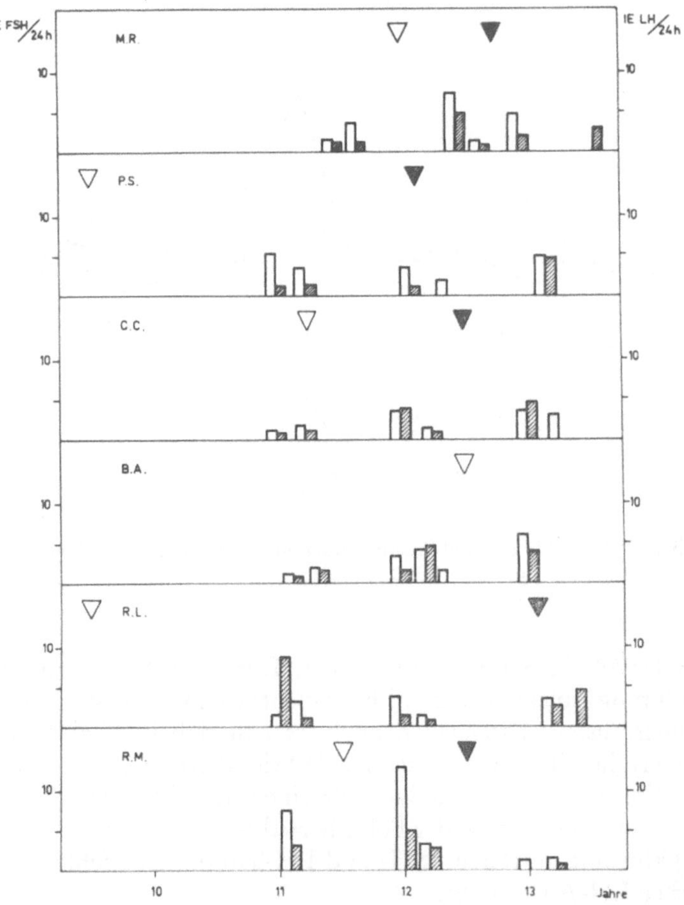

Abb. 1. Die FSH- und LH-Ausscheidung bei Mädchen in der Pubertät
☐ FSH   ▨ LH
▽ Thelarche   ▼ Menarche

und zwar handelte es sich zu diesem Zeitpunkt um mehr oder weniger unregelmäßige FSH- oder LH-Spitzen. Das Verhältnis der beiden Hormone schien ebenfalls noch ungeordnet zu sein und wechselte stark. In den folgenden Jahren wurden beide Aktivitäten immer regelmäßiger nachweisbar, wobei die Titer aber in keiner eindeutigen Beziehung zur Thelarche, Pubarche oder Menarche zu stehen schienen (Abb. 1). Sichere Verschiebungen im FSH/LH-Quotienten fanden sich bei diesen individuellen Untersuchungen nicht, was im Gegensatz zu Studien von

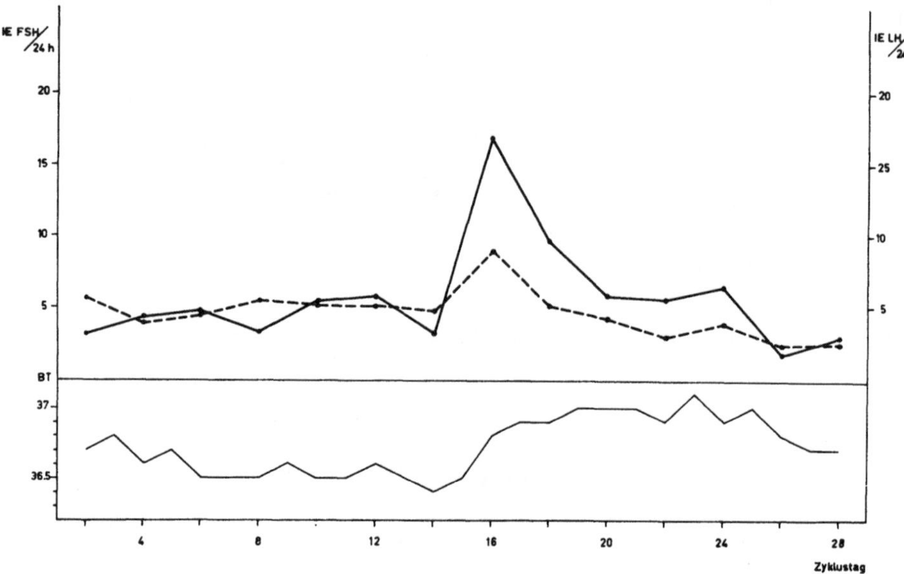

Abb. 2. Die FSH- und LH-Ausscheidung im normalen menstruellen Zyklus
‒ ‒ ‒ ‒ ‒ FSH   ——— LH

Brown (1958) in Sammelurinen steht. Der Eintritt der ersten Menstrualblutung spiegelte sich nicht wesentlich im gonadotropen Ausscheidungsmuster. Offenbar handelt es sich dabei lediglich um eine langdauernde, allmählich zunehmende Stimulierung der Ovarien, wobei der Steroidspiegel schließlich für einen ausreichenden Aufbau des Endometriums genügt. In der Folge herrschte zunächst der anovulatorische Zyklus mit mittleren FSH- und LH-Titern, aber fehlendem midzyklischen LH-Anstieg vor.

Mit dem weiteren Einspielen des hypothalamo-hypophysär-ovariellen Gleichgewichtes erfolgte dann der Übergang zum ovulatorischen Zyklus der erwachsenen Frau, der in der proliferativen und sekretorischen Phase durch eine mittlere FSH- und LH-Aktivität von 2—10 IE/24 Stunden gekennzeichnet ist. Unmittelbar präovulatorisch wurde im allgemeinen ein Anstieg insbesondere des LH bis zu Spitzenwerten von 50 IE/24 Stunden beobachtet (Abb. 2). Gleichzeitig stieg in den meisten Fällen auch die FSH-Ausscheidung mäßig stark an. Diese Befunde wurden durch mehrere Untersucher sowohl mit biologischen wie radioimmunologischen Methoden bestätigt. Die LH-Sekretions- und Ausscheidungsspitze dürfte nach den heutigen Erkenntnissen maßgeblich an der Ovulationsinduktion beteiligt sein.

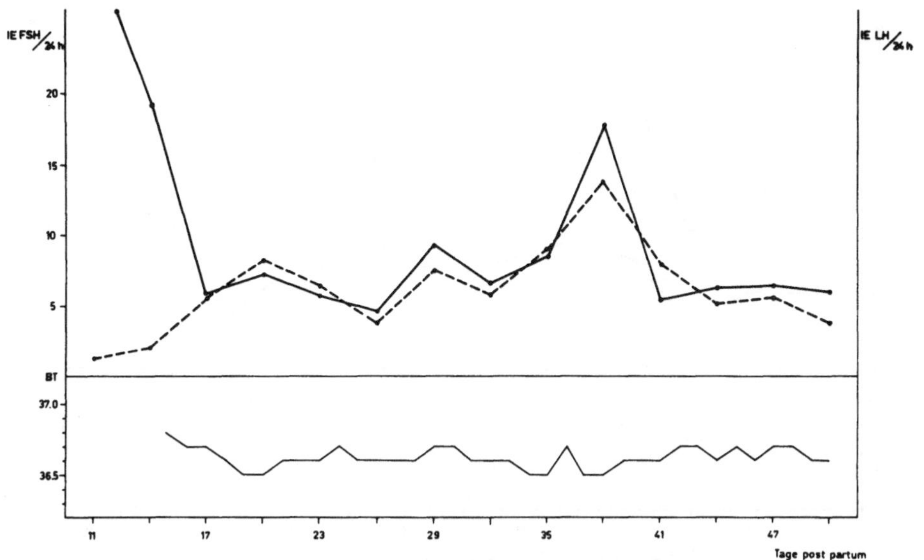

Abb. 3. Die FSH- und LH-Ausscheidung in der Laktationsphase
------ FSH   ——— LH

Während der Schwangerschaft liegt die Gonadotropinproduktion der Hypophyse nach den meisten bisherigen Befunden weitgehend darnieder. Schon wenige Tage post partum zeigten die Ausscheidungswerte indessen einen raschen Wiederanstieg und erreichten im Laufe der zweiten Woche bereits wieder die im Zyklus üblichen Titer. Sichere Verschiebungen im FSH/LH-Quotienten wurden nicht beobachtet. Im weiteren Verlauf traten zusätzlich auch eigentliche LH-Spitzen auf, die sich in nichts von den Verhältnissen des normalen menstruellen Zyklus unterschieden (Abb. 3). Dennoch wurden zunächst keine Ovulationen beobachtet, so daß wahrscheinlich zeitweilig ein refraktärer Zustand des Ovars bei an sich normaler Stimulierung angenommen werden muß. Die diesbezüglichen Befunde sind insofern von Bedeutung, als auch bei anovulatorischen Patientinnen in Ausnahmefällen solche LH-Spitzen ohne nachfolgende Ovulation beobachtet werden konnten.

Im Klimakterium wiesen die FSH- und etwas weniger auch die LH-Werte mit allmählich ausfallender ovarieller Funktion einen steilen Anstieg auf. Postmenopausal fanden sich mittlere Ausscheidungswerte von 80—400 IE FSH und 15—75 IE LH/24 Stunden, wobei das Verhältnis der beiden Hormone im Vergleich zur fertilen Periode eine gewisse Verschiebung zugunsten des FSH zeigte. Die früher beobachtete

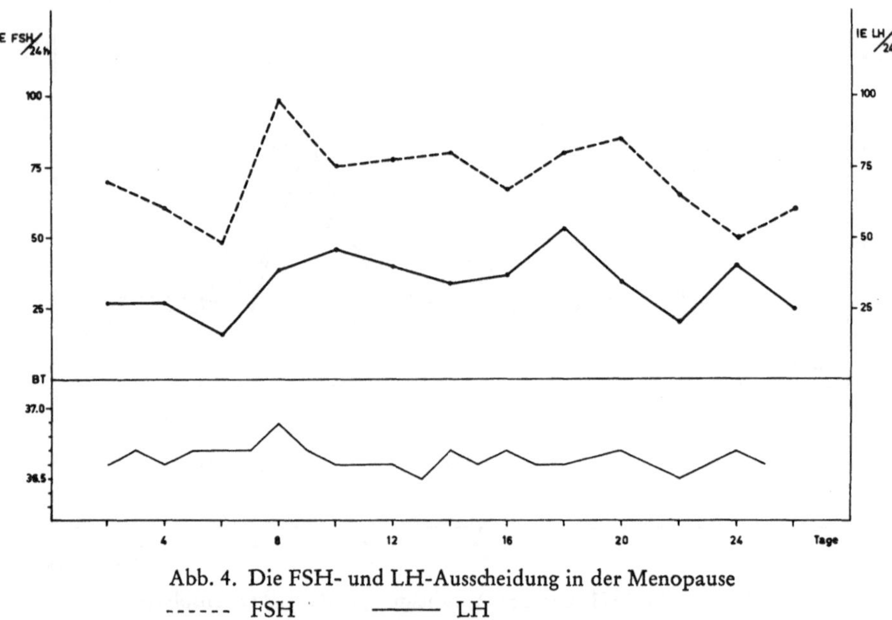

Abb. 4. Die FSH- und LH-Ausscheidung in der Menopause
------ FSH   ——— LH

Zyklizität fiel dabei fast völlig weg (Abb. 4). Die enorme Produktion beider Hormone blieb bei einer höchstens leichten Abschwächung bis ins Senium erhalten.

Zusammenfassend ergaben sich im Leben der Frau drei prinzipielle Phasen, eine hypogonadotrope in der Kindheit und Frühpubertät, eine normogonadotrope in der fertilen Periode und während der Laktationsphase und eine durch den Ausfall der ovariellen Tätigkeit bedingte hypergonadotrope im Klimakterium und in der Postmenopause. Von wesentlicher Bedeutung für die Auslösung der Ovulation erschien der phasische Ablauf der Gonadotropinsekretion mit ausgeprägter midzyklischer LH-Spitze, der sowohl in den hypo- wie hypergonadotropen Perioden fehlte.

Zusammenfassung

Es wurde mit spezifischen Methoden die FSH- und LH-Ausscheidung in verschiedenen Lebensabschnitten der Frau untersucht. Die ersten Aktivitäten ließen sich bei Kindern frühestens 4 Jahre vor der Menarche feststellen, wobei es sich im allgemeinen um eine ungeordnete Sekretion von FSH oder LH in geringeren Mengen handelte. Eine eindeutige Korrelation zum Eintritt der Thelarche oder Menarche ließ sich nicht nachweisen. Im weiteren Verlauf der Adoleszenz herrschte zunächst ein anovulatorisches, später dann, in der fertilen Periode das ovulatorische Ausscheidungsmuster vor, das speziell durch eine midzyklische LH-Spitze bei mittleren FSH- und LH-Werten in der proliferativen und sekretorischen Phase gekennzeichnet war. In der Laktationsphase stiegen die während der Schwangerschaft praktisch nicht erfaßbaren hypophysären Gonadotropine rasch an und unterschieden sich bereits im Laufe der zweiten postpartalen Woche quantitativ nicht von den Verhältnissen im normalen Zyklus. Trotz einzelner typischer LH-Spitzen wurden indessen keine Ovulationen beobachtet. Die Prä- und Postmenopause waren gekennzeichnet durch einen starken Anstieg der FSH-, etwas weniger auch der LH-Aktivität, wobei die frühere Zyklizität verlorenging.

Literatur

Albert, A.: Procedure for routine clinical determination of urinary gonadotropin. Proc. Mayo Clin. *30*, 552—555 (1955).

Brown, P. S.: Human urinary gonadotrophins: I. In relation to puberty. J. Endocrin. *17*, 329—335 (1958).

Parlow, A. F.: A rapid bioassay method for LH and factors stimulating LH secretion. Fed. Proc. *17*, 402—412 (1958).

Steelman, S. L., and *F. M. Pohley*: Assay of the follicle-stimulating hormone based on the augmentation with human chorionic gonadotropin. Endocrinology *53*, 604—615 (1953).

Journal of Neuro-Visceral Relations, Suppl. X, 436—443 (1971)
© by Springer-Verlag 1971

Der Einfluß weiblicher Sexualhormone auf vegetative Funktionen

A. W. v. Eiff, E. J. Plotz, K. J. Beck und **A. Czernik***

Abteilung für Innere Krankheiten des vegetativen Nervensystems und Psychosomatik (Vorstand: Prof. Dr. *A. W. v. Eiff*) der Medizinischen Universitätsklinik Bonn und Universitäts-Frauenklinik Bonn (Direktor: Prof. Dr. *E. J. Plotz*)

Mit 1 Abbildung

Summary

The Effect of Female Sex Hormones on Vegetative Functions

The effects of female sex hormones on the vegetative functions were determined under conditions of rest. In the follicular phase of the menstrual cycle it was even possible to deduce the level of hormonal activity from changes in the resting blood-pressure, i.e. observations in various individuals showed that a rising oestrogen level was accompanied by a decrease in blood-pressure. During the luteal phase an increased respiration rate was found.

In making a comparison of vegetative function during the two phases of the menstrual cycle one must reject any simplifying classification into the sympatholytic or parasympathomimetic follicular phase and the parasympatholytic or sympathomimetic lutein phase, if, as in our analysis, the time immediately before and after ovulation and during menstruation is excluded. The two lines of research were quite different, (1) the examination of physiological states in a sexually mature woman and (2) the study of the effects of synthetic sex hormones on ovariectomised women. Nevertheless they gave satisfying complementary results.

Veränderungen vegetativer Reaktionen im Rhythmus des menstruellen Zyklus wurden von verschiedenen Autoren beschrieben (*Artner,* 1954, 1960; *Artner* und *Kratochwil,* 1965; *Barbera,* 1935;

---

* Die statistische Auswertung des Materials wurde von Priv.-Doz. Doktor *H. J. Jesdinsky,* Institut für Medizinische Statistik und Dokumentation, Universität Freiburg i. Br., durchgeführt.

Birkmayer und *Winkler*, 1951; *Curtius* und *Krüger*, 1952; *Diczfalusy* und *Lauritzen*, 1961; *Döring*, 1950; *Döring* und *Feustel*, 1953, 1954; *Döring* und *Loeschke*, 1947; *Döring* et al., 1950; *Döring* und *Schaefers*, 1951; *Effkemann*, 1939; *Eufinger* und *Eichbaum*, 1929; *Fishberg*, 1944; *Hauser*, 1960; *Hauser* und *Wenner*, 1961; *Heerhaber*, 1948; *Heerhaber* et al., 1948; *Hoff*, 1957; *Hoff* und *Losse*, 1955; *Horst-Meyer* und *Heidelmann*, 1953; *Kleitmann* und *Ramsaroop*, 1948; *Kramer* et al., 1968; *Liebhardt*, 1934; *Loeschke*, 1950; *McKinnon*, 1954; *Pathak* et al., 1957; *Schulz* und *Knobloch*, 1954; *Staemmler*, 1969; *Wagner*, 1958, 1960; *Wilbrandt*, 1959; *Zander* und *Holzmann*, 1969; *Zuntz*, 1906). Auffallend sind die widersprüchlichen Ergebnisse selbst bei einer methodisch so einfach zu bestimmenden Funktion wie der Herzfrequenz. So hatten z. B. eine Reihe von Untersuchern angenommen, daß es überhaupt keine zyklisch bedingten Schwankungen der Pulsfrequenz gibt, während andere Autoren, wie *Kleitmann* und *Ramsaroop* (1948), einen zweigipfeligen Kurvenverlauf beschrieben hatten (*Döring* und *Feustel*, 1953). Offensichtlich waren bei manchen Autoren inhomogene Kollektive gebildet worden: entweder war die Zuordnung der vegetativen Funktion zum individuellen Zyklusablauf nicht richtig erfolgt, oder — was bei Untersuchungen vegetativer Funktionen überhaupt häufig nicht genug beachtet wird — es waren die Ruheausgangsbedingungen nicht ausreichend gewesen.

Döring und *Feustel* (1953) konnten denn auch bei Beachtung dieser beiden Kriterien charakteristische Veränderungen der Pulsfrequenz mit prämenstruellem Maximum und menstruellem Absinken bis zu dem am Ende der Menstruation gelegenen Minimum statistisch beweisen.

Was am Beispiel der Messung der Pulsfrequenz erläutert wurde, gilt auch für die Angaben der Zyklusschwankungen anderer autonomer Funktionen. Da die Standardbedingungen für die Messung der Körpertemperatur in den meisten Fällen eingehalten wurde, bestand über das biphasische Verhalten dieser Größe bei normalem ovulatorischem Zyklus der geringste Zweifel.

Die diesbezügliche Forschung wurde durch die Überzeugung einiger Autoren beeinflußt, das Verhalten verschiedener autonomer Funktionen müsse in das Regulationsschema vegetativer Funktionen von *F. Hoff* passen. So entstanden Tabellen über die extragenitale Wirkung der weiblichen Sexualhormone, in denen jeweils die Wirkung von Oestrogen bzw. Gestagen als sympathomimetisch bzw. -lytisch oder parasympathomimetisch bzw. -lytisch definiert wurde.

Auf Grund der Ergebnisse eigener Untersuchungsreihen wissen wir jedoch, daß die verschiedenen autonomen Funktionen zur selben Zeit unterschiedlich reagieren können, wobei sich das jeweilige Verhalten nicht immer voraussagen und damit auch nicht in ein Schema zwingen läßt (*v. Eiff*, 1968). Die Frage nach der extragenitalen Wirkung der weiblichen Sexualhormone wurde in den letzten Jahren durch Tieruntersuchungen erneut aufgegriffen. So hat z. B. *Wagner* (1958, 1960) entsprechende Untersuchungen an der exstirpierten Kaninchenmilz durchgeführt in der Annahme, daß ein Organ, das sich unter dem Einfluß von Adrenalin kontrahiert, in besonderer Weise zur Prüfung sympatholytischer Substanzen geeignet sei. Wagner fand einen dosisabhängigen sympatholytischen Effekt von synthetischen Oestrogenen, hingegen keine Aufhebung der Adrenalinwirkung durch Progesteron.

Zweifellos paßten diese Ergebnisse zu den vorher zitierten Auffassungen verschiedener Autoren über die Wirkungen der Sexualhormone während des menstruellen Zyklus auf vegetative Funktionen. Nicht nur die methodologische Unzulänglichkeit verschiedener Untersuchungen erforderte eine neue Prüfung, sondern auch die Unmöglichkeit, die Wirkungsweise der Sexualhormone an der Kaninchenmilz auf die einzelnen autonomen Funktionen beim Menschen zu übertragen.

Uns hat der Einfluß weiblicher Sexualhormone auf vegetative Funktionen im Zusammenhang mit dem Problem eines protektiven hormonalen Mechanismus bei der Blutdruckregulation der geschlechtsreifen Frau beschäftigt, worüber anderenorts berichtet wird (*v. Eiff* et al., 1969).

An dieser Stelle soll nur geprüft werden, welche Einflüsse von weiblichen Sexualhormonen auf den Ruhezustand vegetativer Funktionen beim Menschen nachgewiesen werden können.

Diese Frage wurde in 2 Versuchsreihen geprüft, bei denen frühere Erfahrungen aus pharmakologischen Experimenten am Menschen genutzt wurden (*v. Eiff*, 1965, 1966):

1. In einem doppelten Blindversuch wurden insgesamt 34 Frauen untersucht, bei denen 2—6 Jahre zuvor eine bilaterale Ovarektomie durchgeführt worden war. Durch Datenausfälle gelangten in die varianzanalytische Auswertung 28 Vpn. Diese wurden nach Zufallszahlen einer von 3 Gruppen zugeordnet (Tab. 1). Infolgedessen war das durchschnittliche Alter in den 3 Gruppen gleich. Der am Vaginalepithel festgestellte Oestrogeneffekt zeigte in den 3 Gruppen keinen sicheren Unterschied. Unter strengen Ruhebedingungen wurden bei diesen 28 Frauen der systolische und diastolische Blutdruck, Puls- und Atemfrequenz und das Elektromyointegral, als besonders empfindlicher Indikator zentralnervöser Erregungen, gemessen. Danach erhielt jede Vp. eine i. m. Injektion:

Gruppe I erhielt Oestrogen,
Gruppe II erhielt eine Kombination von Oestrogen und Progesteron,
Gruppe III erhielt Placebo.

Tabelle 1. *Änderung 2. — 1. Untersuchung in Ruhe*

Funktion	Gr. I (Oestrogen) — Gr. III (Placebo)	Gr. II(Oestrogen + Progesteron) — Gr. III (Placebo)
RR_s mm Hg	—6,9	—5,1
RR_d mm Hg	—5,9*	—7,5*
Puls/min	—8,1*	—3,9
Af/min	—0,4	—0,2
EMI log. 10 (EMI + 2)	—0,3	0,0

* $p < 0,05$

Vergleich der Gruppen 1 und 3, d. h. des Oestrogeneffekts und der Placebowirkung und der Gruppen 2 und 3, d. h. des Oestrogen-Progesteroneffekts und der Placebowirkung — unter Berücksichtigung des Verhaltens in der 1. Untersuchung vor Injektion der Substanzen: durchschnittliche Änderungen von systolitischem Blutdruck (RR_s), diastolischem Blutdruck (RR_d), Pulsfrequenz, Atemfrequenz (Af) und Elektromyointegral (EMI).

8 Tage später fanden wieder unter gleichartigen Bedingungen Messungen der autonomen Funktionen statt und im Anschluß hieran Bestimmungen der genitalen hormonalen Wirkung. Die statistische Auswertung ergab, daß 20 mg Oestradiolvalerianat i. m. bei diesen Patienten mit bilateraler Ovarektomie zu einer Reduktion sämtlicher untersuchten Werte geführt hatte, wobei sich der Effekt beim diastolischen Blutdruck und der Pulsfrequenz sichern ließ. Auch die Kombination von Oestrogen und Progesteron ließ noch eine Reduktion der gemessenen Werte erkennen; hier konnte die Wirkung beim diastolischen Blutdruck gesichert werden.

Eine erste orientierende Untersuchung über den Effekt der alleinigen Gabe von Progesteron bei Frauen mit bilateraler Ovarektomie bei gleicher Versuchsanordnung zeigte unter Ruhebedingungen einen steigernden Effekt dieses Sexualhormones auf Blutdruck, Pulsfrequenz und Muskeltonus, ohne daß sich diese Wirkung statistisch sichern ließ.

Letztere Ergebnisse sind im Hinblick auf die anfangs skizzierte Problemstellung nur von theoretischem Interesse, da lediglich die Gegenüberstellung von Oestrogeneffekt und Effekt einer Kombination von Oestrogen und Progesteron Modell der physiologischen Verhältnisse während des menstruellen Zyklus sein dürfte.

Eine zweite Versuchsreihe bestätigte den Wert dieses Modells. 34 Frauen mit bestehendem ovulatorischem Zyklus wurden während 4 Zyklen untersucht, und zwar zweimal vor und zweimal nach der Ovulation. Als Kontrollgruppe dienten 15 Frauen nach der Menopause, die in analoger Weise untersucht wurden, d. h. viermal in solchen Abständen, als ob noch eine Ovulation stattfände. Der bei einer Messung bestehende hormonale Status wurde durch eine Zahl charakterisiert, die von 2 voneinander unabhängigen Untersuchern auf Grund der Messung der Basaltemperatur, der Spinnbarkeit und des Kristallisationsphänomens des Cervixschleims und des pyknotischen- und Eosinophilen-Index des Vaginalepithels gewonnen worden war. Bei der varianzanalytischen Auswertung wurde das Verhalten der autonomen Funktionen (Blutdruck, Puls- und Atemfrequenz, elektrische Muskelaktivität) zum momentan bestehenden hormonalen Verhalten korreliert.

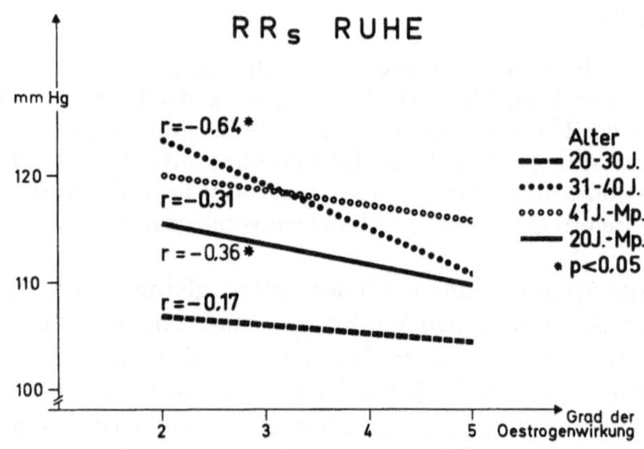

Abb. 1. Regressionsgraden des durchschnittlichen Verhaltens des systolischen Blutdrucks (RR$_s$) in Ruhe von verschiedenen Altersgruppen geschlechtsreifer Frauen in der präovulatorischen Phase des menstruellen Zyklus.

Sichere Unterschiede des durchschnittlichen Verhaltens irgendeiner Körperfunktion vor und nach der Ovulation unter strengen Ruhebedingungen bestanden nicht. Hingegen konnte nachgewiesen werden, daß sowohl der systolische (Abb. 1) als auch der diastolische Blutdruck mit zunehmendem Oestrogeneinfluß sinkt (p<0,05). Im Verlauf der Luteinphase ließ sich eine Zunahme der Atemfrequenz beweisen (p<0,05).

Zusammenfassung

Einflüsse der weiblichen Sexualhormone auf vegetative Funktionen konnten unter Ruhebedingungen nachgewiesen werden. In der Follikelphase des menstruellen Zyklus konnte man sogar die hormonale Aktivität am intraindividuellen Verhalten des Ruheblutdrucks ablesen, d. h. bei den einzelnen Personen ließ sich jeweils mit zunehmendem Oestrogeneinfluß eine Abnahme des Blutdrucks feststellen. Im Verlauf der Luteinphase konnte eine Zunahme der Atemfrequenz nachgewiesen werden. Anhand des Vergleiches der vegetativen Funktionen in den beiden Phasen des mensuellen Zyklus muß eine simplifizierende Charakteristik in eine sympatholytische bzw. parasympathomimetische Follikelphase und eine parasympatholytische bzw. sympathomimetische Luteinphase abgelehnt werden, wenn — wie in unserer Analyse — die Zeit unmittelbar um die Ovulation und während der Menstruation ausgeklammert wird. Die beiden Versuchsreihen mit verschiedenartigem Ansatz, einmal Prüfung der physiologischen Verhältnisse bei der geschlechtsreifen Frau und zum anderen Prüfung des Effekts synthetischer Sexualhormone bei ovarektomierten Frauen, führten zu sich gut ergänzenden Ergebnissen.

Literatur

Artner, J.: Die rhythmischen Schwankungen im vegetativen System im Verlaufe des Cyclus. Geburtsh. u. Frauenheilk. *14*, 677—687 (1954).
— Die rhythmischen Schwankungen des weißen Blutbildes im Verlaufe des mensuellen Zyklus. Gynaecologia (Basel) *138*, 213—225 (1954).
— Die vegetative Steuerung des Cyclus. Arch. Gynäk. *185*, 85—110 (1954).
— Vegetative Ausgangslage und Cyclus. Arch. Gynäk. *192*, 379—392 (1960).
— Die Bedeutung der vegetativen Untersuchung in der gynäkologischen Endokrinologie. Fortschr. Geburtsh. Gynäk. *10*, 1—16 (1960).
Artner, J., und *A. Kratochwil*: Über den Wirkungsmechanismus der Ovulationsunterdrückung durch „Anovlar". Fortschr. Geburtsh. Gynäk. *21*, 171—182 (1965).
Barbera, A.: Über Blutdruck und Menstruation. Zbl. Gynäk. *59*, 1121—1122 (1935).
Birkmayer, W., und *W. Winkler*: Klinik und Therapie der vegetativen Funktionsstörungen. Wien: Springer, 1951.
Curtius, F., und *K. H. Krüger*: Das vegetativ-endokrine Syndrom der Frau. München-Berlin: Urban & Schwarzenberg, 1952.
Diczfalusy, E., und *Ch. Lauritzen*: Oestrogene beim Menschen. Berlin-Göttingen-Heidelberg: Springer, 1961.
Döring, G. K.: Über rhythmische Veränderungen der Erythrocytenkonzentration und der Reticulocytenzahl im mensuellen Zyclus der Frau. Pflügers Arch. ges. Physiol. *252*, 292—300 (1950).
Döring, G. K., und *E. Feustel*: Über Veränderungen der Pulsfrequenz im Rhythmus des Menstruationscyclus. Klin. Wschr. *31*, 1000—1002 (1953).
— Über Veränderungen des Differentialblutbildes im Cyclus. Arch. Gynäk. *184*, 522—529 (1954).
Döring, G. K., und *H. H. Loeschke*: Atmung und Säure-Basengleichgewicht in der Schwangerschaft. Pflügers Arch. ges. Physiol. *249*, 437—451 (1947).
Döring, G. K., *H. H. Loeschke* und *B. Ochwaldt*: Weitere Untersuchungen über die Wirkung der Sexualhormone auf die Atmung. Pflügers Arch. ges. Physiol. *252*, 216—230 (1950).
Döring, G. K., und *E. Schaefers*: Über Veränderungen der Pupillenweite im Rhythmus des Menstruationscyclus. Arch. Gynäk. *179*, 585—593 (1951).

Effkemann, G.: Die parasympathicotrope Wirkung des Corpus-luteum-Hormons und des Testosterons im weiblichen Organismus. Arch. Gynäk. *169*, 307—316 (1939).

Eiff, A. W. v.: Der Gewöhnungseffekt in der therapeutisch-klinischen Forschung. III. Conferentia Hungarica Pro Therapia Et Investigatione. In: Pharmacologia, 127—131. Budapest, 1965.

— Das vegetative Nervensystem. In: Lehrbuch der speziellen Pathologischen Physiologie (Hrsg.: *L. Heilmeyer*), 11. Aufl., 699—746. Stuttgart: G. Fischer, 1968.

Eiff, A. W. v., H. J. Jesdinsky, H.-H. Hennekeuser, M. Weimer und *I. Albinus*: Doppelter oder einfacher Blindversuch im kurzdauernden pharmakologischen Experiment? Klin. Wschr. *44*, 1224—1229 (1966).

Eiff, A. W. v., E. J. Plotz, K. J. Beck und *A. Czernik*: Der Einfluß der Oestrogene auf die Blutdruckregulation. 15. Symp. Dtsch. Ges. Endokr. *15*, 154—156 (1969).

Eufinger, H., und *F. Eichbaum*: Das Verhalten des arteriellen Blutdruckes im mensuellen Zyclus und seine Abhängigkeit vom vegetativ-hormonalen System. Klin. Wschr. *8*, 442—444 (1929).

Fishberg, A. M.: Hypertension and nephritis, 4. ed., Philadelphia: Lea & Febiger, 1944.

Hauser, G. A.: Die Rolle des neurovegetativen Nervensystems in der Gynäkologie und Geburtshilfe. Fortschr. Geburtsh. Gynäk. *10*, 17—260 (1960).

Hauser, G. A., und *R. Wenner*: Das Klimakterium der Frau. Ergebn. inn. Med. Kinderheilk. *16*, 125—197 (1961).

Heerhaber, I.: Über die Atmung im mensuellen Zyklus der Frau. Pflügers Arch. ges. Physiol. *250*, 385—395 (1948).

Heerhaber, I., H. H. Loeschke und *U. Westphal*: Eine Wirkung des Progesterons auf die Atmung. Pflügers Arch. ges. Physiol. *250*, 42—55 (1948).

Hoff, F.: Klinische Physiologie und Pathologie. 5. Aufl. Stuttgart: Thieme, 1957.

Hoff, F., und *H. Losse*: Sympathicotonie und Parasympathicotonie. Dtsch. med. Wschr. *80*, 529—537 (1955).

Horst-Meyer, H. zur, und *G. Heidelmann*: Menstruationszyklus, Gravidität und akrale Hautdurchblutung. Schweiz. med. Wschr. *83*, 450—452 (1953).

Kleitmann, N., and *A. Ramsaroop*: Periodicity in body temperature and heart rate. Endocrinology *43*, 1—20 (1948).

Kramer, M., L. Damrosch und *G. Klink*: Sonstige Wirkungen von Gestagenen. In: Handbuch der experimentellen Pharmakologie (Hrsg.: O. *Eichler*, *A. Farah, H. Herken, A. D. Welch*), Bd. XXII/1 (Hrsg.: *K. Junkmann*), 450—679. Berlin-Heidelberg-New York: Springer, 1968.

Liebhardt, St.: Über den Einfluß des Ovarialhormons auf den Blutdruck. Zbl. Gynäk. *58*, 1896—1904 (1934).

Loeschke, H. H.: Weitere Untersuchungen über die Atmung im monatlichen Zyklus der Frau. Pflügers Arch. ges. Physiol. *252*, 301—311 (1950).

McKinnon, I. L.: Observations on the pulse rate during the human menstrual cycle. J. Obstet. Gynaec. Brit. Emp. *61*, 109—112 (1954).

Pathak, C. L., and *B. B. S. Kahali*: Cyclic variations in the eosinophil count during the phases of the menstrual cycle. J. clin. Endocr. *17*, 862—869 (1957).

Schulz, F. H., und *H. Knobloch*: Menstruation und innere Medizin. Leipzig: Thieme, 1954.

Staemmler, H. J.: Fibel der gynäkologischen Endokrinologie, 2. Aufl. Stuttgart: Thieme, 1969.

Wagner, H.: Untersuchungen über die vegetative Wirkung bestimmter Steroidhormone. 5. Symp. Dtsch. Ges. Endokr. 314—327 (1958).

— Der cyclische Wandel der vegetativen Tonuslage durch die Ovarialhormone. Med. Welt 50—54 (1960).

Wilbrandt, U., Ch. Porath, P. Matthaes und *R. Joster*: Der Einfluß der Ovarialsteroide auf die Funktion des Atemzentrums. Arch. Gynäk. *191*, 507—531 (1959).

Zander, J., und *K. Holzmann*: Der menstruelle Zyklus. In: Gynäkologie und Geburtshilfe (Hrsg.: *O. Käser, V. Friedberg, K. G. Ober, K. Thomsen, J. Zander*), Bd. I, 250—314. Stuttgart: Thieme, 1969.

Zuntz, L.: Untersuchungen über den Einfluß der Ovarien auf den Stoffwechsel. Arch. Gynäk. *78*, 106—136 (1906).

Journal of Neuro-Visceral Relations, Suppl. X, 444—449 (1971)
© by Springer-Verlag 1971

Exogener oder psychogener Einfluß der Ovulations-hemmer auf das Sexualverhalten und die Psychosexualität Klinische Bemerkungen

Piet Nijs*

Kath. Universiteit Leuven (Belgium), Instituut voor Familiale en Seksuologische Wetenschappen, Akademisch Ziekenhuis St. Rafael, Dienst voor Gynaecologie (Direktor: Prof. Dr. *M. Renaer*), Huwelijk en Gezin (Prof. Dr. *G. Buyse*).

Summary

Exogenous or Psychogenic Effects of Ovulation-Inhibiting Drugs on Sexual Behaviour and Psychosexuality: Clinical Observations

In this short paper an attempt is made to determine the relative importance of exogenic and psychogenic factors in the effects of drugs which inhibit ovulation. It is suggested that oral contraception may impose a psychological strain on the woman, at a time when, from the physico-chemical aspect, she is exposed to changes and/or disturbances of her hormonal equilibrium.

Since hormonal variations constitute the physiological basis of psychosexual function, ovulation-inhibiting preparations which have physico-chemical activity can, in principle, alter the normal psychosexuality. The hypothesis may be suggested that the continuous use of oestro-progestagens may so disturb both the sympathetic status and the vegetative system that there is a shift of personality towards a self-absorbed existence. Thus the woman taking hormonal contraceptives develops frigidity.

Without denying the biochemical effects of anovulatory drugs, the psychogenic factors are considered more important.

In a follow-up of selected problem cases from a gynaecological clinic (111 cases over a period of 4 years) 77 per cent of the patients showed the development of some neurotic defect. In cases of clinically latent neuroses there was a psychological decompensation through the activation of neurotic problems or partner-problems with an unsatisfactorily sex life.

As a result of their importance with regard to neurotic problems, the ovulation-inhibitors act as neurosis-detectors.

---

* Für die kritische Hilfe bei der Übersetzung dankt der Autor Frau Dr. *L. Reimann* (Hamburg).

Darf ich Sie bitten, für dieses Kurzreferat ganz schnell umzuschalten vom experimentellen, physiologischen, d. h. biologischen Standpunkt aus zum klinisch-psychopathologischen Aspekt.

Ich möchte Ihnen gern als Psychiater einer Gynäkologischen Klinik einige Anmerkungen zur Frage exogener und psychogener Einflüsse der Ovulationshemmer auf das Sexualverhalten und auf die Psychosexualität vorlegen.

Klinische Untersuchungen und sozialpsychologische Befragungen weisen einen Zusammenhang zwischen dem Gebrauch von Ovulationshemmern und dem Sexualverhalten auf: *Aresin* (1968), *Glick* (1967), *Imle-Böhm* (1968), *Kane* et al. (1967, 1969), *Lagroua-Weill-Hallé* (1967), *Michel-Wolfromm* (1965), *Molinski* (1968), *Moos* (1968), *Nilsson* et al. (1967), *Peterson* und *Casparis* (1969), *Ringrose* (1965), *Tietze* (1968), *Zell* und *Crisp* (1964), *Ziolko* (1969).

Aus dieser Reihe von Autoren sei *Aresin* erwähnt, die in der DDR 500 Frauen untersuchte, die seit 2—3 Jahren mit Ovulationshemmern behandelt wurden. 47 % beobachteten keine Veränderung ihrer sexuellen Erlebnisfähigkeit. 35 % stellten eine positive Beeinflussung fest (wegen Beseitigung der Konzeptionsfurcht, wie diese Frauen angaben, d. h. also *biologisch* medikament-unspezifisch bedingt). 18 % gaben eine Verminderung der Libido an. Bei genauer Analyse dieses Prozentsatzes gab es in 12 % andere Motive für diese Störung (Ehekonflikte usw.); bei den restlichen 6 % konnte man an einen Zusammenhang mit der oralen Antikonzeption denken.

Imle-Böhm berichtete in ihrer Untersuchung hier in der Bundesrepublik über 1019 Frauen, daß in 21,4 % der Pillenverwenderinnen die sexuelle Ansprechbarkeit und Libido nachlassen.

In dieser Skizze möchte ich versuchen, die häufig angeschnittene Frage zu erörtern, inwieweit der Einfluß der Ovulationshemmer exogen und/oder psychogen bedingt ist. Mit „exogen" ist die hirnorganische Komponente gemeint, d. h. die psychische Veränderung, die durch eine somatische, hirnorganische Alteration entsteht, nicht auf endogener Basis (z. B. Cortisonpsychose). „Exogen" bildet hier den Gegenpol zu „psychogen"; letzteres meint den Einfluß der Ovulationshemmer, insofern er durch die *Bedeutung* des Medikamentes mitbedingt ist. Es wird also untersucht, welche Rolle dieses Medikament für die Frau selbst und in Bezug auf ihre Partnerbeziehung spielt.

Es kann hier nur andeutungsweise gesagt werden, daß die orale Kontrazeption für die Frau eine psychische Belastung bedeuten kann, während sie auf physicochemischem Gebiet hormonalen Gleichgewichtsänderungen bzw. -störungen ausgesetzt ist.

Weil die hormonalen Änderungen das physiologische Substrat des psychosexuellen Funktionierens darstellen, können Ovulationshemmer,

als physicochemisch aktives Präparat, *prinzipiell* die psychische Trag-
kraft der Frau für die Belastung durch Ovulationshemmer herabsetzen,
bzw. die normale Psychosexualität ändern oder stören.

Benedek und *Rubenstein* konnten die Interaktion zwischen endo-
krinologischem Geschehen (ovarielle Modifikation des hormonalen
Zyklus) und psychodynamischen Prozessen (psychosexueller Zyklus)
nachweisen (1939): mit der Oestrogen-Produktion korreliert eine aktive
extravertierte heterosexuelle Orientierung (mit stärkster psychosexueller Integration bei der Ovulation); mit der Progesteron-Produktion
korreliert eine Phase, in der sich die sexuelle Energie mehr introvertiert
in einer passiven rezeptiven Haltung ausdrückt.

Diese Fluktuationen während des menstruellen Zyklus hat *Moos*
auch kürzlich (1969) mehr experimentell untersucht. In ihren Untersuchungen über die Coitus-Distribution im menstruellen Zyklus wiesen
Udry und *Morris* (1967) eine postovulatorische Minderung der Frequenz und der Orgasmuskapazität nach.

Die Frage, ob die *exogen* angebotenen Sexualhormone die gleiche
Wirkung auf psychosexuellem Gebiet haben, ist nicht ausreichend geklärt, nur gestellt von *Zell* und *Crisp* (1964). Die Psyche bleibt aber das
empfindlichste Reagenz auf körperliche Änderungen und Störungen
(*Rümke*, 1958).

Es wird dann auch mit Recht die Hypothese aufgestellt, daß die
kontinuierliche Anwendung von Oestrogenen und — vor allem —
Progestagenen die pathische Befindlichkeit der Frau sowie die vegetative Organisation so stören kann, daß es aus exogenen Gründen zu einer
Verschiebung zum Pol eines in sich gekehrten — immanenten (*Buyten-
dijk*, 1958) — Existierens kommt, wobei die Frau unter hormonalen
Kontrazeptionen in einer Frigidität vegetiert.

Unter diesen Aspekten sollte vielleicht das endokrine Psychosyndrom *(Bleuler)* mit der Veränderung einzelner Triebe, des gesamten An-
triebs und der Stimmung sowie den diskreten psychopathologischen
Veränderungen neu überdacht werden.

Es sollen die noch kürzlich begonnenen Untersuchungen erwähnt
werden, die sich auf die biogenen Amine, Serotonin und Corticosteroide
mit dem Rückkoppelungsmechanismus auf das Progesteron beziehen in
Zusammenhang mit Depressionszuständen und Libidoverlust.

Es erhebt sich hier auch die Frage, inwieweit es um einen rein aethio-
logischen und nicht symptomkorrelierenden Zusammenhang geht.

Ohne die biochemischen Einflüsse der Ovulationshemmer zu leugnen, müssen wir doch — auch auf Grund eigener Untersuchungen — den
psychogenen Faktoren den Vorrang geben.

Die große Varibilität der „pill-stopping-women“ bei den verschiedensten Autoren ist ausreichend nachgewiesen worden (*Meylan*, 1965).

Um diese Variabilität, die von 8,6 % bis 69,8 % schwankt, bei biochemisch sehr ähnlichen oder identischen Produkten weiter abzuklären, müßte der sozialpsychologischen Frage der Akzeptabilität, sowohl für die Frauen als auch für die Autoren, näher nachgegangen werden.

In unserer follow-up-Untersuchung eines selektierten Materials von Problemfällen einer gynäkologischen Klinik konnte eine neurotische Fehlentwicklung in 77 % der Fälle nachgewiesen werden (N = 111 Frauen; Zeitraum = 4 Jahre). Bei klinisch latent neurotischen Frauen erfolgte eine psychische Dekompensation durch Aktivierung der neurotischen Problematik bzw. der Partnerproblematik, mit Mißlingen sexuellen Erlebens.

Um dieses skizzenhaft zu explizieren, möchte ich hinzufügen, daß in 46 % der Fälle Angstphänomene assoziiert wurden.

1. Selbstbeschädigungsängste: die Pille ist ein Medikament, steht damit in archetypischer Einheit mit der Krankheit. Außerdem treten Selbstschändungsängste auf, die auf neurotischer Ebene mit Schuld- und Strafgefühlen gekoppelt sind.

2. Weil Ovulationshemmer Hormone sind, fühlen sich die Frauen in ihrer leiblichen Integrität bedroht, reagieren auf neurotischer Ebene mit Kastrationsängsten und empfinden die Medikation als narzistische Kränkung.

3. Die Ovulationshemmer sind Sexualhormone. In Zusammenhang damit werden Triebängste aktiviert. Es betrifft vor allem die Furcht vor der Triebenthemmung (Sexualität — Aggressivität), die sich bei unseren Patienten als imaginäres Problem und nicht als reale Gegebenheit stellte.

Die Ovulationshemmer wirken also durch ihre Bedeutung in dieser neurotischen Problematik wie *Neurosen-Detektoren*.

Zusammenfassung

In dieser Skizze wird versucht, die Frage zu erörtern, inwieweit der Einfluß der Ovulationshemmer exogen und/oder psychogen bedingt ist. Andeutungsweise wird gesagt, daß die orale Kontrazeption für die Frau eine psychische Belastung bedeuten kann, während sie auf physicochemischem Gebiet hormonalen Gleichgewichtsänderungen bzw. -störungen ausgesetzt ist.

Weil die hormonalen Änderungen das physiologische Substrat des psychosexuellen Funktionierens darstellen, können Ovulationshemmer als physicochemisch aktives Präparat prinzipiell die normale Psychosexualität ändern. Es wird die Hypothese aufgestellt, daß die kontinuierliche Anwendung von (Oestro-) Progestagenen die pathische Befindlichkeit sowie die vegetative Organisation so stören kann, daß es zu einer Verschiebung zum Pol eines in sich gekehrten Existierens kommt, wobei die Frau unter hormonaler Kontrazeption in einer Frigidität vegetiert.

Ohne die biochemischen Einflüsse der Ovulationshemmer zu leugnen, wird den psychogenen Faktoren der Vorrang gegeben.

In der follow-up-Untersuchung eines selektierten Materials von Problem-Fällen (N = 111; Zeitraum = 4 Jahre) einer gynäkologischen Klinik konnte eine neurotische Fehlentwicklung nachgewiesen werden in 77 % der Fälle. Bei klinisch latent neurotischen Frauen erfolgte eine psychische Dekompensation durch Aktivierung der neurotischen Problematik bzw. Partnerproblematik (mit Mißlingen sexuellen Erlebens).

Die Ovulationshemmer wirken durch ihre Bedeutung in dieser neurotischen Problematik wie *Neurosen-Detektoren*.

Literatur

Aresin, L.: Beeinträchtigen die Ovulationshemmer die sexuelle Erlebnisfähigkeit der Frau? Abstr. Symposium sexuol. Pragense 14 (1968).

Benedek, T., and *B. B. Rubenstein*: Psychosexual Functions in Women: Studies in Psychosomatic Medicine. New York: The Ronald Press Co, 1952.

Bleuler, M.: Endokrinologische Psychiatrie. Stuttgart: Thieme, 1954.

Glick, I. D.: Mood and behavioral changes associated with the use of the oral contraceptive agents. In: A review of the literature. Psychopharmacologia (Berlin) *10*, 363—374 (1967).

Imle-Böhm, C.: Motivation für die Ablehnung der Ovulationshemmer. Inaugural Dissertation. Würzburg: Gugel, 1968.

Kane, F. J., et al.: Mood and behavioral changes with progestotional agents. Brit. J. Psychiat. *113*, 265—269 (1967).

Kane, F. J., et al.: Psychiatric reactions to oral contraceptives. Am. J. Obst. et Gynec. *102*, 1053—1063 (1968).

Lagroua-Weill-Hallé, A.: La contraception et les Français. Etude sur 7.600 couples 1956—1966. Paris: Maloine, 1967.

Meylan, J.: La situation actuelle des méthodes de la contraception aux Etats-Unis. Méd. Hyg. *23*, 529—543 (1965).

Michel-Wolfromm, H.: Le facteur psychologique dans la contraception. Gynéc. Obstét. *14*, 666—673 (1965).

Molinski, H.: Ovulationshemmer und das Erleben von Macht und Ohnmacht. Z. Psychosomat. Med. *13*, 212—217 (1967).

Moos, R. H.: Psychological aspects of oral contraceptives. Arch. Gen. Psychiat. (Chicago) *19*, 87—94 (1968).

Nilsson, A., et al.: Side effects of an oral contraceptive with particular attention to mental symptoms and sexual adaptation. Acta Obstet. Gynec. Scand. *46*, 537—556 (1967).

Peterson, P., and *L. Casparis*: Psychiatrische Untersuchungen bei oralen Kontrazeptiva. Praxis *58*, 267—271 (1969).

Ringrose, C. A. D.: The emotional responses of married women receiving oral contraceptives. Canad. Med. Ass. J. *92*, 1207—1209 (1965).

Tietze, C.: Statistical assessment of adverse experiences associated with the use of oral contraceptives. Clin. Obstet. Gynec. *11*, 698—715 (1968).

Zell, J. R., and *W. E. Crisp*: A psychiatric evaluation of the use of oral contraceptives. A study of 250 private patients. Obstet. Gynec. *23*, 657 to 661 (1964).
Ziolko, H. U.: Psychodynamische Aspekte bei oraler Kontrazeption. Z. Psychoth. med. Psychol. *19*, 164—169 (1969).

Journal of Neuro-Visceral Relations, Suppl. X, 450—455 (1971)
© by Springer-Verlag 1971

Klinik der zentralbedingten Störungen der Ovarialfunktion

H.-J. Staemmler

Städtische Frauenklinik Ludwigshafen/Rhein
(Chefarzt: Prof. Dr. *H.-J. Staemmler*)

Summary

Clinical Aspects of Ovarian Dysfunction of Central Origin

This report is concerned with the physiological basis and the clinical aspects of ovarian dysfunction of central origin. Psychic insults and environmental stimuli may influence the hypothalamic sex-centre and thus lead to disturbances of sex functions.

The hypothalamic regulation of sex function operates in females both in tonic and cyclic ways, whereas in males its action is exclusively tonic. The sex-difference of the hypothalamus is determined immediately before or after birth by the presence of androgenic hormones which cause development along male lines. The circadian function of the hypothalamo-hypophyseal system is controlled primarily by the negative and the positive feedback effects of the ovarian hormones, but also by certain inhibitory mechanisms (pineal gland?).

Two-thirds of all abnormalities of ovarian endocrine function are attributable to disturbance of the hypothalamic regulation; the adenohypophysis is clinically a less important and less common primary cause.

A clinical differentiation can be made between the hypothalamic and the primarily pituitary disturbances. The former causes vegetative symptoms as well as the sex-endocrine deficiencies, whereas pituitary dysfunction is in general evidenced only by pluriglandular insufficiency.

Einleitung und Grundlagen

Psychische Insulte, Licht- und Geräuschreize, entzündliche Erkrankungen, Verletzungen oder Tumoren des Gehirns können tiefgreifende Änderungen in der Sexualsphäre bewirken (*Zuckerman*, 1962, *Staemmler*, 1964, 1969, *Harris* und *Donovan*, 1966). Diese seit mehr als drei Jahrzehnten bekannten Beobachtungen haben experimentelle

Untersuchungen über die physiologischen Grundlagen der verschiedenartigen Steuerungsfaktoren, ihre biochemischen Transmitter sowie die
Wirkungsweise diverser Stimuli angeregt.

Aus diesen differenzierten und sehr aufwendigen Untersuchungen
ergeben sich folgende gesicherte Fakten und zum Teil noch strittige Hinweise:

1. Im Hypothalamus befinden sich Kernkomplexe, die durch
Neurosekrete die Abgabe hypothalamischer Gonadotropine steuern
(*Diepen*, 1962).

Diese hypothalamischen Hypophysiotropine gelangen über kurze
Nervenendigungen zum hypothalamischen Pfortadersystem und wer-
den dort auf dem Blutweg der Adenohypophyse zugeleitet (*Harris* und
Donovan, 1966).

Man bezeichnet diesen tierexperimentell und auch klinisch gesicher-
ten Weg als neurovasculäre Kette.

2. Für die sechs hypophysären Tropine konnten experimentell in
vivo sowie als auch in vitro Freigabefaktoren (sogenannte Releasing-
Factors) nachgewiesen werden. Wahrscheinlich gibt es auch für bestimmte Tropine Hemmfaktoren. Ein solcher Inhibiting-Factor ist für
LTH sichergestellt worden (*Staemmler*, 1964, *Harris* und *Donovan*,
1966).

Die Gonadotropin-Releasing-Factors sind hitzestabil und emp-
findlich gegenüber proteolytischen Enzymen (Pepsin und Trypsin). Sie
sind nicht identisch mit Oxytocin oder Vasopressin-Adiuretin. Ihr Mole-
kulargewicht beträgt etwa 1200. Offenbar handelt es sich um kleine
Polypeptide.

3. Die Quellen der Freigabe- und Hemmfaktoren variieren bei den
verschiedenen Spezies. Für die Gonadotropin-Freigabe scheinen Kerngebiete vor und über dem Chiasma nervi optici und im Bereich der
Eminentia mediana von besonderer Bedeutung zu sein. Offenbar spielen
auch die Mandelkerne eine Rolle. Die Releasing-Wirkung von Extrak-
ten der menschlichen Eminentia mediana läßt sich mit Hilfe des Parlow-
Testes einwandfrei nachweisen (*Schneider* und Mitarbeiter, 1968 a).

4. Die hypothalamische Sexualsteuerung erfolgt bei weiblichen Individuen tonisch und zyklisch, bei männlichen dagegen ausschließlich
tonisch, d. h. azyklisch (*Harris* und *Donovan*, 1966).

Dieser charakteristische Unterschied wird offenbar unmittelbar vor
oder nach der Geburt determiniert. Er ist nicht vom chromosomalen
Geschlecht abhängig. Der gonadotropinbezogene hypophysiotrope Mechanismus soll bei der Geburt noch indifferent sein. Er entspricht primär
immer dem weiblichen, d. h. dem zyklischen Typ.

Testosteron, herrührend vom genuinen Hoden, einem Hoden-
implantat bzw. einer exogenen Testosterongabe bis zum 5. Tag post

partum beim weiblichen Tier, prägt den männlichen Typ des Hypothalamus (*Barraclough*, 1961). Aus dem Fehlen von Testosteron in der Blutbahn postpartal folgert die Entwicklung des weiblichen Typs.

Die Adenohypophyse selbst ist nicht geschlechtsspezifisch differenziert, sondern plastisch und pluripotent.

5. Die gonadotrope Aktivität kann offenbar auch durch Hemmsubstanzen beeinflußt werden. Diese werden möglicherweise in der Adenohypophyse gebildet. Man kann das gonadotropin-inhibierende Material aus menschlichem Urin extrahieren (*Schneider* und Mitarbeiter, 1968 b).

Ein Hemm-Mechanismus wird auch für die Zirbeldrüse diskutiert (*Wurtman*, 1969). Melatonin soll den LH-Gehalt der Adenohypophyse reduzieren. Die Ergebnisse dieser Arbeitsrichtung sind allerdings noch strittig (*Schneider* und Mitarbeiter, 1968 b).

6. Für die zentralnervöse Regulation des Sexual-Endokrinium haben exogene Reize wie Licht, Geräusche, Geruch und die Nahrungszufuhr eine experimentell gesicherte Bedeutung. Bei mangelnder Lichtexposition soll die Zirbeldrüse ein gonadotropinhemmendes Sekret abgeben.

Klinisch sind von den endogenen Faktoren besonders psychische Stimuli und Insulte belegt worden (*Zuckerman*, 1962, *Staemmler*, 1964, *Harris* und *Donovan*, 1966).

Gesichert sind für das Tier und zum Teil auch für den Menschen Einflüsse des vegetativen Nervensystems: Durch mechanische oder physikalische Irritationen der Genitalorgane und der Mammae, wie z. B. durch Dehnung des Uterus, der Zervix, der Vagina sowie durch Berührung der Portio und der Mamillen können Funktionsänderungen des Sexual-Endokrinium ausgelöst werden (*Harris* und *Donovan*, 1966). Diese Reize bewirken zum Teil eine gesteigerte Oxytocin-Abgabe. Ob Oxytocin dabei eine spezifische Transmitterrolle zu den hypothalamischen Sexualzentren zukommt, erscheint jedoch strittig (*Staemmler*, 1964). Wahrscheinlicher ist, daß die Formatio reticularis und das limbische System peripher-nervöse Reize an die entsprechenden hypophysiotropen Zentren des Hypothalamus übermitteln.

7. Die zyklische Funktion der hypothalamo-hypophysären Einheit wird vom negativen und vom positiven Feedback-Mechanismus der Sexualhormone gesteuert.

Pathogenese

Anomalien der Ovarialfunktion sind ursächlich nach eigenen Untersuchungen bei mindestens zwei Drittel aller Patientinnen auf Störungen der hypothalamischen Regulation zurückzuführen (*Staemmler*, 1964, 1969).

Fehlerhafte Anlagen der Ovarien, Funktionsabweichungen der Leber sowie Anomalien der Funktion von Nebennierenrinde und Schilddrüse treten zahlenmäßig demgegenüber weit zurück.

Die Adenohypophyse selbst ist so plastisch, regenerationsfähig und im Überschuß angelegt, daß primär hypophysäre Störungen im Sinne einer Monotropie als Seltenheit zu betrachten sind. Diese Feststellung geht aus klinischen und experimentellen Untersuchungen hervor. Die Adenohypophyse kann zu drei Viertel ausgeschaltet werden, ohne daß es zu tiefgreifenden Störungen des abhängigen Sexual-Endokrinium kommt. Untersuchungen beim Hund sowie die klinischen Ergebnisse der Arbeitsgruppe von *Sheehan* haben dieses Postulat belegt (*Sheehan*, 1957, 1961).

Für diese hypothalamischen Störungen kommen kausal an erster Stelle psychische Faktoren und Milieuschäden, sehr viel seltener Traumen, infiltrative Prozesse, Entzündungen und Tumoren in Betracht (*Staemmler*, 1964). Wahrscheinlich spielen auch antigonadotrope Faktoren und Antisexagene eine Rolle.

Von den verschiedenen noch hypothetischen Ätiologien scheint die sogenannte Androgen-Sterilisierung auch beim Menschen einer intensiveren Untersuchung wert. Es ist denkbar, daß durch eine vermehrte Androgenbildung am Ende der Schwangerschaft der Hypothalamus des ausgetragenen weiblichen Feten männlich differenziert wird. Daraus könnten tiefgreifende hypothalamische Fehlsteuerungen resultieren, die möglicherweise unter anderem später auch zum Bilde der polyzystischen Ovarien führen.

Differentialdiagnose

Für die Unterscheidung der verschiedenen Formen der Ovarial-Insuffizienz haben gewisse klinische Merkmale Bedeutung:

Störungen des Hypothalamus bieten klinisch außer den Ausfällen im Sexual-Endokrinium noch eine vegetative Symptomatik mit Akrozyanose, Vasolabilität, gastro-intestinalen Erscheinungen, Gewichtsschwankungen, Hyperphagie oder Anorexie, Dysthermie und psychischen Alterationen.

Dagegen verbinden sich mit Störungen der Adenohypophyse im allgemeinen pluriglanduläre Ausfälle, d. h. Störungen auch der Nebennierenrinde und der Schilddrüse.

Man kann demnach klinisch zwischen einer Insuffizienz hypothalamischer, hypophysärer oder ovarieller Genese mit gewisser Treffsicherheit unterscheiden: Die *hypothalamische Ovarial-Insuffizienz* bietet zusätzlich eine vegetative Symptomatik, die *hypophysäre* dagegen im wesentlichen polyinkretorische Anomalien und die *primär ovarielle Insuffizienz* Zeichen des Climacterium praecox.

Zusammenfassung

Es wird über physiologische Grundlagen und die Klinik der zentral-bedingten ovariellen Fehlfunktion berichtet. Psychische Insulte und Umweltreize vermögen das hypothalamische Sexualzentrum zu beeinträchtigen und lösen damit Störungen der Sexualfunktion aus.

Die hypothalamische Sexualsteuerung erfolgt bei weiblichen Individuen sowohl tonisch als auch zyklisch, dagegen bei männlichen ausschließlich tonisch. Der Geschlechtsunterschied des Hypothalamus wird unmittelbar vor oder nach der Geburt durch das Vorhandensein androgen-wirksamer Hormone in männlicher Richtung determiniert. Die zyklische Funktion der hypothalamo-hypophysären Einheit wird in erster Linie vom negativen und vom positiven Rückkopplungseffekt der Ovarialhormone, ferner durch bestimmte Hemm-Mechanismen (Zirbeldrüse?) geregelt.

Zwei Drittel aller Störungen des Ovarial-Endokrinium sind auf Beeinträchtigungen der hypothalamischen Regulation zurückzuführen, während der Adenohypophyse als primärem Störungsherd klinisch eine in der Frequenz nur geringe Bedeutung zukommt.

Zwischen hypothalamischen und primär hypophysären Störungen kann insofern klinisch unterschieden werden, als erstere außer den sexual-endokrinen Ausfällen noch eine vegetative Symptomatik bieten, während hypophysäre Störungen im allgemeinen nur pluriglanduläre Ausfälle verursachen.

Literatur

Barraclough, C. A.: Production of anovulatory, sterile rats by single injections of testosterone propionate. Endocrinology *68*, 62 (1961).

Diepen, R.: Der Hypothalamus. In: Handbuch der mikroskopischen Anatomie des Menschen (*W. v. Möllendorf* und *W. Bargmann,* Hrsg.), IV. Band, 7. Teil. Berlin-Göttingen-Heidelberg: Springer, 1962.

Harris, G. W., and *B. T. Donovan*: The pituitary gland, Vol. 1—3. London: Butterworths, 1966.

Schneider, H. P. G., H.-J. Staemmler, L. Sachs und *Chr. Glöckner*: LH-Releasing-Aktivität im menschlichen Hypothalamus. Endokrinologie *53*, 183 (1968 a).

Schneider, H. P. G., H.-J. Staemmler, L. Sachs und *Chr. Glöckner*: Über die Wirkung von gonadotropin-inhibierendem Material aus Epiphysen- und Urinextrakten. Arch. Gynäk. *206*, 72 (1968 b).

Sheehan, H. L.: Pathologische Anatomie des partiellen Hypopituitarismus. In: Die partielle Hypophysenvorderlappen-Insuffizienz. Berlin-Göttingen-Heidelberg: Springer, 1957.

Sheehan, H. L.: Ovarian function in post-partum hypopituitarism. In: 3. Weltkongr. Gynäk. Geburtsh., Berichte, Bd. 1. Wien, 1961.

Staemmler, H.-J.: Die gestörte Regelung der Ovarialfunktion. Physiologie, Experiment und Klinik. Berlin-Göttingen-Heidelberg: Springer, 1964.

Staemmler, H.-J.: Fibel der gynäkologischen Endokrinologie, 2. Aufl. Stuttgart: Thieme, 1969.
Wurtman, R. J.: The pineal gland in relation to reproduction. Amer. J. Obstet. and Gynec. *104*, 320 (1969).
Zuckermann, S.: The ovary, Vol. 1—2. New York-London: Academic Press, 1962.

Journal of Neuro-Visceral Relations, Suppl. X, 456—461 (1971)
© by Springer-Verlag 1971

Über die Behandlung der hypothalamischen Ovarial-Insuffizienz

K. Jung

Städtische Frauenklinik Ludwigshafen/Rhein
(Chefarzt: Prof. Dr. *H.-J. Staemmler*)

Mit 3 Abbildungen

Summary

The Treatment of Ovarian Dysfunction of Central Origin

The disturbances of ovarian function which are of central origin are mainly the result of dysfunction of the hypothalamus. The function of the ovaries can be restored to normal by various methods: psychological guidance, regulation of the body weight, and the rebound effect obtained by cyclic substitution therapy. With women who are anxious to have children, we prefer treatment with gonadotropins. This treatment is also of help in functional diagnosis: if the endocrine function of the ovaries does not respond to one or two courses of the treatment, a subsequent return of normal cycles can not be expected. There are other possible lines of therapy: Clomiphene, retrosteroids, and epi-oestriol.

Bei den zentralbedingten Störungen der Ovarialfunktion handelt es sich in der Mehrzahl der Fälle um hypothalamisch bedingte Fehlfunktionen (*Staemmler*, 1964). Die regelwidrige Funktion der Hypothalamo-Hypophysären-Einheit wird durch Störungen des mensuellen Zyklus, durch eine Amenorrhoe oder durch eine Sterilität erkannt. Daneben findet sich häufig eine vegetative Symptomatik (Akrozyanose, gastrointestinale Erscheinungen, Gewichtsschwankungen) (*Staemmler*, 1964).

I. Aufbau endometrialer Zyklen

Bei unverheirateten Frauen beginnen wir die Therapie mit dem Aufbau endometrialer Zyklen. Die Zufuhr hoher Oestrogen- und Gestagendosen übt einmal einen lokalen Effekt auf Uterus und Schleimhaut aus; daneben kommt es bei Patientinnen mit sekundärer Amenorrhoe zu einer psychischen Entlastung, wenn eine regelmäßige Uterusblutung auftritt. In vielen Fällen wird über den Rebound-Effekt die Hypothalamo-Hypophysäre-Einheit zur selbsttätigen rhythmischen Funktion angeregt (Abb. 1).

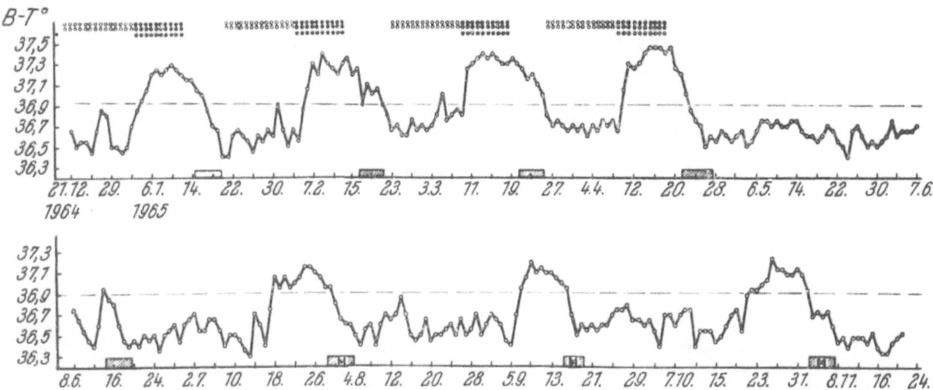

Abb. 1. 25jährige Patientin mit sekundärer Amenorrhoe seit 7 Jahren. Douglasskopie: beiderseits unauffällige Ovarien. Über 4 Zyklen Substitution mit hohen Dosen Oestrogenen und Gestagenen, dann biphasischer Verlauf der Basaltemperatur. (Aus *Staemmler, H.-J.*: Fibel der gynäkologischen Endokrinologie, 2. Aufl., Stuttgart: Thieme, 1969.)

II. Direkte Stimulation des ovariellen Zyklus

Besteht Kinderwunsch, bevorzugen wir zur Ovulationsauslösung Gonadotropine. Zunächst wurde das Follikelwachstum durch PMS angeregt. Um während der Follikelreifungsphase die Oestrogenbildung zu stimulieren, kombinierte *Staemmler* (1964) abfallende Dosen von Stutenserum-Gonadotropin (PMS) mit ansteigenden Dosen von Choriongonadotropin (HCG). Bei 169 amenorrhoischen Patienten konnten damit in 53 % biphasische Zyklen induziert werden.

Da gegen das Stutenserum-Gonadotropin jedoch Antikörper gebildet werden, die eine dritte Behandlungskur unmöglich machen, wird als follikelstimulierendes Prinzip seit 1960 Menopausegonadotropin (HMG) verwendet. Über die Behandlungsergebnisse mit HMG-HCG liegen inzwischen umfangreiche Erfahrungsberichte vor. *Rabau* (1967) im Arbeitskreis von *Lunenfeld* berichtete über 134 Patientinnen, bei denen insgesamt 255 Kuren durchgeführt wurden. 79 Frauen wurden gravide. Abb. 2 zeigt ein typisches Beispiel aus unserer Klinik.

Während im normalen Zyklus die Gonadotropine die Abgabe der Sexualsteroide regulieren und diese wieder die Funktion des Zentral-systems beeinflussen, kann bei Anwendung von exogenen Gonadotropinen ein Überstimulierungssyndrom mit Druckschmerzhaftigkeit und zystischer Anschwellung der Ovarien auftreten. Frauen mit polyzystischen Ovarien reagieren öfters mit übersteigerten Reaktionen. Durch eine regelmäßige gynäkologische Untersuchung mit Beurteilung des

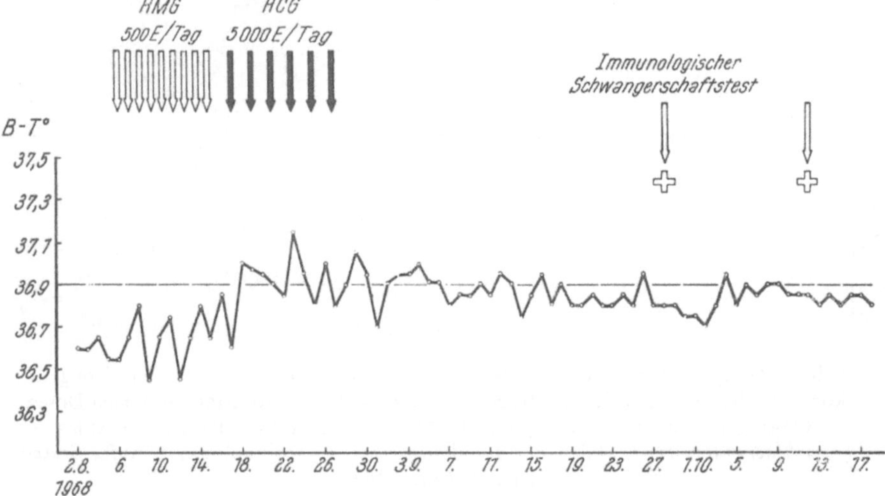

Abb. 2. 37jährige Patientin mit sekundärer Amenorrhoe seit 12 Jahren. Mehrfache erfolglose Substitutionstherapie. Unter HMG-HCG Ovulation mit Konzeption. Ungestörter Schwangerschaftsverlauf. Entbindung am 1. Mai 1969.
(Aus *Staemmler, H.-J.:* Fibel der gynäkologischen Endokrinologie, 2. Aufl., Stuttgart: Thieme, 1969.)

Zervixschleimes, der Weite des Muttermundes und des Pyknose-Index sowie durch Messung der Basaltemperatur kann die Ovulation erkannt werden. Die FSH-Dosis sollte dann sofort vermindert oder vorzeitig auf HCG umgestellt werden. Auch Mehrlingsschwangerschaften treten nach HMG-HCG häufiger auf (Abb. 3).

III. Clomifen-Medikation

Bei normogonadotroper Ovarialinsuffizienz kann die Ovulation durch Clomifen induziert werden. Voraussetzung ist die Anwesenheit einer intakten Hypophyse, während die Gonadotropine auch ohne Hypophyse eine Ovulation auszulösen vermögen (*Zander* und *Buntru,* 1963, *Bettendorf* und Mitarbeiter, 1965).

Wahrscheinlich stimuliert das Clomifen die Hypophyse über den Hypothalamus zur vermehrten Freisetzung von Gonadotropinen. Eine vermehrte Ausscheidung von FSH (*Pildes*, 1964, *Beck*, 1966, *Bret*, 1967) und LH (*Keller*, 1966) im Urin wurde mehrfach beobachtet.

Mit radioimmunologischen Methoden konnten *Jacobson* und Mitarbeiter (1968) einen Anstieg von Plasma-LH und Plasma-FSH 2 bis 3 Tage nach Therapiebeginn beobachten. Ein zweiter Anstieg erfolgt bei ovulatorischem Zyklus 6 bis 10 Tage nach Beendigung der 5tägigen Therapie. Für eine hypothalamische Stimulierung der Gonadotropin-Produktion durch Freisetzung von Releasing-Factors sprechen stereo-

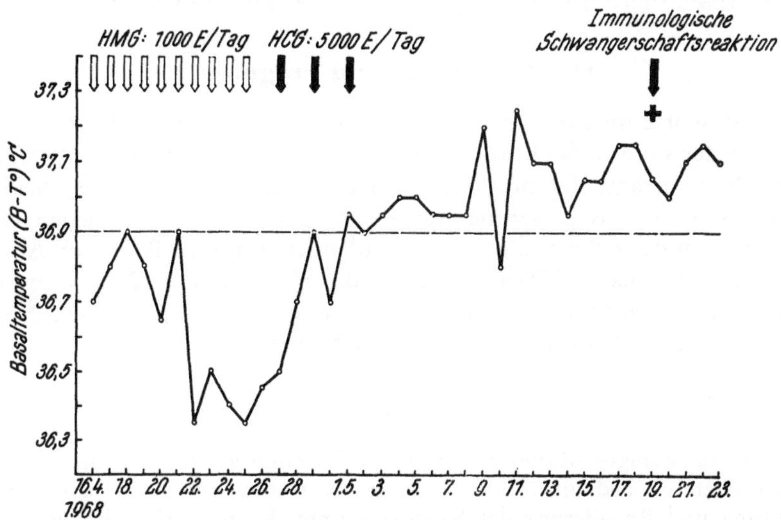

Abb. 3. 29jährige Patientin mit sekundärer Amenorrhoe seit 7 Jahren. Dringender Kinderwunsch. Zwei erfolglose Behandlungen mit HMG-HCG sowie Clomifen. Nach erneuter HMG-HCG-Medikation Konzeption. Ungestörter Schwangerschaftsverlauf. Geburt von Drillingen (Geburtsgewicht 1607 g, 1730 g, 1250 g), die sich gut entwickeln.
(Aus *Staemmler, H.-J.:* Fibel der gynäkologischen Endokrinologie, 2. Aufl., Stuttgart: Thieme, 1969.)

taktische Implantationen von Clomifen in den Bereich der Oestrogenrezeptoren des vorderen Hypothalamus und der medialen Emminenz (*Igarashi*, 1967). Clomifen wirkt wahrscheinlich durch direkten Einfluß auf die Gonadotropin-Freigabefunktion des Hypothalamus, wie die Arbeitsgruppe von *Staemmler* (1968) an ovariektomierten Ratten zeigen konnte.

Weitere Substanzen, die bei zentralbedingten Störungen der Ovarialfunktion eine Ovulation und eine Regulierung des Zyklus induzieren können, sind Derivate des Epioestriols und die Retroprogesterone. Mit einem Retroprogesteron, das dem Dydrogesteron (Handelsname Duphaston) nahe verwandt ist, haben *Staemmler* und *Jung* (1969) bis

Frühjahr 1969 41 Patientinnen mit sekundärer Amenorrhoe, primärer und sekundärer funktioneller Sterilität infolge anovulatorischer Zyklen und Corpusluteum-Insuffizienz behandelt. Ein Teil der Patientinnen erhielt entweder vorher oder nachher ein Epioestriol-Derivat, Clomifen oder HMG-HCG. Diese Versuche werden noch fortgesetzt. Bei Patientinnen mit sekundärer Amenorrhoe konnte unter 37 Kuren nur viermal ein biphasischer Zyklus induziert werden. Drei Frauen mit einer sekundären Amenorrhoe von 7 bis 13 Jahren, die auf das Retroprogesteron nicht reagierten, konzipierten nach Behandlung mit HMG-HCG.

IV. Beurteilung und Prognose

Die Beurteilung des Therapieerfolges bei den zentralbedingten Störungen der Ovarialfunktion ist schwierig, da die Spontanheilungsrate etwa 20 % beträgt. Veränderungen der Umweltbedingungen, psychische Entlastung und Regulierung des Körpergewichtes haben neben der medikamentösen Behandlung entscheidenden Einfluß. Bei einer Amenorrhoedauer bis zu 2 Jahren beträgt die Heilungsrate 52 %, während bei länger bestehender Amenorrhoe nur noch in 32 % eine spätere Normalisierung des Zyklus erfolgt (*Staemmler*, 1964).

Zusammenfassung

Zentralbedingte Störungen der Ovarialfunktion werden vor allem durch hypothalamisch bedingte Fehlfunktionen verursacht. Neben der psychischen Führung und Regulierung des Körpergewichtes kann durch zyklusgerechte Substitutionstherapie über den Rebound-Effekt die Ovarialfunktion wieder normalisiert werden. Bei Frauen mit Kinderwunsch bevorzugen wir die Gonadotropinmedikation. Sie dient auch zur Funktionsdiagnostik: reagiert das Ovarialendokrinium auf 1—2 Kuren nicht, ist mit einer späteren Zyklusnormalisierung kaum zu rechnen. Weitere therapeutische Möglichkeiten bestehen in der Gabe von Clomifen, Retrosteroiden und Epioestriol.

Literatur

Beck, P., E. F. Grayzel, I. S. Young, and *H. S. Kupperman*: Induction of Ovulation with clomiphene. Obstet. and Gynec. 27, 54—65 (1966).

Bettendorf, G., M. Breckwoldt und *P.-J. Czygan*: Klinisch-experimentelle Untersuchungen mit Clomiphen. Geburtsh. u. Frauenheilk. 25, 673—694 (1965).

Bret, A.-J., and *P. Coiffard*: Changes in hormonal excretion under clomiphene treatment. Amer. J. Obstet. Gynec. 99, 91—98 (1967).

Igarashi, M., Y. Ibuki, H. Kubo, J. Kamioka, N. Yokota, Y. Ebara, and *S. Matsumoto*: Mode and site of action of clomiphene. Amer. J. Obstet. Gynec. 97, 120—123 (1967).

Jacobson, A., J. R. Marshall, and *G. T. Ross*: Plasma luteinizing hormon during clomiphene induced ovulatory cycles. Amer. J. Obstet. Gynec. *101*, 1025—1031 (1968).

Jacobson, A., J. R. Marshall, G. T. Ross, and *Ch. M. Cargille*: Plasma gonadotropins during clomiphene induced ovulatory cycles. Amer. J. Obstet. Gynec. *102*, 284—290 (1968).

Keller, P. J., A. H. Naville und *H. Wyss*: Medikamentöse Beeinflussung der hypophysären Gonadotropine durch Clomiphen. Gynaecologia *162*, 402 bis 411 (1966).

Pildes, R. B.: Induction of ovulation with clomiphene. Amer. J. Obstet. Gynec. *91*, 466—479 (1965).

Rabau, E., A. David, D. M. Serr, S. Mashiach, and *B. Lunenfeld*: Human menopausal gonadotropins for anovulation and sterility. Amer. J. Obstet. Gynec. *98*, 92—98 (1967).

Schneider, H. P. G., H.-J. Staemmler, K. Straehler-Pohl und *L. Sachs*: Hypothalamische LH-Freigabe-Funktion und Clomiphen. Acta endocr. (Kbh.) *58*, 347—352 (1968).

Staemmler, H.-J.: Die gestörte Regelung der Ovarialfunktion. Berlin-Göttingen-Heidelberg: Springer, 1964.

Staemmler, H.-J.: Fibel der gynäkologischen Endokrinologie, 2. Aufl. Stuttgart: Thieme, 1969.

Staemmler, H.-J., and *K. Jung*: Induction of ovulation with sexual steroids. Schweiz. Akad. d. Med. Wissensch. 1969, im Druck.

Zander, J., und *G. Buntru*: Stimulierung der Ovarialfunktion durch Clomiphen (MRL-41) bei Frauen ohne natürliche Ovulation. Geburtsh. u. Frauenheilk. *23*, 871—890 (1963).

Journal of Neuro-Visceral Relations, Suppl. X, 462—466 (1971)
© by Springer-Verlag 1971

Diskussion

Kirchhoff: Herr *Orthner* hatte mich liebenswürdigerweise als Diskussions-
redner in das Programm aufgenommen, nachdem wir beide vor Monaten ein
Problem diskutiert hatten, das strenggenommen nicht zur heutigen Thematik
paßt, andererseits aber, so glaubten wir, an dieser Stelle zur Sprache kommen
dürfte, da sich nur selten eine so glückliche Konzentration wirklicher Hormon-
und Zyklus-Fachleute zusammenfindet. Ich bitte daher, mein gewisses Außen-
seitertum zu entschuldigen. Ferner muß ich um Verzeihung bitten, wenn ich
Ihnen eine scheinbar, oder besser gesagt anscheinend banale Frage vorlege:
Wo befindet sich der Sitz des 28tägigen Zyklus bei der Frau?

Diese Fragestellung ist so alt wie die Rhythmusforschung überhaupt und
wurde bisher niemals befriedigend beantwortet. Sie ist ebenso theoretisch
interessant, wie sie praktisch wichtig ist. Hierfür zwei Beispiele aus der täglichen Praxis des Frauenarztes: Habituelle Aborte finden signifikant ihr Maximum zu der Zeit, zu der sonst die Menstruation eingetreten wäre. Der endogene Rhythmus geht also weiter, obwohl das ovarielle Wechselspiel und damit
auch die Ovulation ruhen. Wir nutzen seit langem diese Beobachtung aus,
indem wir bei gefährdeten Patientinnen (also bei habituellen Aborten in der
Anamnese) vorsorglich eine genaue Beratung und eine prophylaktische Hor-
monmedikation durchführen, und zwar in der Zeit der von mir als „gefähr-
liche Woche" bezeichneten Phase.

Dieses Fortbestehen eines latenten endogenen 28tägigen Rhythmus wird
anhand des zweiten Beispieles noch deutlicher, aber nicht weniger leicht zu
erklären. Gar nicht selten berichten Frauen über normales, wenn auch ge-
ringeres Einsetzen der monatlichen Blutungen, obgleich eine einwandfreie
Schwangerschaft vorliegt. Selbstverständlich handelt es sich bei diesen, im
üblichen 28tägigen Rhythmus auftretenden Blutungen nicht um echte Menstruationen, da während einer Gravidität kein Eisprung stattfindet. Ein an-
zunehmendes, aber bisher nicht bewiesenes wellenförmiges Schwanken des
Hormonspiegels mit einem möglicherweise zur Zeit der üblichen Menstruation
bestehenden Tief der Oestrogene könnte zu einer Art Per-diapedesin-Blutung
führen und damit diese rhythmisch auftretenden Blutungen in der Schwangerschaft erklären.

Zu einer weiteren Anfrage, die an mich gerichtet wurde: Wir haben trotz
eines großen Krankengutes und einer langen Beobachtungszeit mit einer un-
gewöhnlich großen Zahl von Verordnungen ovulationshemmender Substanzen
(Pillen) eigentlich niemals schwerere Störungen im Sinne einer Dyspareunie
oder sogar Anorgasmie beobachtet.

Staemmler: Die Ursache rhythmischer Blutungen in den ersten Schwangerschaftsmonaten ist unbekannt und kann nach der Umfrage bei den zur Zeit anwesenden Endokrinologen nicht erklärt werden. Eine mögliche Arbeitshypothese ist die, daß der vierwöchige neurovegetative Rhythmus zunächst weiter erhalten bleibt und Kapillarblutungen aus dem Endometrium cervicis und dem des unteren Corpus-Anteils auslöst.

Dörner: Herr *Staemmler* hat in seinem Referat erwähnt, daß ein hoher Androgenspiegel zur Zeit der geschlechtsspezifischen Gehirndifferenzierung bei weiblichen Säugern zu einer männlichen Hypothalamusdifferenzierung führt. Eine tonische postpuberale Gonadotropinsekretion mit fehlender Ovulation sowie verstärktes männliches und gehemmtes weibliches Sexualverhalten sind die Folge. In diesem Zusammenhang wäre zu ergänzen, daß ein unphysiologisch hoher Oestrogenspiegel zur Zeit der kritischen Hypothalamusperiode zu ähnlichen permanenten Folgeerscheinungen der Gonadenfunktion und des Sexualverhaltens führen kann. Hochdosierte Oestrogengaben zur Zeit der kritischen Organisationsphase des Hypothalamus riefen bei Rattenweibchen folgende paradoxe („virilisierende") Effekte hervor:

1. Tonische Gonadotropinsekretion mit anovulatorischer Ovarialfunktion; bei besonders hohen Oestrogendosen einen hypogonadotropen Hypogonadismus,

2. verstärktes männliches und vermindertes weibliches Sexualverhalten,

3. Nichtauslösbarkeit des positiven Oestrogenfeedback und

4. verstärktes postpuberales Körperwachstum (*Dörner, G., F. Döcke* und *G. Hinz*: Neuroendocrinology, im Druck).

Staemmler: Diese experimentellen Beobachtungen des Arbeitskreises von Herrn *Dörner* sind interessant. Wir erwarten mit Spannung die detaillierte Publikation.

Dhom: 1. Gibt es neuere Befunde über den Gonadotropingehalt fetaler Hypophysen? Diese wären für das Verständnis der fetoplazentaren Einheit von großer Bedeutung.

2. Ist etwas über einen diornalen Rhythmus in der Gonadotropinsekretion bekannt?

3. Gibt es Befunde über den Gonadotropingehalt von Schwangerenhypophysen neueren Datums, die sich an die klassischen Untersuchungen von *Philipp* anschließen? Wird die Produktion während der Schwangerschaft gänzlich lahmgelegt oder nur die Sekretion, wie es bei der Ratte der Fall ist?

Bettendorf: Auf die erste Frage: Wir haben vor Jahren einmal in fötalen Hypophysen Gonadotropine ausgetestet (Maus-Uterus-Test), mit dem jedoch nur die gesamtgonadotrope Aktivität erfaßt wird. Wir haben ab dem 5. bis 6. Schwangerschaftsmonat meßbare Werte gefunden, die etwa ein Fünfzigstel bis ein Hundertstel der Werte betrugen, die wir in Erwachsenenhypophysen nachweisen. Ich kann Ihnen nichts über FSH- oder LH-Gehalt sagen.

Frage 2: Sie betraf den Tagesrhythmus. Dazu kann ich nichts sagen. Wie in meinem Vortrag erwähnt, finden wir bei dem LH-Gehalt in den Hypophysen eigenartigerweise den 10-Tages-Rhythmus der LH-Minima.

Zur Gravidität: Wir berichteten früher schon einmal über den Gehalt an Gesamtgonadotropinen (wiederum gemessen im Maus-Uterus-Test): wir fanden stark erniedrigte Werte. Wir haben jetzt in dieser Serie 2 Schwangerenhypophysen ausgetestet: Wir fanden 174 Einheiten in der Hypophyse bei Gravidität mens. II—III. Im Vergleich zu denen im Zyklus entspricht das den Werten, die wir sonst zu Zyklusbeginn oder postovulatorisch finden, sie sind also nicht erniedrigt. LH konnten wir in dieser Hypophyse nicht bestimmen, da das Material nicht ausreichte.

Im 2. Fall bestand eine Gravidität mens. VIII. Hier betrug die Gesamt-FSH-Aktivität 180 Einheiten, entsprach also der vorigen. Die LH-Aktivität lag bei 385 E für die Gesamthypophyse. Dieser Wert wurde bei uns auch bei ovulierenden Frauen postovulatorisch gefunden. Das würde also heißen, daß wir in der Schwangerschaft sowohl FSH- als auch LH-Werte finden, die auch im Zyklus beobachtet werden können, jedoch jeweils zu einem Zeitpunkt, wo das Minimum besteht.

Staemmler: Mit diesen Beobachtungen wären also frühe Untersuchungen von *Philipp* widerlegt? Ich möchte Herrn *Bettendorf* fragen, wie er die Untersuchungen von *Fukushima* beurteilt? Sie widersprechen den Gonadotropin-Analysen aus den Hypophysen während des Zyklus.

Bettendorf: Soweit ich informiert bin, sind die Ergebnisse von *Fukushima* bisher nicht bestätigt worden. Der einzige, der hohe FSH-Werte im Plasma noch gefunden hat, ist *Famen* (USA). Er hat zu Zyklusbeginn auch hohe FSH-Werte nachgewiesen, dann einen Abfall und anschließend erneut einen Anstieg zur Ovulation hin. Unsere Werte in den Hypophysen demonstrierte ich bereits. Ich glaube nicht, daß echte Unterschiede bestehen, sondern daß der FSH-Gehalt in der Hypophyse während des Zyklus mehr oder weniger konstant bleibt.

Keller: Diese zunächst von *Fukushima* und Mitarbeitern veröffentlichten Resultate wurden später durch die gleiche Arbeitsgruppe nicht mehr voll bestätigt. Sowohl mit biologischen wie mit radioimmunologischen Methoden wurde immer wieder der mehr oder weniger ausgeprägte mittzyklische FSH-Anstieg nachgewiesen (*McArthur* et al., *Rosemberg* und *Keller*, *Schmidt-Elmendorff*, *Franchimont*, *Odell* et al.), so daß dieser Befund heute als gesichert angesehen werden darf. Die genaue zeitliche Korrelation zwischen FSH- und LH-Maximum ist dagegen noch nicht völlig geklärt.

Die Frage, ob es Tagesschwankungen der gonadotropen Aktivität gibt, ist mit biologischen Methoden schwer zu beantworten. Die bisher vorliegenden Untersuchungen mit radioimmunologischer Technik haben Anhaltspunkte dafür ergeben, daß die FSH- und LH-Aktivität im Plasma am frühen Morgen höher sein dürfte als in den Abendstunden. Es würde dies mit der Beobachtung übereinstimmen, daß im Tagesurin gelegentlich eine etwas höhere Gonadotropinkonzentration gefunden werden kann, als in der Nacht. Eine endgültige Stellungnahme erscheint aber verfrüht.

Ich wurde ferner gefragt, ob außerhalb der Laktationsphase LH-Spitzen ohne nachfolgende Ovulation beobachtet wurden. Wir haben in seltenen Ausnahmefällen bei anovulatorischen Patientinnen relativ hohe LH-Spitzen ohne Ovulationszeichen beobachten können.

LH-Ausscheidungsmaxima, die relativ rasch aufeinander folgen, wurden ferner auch beim Stein-Leventhal-Syndrom gefunden (*Ingersoll* et al.).

Staemmler: Haben Sie psychosomatische Untersuchungen darüber angestellt, ob Frauen nach Uterusexstirpation eine Veränderung ihres Sexualverhaltens erleben?

Nijs: Jetzt macht man tatsächlich in Löwen eine vergleichende Untersuchung bei Frauen, denen die Gebärmutter aus somatischen und kontrazeptiven Gründen entfernt worden ist. Jede Frau, bei der man einen solchen Eingriff plant, wird vorher einem Psychiater mit der Frage vorgestellt, ob sie psychisch diesen Eingriff tragen kann. In meinem Beobachtungsgut erscheint der Libidoverlust unter Ovulationshemmern so hoch, weil es sich um ein selektiertes Material handelt. Im ganzen gesehen ist wohl der Prozentsatz an Frauen mit Libidoschwund unter Einnahme von Ovulationshemmern doch gering. Ich habe aber auch Frauen beobachtet, die nach einer Uterusexstirpation Libidoschwierigkeiten angaben. Allerdings kommen sie selten oder gar nicht zum Psychiater.

Kirchhoff: Ich habe immer das Gefühl, daß die Patienten glauben, daß ihnen mit Entfernung des Uterus auch die Weiblichkeit genommen würde. Ich habe es mir daher zum Prinzip gemacht, die Frauen vor dem Eingriff sorgsam aufzuklären. Es ist für mich immer wieder erstaunlich, daß selbst Frauen aus sogenannten gebildeten Kreisen annehmen, daß mit Entfernung des Uterus auch ein hormonaler Eingriff verbunden ist.

Zur Frage der „Pille": Ich fühle mich ein wenig dazu verpflichtet, mich hierzu zu äußern, da ich in Deutschland die Pille mit eingeführt habe und nun die Geister, die ich damals rief, nicht mehr los werde. Ich glaube, wir sollten mit der Verordnung der Pille außerordentlich zurückhaltend sein. Im Leben der Frau kann durch die Verabfolgung der Pille eine wesentliche Änderung eintreten: einerseits fühlt sich sich erleichtert, andererseits aber auch oftmals im gewissen Sinne als ein Neutrum. Bei einer Verschreibung ist daher jedesmal das Für und Wider mit der Patientin zu besprechen. Sofortige Rezepturen sind meines Erachtens leichtfertig und nicht wünschenswert. Sehr wichtig ist eine genaue Aufklärung. Ich halte es nicht für ganz gefahrlos, einen vegetativen bzw. hormonalen Rhythmus auszuschalten. In den Ländern, in denen die Fortpflanzung der die Zivilisation tragenden Menschen nicht geringer werden darf, wird die Pille am meisten angeboten. Das Ergebnis ist eine geradezu erschreckende Abnahme der Geburtenzahl. Ich halte Auswirkungen in physischer und psychischer Art für möglich.

Staemmler: Ich kann Herrn *Kirchhoff* in mancher Hinsicht bezüglich seiner Erfahrungen zustimmen. Ich selbst beobachte immer wieder, wie wenig aufgeklärt unsere Patientinnen sind. Jedoch darf ich eines feststellen: Veränderungen der Liebesfähigkeit werden durch die Entfernung des Uterus im allgemeinen nicht verursacht. Wir sind zur Zeit dabei, dieser Frage durch Befragungen nachzugehen. Ich halte dieses Problem für außerordentlich wichtig, da die Entfernung der Gebärmutter heute bei Frauen über 40 Jahren, wenn ohnehin eine plastische Operation durchgeführt werden muß, immer wieder zur Diskussion gestellt wird, und dieses sicherlich auch zu Recht.

Molinski: Zu- oder Abnahme der Libido bei Ovulationshemmern: Beides kommt vor. Es ist ein großangelegtes Experiment bei etwa 2000 Frauen aus Puerto Rico bekannt, die sterilisiert worden sind. Diese Frauen sind viele

Jahre lang psychiatrisch beobachtet worden: 60 % gaben eine Beeinträchtigung ihrer Libido an, eine sehr viel größere Zahl jedoch eine Begünstigung der Libido. Beides kommt also vor und ist weitgehend nicht so sehr von biologischen Faktoren als vielmehr von der Persönlichkeitsstruktur abhängig. Religiöse Momente werden im allgemeinen nur vorgeschoben.

Dörner: Androgene können zu dauernden Differenzierungsstörungen führen. Oestrogene haben den gleichen Effekt, wenn sie pathologisch erhöht sind.

Mutes: Sie berichteten über eine Patientin mit Grossesse imaginaire. Haben Sie diese Patientin weiter beobachtet und wie erfolgte die Therapie?

Staemmler: Diese Patientinnen, wir haben auch einige andere, ähnliche Beobachtungen gemacht, weisen die typischen Zeichen einer fortgeschrittenen Schwangerschaft auf. Wenn man ihnen später mitteilte, daß sie nicht schwanger sind, so geht ein Teil dieser Schwangerschaftserscheinungen zurück. Die Striae verbleiben selbstverständlich. Wir haben bei der von mir demonstrierten Patientin sehr differenzierte Hormonanalysen durchgeführt, die keine Abweichungen von der Norm ergeben haben. Ich darf jedoch daran erinnern, daß Herr *Plotz* Untersuchungen bei Frauen mit psychischer Scheinschwangerschaft durchgeführt hatte. In einigen Fällen bestand ein Corpus luteum cysticum. Die Behandlung besteht also im wesentlichen in der Information und der weiteren psychischen Führung.

H.-J. Staemmler (Ludwigshafen)

Sexualstörungen bei Schläfenlappenprozessen

(Vorsitz: J.-E. Meyer)

Journal of Neuro-Visceral Relations, Suppl. X, 469—476 (1971)
© by Springer-Verlag 1971

Das Sexualverhalten der Schläfenlappenepileptiker vor und nach chirurgischer Behandlung

Ein Beitrag zur Rolle des limbischen Systems in der Steuerung der Sexualität

D. Blumer

The Johns Hopkins University, Department of Psychiatry,
Baltimore, Md., U.S.A.

Summary

The Sexual Behaviour of Patients with Temporal Lobe Epilepsy before and after Surgical Treatment. Observations on the Part Played by the Limbic System in the Regulation of Sexual Activity

The following findings were reached in a study of sexual activity in a series of 50 temporal lobe epileptics who had been referred for surgical treatment of the epilepsy and 42 of whom underwent unilateral temporal lobectomy.

1. The presence of seizure discharges in the limbic portions of the temporal lobes leads to a global hyposexuality in the majority of cases. The disappearance of these epileptic potentials—either postoperatively, after fits, or during control with anticonvulsant therapy—sometimes leads to normalization of the sexual drive and sometimes to hypersexual episodes.

2. Temporal lobe epilepsy is characterized by a severe disturbance of paroxysmal behaviour: a disordered sexuality with inability to experience an orgasm, and an increase in impulsive irritability with a tendency towards outbursts of anger and rage.

3. One can oppose the limbic "excitatory syndrome" with its hyposexuality and episodic hyperaggressiveness to the limbic "depression syndrome" with its tendency towards hypersexuality and "tame" behaviour. The latter corresponds to the Klüver-Bucy syndrome. At the level of the limbic system there may be a "reciprocal inhibition" of the bias towards sex and towards aggression.

4. Attempts at treating the limbic "excitatory syndrome"—i.e. the excessive irritability of some temporal lobe epileptics—with a progesterone compound appear promising.

Unsere Erfahrungen mit dem Sexualverhalten der Schläfenlappenepileptiker stammen hauptsächlich von der Untersuchung jener chroni-
schen Patienten, die der neurochirurgischen Abteilung des Johns-Hop-
kins-Hospitals (Prof. *A. E. Walker*) zugewiesen wurden. Alle Patienten
wurden sorgfältig mit neurologischen, elektroencephalographischen und
neuroradiologischen Methoden durchuntersucht. Bei der einseitigen Resektion des epileptogenen Schläfenlappens, 5—6,5 cm vom Pol, wurden
stets die medianen limbischen Anteile mit entfernt; der Gyrus temporalis
superior wurde meistens intakt gelassen (*Walker*, 1967). Psychiatrische
und psychometrische Untersuchungen wurden an allen Patienten meist

Tabelle 1. *Sexualstörungen bei Schläfenlappenepilepsie. 50 Patienten*
(42 operiert)

Chronische globale Hyposexualität	29
Postoperative Hypersexualität	2*
Postparoxysmale sexuelle Erregung	4
„Medikamentöse Hypersexualität"	1**
Homosexuelles Verhalten	2***
Paroxysmale sexuelle Erregung	1
	35 (70 %)

  * Beide Patienten waren präoperativ hyposexuell.
 ** Patient auch postparoxysmal sexuell erregt.
*** Ein Patient auch postparoxysmal sexuell erregt.

mehrfach vorgenommen. Die Erforschung des Sexualverhaltens im Gespräch mit Patient und Ehepartner wurde durchgeführt, sobald ein
Vertrauensverhältnis hergestellt war. Ein Vertrauensverhältnis zwischen Arzt und Patient ist von entscheidender Wichtigkeit für die Erfassung des intimen Sexualverhaltens.

Wir beziehen uns hier auf eine Serie von 61 Schläfenlappenepileptikern, von denen alle unverheirateten Frauen (neun), und zwei unverheiratete Männer wegen mangelhafter Dokumentation des Sexualverhaltens ausgeschlossen werden mußten. Von den 50 verbleibenden Patienten haben sich 42 einer Operation unterzogen. Tab. 1 detailliert das
Vorkommen verschiedener Sexualstörungen in unserer Serie. Es handelt
sich durchwegs um ganz klare Sexualstörungen, und der Prozentsatz
(70 %) scheint fast unglaublich hoch. Man muß aber folgendes bedenken:
1. daß die Hyposexualität bei Schläfenlappenepilepsie ja bekanntlich
sehr häufig ist; 2. daß es sich fast ausschließlich um chronische schwere
Fälle von Schläfenlappenepilepsie handelt; und 3. daß diese Patienten
über beträchtliche Zeiträume, von 3—15 Jahren, von unserer Abteilung

betreut wurden und sich mehrfach einer sorgfältigen Erforschung des Sexualverhaltens unterzogen.

Eine chronische globale Hyposexualität ist die weitaus häufigste Form der Sexualstörung in Schläfenlappenepilepsie (58 %). Bei Beginn der Epilepsie vor der Pubertät entwickeln sich oft weder der Sexualtrieb noch die Genitalfunktion. Trotz offensichtlich normalen Gonaden, normalen Sexualhormonen und normalen sekundären Geschlechtsmerkmalen besteht eine primäre Hyposexualität. Zehn unserer Patienten erlebten niemals einen Orgasmus oder nur einmal im Leben. Die sekundäre Hyposexualität folgt dem Beginn der Epilepsie oft erst nach Jahren. Es war aber auffällig, daß alle Patienten mit Spätepilepsie bei Schläfenlappentumoren die Hyposexualität sehr prompt innerhalb eines Jahres nach dem ersten Anfall, und ausnahmsweise auch schon zuvor, entwickelten. Die sekundär hyposexuellen Patienten, die verheiratet waren, beklagten sich oft über den Verlust des Sexualerlebens. Es fehlte ja etwas, an das man gewohnt war. Es ist aber nach unserer Erfahrung doch eindeutig, daß nicht nur die Genitalfunktion, sondern auch der Sexualdrang bei diesen Patienten ganz drastisch vermindert ist. Wir sprechen hier nicht von Impotenz, sondern halten den von *Gastaut* und *Collomb* (1954) erstmals verwendeten Begriff der globalen Hyposexualität des Schläfenlappenepileptikers für durchaus korrekt. Erektionen können sich ab und zu auch bei schwer hyposexuellen Patienten einstellen, besonders charakteristisch ist aber das Fehlen des paroxysmalen Sexualerlebens: des Orgasmus.

Wohl in Anbetracht der Schwere der Krankheit in unseren Fällen konnten wir ein *Erwachen des Sexualverhaltens bei Kontrolle der Anfälle mit antiepileptischen Medikamenten* nur einmal beobachten. Ein Patient, der sich nicht operieren lassen wollte, verlor später seine Anfälle mit Primidon und wurde plötzlich zum ersten Male in seinem Leben sexuell sehr aktiv, im Alter von 62 Jahren.

Wir nehmen an, daß die Hyposexualität durch die ständig vorhandenen hypersynchronen, epileptischen Potentiale im limbischen Anteil des Schläfenlappens bedingt ist. Dies läßt sich bestätigen durch den Erfolg der Resektion des epileptogenen Schläfenlappens (*Blumer* und *Walker*, 1967; *Blumer*, 1970). Ein Drittel der operierten, zuvor hyposexuellen Patienten wurden praktisch vollständig von den Anfällen geheilt. Die Verbesserung des Sexualverhaltens konnte ebenfalls in einem Drittel der Patienten erzielt werden, und die beiden Gruppen deckten sich fast vollständig. Man muß aber betonen, daß Patienten, die nach der Operation auch nur die Aura ihrer Anfälle beibehielten, genauso hyposexuell blieben wie zuvor.

In zwei zuvor hyposexuellen Patienten stellte sich eine *Hypersexualität nach der Chirurgie*, bei Anfallsfreiheit, im zweiten post-

operativen Monat ein. Diese Hypersexualität war ebenfalls global —
betraf Libido und Genitalität — und erreichte bei einem der beiden
Patienten die Proportionen einer wohl einzigartigen Sex-Psychose, die
ganz drastisch mit dem zuvor hyposexuellen und fanatisch religiösen
Wesen des Epileptikers kontrastierte. In beiden Fällen erlosch die
Sexualität mit Wiederauftreten der Epilepsie.

Die Häufigkeit einer *postparoxysmalen sexuellen Erregung* in unserem Material (8 %) ist besonders überraschend. Sie wurde von den eindeutig hyposexuellen Patienten nie berichtet und war gekennzeichnet
(bei drei der vier Patienten) durch ihre große Regelmäßigkeit. Meist
unmittelbar nach dem Anfall verlangten die verheirateten Patienten
Geschlechtsverkehr von der Gattin und der eine unverheiratete Patient
masturbierte. Dieses Verhalten war erinnert, stellte sich nie in der
Öffentlichkeit ein, war aber im privaten Leben ein durchaus erwartetes
Geschehen. Ein Patient verlangte auch dann Geschlechtsverkehr nach
jedem Anfall, als er im Alter von 60 Jahren zum Schrecken seiner Frau
täglich häufige Anfälle erlitt. Wir müssen annehmen, daß die post-
paroxysmale sexuelle Erregung des Schläfenlappenepileptikers nicht selten ist, daß sie aber als „Familienangelegenheit" lieber verschwiegen
wird. Wir erachten dieses Phänomen als eine weitere wichtige Bestätigung unserer Annahme, daß mit dem plötzlichen Verschwinden der epileptischen Potentiale im Schläfenlappen ein Erwachen der Sexualität
gefördert wird.

Zwei Patienten zeigten *homosexuelles Verhalten,* das nach der
Lobektomie nicht mehr auftrat. Beide Fälle konnten wir erst nach der
Operation untersuchen, und wir sind nicht überzeugt, daß hier ein Zusammenhang zwischen der Paraphilie und der Epilepsie besteht. Man
muß hier aber doch auf das englische Schrifttum verweisen, im besonderen auf den Fall eines Fetischisten (*Mitchell* et al., 1954) und auf den
Fall eines Transvestiten (*Hunter* et al., 1963), die beide Schläfenlappenepileptiker waren und nach unilateraler Schläfenlappenresektion nicht
nur von der Epilepsie, sondern auch von der Perversion befreit wurden.
Die Autoren berichten, daß beide Patienten präoperativ die Fähigkeit
zum Orgasmus nicht besaßen, durch die Operation aber diese Fähigkeit
wieder erlangten. Man ist versucht, die Entwicklung der Perversion auf
dem Boden der Hyposexualität zu verstehen, die dann nach dem Erlangen der Fähigkeit zum Orgasmus hinfällig wird (*Blumer,* 1969).

Nur in einem unserer Fälle konnten wir eine paroxysmale *Sexual-
erregung als epileptisches Anfallsgeschehen feststellen*: ein junger Mann
berichtete das stereotype Erleben des Orgasmus begleitet von Angst.
Für den Beobachter war der Anfall gekennzeichnet durch eine Versteifung der Gesichtsmuskulatur. Der Anfall mündete auch manchmal in
einen typischen postparoxysmalen Automatismus.

Ich will mir erlauben, die besprochenen Sexualstörungen *in dem weiteren Rahmen der Psychopathologie der Schläfenlappenepilepsie* zu betrachten. Viel bekannter als die Sexualstörung ist ja die zornmütige Reizbarkeit einer Mehrzahl der Schläfenlappenepileptiker. Diese Reizbarkeit oder „Wutbereitschaft" ist bekanntlich ein episodisch-anfallsartiges Geschehen; sie ist „interparoxysmal" (interictal), wird aber nicht selten mit dem eigentlichen epileptischen Anfall verwechselt und kann durchaus als paroxysmales Geschehen im weiteren Sinne des Wortes bezeichnet werden, wie dies in der Psychiatrie am schärfsten von *Szondi* (1963) herausgestellt wurde. Die Schläfenlappenepilepsie stellt eine

Tabelle 2. *Reziproke Inhibition zwischen Sexualbereitschaft und Kampfbereitschaft*

	Sexual- bereitschaft	Kampf- bereitschaft
A. *Erregungszustand des limbischen Systems* epileptogener Herd, präparoxysmale Phase	—	-+-
B. *Ausfallszustand des limbischen Systems* a) chirurgische (oder medikamentöse) Elimination des epileptogenen Herds; postparoxysmale Phase	-+-	—
b) Klüver-Bucy-Syndrom (bilaterale Schläfenlappenresektion)		

Störung jener Hirnanteile dar, die als „low-threshold areas" durch ihre hohe Anfallsbereitschaft gekennzeichnet sind. Wir stehen vor der Tatsache, daß diese Erkrankung gekennzeichnet ist nicht nur durch Anfälle im engeren Sinn, sondern auch durch drastische Störungen jenes Verhaltens, das als paroxysmal im weiteren Sinne des Wortes bezeichnet werden kann, nämlich der Sexualität mit Orgasmus und der zornmütigen Reizbarkeit mit Wutausbruch. Es ist weiterhin auffallend, daß die Sexualbereitschaft und die Kampfbereitschaft bei den abnormalen Veränderungen des limbischen Systems sich durchaus gegensätzlich verhalten (Tab. 2). Im Erregungszustand des limbischen Systems, in der Gegenwart eines epileptogenen Herds — und oft ganz besonders präparoxysmal — ist die Reizbarkeit und die Bereitschaft zu Wutanfällen abnorm gesteigert und die Sexualbereitschaft vermindert, während umgekehrt im Ausfallszustand, nach medikamentöser oder chirurgischer Elimination des epileptogenen Herds und auch postparoxysmal, die Sexualbereitschaft erhöht und die Bereitschaft zu Wutanfällen erniedrigt ist (*Blumer*, 1967). Der limbische Ausfallszustand ist natürlich auch beim *Klüver-Bucy-Syndrom* (*Klüver* und *Bucy*, 1939) vorhanden, und im Einklang mit unserem Schema ist hier auch die Hypersexualität mit einem ganz zahmen Verhalten der präoperativ aggressiven Tiere verbunden. Es scheint bei Schläfenlappenepileptikern eine „reziproke Inhibition" zwischen Kampfbereitschaft und Sexualbereitschaft pathologisch ausgeprägt zu sein. *Gastaut* (1954) hat bereits vor 15 Jahren das gegensätzliche Verhalten von Sexualität und aggressiver Reizbarkeit bei der Schläfenlappenepilepsie und nach bilateralen Schläfenlappen-Resektionen aufgewiesen. Wir konnten Gastauts Darlegungen im Lichte unserer Erfahrungen freilich noch etwas schärfer fassen.

Man darf sich wohl überlegen, ob die reziproke Inhibition zwischen Sexualität und Kampfbereitschaft beim Schläfenlappenepileptiker vielleicht das pathologische Extrem einer physiologischen Funktion des limbischen Systems darstellt. Ärger und Streit sind ja dem Sexualleben im allgemeinen sehr abträglich, während Entspanntheit und Rast das Erwachen des Sexualtriebes begünstigen. Die Existenz eines Mechanismus für die Trennung des sexuellen von dem zornmütigen Paroxysmus muß ja eigentlich als eine biologische Notwendigkeit bezeichnet werden.

Abschließend soll noch auf einen neuartigen Therapieversuch hingewiesen werden, den wir für Schläfenlappenepileptiker mit sonst unbehandelbarer Verhaltensstörung entwickelten. Wie aus der Erfahrung am Menschen wie auch auf Grund von Tierexperimenten bekannt ist, spielen die androgenen Hormone eine Rolle in der Sexual- und in der Kampfbereitschaft des Mannes. Dranghafte sexuelle Perversionen lassen sich mit einem von *Migeon* und *Money* am Johns-Hopkins-Hospital eingeführten Progesteronpräparat mit antiandrogenem Effekt sehr erfolgreich behandeln (*Rivarola* et al., 1968; *Money* und *Gaskins*, im Druck). Das Medroxyprogesteronazetat (MPA) vermag die Testosteron-Werte im Plasma und damit auch den Sexualtrieb bis auf den Nullwert zu erniedrigen. Wir entschlossen uns, dieses MPA für extrem reizbare und bereits hyposexuelle männliche Schläfenlappenepileptiker therapeutisch einzusetzen. Wir hofften dabei, mit der Erniedrigung der Androgene durch das weibliche Hormon, auch die untragbar gewordene zornmütige Reizbarkeit der Patienten günstig beeinflussen zu können. Progesteron hat zudem einen zentralnervös dämpfenden Effekt und schien auch deshalb für den Therapieversuch besonders geeignet. Der Erfolg der Behandlung bei sechs Patienten, die von einem Monat bis zu 15 Monate dauerte, kann man als sehr gut bezeichnen, obwohl noch viele Fragen geklärt werden müssen. Bei hohen Depotgaben von 100 bis 300 mg MPA alle 7 bis 10 Tage hat sich eine Entspannung eingestellt, und die zuvor gefürchteten Wutanfälle sind ausgeblieben. Oft erwünscht, bei anderen Patienten aber eher unerwünscht, waren Anregung des Appetits mit Gewichtszunahme, und eine deutliche Förderung der Schlafbereitschaft. Zwei Patienten wurden zum erstenmal in ihrem Leben voll arbeitsfähig. Die Anfälle und das EEG sind unverändert geblieben. Die Erfolge der Therapie haben sich auch bei nur geringfügig erniedrigten Plasma-Testosteronwerten eingestellt und sind vielleicht eher einem direkten zentralnervösen Effekt als dem antiandrogenen Effekt des Progesterons zuzuschreiben.

Zusammenfassung

Die Erforschung des Sexualverhaltens einer Serie von 50 Schläfenlappenepileptikern einer hirnchirurgischen Abteilung (von denen 42 Patienten sich einer einseitigen Schläfenlappenresektion unterzogen) ergab folgende Resultate:

1. Die Gegenwart epileptischer Potentiale im limbischen Anteil des Schläfenlappens bedingt eine globale Hyposexualität in der Mehrzahl unserer Fälle; das Verschwinden dieser hypersynchronen Potentiale postoperativ, postparoxysmal oder nach medikamentöser Behandlung kann zur Normalisierung der Sexualität und nicht selten zu einer vorübergehenden Hypersexualität führen.

2. Die Schläfenlappenepilepsie ist charakterisiert durch eine schwere Störung des paroxysmalen Verhaltens: die gestörte Sexualität mit Unfähigkeit, den Orgasmus zu erleben, und die erhöhte impulsive Reizbarkeit mit Neigung zu Wutausbrüchen.

3. Wir können ein limbisches Reizsyndrom mit Hyposexualität und episodischer Hyperaggressivität dem limbischen Ausfallsyndrom mit Tendenz zu Hypersexualität und „zahmem" Verhalten gegenüberstellen; das Ausfallsyndrom entspricht dem Klüver-Bucy-Syndrom. Auf der Stufe des limbischen Systems kann man wohl von einer „reziproken Hemmung" der Sexualbereitschaft und Kampfbereitschaft sprechen.

4. Versuche, das limbische Reizsyndrom, d. h. die extreme Reizbarkeit einiger Schläfenlappenepileptiker, mit Progesteron zu behandeln, scheinen Erfolg zu versprechen.

Literatur

Blumer, D.: The temporal lobes and paroxysmal behavior disorders. Szondiana VII, Beiheft zur Schweiz. Zeitschr. für Psychol. und ihre Anwendungen, No. *51*, 273—285 (1967).

Blumer, D.: Transsexualism, sexual dysfunction, and temporal lobe disorder. In: Transsexualism and Sex Reassignment (*R. Green* and *J. Money*, eds.), 213—219. Baltimore: The John Hopkins Press, 1969.

Blumer, D.: Hypersexual episodes in temporal lobe epilepsy. Am. J. Psychiat. *126*, 1099—1106 (1970).

Blumer, D., and *A. E. Walker*: Sexual behavior in temporal lobe epilepsy. Arch. Neurol. *16*, 37—43 (1967).

Gastaut, H.: Interprétation des symptômes de l'épilepsie «psychomotrice» en fonction des données de la physiologie rhinencéphalique. Presse Médicale 1535—1537 (1954).

Gastaut, H., et *H. Collomb*: Etude du comportement sexuel chez les épileptiques psychomoteurs. Annales Médico-Psychologiques *112*, 657—696 (1954).

Hunter, R., V. Logue, and *W. H. McMenemy*: Temporal lobe epilepsy supervening on longstanding transvestism and fetishism. Epilepsia *4*, 60—65 (1963).

Klüver, H., and *P. C. Bucy*: Preliminary analysis of functions of the temporal lobes in monkeys. AMA Arch. Neuro-Psychiat. *42*, 979—1000 (1939).

Mitchell, W., M. A. Falconer, and *D. Hill*: Epilepsy with fetishism relieved by temporal lobectomy. Lancet 2, 626—630 (1954).

Money, J., and *R. Gaskins*: The treatment of sex offender disorders with an antiandrogenic compound. Submitted to the Johns Hopkins Medical Journal.

Rivarola, M. A., A. M. Camacho, and *C. J. Migeon*: Effect of treatment with medroxy-progesterone acetate (Provera) on testicular function. J. Clin. Endocrin. *28 (5)*, 679—684 (1968).

Szondi, L.: Schicksalsanalytische Therapie. Bern: Hans Huber, 1963.

Walker, A. E.: Temporal lobectomy. J. Neurosurg. *26* (6), 641—649 (1967).

Journal of Neuro-Visceral Relations, Suppl. X, 477—481 (1971)
© by Springer-Verlag 1971

Impotence in Temporal Lobe Lesions

Raymond Hierons

Department of Neurology, The Brook Hospital, London

Summary

A study was made of a series of patients with impotence related to temporal lobe lesions, including tumours, vascular malformations, trauma, and also cases of temporal lobe epilepsy developing in middle life. They all had failure to obtain or maintain an erection, but libido was normal in most of them. Some of the patients with organic lesions in the temporal lobe did not have epilepsy.

In a further study of 100 male epileptics, 33 had temporal lobe seizures. Significant disturbance of sexual function was present in 12 of the patients, and all of these were temporal lobe epileptics. Among these there were 7 with normal libido but inability to obtain or maintain an erection. Global hyposexuality was present in only 2 patients; they had developed temporal lobe epilepsy after the age of 50.

Introduction

Psychological disturbances are undoubtedly the commonest cause of impotence. Occasionally organic lesions of the spinal cord, peripheral nerves or autonomic nervous system are responsible. Until recently, little interest has been taken in cerebral causes, although isolated case-reports have been published. *Gastaut* and *Collomb* (1954) pointed out that impotence was often associated with temporal-lobe epilepsy, two-thirds of their male patients were impotent, while in other types of epilepsy sexual function was normal.

Personal Cases

My interest in the subject was aroused by a patient with dysphasia and a mild right hemiparesis due to cerebrovascular disease. His signs completely resolved but he was left with absolute impotence of which he complained bitterly, particularly as libido was not impaired. Large amounts of testosterone were given without the slightest benefit. I saw similar cases over the years, and in 1966 *Saunders* and I reported a series of cases.

Our series consisted of patients with gliomas and vascular malformations of the temporal lobe, patients with cerebral contusions (although these had probably had diffuse brain damage, there was evidence of damage to the temporal lobe) and patients with the onset of temporal-lobe epilepsy in middle life in whom investigations were negative apart from an E.E.G. focus. Our cases differed from those reported by *Gastaut* and *Collomb*, most of whom had impaired libido and showed little interest in sex. Most of their patients were mental-hospital inmates with psychomotor epilepsy of many years duration often from infancy; none were living in a normal environment. By contrast, all our patients were living at home, and libido was normal in most, so that they were frustrated by their sexual failure. They all complained of either complete inability to gain an erection (except occasionally in the early morning with a full bladder) or failure to sustain an erection for more than a brief period.

Typical Cases

Case 1. This was a man, aged 45, married, with two children, who had epileptic attacks which started with tingling at the root of the nose; he then sweated profusely, his eyes rolled upwards, and he appeared glassy eyed. In many of the attacks he had feelings of unreality and memories of people he could not identify. The attacks, which lasted a few seconds, increased in frequency until he was having ten to fifteen daily. Not long after the onset of these attacks, and before he received anticonvulsants, he became impotent. He complained of great difficulty in getting an erection and had only two over a period of six months. There were no neurological or other abnormalities. Phenobarbitone and Phenytoin considerably reduced the number of attacks but did not improve his impotence. Three years after the onset of the attacks, while trying to get an erection, he collapsed. On admission to hospital he was drowsy and had papilloedema, a left homonymous hemianopia, severe left hemiparesis, and probably sensory loss in the left upper limb. Arteriography showed a large aneurysm arising from the bifurcation of the right internal carotid artery. The right carotid was tied in stages, but he died a week later from recurrent haemorrhage. Necropsy showed a large ragged cavity in the region of the uncus and limen insulae which, on coronal section, occupied the area of the corpus striatum, claustrum, and the medial part of the temporal lobe on the right side. A large aneurysm surrounded by clot was situated at the termination of the right internal caroid artery.

Case 2. This was a man, aged 37, married, with two children, who was first seen because of one major nocturnal fit, and several minor ones in which he would wake up with an unpleasant taste and smell, coupled with a feeling of fear. These attacks lasted a minute. There were no neurological or other abnormalities. The attacks were treated with Phenytoin and Phenobarbitone. Three months after the onset of his attacks he complained of repeatedly losing his erection during intercourse. E.E.G. for the first time showed a spike focus at the right spheroidal electrode. Air encephalography was normal, but carotid arteriography showed a slight shift of the right anterior cerebral artery to the left. No further measures were taken at this time because he was otherwise well and working (as a bank clerk). After discharge the attacks increased up to about four a day. In these attacks he had a "fizzy" sensation in the nose and felt that outside noises seemed unreal; he had difficulty in concentration for a few seconds, although he could answer simple questions. His sexual difficulties did not improve. Two years after the onset of his illness he developed a slight left lower facial weakness, and a second air encephalogram showed a space-occupying lesion. A biopsy showed a malignant glioma, and he died shortly afterwards from a haemorrhage into the tumour. Necropsy revealed a large right frontotemporal haemorrhage in the outer part of the basal ganglia, and this was surrounded by extensive tumour tissue.

Other Recent Series

Blumer and *Earl Walker* (1967), in a most careful study of sexual behaviour in temporal-lobe epilepsy and the effect of temporal lobectomy, found that approximately half of their series had a profound reduction in sexual interest before operation. This was particularly marked when the epilepsy started before the age of fifteen years. By contrast, when the epilepsy began at a later age the patients were often concerned about their lack of sexual interest although hyposexuality often developed after seizures over some years. When the epilepsy was abolished by temporal lobectomy the hyposexuality often improved, but when surgery failed to relieve the epilepsy the lack of sexuality also persisted. They also reported a period of hypersexuality in several patients following operation, although sexual apathy recurred with the return of seizures.

Saunders and *Rawson* (awaiting publication) have studied a hundred male epileptics, aged 20—55 years, living in a fairly normal environment: sixty five had generalised seizures without focal features, thirty three had temporal lobe seizures, and in two the attacks originated in the parietal and frontal lobes. Significant disturbance of sexual function occured only among the patients with temporal-lobe epilepsy and never in others. About a third of the patients with temporal-lobe lesions had some disturbance of sexual function, mostly impotence of the type I have described. The majority had normal libido, and the patients were frustrated by their inability to have intercourse. Global hyposexuality occurred in only two patients, both over 50 years, who got very frequent attacks of temporal-lobe epilepsy. Before the onset of the epilepsy, sexual function had been normal. This study, like that by *Gastaut* and *Collomb*, has shown that anti-convulsant drugs do not cause impotence. It also throws doubt on the opinion that global hyposexuality is invariably present in patients with temporal-lobe epilepsy. It is my impression that libido is originally unimpaired in patients with temporal-lobe epilepsy, but that, after some years of impotence, it is eventually lost. *Pierre Marie* (1895) described the same loss of libido when the cause of the impotence was in the spinal cord. He quoted the remark of an impotent patient with tabes who said "When, Sir, hunger no longer exists it is of little consequence that the teeth are lost." *Pierre Marie* commented that those with tabes are no longer hungry sexually.

Discussion

Although there is a strong association between impotence and temporal-lobe epilepsy, a small number of patients with temporal-lobe lesions with impotence but without epilepsy have been personally encountered. Probably a discharging lesion is more disturbing than a destructive lesion of comparable size. Certainly a discharging lesion in the rhinencephalon is able to spread extensively to the caudate, septal region and to the hypothalamus and even to the other side of the brain.

In animal experiments, a number of workers have produced erection by stimulation of various regions of the brain from the septal region to the mamillary bodies, various thalamic nuclei, and the cingulate and rectus gyri. *McLean* and *Ploog* (1962 and 1966) found that discharge from the hippocampus modified these effects. When erection was produced by stimulation of the septum, after discharges occurred in the hippocampus, and there was an increase in the erection. *Heath* (1964), in his remarkable human experiments on stimulation with implanted depth electrodes, observed pleasurable sensation and occasional erection from discharges from the septal region and from its principal outflow pathway, the median forebrain bundle.

Conclusion

It is suggested that reflexes exist, between, on the one hand the temporal-lobe and on the other, the septum and hypothalamus, which are concerned with erection. Epilepsy arising from the temporal-lobe can particularly impair this reflex function, as can, to a less extent, structural lesions without epilepsy. When the seizures respond to drugs or temporal lobectomy, improvement in sexual function may follow.

Although many would not agree with *T. S. Eliot* that "Birth, and copulation, and death, that's all the facts when you come to brass tacks", an interest in sexual function may be of interest, not only in psychological disturbances but also in organic disorders.

These cases of impotence in patients with temporal-lobe lesions illustrate the fact that brain disease often produces the symptoms of psychological disorders. They are also an example of how closely intertwined is body and mind.

It seems that the temporal-lobe in some way controls sexual function. Hypersexuality can occur in animals with bilateral temporal-lobe lesions, while in man impaired sexual function appears to be common after unilateral lesions. My observations in patients with local lesions of the temporal-lobe suggest that the disturbance consists of inability to sustain an erection, which may progress to complete loss of sexual function. Most of my patients had normal libido, although with long-standing lesions this may become impaired or lost. The disturbance in my patients can perhaps be explained by *MacLean's* observations in animals, which suggest that the tracts from the hypothalamus and septum to the temporal-lobe are concerned with erection. Not only structural lesions in the temporal-lobe, but also epilepsy arising from this region can interfere with this function.

References

Blumer, D., and *A. E. Walker*: Sexual behaviour in temporal lobe epilepsy. Arch. Neurol. *16*, 37—43 (1967).

Gastaut, H., et *H. Collomb*: Étude du comportement sexuel chez les épileptiques. Ann. med-psychol. *112*, 657—696 (1954).

Heath, R. G.: The role of pleasure in behaviour. New York-Evanston-London: Hoeber Med. Division, 1964.

Hierons, R., and *M. Saunders*: Impotence in patients with temporal lobe lesions. Lancet 2, 761—764 (1966).

MacLean, P. D.: Studies of the cerebral representation of certain basic sexual functions. In: The Brain and Behaviour (*Gorski, R. A.*, and *R. E. Whalen*, eds.), Vol. 3. Berkeley-Los Angeles: Univ. of California Press, 1966.

MacLean, P. D., and *D. W. Ploog*: Cerebral representation of penile erection. J. Neurophysiol. *25*, 29—55 (1962).

Marie, P.: Lectures on diseases of the spinal cord (translated by *M. Lubbock*). London: New Sydenham Society, 1895.

Saunders, M., and *M. Rawson*: Sexuality in male epileptics. J. Neurol. Sci. (awaiting publication).

Journal of Neuro-Visceral Relations, Suppl. X, 482—485 (1971)
© by Springer-Verlag 1971

Ein Epidermoid in der Fissura Sylvii
Homosexuelle Entwicklung

G. Lindqvist und **Brita Rudberg**

Neurochirurgische Klinik der Universität Göteborg, Schweden
(Professor Dr. *G. Norlén*)

Summary

Epidermoid Tumour in the Sylvian Fissure Associated with Homosexuality

The hypothesis that homosexuality in man may in some cases be due to very early lesions of hypothalamic or temporal structures is plausible but difficult to prove. It is usually impossible in the adult individual to make a retrospective diagnosis of the original cerebral disturbance (toxic, infectious, endocrine, etc.). However, an exception to this general rule is provided by those foetal tumours which are localized to the critical regions of the brain. In a series of such cases it should be possible to test the hypothesis. Here we report the case of an epidermoid tumour in the right Sylvian fissure in a homosexual man.

Es gibt mehrere, verschiedene Hypothesen, die die Entstehung der Homosexualität erklären wollen. Sowohl endogene als auch psychogene und exogene Ätiologien werden dabei diskutiert. Überblickt man das ganze, bunte Feld von homosexuellem Benehmen, scheinen psychogene Momente als auslösende Ursache zu dominieren. Das ist unsere Auffassung, und darin dürften die meisten übereinstimmen.

Ein Typ von Homosexualität, wo psychodynamische Ätiologien oft weniger hinreichend wirken, sind die Fälle, wo die Homosexualität schon dann vorhanden ist, wenn das Individuum zu sexuellem Bewußtsein erwacht, wo die Homosexualität ganz und gar in der Persönlichkeit integriert ist und wo die homosexuelle Grundeinstellung das ganze Leben hindurch stabil bleibt und die ganze Zeit von dem Individuum als etwas Selbstverständliches erlebt wird. Selbst wenn in vielen solchen Fällen psychodynamische Erklärungen plausibel wirken, ist das keineswegs bei allen Patienten der Fall, und oft wirkt eine psychologisierende Erklärung in dieser Kerngruppe von Fällen äußerst gesucht. Wir wollen die große und kontroversielle Frage, ob endogene Faktoren einige von diesen Fällen erklären können, hier gar nicht aufnehmen. An der exogenen Hypothese, daß die Homosexualität in einer größeren oder geringeren Anzahl von Fällen symptomatisch und von großen, endokrinen Störungen verursacht sei, wollen wir auch vorbeigehen. Wir wollen hier einen anderen Typus von exogener Ätiologie behandeln, der als Alternative in einem Teil von solchen Fällen immer plausibler wirkt. Die Beobachtungen der Ethologen während der letzten Jahrzehnte sowie neuroendokrine Tierexperimente ermöglichen uns nunmehr, in ganz neuen Bahnen zu denken. Es ist heutzutage eine an und für sich glaubwürdige Hypothese, daß foetale oder im frühen Lebensalter entstandene Störungen der Physiologie der Schläfenlappen oder des Hypothalamus die Ursache einer späteren homosexuellen Entwicklung sein können. Der biologischen Struktur, die dafür vorgesehen ist, später im Leben die Richtung des sexuellen Triebes in die für das Individuum geschlechtsgemäße Richtung zu führen, könnte durch diese frühe Störung ein definitiver Schaden zugefügt werden.

Zuerst stellen wir die Frage: Wenn nun eine exogene Ätiologie dieser Art überhaupt vorkommt, würden wir dann eine Möglichkeit haben, bei dem erwachsenen Individuum dem ursprünglichen exogenen Faktor nachzuweisen? Wir finden, daß dies meistens nicht der Fall wäre. Die Noxe würde aus einer zufälligen hormonellen „Nicht-Balance" bestehen, einer toxischen Beeinflussung, einer Entzündung oder irgendeinem solchen Faktor, der bei dem Erwachsenen ohne weiteres spurlos verschwunden sein könnte. Die primäre Neu-Struktur, die sie zustande gebracht hätte, würde wahrscheinlich so subtiler und schwerentdeckbarer Art sein, daß sie sich auch nicht nachweisen ließe. Wenn auch die Hypothese richtig wäre, hätte man also in den meisten Fällen kaum eine Möglichkeit, das zu beweisen.

Ein Typ von Noxen aber würde eine Ausnahme machen, nämlich in Fällen, wo ein foetaler Tumor der Grund ist — ein Tumor, der langsam wächst und spät im Leben lokale Symptome gibt. An dem Tumor müßten dann die Schläfenlappen oder der Hypothalamus, die bei den Tierversuchen für das sexuelle Verhalten kritischen Regionen, von Anfang an beteiligt sein. Dieser Gedanke liegt zugrunde, wenn wir uns entschlossen haben, hier von einem Fall zu berichten, in dem der Patient wegen eines Epidermoides in der rechten Fissura Sylvii operiert wurde und eine Homosexualität von dem oben beschriebenen, genuinen Typ vorhanden war.

Der Patient ist heute ein 46jähriger Lagerarbeiter. Er ist früher fast immer körperlich gesund gewesen. Im Alter von 35 Jahren entstanden Symptome, die sich später als von einem Gehirntumor herrührend zeigten. Im Jahre 1960 kam er, damals 37 Jahre alt, in die Neurochirurgische Klinik in Göteborg zur Operation. Bei derselben (Prof. Dr. *Gösta Norlén*) fand man in dem vordersten Teil der rechten Fissura Sylvii einen reichlich mandarine-großen Tumor von typischem Cholesteatomaussehen. Dieser hat die Stirn- und Schläfenlappen entzweigesprengt und ist in die Lappen hineingewachsen. Er infiltrierte u. a. mediale Strukturen des Schläfenlappens. Die mikroskopi-sche Untersuchung hat bestätigt, daß es sich um ein Epidermoid handelte. Nach zwei Monaten konnte der Patient wieder anfangen zu arbeiten und ist seitdem voll arbeitsfähig.

Im Alter von 11 bis 12 Jahren begann er sich seiner sexuellen Abweichung bewußt zu werden. Schon in diesem Alter begann sich nämlich bei ihm ein sexuelles Interesse für männliche Kameraden bemerkbar zu machen. Seitdem hat er Männer und nur Männer erotisch anziehend und sexuell reizend emp-funden. Seine sexuelle Aktivität hat hauptsächlich in Masturbation bestanden, öfters mit sexuellen Phantasien von Männern verbunden. (Im Alter von 20 Jahren 3—4mal pro Woche, dann langsam abnehmende Frequenz, nun-mehr 3—4mal pro Monat.) Er hat es nie gewagt, seine sexuelle Einstellung der Umgebung zu entschleiern, und aus Angst, daß seine sexuelle Neigung all-gemein bekannt werden könnte, ging er lange allen homosexuellen Kontakten aus dem Wege, obwohl er oft Männer traf, deren homosexueller Trieb ihm klar war. Mit 27 Jahren hatte er einen zufälligen Beischlaf mit einem ihm unbekannten Mann, der sich ihm in einem Hotel, wo beide wohnten, über-raschend näherte. Vor ungefähr 12 Jahren begann er ein langwährendes Ver-hältnis. Jener Mann wohnt in einer anderen Stadt, und mit einem Zwischen-raum von Monaten bis zu einem halben Jahr pflegt der Patient ihn für einige Stunden Zusammensein aufzusuchen. Sie bedienen sich hauptsächlich der Fellatiotechnik. Der Patient hat auch ein heterosexuelles Verhältnis gehabt. Er hat seine Wehrpflicht im Kriege absolviert und war fast ein ganzes Jahr mit drei Kameraden und einer Köchin in einem entlegenen Ort verlegt. Die Köchin hatte sexuelle Beziehungen zu sämtlichen seiner Kameraden. Sie hat auch ihm viele Andeutungen gemacht, und um seine sexuelle Veranlagung nicht zu verraten, ließ er es zweimal zum Beischlaf kommen. War er einmal in die Beischlafslage hineingeraten, fand er sie mit Lustgefühlen verbunden.

Sein Körperbau ist ausgesprochen männlich. Die Genitalien sind ganz normal. Die Geschlechtskromatie ist negativ. Seine Kleidung und sein Auf-treten sind das, was man von einem schlechtbezahlten schwedischen Lager-arbeiter erwarten kann. Seine Gewohnheiten zeugen von einer etwas ärm-lichen Interessensphäre. Er wirkt als eine ziemlich schwache und passive Person ohne Karriereambitionen, aber mit guter sozialer Anpassung. Bei den Unter-suchungen ist er abwartend und wenig spontan. Er spricht ungern über sein Sexualleben. Wenn er sich aber dazu überwunden hat, ändert sich sein Benehm-men. Er erzählt ernst, spontan und ausführlich und ohne Angst oder Unlust von seinen sexuellen Erlebnissen. Es geht sehr deutlich hervor, daß die zwei homosexuellen Kontakte, die er gehabt hat, zentrale Erfahrungen in seinem Leben sind, selbst wenn sie von außen gesehen unbedeutende Geschehnisse sind. Er wirkt normalbegabt. Sein Intelligenz-Quotient ist 110.

Selbstverständlich haben wir nach anderen möglichen Ursachen seiner Homosexualität als dem Tumor gesucht. Soweit wir feststellen konnten, gibt es sonst niemand in der Verwandtschaft, der homosexuell ist oder eine andere sexuelle Abweichung zeigt. In seinen Kindheitserlebnissen oder in seinem frühzeitigen Verhältnis zu den Eltern und dem älteren Bruder finden wir nichts Bemerkenswertes. Alles stimmt mit dem überein, was man in einem schwedischen Unteroffiziersheim voraussetzen kann.

Ein einziger Fall wie dieser stützt wohl kaum direkt die ätiologische Hypothese, die wir oben bezeichnet haben. Aber er macht ihn *plausibler, als Hypothese betrachtet.* Man führt ihn zu einer Parität mit den Hypothesen von psychodynamischen Ätiologien in diesem Typus von Fällen hin. Um ihn *zu verifizieren,* müßte eine Serie Fälle von Epidermoiden mit früher Beteiligung von Schläfenlappen oder Hypothalamus bearbeitet werden. Intrakranielle Epidermoide kommen gemäß den Berichten in einer Frequenz vor, die bei verschiedenen Materialien zwischen 0,3 und 1,8 Prozent aller operierten Tumoren variieren kann. Auch wenn die höhere Frequenz nur für stark selektierte Materialien gilt, sind sie also nicht ganz selten. Nur ein begrenzter Teil der intrakraniellen, foetalen Tumoren zeigt aber von Anfang an temporale oder hypothalamische Strukturen, relevante Fälle sind deshalb hier selten. Wir haben das Material der Neurochirurgischen Klinik in Göteborg seit ihrer Entstehung vor 16 Jahren durchsucht und haben keinen anderen Fall gefunden, der diese Kriterien erfüllt.

Zusammenfassung

Daß ein Teil der Fälle von Homosexualität bei Menschen auf frühen Störungen in der Entwicklung und der Funktion der Schläfenlappen und des Hypothalamus beruht, scheint uns eine annehmbare Hypothese. Es gibt aber äußerst begrenzte Möglichkeiten, dies nachzuprüfen. Die meisten exogenen Faktoren, die in Frage kommen, sind beim erwachsenen Individuum nicht mehr nachweisbar. Eine Ausnahme machen foetale Tumoren. Wir berichten hier über einen Fall, der ein Beispiel von einem solchen Zusammenhang sein könnte: einen homosexuellen Mann mit einem Epidermoid, von dem anzunehmen ist, daß daran von Anfang an der rechte Schläfenlappen beteiligt war.

Journal of Neuro-Visceral Relations, Suppl. X, 486—490 (1971)
© by Springer-Verlag 1971

Appetitive Inadequacy in the Sex Behaviour
of Temporal Lobe Epileptics

David C. Taylor

Medical Research Officer, Human Development Research Unit, University of Oxford; Hon. Consultant, Park Hospital for Children, Old Road, Headington, Oxford

Summary

There is a long historical association between sexual behaviour and epilepsy. But similar behavioural parallels may be drawn with the satisfaction of other instinctual behaviours and with tension-reducing activities in man. Temporal lobe epileptics show a peculiar variety of sexual maladjustment, namely disinclination.

In 100 patients submitted to anterior temporal lobectomy for epilepsy and followed up and interviewed 2 to 12 years post-operatively, 22 patients had improved their adjustment, 14 had worsened, 50 remained in poor adjustment and 14 in good adjustment.

The commonest abnormality was low sexual drive and not a failure of reproductive physiology. Perverse sexuality was common but heterosexual hypersexuality was rare. Differences of effect between failure of development of libidinal drive and loss of libido were dependent upon the age of acquisition of epilepsy. The factors intervening between temporal lobe dysfunction as a cause and sexual maladjustment as effect are both social and psychological. Failure of the integrative function of the temporal lobe seemed probably to be responsible for this particular type of disorder.

This paper will suggest that a peculiar form a sexual failure is seen in patients with chronic intractable temporal lobe epilepsy which might be accounted for by failure of the integrative activity of the temporal cortex.

Two thousand years of observation and thought span the interval between the Roman viewpoint that "coitus brevis epileptica est" and the psychoanalyst's palindromic restatement that a fit is a sex act.

Certainly the behavioural similarities are compelling. The epileptic prodrome might be equated with the mood of desire (each having much in common with appetitive behaviour in animals), irritability and aggression accompanying their frustration. Then the aura, a largely irreversible precognisance, suggests the premonition of orgasm, inescapable despite withdrawal of the stimulus. There follows the paroxysm (or consumatory activity), the sleep, the refractory period, the depression.

It is from this parallel that psychoanalysts have conceived, in their various ways, of the seizure as a means of dissipating tension and achieving relief and relaxation. For *Stekel* (*Karpman*, 1934) the attack was an escape from pain into pleasure; to *Bartemeier* (1943) the fit "like every neurotic symptom, even though painful" signified a discharge of psychic energy and a consequent reduction in tension. Similarly, *Aring et al.* (1946) thought the affective discharge allowed the organism to maintain equilibrium. "The sexual implications of epilepsy are obvious and rooted in infantile affectivity" wrote *Davidson* (1957). The drawing of such a confident parallel between sexual behaviour and seizures has, however, little explanatory value.

Similar behavioural sequences are observed in the satisfaction of other primary instincts (*Dell*, 1958). *Ounsted* (1971) has noted a dozen "paroxysmal displays" in humans—sneezing, coughing, yawning, etc.—which behaviourally have much in common with epileptic fits. All are of considerable social force and lead to reduction in tension. The behavioural sequence—precognisance, paroxysm, relaxation—seems better explained as related to the mechanism of vigilance than that each behaviour readily substitutes for another or is really the same thing. A detailed study of sex behaviour and epilepsy is one means of moving beyond behavioural similarity to an understanding of the neurophysiology and psychology of sex differentiation, sexual interest, arousal, and climax, which would interest those concerned with brain function and those involved in the management of disturbed sexuality.

The view of *Krafft-Ebing* (1931) that the sex instinct of many epileptics is very intense and *Stekel's* ideas about their terrible fantasies from which they escape by convulsing (which suggests that epileptics would be a social menace) gain little support in modern forensic psychiatry. They seem to derive from rare, spectacular cases, reports of which still continue to appear. *Gunn* (personal communication) recently reviewing all the prisoners in jails in England and Wales known to have epilepsy found that in 9 % the current offense was a sexual crime and that a further 14 % had a history of previous conviction for such offenses. However, the actual offenses could be shown to be rooted in extreme inadequacy rather than overwhelming appetite. There were but two rapists one of whom might not even have participated hetero-sexually. Rather, this supports *Maeder's* (1909) statement that the sexuality of epileptics was polymorphously perverse, like that of normal children—an observation in keeping with behavioural, psychological and electroencephalographic evidence of their delayed maturation. The classic study of *Gastaut* and *Collomb* (1954), however, indicated that it was patients with psychomotor epilepsy in particular rather than epileptics in general who had major sexual problems and that the salient quality was poverty of drive. Their results accord with their own animal studies and with the experiments of *Klüver* and *Bucy* (1939) and *Schreiner* and *Kling* (1953). It is now well established that lesions of the limbic system are prone to be associated with sexual disturbances.

It should be remembered that the precise anatomical site of the lesion and its timing in ontogeny may vary the sequelae. Thus lesions in the hypothalamus placed early in life may interfere with the whole process of role differentiation and later disturb the regulation of the physiology of reproduction. Lesions more peripheral on the limbic circuit seem on the other hand to disrupt sexual behaviour. An epileptic disorder can be profoundly modified by variations in reproductive physiology; catamenial epilepsy, changes with puberty and pregnancy. But epilepsy does not interfere with sexual physiology; the disturbances are behavioural.

In a recent study of the outcome of temporal lobectomy for epilepsy in 100 consecutive patients, an assessment of sexual adjustment was made from the notes of the interviewing psychiatrist prior to surgery. This was repeated in personal interview at follow-up. In addition, a descriptive commentary was made on the sexual behaviour of every patient. The techniques of this study are detailed elsewhere (*Taylor* and *Falconer*, 1968; *Falconer* and *Taylor*, 1968; *Taylor*, 1969).

Half the patients had married. The chances were equal for men and women though early onset epilepsy might limit this a little. Sixty per cent of married men and 70 per cent of married women had children. Sixty children had already been produced in these incomplete sibships so there is little evidence of reproductive failure in the married of either sex.

Adjustment ratings, however, suggested notable failure. Fifty patients rated poor adjustment both pre- and post-operatively. The largest category was that showing chronic indifference or negative attitude to sex. Correlation analysis suggested that pre-operative adjustment was worse with early onset epilepsy, with frequent and obvious psychomotor attacks and with psychosis.

After operation 14 patients stayed in good adjustment, 14 worsened, and 22 improved. The 50 who remained poorly adjusted had the lowest rate of seizure relief, though, overall, adjustment was largely independent of outcome for seizures. Sexual behaviour generally altered little when an "irritative lesion" was unilaterally ablated.

From the descriptive commentary it was clear that lack of sexual drive characterised the majority of the population studied. Inadequate sexual education was widespread especially in those with institutional backgrounds. Most common was bland disclaimer of interest in sex. Some of the mechanisms used to avoid sexual contacts could be grouped together. Six patients were regularly "engaged" when seen in annual follow-up. Three patients complained of being too tired to be bothered to have intercourse. Seven patients had chosen partners who were themselves sick. Only one patient was considered to show heterosexual hypersexuality. Of 15 patients showing perverse sexuality, 4 showed disordered identity, one disorder of sexual object, 5 flagrant compulsive masturbation (similar to the uncinate syndrome of *Bente* and *Kluge*, 1953) and 2 had mutilated their sexual organs.

A more specific relationship between sexual physiology and seizures was seen in 8 patients: one postpuberal epilepsy, 2 menopausal; in 2 women seizures were related to orgasm and in 2 men regular sexual intercourse was seen as a talisman against fits.

Thus there is a strong correlation between chronic intractable temporal lobe epilepsy and sexual disorder. This relationship may not be causal. Temporal lobe epilepsy is a chronic handicap which affects every aspect of personal adjustment and is *strongly* related to mental disorder. Social difficulties are widespread, institutionalisation frequent and work opportunities limited. We are largely dependant upon *Gastaut* and *Collomb's* statement for our belief that temporal lobe epileptics are very different in their adjustment from other epileptics with whom they might share some of these difficulties.

What is so striking in the literature and in this study is the marked uniformity of the disorder, that of bland denial of interest and disinclination to practice heterosexual intercourse. The flesh is willing but the spirit is weak. This distinguishes it from other sexual disorders. This uniformity suggests that it is less likely to be a psychosocial effect and more likely to be due to failure of a vital cerebral mechanism. *Le Gros Clark* (1932) among others conceived the functions of the temporal lobe as integrating cortical and primitive autonomic systems. The particular type of sexual failure that typifies the temporal lobe epileptic would seem to follow logically on a failure of integration. Intellectually at a conceptual level, heterosexual intercourse may seem reasonable, at least not repelling. Autonomically and endocrinologically it is quite possible. It is a vital synergism which seems to be lost.

References

Aring, C., H. Lederer, and *M. Rosenbaum*: The role of emotion in the causation of epilepsy. Res. Publ. Ass. nerv. ment. Dis. *26*, 561—572 (1946).

Bartemeier, L. H.: Concerning the psychogenesis of convulsive disorder. Psychoanal. Quart. *12*, 330—337 (1943).

Bente, D., und *E. Kluge*: Sexuelle Reizzustände im Rahmen des Uncinatus-Syndroms. Arch. Psychiat. Nervenkr. *190*, 357—376 (1953).

Clark, le Gros: The structure and connections of the thalamus. Brain *55*, 406—470 (1932).

Davidson, G. M.: Reflections on the nature and psychiatric aspects of cryptogenic epilepsy. Psychiat. Quart. *31*, 306—323 (1957).

Dell, P. C.: Some basic mechanisms of the translation of bodily needs into behaviour. In: Neurological Basis of Behaviour (*G. E. W. Wolstenholme*, and *C. M. O'Connor*, eds.), 187. London: J. & A. Churchill Ltd., 1958.

Falconer, M. A., and *D. C. Taylor*: Surgical treatment of drug-resistant epilepsy due to mesial temporal sclerosis. Arch. Neurol. *19*, 353—361 (1968).

Gastaut, H., et *H. Collomb*: Étude du comportement sexuel chez les épileptiques psychomoteurs. Ann. méd.-psychol. *112*, (2) 657—696 (1954).

Gunn, J. C.: Personal Communication.

Karpman, B.: The obsessive paraphilias (perversions): a critical review of Stekel's work on sadism, masochism and fetishism. Arch. Neurol. Psychiat. *32*, 577—626 (1934).

Klüver, H., and *P. C. Bucy*: Preliminary analysis of the functions of temporal lobes in monkeys. Arch. Neurol. Psychiat. *42*, 979—1000 (1939).

Krafft-Ebing, R.: Psychopathia Sexualis, 12th ed., 469. London: William Heinemann Ltd., 1931.

Maeder, A.: Sexualität und Epilepsie. Jb. psychoanalyt. psychopath. Forsch. *1*, 119—155 (1909).

Ounsted, C.: Some aspects of seizure disorders. In: Recent Advances in Paediatrics. (*D. Hull*, and *D. Gairdner*, eds.). London: Churchill, 1971.

Schreiner, L., and *A. Kling*: Behavioural changes following rhinencephalic injury in cat. J. Neurophysiol. *16*, 643—659 (1953).

Taylor, D. C.: Sexual behaviour and temporal lobe epilepsy. Arch. Neurol. *21*, 510—516 (1969).

Taylor, D. C., and *M. A. Falconer*: Clinical, socio-economic and psychological adjustment after temporal lobectomy for epilepsy. Brit. J. Psychiat. *114*, 1247—1261 (1968).

Journal of Neuro-Visceral Relations, Suppl. X, 491—497 (1971)
© by Springer-Verlag 1971

Sexualstörungen bei psychomotorischer Epilepsie

U. H. Peters

Psychiatrische und Nervenklinik der Universität Kiel
(Direktor: Prof. Dr. *G. E. Störring*)

Summary

Sexual Disturbances in Psychomotor Epilepsy

A group of 67 psychomotor epileptics undergoing detailed psychopathological examination, were also questioned on the sexual aspects of their condition. The results are in agreement with the findings first established by *Griesinger* (1868/69) and confirmed later by *Gastaut* and *Collomb* (1954) and by *Blumer* and *Walker* (1967).

Between attacks there is almost invariably a global hyposexuality with little or no interest in anything connected with sex. When an attack is coming on, there may be a transient hypersexuality. Abnormal sexual behaviour was not any more common than in a group of 318 epileptics of all types who were examined for criminal tendencies.

There can be paroxysms of abnormal sexual behaviour as a symptom of nonconvulsing epilepsy. This has been seen only in isolated cases.

The sexual disturbances are all much improved if medical or surgical treatment is successful in reducing the frequency of attacks.

Das Thema der Sexualstörungen bei psychomotorischer Epilepsie sucht man sich nicht, sondern man stößt zufällig darauf, wie wir schon von *Hierons* gehört haben. So war es schon *Gastaut* und *Collomb* ergangen, die 1954 eigentlich allgemein die Sexualität bei Epileptikern untersuchen wollten, dann aber bald zu dem Ergebnis kamen, daß die Sexualität allein bei den Psychomotorikern Besonderheiten aufwies. Ihre Feststellungen einer globalen Hyposexualität wurden zunächst nur an 36 Patienten gewonnen, dann aber vor 2 Jahren von *Blumer* und *Walker* an 21 operativen Fällen voll bestätigt. Heute haben wir in einer für die Zuhörer beinahe schon bemühenden Weise weitere Bestätigungen gehört. Ich meine aber, wenn verschiedene Autoren in unterschiedlichen Kulturkreisen an einem im einzelnen oft gar nicht recht vergleichbaren Untersuchungsgut zu den gleichen Ergebnissen über die Sexualität der Psychomotoriker kommen, dann ist das ein starkes Argument für die Richtigkeit dieser Ergebnisse.

Mir selbst bleibt fast nur noch die Aufgabe, das bisher Gesagte weiter zu vervollständigen. Wir stießen in Kiel unversehens bei der genauen psychopathologischen Durcharbeitung einer Gruppe von 67 Psychomotorikern (*Peters*, 1969) auf das Problem der Sexualität und haben diese Untersuchungen aus Anlaß dieses Symposions und auf Anregung von Herrn *Orthner* an Hand spezieller Befragungen ergänzt. Außerdem konnten wir uns auf eine weitere kürzlich abgeschlossene, noch nicht publizierte Untersuchungsreihe zur Frage der Kriminalität bei 316 Epileptikern aller Formen stützen.

Historischer Überblick

Es ist bisher noch nicht erwähnt worden, daß es sich eigentlich um ein historisches Problem handelt. Um den Anfang zu finden, muß man schon genau 100 Jahre auf *Griesinger* zurückgehen, der 1869 in seiner letzten, unvollendet gebliebenen Arbeit unter der Bezeichnung „epileptoide Zustände" schon typische psychomotorische Anfälle beschreibt und dazu die wichtige Bemerkung macht, daß „bei der sehr großen Mehrzahl der männlichen Kranken (eine) sexuelle Schwäche (besteht)".

Im übrigen gilt aber noch lange Zeit als feststehende Tatsache, daß Sexualität und Epilepsie (der Begriff wird allerdings nicht scharf abgegrenzt) etwas Gefährliches und vielleicht Verwerfliches darstellen. Die wissenschaftlichen Äußerungen spiegeln daher mehr die allgemeine Einstellung der Gesellschaft gegenüber den Epileptikern und der Sexualität als das Ergebnis empirischer Untersuchungen wider.

Auf der einen Seite werden sexuelle Vorgänge für den Ausbruch einer Epilepsie verantwortlich gemacht. So zitiert *Binswanger* (1899) eine Ansicht von *Madden*, der behauptete, „sich kaum eines Falles von weiblicher Epilepsie entsinnen zu können, bei welchem nicht ein Zusammenhang mit irgend einer Störung der sexuellen Funktionen gefunden worden" sei. Es wird geradezu von einer Epilepsia uterina gesprochen. Auch *Binswanger* selbst vertritt noch die Ansicht, daß „geschlechtliche Ausschweifungen, vor allem der Masturbation" von erheblicher Bedeutung für die Entwicklung einer Epilepsie seien.

Auf der anderen Seite werden umgekehrt sexuelle Abnormitäten auf die Epilepsie bezogen. Auch *Krafft-Ebing* schreibt den Epileptikern eine erhöhte sexuelle Erregbarkeit zu und spricht von einer „rücksichtslosen Befriedigung des Geschlechtstriebes" bei Epileptikern. Diesen Ruf haben sich die Epileptiker und insbesondere die Psychomotoriker unter ihnen — auf welche die allgemeine Meinung übergegangen ist — in völlig ungerechtfertigter Weise bis heute erhalten. *Arndt* (1883) behauptet in seinem Lehrbuch der Psychiatrie sogar, wo immer ein absonderliches sexuelles Leben bestehe, sei an ein epileptisches Moment zu denken, da die scheußlichsten Verirrungen eine Folge der Epilepsie seien. Selbst *Aschaffenburg* (1906) schreibt, er habe sich 5 Jahre lang durch Untersuchung aller Sittlichkeitsverbrecher in einem Strafgefängnis davon überzeugt, daß ein Sechstel Epileptiker seien.

Eigene Untersuchungen

Durch unsere eigenen Untersuchungen werden in erster Linie die Feststellungen von *Gastaut* und *Collomb* bestätigt, obwohl diese Autoren nur Daueruntergebrachte einer Anstalt untersucht haben und daher bei ihnen die durch dieses Milieu bedingten sexuellen Störungen hinzukommen. Bei unseren Fällen handelt es sich um Patienten, die einmal in der Klinik untersucht wurden, aber sonst voll am sozialen Leben teilnehmen. Bei 39 Patienten fand sich eine Hyposexualität, in 2 Fällen eine qualitativ abnorme, in den restlichen Fällen eine normale Sexualität.

Interparoxysmale Sexualstörungen

Bei diesen 39 Anfallskranken fehlte also sexuelle Aktivität in jeglicher Form oder war wesentlich verringert. Es besteht — die Phänomenologie ist ebenfalls noch nachzuholen — nicht nur Unfähigkeit, einen Akt zu vollziehen, sondern ein ganz globales Desinteresse an allem, was irgendwie mit Sexualität in Zusammenhang steht. Sexuelle Kontakte werden nicht gesucht. Es besteht Unverständnis gegenüber den Flirts und Annäherungsversuchen anderer, auch z. B. Unverständnis gegenüber der Beliebtheit des Strip-tease, selbstverständlich auch gegenüber pornographischer Literatur, Witzen oder auch — bei entsprechendem Bildungsgrad — gegenüber den großen Leidenschaften in der Literatur. Es fehlen sexuelle Träume oder auch Tagträume und Phantasien. Dabei klagen die Patienten von sich aus fast nie über Impotenz, sondern nehmen sie kommentarlos hin, was *J.-E. Meyer* auch schon bei den Potenzstörungen der Hirnverletzten festgestellt hatte. Das trägt natürlich sehr dazu bei und erklärt, warum man erst spät auf die Problematik aufmerksam wird. Lediglich *Hierons* hat in seinem Vortrag bemerkt, daß es sich um eine Impotenz handelt, unter der die Betroffenen leiden, und daß sie sich durch die Nichterfüllung ihrer Triebwünsche sogar frustriert fühlen, während alle anderen Untersuchungen besagen, daß solche Triebwünsche gar nicht existieren. *Hie-*

rons' erster Fall, der ihn auf die Problematik aufmerksam machte, betraf aber — wie *Blumer* berichtete — einen Orientalen mit mehreren Frauen, bei dem offenbar hinsichtlich der Potenz ein stärkerer sozialer Druck bestand. Ich meine, es ist sehr interessant, die Impotenz hier einmal in einem ganz anderen Kontext zu sehen als in dem gewohnten. Man kann dann sagen — wenn das Paradoxon einmal erlaubt ist —, daß die übliche neurotisch bedingte Impotenz selbst ein Zeichen sexueller Aktivität ist. Da übrigens auch die üblichen Hemmungen fehlen, ist es leicht, die Patienten nach ihrem sexuellen Verhalten zu befragen. Es ist auch hier wieder ganz interessant zu sehen, wie die Offenheit der Äußerungen der Patienten zur Spärlichkeit der Eintragungen in den Routinekrankenblättern kontrastiert, was ja wieder auf das Desinteresse der Kranken selbst zurückzuführen ist.

Das Verhalten ist etwas unterschiedlich, je nachdem das Anfallsleiden vor der Pubertät oder erst später einsetzt. Bei den frühen psychomotorischen Epilepsien führt das Desinteresse auch zu mangelhaften Kenntnissen und Vorstellungen, was z. B. unter sexueller Erregung, Orgasmus oder Pollution zu verstehen ist.

Für die Übergangsphase zwischen Gesundheit und Anfallsleiden wurde uns übrigens auch verschiedentlich über eine erheblich gesteigerte sexuelle Aktivität berichtet. Da diese Zeit aber meist länger zurücklag, waren die Angaben undeutlich. Nur in einem Falle haben wir hypersexuelle Tendenzen mit häufigem Koitus und raschem Partnerwechsel sozusagen frisch beobachten können; auch diese Beobachtung, die bei *Gastaut* und *Collomb* fehlt, ist übrigens schon von *Griesinger* in der genannten Arbeit vermerkt worden. Es heißt darin, daß „in seltenen Fällen eine lange dauernde, ganz krankhafte sexuelle Aufregung" bestehe.

Wenn es unter der allgemeinen Hyposexualität dennoch häufig zu Partnerschaftskonflikten kommt, liegen die Gründe nicht auf sexuellem Gebiet, denn auch die Partner nehmen die Schwäche des anderen mit auffälligem Gleichmut hin. Von 59 Kranken in heiratsfähigem Alter waren überhaupt nur 37 jemals verheiratet und davon 9 wieder geschieden. Dies hat seinen Grund weit mehr in den besonderen Persönlichkeitsstörungen der Psychomotoriker (*Peters*, 1969), auf die ich hier nicht näher eingehen will.

Es soll noch vermerkt werden, daß es in 2 Fällen zu einem qualitativ abnormen sexuellen Verhalten kam; zu Exhibitionismus und Voyeurismus im einen, homosexuellen Verhaltensweisen im anderen Falle. Dies entspricht genau den 9 Fällen qualitativ abnormen sexuellen Verhaltens, die wir bei der großen Gruppe von 318 Epileptikern aller Formen fanden, so daß darin keine Besonderheit der Psychomotoriker erblickt werden kann.

Paroxysmale Sexualstörungen

Scharf von der allgemeinen Hyposexualität zu trennen — das hatten wir anfänglich nicht getan — sind abnorme sexuelle Empfindungen und Verhaltensweisen während des Anfalles als Anfallssymptom. Sie haben schon immer großes Interesse gefunden, wurden aber bisher stets als Einzelfälle geschildert. So sprach schon *Féré* (1896) von Priapisme épileptique. *Krafft-Ebing* hat mehrere Fälle in seine Sammlung aufgenommen. Einen durch die genaue Lokalisation des Herdes interessanten Fall veröffentlichte *Erickson* (1945). Es handelte sich um ein abgekapseltes Angiom im rechten Lobulus paracentralis, durch welches es anfallsweise zu orgasmusartigen Empfindungen kam. Auch *Hallen* (1954) und *Janz* (1955) haben unter den Anfallssymptomen Empfindungen an den Genitalien und Ejakulationen beschrieben. Weitere kasuistische Beiträge stammen von *Bente* und *Kluge, Gastaut* und *Collomb* und schließlich von *Mitchel, Falconer* und *Hill.* Wir selbst beobachteten Priapismus und Ejakulation in einem Falle; ein anderer griff während der Dämmerattacke seiner eventuell anwesenden Mutter unter die Röcke und suchte sich am Genitale zu schaffen zu machen. Diese im ganzen doch sehr seltenen Fälle werden leicht als Hypersexualität apostrophiert. Durch die Fremdheit zu dem sonstigen Verhalten der Person und das Fehlen einer erkennbaren Motivation wirken derartige Verhaltensweisen gefährlich und unheimlich und scheinen so das Vorurteil von der gefährlichen Sexualität der Epileptiker zu bestätigen. Man muß aber doch wohl die paroxysmalen hypersexuellen Verhaltensweisen streng von einer Hypersexualität als Dauerhaltung unterscheiden. Sie sind in doppelter Hinsicht interessant. Einmal zeigen sie, daß bei den Psychomotorikern alle sexuellen Verhaltensmuster unzerstört in Bereitschaft liegen und nur auf einen Weckreiz warten. Auf der anderen Seite zeigen sie aber auch unbewußt bleibende Motivationen der Kranken auf, da nach den Analysen von *Epstein* und *Ervin* alle bei Dämmerattacken vorkommenden, scheinbar sinnlosen Handlungen von der Persönlichkeit her motiviert sind.

Behandlung

Ein Wort muß schließlich noch zur Therapie gesagt werden. Nach den Vorträgen von *Blumer* und *Taylor* könnte leicht der Eindruck entstehen, daß die Therapie nur in einer Operation bestehen kann. Demgegenüber ist zu betonen, daß jede Therapie, welche die Frequenz der Anfälle herabzusetzen in der Lage ist — also auch die medikamentöse —, die sexuellen Störungen bessert oder beseitigt. Daher kann auch umgekehrt bei der Indikationsstellung zur Operation der Psychomotor-epilepsie eine damit mögliche Besserung der sexuellen Störungen nicht als Argument mit in die Waagschale geworfen werden. Diese Beobachtung ist im übrigen ein weiteres Argument gegen den Einwand, die Hyposexualität werde durch die medikamentöse Antikonvulsiva-Therapie erst hervorgerufen.

Zusammenfassung

Eine Gruppe von 67 eingehend psychopathologisch untersuchten psychomotorischen Epileptikern wurde auch hinsichtlich ihres sexuellen Verhaltens eingehender befragt. Dabei ließen sich die erstmals von *Griesinger* (1868/69), später von *Gastaut* und *Collomb* (1954) sowie *Blumer* und *Walker* (1967) getroffenen Feststellungen weitgehend bestätigen.

Interparoxysmal findet sich ganz überwiegend eine globale Hyposexualität mit mangelndem oder fehlendem Interesse an allem, was mit Sexualität zusammenhängt. Im Beginn des Anfallsleidens kann es vorübergehend zu einer Hypersexualität kommen. Abnormes sexuelles Verhalten findet sich dagegen nicht häufiger als in einer Gruppe von 318 Epileptikern aller Formen, die hinsichtlich ihrer Kriminalität untersucht wurden.

Paroxysmal, als Symptom der Dämmerattacke, kann es zu abnormen sexuellen Verhaltensweisen kommen. Es handelt sich dabei stets um Einzelbeobachtungen.

Alle Sexualstörungen bilden sich bei einer erfolgreichen, die Anfallsfrequenz reduzierenden medikamentösen oder operativen Therapie zurück.

Literatur

Arndt, R.: Lehrbuch der Psychiatrie. Wien-Leipzig: Urban u. Schwarzenberg, 1883.

Aschaffenburg, G.: Über die Stimmungsschwankungen der Epileptiker. Halle: C. Marhold, 1906.

Bente, D., und *E. Kluge*: Sexuelle Reizzustände im Rahmen des Unzinatus-Syndroms. Arch. Psychiatr. Nervenhk. *190*, 357—376 (1953).

Binswanger, O.: Die Epilepsie. Wien: A. Hölder, 1899.

Blumer, D.: Das Sexualverhalten der Schläfenlappenepileptiker vor und nach chirurgischer Behandlung. Ein Beitrag zur Rolle des limbischen Systems in der Regulation der Sexualität. In diesem Band S. 469.

Blumer, D., and *E. Walker*: Sexual behavior in temporal lobe epilepsy. Arch. Neurol. (Chicago) *16*, 37—43 (1967).

Epstein, A. W., and *F. Ervin*: Psychodynamic significance of seizure content in psychomotor epilepsy. Psychosom. Med. *18*, 43—55 (1956).

Erickson, T. C.: Erotomania (nymphomania) as an expression of cortical epileptiform discharge. Arch. Neurol. Psychiat. (Chicago) *53*, 226—231 (1945).

Féré, Ch.: Les épilepsies et les épileptiques. Paris: Alcan, 1890. Dtsch. Übers. v. *P. Ebers:* Die Epilepsien. Leipzig: Engelmann, 1896.

Gastaut, H., et *H. Collomb*: Étude du comportement sexuel chez les épileptiques psychomoteurs. Ann. Médico-psychol. *112,* 657—696 (1954).

Griesinger, W.: Über einige epileptoide Zustände. Arch. Psychiatr. Nervenkh. *1,* 320—333 (1868/69).

Hallen, O.: Das Oral-Petit mal. Beschreibung und Zergliederung der als uncinate-fit *(Jackson)* und psychomotor-fit *(Lennox)* bezeichneten epileptischen Äquivalente. Dtsch. Z. Nervenhk. *171,* 236—260 (1954).

Hierons, R.: Impotence in patients with temporal lobe lesions. In diesem Band S. 477.

Janz, D.: Die Petit mal-Epilepsien. Habilitationsschrift Heidelberg, 1955.

Janz, D.: Die Epilepsien. Stuttgart: G. Thieme, 1969.

Krafft-Ebing, R. von: Psychopathia sexualis, 10. Aufl. Stuttgart: F. Enke, 1898.

Madden: zit. n. *Binswanger,* a. a. O., S. 167.

Meyer, J. E.: Die sexuellen Störungen der Hirnverletzten. Arch. Psychiatr. *193,* 449—469 (1955).

Mitchell, W., M. A. Falconer, and *D. Hill*: Epilepsy with fetishism relieved by temporal lobectomy. Lancet *259,* 626—630 (1954).

Orthner, H.: Anatomie und Physiologie der Steuerungsorgane der Sexualität. In: Die Sexualität des Menschen (hrsg. v. *H. Giese*), 2. Aufl., S. 446—545, Stuttgart: F. Enke, 1968.

Peters, U. H.: Das pseudopsychopathische Affektsyndrom der Temporallappenepileptiker. Nervenarzt *40,* 75—82 (1969).

Taylor, D. C.: Sexual behaviour and temporal lobe epilepsy. In diesem Band S. 486.

Thompson, G. N.: Relationship of sexual psychopathy to psychomotor epilepsy and its variants. J. nerv. ment. Dis. *121,* 374—377 (1955).

Journal of Neuro-Visceral Relations, Suppl. X, 498—503 (1971)
© by Springer-Verlag 1971

Sexualstörungen nach Operation von Hirntumoren

Peter-Axel Fischer

Psychiatrische und Neurologische Klinik der Universität Frankfurt a. M.,
Neurologische Abteilung (Leiter: Prof. Dr. *P.-A. Fischer*)

Summary

Sexual Disturbances after Operations on Brain Tumours

In order to ascertain the after-effects of neurosurgical treatment, 496
patients were examined at an average of 5,3 years after surgical excision of
brain tumours. The very numerous data from the case-histories and individual
findings were analysed by computer, using statistical correlation methods. The
investigation included a detailed and systematic study of sexual function. It
was found that operations on brain tumours are frequently followed by
sexual disturbances. There is usually a reduction in sexual activity. Pathological increase in libido or abnormal sexual behaviour is seen only excep-
tionally. A group of 187 patients with supratentorial meningiomas was
studied to ascertain whether the frequency and the various symptoms of diminished sexuality were influenced by the site of the tumour, but no statistical
correlation could be found.

The sexual disturbances which occur in patients after brain operations
show a statistically significant relationship to the neurological and psychiatric
findings. Patients with paresis, disturbances of coordination and epileptic fits,
suffer more frequently from sexual disturbances; so also do the patients with
severe psycho-organic disorders such as slowing-down of mental activity, loss
of motivation, intellectual deterioration and affective labilisation.

The sexual disorders in patients after brain operations are linked in many
ways with personal and social details such as age, place in the family, and
marriage status. These relationships must always be taken into account in
any assessment of sexual disturbances following brain damage, if errors of
interpretation are to be avoided.

Auf Grund der Verfeinerung der neurologischen Untersuchungs-
verfahren und der Fortschritte in den neurochirurgischen Techniken
vergrößert sich die Zahl der Patienten ständig, bei denen ein Hirntumor
rechtzeitig diagnostiziert und erfolgreich operiert werden konnte. Da-

mit gewinnen Analysen der Befindlichkeiten und Residualsymptome dieser Operierten während mehrjähriger Nachbeobachtungszeiten an praktischer Bedeutung. Sie sind von besonderem Interesse bei Patienten mit gutartigen Hirngeschwülsten, die durch den neurochirurgischen Eingriff in einem hohen Prozentsatz für Dauer geheilt werden können.

Von meiner Arbeitsgruppe wurden bisher 496 Patienten zwischen 1 Jahr und 15 Jahren, im Mittel 5,3 Jahre, nach der Operation eines Hirntumors in einheitlicher Weise untersucht. Die Analyse der sehr zahlreichen Katamnesedaten, der neurologischen, neuropsychologischen und psychiatrischen Befunde erfolgte mittels elektronischer Datenverarbeitung und unter Verwendung korrelationsstatistischer Methoden. Über Einzelheiten des methodischen Vorgehens berichteten wir in früheren Arbeiten, die sich besonders mit den neurologischen und psychischen Spätfolgen in Abhängigkeit von Histologie und Lokalisation der Geschwülste, aber auch mit der Bedeutung verschiedener Persönlichkeitsmerkmale für die Spätklinik nach Hirnoperationen beschäftigten (*Fischer* et al., 1968).

In dem Gesamtkrankengut von 496 Hirnoperierten erhoben wir in jedem Fall auch eine spezielle Sexualanamnese (mit Fragen zur sexuellen Entwicklung, zum früheren Sexualverhalten und dem Partnerverhältnis etc.) und erfaßten systematisch das Verhalten der sexuellen Funktionen während der Krankheitsentwicklung und der Jahre nach der Operation. Entsprechende Untersuchungen wurden bisher nicht durchgeführt.

Bei unseren Befragungen erfaßten wir bei jedem Patienten etwaige Änderungen der Libido, der Erektions-, Ejakulations- oder Orgasmusfähigkeit und der Potentia satisfactionis, da diese verschiedenen Komponenten des sexuellen Vollzugs durchaus isoliert gestört sein können. Die Antworten auf diese speziellen, die sexuellen Funktionen betreffenden Fragen konnten im Rahmen der breit angelegten Untersuchung zu den verschiedensten Krankheitsmerkmalen, Befindlichkeiten, Personal- und Sozialdaten in Beziehung gesetzt werden. Es ist auf diesem Wege möglich, neben der Bedeutung verschiedener krankheitsspezifischer Komponenten auch die jener Hintergrundsdaten herauszustellen, die Vorhandensein oder Fehlen sexueller Funktionsstörungen bei einer besonderen Gruppe von Hirngeschädigten mitbeeinflussen.

Bei der Auswertung der Befunde erstellten wir zunächst Häufigkeitsverteilungen für die einzelnen Merkmale. Anschließend prüften wir die zwischen den verschiedenen Teilstichproben bestehenden Häufigkeitsunterschiede mit dem Chi-Quadrat-Verfahren auf statistische Relevanz.

Die Zusammensetzung unseres Krankenguts entspricht nicht der bekannten Häufigkeitsverteilung der Hirntumoren (*Cushing*, 1932,

Zülch, 1951, u. a.). Da es sich um postoperative Nachuntersuchungen handelt, überwiegen in unserem Material naturgemäß die gutartigen Geschwülste. Auf Meningeome (N = 187) und Hypophysenadenome (N = 110) entfallen die größten Untergruppen. Die von uns untersuchten Patienten mit hirneigenen Tumoren waren fast ausschließlich wegen der benigneren Astrozytome und Oligodendrogliome operiert worden.

Die Frage nach Vorkommen und Häufigkeit postoperativer Sexualstörungen und der sie bedingenden krankheitsspezifischen Faktoren sollen vor allem auf Grund der Befunde bei den 187 Meningeomoperierten erörtert werden, da bei Kranken mit Hypophysentumoren gleichzeitig eine relevante endokrine Problematik vorliegt und bei Gliomoperierten ein beginnendes Rezidiv und damit ein progredienter cerebraler Prozeß oft nicht mit Sicherheit auszuschließen ist. Die gemeinsame Betrachtung von Meningeom- und Akustikusneurinomoperierten ist wegen der unterschiedlichen Alters- und Geschlechtsverteilung dieser Geschwülste nicht möglich.

Ergebnisse

Nach Hirntumoroperationen sind funktionelle sexuelle Störungen häufig, wobei die Dämpfung sexueller Funktionen die Regel, pathologische Triebsteigerungen oder abnormes Sexualverhalten seltene Ausnahmen darstellen. Von den Meningeomoperierten berichteten 34 % über geminderte, dagegen nur 2 % über gesteigerte Libido. Männliche Meningeomoperierte registrierten in 28 % Erektions- und in 21 % Ejakulationsstörungen, während Frauen in 32 % postoperativ eine Anorgasmie angaben. Über eine Störung der Satisfaktion wurde von 25 % der Operierten geklagt. Diese Prozentsätze beziehen sich auf die Gesamtzahl der Meningeomoperierten. Bei ihrer Interpretation ist zu berücksichtigen, daß auf die einzelnen Fragen zwischen 10 und 20 % der Kranken keine Angaben machen wollten oder aus den verschiedensten Gründen (kein Intimpartner, hohes Alter etc.) machen konnten. Berechnet man die Häufigkeit der Sexualstörungen nur für das Patientenkollektiv, das überhaupt Angaben machte, so erhöhen sich die Prozentsätze der verschiedenen Beeinträchtigungen noch um 2 bis 10 %. Für die Libidominderung liegt z. B. der Prozentsatz dann bei 42 %, für die Erektionsschwäche bei 31 %.

Den etwaigen Einfluß der Lokalisation der Meningeome auf die Häufigkeit und die verschiedenen Symptome geminderter Sexualität prüften wir auf zwei Wegen. Einmal legten wir dem Häufigkeitsvergleich eine Lokalisationseinteilung nach Hirnlappen (frontal, parietal, temporal und occipital), zum anderen eine Einteilung nach dem Tumorsitz im Bereich der Basis oder Konvexität zugrunde. Bei beiden Vergleichen ließ sich eine Bedeutung der verschiedenen Lokalisationen für die beobachteten Sexualstörungen statistisch nicht sichern. Während sich bei der Einteilung nach Hirnlappen noch nicht einmal eine Tendenz abzeichnete, erreichte beim Vergleich der Basis- und Konvexitätstumoren ein Unterschied fast das Signifikanzniveau: Bei Konvexitätsgeschwülsten im Bereich des Stirnhirns und des Scheitellappens waren Libidominderungen häufiger als bei basalem Tumorsitz.

Bei 3 Meningeomoperierten kam es postoperativ zu Libidosteigerungen in Kombination mit abnormem Sexualverhalten im Sinne sexueller Enthemmungen oder dranghafter sexueller Unruhezustände. Alle Patienten waren wegen eines frontobasalen bzw. fronto-temporalen Meningeoms operiert worden. Die Kranken waren erheblich wesensgeändert, subeuphorisch bis euphorisch, antriebsgesteigert und affektlabil. Die sexuellen Auffälligkeiten dieser Kranken waren nicht Ausdruck isolierter sexueller Haltungsänderungen, sondern gingen mit Umwandlungen in der Gesamtverfassung der wesensgeänderten Kranken einher. Diese Zusammenhänge werden auch durch unsere Befunde bei 90 Patienten mit infratentoriellen Tumoren unterstrichen. 2 Kranke mit Geschwülsten der hinteren Schädelgrube fielen nach der Operation durch sexuelle Enthemmung und Fehlhandlungen auf. Das abnorme Sexualverhalten war in beiden Beobachtungen mit ausgeprägten Symptomen hirnorganisch fundierter Persönlichkeitsveränderungen bei Hydrocephalus internus korreliert.

Die Sexualstörungen der Hirnoperierten zeigen statistisch relevante Beziehungen zu neurologischen und psychiatrischen Befunden. Kranke mit motorischen Ausfällen, insbesondere Paresen und Koordinationsstörungen, sowie Patienten mit hirnorganischen Anfällen litten signifikant häufiger an sexuellen Störungen. Von den psychischen Beeinträchtigungen waren es einmal stärkere Alterationen im Sinne der Verlangsamung, Antriebsarmut und des intellektuellen Abbaus und zum anderen der affektiven Labilisierung, für die sich signifikant positive Korrelationen zu sexuellen Störungen berechnen ließen.

Bei der Analyse der Befindlichkeiten fanden wir überzufällig häufig das Zusammentreffen von psychovegetativen Beschwerden und funktionellen sexuellen Störungen. Die verschiedenen Ausprägungen geminderter Sexualität waren besonders hoch mit Kopfschmerzen, Schwindel und Schlaflosigkeit korreliert.

Besondere Beachtung verdienen die statistisch bedeutsamen Verknüpfungen der Sexualstörungen nach Tumoroperationen mit Personal- und Sozialdaten der Hirnoperierten. Erwartungsgemäß wurde ein Alterseffekt deutlich. In der Gruppe über 50 Jahre klagten die Patienten signifikant häufiger über sexuelle Funktionsstörungen seit dem Eingriff. Hinsichtlich der Geschlechtszugehörigkeit ergaben sich interessante Zusammenhänge. Bei Männern war die Frequenz der Intimbeziehungen postoperativ signifikant stärker reduziert als bei Frauen. Die eigentlichen sexuellen Funktionen (wie Libido etc.) waren dagegen bei beiden Geschlechtern nach der Hirnoperation etwa gleich häufig beeinträchtigt. Dieser Befund bringt zum Ausdruck, daß die Frequenz der Sexualbetätigungen im Rahmen fester Partnerbeziehungen im allgemeinen weitgehend von der Aktivität des männlichen Partners bestimmt wird.

Hinsichtlich der postoperativen Sexualstörungen wurden korrelationsstatistisch außerdem Einflüsse des früheren sexuellen Verhaltens und der Qualität des Partnerverhältnisses deutlich. So registrierten Patienten, die irgendwann vor der Erkrankung unter funktionellen sexuellen Störungen gelitten hatten, während der Krankheitsentwicklung oder postoperativ signifikant öfter entsprechende Beeinträchtigungen. Minderungen in der Häufigkeit von Intimbeziehungen nach der Operation einer Hirngeschwulst und Störungen der Potentia satisfactionis gelangten in bereits vor der Krankheit konfliktreichen Ehen häufiger als in harmonischen Partnerschaften zur Beobachtung.

In einigen Fällen erfuhren wir von den Ehepartnern Operierter, daß sich krankheitsbedingte cerebralorganisch fundierte Wesensänderungen der Patienten besonders in der Intimsphäre auswirkten und funktionelle sexuelle Störungen bei dem gesunden Ehepartner hervorriefen. Derartige Einzelbeobachtungen unterstreichen zusammen mit den durch unsere systematischen Analysen aufgedeckten zahlreichen, statistisch abgesicherten Einflußgrößen die ganze Komplexität der Zusammenhänge, die auch bei Hirnoperierten in der Mehrzahl der Fälle keine einfache Zuordnung einer bestimmten Sexualstörung zu nur einer Ursache erlaubt.

Zusammenfassung

496 Patienten wurden im Mittel 5.3 Jahre nach Operation eines Hirntumors bezüglich der Spätergebnisse der neurochirurgischen Therapie in einheitlicher Weise untersucht. Die Analyse der sehr zahlreichen Katamnesedaten und Einzelbefunde erfolgte mittels elektronischer Datenverarbeitung und unter Anwendung korrelationsstatistischer Methoden. Bei den Untersuchungen wurde auch das Verhalten der sexuellen Funktionen detailliert und systematisch erfaßt. Es zeigt sich, daß nach Hirntumoroperationen funktionelle sexuelle Störungen häufig sind. Die Dämpfung der sexuellen Funktionen ist dabei die Regel, pathologische Triebsteigerungen oder abnormes Sexualverhalten stellen seltene Ausnahmen dar. Bei einer Gruppe von 187 Patienten mit supratentoriellen Meningeomen wurde der Einfluß der Tumorlokalisation auf die Häufigkeit und die verschiedenen Symptome geminderter Sexualität untersucht. Ein Zusammenhang zwischen Sexualstörungen und Lokalisation der Geschwülste ließ sich statistisch nicht sichern.

Die Sexualstörungen der Hirnoperierten zeigen statistisch relevante Beziehungen zu neurologischen und psychiatrischen Befunden. Kranke mit Paresen, Koordinationsstörungen und epileptischen Anfällen leiden ebenso wie Patienten mit stärkerer psychoorganischer Alteration im Sinne der Verlangsamung, Antriebsarmut und des intellektuellen Abbaus sowie der affektiven Labilisierung häufiger an sexuellen Störungen.

Die Sexualstörungen der Hirnoperierten zeigen vielfältige Verknüpfungen mit Personal- und Sozialdaten, wie Alter, Geschlecht, Familienstand, Partnerverhältnis. Diese Beziehungen müssen bei Aussagen über Sexualstörungen als Begleitsymptome von Hirnschäden gleichzeitig berücksichtigt werden, um Fehlinterpretationen zu entgehen.

Literatur

Cushing, H.: Intracranial tumours. Springfield/Ill., 1932.

Fischer, P.-A., G. Schmidt und *K. Wanke*: Neurologische, psychiatrische und testpsychologische Befunde nach der Behandlung von hirneigenen Tumoren. Neurochirurgia *11*, 98—112 (1968).

Fischer, P.-A., G. Schmidt, K. Wanke und *U. Petersen*: Neuropsychiatrische und testpsychologische Untersuchungen nach Meningeomoperationen. Fortschr. Neurol. Psychiat. *36*, 1—49 (1968).

— Neuropsychiatrische und testpsychologische Befunde nach Operation infratentorieller Tumoren des Erwachsenenalters. Psychiat. clin. *1*, 270—298 (1968).

Zülch, K. J.: Die Hirngeschwülste. Leipzig, 1951.

Journal of Neuro-Visceral Relations, Suppl. X, 504—516 (1971)
© by Springer-Verlag 1971

Hypersexualität im Rahmen partieller Klüver-Bucy-Syndrome

S. Kanowski

Psychiatrische und Neurologische Klinik der Freien Universität Berlin,
Psychiatrische Klinik II (Direktor: Prof. Dr. *Hippius*)

Mit 7 Abbildungen

Summary

Hypersexuality in Relation to Partial Klüver-Bucy Syndrome

A case of the "Klüver-Bucy syndrome" is reported, and a brief discussion
is given of the importance of this condition in clinical, neurophysiological
and psychopathological research. The involvement of the temporobasal structures of the brain interferes with the parts of the limbic system which regulate
sexual behaviour; this is of particular importance in patients with temporal
lobe epilepsy. The special literatur is analysed.

1937 bis 1939 veröffentlichten *Klüver* und *Bucy* die ersten Ergebnisse ihrer Beobachtungen an Rhesus-Affen nach bitemporaler Lobektomie. Die heute unter ihrem Namen als Syndrom zusammengefaßten
Verhaltensänderungen von Rhesus-Affen umfassen folgende Symptome:

1. *Visuelle „Agnosie":* Die Tiere verlieren das optische Erkennungs-
und Unterscheidungsvermögen gegenüber belebten und unbelebten Objekten bei erhaltenen elementaren optischen Sinnesfunktionen.

2. *Orale Tendenzen:* Die Tiere zeigen eine sehr starke Tendenz,
unbelebte und belebte Objekte ausschließlich oral zu untersuchen und
nicht — wie üblich — die Hände zu gebrauchen.

3. *Hypermetamorphosis:* Hierunter ist eine sehr starke optische
Reizgebundenheit der operierten Tiere zu verstehen. Wie unter Zwang
wird jeder Gegenstand des Gesichtsfeldes immer wieder, meist wie oben
beschrieben, oral geprüft.

4. *Veränderungen des emotionellen Verhaltens:* Die Tiere lassen
nach der Operation eine erhebliche Verminderung gewöhnlich zu beob-

achtender emotioneller Reaktionen bzw. des entsprechenden Ausdrucks-
verhaltens erkennen. Insbesondere betrifft das Ärger- und Furchtreak-
tionen.

5. *Veränderung des sexuellen Verhaltens:* Die sexuelle Aktivität
und Reaktivität nimmt sehr stark zu. Die Hypersexualität manifestiert
sich entgegen dem Status ante operationem hetero-, homo- und auto-
sexuell. Auch Kastraten und Hermaphroditen zeigen nach der Tempo-
rallappenentfernung verändertes sexuelles Verhalten.

6. *Veränderungen der Ernährungsgewohnheiten:* Die normalerweise vegetarisch lebenden Affen nehmen unkontrolliert und unge-
hemmt auch große Nahrungsmengen zu sich und akzeptieren sogar
große Mengen sonst gemiedener Nahrungsstoffe wie z. B. Fleisch.

Beobachtungen über Störungen im Sinne partieller Klüver-Bucy-
Syndrome nach ein- oder beidseitigen Temporallappenentfernungen
bei Menschen wurden seit 1935 (*Fox* und *German*) meist an Epileptikern gemacht (*Petit-Dutaillis* und Mitarbeiter, 1954; *Sawa*, 1954;
Terzian und *Dalle Ore*, 1955; *Blumer* und *Walker*, 1967). Später berichteten *Anastasopoulos* et al. (1958, 1963, 1967) über ähnliche Veränderungen bei Tumoren des Schläfenlappens und nach Pneumenze-
phalographie, *Grünthal* nach hypoglykämischem Koma, *Pilleri* (1961,
1966) bei Hirnatrophien, *Schneemann* und *Eckstaedt* (1969) nach akuten Hirntraumen. *Gerstenbrand* schließlich beschrieb in jüngster Zeit
das Klüver-Bucy-Syndrom als regelhaftes Zwischenstadium im Lauf
der Restitution traumatischer apallischer Syndrome.

Eines der herausragenden und auch beim Menschen am konstantesten nachweisbaren Symptome des Klüver-Bucy-Syndroms stellt die
Hypersexualität dar. Diese Tatsache sowie die relative Seltenheit, mit
der bisher das Klüver-Bucy-Syndrom in der Psychiatrie beschrieben
worden ist, einerseits und die große Bedeutung, die den limbischen und
Temporallappen-Strukturen für die Psychopathologie andererseits zukommt, sind Anlaß, die komplexe Problematik anhand einer Kasuistik
zu erörtern, soweit es die beschränkte Zeit hier zuläßt.

Die jetzt 43jährige und bis dahin nicht nachweisbar psychisch er-
krankte Patientin erlitt im September 1951 eine schwere Contusio
cerebri mit Frakturen beider Schläfenbeine, mehrtägiger Somnolenz und
Blicklähmung (s. Abb. 1). Nach Abklingen der akuten Kontusions-
erscheinungen fiel bereits eine Wesensänderung mit Distanzlosigkeit,
Kritiklosigkeit und Euphorie auf, die in den nächsten Jahren zunahm.
1958 manifestierte sich ein Anfallsleiden, zunächst mit psychomotorischen Anfällen, später auch großen Anfällen. Schließlich stellten sich
auch psychogene Anfallserscheinungen ein. Wegen zunehmender Wesensänderung, insbesondere sexueller Dranghaftigkeit und Enthemmung, wurde die Patientin 1963 erstmals in unserer Klinik aufgenom-

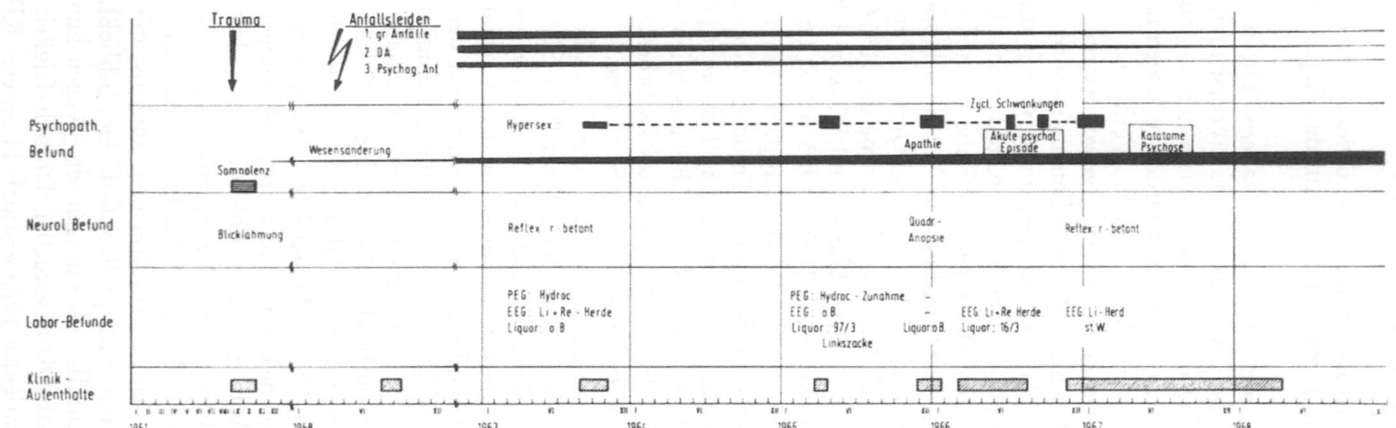

Abb. 1. Krankheitsverlauf. Pat.: R.M., 26. 8. 26, ♀. Krbl.-Nr.: 1186/66.

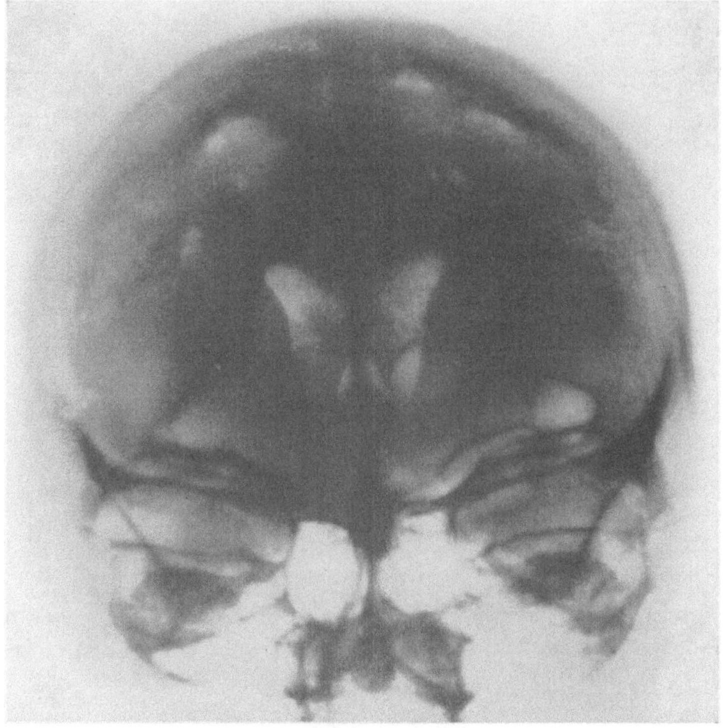

Abb. 2. Pneumenzephalogramm:
Verplumpung der Seitenventrikel und Erweiterung des 3. Ventrikels
(Durchmesser = 10 mm).

men. Bei der Aufnahme wirkte die Patientin enthemmt, distanzlos, die Stimmung wechselte zwischen subdepressiver Lage und unkritischer Heiterkeit, sie verhielt sich häufig situationsinadäquat. Die Stimmungsschwankungen ließen meist Beziehungen zum Gesprächsthema bzw. zu spontan geäußertem Denkinhalt erkennen, jedoch der jähe und im Ausmaß pathologische Wechsel wies auf Störungen der Stimmungs- und Affektregulation hin. Der Denkablauf schien verlangsamt. Von einmal gefaßten Themenkreisen war sie nur schwer abzubringen. Es fiel weiterhin eine erhebliche Unsicherheit beim Datieren biographischer Angaben auf. Zu ihrer Krankheit zeigte die Patientin eine völlig unkritische euphorische Einstellung. Neurologisch bestand eine leichte Rechtsbetonung der Muskeldehnungsreflexe. Eine homonyme obere Quadranten-Anopsie mit Ausfall der entsprechenden linksseitigen peripheren Gesichtsfeldabschnitte ergab sich erst bei späterer genauer ophthalmologischer Untersuchung.

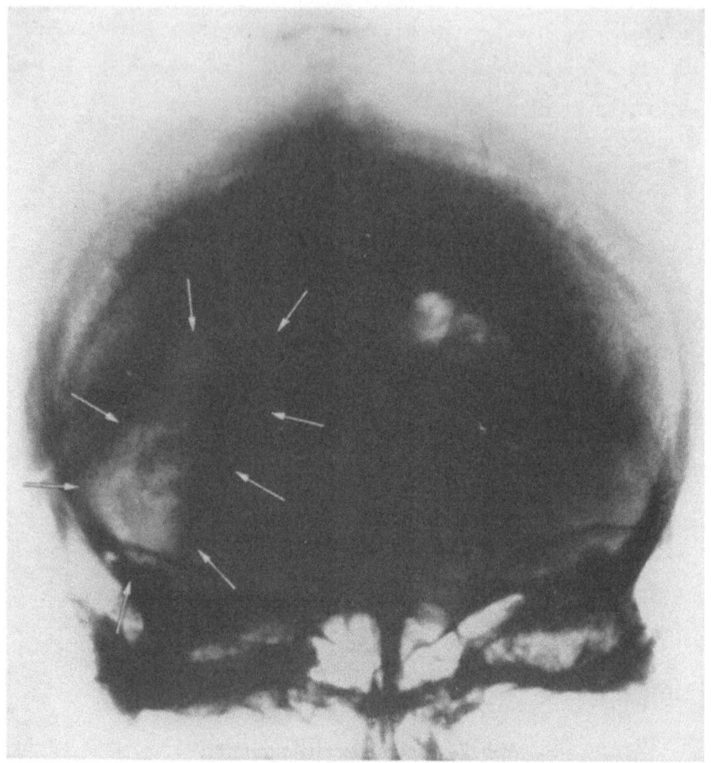

Abb. 3. Pneumenzephalogramm:
Halbaxiale p.a.-Aufnahme: Darstellung der Kommunikation des exzessiv erweiterten
rechten Unterhornes mit dem rechten Seitenventrikel.

Die Laboruntersuchungen zeigten als herausragenden Befund einen
Hydrocephalus internus unter Einbeziehung des dritten Ventrikels, und
darüber hinaus eine exzessive hydrocephale Erweiterung des rechten
Temporalhornes, woraus auf eine umschriebene posttraumatische Hirnatrophie im rechten Temporalbereich geschlossen werden konnte (s.
Abb. 2 bis 5). Dem entsprach ein deutlicher Herdbefund im EEG tem-
poro-okzipital rechts. Außerdem zeigte das EEG herdförmige Störungen auch temporo-basal links (s. Abb. 6 und 7). Der Liquor war bei der
ersten Aufnahme hinsichtlich aller Qualitäten unauffällig.

Die Kürze der zur Verfügung stehenden Zeit erlaubt es nicht, alle
während der mehrfachen Aufenthalte in unserer Klinik erhobenen Befunde eingehend zu besprechen. Zusammengefaßt ergibt sich, daß EEG
und neurologische Befunde stets auf links- *und* rechtsseitige cerebrale
Herdschädigungen mit vorwiegendem Sitz in *beiden* Temporalbereichen

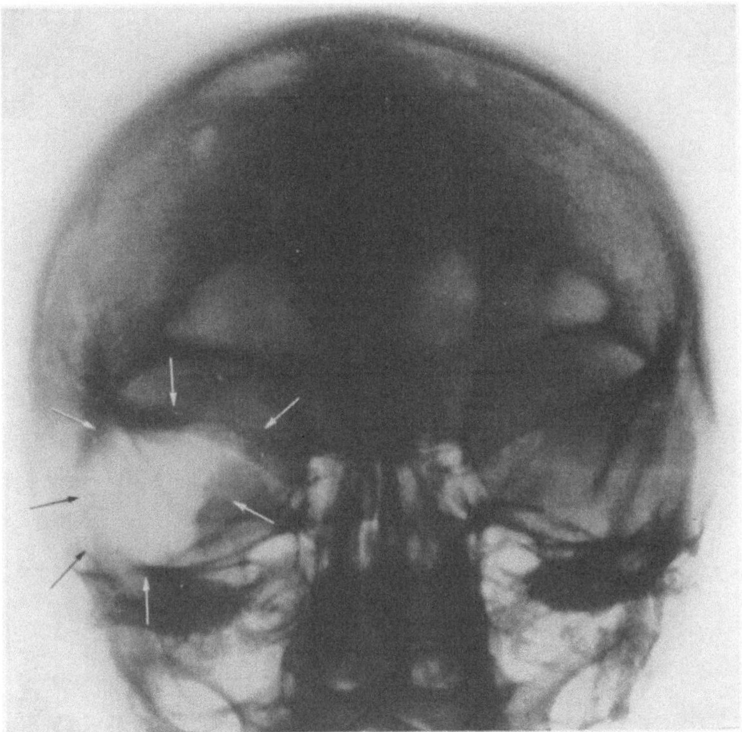

Abb. 4. Pneumenzephalogramm:
Darstellung des massiv erweiterten rechten Unterhornes (a.p.-Aufnahme).

hinwiesen, die Hirnatrophie bei einem Kontroll-PEG Progredienz zeigte
und in der Klinik sowohl generalisierte Krampfanfälle wie auch klassische psychomotorische Anfälle und psychogene Anfallsmanifestationen
gesehen werden konnten. Ferner konnte die phasenhaft bis zu pau-
senlosem Onanieren sich steigernde Hypersexualität in der Klinik mehrfach beobachtet werden. Daneben ergab die Verlaufsbeobachtung das
Bild einer progressiven Wesensveränderung mit deutlichen Stimmungsschwankungen, gelegentlich aggressiven Verhaltensweisen, vor allem
aber ungesteuerter Affektivität. Die starke Beherrschtheit der Patientin
von sexuellen Impulsen tat sich auch in psychologischen Testbefunden
und von der Patientin als quälend empfundenen, vegetativ gefärbten
Körpermißempfindungen kund.

Zweimal während der gesamten bisherigen Beobachtungszeit fanden
wir eine Erhöhung der Zellzahl im Liquor von 16/3 bzw. 97/3 Zellen
bei einer leichten Linkszacke der Normalmastixkurve. Dabei bestand
das eine Mal ein Zustand besonderer psychischer Labilität und Ent-

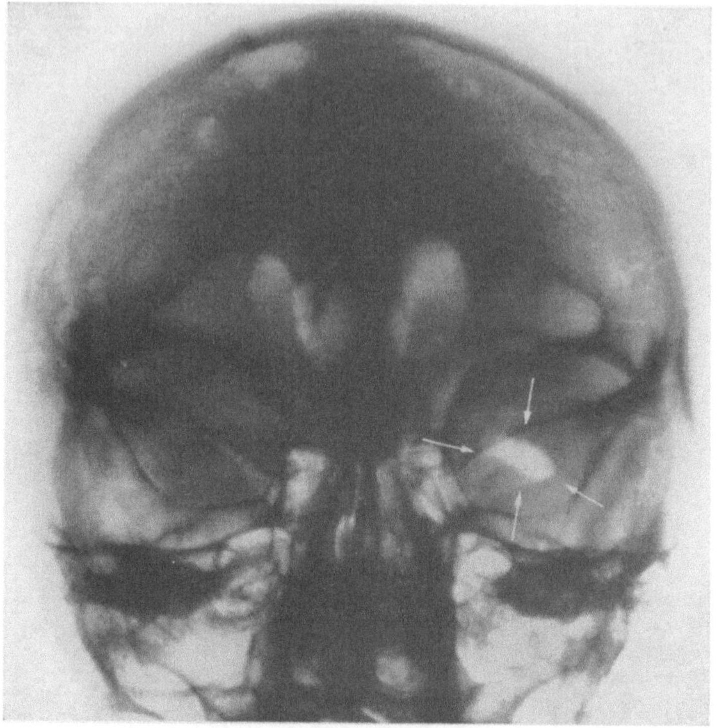

Abb. 5. Pneumenzephalogramm:
Vergleichsdarstellung des linken Unterhornes (a.p.-Aufnahme).

hemmtheit mit sehr stark gesteigerter sexueller Dranghaftigkeit, und beim zweiten Mal bot die Patientin das Bild einer psychotischen Episode oneiroid-glückhafter Färbung. Zwei Jahre später geriet die Patientin nochmals in einen psychotischen Zustand katatoner Prägung mit halluzinanten Erlebnissen, der trotz intensiver neuroleptischer Behandlung mehrere Wochen anhielt. Leider befand sich die Patientin zu dieser Zeit in einer anderen Klinik, und der Liquor wurde nicht untersucht (s. Abb. 1).

Kurz zusammengefaßt: Eine 25jährige Frau erleidet ein schweres Schädelhirntrauma mit deutlichen Zeichen einer Contusio cerebri. Sie entwickelt eine progrediente, jetzt massive Wesensänderung mit Störungen der Regulation von Affektivität und Stimmung, Kritiklosigkeit, mnestische Störungen und Phasen massiv gesteigerter Sexualität. Dazu stellt sich 7 Jahre nach dem Trauma eine klassische Form der sogenannten Temporallappen-Epilepsie ein, die therapeutisch recht gut eingestellt werden konnte. Neurologisch und elektroencephalographisch fin-

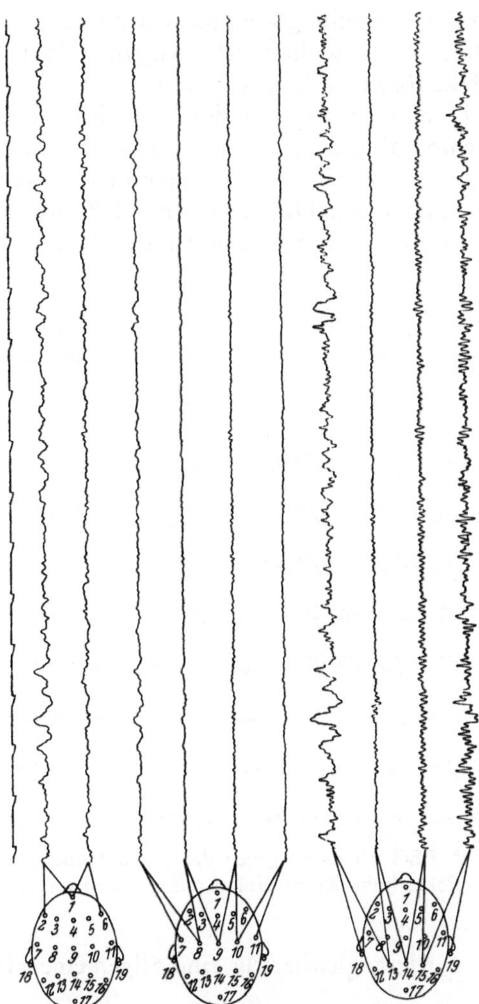

Abb. 6. Bipolare EEG-Ableitung:
Massiver Delta-Fokus im linken Temporalbereich.

den sich Zeichen für herdförmige Schädigungen der linken und rechten Hemisphäre mit Schwerpunkt in den Temporalbereichen. Pneum- encephalographisch ist eine allgemeine Hirnatrophie mit massiver Atro- phie des rechten Temporallappens nachzuweisen. Die Diskussion, ob es berechtigt ist, die Symptomatik der Patientin unter die partiellen Klüver-Bucy-Syndrome einzureihen, sei hier vorweggenommen. Die konstantesten Symptome stellen beim Menschen nach der Literatur orale Tendenzen und Hypersexualität sowie Störungen der Affektregulation

dar. Zeichen oraler Einstellung konnten wir bei unserer Patientin nicht
beobachten. Massive, phasenhaft sich steigernde Hypersexualität und
eigenartige Affektstörungen hingegen bestimmen das psychopathologische Bild. Im Zusammenhang mit der klinisch zu sichernden Schädigung beider Temporallappen, die zumindest rechts ein massives Ausmaß erreicht, glauben wir uns zu der Diagnose eines partiellen Klüver-
Bucy-Syndroms berechtigt. Hinzu kommt, daß, wie *Pilleri* (1966) es
für die Manifestation von Symptomen des Klüver-Bucy-Syndroms

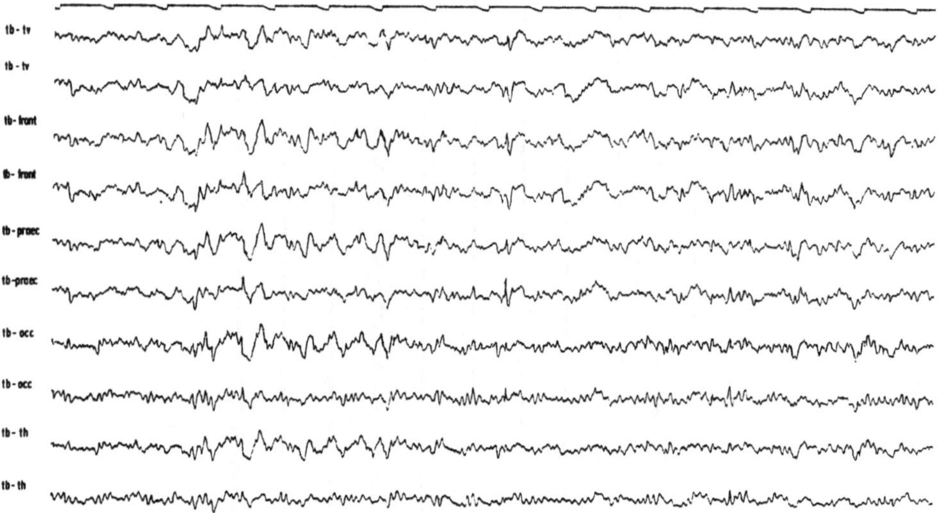

Abb. 7. „Unipolare" EEG-Ableitung gegen das seitengleiche Ohr: Massiver Delta-
Fokus links, Krampffokus rechts (sharp wave).

beim Menschen fordert, gleichzeitig eine allgemeine Hirnatrophie besteht.

Die Bedeutung der temporobasalen Hirnstrukturen, insbesondere
des limbischen Systems, für die Steuerung der Sexualität steht auf Grund
der neurophysiologischen Ergebnisse im Tierversuch und am Menschen
sowie der bis jetzt vorliegenden klinischen Beobachtungen außer Frage.
Dabei handelt es sich wahrscheinlich im Gegensatz zu anderen, ebenfalls die Sexualität beeinflussenden Zentren, wie den hypothalamischen
Bereichen, nicht um eine direkte Regulierung des Sexualtriebes, sondern
eher um die Steuerung der Einpassung des Sexualverhaltens in die Umwelt, um sekundäre Aktivierung und Hemmung und Verknüpfung mit
emotionalen Verhaltensmustern (*Ploog, Poeck,* 1964). Gleiche Funktion scheint das limbische System auch für Oralität und Analität zu

haben, wobei sich alle drei Bereiche schwerpunktmäßig reiztopographisch voneinander abgrenzen lassen. Es drängt sich der Eindruck auf, daß hier einer der Orte ist, in dem sich die von *Freud* gewünschte neurophysiologische Substantiierung seiner psychodynamischen Konzepte lokalisieren läßt (*Akert* und *Hummel*, 1963; *Ploog*, 1964).

Weitere Indizien für die Verknüpfung von temporobasalen Strukturen mit der Regulation der Sexualität ergeben sich gewissermaßen im natürlichen Negativversuch aus Untersuchungen über das Sexualverhalten von Kranken mit Temporallappen-Epilepsie (*Blumer* und *Walker*, 1967; *Gastaut* und *Collomb*, 1954), wie auch die Beiträge von *Blumer*, *Taylor* und *Peters* auf dieser Tagung zeigten. *Helmchen* (1958) konnte bei insgesamt geminderter Triebintensität phasenhafte Steigerung der Sexualität häufig bei Anfallskranken vom Typ der Schlafepilepsie finden. Nun zeigen auch die Temporallappen-Epilepsien häufig eine zeitliche Bindung der großen Anfälle an den Schlaf, so daß es berechtigt erscheint, den Befund *Helmchens* im Zusammenhang von Funktionsstörungen der Temporalstrukturen zu diskutieren.

Wir können feststellen, daß ausgeprägte Störungen des Sexualverhaltens sowohl im Sinne der Steigerung wie auch der Minderung bei experimentellen und krankheitsprozeßbedingten Schädigungen der temporalen, insbesondere temporobasalen Strukturen zu beobachten sind. Welche Strukturen und welche quantitativen Relationen der Schädigungen verschiedener Strukturen im Einzelfall die Richtung der Triebstörung determinieren, ist — soweit wir sehen — noch nicht zu bestimmen. Hier liegt noch ein interessantes Feld der Forschung offen, das zur Entwicklung einer funktionsdynamischen Hirnpathologie führen könnte. *Poeck* hat mit verschiedenen Ansätzen gerade auch in bezug auf das limbische System diesen Weg beschritten (*Poeck*, 1959, 1964, 1966).

So würde z. B. im Falle unserer Patientin die globale Einordnung des psychopathologischen Bildes unter die hirnlokalen Psychosyndrome, wie sie *Bleuler* beschrieb, eine genauere topographische Zuordnung des pathologischen Prozesses nicht erlauben. Die Berücksichtigung der besonderen Nuancierung der Affektstörungen, mnestischen Störungen und Hypersexualität weist aber auf Schädigungen bestimmter temporobasaler Strukturen hin, die sich mit großer Wahrscheinlichkeit elektroencephalographisch und pneumencephalographisch in vivo verifizieren ließen.

Sehr interessante andere Aspekte des geschilderten Krankheitsverlaufes, wie die besondere Form der mnestischen Störungen, die Beziehung zwischen mnestischen Funktionen und Affektivität, sowie die noch so ungeklärten Probleme von Psychosen schizophrener Färbung bei Temporallappen-Epilepsien und die Bedeutung der temporobasalen Strukturen für die Genese von Psychosen — ich verweise nur auf die Arbeiten von *Heath* (1960) und *Slater* und Mitarbeiter (1965) — gehören nicht mehr im engeren Sinne zum Thema dieser Tagung und können auch aus zeitlichen Gründen nicht weiter diskutiert werden. Der Hinweis hier sei nur erlaubt, um auf das große Interesse aufmerksam zu machen, das diese Hirnstrukturen in der Psychopathologie und Psychiatrie erwecken.

Zusammenfassung

Die seit 1963 verfolgte Krankengeschichte einer Patientin, die nach einem im Jahre 1951 erlittenen schweren Schädelhirntrauma ein posttraumatisches Anfallsleiden mit Grand-mal-Anfällen, psychomotorischen Anfällen und auch psychogenen Anfällen sowie eine spezielle Form einer hirnorganisch begründeten Wesensänderung mit interkurrent auftretenden Phasen exzessiver Hypersexualität entwickelte und schließlich zweimal psychotische Episoden bot, wird kurz dargestellt. Die Einordnung dieses Krankheitsbildes als partielles Klüver-Bucy-Syndrom wird diskutiert.

Die Bedeutung des Klüver-Bucy-Syndroms für die Klinik sowie für die neuropsychophysiologische und psychopathologische Forschung kommt anhand vorhandener Literatur zur Darstellung, wobei insbesondere die Bedeutung der Temporallappen und der limbischen Strukturen für die Steuerung der Sexualität sowie Störungen der Sexualität bei Anfallskranken vom Typ der sogenannten Temporallappen-Epilepsie besonders erörtert werden sollen.

Literatur

Akert, K., und *P. Hummel*: Anatomie und Physiologie des limbischen Systems, S. 23 ff. Basel: Hoffmann-La Roche, 1963.

Anastasopoulos, G.: Hypersexualität, Wesensänderung, Schlafstörungen und akute Demenz bei einem Tumor des rechten Schläfenlappens. Psychiatria et Neurologia *136*, 85—108 (1958).

Anastasopoulos, G., and *D. Kokkini*: Transient bulimia-anorexia and hypersexuality following pneumencephalography in a case of psychomotor epilepsy. J. Neuropsychiat. *4*, 135—142 (1963).

Anastasopoulos, G., und *K. G. Rontsonis*: Zur Symptomatologie der Schläfenlappentumoren mit Ammonshornzerstörung. Nervenarzt *38*, 442 bis 445 (1967).

Blumer, D.: Das Sexualverhalten der Schläfenlappenepileptiker vor und nach chirurgischer Behandlung. Ein Beitrag zur Rolle des limbischen Systems in der Regulation der Sexualität. Vortrag auf der Jahrestagung der deutschen Neurovegetativen Gesellschaft in Göttingen. Sept./Okt. 1969.

Blumer, D., and *A. E. Walker*: Sexual behavior in temporal lobe epilepsy. (A study of the effects of temporal lobectomy on sexual behavior.) Arch. Neurol. *16*, 37—43 (1967).

Fox, J. C., and *W. J. German*: Observations following left (dominant) temporal lobectomy. Report of a case. Arch. Neurol. *33,* 791 (1935).

Gerstenbrand, F.: Das traumatische apallische Syndrom. Wien-New York: Springer, 1967.

Grünthal, E.: Über das klinische Bild nach umschriebenem beiderseitigem Ausfall der Ammonshornrinde, ein Beitrag zur Kenntnis der Funktion des Ammonshornes. Mschr. Psychiat. Neurol. (Schweiz) *113,* 1 (1947).

Heath, R. G., and *W. A. Mickle*: Evaluation of seven year experience with depth electrode studies in human patients. In: Electricle studies on the unanestheticed brain (*E. R. Raney,* and *D. O'Doherty,* eds.), pp. 214 to 247. New York: Paul B. Hoeber, 1960.

Heath, R. G., S. M. Peacock, R. R. Monroe, and *W. H. Miller*: Electroencephalograms and subcorticograms recorded since the June 1952 Meetings. In: Studies in Schizophrenia by *R. G. Heath* and the Department of Psychiatry and Neurology, Tulane University, pp. 573—608. Cambridge: Harvard University Press, 1954.

Helmchen, H.: Beitrag zur konstitutionellen Differenzierung im Bereich genuiner Epilepsien. Dtsch. Z. Nervenheilkunde *178,* 541—582 (1958).

Klüver, H., and *P. C. Bucy*: "Psychic blindness" and other symptoms following bilateral temporal lobectomy in Rhesus monkeys. Am. J. Physiol. *119,* 352—353 (1937).

— An analysis of certain effects of bilateral temporal lobectomy in the rhesus monkey with special reference to "psychic blindness". J. Psychol. *5,* 33—54 (1938).

— Preliminary analysis of functions of the temporal lobes in monkeys. Arch. Neurol. Psychiat. (USA) *42,* 979—1000 (1939).

Peters, U. H.: Sexualstörungen bei psychomotorischer Epilepsie. Vortrag auf der Jahrestagung der Deutschen Neurovegetativen Gesellschaft in Göttingen Sept./Okt. 1969.

Petit-Dutaillis, D., B. Perluiset, C. Dreyfus-Brisacet, et *C. Blanc*: Lobectomie temporale bilatérale pour épilepsie. Evolution des perturbations fonctionelles postoperatoires. Rev. Neurol. *91,* 129—133 (1954).

Pilleri, G.: Orale Einstellung nach Art des Klüver-Bucy-Syndroms bei hirnatrophischen Prozessen. Schweiz. Arch. Neurol. Psychiat. *87,* 286—298 (1961).

— Klüver-Bucy-Syndrome in man. A clinicoanatomical contribution to the function of the medial temporal lobe structures. Psychiat. Neurol. *152,* 65—103 (1966).

Ploog, D.: Verhaltensforschung und Psychiatrie. In: Psychiatrie der Gegenwart (*H. W. Gruhle, R. Jung, W. Mayer-Gross, M. Müller,* Hrsg.), Bd. I/1 B, S. 394 ff. Berlin-Göttingen-Heidelberg: Springer, 1964.

Poeck, K.: Die Formatio reticularis des Hirnstamms. Nervenarzt *30,* 289 bis 298 (1959).

— Die klinische Bedeutung des limbischen Systems. Nervenarzt *35,* 152 bis 161 (1964).

Poeck, K., und *B. Orgass*: Gibt es das Gerstmann-Syndrom? Nervenarzt *37,* 342—349 (1966).

Sawa, M., J. Keki, M. Ariba, and *T. Horada*: Preliminary report on the amygdalectomy on the psychotic patients with interpretation of oral-emotional manifestation in schizophrenics. Folia psychiat. neurol. jap. *7*, 309—329 (1954).

Schneemann, N., und *A. Eckstaedt*: Klinische Beobachtungen zum Klüver-Bucy-Syndrom. Arch. Psychiat. Nervenkr. *212*, 171—179 (1969).

Slater, E., A. W. Beard, and *E. Glithero*: Schizophrenic-like Psychosis of Epilepsy. Internat. J. Psychiatry *1*, 6 (1965).

Taylor, D.: Sexual behavior and temporal lobe Epilepsy. Vortrag auf der Jahrestagung der Deutschen Neurovegetativen Gesellschaft in Göttingen Sept./Okt. 1969.

Terzian, H., and *G. Dalle Ore*: Syndrome of Klüver and Bucy. Reproduced in man by bilateral removal of the Temporal lobes. Neurology (Minneapolis) *5*, 373—380 (1955).

Diskussion des Themas „Sexualstörungen bei Schläfenlappenprozessen" siehe Seite 557.

Posttraumatische Sexualstörungen

(Vorsitz: J.-E. Meyer)

Journal of Neuro-Visceral Relations, Suppl. X, 519—523 (1971)
© by Springer-Verlag 1971

Sexuelle Störungen nach Hirnverletzungen

J.-E. Meyer

Psychiatrische Universitäts-Klinik Göttingen

Summary

Sexual Disturbances after Cerebral Injuries

100 persons who had had brain injury were interviewed with regard to changes in their sexual desires (libido) and about disturbances during intercourse. The most common disorder was a decrease of sexual desire (71 %), and this was accompanied by a disturbance during intercourse in more than 50 %. Increased sexual desire or an alternation between hyper- and hyposexuality was rare (4—5 %). The sexual disorders were more pronounced in the older persons, but also occurred in young people; these latter could be studied most reliably if they had been married before the trauma so that they were able to compare their present with their former sexual activity. There was a rough parallelism between the severity of the trauma and the subsequent sexual disorders. The cases with post-traumatic epilepsy (29 % of our material) did not show any more pronounced sexual disorders than the others in the group. Persons with brain injury are not distressed by the decrease of their sexual desire but are much concerned about the disturbances of the intercourse itself. The general marriage relationships are rarely affected, particularly as the potentia generandi is not affected.

Post-traumatic sexual disorders are generally a symptom of an irreversible cerebral defect. They are independent of the localisation of the brain damage, apart from the cases with hypothalamic lesions where special evidence of the local damage is present.

Die sexuellen Störungen haben in der Hirntraumatologie merkwürdigerweise wenig Beachtung gefunden, obwohl sie zu den Symptomen gehören, die man nach Kontusionen und offenen Schädelhirnverletzungen mit großer Regelmäßigkeit beobachten kann. Ich berichte deshalb hier über eine an der Abteilung von *R. Jung* in Freiburg von mir durchgeführte und schon vor einer Reihe von Jahren publizierte Untersuchung, die ich inzwischen, hauptsächlich hinsichtlich weiblicher Hirnverletzter, vervollständigt habe. Die ursprüngliche Studie bezog sich auf 100 Fälle (92 ♂ und 8 ♀), und zwar nur auf solche, bei denen das substantielle Hirntrauma entweder neurologisch, im PEG, EEG, im Elektronystagmogramm oder durch die Länge der Bewußtlosigkeit zweifelsfrei war. Die Befragung des Verletzten — im Durchschnitt 7 Jahre nach dem Trauma — und zum Teil der Ehepartner erfolgte mittels eines halbstandardisierten Interviews.

Hier zunächst die Ergebnisse:

Veränderung der sexuellen Appetenz		*80*
Herabsetzung		71
leichte	30	
schwere	41	
Steigerung der sexuellen Appetenz		4
Periodischer Wechsel zwischen		
Steigerung und Herabsetzung		5
		N = 100

Störungen im Ablauf des Geschlechtsaktes
(Symptomstatistik)

Mangelnde Erektion	13
Verzögerter Orgasmus	17
Ejaculatio praecox	9
Impotentia coeundi	7
(davon nur vorübergehend 3)	

Zu diesen beiden Tabellen ist noch zu bemerken, daß eine Minderung der sexuellen Appetenz in der Hälfte der Fälle von Störungen im Ablauf des Geschlechtsaktes begleitet waren, während bei einer Störung des sexuellen Vollzugs nur ausnahmsweise keine Minderung der sexuellen Appetenz angegeben wurde.

Verlauf der sexuellen Störungen

Stationär	73 %
gebessert	17 %
verschlechtert	10 %
	N = 80

Altersverteilung der posttraumatischen leichten / schweren Herabsetzung der sexuellen Appetenz:

Verheiratete vor dem 30. J.	(N = 14) 5 / 6
30—34 J.	(N = 28) 7 / 11
35—44 J.	(N = 19) 5 / 13
über 45 J.	(N = 7) 0 / 6

Die häufig geäußerte Vermutung, daß es bei jüngeren Menschen (unter 25 J.) nach substantiellen Hirntraumen nicht zu sexuellen Störungen kommt, erklärt sich nach unseren Erfahrungen dadurch, daß nur vor dem Unfall Verheiratete über ausreichende Vergleichsmöglichkeiten etwaiger Veränderungen des Sexualtriebs bzw. der Potenz verfügen.

Bei *weiblichen* Hirnverletzten finden sich grundsätzlich die gleichen Verhältnisse. Wir verfügen jetzt über 13 Beobachtungen: Von 4 Patientinnen war keine Veränderung auf sexuellem Gebiet bemerkt worden. 3mal hatte sich eine leichte, 5mal eine schwere Herabsetzung der sexuellen Appetenz eingestellt. Von letzteren erlebten 3 seit dem Unfall keinen Orgasmus mehr, das Trauma hatte also zur Frigidität geführt. Bei 2 schon vorher frigiden Frauen machte sich seit dem Trauma die Aversion gegenüber sexuellen Beziehungen stärker bemerkbar: „Die Abneigung ist krasser geworden", wie dies eine Patientin formulierte. Bei einer 25jährigen Hirnverletzten ist es seit dem jetzt 3 ¹/₂ Jahre zurückliegenden schweren Trauma zu einem periodischen Wechsel von deutlicher Hypo- und leichter Hypersexualität für jeweils 1—3 Wochen gekommen. Im übrigen sind die persönlichen Stellungnahmen zu der Herabsetzung der sexuellen Appetenz die gleichen wie bei Männern, z. B. „ich könnte jetzt ganz darauf verzichten".

In 29 % der von uns untersuchten Gruppe bestand gleichzeitig eine Epilepsie. Es ist schwer zu entscheiden, ob und inwiefern die Epilepsie oder die antiepileptische Behandlung einen Einfluß auf die Sexualität besitzt. *Gastaut* und *Collomb* beobachteten bei mehreren hundert Fällen von psychomotorischer Epilepsie eine Minderung der sexuellen Appetenz und führten dies auf die temporale Läsion zurück; die Autoren bemerken, daß die sexuelle Störung nach dem Beginn der Anfälle auftrat. *Blumer* und *Walker* sahen bei 11 von 21 Patienten mit Schläfenlappenepilepsie und deutlicher Hyposexualität eine Steigerung des Sexualtriebs in Zusammenhang mit der Besserung der Anfälle durch einseitige temporale Lobektomie. In unseren 29 Fällen war die sexuelle Appetenz 11mal schwer, 11mal leicht herabgesetzt, 2mal gesteigert und 5mal unverändert. Verglichen mit unserem Gesamtmaterial ergibt sich nur ein geringer nicht signifikanter Unterschied, nämlich etwas mehr sexuelle Störungen überhaupt, andererseits etwas weniger schwere Herabsetzungen des Sexualtriebs — eine Differenz, die den Zusammenhang mit der Epilepsie eher unwahrscheinlich macht, vor allem wenn man bedenkt, daß es sich bei den Fällen mit traumatischer Epilepsie im allgemeinen um schwere Traumen gehandelt haben dürfte. Unser Material enthält nur wenige Fälle von klinisch eindeutigen Temporalhirnverletzungen, nur 1mal unter allen Fällen mit Epilepsie wurde angegeben, daß die sexuellen Störungen erst seit Bestehen der Anfälle vorhanden sind.

Die *psychologischen* Auswirkungen der posttraumatischen sexuellen Störungen sind sehr eindeutig zu beschreiben: Die reine Herabsetzung der sexuellen Appetenz wird nicht als Vitalitätseinbuße erlebt sondern als Gleichgültigkeit. Der Patient leidet nicht unmittelbar daran; er konstatiert lediglich sein Desinteresse an sexuellen Kontakten und bemerkt, daß er auf sexuell stimulierende optische Wahrnehmungen kaum mehr anspricht, auch daß entsprechende Phantasievorstellungen ausbleiben. Ganz anders verhält es sich mit den Störungen im Ablauf des Geschlechtsaktes. Hierunter leiden die Patienten erheblich, besonders natürlich, wenn Impotenz eingetreten ist. Im Rentenverfahren spielen nach den Beobachtungen von *Stier* und unseren eigenen Erfahrungen die sexuellen Störungen keine Rolle; dagegen sah ich einen Kranken, der ausschließlich aus seiner sexuellen Störung, die wahrscheinlich durch eine spinale Kontusion bedingt war, Rentenansprüche herleitete.

Mit den unterschiedlichen psychologischen Auswirkungen der posttraumatischen Sexualstörungen stimmt überein, daß von den 80 sexuell Gestörten sich nur 8 deswegen um eine Behandlung bemühten; in 21 Fällen fühlte sich der Ehepartner dadurch beeinträchtigt; 2mal kam es zur Ehescheidung, ohne daß sich eindeutig sagen läßt, wieweit hierfür die sexuellen Störungen wirklich entscheidend waren. Es ist noch erwähnenswert, daß aus 30 % der Ehen von Hirnverletzten, deren sexuelle Appetenz stark herabgesetzt war, nach dem Trauma noch Kinder hervorgegangen sind. Nur ein Patient der ursprünglichen Gruppe von 100 Hirntraumatikern zeigte — wohl durch Hypophysenstil-Abriß — deutliche endokrine Störungen mit Hyponadismus. Es gibt einzelne Beobachtungen, z. B. von *Lauber* und von *Faust* über sexuelle Perversionen nach Hirntraumen. Ein eigener, nicht zu unserer ersten Gruppe gehöriger Fall ist hier zu nennen: es handelt sich um einen selbständigen Kaufmann im 4. Lebensjahrzehnt, der nach mehrjähriger harmonischer Ehe eine schwere Hirnverletzung mit Kontusionspsychose erlitt und danach erstmals durch exhibitionistische Akte auffiel. Der deutlich psycho-organisch veränderte Mann exhibitionierte aus dem Schaufenster seines Geschäftes.

Hirnpathologisch deuten wir die überwiegende Mehrzahl der posttraumatischen sexuellen Störungen als ein unspezifisches cerebrales

Defektsymptom. Diese Auffassung paßt zu dem Ergebnis der Großhirnrindenabtragungen bei männlichen Tieren (*Ford* und *Beach*). Daß
die sexuellen Störungen eine Folge der bei Hirnverletzten typischen,
jedoch meist leichten Antriebsminderung darstellen, wie das *Feuchtwanger* und in neuerer Zeit *Bodechtel* und *Sack* annehmen, ist nach
unseren Untersuchungen unwahrscheinlich, zumal es sich bei der sexuellen Aktivität ja nicht um einen spontanen Vorgang, sondern um Reagibilität auf sexuelle Reize handelt. Nur bei frontaler Konvexitätsverletzung wird man in der Antriebsstörung das wesentliche Moment für die
Libidoherabsetzung zu suchen haben; bei orbitalen Läsionen andererseits läßt sich eine Steigerung der sexuellen Appetenz als Enthemmungssymptom deuten. Am besten begründet ist es, die sexuellen Störungen
bei hypothalamischer Läsion als Lokalsymptom anzusehen. Diese Lokalisation ist klinisch u. a. dann gesichert, wenn das von *Faber* und *Jung*
beschriebene Syndrom vorliegt, also Geruchs- und Geschmacksstörung,
zentrale Trigeminusanfälle, Schlafumkehr, passagere Wasserregulationsstörungen und meist auch anfänglich eine Kontusionspsychose. Bei
den 8 eigenen Fällen, die dieses Syndrom mehr oder minder ausgeprägt
zeigten, wurden nur von einer jungen unverheirateten Frau sexuelle
Störungen verneint; alle anderen Patienten waren sexuell erheblich
gestört.

Literatur

Blumer, D., and *A. E. Walker*: Sexual behavior in temporal lobe epilepsy.
Arch. Neurol. *16*, 37—43 (1967).
Faust, U.: Die psychischen Störungen nach Hirntraumen. In: Psychiatrie der
Gegenwart, II. Berlin-Göttingen-Heidelberg: Springer, 1960.
Gastaut, H., et *H. Collomb*: Étude du compartement sexuel chez les épileptiques psychomoteurs. Ann. Médico-psychol. *112*, 657—696 (1954).
Lauber, H.: Sexuelle Enthemmung und Exhibitionismus bei Frontalhirnverletzten. Arch. Psychiatr. *197*, 293—306 (1958).
Meyer, J.-E.: Die sexuellen Störungen der Hirnverletzten. Arch. Psychiatr.
193, 449—469 (1955).
Stier, E.: Kopftrauma und Hirnstamm. Arch. Psychiatr. *106*, 351 (1937).

Journal of Neuro-Visceral Relations, Suppl. X, 524—537 (1971)
© by Springer-Verlag 1971

Hypersexualität
im Rahmen der Klüver-Bucy-Symptomatik nach traumatischem apallischem Syndrom

F. Gerstenbrand und **C. H. Lücking**

Psychiatrisch-Neurologische Universitätsklinik Wien
(Suppl. Leiter: Doz. Dr. *P. Berner*) und
Max-Planck-Institut für Psychiatrie, München

Mit 6 Abbildungen

Summary

The Klüver-Bucy Syndrome during Recovery from Severe Cerebral Injuries

In the stage of remission, patients with a traumatic apallic syndrome show transitory symptoms of the Klüver-Bucy syndrome with, in most cases, a pronounced hypersexuality. The symptoms correspond closely to the details of that syndrome, which is often recorded as following operative interventions on the temporal lobe, and also in degenerative or inflammatory lesions of this area. In the traumatic apallic syndrome, the Klüver-Bucy symptoms may be particularly marked and intense and may progress rapidly. However, in some patients the manifestations of the removal of sexual inhibitions appear only in an altered form as pleasure reactions. Occasionally the alterations of sexual behaviour may persist permanently.

During the period of recovery the patients develop various stereotyped complex movements such as smoking or hand-kissing, homologous to movements which occur in physiological human behaviour.

There is a short discussion of the possible morphological correlations and of the pathophysiology.

I. Einleitung

Das Klüver-Bucy-Syndrom stellt einen Symptomenkomplex dar, der im Tierexperiment durch eine Läsion in den limbischen Strukturen hervorgerufen werden kann. Auch beim Menschen kommt nach Schäden am limbischen System eine dem Klüver-Bucy-Syndrom des Tierexperiments entsprechende Symptomatik zur Beobachtung (*Terzian* und *Dalle Ore*, 1955; *Anastosopoulos*, 1958; *Jelgersma*, 1964 u. a.). Die Symptomatik kann über längere Zeit bestehenbleiben oder in Form eines Durchgangssyndroms (*Wieck*) rasch wieder abklingen. Als passageres Zustandsbild kann eine Klüver-Bucy-Symptomatik relativ häufig beim apallischen Syndrom unterschiedlicher Genese und verschiedener Verlaufsform beobachtet werden. *Pilleri* (1961) hat das Symptomenbild bei progredienten Abbauprozessen, die zum apallischen Syndrom führten, beschrieben. *Grünthal* (1947), *Ule* et al. (1961) wie auch einer von uns (*Gerstenbrand*, 1967, 1968) konnten die Klüver-Bucy-Symptomatik im Remissionsverlauf eines apallischen Syndroms unterschiedlicher Genese beobachten.

II. Klinische Symptomatik und Fallmaterial

Von 71 Patienten mit einem traumatischen apallischen Syndrom, die in das Remissionsstadium kamen, war bei 26 Fällen die vollausgeprägte Symptomatik und bei 39 Patienten ein partielles Klüver-Bucy-Syndrom aufgetreten. Von 6 Patienten, die von auswärtigen Krankenhäusern zur Rehabilitation zutransferiert worden waren, lagen ungenügende Informationen vor. 35 der insgesamt 106 Patienten mit einem traumatischen apallischen Syndrom waren bereits im Vollbild oder in einer frühen Remissionsphase verstorben.

Zur besseren Darstellung des Symptomenbildes soll die Krankengeschichte von 3 Patienten berichtet werden.

Fall 1: Hermine L., 17 Jahre, Krankengeschichte, I. Chirurgische Universitätsklinik Wien; Nr. 4379/65 (s. Fall 11 in *F. Gerstenbrand*: Das traumatische apallische Syndrom, 1967).

Am 7. 11. 1965 Autounfall, Schädel-Hirntrauma mit Gewalteinwirkung von vorne. Nach 2 Stunden Vollbild eines akuten Mittelhirnsyndroms, 3 Tage später Übergangsstadium und am 14. Tag nach dem Unfall Vollbild eines traumatischen apallischen Syndroms. Nach weiteren 14 Tagen Beginn des Remissionsstadiums mit primitiver Angstreaktion, einige Tage später optisches Fixieren und Folgen sowie Nachgreifen.

7 Wochen nach dem Unfall wurden ergriffene Gegenstände prompt und unmittelbar in den Mund gebracht und besaugt oder bekaut. Das Erkennen dieser Objekte fehlte völlig. Wahllos wurden so Waschlappen (Abb. 1), Papier, Bettdecke und auch Eßwaren bekaut und das Gekaute ohne Zeichen von Ekel oder Mißbehagen zu schlucken versucht. Patientin biß von einem in Greifnähe gebrachten Stück Seife ab, kaute die Seifenteile und versuchte, sie zu schlucken. Es war schwierig, die Seifenstücke rechtzeitig wieder aus dem Mund zu bringen. Nachts wurde eine Zeitlang ununterbrochen die Bettdecke besaugt und zerbissen. Manchmal zeigte die Patientin fortgesetztes Herumgreifen, Zupfen und Nesteln. Am Beginn dieser Phase hatte sie mehrmals versucht, ihren Stuhl zu essen.

Einige Tage nach Einsetzen dieser Entwicklung fiel ein auffälliges sexuelles Verhalten auf. In zunehmendem Maß führte Patientin unter der Bettdecke Kopulationsbewegungen durch. Mit Verstärkung des Zwanges, alles zu ergreifen, nahm das auffällige sexuelle Verhalten zu. Ohne Scham deckte sich Patientin ab und masturbierte häufig, schließlich fast ununterbrochen. Männlichen Personen gegenüber bestand völlige sexuelle Enthemmung mit Entblößen des Genitales und eindeutigen sexuellen Anträgen, anfangs durch Gesten, später verbal. Schließlich wurden auch Schwestern in die sexuellen Ten-

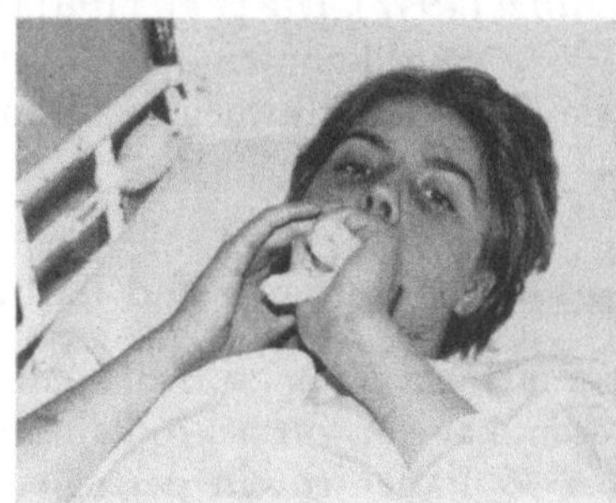

Abb. 1. Patient H. L., 17 Jahre. Remissionsstadium des traumatischen apallischen Syndroms, Klüver-Bucy-Phase. Saugen und Bekauen des in den Mund gebrachten Waschlappens.

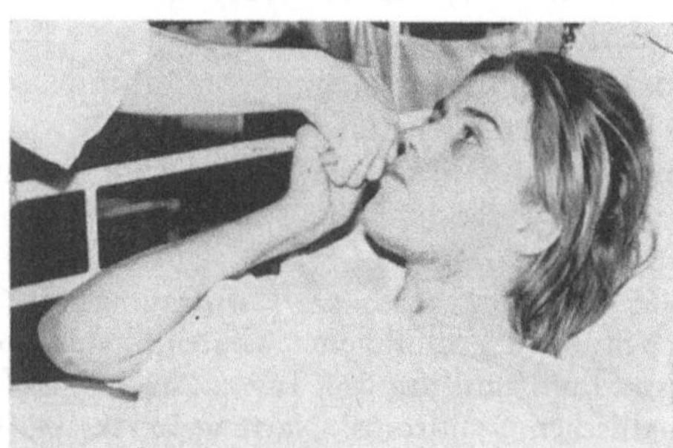

Abb. 2. Patient H. L., 17 Jahre. Remissionsstadium des traumatischen apallischen Syndroms, Klüver-Bucy-Phase. Handkußschablone.

denzen durch unzweideutiges Berühren und durch Gesten sowie entsprechend unterstreichende Bewegungen einbezogen. Patientin forderte jeden auf, sich zu ihr ins Bett zu legen und „sie zu lieben". Ein Verhindern der Masturbation durch Fixieren der Arme wurde mit Unmut, jedoch nicht mit Zorn beantwortet. Wegen des hochgradigen Masturbationszwanges mußte eine vorübergehende Dämpfung mit Valium durchgeführt werden.

Auffällig war ferner, daß die Patientin vor Verabreichung von Injektionen oder schmerzhaften pflegerischen Maßnahmen keinerlei Angst zeigte. Sie ließ sich ohne Schwierigkeiten intramuskuläre Injektionen geben, deren Schmerzhaftigkeit ihr bekannt war und später auf Befragung auch zugegeben wurde. Patientin war stets zugewandt und freundlich und wies auch später durchgehend eine euphorische Stimmung auf. Schon kurze Zeit nach Einsetzen des beschriebenen Verhaltens äußerte sie starkes Durstgefühl und Heißhunger. Im Verlauf der Phase stellte sich eine verstärkte Zuwendung und vermehrtes Interesse an der Umgebung ein. Auch wurden schon einige Tage nach Beginn einfache Aufträge durchgeführt und Einzelworte, später Drei-Wort-Sätze gesprochen.

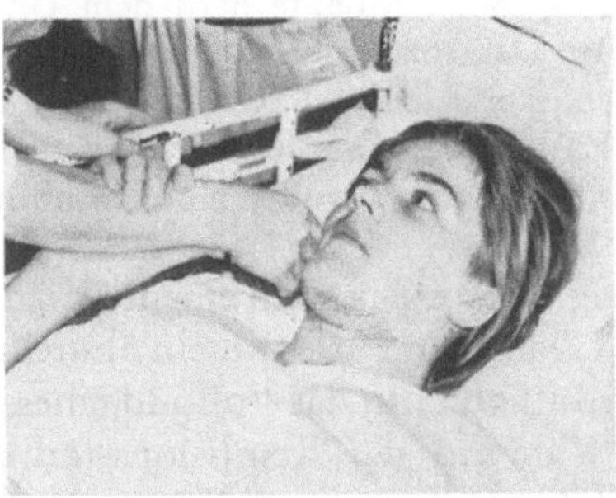

Abb. 3. Patient H. L., 17 Jahre. Remissionsstadium des traumatischen apallischen Syndroms, Klüver-Bucy-Phase. Schmeichelreaktion.

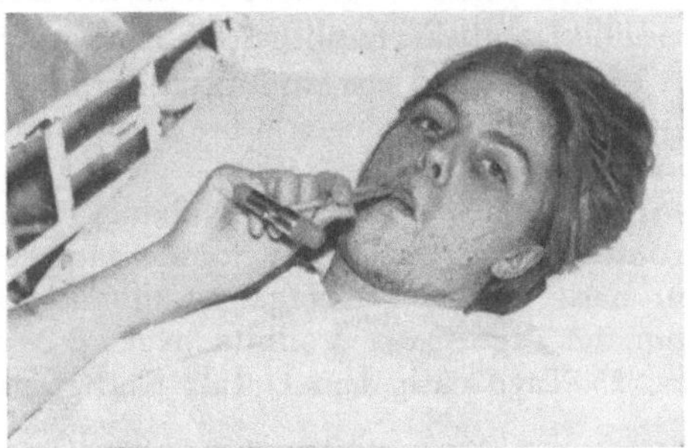

Abb. 4. Patient H. L., 17 Jahre. Remissionsstadium des traumatischen apallischen Syndroms, Klüver-Bucy-Phase. Schablone des Rauchens.

Die beschriebene Symptomatik ließ nach eineinhalb Wochen eine Änderung erkennen. Die fehlende Scham hatte sich zu gekünstelter Schamhaftigkeit umgewandelt, die sexuellen Tendenzen verschwanden, dafür bestand ein starkes Bedürfnis, gestreichelt zu werden, sich anzuschmiegen („Köpfchengeben") und zu schmeicheln. Zu gleicher Zeit wurden kompliziertere Handlungen unter Verwendung höher koordinierter motorischer Primitivschablonen ausgeführt, wie Ergreifen der vorgehaltenen Hand, promptes Zum-Mund-Führen und Schnauzreflex beim Berühren der Lippen (Handkußschablone, Abb. 2), später An-die-Wange-Bringen der Hand und Schmeichelbewegungen (Pleasure reaction, *Ploog*, 1964; Abb. 3) oder Ergreifen des vorgehaltenen Reflexhammers, Zum-Mund-Bringen und Imitation von Zigarettenrauchen (Abb. 4).

Mit dieser Entwicklung hatte sich der volle Kontakt zur Umgebung eingestellt, alle Aufträge wurden prompt und folgerichtig durchgeführt. Die Sprachfunktion war ungestört, jedoch starker Redefluß und Sprechzwang vorhanden. Es bestand eine hochgradige Merkfähigkeitsstörung. In Gestik und Sprachausdruck zeigte Patientin eine Verniedlichungstendenz.

Zweieinhalb Wochen nach Eintreten der Klüver-Bucy-Symptome entwickelte sich ein Korsakow-Syndrom, das nach 3 Wochen in ein organisches Psychosyndrom überging. Sechs Monate nach dem Unfall war das Defektstadium mit organischer Demenz, emotioneller Labilität, euphorischer Stimmungslage, Hyperreflexie und leichten Parkinsonsymptomen eingetreten. Es verblieb eine sexuelle Enthemmung mit häufigem Partnerwechsel.

Das EEG zeigte in Verlaufskontrollen eine Ausbildung von Herdzeichen bifrontal, links mehr als rechts.

Zusammenfassung: 2 Stunden nach einem Schädel-Hirntrauma entwickelte sich bei der 17jährigen Patientin ein akutes Mittelhirnsyndrom, 14 Tage nach dem Unfall bestand das Vollbild eines traumatischen apallischen Syndroms. Während des Remissionsstadiums stellte sich die Symptomatik eines Klüver-Bucy-Syndroms ein, mit sinnlosem Ergreifen von Gegenständen und In-den-Mund-Bringen ohne Erkennen des Objektes, ausgeprägte Hypersexualität mit hetero- und homosexuellen Tendenzen, euphorische Stimmungslage, Eßsucht. Bei der Patientin verblieben emotionelle Labilität, euphorische Stimmungslage und sexuelle Enthemmung. Im EEG fand sich ein Herd bifrontal.

Fall 2: Karl W., 27 Jahre. Krankengeschichte, Psychiatrisch-Neurologische Universitätsklinik Wien, Nr. 1854/22, 48/1966.

Am 6. 4. 1966 Sturz mit dem Motorroller, Schädel-Hirntrauma, Gewalteinwirkung von fronto-parietal links. Eine Stunde nach dem Unfall akutes Mittelhirnsyndrom, nach 2 Tagen Übergangsstadium zum traumatischen apallischen Syndrom, 12 Tage später Vollbild. Nach 2 Wochen Beginn des Remissionsstadiums, 35 Tage nach dem Unfall Nachgreifen und optisches Fixieren.

1 Woche nach Einsetzen der Remission Tendenz, ergriffene Objekte zum Mund zu bringen. Intensivierung dieses Verhaltens. Schließlich ständiges Suchen, Herumnesteln, Versuch, alles zu ergreifen. Kein Erkennen der ergriffenen Objekte, Besaugen oder Bekauen aller in den Mund gebrachten Gegenstände. Gekautes wird sofort verschluckt. Dies geschieht mit Papier oder Seife ebenso wie mit Eßbarem (Abb. 5 a, b). Nach einigen Tagen Tendenz, den ergriffenen und zum Mund gebrachten Gegenstand zu beschnüffeln und erst danach ohne das Objekt zu erkennen, dieses zu bebeißen und zu bekauen. Auch Metallgegenstände (Reflexhammer etc.), aber auch scharfkantige Gegenstände, wie Messer, werden ergriffen, zum Mund geführt und besaugt. Patient hatte öfters versucht, Harn aus seiner Urinflasche zu trinken, einmal erfolgreich, ohne dabei Ekel zu zeigen.

Gleichzeitig mit Beginn des Zwanges zu ergreifen, Masturbationstendenz, die sich im folgenden beträchtlich verstärkt. Dabei fehlende Scham, später heterosexuelle Tendenzen. Bei pflegerischen Handlungen, vor allem am

Genitale, Erektion. Genitale Erregung mitunter auch bei Berührungen am Körper und Kopf, aber auch bei beruhigendem Streicheln (pleasure reaction). Den Schwestern gegenüber besonders anschmiegsam, Pflegesituationen werden ausgenützt, sexuelle Handlungen anzubringen (Versuch, Busen oder Genitalregionen zu betasten etc.).

Seit Einsetzen dieser Phase zunehmende Euphorie, enthemmtes Lachen, fröhlich, scherzhaft, dabei mitunter grob, ohne aggressiv zu sein. Anfangs Unmut, wenn ergriffener Gegenstand entfernt oder Gekautes aus dem Mund gebracht wurde, keine Zornäußerungen. Auffällige Gleichgültigkeit und Fehlen von Angst vor Injektionen und schmerzhaften Pflegemaßnahmen (Katheterwechsel etc.), obwohl Schmerz geäußert wird.

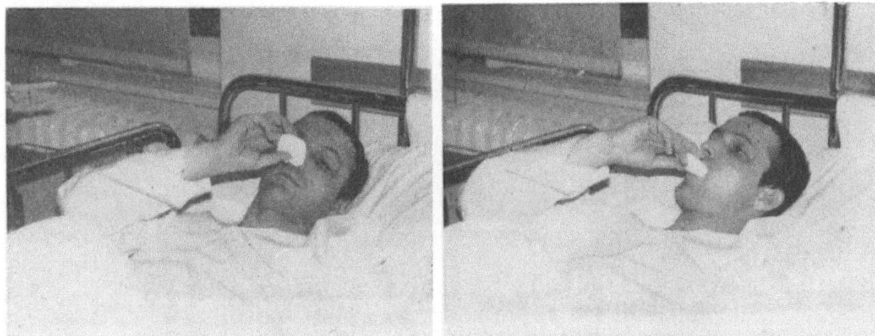

Abb. 5 a, b. Patient K. W., 27 Jahre. Remissionsstadium des traumatischen apallischen Syndroms, Klüver-Bucy-Phase.
a) Ergriffene Seife wird beschnüffelt,
b) Abbeißen von der Seife.

Nach Umstellen auf orale Ernährung zu Beginn der Phase rasche Entwicklung einer Eßsucht bis zur Eßlust. Während dieser Phase zunehmendes Interesse an der Umgebung, schließlich Ausführen einfacher Aufträge, Wortansätze. Zweieinhalb Monate nach dem Unfall normale Sprachfähigkeit. Volles Wortverständnis. Euphorisch flache Stimmungslage, nie ängstlich. Zeitlich und örtlich desorientiert, glaubt sich in der Schule. Hochgradige Vergeßlichkeit. Schließlich Symptomatik eines Korsakow-Syndroms, bei vorübergehender Tendenz, nur gewisse Gegenstände „zweckmäßig" zum Mund zu führen (Handkußschablone, „Berauchen" länglicher Gegenstände, vor allem der Zahnbürste). Abnahme der sexuellen Enthemmung, Schmeichelbedürfnis, zuletzt keine sexuelle Enthemmung.

Erst 135 Tage nach dem Unfall Symptomatik eines organischen Psychosyndroms, 180 Tage nach dem Unfall Defektzustand mit spastischen Symptomen beidseits, Pseudobulbärparalyse, leichter Parkinsonsymptomatik, cerebellaren Symptomen, leichter Demenz, emotioneller Enthemmung, geringer frontaler Symptomatik.

Das EEG war diffus abnorm mit links parieto-temporalen Herdzeichen.

Die Luftfüllung zeigte eine Ventrikeldillatation, vor allem des 4. Ventrikels und eine Defektverziehung des linken Seitenventrikels nach temporoparietal, sowie eine Erweiterung der basalen Zisternen.

Zusammenfassung: Bei dem 27jährigen Patienten entwickelte sich nach einem typischen Mittelhirn-Syndrom im Rückbildungsstadium eines traumatischen apallischen Syndroms eine Klüver-Bucy-Symptomatik, bei der die oralen Tendenzen etwas stärker als die Hypersexualität ausgeprägt waren. Die Klüver-Bucy-Symptome blieben annähernd 3 Wochen bestehen und gingen in ein Korsakow-Syndrom über, das mehrere Monate vorhanden war.

Fall 3: Bernhard W., 11 Jahre. Krankengeschichte, Psychiatrisch-Neurologische Universitätsklinik Wien, Nr. 39288/68.

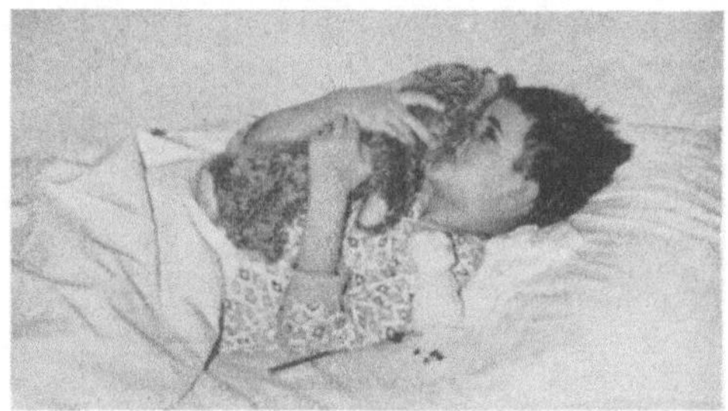

Abb. 6. Patient B. W., 11 Jahre. Remissionsstadium des traumatischen apallischen Syndroms, Klüver-Bucy-Phase. Besaugen und Bebeißen des angepreßten Teddybären. In der Abbildung unten Gummiteile des knapp zuvor bebissenen Reflexhammers.

Am 28. 9. 1968 in ein Auto gelaufen, Schädel-Hirntrauma durch Gewalteinwirkung von links vorne. Nach ca. 4 Stunden Vollbild eines akuten Mittelhirnsyndroms, in der Entwicklung, Lateralisationssymptomatik. Am 5. Tag Übergangsstadium, erst am 25. Tag Vollbild eines traumatischen apallischen Syndroms. In der 11. Woche Beginn des Remissionsstadiums.

Zweieinhalb Wochen nach Beginn der Remission Herumnesteln, Ergreifen von Objekten und promptes Zum-Mund-Führen, sofortiges Einsetzen von Saugautomatismen (Lecksaugen), anfangs noch Bulldoggreflex. Bei Versuch, den besaugten Gegenstand zu entfernen, Widerstand und Abwehr mit Unmutsäußerung; fehlendes Erkennen der in den Mund gebrachten Gegenstände, keinerlei Ekel vor Ungenießbarem, ständiges Besaugen und Benagen der Bettdecke, der Spielsachen (Abb. 6) etc.; zunehmende Eßsucht.

Mit dem Einsetzen des „Greifzwanges" vermehrte Zuwendung zur Umgebung, vorerst ohne Interesse an den Vorgängen. Zärtlichkeitsbedürfnis, Anschmiegen, „Köpfchengeben", Aufforderungs- bzw. Erwartungshaltung zum Streicheln, Unmut, wenn damit aufgehört wird. Bevorzugung bestimmter Pflegepersonen durch vermehrte Zuwendung. Freundlich, keine Angst vor schmerzhaften Handlungen (Injektionen etc.), vor Arzt und Schwestern. Keine Masturbationstendenz, aber genitale Erregung und Äußerung des Wohlbefindens beim Streicheln (pleasure reaction) und bei pflegerischen Handlungen.

Langsame Rückbildung der Sprachfunktion. Durchführen einfacher Aufträge, euphorische Stimmungslage.

Zweieinhalb Wochen nach Beginn der gerichteten oralen Tendenzen Abklingen des zwingenden Ergreifens von Gegenständen und Zum-Mund-Bringen derselben. Zweckausrichtung des Greifzwanges, nach bestimmten Schlüsselreizen, kurzfristiges Daumenlutschen, vorübergehend Tendenz, den Löffel beim Füttern zu besaugen. Verbleiben starker Schmeicheltendenzen. Gleichzeitig Auftreten von Zornreaktionen bis zur Shame rage bei Entfernen des in den Mund gebrachten Gegenstandes oder von Spielzeug. Starke Merkfähigkeitsstörung. 2 Wochen nach Einsetzen der Klüver-Bucy-Phase Übergang in ein Korsakow-Syndrom. Danach organisches Psychosyndrom. Schließlich Eintreten des Defektstadiums mit Restsymptomen einer meso-pontinen Schädigung (cerebellare und Parkinsonsymptome im Vordergrund stehend), dazu Herdsymptome fronto-parietal links, emotionelle Labilität, Neigung zu Zornreaktionen.

EEG: Nach anfangs diffus abnormem Kurvenbild, zunehmende Herdabgrenzung links parietal sowie rechts occipito-temporal.

Zusammenfassung: Bei dem 11 jährigen Patienten stellte sich 4 Stunden nach einem Schädel-Hirntrauma ein akutes Mittelhirnsyndrom ein. Erst in der 4. Woche Vollbild eines apallischen Syndroms und 11 Wochen nach dem Unfall Remissionsstadium, in dessen Verlauf sich eine Klüver-Bucy-Symptomatik entwickelte, bei der allerdings Hypersexualität fehlte. Patient zeigte dafür ein ausgeprägtes Zärtlichkeitsbedürfnis mit einer Pleasure reaction. Dagegen waren die oralen Schablonen in ausgeprägter Form vorhanden. Rückbildung bis zu einem Defektstadium mittleren Grades.

Aus den Krankengeschichten der drei beschriebenen Fälle, die als repräsentativ für die übrigen Patienten mit einem voll ausgeprägten, bzw. partiellen Klüver-Bucy-Syndrom ausgewählt wurden, läßt sich die Symptomatik wie folgt zusammenstellen:

1. Tendenz, alle im Tast- und Sehraum befindlichen Gegenstände zu ergreifen, diese unmittelbar, auch gegen Widerstand zum Mund zu bringen, daran zu saugen, zu kauen oder sie zu bebeißen. Versuch, den im Mund befindlichen Gegenstand zu verschlucken. Zeitweilig dauerndes Herumtasten und Nesteln, bis sich ein ergreifbares Objekt findet. Mitunter Beschnüffeln oder auch Belecken der zum Mund geführten Objekte.

2. Fehlendes Erkennen des ergriffenen und zum Mund gebrachten Gegenstandes (Seife, Papier oder ähnliches werden nicht von Eßbarem unterschieden). Keinerlei Abscheu oder Ekel vor Ungenießbarem.

3. Hypersexualität mit Masturbation, Begattungsbewegungen; hetero- und homosexuelles Verhalten. Manchmal nur Andeutung sexueller Tendenzen. Auffälliges Schmeicheln und Zärtlichkeitsbedürfnis, das von einer genitalen Erregung begleitet sein kann (pleasure reaction).

4. Fehlende Scham bei sexuellen Handlungen. Fehlen situationsbedingter Angstreaktionen. Dagegen mitunter Unmutsäußerungen bei Störung der oralen oder sexuellen Tendenzen.

5. Euphorische Stimmungslage, in seltenen Fällen später Zornreaktionen bis zur Shame rage.

6. Ausgeprägte Eßsucht, Bulimie.

7. Merkfähigkeitsstörungen im späteren Abschnitt der Phase.

Die geschilderte Symptomatik kann Variationen aufweisen.

So stehen in manchen Fällen die oralen Symptome im Vordergrund, während die Hypersexualität gering ausgeprägt ist oder sich nur in der beschriebenen Pleasure reaction zeigt (Fall 3). Es können aber auch die sexuellen Symptome weit stärker als die oralen Tendenzen ausgeprägt sein. Dies war unter anderem bei einem 14jährigen Mädchen zu beobachten, das durch 10 Tage ununterbrochen Masturbationshandlungen ausführte, die eine Fixierung der Hände, schließlich medikamentöse Dämpfung notwendig machten, während die oralen Mechanismen nur gering vorhanden waren. Die Stimmung blieb trotz der Fixierungsmaßnahmen stets heiter und freundlich.

In den Fällen des traumatischen apallischen Syndroms läßt die Klüver-Bucy-Symptomatik eine Verlaufsdynamik erkennen. Sie zeigt sich in einem mitunter dramatischen Aufbau der Symptome bis zum Vollbild und im Ausklingen der oralen Schablonen durch Integration in die Normalmotorik sowie durch Einordnen der Hypersexualität und des abnormen emotionellen Verhaltens.

Das erste faßbare Symptom ist fast immer das zwanghafte Zum-Mund-Bringen von ergriffenen Gegenständen. Die sexuellen Verhaltensweisen können manchmal auch erst einige Tage später zur Beobachtung kommen. Wenn sie stark vorhanden sind, setzen sie aber meist in ausgeprägter Form und ziemlich gleichzeitig ein. Die Dauer der Klüver-Bucy-Phase ist unterschiedlich. Die Symptome können nach 2—3 Tagen wieder weitgehend verschwunden sein oder aber auch über 3—4 Monate in voller Form vorhanden bleiben. Bei 10 der von uns beobachteten Fälle bestanden Klüver-Bucy-Symptome unverändert bis zum Tode. Die Phase dauerte in diesen Fällen 2 Tage bis 4 Monate. 4 der 10 Patienten verstarben in einer neuerlichen Mittelhirn- bzw. Bulbärhirneinklemmung, die übrigen 6 an interkurrenten Erkrankungen.

Bei der Rückbildung der Klüver-Bucy-Symptome können sich die spezifischen motorischen Schablonen in zunehmender Weise in die normale Motorik integrieren, oder es kann sich eine Art höhergeordneter motorischer Schablonen einstellen, die „im Leerlauf" und „am untauglichen Objekt" ablaufen. So kann es vorkommen, daß die Patienten längliche Gegenstände zwanghaft ergreifen und zum Mund führen und das Objekt nach Art des Zigarettenrauchens verwenden (s. Abb. 4). Eine weitere Schablone ist das zwanghafte Ergreifen und Zum-Mund-Führen der vorgehaltenen Hand, an das sich der Schnauzreflex anschließt (Handkußschablone). Bei Fall 1 wurde später die vorgehaltene Hand an die Wange gebracht, worauf Schmeichelbewegungen einsetzten, die mit einer Pleasure reaction einhergingen. Auch Fall 3 wies eine ähnliche Reaktion auf. Der an der Nase besaugte und bebissene Teddybär wurde gleichzeitig zärtlich an sich gedrückt (s. Abb. 6).

Das Fehlen des Erkennens von Gegenständen verschwindet meist erst am Ende der Phase, mitunter schlagartig.

In den abnormen sexuellen Verhaltensweisen werden die Masturbationshandlungen von sexuellen Tendenzen zur Umgebung abgelöst. Das Fehlen jeder Scham schlägt in eine auffällige Schamhaftigkeit mit geziertem sexuell-tendenziösem Verhalten um. Gleichzeitig stellt sich eine Schmeichelreaktion mit der erwähnten Pleasure reaction ein, die mit passivem Verhalten beginnt oder auch aktiv eingeleitet wird.

Die euphorische Stimmungslage bleibt auch in der Korsakow-Phase bestehen. Eine manchmal vorhandene Unmutsreaktion klingt schon früh ab oder kann in einzelnen Fällen von Zornreaktion bis zur Shame rage abgelöst werden. Das Fehlen einer situationsnotwendigen Angstreaktion bleibt oft noch während der Korsakow-Phase nachweisbar.

Die Eßsucht kann ebenso wie die beträchtliche Merkfähigkeitsstörung in die nächste und übernächste Phase übergehen. Die Klüver-Bucy-Symptomatik kann durch Herdausfälle von seiten einer Mittelhirnschädigung als Folge der tentoriellen Einklemmung oder durch superponierte Groß- und Kleinhirnherde beeinflußt sein (cerebellare Symptome, Parkinsonsymptomatik, Hemiparesen etc.).

III. Diskussion

Die geschilderte Symptomenkombination entspricht dem Klüver-Bucy-Syndrom, wie es beim Menschen als Folge von operativen Eingriffen im limbischen System oder nach Schädigungen in den gleichen Strukturen durch entzündliche oder degenerative Prozesse beschrieben wurde (*Terzian* und *Dalle Ore*, 1955; *Pilleri*, 1961 u. a.). Die Symptomatik entspricht grundsätzlich dem Zustandsbild, das zuerst *Klüver* und *Bucy* (1937) nach einer beidseitigen Temporalhirnresektion an Affen beobachten konnten. Es besteht in einer Art „optischen Agnosie", intensiven oralen Tendenzen, einer extremen Reizgebundenheit, Mangel an Angst und emotionalen Reaktionen, Hypersexualität und Veränderung der Futtergelüste bei gleichzeitiger Freßsucht. Wie sich aus weiteren experimentellen Untersuchungen ergab, müssen für das Zustandekommen dieses Syndroms stets weite Teile des limbischen Systems beiderseitig geschädigt sein. Die Zuordnung einzelner Symptome zu bestimmten Strukturen konnte bis jetzt im Tierversuch noch nicht voll unter Beweis gestellt werden. Eine gleichartige isolierte Läsion am Amygdaloid-Komplex ruft bei den meisten Tieren Zahmheit und nur geringe Angst- und Wutreaktion hervor, während andere wild und aggressiv werden (*Weisskrantz*, 1956 u. a.). Das gleiche trifft für das Sexualverhalten zu. Im Versuch an Katzen stellen sich nur bei einem Teil der Tiere Hypersexualität und orale Tendenzen ein. Eine Kastration kann die sexuelle Verhaltensstörung beseitigen, die Hormon-Substitution sie wiederherstellen (*Schreiner* und *Kling*, 1954). Dieselben Autoren (*Schreiner* und *Kling*, 1953) konnten feststellen, daß bei einer zusätzlichen Läsion des Nucleus ventro-medialis hypothalami ein zahmes Tier bösartig und zornig wird. Irgendwelche Analogieschlüsse zu der unterschiedlichen und sich wandelnden Symptomatik beim Klüver-Bucy-Syndrom nach traumatischem apallischem Syndrom des Menschen scheinen nicht berechtigt und aus dem heutigen Wissen über die Morphologie auch nicht diskutierbar.

Im Vergleich zu den meisten in der Literatur beschriebenen Patienten mit einer Klüver-Bucy-Symptomatik nach operativen Eingriffen oder im Verlauf eines degenerativen Krankheitsgeschehens zeigte sich bei einem beträchtlichen Teil der von uns beobachteten Fälle eine größere Intensität und auch Komplexheit der Symptome (26 Fälle mit vollausgeprägter Symptomatik von 71 Patienten). Von 39 Patienten waren bei 28 die oralen Verhaltensweisen stärker ausgeprägt oder weit dominierend, während bei den restlichen Fällen die Hypersexualität im Vordergrund stand.

Morphologisch finden sich in einem Teil der Fälle mit einem traumatischen apallischen Syndrom Läsionen im Bereich des limbischen Systems, und zwar im Uncus hippocampi, im Ammonshorn und im Fornix. Die Schäden sind zum größeren Teil sekundär durch den tentoriellen Einklemmungsmechanismus entstanden. Dies trifft besonders für das Ammonshorn zu.

Nach *MacLean* (1959, 1960) lassen sich zwei anatomisch-neurophysiologische Funktionskreise des limbischen Systems unterscheiden, der Amygdaloidzirkel, der die Selbsterhaltung des Individuums, das orale Verhalten steuert und der Septumzirkel, der „die Erhaltung der Art" (*Ploog*, 1964) gewährleistet und für das Sexualverhalten verantwortlich ist. Durch Schädigung der limbischen Strukturen kommt es beim Tier zu einer Veränderung der normalen Verhaltensweise und somit zu der charakteristischen Symptomenkombination des Klüver-Bucy-Syndroms.

Der Remissionsverlauf des traumatischen apallischen Syndroms läßt für die Erklärung der Klüver-Bucy-Symptomatik beim Menschen einen neuen Gesichtspunkt aufscheinen. Wenn angenommen wird, daß sich im Vollbild des apallischen Syndroms das Funktionsniveau des menschlichen Gehirns auf die meso-diencephale Ebene gesenkt hat, so kann die Remission der apallischen Symptomatik mit einem Aufbau zu höheren Funktionsebenen erklärt werden. Die erste Remissionsphase, die der primitiven emotionalen Reaktionen würde so durch die Reintegration der diencephalen Funktionssysteme erklärbar sein. Nach dieser Hypothese könnte die Remissionsphase des Klüver-Bucy-Syndroms durch ein Anheben der Funktionsebene auf das limbische Niveau erklärt werden, das allerdings vorerst noch gestört ist und daher die Enthemmungssymptome hervorruft. Die Enthemmungssymptomatik des Klüver-Bucy-Syndroms beim traumatischen apallischen Syndrom ist dem Klüver-Bucy-Syndrom durch einen Lokalschaden nach Operation oder durch einen degenerativen wie auch entzündlichen Prozeß somit vergleichbar.

Wir müssen demnach annehmen, daß sich während des Remissionsstadiums eines traumatischen apallischen Syndroms das Funktionsniveau des Zentralnervensystems vorübergehend auf die limbische Ebene stellt, allerdings dieses System noch eine funktionelle Störung aufweist. Von Bedeutung in diesem Zusammenhang mag die Tatsache sein, daß in jedem Fall eines Remissionsstadiums nach traumatischem apallischem Syndrom die Klüver-Bucy-Symptomatik als Durchgangssyndrom auftritt. Eine genaue morphologische Untersuchung der limbischen Strukturen muß in Zukunft bei den Fällen durchgeführt werden, die nach Eintreten der Klüver-Bucy-Phase keine weitere Remissionstendenz aufweisen. Bei einigen Patienten davon ließen sich bereits substantielle Schäden in limbischen Strukturen feststellen (*Jellinger*, 1965; *Gerstenbrand*, 1967).

Zusammenfassung

Im Remissionsstadium des traumatischen apallischen Syndroms stellt sich eine Phase ein, in der die Patienten die Symptomatik eines Klüver-Bucy-Syndroms aufweisen, in deren Rahmen in den meisten Fällen eine ausgeprägte Hypersexualität vorhanden ist. Der Symptomenkomplex entspricht dem Klüver-Bucy-Syndrom, wie es nach operativen Eingriffen am Temporallappen oder bei degenerativen Abbauprozessen wie auch entzündlichen Schäden in diesem Bereich mehrfach beschrieben wurde. Die beim traumatischen apallischen Syndrom zur Beobachtung kommende Klüver-Bucy-Symptomatik zeichnet sich durch eine besondere Ausprägung und Intensität des Symptomenbildes aus und weist eine Dynamik in ihrem Verlauf auf. Die sexuellen Enthemmungssymptome sind bei manchen Patienten nur in abgewandelter Form als Pleasure reaction vorhanden. Bei einzelnen Patienten kann eine dauernde Störung im sexuellen Verhalten bestehenbleiben.

Während der Rückbildung stellen sich höherkoordinierte motorische Schablonen ein, die wie die Handkuß- oder Rauchschablone in der normalen menschlichen Verhaltensweise Homologien finden.

Auf morphologische Korrelationsmöglichkeiten und Pathophysiologie wird kurz eingegangen.

Literatur

Anastosopoulos, G.: Hypersexualität, Wesensveränderung, Schlafstörungen und akute Demenz bei einem Tumor des rechten Schläfenlappens. Psychiat. et Neurol. (Basel) *136*, 85—108 (1958).

Gerstenbrand, F.: Das traumatische apallische Syndrom. Wien-New York: Springer, 1967.

Gerstenbrand, F.: Das Klüver-Bucy-Syndrom im Remissionsstadium des apallischen Syndroms. Wiss. Z. Humboldt-Univ. Berlin, Math.-Nat. R. *17*, 43—44 (1968).

Grünthal, E.: Über das klinische Bild nach umschriebenem beidseitigem Ausfall der Ammonshornrinde. Ein Beitrag zur Kenntnis der Funktion des Ammonshorns. Mschr. Psychiat. Neurol. *113*, 1—16 (1947).

Jelgersma, H. C.: Ein Fall von juveniler hereditärer Demenz vom Alzheimer Typ mit Parkinsonismus und Klüver-Bucy-Syndrom. Arch. Psychiat. *205*, 262—266 (1964).

Jellinger, K.: Protrahierte Formen der posttraumatischen Encephalopathie. Beitr. gerichtl. Med. *23*, 5—118 (1965).

Klüver, H., and *P. C. Bucy*: "Psychic blindness" and the other symptoms following bilateral temporal lobectomy in rhesus monkeys. Amer. J. Physiol. *119*, 352—353 (1937).

MacLean, P. D.: The limbic system with respect to two basic life principles. In: The central nervous system and behavior. Trans. 2nd Conference, Febr. 1959, The Josiak Maey, Jr. Foundation and the National Science Foundation.

— Psychosomatics. In: Handbook of Physiology, Neurophysiology *3*, 1723 to 1744. Washington, 1960.

Pilleri, G.: Orale Einstellung nach Art des Klüver-Bucy-Syndroms bei hirnatrophischen Prozessen. Schweiz. Arch. Neurol. *87*, 286—298 (1961).

Ploog, D.: Verhaltensforschung und Psychiatrie. In: Psychiatrie der Gegenwart, Bd. 1/1 B, 291—443. Berlin-Göttingen-Heidelberg: Springer, 1964.

Schreiner, L., and *A. Kling*: Behavioral Changes following rhinencephalic injury in the cat. J. Neurophysiol. *16*, 643—659 (1953).

— Effects of castration on hypersexual injury in cat. Arch. Neurol. Psychiat. *72*, 180—186 (1954).

Terzian, H., and *C. Dalle Ore:* Syndrome of Klüver and Bucy. Reproduced in man by bilateral removal of the temporal lobes. Neurolog. (Minn.) *5,* 373—381 (1955).

Ule, G., W. Böhner und *E. Bues:* Ausgedehnte Hemisphärenmarkschädigung nach gedecktem Hirntrauma mit apallischem Syndrom und partieller Spätrehabilitation. Arch. Psychiat. *96,* 155—176 (1961).

Weiskranz, L.: Behavioral changes associated with ablation of the amygdaloid complex in monkeys. J. comp. physiol. Psychol. *49,* 381—391 (1956).

Journal of Neuro-Visceral Relations, Suppl. X, 538—542 (1971)
© by Springer-Verlag 1971

Störungen des Sexualverhaltens
nach posttraumatischem apallischen Syndrom

U. Boeters

Psychiatrische und Nervenklinik der Universität Kiel
(Direktor: Prof. Dr. *G. E. Störring*)

Summary

Disturbances of Sexual Behaviour in Apallic Syndrome Following Trauma

A study of sexual behaviour in 12 patients with post-traumatic apallic syndrome shows that sexuality is usually diminished and is sometimes even extinguished. To some extent this is due to the extent of the brain-damage, which results in both diencephalo-thalamic and frontal-cortical defects, and in particular causes a loss of motivation. Other patients display what at first sight seems to be sexually inviting behaviour (impulsive caresses and an excessive craving for affection), but a closer analysis shows this to be a regression of the affective and instinctive faculties to an entirely undifferentiated degree of response to the environment, and that it can not be interpreted as an expression of genuinely sexual behaviour. True hypersexuality, whether as a result of a removal of inhibitions or of an increased instinctive drive, only develops in the presence of definite lesions of the cerebral cortex or brain stem.

Das posttraumatische apallische Syndrom — eine wohlcharakterisierte Komplikation mancher Hirnkontusionen — stellt eine temporäre Desintegration der Hirnfunktionen auf Hirnstammniveau dar. Psychopathologisch ist lediglich die Wiederkehr einer primitiven Bewußtseinshelligkeit zu konstatieren, während sinnvolle Reaktionen auf äußere oder innere Reize noch völlig fehlen. Kommt es zur Restitution, werden gewöhnlich bestimmte Remissionsstadien durchlaufen, die vor allem von *Gerstenbrand* (1967) systematisch erarbeitet worden sind.

Während der frühen Rückbildung läßt sich häufig ein abortives oder sogar komplettes Klüver-Bucy-Syndrom abgrenzen, das, wie *Kanowski* sowie *Gerstenbrand* und *Lücking* soeben dargelegt haben, häufig von einer triebhaften Sexualität begleitet ist. Nach *Gersten-brands* Ausführungen kann sich auch in der späten Rückbildung noch eine Hypersexualität manifestieren.

Nach den eigenen Erfahrungen — es liegt die Beobachtung von 12 Fällen mit langer Überlebensdauer und Ausgang in Defektzustände zugrunde — sind eindeutig sexuelle Triebsteigerungen im Verlauf posttraumatischer apallischer Syndrome auffallend selten, so daß man den Eindruck gewinnen könnte, eine globale Hypo- oder Asexualität sei doch regelhafter.

Das Auftreten sexueller Regungen und Verhaltensweisen ist fraglos von der Antriebsfunktion abhängig. In den Folgestadien apallischer Syndrome finden sich aber typischerweise Störungen der Antriebsregulation, die das klinische Bild wesentlich mitbestimmen können (*Boeters*, 1969). Wenn schwere Antriebsstörungen resultieren, die sich als Kombination diencephaler und frontaler Läsionen interpretieren lassen, stehen Aspontaneität, Verlangsamung, Minderung der Intensität aller Sinnesleistungen und mangelnde Fremdanregbarkeit derart im Vordergrund, daß nicht nur die Mindestaktivität zur Entfaltung sexueller Strebungen von vornherein fehlt, sondern auch einer sexuellen Anregbarkeit auf äußere oder innere Reize der Boden entzogen ist.

Fall 1: Eine 28jährige verheiratete Frau mit apallischem Syndrom von 26 Tagen Dauer bot während der dreijährigen Beobachtung das Bild einer schweren kombinierten Antriebsstörung. Im Rahmen eines abortiven Klüver-Bucy-Syndroms waren lediglich orale Einstellmechanismen und dranghaft gesteigerte Nahrungsaufnahme zu verzeichnen; der Saugreflex war bis zum 233. Tag auslösbar, die Bulimie blieb überhaupt bestehen. Im Endzustand stellte sich ein korsakowartiges Psychosyndrom ein. Eindeutige sexuelle Strebungen fehlten in diesem Fall vollkommen. Es war lediglich zu registrieren, daß die Kranke auf zärtliche Zuwendungen positiv reagierte. Sie unternahm aber nichts, um von sich aus ein solches Verhalten herbeizuführen. Ihre in diesem Zusammenhang interessierenden verbalen Äußerungen beschränkten sich auf Formulierungen wie: „Ich denke darüber nach, was sich so Mann und Frau zu sagen haben."

Etwas schwieriger ist die Frage sexueller Störungen zu beurteilen, wenn es während der Restitution zu Antriebssteigerungen kommt, die oft rhythmisch schwanken und somit überwiegend diencephaler Genese sein dürften. Bei diesen Kranken findet sich eine auffallende Tendenz zu triebhaftem Sichanschmiegen und ungestümen Zärtlichkeiten (*Ule, Döhner* und *Bues*, 1961; *Störring*, 1965, *Gerstenbrand*, 1967), die auf den ersten Blick durchaus den Eindruck sexueller Regungen erwecken.

Fall 2: Bei einem 17jährigen Mädchen, das 4 Jahre lang beobachtet wurde, kam es während der Restitution zu sehr auffälligen rhythmischen Veränderungen der Antriebsregulation. In den Phasen gesteigerter Aktivität neigte die Kranke dazu, fast wahllos, aber doch mit Bevorzugung jüngerer Jahr-gänge, Krankenschwestern und Mitpatientinnen mit ungestümer Zärtlichkeit zu überfallen, sie zu streicheln und mit Koseworten zu bedenken wie: „Komm mal her, mein Mädchen, ich hab' dich ja so lieb." Das Verhalten war so eindrucksvoll, daß zeitweise homosexuelle Neigungen angenommen wurden.

Die genaue Beobachtung erwies jedoch wie in ähnlich gelagerten Fällen, daß von eindeutigen sexuellen Triebregungen nicht die Rede sein konnte. Psychopathologisch handelt es sich vielmehr um eine organisch bedingte Regression des Affekt-, Trieb- und Antriebsgeschehens auf eine höchst undifferenzierte Stufe eingleisig monofunktional verlaufender Ich—Umwelt-Beziehungen (*Störring*, 1965). Das geschilderte Verhalten dürfte der Ausdruck lediglich einer diencephal-thalamischen Reizüberempfindlichkeit und Hyperaktivität sein, die durch den gleichzeitigen Ausfall integrierender frontal-kortikaler Funktionen nicht adäquat beinhaltet werden kann. Dabei kommt noch in Betracht, daß das auffällige Sichanschmiegen den Stellenwert eines elementaren, rein neurologischen Symptoms haben kann, welches entweder frontalen Greifautomatismen entspricht (*Ule, Döhner* und *Bues*, 1961) oder in Parallele zu setzen ist zu dem von *Ploog* (1964) beschriebenen schmeichelnden „Köpfchengeben" bei Katzen nach Reizung medialer Thalamusanteile (*Gerstenbrand*, 1967). Für den letzteren Fall müßte allerdings nach dem Ergebnis der Tierexperimente doch wenigstens eine Verwandtschaft zum Sexualverhalten angenommen werden (*Ploog*, 1964).

Während der späteren Rückbildungs- und Defektstadien ist ein Erlöschen der Sexualität nach unseren Erfahrungen so regelhaft, daß erotisch-sexuelle Regungen überhaupt, selbst in sehr diskreter Form, überraschten.

Fall 3: Ein 22jähriger Mann überstand einen Unfall mit einem apallischen Syndrom unter beträchtlicher psychopathologischer und neurologischer Defektbildung. Während der Restitution — eine Antriebsminderung stand im Vordergrund — kam es zu keinerlei Zeichen sexueller Regungen. Erst 5 Jahre später äußerte der Patient Heiratsabsichten, und zwar bat er seine Mutter, für ihn auf Heiratsanzeigen zu schreiben. Ausgesprochen sexuelle Vorstellungen oder Wünsche bestanden jedoch auch jetzt nicht.

Eindeutig sexuelle Regungen mit Masturbation, Exhibitionismus und verbaler Komponente fanden sich lediglich in einem Fall; hier handelte es sich um eine 41jährige Frau, bei der ein Hirntrauma mit apallischem Syndrom im Endstadium zum charakteristischen Bild einer orbitalen Stirnhirnschädigung geführt hatte. Die sexuellen Entgleisungen waren hier aber in den Rahmen einer allgemeinen Enthemmung einzuordnen.

Ebenso wie bei reinen Stirnhirnbildern infolge einer Enthemmung sexuelle Entgleisungen vorkommen können, so sind sexuelle Triebsteigerungen bei betont diencephal-thalamischen Läsionen sicher nicht selten, sei es im Zusammenhang mit einem Klüver-Bucy-Syndrom, sei es unabhängig davon. Das auffällige Zurücktreten sexueller Regungen in der Rückbildung der von uns beobachteten posttraumatischen apallischen Syndrome ist wahrscheinlich eine Konsequenz der Kombination kortikaler und diencephal-thalamischer Schädigungsmuster. Ein solcher Umfang der Hirnschädigung läßt sich mitunter pathologisch-anatomisch nachweisen; bei unseren Kranken war er auch regelmäßig klinisch wahrscheinlich zu machen.

Für die Seltenheit hypersexueller Störungen in unserem Krankengut im Vergleich zur Literatur dürften zwei Faktoren maßgeblich sein. Einmal ist unsere relativ kleine Untersuchungsreihe nicht auslesefrei, da sie lediglich schwere Initialbilder mit langdauernden erheblichen psychopathologischen Störungen umfaßt, bei denen die Auswirkungen kortikaler Läsionen auf lange Sicht immer mehr in den Vordergrund rückten. In dem viel umfangreicheren Krankengut *Gerstenbrands* dürften dagegen auch solche Fälle erfaßt worden sein, bei denen lediglich umschriebene Hirnstammschäden vorlagen, bei denen hypersexuelle Störungen wesentlich häufiger zur Manifestation gelangen müßten. Darüber hinaus haben wir versucht, recht auffällige Verhaltensweisen in Form eines triebhaften Sichanschmiegens und einem abnormen Zärtlichkeitsbedürfnis zu analysieren, die eine Regression des Affekt-, Trieb- und Antriebsgeschehens auf eine undifferenzierte Stufe eingleisig monofunktionaler Umweltbeziehungen darstellen, jedoch nicht als Ausdruck gerichteten Sexualverhaltens zu interpretieren sind.

Zusammenfassung

Es wird über Beobachtungen des Sexualverhaltens bei 12 Patienten mit posttraumatischem apallischen Syndrom berichtet. Eine Minderung der Sexualität bis zum Erlöschen ist die Regel. Teilweise ist hierfür der Umfang der Hirnschädigung verantwortlich zu machen, der sowohl diencephal-thalamische wie frontal-kortikale Ausfälle, insbesondere der Antriebsfunktionen, bedingt. Bei anderen Kranken kommt es zu auffälligen, auf den ersten Blick an sexuelle Regungen gemahnenden Verhaltensweisen (triebhaftes Sichanschmiegen und ungestümes Zärtlichkeitsbedürfnis), die genauere Analyse zeigt jedoch, daß es sich um den Ausdruck einer Regression des Affekt-, Trieb- und Antriebsgeschehens auf höchst undifferenzierte Stufen einer Umweltbeziehung handelt, die nicht als Ausdruck gerichteten Sexualverhaltens zu interpretieren sind. Eine Hypersexualität, sei es infolge einer Enthemmung, sei es im Sinne einer Triebsteigerung, kommt offenbar nur dann zur Entwicklung, wenn betonte Hirnrindenläsionen oder Hirnstammschädigungen resultieren.

Literatur

Boeters, U.: Die Bedeutung von Antriebsstörungen bei posttraumatischem apallischem Syndrom und seinen Folgezuständen. Nervenarzt *40*, 268 bis 272 (1969).

Gerstenbrand, F.: Das traumatische apallische Syndrom. Wien-New York: Springer, 1967.

Ploog, D.: Verhaltensforschung und Psychiatrie. In: Psychiatrie der Gegenwart, Band I/1 B. Berlin-Göttingen-Heidelberg: Springer, 1964.

Störring, G. E.: Über personale Eingleisigkeit als hirnorganische Erscheinung. In: Akt. Fragen Psychiat. Neurol., Vol. 2, 182—197. Basel-New York: Karger, 1965.

Ule, G., W. Döhner und *E. Bues*: Ausgedehnte Hemisphärenmarkschädigung nach gedecktem Hirntrauma mit apallischem Syndrom und partieller Spätrehabilitation. Arch. Psychiat. Nervenkrankh. *202*, 155—176 (1961).

Journal of Neuro-Visceral Relations, Suppl. X, 543—548 (1971)
© by Springer-Verlag 1971

Potenzstörungen nach leichteren Schädeltraumen

H. Becker

Summary

Disturbances of Potency after Mild Head Injuries

For many years there was an uncritical acceptance of the occurrence of disturbances of potency after head injury. Then the pendulum swung to the other extreme: such disturbances were accepted only when there had been substantial brain damage accompanied by severe commotio. It is time to set the record straight.

Some observations of my own indicate that disturbances of potency, usually reversible in type, can result from even mild head injuries, including those in which it is doubtful whether commotio had occurred. The explanation involves two points: (a) that sexual regulation is not controlled exclusively by the hypothalamus (consider the frontal lobes and the limbic system), and (b) that loss of consciousness does not necessarily occur when there are morphological lesions in the brain stem. It is generally accepted to-day that after head injuries, even those producing commotio, the brain stem usually lies at pressure-point 0. Nevertheless tears are found in the arteries and veins there. It is arguable therefore that localised changes of a similar nature may occur when the whole mid-brain region lies outside the central path of the pressure-wave. This aspect is important because the sex-regulating centre in the mid-brain lies at some distance from the centre concerned with consciousness.

Sexual disturbances are very delicate indicators of disorders of function due to structural damage. Even quite slight morphological lesions are sufficient to produce this effect, but they may be so small that they can only be found by making serial sections. The presumption of a necessary connection between loss of consciousness and impairment of sexual function thus becomes invalid, particularly as other neurological signs of cerebral contusion may be lacking in such cases. It seems necessary to re-examine the question of sexual disturbance and slight brain damage, in order to avoid further errors of opinion. Refined techniques for investigation and research are essential.

Lange verfocht *Stier* seine These, daß schon leichte Hirnerschütterungen und sogar „einfache, starke Stöße" gegen den Kopf unter Umständen genügten, um Libido und Potenz stark zu beeinträchtigen, und zwar in deutlicher Abhängigkeit vom Lebensalter. Die Sexualstörungen bei jüngeren Leuten entsprachen teilweise etwa dem Potenzniveau gesunder älterer Menschen — zum Teil bestand aber auch völlige Impotenz —, während bei höheren Altersgruppen die Potenzstörungen weit ausgeprägter waren. Da *Stier* in der Definition der Schädel-Hirntraumen etwas ungenau blieb, wurde er zunehmend stärker angegriffen. Von ganz flüchtigen Störungen abgesehen, sollte jetzt für Potenzstörungen eine organische Hirnverletzung im klinischen Sinne die unabdingbare Voraussetzung sein, wogegen „leichte" Hirnerschütterungen solche Wirkungen nicht zu entfalten imstande seien (*Fleck* und andere). Das führte dazu, daß viele von uns leichte Schädeltraumen zu sehen bekamen, die trotz Fehlens von Hinweisen auf eine organische Hirnschädigung erhebliche Störungen der Potenz boten, daß wir andererseits aber nicht den Mut hatten, in der Gutachtensituation etwa zuzugeben, daß ein Causalnexus zwischen Trauma und Unfall bestehen könne.

Von vier Beobachtungen erscheint mir eine besonders exemplarisch: Vor drei Jahren suchte mich ein dreißigjähriger Mann auf, der ein halbes Jahr vorher einen frontalen Zusammenstoß seines Autos mit einem anderen Kraftwagen erlebt hatte. Erlebt auch insofern, als ihm der ganze Vorgang von Anfang an ohne jede amnestische Lücke gegenwärtig war. Es kam zu einem Aufprall mit dem Schädel gegen die Windschutzscheibe, über dessen Stärke der Verletzte nichts mehr wußte, dann schnellte der Kopf im Sinne eines Peitschenschlages zurück. Eine sichtbare Schädelverletzung fehlte, es trat aber sofort leichte Übelkeit ohne Erbrechen auf. Das Verhalten am Unfallort war völlig sinnvoll. Erst am Abend stellten sich Kopfschmerzen ein, die nach einem Jahr weitgehend abklangen und nur noch bei Hitze und nach Alkoholgenuß lästig wurden. Niemals wurde eine Beeinträchtigung der Merkfähigkeit beobachtet, wie überhaupt keinerlei Symptome einer traumatischen Hirnleistungsschwäche aufzudecken waren. 8 Tage nach dem Unfall (der Verletzte hatte sofort weitergearbeitet) unternahm er den ersten Versuch des Geschlechtsverkehrs, der, bei erhaltener Libido, wegen Ausbleibens der Erektion nicht gelang. Von da an waren für eineinhalb Jahre weder Erektion noch Ejakulation möglich. Dann kam es zu ersten flüchtigen Erektionen bei Sexualvorstellungen. Nach zwei Jahren heiratete der junge Mann, wobei die Terminwahl durch die ersten Erektionen beim Liebesspiel mit gelegentlich auch gelungener Immissio bestimmt war. Bis dahin waren alle Sexualtonica ohne jede Wirkung geblieben. Als ich den Patienten zuletzt sah (vor einem halben Jahr), gelang der Geschlechtsverkehr etwa bei der Hälfte der Versuche, wobei sich die Zahl der Ejakulationen aus dem erigierten zu der aus dem schlaffen Penis wie 1 : 1 verhielt. Nie gab es bei dem Verletzten einen greifbaren neurologischen Befund. Bei der Echoencephalographie leichte Erweiterung des III. Ventrikels auf 8 bis 9 mm. Der Liquor war in Ordnung. Im Elektroencephalogramm fand sich jedoch eine allgemeine Verlangsamung, besonders in vorderen Anteilen, die im Sinne einer nicht lokalisierbaren cerebralen Störung gedeutet wurde, wobei am ehesten an ein Fernsymptom vom Hirnstamm her zu denken war. Das EEG besserte sich im Laufe von einem Jahr über vorübergehend stärkere Einschlafveränderungen weitgehend.

Natürlich habe ich mir auch die Frage vorgelegt, ob nicht eine gestörte Harmonie im Verhältnis der beiden Partner Ursache der Sexualstörung sein könnte. Mein Patient und seine spätere Frau kannten sich zum Zeitpunkt des Unfalls 7 Jahre und waren 2 Jahre lang verlobt. Nun kann eine lange Verlobungszeit natürlich ebenso wie die Ehe einmal zum sexuellen Desinteressement und schließlich zur Impotenz führen. Da in unserem Fall die Libido von vorneherein erhalten war, tauchte die Frage auf, ob die Potenzstörung bei anderen Frauen vielleicht geringer sei. Mein Patient hat dieses Problem etwas zu wörtlich genommen und ist mit einem ihm schon lange bekannten Mädchen, das ihn (Libido!) stets gereizt hatte, ins Bett gegangen. Obwohl er dabei kein schlechtes Gewissen hatte („ich nahm das ja als Experiment"), mißlang der Congressus ebenso wie vorher und nachher bei der Braut.

In diesem Fall waren zwei Gutachter verschiedener Meinung. Der eine bejahte den Unfallzusammenhang, der andere lehnte ihn jedoch ab mit der Begründung, daß es eine Potenzstörung als isoliertes Symptom einer Hirnverletzung überhaupt nicht gebe, und daß der Verletzte sich nach dem Unfall sachlich verhalten und weitergearbeitet habe. Daß es sich um keine neurotische Fehlhaltung handelte, wurde von beiden Gutachtern übereinstimmend angenommen. Weiter hieß es, daß eine Hirnbeteiligung auch deshalb nicht zu konstruieren sei, weil der Patient am Unfallort keine Verletzung und keine Beule am Schädel und erst am Abend Kopfschmerzen gehabt habe. Recht behalten hat im Vergleichsverfahren übrigens der zweite Gutachter. Nun wissen wir aber, daß es durchaus schwere traumatische Hirnschädigungen ohne Bewußtseinsstörungen gibt, darüber hinaus auch ohne sichtbare Spuren im Kopfbereich. Diese Dinge sind jedem, der konsiliarisch viele Verletzte sieht, durchaus geläufig. Wenn es also traumatische Gewebsschädigungen am Gehirn gibt, die ohne sichere Commotio aus dem neurologischen Befund abgeleitet werden können, warum soll dann nicht auch das isolierte Symptom der Sexualstörung Folge eines Traumas sein? Dabei bleibt natürlich offen, wie der Schaden morphologisch aussieht. Daß es sich dabei nicht um sogenannte spurlose Vorgänge (Thixotropie oder was immer) handelt, sondern um etwas, das wirklich greifbar sein muß, scheint mir durch die jetzt drei Jahre lang bestehende Potenzstörung bei dem relativ jungen Mann bewiesen. *Zülch* hat zwei Beobachtungen beschrieben, beide ohne Commotio, bei deren einer autoptisch eine Zyste in der Wand des III. Ventrikels gefunden wurde, bei der anderen Narben in Vorder- und Hinterlappen der Hypophyse und im Hypophysenstiel. (Der zweite Verletzte hat 6 Jahre lang nach vergeblichen Bemühungen um Anerkennung seiner Störungen Suicid begangen.) Sind die Veränderungen so schwer, so ist allerdings mehr zu erwarten als eine ausschließliche oder gar nur partielle Potenzstörung (die Libido war ja in meiner Beobachtung erhalten). Das häufig geäußerte Argument, daß es am Hypophysen-Zwischenhirnsystem kaum eine traumatische Schädigung geben könne, weil es durch das Liquorkissen genügend abgesichert sei, halte ich übrigens nicht für stichhaltig. *Peters* hat im Mittelhirn Arterien- und Veneneinrisse beschrieben. Aber das Mittelhirn hat ebenfalls ein ausgedehntes Liquorkissen und liegt ebenso wie das Hypophysen-Zwischenhirnsystem im Druckpunkt 0. Solche Befunde können natürlich, wenn man sie überhaupt anerkennt, sehr gering ausgeprägt und eventuell nur in Serienschnitten faßbar sein. Sexualstörungen sind offenbar ein sehr feiner Indikator für morphologische Veränderungen. Es ist ja auch gar nicht gesagt, daß es unbedingt das Hypophysen-Hypothalamus-System sein muß, in dem wir nach Veränderungen zu suchen haben, ist doch die Sexualsteuerung sehr viel breiter repräsentiert als nur in Hypophyse und Zwischenhirn (limbisches System, Stirnhirn, *J.-E. Meyer*). Wer sich aber immer noch an der fehlenden Bewußtseinsstörung stößt, der sei daran erinnert, daß die Substantia reticularis um einiges von den bekannten Zentren der Sexualsteuerung entfernt liegt. *Schrappe* verdanken wir den Hinweis, daß ein Teil der Kontusionspsychosen, deren Substrat ja auch im wesentlichen im Hirnstamm zu suchen ist, ohne Commotio geblieben sein könne. Und die traumatische Narkolepsie kann ohne jeden Hinweis auf eine akute Beteiligung des Zwischenhirns auftreten. Ich meine, daß das Junktim zwischen Bewußtseinsstörung und Störung der Sexualfunktionen abgebaut werden muß. Und zwar genauso, wie festzustellen ist, daß wir nicht mehr berechtigt sind, klinische Zeichen einer Kontusion (im weiteren Sinne, nicht nur in dem der Prellungs- bzw. Sogherde) zur Anerkennung einer traumatischen Potenzstörung zu fordern. Was alles kann im Gehirn passieren und wie spärlich sind doch unsere klinischen Erkennungsmöglichkeiten eines solchen Schadens!

Übrigens ist bei dem erwähnten Fall noch eine andere Form der Schädigung diskutabel. Ich denke an die Whip-lash-injury, bei der im allgemeinen nur Schäden im Bereich der Halswirbelsäule erwartet werden. *Ommaya* und Mitarbeiter haben bei Affenversuchen mit genau dosierten Schleudertraumen klinische Kontusionszeichen und makroskopisch subdurale Blutungen, einmal aber auch eine Schädigung in

subcorticalen Gebieten gesehen. Dem Schluß der Autoren, Schleudertraumen wie gedeckte Schädelhirntraumen zu behandeln, kann man
nur zustimmen; vielleicht sollte man sie doch ernster nehmen.

Es hieße Eulen nach Athen tragen, wollte ich hier im einzelnen die
Bedeutung der Sexualität für den Menschen als Person, als Mitglied der
Gesellschaft und schließlich auch als Arbeitenden herausstellen. Leider
wird aber von vielen Gutachtern eine Erwerbsminderung für eine völlige Impotenz überhaupt abgelehnt. Das ist nur im juristischen, aber
nicht im ärztlichen Sinne richtig. Natürlich kann bei einer Haftpflicht-
gesellschaft das Schmerzensgeld entsprechend heraufgesetzt werden,
aber bei den Berufsgenossenschaften bleibt uns nur der Weg über die
Anerkennung einer Erwerbsminderung! Genauso sind ja entstellende
Narben bei jungen Mädchen etwa zu bewerten (Beeinträchtigung der
Heiratschancen).

In jedem Falle ist es notwendig, subtilste Diagnostik zu treiben, einschließlich Luftencephalogramm, falls möglich, oder doch der Echoencephalographie, obwohl nach *Huber* bzw. *Gross* und *Huber* die Koinzi-
denz zwischen Bewußtseinsstörungen leichterer Art und Erweiterung
des III. Ventrikels nur in 38 % gegeben ist; in Fällen ohne Bewußtseinsstörung wäre also noch weniger zu erwarten. Das EEG sollte möglichst
früh angefertigt werden. Man sollte auch Testuntersuchungen nicht
unterlassen, um eventuellen neurotischen Fehlhaltungen auf die Spur
zu kommen (TAT u. a.). Am wichtigsten aber ist die Sexualanamnese, bei der es auf alle Einzelheiten, die zu erfragen nicht immer
Freude macht, ankommt. Zuletzt wird man ein Urteil über die Glaubwürdigkeit des Patienten sowohl als auch seines Partners zu fällen
haben. Stimmen Anamnese und Glaubwürdigkeit überein, so würde
ich mich nicht scheuen, einen Zusammenhang auch dann zu bejahen,
wenn bei sonst normalen Befunden sogar das Luftencephalogramm und
das EEG normal sind.

Im ganzen will mir scheinen, daß es höchste Zeit ist, überalterte
Vorstellungen über Bord zu werfen und sich von vorgefaßten Denk-
schemata zu trennen.

Zusammenfassung

Nach vielen Jahren kritikloser Anerkennung von Potenzstörungen nach
Schädeltraumen schlug das Pendel zurück: Anerkennung fanden solche Störungen nur dann, wenn eine substantielle Hirnschädigung bei gleichzeitiger
schwerer Commotio gesichert war. Es ist Zeit, die Dinge wieder zurecht-
zurücken.

Einige eigene Beobachtungen weisen darauf hin, daß auch leichtere Schädeltraumen und selbst solche, bei denen man sogar die Commotio in Frage stellen muß, Potenzstörungen, meist reversibler Natur, zur Folge haben können.

Zur Erklärung bietet sich einmal die Überlegung an, daß die Sexualsteuerung nicht ausschließlich dem Hypothalamus untersteht (Stirnhirn, limbisches System), zum anderen, daß eine Bewußtlosigkeit nicht die Voraussetzung für das Vorhandensein morphologischer Schäden im Hirnstamm ist. Wenn der Hirnstamm, wie heute allgemein angenommen, nach Schädeltraumen, die auch zur Commotio führen, zumeist im Druckpunkt 0 liegt, und wenn trotzdem Arterien- und Veneneinrisse im Hirnstamm beobachtet werden, so ist es diskutabel, diskrete Veränderungen in ähnlichem Sinne auch dann anzunehmen, wenn die gesamte Zwischenhirnregion nicht im Zentrum der Druck-Sog-Welle liegt. Dies gilt um so mehr, als die Zentren für die Sexualsteuerung und für die Steuerung der Bewußtseinsvorgänge im Zwischenhirn räumlich getrennt liegen.

Sexualstörungen sind ein sehr feiner Indikator für morphologisch fundierte Funktionsstörungen. Es genügen hierfür offenbar tatsächlich schon recht geringfügige morphologische Veränderungen, die man eventuell nur in Serienschnitten finden würde. Das Junktim zwischen Bewußtseinsstörung und Beeinträchtigung der Sexualfunktion hat danach also keine Geltung mehr, zumal in solchen Fällen ja auch andere neurologische Signa für eine Kontusion fehlen können. Es erscheint deshalb notwendig, die Beziehungen zwischen Sexualstörung und leichten Schädelhirntraumen neu zu überdenken, um weitere Fehlbeurteilungen, besonders in Gutachten, zu vermeiden. Hinweis auf die Notwendigkeit subtiler Exploration und Untersuchungstechnik.

Literatur

Fleck, U.: Über sexuelle Störungen bei Hirnerschütterungen. Z. Neur. *165*, 318—320 (1939).
— Zu den sexuellen Störungen nach Hirnverletzungen. Dtsch. Med. Wschr. *77*, 139—141 (1952).
Gross, G., und *G. Huber*: Zur Klinik und Morphologie gedeckter Hirnschäden. 85. Wandervers. d. südwestdtsch. Neurologen und Psychiater, Baden-Baden, 1969.
Huber, G.: Zur Frage der pneumencephalographischen Befunde bei traumatischen Hirnschäden. Der Nervenarzt *33*, 248—257 (1962).
Meyer, J.-E.: Die sexuellen Störungen bei Hirnverletzten. Arch. Psychiatr. *193*, 449—468 (1955).
Ommaya, A. K., F. Faas, and *P. Yarnell*: Whiplash injury and brain damage. An experimental study. Amer. Med. Ass. *204*, 285—289 (1968).
Peters, G.: Morphologische Befunde im subcorticalen Hirngewebe. 85. Wandervers. d. südwestdtsch. Neurologen u. Psychiater, Baden-Baden, 1969.
Schrappe, O., und *K. Reckel*: Zur Psychopathologie, Klinik und Therapie von Psychosen nach gedecktem Hirntrauma (sog. Contusionspsychosen). 85. Wandervers. d. südwestdtsch. Neurologen u. Psychiater, Baden-Baden, 1969.
Stier, E.: Schädigung der sexuellen Funktionen durch Kopftraumen. Dtsch. Med. Wschr. *64*, 145—147 (1938).
Zülch, K.: zit. nach *Orthner, H.* In: Handbuch d. spez. pathol. Anatomie u. Histologie, Bd. 13, Teil 5, 1955.

Journal of Neuro-Visceral Relations, Suppl. X, 549—556 (1971)
© by Springer-Verlag 1971

Haarkleidstörungen nach schweren Hirntraumen

Gerd Tarnow

Mit 9 Abbildungen

Summary

Disturbance of Hair Growth after Severe Cerebral Damage

Reversible acute hypertrichosis, sometimes accompanied by loss of head hair, may occur after severe injury to the skull and brain, and with apallic syndromes of other causation. A striking feature is that the hypertrichosis is often asymmetrical, being more marked on the side of the more severe brain damage. The centre which regulates hair growth is presumed to lie in the hypothalamic-pituitary region. The pathogenesis of abnormal hair growth is obscure. The asymmetrical development of the hypertrichosis suggests an activity of the vegetative nervous system set in motion by endocrine factors.

Die Regulation der Haartrophik ist bekanntlich multifaktoriell bedingt. Innere, besonders endokrine Krankheiten, Vergiftungen mancherlei Art und schließlich lokale Hautleiden und periphere Nervenverletzungen vermögen Einfluß auf das Haarwachstum zu nehmen.

Demgegenüber sind *zentralnervöse Einflüsse* auf das Haarkleid weniger bekannt geworden. Relativ spärliche entsprechende Beobachtungen sind zum Teil auch mit erheblicher Reserve zur Kenntnis genommen worden. Berichte über plötzliche Änderungen der Haarfarbe zum Beispiel fanden teils wenig Glauben, teils entzogen sie sich auch der Nachprüfung. Hingegen gilt dies nicht in gleichem Maße von den Alopecien. Totaler oder partieller Haarausfall bei zentralnervösen Krankheitsprozessen ist schon länger bekannt und vergleichsweise unbestritten. Alopecien nach Encephalitis, bei tumorösen Prozessen im Hypothalamus-Hypophysen-Bereich und nach Schädelhirntraumen sind mehrfach eindeutig beschrieben worden.

Unbekannt war bisher das Auftreten von *Hypertrichosen* bzw. Hirsutismus als Folge zentralnervöser akuter Regulationsstörungen. Dabei ist ja bei der bekannten polaren Wirksamkeit des Zwischenhirns der Gedanke naheliegend, daß eine zentrale Schaltstelle, die einerseits einen Diabetes insipidus und andererseits eine Diuresehemmung, die eine Pubertas praecox und andererseits eine Hodenatrophie unter verschiedenen Bedingungen zu verursachen vermag, — daß eine solche Schaltstelle auch eine Hypertrichose in Gang setzen kann, wenn sie in der Lage ist, etwa Alopecien zu verursachen.

1957 wurde erstmalig von uns eine Patientin gesehen, bei der sich nach einer schweren Contusio cerebri unter unseren Augen eine generalisierte Hypertrichose entwickelte. Bei einem Verkehrsunfall hatte sie

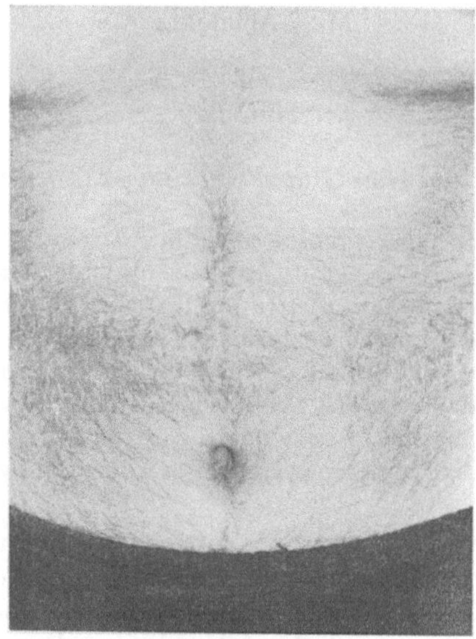

Abb. 1

zahlreiche Frakturen der Kalotte erlitten. Sie war sofort bewußtlos, das Bewußtsein hellte sich erst nach etwa drei Wochen langsam auf. Im neurologischen Befund imponierten eine spastische Parese des linken Armes und periphere Schädigungen des N. facialis und des N. trigeminus rechts. Das Elektroencephalogramm erbrachte einen Herdbefund rechts parietotemporal. In den ersten Wochen der Contusionspsychose bestand ein leichter Diabetes insipidus. Monate nach dem Unfall fand sich ein Hydrocephalus der Seitenventrikel und besonders des 3. Ventrikels, speziell auch in seinen fronto-basalen Anteilen.

Bei dieser 17jährigen Patientin entwickelte sich im dritten Monat nach der Contusio — sie sollte schon entlassen werden — unter unseren Augen eine auffallende Veränderung des Haarkleides (Abb. 1). Im Gesicht kam es zu einer immer mehr zunehmenden Lanugobehaarung.

Die Haupthaare fielen büschelweise aus wie bei einer Thalliumvergiftung. An den Schultern, auf der Brust und am Bauch bildete sich ein dichter Besatz von schwärzlichen Lanugohaaren, untermischt mit Terminalhaaren. Die bis dahin feminin begrenzten Pubes entwickelten sich zum Maskulinen hin. Diese abnorme, akut aufgetretene Behaarung bestand etwa zwei Monate. Danach bildete sie sich langsam zurück, wobei auffiel, daß sie längere Zeit deutlich asymmetrischen Charakter hatte und rechts viel länger persistierte als links. Auch der Ausfall der Haupthaare verlor sich nach und nach. Nach insgesamt vier Monaten war die Behaarung wieder völlig normal. Die Menses blieben während der ganzen Zeit normal. Die Steroidausscheidungen lagen im Rahmen der Norm, alle anderen Untersuchungen und Stoffwechselbelastungsproben hatten ebenfalls normale Ergebnisse.

In den letzten Jahren hatten wir noch mehrfach Gelegenheit, das Auftreten einer Hypertrichose im Anschluß an schwere Schädelhirntraumen zu beobachten.

Die folgenden Bilder (Abb. 2 und 3) zeigen einen 7jährigen Jungen mit einem apallischen Syndrom nach schwerem Verkehrsunfall mit

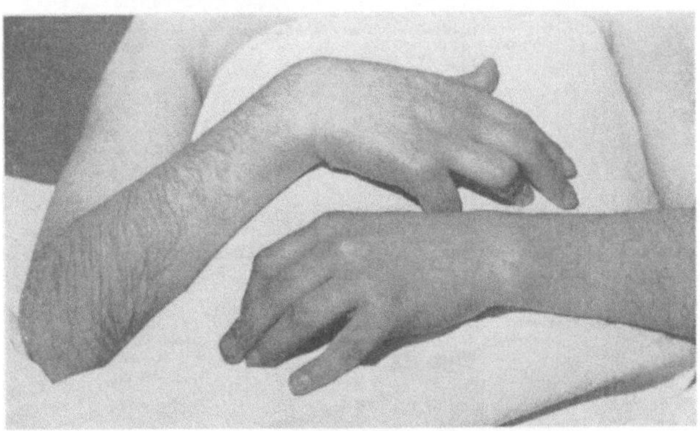

Abb. 2

mehrmonatiger tiefer Bewußtlosigkeit. Augenmuskelparesen, Vertikalnystagmus, lichtstarre Pupillen, eine Hemiparese rechts und ein grober Wackeltremor und eine hochgradig verlangsamte, skandierende Sprache waren die wichtigsten neurologischen Zeichen nach Wiedererlangung des Bewußtseins. Auch bei diesem Jungen kam es etwa vier Monate nach dem Trauma zu einer zunehmenden abnormen Behaarung, die sich ebenfalls unter unserer Beobachtung entwickelte. Zunächst trat eine dichte Lanugobehaarung an den Extremitäten auf, Terminalhaare kamen hinzu und schließlich bestand eine so dichte, schwärzliche Behaarung an

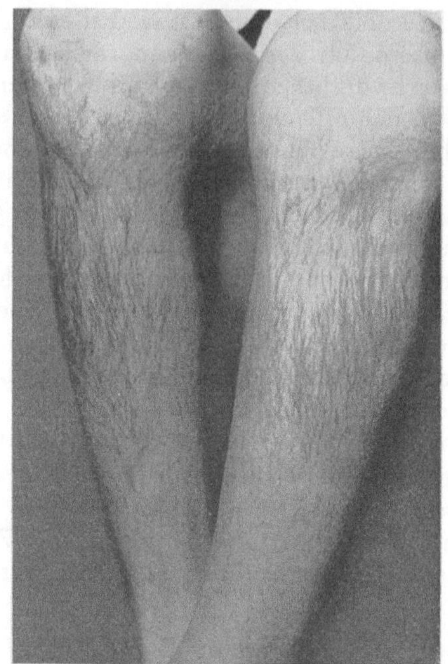

Abb. 3

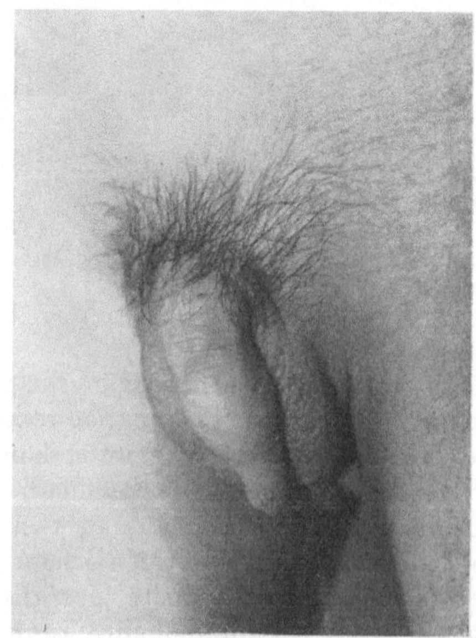

Abb. 4

den Extremitäten, wie man sie selbst bei erwachsenen Männern nur selten findet. Auch hier war die Behaarung eindeutig asymmetrisch ausgeprägt, wie die Bilder zeigen. Auch Pubes bildeten sich bei im übrigen unverändertem kindlichen Genitale (Abb. 4). Etwa 15 Monate nach dem Unfall war die Hypertrichose wieder völlig zurückgebildet (Abb. 5 bis 7). Im Encephalogramm stellte sich ein asymmetrischer Hydrocephalus der Seitenkammern und des 3. Ventrikels heraus. Faßbare Stoffwechselveränderungen traten sonst nicht in Erscheinung.

Ähnliche weitere Beobachtungen von abnormen akuten Behaarungen vorübergehender Art nach schweren Schädelhirntraumen haben wir

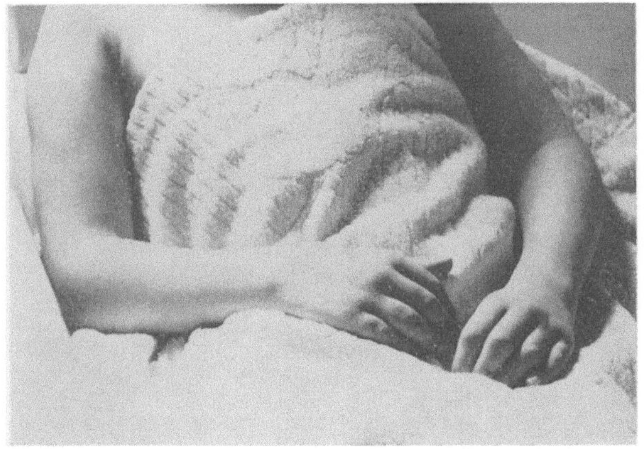

Abb. 5

noch mehrfach in den letzten Jahren machen können und haben darüber andernorts berichtet.

Diese abnorme, akut auftretende und vorübergehende Behaarung muß unseres Erachtens als zentral-nervös in Gang gesetzt gedeutet werden. Auffallend war das Fehlen von anderen faßbaren endokrinen oder Stoffwechselregulationsstörungen, abgesehen von dem leichten Diabetes insipidus bei der einen Patientin. Auffallend war ferner die deutliche Asymmetrie der Ausprägung, die an einen direkten nervösen Einfluß, unabhängig von einer etwa vorliegenden Regulationsstörung der Nebenniere denken läßt. Ein eigentliches Haarzentrum ist bisher nicht bekannt geworden. Trotzdem wird man aber eine wichtige Schaltstelle für die Haartrophik im Zwischenhirn-Hypophysen-Bereich anzunehmen haben, ob diese nun mehr endokrin oder mehr über das vegetative Nervensystem oder — wie wahrscheinlich — über beide Zügel wirkt.

Aber nicht nur nach schweren Hirntraumen gibt es ein abnormes Haarwachstum. Die folgenden Bilder stellen eine 24jährige Frau dar

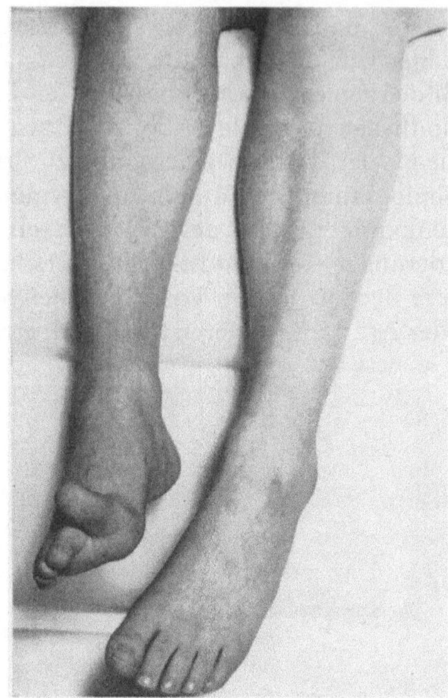

Abb. 6

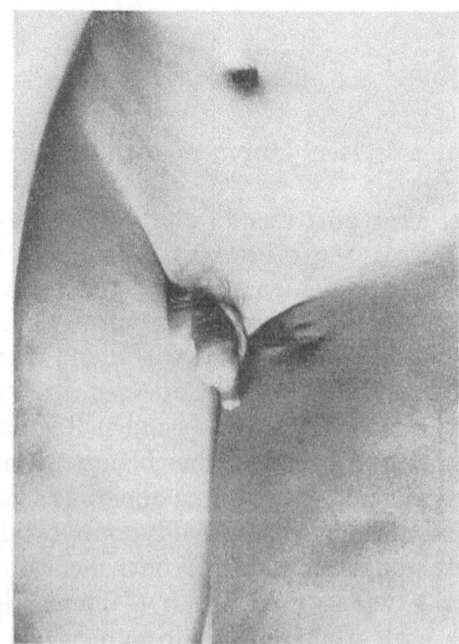

Abb. 7

(Abb. 8 und 9), die bei einem Kaiserschnitt einen Herzstillstand erlitten hatte und danach noch etwa sieben Monate bewußtlos in einem schweren apallischen Syndrom dahindämmerte. Auch bei ihr hatte sich nach einigen Monaten eine dichte, bis dahin nicht bestehende, merkwürdig strumpfförmig begrenzte, auffallende Behaarung an den Extremitäten entwickelt. Darüber hinaus konnte bei dieser Patientin das stark verlangsamte Wachstum der Haupthaare eindeutig nachgewiesen werden. Das Bild zeigt die gefärbten Haare der Patientin sieben Monate nach

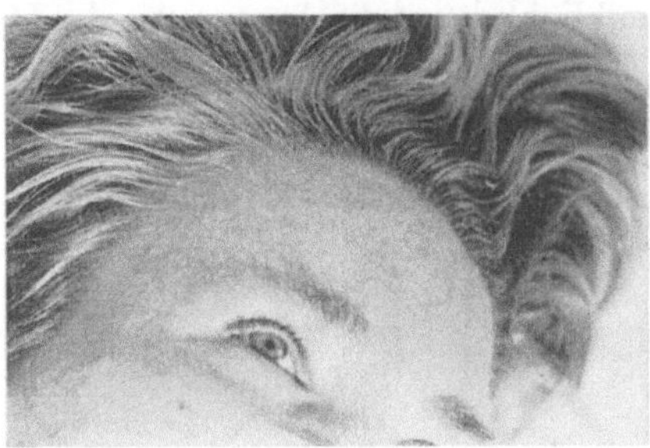

Abb. 8

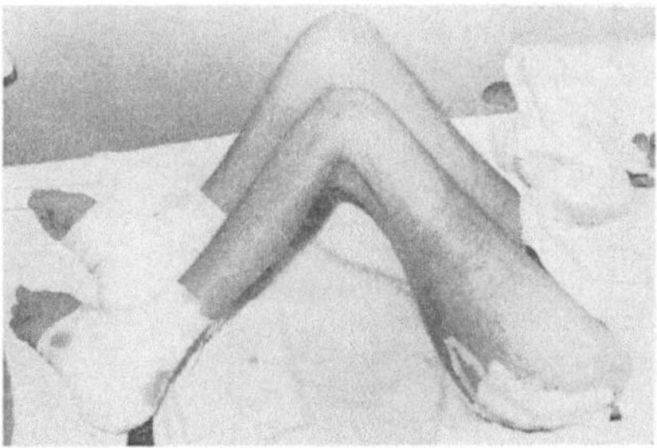

Abb. 9

Beginn des apallischen Syndroms. Man sieht, daß die Haupthaare seither kaum nachgewachsen waren. — Die Sektion ergab schließlich zahlreiche Erweichungsherde und sekundäre Markveränderungen im Großhirnbereich und sekundäre Veränderungen auch im Hirnstammbereich. Das endokrine System, speziell die Nebennieren, waren dagegen völlig unauffällig.

Haarwuchs und Zentralnervensystem haben also etwas miteinander zu tun. Im Mesencephalon hat man unseres Erachtens eine Schaltstelle zu sehen, von der aus Veränderungen des Haarkleides in Gang gesetzt werden können, ohne daß ein bekanntes endokrines Syndrom gleichzeitig vorliegen muß.

Zusammenfassung

Es wird über akut auftretende, reversible Hypertrichosen nach schweren Schädelhirntraumen und apallischen Syndromen anderer Genese berichtet, die zum Teil mit Haarausfall der Kopfhaare einhergingen. Auffallenderweise ist die Hypertrichose oft asymmetrisch ausgebildet und entspricht mit ihrer Seitenbetonung der Seite des schwereren Hirnherdes. Die für die Haartrophik verantwortliche Schaltstelle wird im Hypothalamus-Hypophysen-Bereich vermutet. Die Pathogenese der abnormen Behaarung ist unklar. Ein zu endokrinen Einflüssen hinzukommendes Wirksamwerden des vegetativen Nervensystems ist im Hinblick auf die Asymmetrie der Hypertrichosen anzunehmen.

Journal of Neuro-Visceral Relations, Suppl. X, 557—560 (1971)
© by Springer-Verlag 1971

Diskussion

Blumer: Das Wiedererwachen der Sexualität erfolgt — genau wie bei den Klüver-Bucy-Affen — in der Regel einige Wochen nach dem operativen Eingriff. Die Perversionen, welche man auch in Tierversuchen (bei Katzen und Affen) beobachtet hat, kommen sowohl bei schwerer Hyposexualität wie bei postoperativer Hypersexualität zur Beobachtung; sie verschwinden, wenn es gelingt, die sexuelle Triebstärke zu normalisieren. *Blumer* diskutiert den Zusammenhang von Temporallappenepilepsie und hypothalamischen Läsionen, da ein Teil seiner Fälle auch Schlaf- und Eßstörungen zeigte. Diese Fälle reagierten gut auf Progesteron-Behandlung, obwohl das EEG und die Anfälle sich nicht änderten.

Peters: Man kann nach dem, was hier berichtet wurde, davon ausgehen, daß sich die Hyposexualität zurückbildet, wenn es medikamentös oder chirurgisch gelingt, die psychomotorischen Anfälle zu beseitigen; dies spricht gegen die Annahme, daß die veränderte Sexualität des Schläfenlappenepileptikers einfach die Folge der Hirnläsion ist.

Meyer: Es war nicht meine Absicht, die Hyposexualität bei Temporallappenepilepsie generell als unspezifisches Defektsymptom abzutun; zu fragen ist aber auch im Hinblick auf die Befunde von *Fischer,* in welchem Umfang die berichteten Befunde für die Temporallappenepilepsie charakteristisch sind.

Molinski betont, daß scheinbar sexuelles Verhalten in temporalen Anfällen gelegentlich als Ausdruck des Verlangens nach mütterlicher Zuwendung und Zärtlichkeit biographisch interpretiert werden könne.

Schaefer hält eine nähere Differenzierung der Funktion des limbischen Systems und seiner Projektionen (z. B. auf Areae 6, 18 und 19) für diese Erörterungen notwendig. Vielleicht entspricht der temporale Anfall einem Reizzustand, der eine Hemmung im Hypothalamus zur Folge hat und auf diese Weise Hyposexualität hervorruft.

Taylor sieht in der Temporallappenepilepsie nicht ein Phänomen, sondern ein Verhalten, welches ontogenetisch zu analysieren ist und dem abhängig vom Lebensalter ganz unterschiedliche Bedeutung zukommt.

Jellinger: Die Phänomenologie klinischer Verläufe nach schweren Schädelhirntraumen mit anhaltenden Bewußtseinsstörungen lassen sich nur schwierig pathogenetisch interpretieren oder bestimmten topischen Läsionsmustern zuordnen. So verdienstvoll die sorgfältige Langzeitbeobachtung und der Versuch einer Herausarbeitung klinischer Syndrome bei den als „apallisches Syndrom" subsumierten Verläufen sein mag, so wenig Klarheit besteht noch über die klinisch-morphologischen Korrelationen und die pathophysiologische Bewertung der Symptome und Symptomgruppen. Das ist durch die Multifokalität der Hirnläsionen bei diesen Fällen bedingt. Neben den nicht konstanten Rindenkontusionen finden sich schwere Marklagerschäden sowie multiple Herdläsionen in Stammkernen, Balken und limbischem System als Folgen primär- und sekundärtraumatischer Vorgänge. Die häufigsten Läsionen sind sekundärtraumatische Schäden im rostralen Hirnstamm als Folgen tentorieller Einklemmung. Bei 57 Autopsiefällen protrahierter posttraumatischer Encephalopathie (ÜLZ 12—301 Tage) konnten wir sekundärtraumatische Läsionen im rostralen Hirnstamm in 84 % nachweisen. Ein- oder meist beidseitige temporo-hippocampale Nekrosen, gleichfalls meist infolge tentorieller Einklemmung, lagen in zwei Dritteln aller Fälle vor; in rund einem Drittel bestanden noch zusätzlich ein- oder beidseitige Fornixschäden, die vom Ein- oder Abriß bis zur totalen Einschmelzung reichen und nicht selten mit Balkenläsionen einhergehen. Sie können selten zu transneuronaler Schädigung im Corpus mamillare oder Thalamus führen. Läsionen in den hypophysennahen kleinzelligen Hypothalamuskernen waren praktisch niemals nachweisbar; die mehrfach faßbaren mittelliniennahen sekundärtraumatischen Nekrosen am Boden und an der Hinterwand des 3. Ventrikels erstreckten sich nie bis in die Areale. Eine gute Korrelierbarkeit bestand zwischen der Schwere der Bewußtseinsstörungen und den morphologischen Befunden im Hirnstamm: 4 Patienten mit Coma prolongatum boten fokale Nekrosen im periaquäduktalen Grau. Von 33 Patienten mit Coma vigile bzw. apallischem Syndrom (Vollbild) zeigten 20 Läsionen an der Dorsalwand des 3. Ventrikels, im periaquäduktalen Grau oder in der mesencephalen Formatio reticularis; die übrigen in anderen Hirnstammregionen; nur 3 Fälle waren davon frei. 15 Patienten mit leichter klinischer Besserungstendenz (Durchgangssyndrome wie Klüver-Bucy-Syndrom usw.) hatten keine Läsionen in den Aktivierungssystemen des rostralen Hirnstammes, sondern nur in dorsolateralen Anteilen der Hirnstammhaube ohne Beteiligung retikulärer Formationen. 5 Patienten mit partieller klinischer Remission waren ohne Hirnstammschäden. Bei den meisten Fällen lagen daneben multiple Läsionen im Diencephalon (Thalamus, Pallidum, Subthalamus), in Großhirnmark und -rinde und in den limbischen Strukturen vor, doch dürfte ihnen nur sekundäre Bedeutung hinsichtlich einer Modifikation des klinischen Gesamtbildes zukommen. Aus unseren Befunden und jenen des Schrifttums darf abgeleitet werden, daß 1. die Prognose nach schweren Schädelhirntraumen grundsätzlich von der anatomischen und insbesondere funktionellen Intaktheit der Aktivierungssysteme des rostralen Hirnstammes und der des unspezifischen diencephalen Projektionssystems abhängt; 2. Ausfälle seitens anderer Strukturen nur bei funktioneller Intaktheit dieser Systeme in den Vordergrund treten und das klinische Bild modifizieren. Die in einem hohen Prozentsatz der Fälle anzutreffenden Läsionen in verschiedenen Abschnitten des limbischen Systems mögen für die beobachteten pathologischen Verhaltensstörungen und Phänomene in der Sexualsphäre verantwortlich sein, doch handelt es sich dabei niemals um isolierte Ausfälle, sondern nur um ein Moment in einem komplexen Ausfallsmosaik; 3. eindeutige morphologische Schäden in den nervösen Sexualsteuerungszentren sind bei diesen schweren posttraumatischen Zuständen kaum faßbar.

Hierons: Handelt es sich wirklich um Störungen der Sexualität oder ist das abnorme sexuelle Verhalten, etwa beim traumatischen Klüver-Bucy-Syndrom, einfach der Ausdruck eines totalen Verlustes der Hemmungen? *Hierons* betont die Schwierigkeit in der Beurteilung der Angaben über sexuelle Störungen als Unfallfolge, da häufig Entschädigungsansprüche damit verbunden sind.

Gerstenbrand bestätigt im Prinzip die Notwendigkeit, lokalisatorische Gesichtspunkte durch funktionell-dynamisches Denken zu ergänzen. Hinsichtlich der Bemerkungen von *Jellinger* scheint es ihm aber bedenklich, gerade bei apallischem Syndrom nebeneinander Bezeichnungen und Beschreibungen klinischer und anatomischer Art zu verwenden.

Nikolowski berichtet über eigene Beobachtungen, in denen auf Grund von Ejakulatuntersuchungen eine traumatische Impotentia *generandi* objektiviert werden konnte, die vielleicht auf eine Frontalhirnläsion zurückzuführen ist. Übrigens ist seit einem Urteil des Bundessozialgerichts 1967 Hypogonadismus unter Umständen R.V.O.-versicherungspflichtig.

Riebel berichtet über *posttraumatische Sexualstörungen bei Schwerhirnverletzten* (Bewußtlosigkeit 3—38 Tage). Von 53 Patienten starben 28 unmittelbar; von 25 Überlebenden konnten 20 (17 ♂, 3 ♀) 3 bis 9 Jahre nach dem Unfall nachuntersucht werden. Man kann primäre und sekundäre posttraumatische Sexualstörungen unterscheiden: Primär kamen einerseits Libidoschwund oder Libidoschwäche, andererseits auch Impotenz oder Potenzschwäche (bzw. Orgasmusunfähigkeit bei Frauen) bei erhaltener Libido vor. Sekundär führten hirnorganische Ausfälle zu sozialer und damit sexueller Isolierung. Parallel zu den Sexualstörungen wurden die vegetativen Beschwerden erfaßt. — Es fand sich *völlige sexuelle Blockierung* durch Libidoschwund *und* Impotenz bei 8 Patienten (zweimal mit Fettsucht gekoppelt, einmal davon deutliche Erweiterung des 3. Ventrikels); *Libidoschwund* wurde bei 11, *Libidoschwäche* (zweimal erhaltene Potenz) bei 3, *Impotenz* bei 9, *Potenzschwäche* bei 2 Patienten registriert. 15 Patienten hatten — vor allem wegen der sekundären Folgen (soziale Isolierung) — keine sexuelle Betätigung mehr. 12 klagten über totale, 5 über weitgehende soziale und damit sexuelle Isolierung, so daß insgesamt 17 von den 20 Patienten nicht mehr über die zwischenmenschlichen Voraussetzungen für Sexualkontakt verfügten. 10 Patienten waren zur Zeit des Unfalls unter 30 Jahre alt; bei der Hälfte kam es zu primären posttraumatischen Sexualstörungen. Alle Patienten klagten über vegetative Beschwerden (Kopfschmerzen, Schwindel, Wetterfühligkeit); eine statistische Beziehung zwischen Art und Stärke der posttraumatischen Sexualstörung und den vegetativen Beschwerden ergab sich jedoch nicht.

Meyer fragt, ob man die Beobachtung von *Becker* nicht einfach so erklären kann, daß es hier bei relativ kurzfristig nach einem Schädeltrauma aufgenommenen sexuellen Beziehungen zu einer situativen Impotenz kam, die dann aus neurotischen Gründen persistierte.

Becker: In der Diskussion wurde die Möglichkeit erwogen, daß bei dem von mir mitgeteilten Fall durch das erste Versagen beim erstmaligen Versuch eines Verkehrs *nach* dem Schädeltrauma eine Art von Prägung entstanden sein

könne, offenbar in dem Sinne, daß eine neurotische Versagensangst eingeschliffen worden sei. Dem widerspricht aber, daß erst innerhalb von Jahren die
Potenz ganz langsam wieder in Gang gekommen ist. Im Falle einer neurotischen Störung wäre entweder die Potenzstörung geblieben, oder sie wäre
irgendwann wohl schlagartig wieder verschwunden.

J.-E. Meyer (Göttingen)

Neurologische und psychiatrische Probleme
(Vorsitz: U. Venzlaff)

Journal of Neuro-Visceral Relations, Suppl. X, 563—572 (1971)
© by Springer-Verlag 1971

Noradrenerge Nervenfasern im Hoden von Mammaliern und anderen Vertebraten*

H. G. Baumgarten und **A. F. Holstein**

Anatomisches Institut der Universität Hamburg
(Direktor: Prof. Dr. Dr. *E. Horstmann*)

Mit 5 Abbildungen

Summary

Direct Adrenergic Innervation of Leydig Cells in the Vertebrate Testis

The testis of healthy adult human beings (aged 27—62 years), and of the rhesus monkey, drake and swan, was investigated by means of *Falck* and *Hillarp's* fluorescence technique for the histological identification of catecholamines. In the tunica albuginea of the testis of man and monkey, there is a dense plexus of adrenergic sympathetic nerve fibres accompanying and supplying the blood-vessels. Ramifications from this perivascular plexus run with small arteries into the connective tissue spaces of the interstitium, and sometimes establish contact to Leydig cells. In the testis of the swan there is a dense perivascular plexus of fibres containing noradrenaline, and the interstitium contains numerous nerve fibres, free and perivascular, whose preterminal and terminal varicosities almost always make contact with Leydig cells. In the drake testis, on the other hand, the intertubular tissue contains only a few nerve fibres and these run only along the vessels.

In the testis of man and of swan, electron microscopy shows terminal enlargements of adrenergic axons in close proximity to perikarya of Leydig cells; these fibres have no Schwann cell sheath and contain small and large granular vesicles.

Fluorimetric determinations showed that noradrenaline was the only catecholamine present in measurable amounts in the testis of all the species investigated: human testis 0,09 μg/g; including tunica albuginea 0,47 μg/g; drake testis including epididymis 1,0 μg/g; swan testis including epididymis 5,33 μg/g; rhesus monkey, testis including epididymis, 0,77 μg/g.

The significance of the sympathetic noradrenergic innervation to the testis of mammals and birds is discussed.

---

* Mit dankenswerter Unterstützung durch die Deutsche Forschungsgemeinschaft (Ho 388/1; Ba 310/4).

Mit konventionellen Untersuchungsmethoden (Silberimprägnations-verfahren, supravitale Methylenblaufärbung und Osmiumtetroxyd-Zinkjodid-Fixation nach *Maillet*) sind wiederholt markarme Nerven-fasergeflechte im Hoden von Mammaliern nachgewiesen worden (siehe *Retzius*, 1893; *Sclavunos*, 1894; *Timofeew*, 1894; *Kuntz*, 1919 a, b; *Okkels* und *Sand*, 1940; *Gray*, 1947; *van Campenhout*, 1949; *Peters*, 1957; *Stach*, 1963; *Shioda* und *Nishida*, 1966). Alle Methoden sind nicht für Nervengewebe spezifisch. Kein Verfahren ist zuverlässig standardisierbar. Eine vollständige Darstellung der feinen, effektor-nahen, synapsentragenden Faserverzweigungen gelingt nur selten und unvollkommen. Keine der angegebenen Techniken erlaubt eine Aussage über die Natur des im Nerv gespeicherten Transmitters; daher ist eine Unterscheidung zwischen postganglionär-sympathischen und -para-sympathischen Neuronen unmöglich. *Falcks* und *Hillarps* Entdeckung, daß die Transmitterstoffe postganglionärer Fasern des Sympathicus, nämlich Catecholamine, in gefriergetrockneten Geweben durch Formol-kondensation in spezifisch fluoreszierende Verbindungen umgewandelt werden können, hat uns in die Lage versetzt, die Frage einer sympathi-schen Innervation des endokrinen Zwischenzellsystems erneut zu unter-suchen. Erste Ergebnisse einer fluoreszenzmikroskopischen Unter-suchung am menschlichen Hoden (*Baumgarten* und *Holstein*, 1967) sprachen für die Existenz einer adrenergen Innervation der Blutgefäße und einer sporadischen Innervation der Leydigzellen. Die fluoreszenz-mikroskopischen Studien wurden auf den Rhesusaffen und — zu Ver-gleichszwecken — auf den Erpel und den Schwan ausgedehnt und durch elektronenmikroskopische Untersuchungen ergänzt.

Die Ergebnisse mikrospektrographischer Untersuchungen an Ge-webeschnitten ließen vermuten, daß die in den Nervenfasern des Hoden vorkommende, im Fluoreszenzmikroskop grün aufleuchtende Substanz in allen Fällen Noradrenalin ist. Diese Annahme wurde durch quanti-tative Bestimmungen des Noradrenalin-, Adrenalin- und Dopamin-gehaltes im Hoden und Nebenhoden aller Spezies mit einer hochempf-findlichen und spezifischen Methode überprüft und bestätigt (*Bertler*, *Carlsson*, *Rosengren* und *Waldeck*, 1958, in der Modifikation von *Häggendal*, 1963), (siehe Tab. 1).

Fluoreszenzmikroskopische, elektronenmikroskopische und quantitativ-chemische Untersuchungen

Abb. 1 stammt vom Hoden des Menschen und zeigt mehrere Leydig-zellen, die im Fluoreszenzbild durch zahlreiche ockergelbe cytoplasma-tische Granula hervortreten. Durch die Gruppe von Leydigzellen läuft eine gewundene, grün fluoreszierende Nervenfaser hindurch. Die Grün-

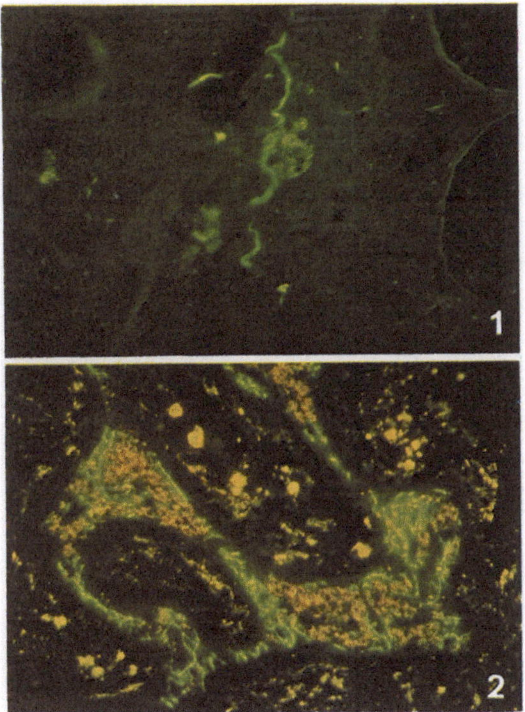

Abb. 1. Schnitt durch den Hoden eines 27jährigen Mannes im Fluoreszenzlicht: Grün aufleuchtende Nervenfaser in enger Anlagerung an Leydigzellen; im Cytoplasma der Zwischenzellen liegen zahlreiche ocker- bis braun-gelb fluoreszierende Granula. Vergrößerung: 240fach.

Abb. 2. Schnitt durch den Hoden eines geschlechtsreifen Schwans im Fluoreszenzlicht: Dichter Plexus gelbgrün aufleuchtender Nervenfasern in Kontakt mit Leydigzellen. Das Cytoplasma der Zwischenzellen tritt durch die intensive, granulagebundene, ockergelbe Fluoreszenz hervor. Vergrößerung: 150fach.

Springer-Verlag / Wien · New York   Druck: R. Spies & Co., 1050 Wien

fluoreszenz ist nicht gleichmäßig diffus über die Faser verteilt. Stellen stärkerer Fluoreszenz wechseln mit solchen schwächerer Leuchtintensität. Nicht alle Leydigzellgruppen werden von Nervenfasern erreicht. Serienschnitte durch den Hoden lassen erkennen, daß die grün fluoreszierenden Fasern zwischen den Leydigzellen von interstitiellen Faserbündeln abstammen, die mit Blutgefäßen in die Hodenkapsel eindringen. Auffällig ist, daß in der Tunica albuginea die Nervenfasern, die

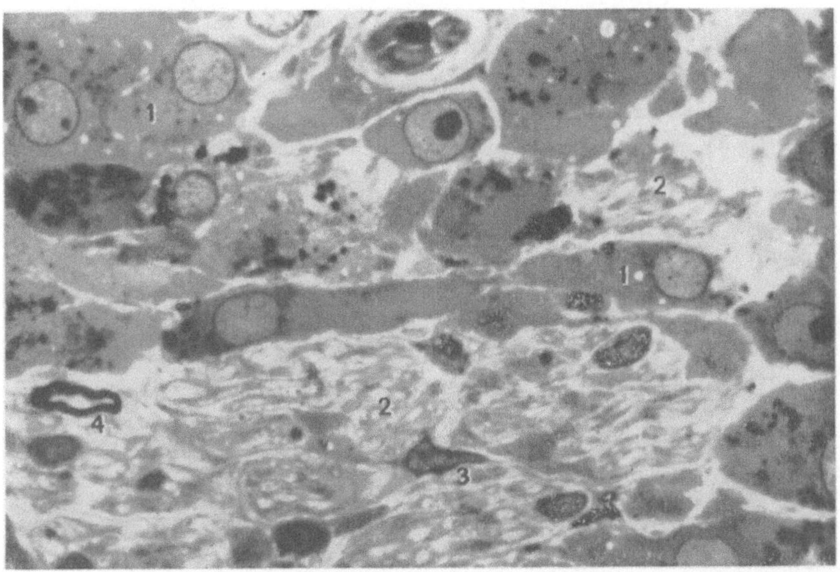

Abb. 3. Ansammlung von Leydigzellen (1) zwischen den Tubuli seminiferi im Hoden des Menschen. Ein kräftiges Bündel markloser Nervenfasern (2) drängt die Zellen auseinander und verzweigt sich. (3) Kerne der Schwannschen Zellen, bei (4) ein markscheidenhaltiges Axon. Eponschnitt, Färbung mit Toluidinblau. Vergrößerung 1500fach.

Blutgefäße begleiten und Blutgefäße innervieren, eine stärkere Fluoreszenzintensität zeigen und dichtere Plexus bilden als im Hodenparenchym selbst. Man beobachtet aber auch zahlreiche isoliert verlaufende Fasern im Kapselbindegewebe, die zum Teil dem Verlauf von glatten Muskelzellen folgen. Während die enge Anlagerung fluoreszierender Nervenfasern an Leydigzellen im Hoden des Menschen und des Rhesusaffen ein relativ seltenes Ereignis ist, sieht man im Hoden des Schwans einen dichtgewebten adrenergen Plexus zwischen den Leydigzellen (Abb. 2). Das schließt nicht aus, daß einzelne Leydigzellgruppen auch beim Menschen durch eine Fülle markarmer Nervenfasern hervortreten, die die Zwischenzellen auseinanderdrängen und sich reichhaltig zwischen ihnen verzweigen (Abb. 3).

Selbst im ultrastrukturellen Bereich sind transmitterhaltige Nervenfaserverbreiterungen, sogenannte Varikositäten, im menschlichen Hoden nachweisbar. Die Abb. 4 zeigt links unten eine Leydigzelle mit einem Kristall und im angrenzenden interstitiellen Gewebe zwei Ner-

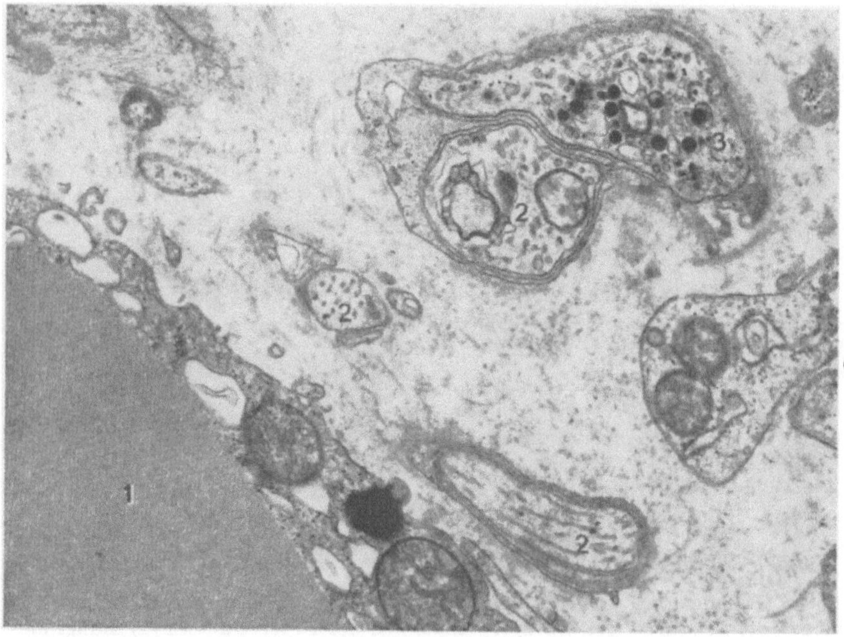

Abb. 4. Leydigzelle mit Kristall *(1)* und marklose Nervenfasern *(2)* im Hoden des Menschen. *(3)* Varikosität einer noradrenergen Nervenfaser mit synaptischen Bläschen. Elektronenmikroskopische Aufnahme. Vergrößerung 35 000fach.

venfaseranschnitte, von denen der rechte granuläre Vesikel enthält. Der elektronendichte, osmiophile Kern im Innern dieser synaptischen Bläschen repräsentiert die Anwesenheit des sympathischen Transmitters Noradrenalin, der durch die Fixierung mit Glutaraldehyd in vivo gefällt wird und das zur Nachfixierung verwendete Osmiumtetroxyd zu elementarem Osmium reduziert. Die das Neuron begleitende Schwannsche Zelle hat sich an dieser Stelle bereits teilweise zurückgezogen, was allgemein als Zeichen eines Übergangs der Nervenfaser in den terminalen, synaptischen Abschnitt gewertet werden darf. In der nächsten Abbildung (Abb. 5) sieht man eine hüllenlose Axonanschwellung in unmittelbarer Nachbarschaft eines Leydigzellperikaryon.

Die Ergebnisse unserer Noradrenalinbestimmungen bei verschiedenen Spezies sind in der Tabelle zusammengefaßt. Die Konzentration von Noradrenalin im Hoden des Menschen und des Erpels ist relativ gering. In Übereinstimmung mit den fluoreszenzmikroskopischen Befunden ist die Konzentration im peripheren, kapselnahen Hodenparenchym höher. Beim Schwan und Erpel haben wir die Hoden außerdem zusammen mit den relativ unbedeutenden Nebenhoden analysiert. Der fluoreszenzmikroskopisch gewonnene Eindruck, daß die adrenerge In-

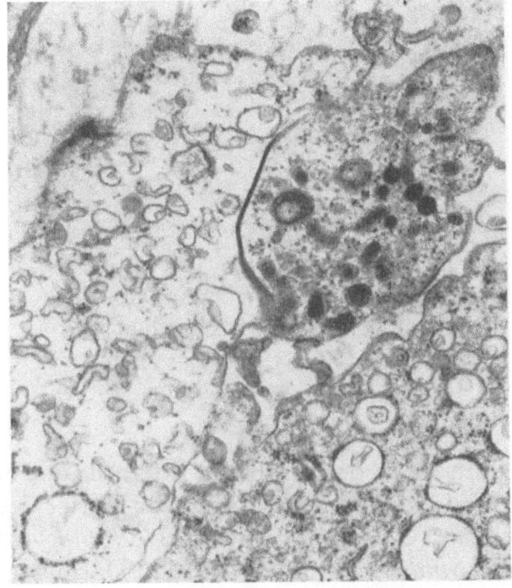

Abb. 5. Nackte Varikosität einer noradrenergen Nervenfaser in Anlagerung an die Perikaryen zweier Leydigzellen. Elektronenmikroskopische Aufnahme. Vergrößerung 35 000fach.

nervation im Hoden des Schwans unvergleichbar dicht ist, wird durch die Gegenüberstellung der beiden Werte veranschaulicht: Hoden und Nebenhoden des Schwans enthalten mehr als 5mal soviel Noradrenalin wie Hoden und Nebenhoden des Erpels. Die Tatsache, daß spektrofluorimetrisch im Hoden weder Dopamin noch Adrenalin nachgewiesen werden konnten, spricht für die Annahme, daß der Transmitter gewöhnlicher, langer Neurone des Sympathicus (prä- und paravertebralen Ursprungs) bei Vögeln — wie bei Säugern — generell und im wesent-

568 H. G. Baumgarten und A. F. Holstein:

Tabelle 1

NORADRENALINGEHALT im Hoden:
(µg/g Frischgewebe)

	MENSCH		RHESUSAFFE	ERPEL		SCHWAN
	Hoden	Hoden mit T. alb.	Hoden mit T.alb.	Hoden	Hoden mit Teil NH	Hoden mit Teil NH
27 J.		0,65				
38 J.	0,08		0,80	0,16	1,0	5,16
39 J.	0,11 re	0,40 re	0,67	0,12		5,50
39 J.	0,10 li	0,64 li	0,85	0,09		
52 J.	0,11	0,52		0,05		
55 J.	0,08 re					
55 J.	0,12 li					
56 J.	0,05					
57 J.		0,57 re				
57 J.		0,33 li				
58 J.	0,06					
62 J.		0,24				
Mittelwerte	0,09	0,47	0,77	0,11	1,0	5,33

Erklärung der Abkürzungen:

T. alb. = Tunica albuginea
N. H. = Nebenhoden
re. = rechts
li. = links

lichen Noradrenalin ist. In der spärlichen Literatur, die bisher zu dieser Frage vorliegt, wird Adrenalin als Haupttransmitter des Sympathicus bei Vögeln angesehen (*Callingham* und *Cass*, 1966, *Everett* und *Mann*, 1967, *Ignarro* und *Shideman*, 1968: Herz und Darm von Gallus domesticus). Die im Herzen von Gallus domesticus ermittelten hohen Adrenalinwerte sind sicher nicht nur durch Speziesbesonderheiten erklärbar. Vielmehr ist zu vermuten, daß entweder chromaffine Zellen den größten Teil des gemessenen Adrenalins enthalten oder daß in den sympathischen Herznerven enthaltenes Adrenalin aus extranervalen Synthese- und Speicherorten, u. a. dem Nebennierenmark, stammt. Außerdem wurden die Bestimmungen von *Ignarro* und *Shideman* an Embryonen und neugeborenen Tieren durchgeführt. *Callingham* und *Cass* verwendeten eine Methode mit zu hoher Adrenalinempfindlichkeit. Unsere Ergebnisse stimmen aber mit den Befunden von *Enemar*, *Falck* und *Hakanson* (1965) überein, die im sympathischen Nervensystem des Hühnchens während der Entwicklung ausschließlich Noradrenalin nachweisen konnten.

Unsere Befunde zeigen, daß eine noradrenerge Innervation des Leydigzellsystems bei allen untersuchten Spezies existiert, daß ihr Ausmaß aber bei den einzelnen Arten beträchtlich schwankt. Die Bedeutung des sympathisch-nervösen Einflusses für die Hormonproduktion muß deshalb bei den einzelnen Spezies sehr unterschiedlich sein.

Die Unterschiede in der Noradrenalinkonzentration, die wir im Hoden und Nebenhoden von zwei unterschiedlichen Vogelarten fanden (Schwan 5,33 μg/g; Erpel 1,0 μg/g) lassen sich nicht allein durch entsprechende Unterschiede im Ausmaß der sympathischen Innervation erklären, sondern einerseits durch einen unterschiedlichen Transmittergehalt individueller Neuronen sowie durch die bei den verglichenen Arten sehr unterschiedlichen Wachstumsraten des Hodengewebes während des Brunftzyklus (*Baumgarten* und *Holstein*, in Vorbereitung).

Es erhebt sich die Frage, ob die fluoreszenz- und elektronenmikroskopisch nachgewiesenen noradrenalinhaltigen Nervenfaserverbreiterungen Synapsen darstellen oder nicht. Die bisher vorliegenden Untersuchungen am peripheren und zentralen Nervensystem haben gezeigt, daß präterminale und terminale Varikositäten monoaminhaltiger Axone kaum jemals Membranspezialisierungen (Verdickungen) an Orten eines synaptischen Kontaktes ausbilden. Die vesikelhaltigen Faseranschwellungen legen sich mehr oder minder nah an die Effektorzellen an. Die Effektivität der Transmitterwirkung am Erfolgsorgan wird durch die Nähe der Anlagerung gewährleistet. Die im Hoden des Menschen und des Schwans (s. *Baumgarten* und *Holstein*, 1968) nachgewiesenen vesikelhaltigen Anschwellungen sympathischer Axone zeigen somit alle morphologischen Einrichtungen einer funktionellen Synapse. Damit stellt sich die Frage, welche Wirkung endogen freigesetztes Noradrenalin an der Leydigzelle ausüben könnte. Direkte Untersuchungen zu dieser Frage sind bislang noch nicht am Zwischenzellsystem des Hodens durchgeführt worden, so daß wir für die Entwicklung eines Funktionsmodells auf die Ergebnisse ähnlicher Untersuchungen an anderen, adrenerg innervierten und endokrin tätigen Drüsenzellen zurückgreifen müssen. Das bestuntersuchte Beispiel ist der melatoninproduzierende Pinealocyt der noradrenerg innervierten Rattenepiphyse. Die Studien von *Axelrod, Shein* und *Wurtman* (1969) haben gezeigt, daß die Melatoninsyntheserate in den Pinealocyten in Gegenwart von Noradrenalin dosisabhängig steigt. Diese noradrenalininduzierte Steigerung der Melatoninsynthese kommt durch eine Stimulierung und Neubildung von melatoninsynthetisierenden Fermenten in der Pinealzelle zustande. In Analogie zur Wirkung des Noradrenalin an den Drüsenzellen der Pinealis könnte der Effekt einer Stimulierung des Sympathicus an den Leydigschen Zwischenzellen in einer Stimulierung und Neubildung von testosteronproduzierenden Fermenten bestehen. Der Einfluß des Sympathicus auf die für die Hormonbildung verantwortlichen Enzyme kann aber nach unseren Untersuchungen bei Säugern nur sehr gering sein, während er beim Schwan von großer Bedeutung sein muß. Bei diesen Überlegungen ist die mögliche Rolle des Parasympathicus nicht berücksichtigt. Verlauf und Angriffsort cholinerger Neuronen sind noch unklar.

Angesichts der spärlichen, direkten adrenergen Innervation des endokrinen Zwischenzellsystems bei Mammaliern ist nicht zu erwarten, daß eine pharmakologische oder eine irreversible chirurgische Sympathicusblockade zu einer nennenswerten Beeinträchtigung der Testosteronsynthese in den Leydigzellen führen wird. Vielmehr müssen wir annehmen, daß die Schädigung der endokrinen und der exokrinen Hodenfunktion bei Mammalieren nach sympathischer Denervierung in erster Linie auf den Ausfall der sympathischen Regulierung des Gefäßtonus zurückzuführen ist. Die Untersuchungen von *Kuntz* (1919), *King* und *Langworthy* (1940) und *Hodson* (1965) haben gezeigt, daß eine ausgiebige Grenzstrangresektion zu Vasodilatation und erheblicher Stagnation des Blutflusses im Hoden führt.

Zusammenfassung

Die Hoden von geschlechtsreifen Männern verschiedenen Alters (27 bis 62 Jahre), vom Rhesusaffen, Erpel und Schwan wurden mit der Methode von *Falck* und *Hillarp* fluoreszenzmikroskopisch untersucht. In der Tunica albuginia des Menschen- und Affenhodens breitet sich ein dichtgewebter adrenerger Nervenplexus aus, der Blutgefäße begleitet und Blutgefäße innerviert. Abzweigungen dieses perivasculären Plexus dringen mit kleinen Arterien in das Interstitium ein und nehmen zum Teil Kontakt mit Leydig-Zellen auf. Im Hoden des Erpels konnten nur gefäßbegleitende Nervenfasern zwischen den Hodenkanälchen nachgewiesen werden. Demgegenüber finden sich im Interstitium des Schwanhodens zahllose freie und gefäßbegleitende, noradrenalinhaltige Nervenfasern, deren präterminale und terminale Varicositäten regelmäßig Beziehung zu Leydig-Zellen aufnehmen. Die elektronenmikroskopische Untersuchung von Hodengeweben des Menschen und des Schwans zeigt, daß Anschwellungen nackter sympathischer Axone mit kleinen und großen granulären Vesikeln in enger Anlagerung an Zwischenzellperikaryen vorkommen. Quantitative Bestimmungen des Noradrenalin-, Adrenalin- und Dopamingehaltes im Hoden aller untersuchten Spezies bestätigen, daß der Transmitter in den sympathischen Hodennerven Noradrenalin ist. (NA-Gehalt in Hoden des Menschen 0,09 μg/g, im Hoden einschließlich Kapselgewebe 0,47 μg/g; im Hoden des Rhesusaffen einschließlich Tunica albuginea 0,77 μg/g; im Hoden und Nebenhoden des Erpels und des Schwans 1,0 μg/g bzw. 5,33 μg/g.) Die funktionelle Bedeutung der noradrenergen Innervation des Säugers- und Vogelhodens wird diskutiert.

Literatur

Axelrod, J., H. M. Shein, and *R. J. Wurtman:* Stimulation of C^{14}-Melatonin from C^{14}-tryptophan by noradrenaline in rat pineal in organ culture. Proc. Nat. Acad. Sci. *62,* 544—549 (1969).

Baumgarten, H. G., und *A.-F. Holstein:* Catecholaminhaltige Nervenfasern im Hoden des Menschen. Z. Zellforsch. *79,* 389—395 (1967).

Baumgarten, H. G., und *A.-F. Holstein:* Adrenerge Innervation im Hoden und Nebenhoden vom Schwan (Cygnus olor). Z. Zellforsch. *91,* 402—410 (1968).

Bertler, A., A. Carlsson, E. Rosengren, and *B. Waldeck:* A method for the fluorimetric determination of adrenaline, noradrenaline and dopamine in tissues. Kgl. Fysiogr. Sällsk. Lund. Förh. *28,* 121—123 (1958).

Callingham, B. A., and *R. Cass:* Catecholamines in the chick. In: Physiology of the domestic fowl (*C. Horton-Smith* and *E. C. Amoroso,* eds.). British Egg Marketing Board Symposium. I. Edinburgh-London: Oliver & Boyd, 1966.

Campenhout, E. van: Les relations nerveuses de la glande interstitielle des glandes genitales chez les mammiferes. Rev. Can. Biol. *8,* 374—429 (1949).

Enemar, A., B. Falck, and *R. Hakanson:* Observations on the appearance of norepinephrine in the sympathetic nervous system of the chick embryo. Developm. Biol. *11,* 268—283 (1965).

Everett, S. D., and *S. P. Mann:* Catecholamine release by histamine from the isolated intestine of the chick. Europ. J. Pharmacol. *1,* 310—320 (1967).

Gray, D. J.: The intrinsic nerves of the testis. Anat. Rec. *98,* 325—335 (1947).

Häggendal, J.: An improved method for fluorimetric determination of small amounts of adrenaline and noradrenaline in plasma and tissues. Acta physiol. scand. *59,* 242—254 (1963).

Hodson, N.: Sympathetic nerves and reproductive organs in the male rabbit. J. Reprod. Fertil. *10,* 209—220 (1965).

Ignarro, L. J., and *F. E. Shideman:* Appearance and concentrations of catecholamines and their biosynthesis in the embryonic and developing chick. J. Pharmacol. exp. Ther. *159,* 38—48 (1968).

King, A. B., and *O. R. Langworthy:* Testicular degeneration following interruption of the sympathetic pathways. J. Urol. *44,* 74 (1940).

Kuntz, A.: The innervation of the gonads in the dog. Anat. Rec. *17,* 203—220 (1919 a).

Kuntz, A.: Experimental degeneration in the testis in the dog. Anat. Rec. *17,* 221—232 (1919 b).

Okkels, H., and *K. Sand:* Morphologic relationship between testicular nerves and Leydig-cells in man. J. Endocrin. *2,* 38—46 (1940).

Peters, H.: Über die feinere Innervation des Hodens, insbesondere des interstitiellen Gewebes und der Hodenkanälchen beim Menschen. Acta neuroveg. (Wien) *15,* 235—242 (1957).

Retzius, G.: Über die Nerven der Ovarien und Hoden. Biologische Untersuchungen, N. F. *5,* 31—34 (1893).

Sclavunos, G.: Über die feineren Nerven und ihre Endigungen in den männlichen Genitalien. Anat. Anz. *9*, 42—51 (1894).

Shioda, T., and *S. Nishida*: Innervation of the bull testis. Jap. J. Veter. Sci. *28*, 251—257 (1966).

Stach, W.: Zur Innervation der Leydigschen Zwischenzellen im Hoden. Z. mikr.-anat. Forsch. *69*, 569—584 (1963).

Timofeew, D.: Zur Kenntnis der Nervenendigungen in den männlichen Geschlechtsorganen der Säuger. Anat. Anz. *9*, 342—348 (1894).

Journal of Neuro-Visceral Relations, Suppl. X, 573—579 (1971)
© by Springer-Verlag 1971

Über Potenz- und Libidostörungen
bei der progressiven Muskeldystrophie

O. Hallen

Neurologische Klinik im Klinikum Mannheim der Universität Heidelberg
(Direktor: Prof. Dr. O. *Hallen*)

Summary

Disturbances of Potency and Libido in Progressive Muscular Dystrophy

In certain cases of progressive muscular dystrophy, endocrinological investigations revealed evidence of hypogonadism, which could be accompanied by disturbances of potency and a reduction of libido. It is noteworthy that all these cases were of the pelvic girdle type and particularly of the sporadic variety unrelated to age (P. E. Becker type). The loss of potency usually developed only in the later stages of the disease.

There were also certain patients who complained of diminished potency, but in whom no disturbance of endocrine secretion could be found. In these cases the impotence could be adequately explained as psychological, as was shown by several examples; it was the expression of a castration complex originating from the disease.

Bei der Nachuntersuchung einer größeren Zahl von Kranken, die an einer Dystrophia musculorum progressiva (Dmp) litten, war die gelegentliche Klage über eine Impotentia coeundi aufgefallen. Erst eine regelmäßige Befragung solcher Patienten zeigte, daß es sich bei derartigen Potenzstörungen zwar nicht gerade um ein sehr häufiges, jedoch auch nicht um ein ausgesprochen seltenes, sicher nicht um ein zufälliges Begleitsymptom dieser Myopathie handelt.

Einen Kryptorchismus oder eine Hypoplasie der Hoden, gelegentlich auch eine verzögerte Pubertät wurden von verschiedenen Autoren zu den verschiedensten Zeiten immer wieder erwähnt. (*Friedreich, Hutinel, McCouch* und *Ludlum, Brock* und *Kay, Curschmann* und *Krämer, Fränkel, Herschberg* und *Coirault, Maas, Nyssen* und *van Bogaert, Landé, M. Minkowski* und *Siedler, V. Schaefer, Oswald, Kirschmair* und *Pauly, Franceschetti* und *Mach, Erbslöh* und *Sioli, P. E. Becker, Heuyer* und *Semelaigne, Pages, Walton* und *Natrass* sowie *Hernandez-Chavez*).

Uns berichteten 6 von 15 männlichen Kranken mit einer altersungebundenen sporadischen Beckengürtelform über ein Nachlassen der Potenz. Bei einem von ihnen war die Pubertät verzögert eingetreten, der Stimmbruch etwa im 20. Lebensjahr. Zwischenzeitlich seien dann aber die Potenz- und Zeugungsfähigkeit normal und uneingeschränkt gewesen, bis sich dann wieder eine schnell zunehmende Reduktion der Libido bemerkbar gemacht hatte. Erektion und Ejakulation waren in den letzten Jahren bei diesem Patienten, der auch klinisch den Aspekt eines Eunuchoidismus bot, nicht mehr möglich. Alle 5 übrigen hatten jeweils erst Jahre nach dem Einsetzen der ersten Symptome der Muskeldystrophie eine dann meist zunehmende Minderung der sexuellen Potenz registriert. So hatte sich bei einem 69jährigen erst 15 Jahre zuvor eine Impotenz gezeigt. Die Ausscheidung der 17-Ketosteroide und auch der Gesamtcorticoide war in diesen Fällen vermindert, Gonadotropine wurden im Harn eher vermehrt nachgewiesen (s. *Hallen*).

Von 5 Frauen einer altersungebundenen Beckengürtelform erwähnte eine 59jährige, nach einer zuvor normalen sexuellen Empfindungsfähigkeit sei die Libido einige Jahre vor der im 44. Lebensjahr eingetretenen Menopause allmählich völlig erloschen. Die Gonadotropinausscheidung zeigte bei dieser 59jährigen einen normalen Wert, im 24-Stunden-Urin wurden 4,8 mg 17-Ketosteroide bestimmt. Schließlich wurde noch von einer recht deutlichen Einschränkung der Libido von dem Vater einer kinderreichen Ehe berichtet, bei dem sich die Muskeldystrophie zunächst an den äußeren Augenmuskeln, dann aber sehr ausgeprägt an der Beckengürtelmuskulatur etabliert hatte.

Von 12 Knaben mit einer infantilen Beckengürtelform ließen zwar mehrere einen bilateralen Kryptorchismus und eine Hypoplasie des Genitales erkennen. Jedoch war eine Unterfunktion der Keimdrüsen weder bei entsprechenden Untersuchungen noch klinisch nachzuweisen. Vor allen Dingen aber war eine Verzögerung der Pubertät in jedem Fall, der das entsprechende Alter bereits erreicht hatte, auszuschließen. So war im physiologischen Alter auf Röntgen-Aufnahmen bereits das erste Daumensesambein zu sehen. Die Stamm- und Extremitätenlänge stand in Fällen, in denen diese Maße eine Auskunft über die Pubertäts- und Wachstumsentwicklung geben können, in einem altersentsprechenden Verhältnis. Eine Hemmung der Knochenentwicklung als Folge einer verzögerten Pubertät war in keinem Falle nachzuweisen.

Es blieb damit der auffallende Befund, daß ausschließlich bei Fällen mit einer altersungebundenen sporadischen Beckengürtelform eine Potenzstörung aufkam, die sich jeweils erst im Verlaufe der Erkrankung entwickelte, die dabei nicht einmal ein seltenes Symptom bedeutet, andererseits aber auch keineswegs mit jener Regelmäßigkeit zu bemerken ist, wie sie im Krankheitsbild der myotonischen Dystrophie anzutreffen ist. Nach den anderenorts ausführlicher beschriebenen Befunden und auch klinischen Entwicklungen muß angenommen werden, daß diese Potenzstörung in solchen Fällen Folgeerscheinungen des myatrophischen Grundleidens seien. Zusammen mit *Erbslöh* und *Sioli* ist daran zu erinnern, daß die Skeletmuskulatur das an Masse und Energiever-

brauch weitaus größte Stoffwechselorgan ist, daß bei der Beckengürtelform der Muskeldystrophie naturgemäß der quantitativ größte Abbau
der Muskulatur erfolgt, so daß auch Korrelationsstörungen anderer
Organe auftreten können. Parallele Erfahrungen bietet zum Beispiel
das Krankheitsbild des „funktionellen Hypopituitarismus".

Einige Kranke berichteten ebenfalls über ein Nachlassen der Potentia coeundi, ohne daß bei ihnen im klinischen Bild noch bei Laborato-
riumsbefunden Symptome einer Keimdrüseninsuffizenz oder einer
sonstwie verständlichen somatischen Begründung dieses Symptoms auch
nur angedeutet waren.

Die biographisch vertiefte Anamnese zeigte, daß die Potenzstörung
hier nur psychologisch aufzuklären ist.

Hierzu ein einschlägiges Beispiel:

Heinrich K., 24 Jahre alt. — Der Beginn seiner Erkrankung ließ sich
zeitlich nicht genau festlegen. Offenbar litt er aber an einer früh manifest
gewordenen und nur langsam exacerbierten altersungebundenen sporadischen
Beckengürtelform (Typus P. E. Becker). Schon in der Schule war aufgefallen, daß er sich „schlacksig" hielt, daß er gehbehindert war und deshalb nie
mitturnen konnte. Beim Herumtollen und Spielen blieb er stets im Hinter-
treffen. Trotz aller Bemühungen erlernte er niemals das Radfahren.

Hieraus ist zunächst zu erschließen, daß sich die ersten Symptome der Dmp
am Beckengürtel zeigten. Der schleichende Verlauf, das Fehlen weiterer Fälle
gleicher Erkrankung in der Familie, aber auch der doch relativ späte Beginn
im Schulalter lassen hier eine infantile Beckengürtelform ausschließen.

Unklar blieb in der Anamnese dieses Kranken — der sein Leiden im
oberflächlichen, konventionellen Gespräch stets verharmloste, bei dem die
Anamnese aus tiefenpsychologisch erklärbaren Gründen lückenhaft blieb —,
wann die Myatrophien auf die oberen Extremitäten übergegriffen hatten.
Es war nur zu erfahren, daß er nach Beendigung der Volksschule in einer
kaufmännischen Lehre Schwierigkeiten beim Heben von Gegenständen und
auch beim Maschinenschreiben gehabt habe.

Als der Kranke die Klinik zum erstenmal aufsuchte, war er 19 Jahre alt.
Bei dieser Gelegenheit war der deutliche Befund einer Muskeldystrophie mit
Paresen und auch Myatrophien in den für diese Erkrankung kennzeichnen-
den Muskeln des Beckengürtels, Oberschenkels und auch des Schultergürtels
wie auch Oberarmes zu sehen. Dabei fiel schon damals auf, daß die Brust
durch einen Schwund der Pectoralismuskulatur wie eingefallen wirkte. Der
Gang war etwas schwerfällig, watschelnd und wirkte behäbig, zudem hielt
er sich, vor allem beim Gehen, mit einer ausgeprägteren Lordosierung der
Lendenwirbelsäule. Schon bei dieser ersten Aufnahme hinterließ der Kranke
einen recht depressiven Eindruck. Er war wortkarg, in seiner Stimmung entweder mürrisch oder gedrückt. Im Krankensaal zog er sich zurück, wie er
überhaupt zeitlebens ein Einzelgänger geblieben war, der sich gegen jeden
Kontakt nachgerade sperrte. — Als er 4 Jahre später zum zweitenmal in der
Klinik aufgenommen wurde, weil sich sein Leiden erheblich verschlechtert
habe und deshalb Schwierigkeiten bei der Ausübung seines Berufs als kauf-

männischer Angestellter aufgetreten seien, war im Grunde im klinischen, somatischen Befund eine Änderung nicht zu bestätigen. Jedoch wurde eine recht bemerkenswerte Verhaltensstörung deutlich, als der Kranke in der Vorlesung vorgestellt werden sollte. Er ließ eine Voruntersuchung dazu geduldig und widerspruchslos über sich ergehen, war sich auch im klaren darüber, was diese Untersuchung bedeutete, und wurde darüber informiert, daß seine Vorstellung in der Vorlesung geplant sei. Zunächst war er damit einverstanden, wobei jedoch bereits auffiel, daß diese Einwilligung nur sehr zögernd gegeben wurde. Am folgenden Morgen bat er erregt um eine Aussprache und teilte mit, er lehne eine Vorstellung in der Vorlesung auf das entschiedenste ab. Das Gespräch ergab dann folgendes: Seit Jahren hatte er eine Scheu, sich vor anderen zu zeigen, insbesondere in einem unbekleideten Zustand. Er besuchte zwar gelegentlich einmal ein Freibad, ging dann aber schnell in das Wasser, schwamm, legte sich anschließend aber in die entfernteste Ecke des Rasens. Das Passieren anderer Badegäste empfand er wie ein Spießrutenlaufen. Als Grund dafür wurde angegeben, er sehe entstellt aus. Ihm fehle ein typischer männlicher Brustkorb, die Brust sei bei ihm eingefallen. Zudem sei sein Gang so merkwürdig, daß man über ihn lachen müsse. Ja, als Kind habe man ihn auch oft gehänselt. So sei er nie vollwertig gewesen, er habe auch den Eindruck, andere sprächen hinter seinem Rücken über ihn. Er fühle sich deshalb gehemmt und halte sich zurück. Bei dieser Gelegenheit wurde uns zum erstenmal mitgeteilt, daß nach einer anfänglich normalen sexuellen Entwicklung in der Pubertät die Libido völlig erlosch.

Wenige Monate später, an einem Samstagabend, nahm der Patient in suicidaler Absicht eine größere Menge Dominal-forte-Tabletten ein. Kurz darauf telephonierte er jedoch seine Schwester an und teilte ihr dies mit. So war es möglich, ihn schon eine Stunde später in einer internistischen Klinik aufzunehmen, den Magen zu spülen und zum Teil noch unverdaute Tabletten zu entfernen. Die spätere Unterhaltung zeigte dann, daß der Kranke sich immer mehr vereinzelt gefühlt hatte, unter seiner Entstellung litt, sich dem Gespött anderer ausgesetzt wähnte, obwohl er in einer psychotherapeutischen Behandlung stand.

Ähnliches war von anderen Kranken in Erfahrung zu bringen, bei denen sich ebenfalls erst in einem späteren Verlaufe des Leidens eine Potenzstörung, fast durchweg eine Impotentia coeundi entwickelt hatte. So gab z. B. ein 54jähriger Metzger mit einer Beckengürtelform an, er sei in jugendlichen Jahren eher ein Draufgänger gewesen, habe sich dann aber in zunehmendem Maße seiner Gangstörung geschämt. Der Patient war nicht verheiratet. Er hatte eines Abends ein Mädchen kennengelernt und begleitete dieses auf das Zimmer. Beim Hochsteigen der Treppe hatte er den Eindruck, den er nicht näher belegen und konkretisieren konnte, die gerade beim Treppensteigen offenkundige Schwierigkeit seines Ganges sei abfällig bewertet und kritisch beobachtet worden. Als Mann fühlte er sich nicht mehr vollkommen. Diesen Eindruck hatte er nie verloren. Später glaubte er im Geschäft, man lächle über ihn. Die Frage von Kunden, an welcher Krankheit er leide oder allein die oft nur rhetorisch gemeinte Erkundigung, wie es ihm ergehe, nahm er wie eine schwere Kränkung und Beleidigung. So zog er sich aus seinem Berufsleben zurück und nahm eine Tätigkeit auf, in der er mit anderen nicht mehr zusammenkam. Er wurde ein Eigenbrötler, obwohl er in seinem Alter durchaus noch in der Lage war, ohne Hilfe zu gehen und sogar noch seinem Beruf nachzukommen.

Ein anderer Patient mit einer Schultergürtelform der Dmp erklärte beispielsweise, er sei auf die Bemerkung eines Schneiders, bei ihm müsse die Brustpartie besonders unterpolstert werden, da er sonst „so schlapp" wirke, erschrocken; diese Feststellung konnte er nie vergessen. Ein anderer, seit langem aktives Mitglied eines Wanderklubs, bei dem erst im 3. Lebensdezennium die Erkrankung manifest geworden war, mußte sich das Spötteln seiner Kameraden gefallen lassen, man werde ihn bald nur noch mittragen können, seine — ebenfalls mitwandernde — Frau laufe ihm ja buchstäblich davon; diese Bemerkung münzte er allmählich in einen übertragenen Sinn um, so daß in ihm langsam eine keineswegs berechtigte, aber auch nicht ausgleichbare Eifersucht aufkam.

Diese Beispiele mögen zeigen, daß eine gezieltere Exploration eine Potenzstörung bei einer Muskeldystrophie sehr wohl auch als eine psychologisch interpretierbare Folge des Grundleidens ausweisen kann. Die Myatrophien und Paresen können dann eine Verhaltensstörung zur Folge haben, wenn sie zu einer merklichen, insbesondere aber offensichtlichen Behinderung, Entstellung und Versehrtheit führen. Die dadurch bedingte traumatisierende Grunderfahrung spiegelt sich in den uns bekannt gewordenen Fällen auf zweifache Weise wider: Einmal in einer stets schweren Gehemmtheit und in einer Verunsicherung aller sozialen Bezüge, zum anderen in einer tiefen Resignation, mit der zuvor motorisch aktive Menschen auf die durch die Muskelerkrankung erzwungene Motilitätsstörung, vor allem auf die Gehbehinderung mit sämtlichen Folgen reagierten. Die Entstellung des Körpers, die Verstümmelung, die Karikierung des Ganges und der Bewegungen werden als eine vermeintliche Minderung des „An-sehens" aufgefaßt — zumindest wähnten die so Betroffenen, daß ihre Umwelt derartig reagiere. Zusätzlich führte die Beschneidung der Wirkungsmöglichkeiten dann zur Entwicklung eines echten Kastrationskomplexes, der hier in ähnlicher Weise wie auch bei bestimmten Fällen einer Gliedmaßenamputation durch eine körperliche Symptomatologie manifest wurde: bei unseren Kranken mit der Muskeldystrophie eben in einer Impotentia coeundi, die Ausdruck sowohl des Haders mit der Krankheit als auch der tiefen Resignation ist.

Zusammenfassung

Bei endokrinologischen Untersuchungen ließen sich Symptome eines Hypogonadismus auch bei einzelnen Fällen der Dystrophia musculorum progressiva nachweisen. Diesen konnte eine Störung der Potenz und eine Reduktion der Libido parallelgehen. Bemerkenswert war, daß es sich dabei stets um Fälle eines Beckengürteltypus, und zwar vor allem um solche einer altersungebundenen sporadischen Form (Typus P. E. Becker) handelte. Die Potenzstörung hatte sich in den meisten Fällen erst in einem späten Stadium eingestellt.

Daneben wurde aber auch von Patienten eine Beeinträchtigung der sexuellen Potenz beschrieben, bei denen Störungen inkretorischer Funktionen nicht faßbar waren. Hier entlarvte sich die Impotenz — wie durch einige Beispiele belegt wird — als psychologisch erklärbar, d. h. als Ausdruck eines aus der krankheitsbedingten Entstellung verständlichen Kastrationskomplexes.

Literatur

Becker, P. E.: Dystrophia musculorum progressiva, p. 113. Stuttgart: G. Thieme, 1953.

Brock, S., and *W. E. Kay*: A study of unusual endocrine disturbance; their associated myopathies, endocrine balance and metabolism findings. Arch. int. Med. *27*, 1 (1921).

Curschmann, H.: Dystrophia musculorum progressiva. In: Hdb. d. Neurologie von *Bumke* und *Foerster*, Vol. XVI, p. 431. Berlin, 1936.

Erbslöh, F., und *G. Sioli*: Dystrophische Myopathien und endokrine Störungen unter besonderer Berücksichtigung des Cushing-Syndroms. Dtsch. Z. Nervenheilk. *171*, 83 (1953).

Fränkel, F.: Dystrophia adiposo-genitalis und Muskelschwund. Zbl. Neur. *28*, 243 (1922).

— Die Beziehungen der progressiven Muskeldystrophie zu den Erkrankungen der Blutdrüsen. Z. ges. Neur. *78*, 283 (1922).

Friedreich, N.: Über progressive Muskelatrophie, über wahre und falsche Muskelhypertrophie, p. 347. Berlin: Hirschwald, 1873.

Hallen, O.: Endokrine Symptome und Syndrome als Begleiterscheinungen der Dystrophia musculorum progressiva. Dtsch. Z. Nervenh. *197*, 101 (1970).

Hermandez-Chavez, L.: Pseudo-hypertrophic muscular dystrophy in three children. J. Amer. Med. Women's Ass. *10*, 375 (1955).

Herschberg, A. D., und *R. Coirault*: Innere Sekretion und Kohlenhydratstoffwechsel bei der Dystrophia musculorum progressiva Duchenne-Erb. In: Myopathien (hrsg. v. *R. Beckmann*), p. 127—137. Stuttgart: G. Thieme, 1965.

Hutinel, W.: Sur une dystrophie spéciale des adolescents. Rachitis tardif avec impotence musculaire, nanisme, obésité et retard des functions génitales. Gaz. Hôp. *85*, 27 (1912).

Maas, O.: Diskussionsbemerkung in Berl. Ges. für Psych. u. Nervenheilk. vom 9. 1. 1922. Zbl. Neur. *28*, 244 (1922).

McCouch, G. P., and *S. D. W. Ludlum*: Is myopathy related to disorders of internal secretions? Medical Record *89,* 1042 (1916).

Nyssen, R., et *L. v. Bogert*: Myopathie juvénile hypertrophique et troubles endocriniens. Neur. et Psych. *24,* 97 (1924).

Oswald, A.: Myopathien und innere Sekretion. Schweiz. med. Wschr. 1020 (1939).

Pages, P.: Contribution â l'étude pathogénique des myopathies. Thèse de Montpellier 1924. Zit. nach *P. Passouant.*

Walton, J. N., and *F. J. Natrass*: On the classification, natural history and treatment of the myopathies. Brain *77,* 169 (1954).

Journal of Neuro-Visceral Relations, Suppl. X, 580—590 (1971)
© by Springer-Verlag 1971

Erektionen im Schlaf und Sexualität

Uroš J. Jovanović und **Martin Nippert**

Universitäts-Nervenklinik und Poliklinik, Würzburg
(Direktor: Prof. Dr. *H. Scheller*)

Mit 4 Abbildungen

Summary

Erections in Sleep and Sexuality

The authors report investigations by phallographic recordings of the incidence of erections during sleep in 28 healthy men (74 test nights) and 23 ill patients (64 test nights), (a total of 51 test persons during 138 nights). It was found that erections take place periodically 4 to 6 times a night, each period lasting 10 to 40 minutes, so that the total during the night is 80 to 140 minutes. They follow a regular pattern. Erections during a normal night's sleep are influenced quantitatively and qualitatively by the psychodynamics of the test person, by the content of dreams (sexual—positive; anxiety—negative), by the age of the test person (gradual weakening with advancing years), by influences from the vegetative nervous system (vagotonia—positive; sympathicotonia—negative), and by constitution (athletes—positive; asthenics—negative). With two test persons who had gone 112 and 114 hours without sleep, the nightly erection periods were weaker and shorter.

Weakening of erections during sleep was found in sick patients. A homosexual (3 nights), 2 somnabulists and 2 bed-wetters (each 2 nights) had more or less normal nightly erections. On the other hand, the erection periods were few, weak and often interrupted in 4 patients with oligo-symptomatic psychogenic impotence, in 4 patients who had impotence within a framework of neurotic symptomatology, and in 4 men with endogenous depression and impotence. Two catatonic schizophrenics showed only relatively short and weakened erection periods which were not synchronous with the dream phases. Four sick persons, who were impotent because of atrophy of the testes after mumps-orchitis or operation, had particularly weak and short erection periods, or indeed none at all. The tests will be continued, and will be extended to include female persons.

Résumé

Les auteurs se réfèrent aux expériences faites sur les érections pendant le sommeil chez 28 hommes sains (74 nuits d'examen) et 23 hommes malades (64 nuits d'examen), en tout 51 personnes examinées en 140 nuits. On a pu constater que les érections se produisent périodiquement (4 à 6 fois par nuit) et de ce fait, confirment une certaine loi. Les érections pendant le sommeil naturel de la nuit sont influencées quantitativement et qualitativement par le psycho-dynamisme des personnes examinées, par le contenu des rêves (sexuel — positif; marqué par la peur — négatif), par l'âge de la personne examinée (affaiblissement graduel dû à l'involution) ainsi que par le système neuro-végétatif (vagotonie — positif; sympathicotonie — négatif) et la constitution (athlètes — positif; asthéniques — négatif). Chez deux des personnes examinées, après une privation de sommeil de 112 et 114 heures, on a pu constater que la période des érections était raccourcie et que les érections étaient affaiblies. Chez des malades, les érections de nuit étaient affaiblies. Un homosexuel (3 nuits), 2 somnambules et 2 incontinents d'urine nocturne (chaque groupe 2 nuits) avaient des érections nocturnes plus ou moins normales. 4 patients avec une impotence psychogène oligosymptomatique et 4 patients avec une impotence et encore d'autres symptômes névrotiques et 4 hommes atteints d'une dépression endogène avec impotence montraient des périodes d'érection diminuées et souvent interrompues en partie et des érections affaiblies. Deux schizophrènes catatoniques montraient par contre une période d'érection relativement courte et asynchrone aux phases de rêves et des érections affaiblies.

4 patients étant impotents à cause d'une atrophie testiculaire due à une orchite (oreillons) avaient des périodes d'érection extrêment courtes ou absolument aucunes et des érections très faibles.

Lange Zeit war man der Meinung, die im Schlaf bei Männern auftretenden Erektionen seien abhängig von mechanischen Irritationen des Urogenitaltraktes, also von somatischen Reizen wie Blasenfüllung, Druck seitens des Rektums, Schlafen auf dem Rücken. Dies war eine mehr oder weniger empirische, experimentell unbestätigte Theorie.

Mit exakten physiologischen Untersuchungen der Erektionen während des natürlichen Nachtschlafes beschäftigten sich seit 1936 erstmals *Ohlmeyer* et al. (1944) sowie *Ohlmeyer* und *Brilmayer* (1947). Sie berichteten über drei bis vier Erektionsperioden pro Nacht, die sie mit einer kymographischen Registrierung an sieben Versuchspersonen (Vpn) in ihrem zeitlichen Ablauf erfaßt hatten. Es fiel auf, daß diese wenig mit körperlichen Reizen zusammenhängen. *Fisher* et al. (1965) konnten mit einem Quecksilber-Dehnungsmesser, einer verbesserten Methode zur Erektionsmessung, die Erektionen nicht nur in zeitlicher, sondern auch in quantitativ-qualitativer Hinsicht erfassen. Diese Autoren wiesen nach (17 Versuchspersonen wurden in 27 Nächten untersucht), daß die Erektionsperioden in 95 % mit den von *Aserinsky* und *Kleitman* (1953, 1955) beschriebenen Traumphasen korrelieren. Bei dieser Methode wurden auch rasche Augenbewegungen (Rapid Eye Movements = REM) als ein bedeutendes Zeichen von Traumphasen erfaßt. Die Trauminhalte wurden damals nicht eingehend kontrolliert. Diese Resultate wurden von einigen anderen Autoren bestätigt (*Karacan* et al., 1966; *Johnson* und *Kitching*, 1968).

Eine wesentlich verbesserte Registriermethode ist die von *Jovanović* (1967 a, b; 1968; 1969) angegebene, flüssigkeitsfreie Technik der Erektionsmessung. Dabei wird die Widerstandsänderung in einem mit Graphitstaub gefüllten Gummischlauch (Aufnehmer), der um den Penis befestigt ist, gemessen bzw. mit dem Elektroencephalographen (EEG) aufgezeichnet (Abb. 1).

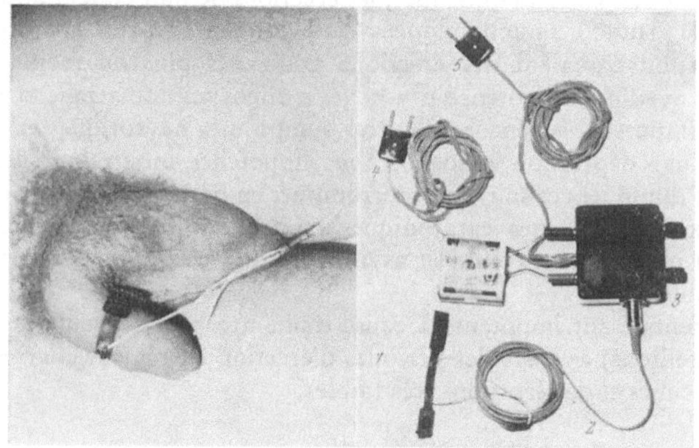

Abb. 1. Photographie des Phallographen nach *Jovanović* (1967 a, b) (rechts).
1 Aufnehmer mit Gummischlauch, der um den Penis (links) befestigt wird.
2 Kabel zwischen Aufnehmer und Zwischenkästchen.
3 Zwischenkästchen mit Einschalter, Empfindlichkeitsregler, Nullpunkt-Regler und einer 9-Volt-Transistorbatterie.
4 und *5* Kabel zwischen dem Phallographen und Elektroencephalographen (EEG-Apparat).

Mit dieser Untersuchungsmethode haben wir die Beobachtungen fortgesetzt. Jeweils in der dritten Untersuchungsnacht weckten wir unsere Versuchspersonen aus den Traumphasen und ließen sie die Trauminhalte auf ein Tonband sprechen. 28 gesunde Männer (Tab. 1) wurden bisher in 74 Nächten während des natürlichen Nachtschlafes auf diese Weise untersucht. Dabei ergab sich in Bestätigung der Befunde von *Jovanović* (1967 a, b; 1968; 1969) sowie von *Jovanović* und *Tan-Eli* (1969), daß die Erektionen bei gesunden Männern vier- bis sechsmal je nach Schlafdauer in einer Nacht auftreten (Tab. 2) und zwischen 10

Tabelle 1. *Die wichtigsten Daten über die gesunden Versuchspersonen, die phallographisch untersucht wurden*

Alter der Versuchspersonen in Jahren	Anzahl der Versuchspersonen (Männer)	Anzahl der Untersuchungsnächte
10—20 Jahre	2	5
21—30 Jahre	14	34
31—40 Jahre	5	15
41—50 Jahre	2	6
51—60 Jahre	2	6
61—70 Jahre und älter	3	8
Total:	28	74

Tabelle 2. *Mittelwerte $(\bar{x})$ und Streuungen (s) von Beginn und Ende der Erektionen und Traumphasen bei 28 gesunden Männern (s. auch Tab. 1)*

	Bezeichnung der Phasen	Beginn der Phase in absoluten Uhrzeiten	Ende der Phase in absoluten Uhrzeiten
Erektionen	I.	0,58.3 ± 22.2	1,15.9 ± 28.2
	II.	2,28.9 ± 34.2	2,47.8 ± 35.9
	III.	3,42.3 ± 40.7	4,04.3 ± 47.5
	IV.	4,43.7 ± 47.0	5,07.8 ± 54.7
	V.	5,52.9 ± 47.4	6,17.5 ± 50.7
	VI. (kommt beim längeren Schlaf vor)	6,33.1 ± 59.4	6,55.7 ± 41.7
Träume (REM)	I.	1,02.1 ± 17,6	1,17.9 ± 21.2
	II.	2,33.3 ± 22.4	2,53.5 ± 23.2
	III.	3,39.2 ± 45.5	4,04.1 ± 52.0
	IV.	4,45.1 ± 39.3	5,14.0 ± 44.5
	V.	6,09.9 ± 23.5	6,40.9 ± 30.0
	VI. (kommt nur bei längerem Schlaf vor)	6,21.3 ± 57.9	7,00.1 ± 50.2

bis 40 Minuten anhalten. In einer Nacht beträgt die Dauer der Erektionen insgesamt 108,5 (s $\pm$ 33,3) Minuten (Tab. 3). Die Erektionen korrelieren in ihrer zeitlichen Folge und Dauer mit den Traumphasen, abgesehen von nicht signifikanten, zeitlichen Differenzen (Abb. 2, Tab. 2).

Tabelle 3. *Dauer der Erektionen und Traumphasen sowie deren Zwischenphasen (Intervall zwischen zwei Phasen) bei 28 gesunden Männern* (s. auch Tab. 1)

	Bezeichnung der Phasen	Dauer der Phasen in Minuten	Dauer der Intervalle zwischen den Phasen
Erektionen	I.	15.6 $\pm$ 11.2	93.7 $\pm$ 25.1
	II.	18.9 $\pm$ 9.4	91.6 $\pm$ 24.2
	III.	22.0 $\pm$ 13.0	82.2 $\pm$ 32.3
	IV.	24.2 $\pm$ 14.1	71.9 $\pm$ 36.6
	V.	28.6 $\pm$ 17.3	70.6 $\pm$ 35.2
	VI. (kommt nur bei längerem Schlaf vor)	32.6 $\pm$ 21.1	64.7 $\pm$ 30.3
	Zusammen bzw. Durchschnitt:	108.5 $\pm$ 33.3	82.6 $\pm$ 32.5
Träume (REM)	I.	15.8 $\pm$ 8.4	101.2 $\pm$ 30.5
	II.	20.2 $\pm$ 7.7	101.7 $\pm$ 27.2
	III.	24.9 $\pm$ 13.8	92.8 $\pm$ 30.3
	IV.	28.9 $\pm$ 11.1	90.7 $\pm$ 39.6
	V.	30.9 $\pm$ 15.9	86.9 $\pm$ 32.1
	VI. (kommt nur bei längerem Schlaf vor)	38.9 $\pm$ 11.9	79.6 $\pm$ 21.7
	Zusammen bzw. Durchschnitt:	106.3 $\pm$ 30.2	92.2 $\pm$ 31.2

Die Erektionen während des natürlichen Nachtschlafes treten also *periodisch* auf. Man kann sich nicht vorstellen, daß sie in einem Zusammenhang mit der Blasenfüllung stehen könnten, die möglicherweise nur ein Zusatzfaktor ist. Die Erektionen werden zwar *physiologisch gesteuert*, aber auch *psychisch beeinflußt*. So werden z. B. in der ersten Nacht, der Anpassungsnacht durch die unbekannte Untersuchungssituation bei dem Gefühl, beobachtet zu werden, alle Erektionen quantitativ und qualitativ negativ beeinflußt. Auf die Stärke und den Verlauf der Erektionen wirken sich *sexuelle Trauminhalte positiv, Angstträume dagegen hemmend aus* (s. auch *Jovanović*, 1969). Das gilt für gesunde Männer nach der Pubertät bis zum etwa 50. Lebensjahr. *Vor der Pubertät* — unser jüngster Proband war 11 Jahre alt — treten die Erektionen zwar periodisch in zeitlicher Korrelation mit den Traumphasen auf, doch zeigen sie in ihrer Intensität offenbar keinen Zusammenhang mit eventuellen Trauminhalten. *Bei älteren Männern* werden die Erektionen wieder schwächer. Das dürfte mit dem 50. bis 55. Lebensjahr beginnen. Unser ältester Proband war 72 Jahre alt, bei dem schwache, aber noch immer periodische Erektionen nachgewiesen werden konnten.

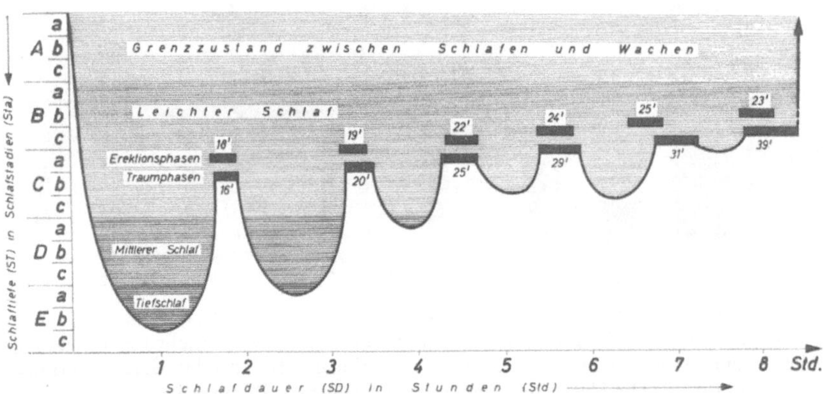

Abb. 2. Vorkommen und Dauer von Erektionen und Traumphasen während des ganzen natürlichen Schlafes (Durchschnittswerte von 20 gesunden Männern; *Jovanović*, 1967 a, b). Unsere ergänzenden Ergebnisse sind in den Tab. 2 und 3 dargestellt. Die Schlaftiefe ist schematisch aufgezeichnet.

In den nächtlichen Erektionen spiegelt sich auch der *Einfluß des vegetativen Nervensystems* wider, und zwar seine phasische Änderung, wie auch seine tonische Aktivität. So treten Erektionen gleichzeitig mit einem phasischen Anstieg der Herzfrequenz auf und sind zur Zeit der ausgeprägten Bradykardie (kurz davor) morgens gegen 5 Uhr am stärksten und längsten. Erektionen von bradykarden Personen und athletischen Konstitutionstypen sind generell stärker als die tachykarder Personen und von Asthenikern. Die Erektionen sind also auch in gewissem Grade von der *Konstitution* abhängig (s. auch *Jovanović*, 1969).

Nach 112stündigem experimentellem *Schlafentzug* wurde ein wesentlich veränderter erster Schlaf mit schwachen, zum Teil kurzen

Erektionsperioden registriert. Einige Traumphasen liefen sogar ohne Erektionen ab (Abb. 3). Nach langdauerndem Schlafentzug sind die vegetativen Funktionen also beeinträchtigt, wie wir bei 2 Männern, die sich freiwillig dem Experiment unterzogen, feststellen konnten.

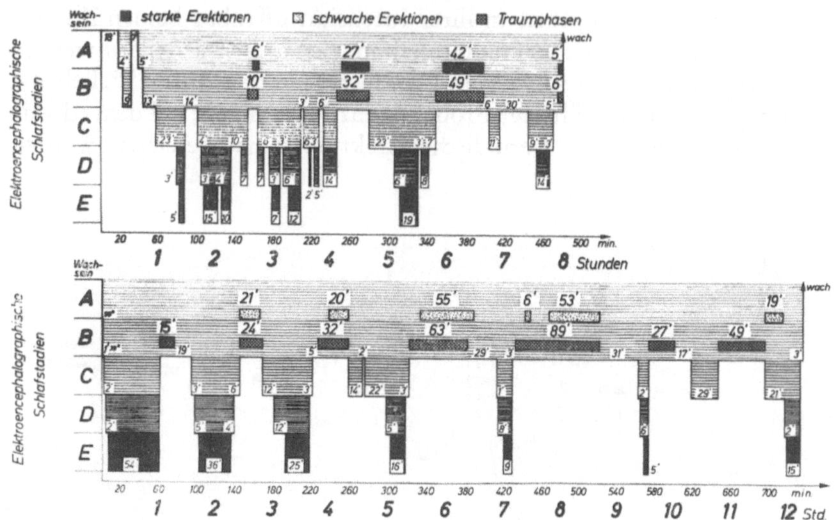

Abb. 3. Oben: Schlafverlauf und Vorkommen von Erektionen bzw. Traumphasen bei einem 28jährigen gesunden Mann vor dem experimentellen Schlafentzug. Alle Traumphasen haben normalerweise Erektionen als Korrelat. Die Erektionen sind stark. Die Dauer der Phasen ist mit Ziffern in Minuten bezeichnet.
Unten: Nach einem 112stündigen experimentellen Schlafentzug sind die Erektionen seltener, kürzer und vor allem schwächer. Der Schlafentzug wirkt sich also auf die Erektionen bei Männern negativ aus. *A* Übergang vom Wachsein zum Schlaf; *B* Leichtester Schlaf; *C* Leichter Schlaf; *D* Mitteltiefer Schlaf und *E* Tiefschlaf.

Alkoholgenuß dürfte die Stärke der Erektionen im Nachtschlaf negativ beeinflussen, wie es sich bei einem von uns bisher untersuchten Probanden zeigte.

Außer den oben beschriebenen gesunden Versuchspersonen haben wir 23 *Kranke* in insgesamt 64 Nächten untersucht (Tab. 4). Ein *Homosexueller* bot in seinen Erektionsphasen keine Abweichung von denen bei gesunden heterosexuellen Männern. Zwei *Schlafwandler* und auch zwei erwachsene *Bettnässer* wiesen langdauernde und relativ starke Erektionen im Schlaf auf. Allerdings werden die Erektionen bei Schlafwandlern manchmal durch die starke Schlafmotorik und das Wandeln vorübergehend unterbrochen. Beide Patientengruppen schliefen im Versuch sehr rasch ein und bekamen schnell eine ausgeprägte Bradykardie.

Tabelle 4. *Die wichtigsten Daten über die phallographisch untersuchten Patienten*

Klinische Diagnose	Anzahl der Patienten	Anzahl der Untersuchungsnächte
Homosexualität	1	3
Schlafwandler	2	4
Bettnässer	2	4
Oligosymptomatische psychogene Impotenz	4	12
Impotenz im Rahmen einer neurotischen Symptomatik	4	12
Impotenz bei Kranken mit endogener Depression	4	12
Impotenz bei katatonen Patienten (Schizophrenie)	2	5
Impotenz bei einer Testis-Atrophie nach Mumps-Orchitis	4	12
Total:	23	64

Bei 18 anderen Kranken, die *Potenzstörungen im Wachsein* verschiedener Genese angaben, haben wir in 53 Nächten diese als *Erektionsstörungen* objektiviert. Bei Männern mit *psychogener Impotenz* sind auch im Schlaf die Erektionen gestört (abhängig von der Dauer der Impotenz), obwohl bewußte kontaktpsychologische Hemmungen und andere Einflüsse wegfallen. Die Periodik der Erektionen wird zwar nachgewiesen, es treten jedoch keine starken Erektionen auf (Abb. 4). Die Erektionsperioden sind oft verkürzt oder unterbrochen, und einige Traumphasen verlaufen ohne korrelierende Erektionsperioden. Bei *endogenen Depressionen,* die mit Potenzstörungen einhergehen, finden sich vielfach im Schlaf ähnliche abnorme Erektionen. *Katatone Schizophrene* bekommen in der Regel nur eine einzige oder selten zwei 5 bis 20 Minuten andauernde Erektionsperioden pro Nacht, die nicht vollständig mit den dazugehörigen Traumphasen synchron verlaufen. Die Erektionen sind ebenfalls schwach bis mittelstark. Durch eine medikamentöse oder anderweitige indikationsmäßige Behandlung können derartig gestörte Erektionen im Schlaf korrigiert werden (s. *Jovanović,* 1967 a, b; 1968; *Jovanović* und *Tan-Eli,* 1969). Patienten mit Potenzstörungen aus *hormoneller* oder *organischer Ursache* hatten, je nach dem Grad der Substanzzerstörung (Exstirpation des Testis, Testis-Atrophie), keine oder seltene und dabei sehr schwache bis mittelstarke nächtliche Erektionen.

Aus diesen objektiven Untersuchungen ergibt sich, daß Erektionen von neurophysiologischen Faktoren gesteuert und modifiziert werden.

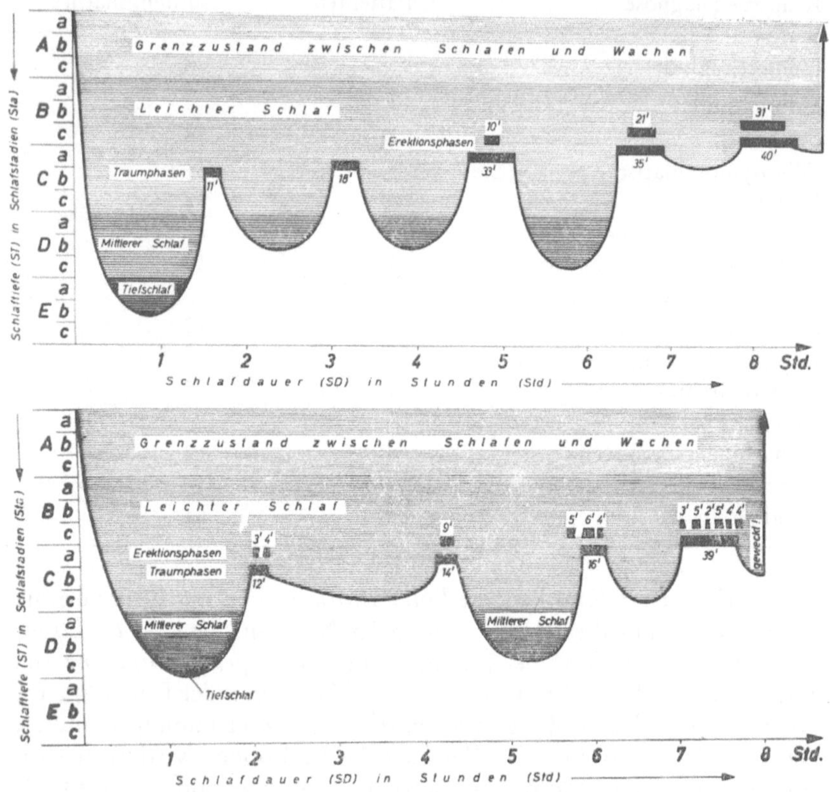

Abb. 4. Oben: Erektionen und Traumphasen bei einem 24jährigen Patienten mit akuten psychogenen Potenzstörungen in der dritten Untersuchungsnacht. Die ersten zwei Traumphasen haben keine Erektionen als Korrelat. Bei den letzten drei Traumphasen kommen die Erektionen synchron, jedoch relativ kürzer als bei Gesunden und außerdem schwächer vor.

Unten: Erektionen und Traumphasen bei einem 30jährigen Patienten mit einer Impotenz seit 10 Jahren psychogener Genese. Alle Traumphasen haben Erektionen als Korrelat. Die Erektionen sind aber schwach, in fast jeder Traumphase oft unterbrochen, so daß die Traumphasen teils mit, teils ohne Erektionen verlaufen. Die psychogenen Impotenzen spiegeln sich also auch in den nächtlichen Erektionen ab, obwohl die psychische Beeinflussung auf ein Minimum herabgesetzt wird. Daß es eine rein psychogene Impotenz nicht gibt, bestätigen diese Befunde.
Ähnliche Verläufe der Erektionsphasen findet man auch bei den anderen in Tab. 4 angeführten Patienten (außer bei den Katatonen, die nur eine einzige oder eventuell zwei Erektionsphasen für die ganze Nacht aufweisen).

Aber auch im Schlaf besitzen psychische Momente einen wesentlichen Einfluß. Die erektionsfördernden Wirkungen sexuell stimulierender Trauminhalte wurden festgestellt, daneben die hemmenden bei Angstträumen, in denen sich auch unbewußte ängstliche Vorstellungen des Träumenden verbildern. Die Untersuchungen (auch an weiblichen Personen) werden fortgesetzt.

Zusammenfassung

Die Autoren berichten über die experimentellen Untersuchungen der Erektionen im Schlaf (phallographische Registrierungen) bei 28 gesunden (74 Untersuchungsnächte) und 23 kranken Männern (64 Untersuchungsnächte) (insgesamt 51 Versuchspersonen in 140 Nächten). Es wurde gefunden, daß die Erektionen periodisch (4—6 mal pro Nacht) ablaufen, 10—40 Minuten in einer Periode, 80—140 Minuten in der ganzen Nacht andauern und eine Gesetzmäßigkeit aufweisen. Die Erektionen während des natürlichen Nachtschlafes werden durch die Psychodynamik der Versuchspersonen, durch Trauminhalte (sexuelle — positiv; angstgefärbte — negativ), durch das Alter des Probanden (allmähliche involutive Abschwächung) sowie durch vegetatives Nervensystem (Vagotonie — positiv; Sympatikotonie — negativ) und Konstitution (Athleten — positiv; Astheniker — negativ) quantitativ und qualitativ beeinflußt. Bei zwei Versuchspersonen, nach einem Schlafentzug von 112 und 114 Stunden, wurden Abschwächungen und Verkürzungen der nächtlichen Erektionsperioden gefunden.

Bei Patienten fanden sich Abschwächungen der Erektionen im Schlaf. Ein Homosexueller (3 Nächte), 2 Schlafwandler und 2 Bettnässer (je 2 Nächte) hatten mehr oder weniger normale nächtliche Erektionen. Dagegen boten Patienten mit oligosymptomatischer psychogener Impotenz, mit Impotenz im Rahmen einer neurotischen Symptomatik sowie endogen depressive Männer mit Impotenz (je 4 Patienten) weniger und abgeschwächte, zum Teil häufig unterbrochene Erektionsperioden. Zwei katatone Schizophrene zeigten nur eine relativ kurze, abgeschwächte und mit den Traumphasen asynchrone Erektionsperiode (eventuell zwei). 4 wegen einer Testis-Atrophie nach Mumps-Orchitis (oder Operation) impotente Kranke hatten besonders schwache, kurze oder gar keine Erektionsperioden.

Die Untersuchungen werden fortgesetzt, wobei auch weibliche Versuchspersonen beobachtet werden.

Literatur

Aserinsky, E., and *N. Kleitman*: Eye movements during sleep. Fed. Proc. *12*, 6—7 (1953).
— Two types of ocular occurring in sleep. J. appl. Physiol. *8*, 1—10 (1955).
Fisher, C., J. Gross, and *J. Zuch*: Cycle of penile erection synchronous with dreaming (REM) sleep. Arch. Gen. Psychiat. *12*, 29—45 (1965).
Johnson, J., and *R. Kitching*: A mechanical transducer for phallography. Bio-Medical Eng., p. 416—419. Septemb., 1968.

Jovanović, U. J.: A new method of phallography (PhG). Conf. neurol. *29*, 299—312 (1967 a).
— Erektionen im Schlaf. Arch. Neurol. Psychiatr. *210*, 220—230 (1967 b).
— Die Periodik der Erektionen im Schlaf. Med. Klin. *63*, 923—929 (1968).
— Periodische Vorgänge im Schlaf. Habilitationsschrift, Medizinische Fakultät der Julius-Maximilians-Universität. Würzburg, 1969.
Jovanović, U. J., and *B. Tan-Eli*: Penile erections during sleep. Arzneim. Forsch. *19*, 966—974 (1969).
Karacan, I., D. R. Goodenough, A. Shapiro, and *Steven Starker*: Erection cycle during sleep in relation to dream anxiety. Arch. Gen. Psychiat. *15*, 183—189 (1966).
Ohlmeyer, P., und *H. Brilmayer*: Periodische Vorgänge im Schlaf. Pflüg. Arch. Ges. Physiol. *2*, 249—250 (1947).
Ohlmeyer, P., H. Brilmayer und *H. Hüllstrung*: Periodische Vorgänge im Schlaf. Pflüg. Arch. Ges. Physiol. *248*, 559—560 (1944).

Journal of Neuro-Visceral Relations, Suppl. X, 591—602 (1971)
© by Springer-Verlag 1971

Psychogene Sexualstörungen der Frau als eine Ursache der Impotentia coeundi des Mannes

Hans-Joachim von Schumann

Düsseldorf

Summary

Psychological Abnormalities in Women as a Cause of Impotence in Men

Weak or effeminate men tend to marry women who suffer from an Amazon or Pallas Athene complex. The Amazon complex is a term derived from Greek mythology, and means that women of this type are willing to have sexual intercourse with their husbands only for the purpose of procreation. After the birth of the first or second child they commonly refuse to have coitus, on the plea of dyspareunia or absence of orgasm. The Pallas Athene complex denotes the tendency of some women to adopt a masculine behaviour-pattern, and to reject the entire function of child-bearing. In these women, frigidity or vaginismus often make satisfactory sex relations impossible.

As both these types of women have masculine characters, they are attractive to or are attracted by men with dependent personalities: for example, men who have excessive emotional attachment to their mothers, or who have a castration-phobia of maternal rejection, or who have been cowed by an authoritarian father, or who identify themselves with the Pasha existence of their Prince Consort father and fall into easy-going habits. In addition to these psychodynamic factors, a weak constitution and sociological influences play a contributory role. As a general rule these effeminate men are subjected to so much sexual frustration by their over-masculine wives that they develop impotentia coeundi.

Immer wieder kommt es vor, daß sich Ehepaare in meine psychotherapeutische Behandlung begeben, weil sie trotz mehrjähriger Verheiratung eine Kohabitation nicht vollziehen können; dies ist um so erstaunlicher, weil wir in einer Epoche der Aufklärungswellen in Wort, Bild und Film leben. Häufig liegt die Unfähigkeit zum Kongressus nicht an e i n e m Partner, sondern an b e i d e n. Dabei setze ich voraus, daß an den Genitalien und am Zentralnervensystem sowie internistisch keine organischen Befunde erhoben werden können, die das sexuelle Versagen erklären. Ich möchte aufzeigen, wie die Impotentia coeundi des Mannes durch funktionelle Sexualstörungen der Frau m i t verursacht wird und welche psychodynamischen Vorbedingungen beim Manne gegeben sind. In meinem Referat unterziehe ich lediglich diejenigen Paare einer Analyse, bei denen die Frau an dem recht häufig diagnostizierbaren Amazonen- bzw. Pallas-Athene-Komplex leidet, wie ich diese beiden psychosexuellen Fehlhaltungen genannt habe. In Anlehnung an die griechische Mythologie verstehe ich unter Amazonen-Komplex das Streben mancher weiblicher Persönlichkeiten, unabhängig vom Manne zu existieren und den Mann als gelegentlichen Geschlechtspartner nur zum Zwecke der Kindeszeugung zu dulden. Mit Pallas-Athene-Komplex bezeichne ich die Tendenz mancher Frauen, nach männlicher Existenzthematik zu leben, eine Virgo intacta zu bleiben und damit auf Kindeszeugung vollständig zu verzichten. Über die Psychogenese dieser Komplexe, auf die ich hier nicht eingehen kann, habe ich (1969) an anderer Stelle eingehend berichtet.

In sexualpathologischer Hinsicht ergibt sich, daß Frauen mit einem Amazonen-Komplex nach der Geburt des ersten oder zweiten Kindes sich mehr und mehr dem sexuellen Verkehr zu entziehen versuchen, weil sie an Anorgasmie und Dyspareunie leiden. Weibliche Persönlichkeiten mit einem Pallas-Athene-Komplex frustrieren im allgemeinen von vornherein wegen ihrer Frigidität und ihres Vaginismus den Ehemann. Heiraten solche Frauen einen psychosexuell normal reagierenden Mann oder sogar einen Herkules, wird erfahrungsgemäß die Ehe in kurzer Zeit geschieden. Der Irrtum bei der Verehelichung beruht darauf, daß diese Frauen ihre männlichen Komponenten im starken Manne entdecken und freudig erwarten, daß sie „endlich einmal" geführt werden. Die Dominanz des Mannes können sie aber nach einer gewissen Zeit nicht mehr ertragen und suchen, wie sie es bisher gewohnt waren, zu bestimmen und den sexuellen Verkehr zu verweigern. Dies widerspricht jedoch der Natur eines normalen oder herkulesähnlichen Mannes; Herkules hatte nämlich der Sage nach den Löwen von Nemea besiegt und der Amazonen-Königin Hippolyte den Gürtel geraubt, der als Symbol der Keuschheit aufzufassen ist.

Sehr häufig jedoch haben virile Frauen eine Affinität zu schwachen Männern, die eine nahezu weibliche Daseinsthematik angenommen haben. In aller Regel findet vor der Eheschließung kein sexueller Verkehr statt, auch wenn die verlobten Partner bereits älter als 25 oder 30 Jahre sind. Der voreheliche Kongressus wird von diesen Paaren meist aus ethischen oder religiösen Bedenken abgelehnt; indessen erweist sich die Zurückhaltung fast stets als eine Rationalisierung. Die eigentlichen Motive sind unbewußt und bedürfen der Aufdeckung und Klärung. Die

Psychogenese kann bei diesen männlichen Persönlichkeiten, grob schematisiert, eine oder zwei von vier Quellen haben.

1. Mancher Mutter gelingt es, den Sohn so intensiv an sich zu binden, daß er nicht fähig wird, sich von ihr aus eigener Kraft zu lösen. Ich beobachtete es häufig dann, wenn der Ehemann gestorben oder gefallen war oder sie als Geschiedene lebte und der Sohn das einzige Kind war oder als Nachkömmling im mütterlichen Hause erzogen wurde. Bei derartigen Gegebenheiten ist der Sohn ein willfähriges Substitut für den Ehemann. Die Mutter bereitet ihm pünktlich das Essen, reinigt seine Wäsche und befragt ihn nach den Geschehnissen im Beruf. Wenn er ausgeht, muß er ihr mitteilen, wohin er sich begeben möchte und wann er nach Hause heimzukehren gedenke. Wird es später, als er angegeben hat, vermag sie nicht einzuschlafen, sondern wacht ängstlich, bis er erscheint. Sie fragt ihn nach seiner Rückkehr noch genau aus, wo und mit wem er zusammen war und was sich ereignet hat. Zuweilen schlafen solche Söhne im Ehebett des verstorbenen Mannes, selbst wenn sie bereits heiratsfähige Männer sind. Hier spielen unbewußt auch gegengeschlechtliche Triebregungen eine Rolle, so daß tiefgehende psychische und affektive Beziehungen bestehen.

Als einer meiner Patienten aus dem Schlafgemach der Mutter in ein eigenes Zimmer der gleichen Wohnung ziehen wollte, grollte ihm die Mutter wochenlang. Immer wieder machte sie spitze Bemerkungen, daß er sie nun wohl ganz zu verlassen beabsichtige; sie weckte in ihm Schuldgefühle, indem sie vom undankbaren Sohne sprach, der rücksichtslos geworden wäre. Sie ermahnte ihn zwar, sich bald zu verheiraten, da er mit seinen 32 Jahren alt genug wäre; brachte er indessen eine weibliche Bekannte ins Haus, um sie vorzustellen, fand die Mutter keinen Gefallen an ihr, sondern hatte sogleich etwas auszusetzen. Als er sich nach langer Bekanntschaft mit einer jungen Dame zum sexuellen Verkehr entschlossen hatte, setzte sie ihm einen solchen Widerstand entgegen, daß die Erektion sofort abklang. Sie gestand ihm dann, daß sie frigide sei und keinen intimen Verkehr wünsche. Mit einer anderen Partnerin, die ihm weitgehend entgegenkam, gelang der Kongressus. Das frigide Mädchen hingegen hatte bei dem muttergebundenen Sohne eine Impotentia coeundi bewirkt.

Es gibt auch Mütter, die größten Wert darauf legen, mit ihren Söhnen in den Ferien zu verreisen. Sie werden dann von der Mutter so in Beschlag gelegt, daß sie keine Gelegenheit haben, Mädchen kennenzulernen; meist sind solche Söhne auch dermaßen scheu, daß sie eine gesellschaftliche Kontaktnahme gar nicht wagen. In diesem Zusammenhang hat *C. G. Jung* darauf hingewiesen, daß der Sohn in der paternen Gesellschaft von vielen Müttern als der Realisator des Heilsideals empfunden wird; er hat die Überzeugung ausgesprochen, daß nach bisheriger Verheißung und Erwartung nur im Sohn die Erfüllung zur Gottidentität gesucht werde: nämlich in der Geburt des „göttlichen

Kindes", das ein Knabe ist. Solche Mütter stehen im Gegensatz zu jenen, die den männlichen Partner verachten, weil er nach eigener bitterer Erfahrung ein Taugenichts war; diese Mütter pflegen die Töchter an sich zu binden, wie ich (1969) dies bereits geschildert habe. Ist jedoch eine stärkere Liebe der Mutter zum Sohn als zur Tochter vorhanden, entwickelt sich in aller Regel reaktiv eine intensivere Liebe des Sohnes zur Mutter; hinzu kommt das gegengeschlechtliche Triebbegehren im Sinne der Ödipus-Situation. Das dem Knaben von Natur mitgegebene biologische Streben verleiht ihm eine aktive Hinwendung zur Mutter.

Unter den genannten Voraussetzungen entsteht eine enge Korrelation zwischen Sohn und Mutter, die nicht selten zur vollen Hörigkeit des Sohnes zu führen vermag. Der Sohn wird nun von der Mutter gefangen gehalten wie Hänsel und Gretel von der Hexe im Märchen. Es werden dann im Sohne mehr die femininen als die maskulinen Komponenten mobilisiert; er verhält sich gemäß einer weiblichen Daseinsthematik; ja häufig zieht er sich auf den eigenen Leib zurück, so daß eine ich-gerichtete Onanie die Folge ist. Um diese Schwäche zu verbergen, beginnen manche junge Männer eine Überkompensation zu tätigen. In einer Schein-Männlichkeit benehmen sie sich wie Don Juan, versuchen eine Frau nach der anderen schmeichelnd zu erobern, ohne eine echte Liebesfähigkeit entwickeln zu können. Unternehmen sie wirklich einmal das Wagnis der sexuellen Annäherung, versagen sie fast mit Sicherheit und erweisen sich als impotent, sofern die Partnerin infolge eines Amazonen- oder Pallas-Athene-Komplexes eine Abwehr gegen den sexuellen Verkehr entwickelt hat.

Derart erging es einem 28jährigen Manne, der mehrere verheiratete Geschwister besaß; er selbst war als ein Nachkömmling bei der Mutter wohnen geblieben; da der Ehemann bald nach der Geburt des Patienten tödlich verunglückt war, hatte sie ihr „Kind" fest an sich fixiert. Es schlief im Bett des Ehemannes, mußte den Haushalt besorgen helfen, so daß eine innige Verbundenheit zwischen Mutter und Sohn entstanden war. Sie hatte ihn von Jugend an vor den „Weibern" gewarnt, die doch nur Sicherheit und Versorgung beim Manne suchen würden. Er selbst war fast so sanftmütig und vorsichtig geworden wie ein junges Mädchen, so daß er sich im Beruf trotz seiner guten Kenntnisse und Fähigkeiten nicht durchzusetzen vermochte und nicht das erreicht hatte, was ihm mit einer männlichen Aktivität möglich gewesen wäre. Beziehungen zu Mädchen hatte er stets dann abgebrochen, wenn „die Gefahr des Koitierens" vorhanden war. Kennzeichnend war, daß eine um 10 Jahre ältere verheiratete Frau es verstanden hatte, ihn zum sexuellen Verkehr zu bewegen; trotzdem versagte er bei einem jungen schüchternen Mädchen, zu dem er eine besondere Zuwendung empfand. Daraufhin kehrte er zu seiner Mutter zurück.

Ähnliches erlebte der Märchenheros „Hans im Glück". Von seinem Vater hören wir nichts; er war an seine Mutter fixiert und völlig infantil geblieben.

Dementsprechend waren seine Freuden an den immer neuen Tauschobjekten: erst sich bequeme Bewegung verschaffen mit Hilfe eines Pferdes, dann orale Gelüste befriedigen mit Milch, Käse, Butter von der Kuh als Symbol der nährenden Mutter, mit saftigem Fleisch und Würsten vom Schwein, mit gutem Braten und einer Menge Fett von der Gans; endlich ergötzte er sich mit süßem Nichtstun, „auf Federn will er ungewiegt einschlafen". Ohne Beschwernis, ohne Schleifstein kehrte er zur Mutter zurück. Nirgends erfahren wir etwas von einer Begegnung mit einem Mädchen; als großes Kind, das sein Glück im Schlaf, im oralen Genußstreben und im Nichtstun erlebte, kam ihm überhaupt nicht der Gedanke nach einer Partnerin; er wäre sicher in sexueller Hinsicht genauso impotent gewesen wie in der Bewältigung seiner Lebensaufgabe. Er blieb passiv-abwartend wie seine Mutter, mit deren weiblichen Eigenschaften er sich fast vollkommen identifiziert hatte: Ausweichen vor den Härten des Daseins, starke Beeinflußbarkeit und Verharren im mütterlichen Hause.

Solche infantilen Männer erschienen oft in meiner Behandlung wegen ihrer Impotenz; einige von ihnen hatten sich mit Mutterersatzfiguren identifiziert, z. B. mit der älteren Schwester, Tante oder Stiefmutter. Dies geschah, wenn die leibliche Mutter früh gestorben war oder als Geschiedene vom Sohn getrennt lebte.

2. Neben den soeben geschilderten Müttern, die ihre Söhne verwöhnen und an sich binden, gibt es auch solche, denen die Söhne vom Säuglingsalter ab lästig und unwillkommen sind. In extremen Fällen entwickeln Mütter sogar filizidale Tendenzen gegen ihre Söhne; hierher gehören vor allem Frauen mit einem Amazonen- oder Pallas-Athene-Komplex. Als Mütter haben sie über den Ehemann in mehr oder minder starkem Maße dominiert und ihren Männern eine Szene bereitet, wenn sie sich ihren Wünschen und Ansprüchen widersetzten. Zuweilen haben sie ihre Männer erst im Verlauf der Ehe abgewiesen und impotent gemacht, wie es in anschaulicher Weise bereits im griechischen Mythos von Geia berichtet wird. Wegen ihrer gekränkten Mutterehre überredete sie ihren Sohn Kronos, das Glied ihres Mannes Uranos mit einer Sichel abzuschneiden. Dies gelang ihm, und er warf den Penis des Vaters ins Meer; durch die Samen, die aus dem Gliede herausflossen, wurde im Meeresschaum Aphrodite gezeugt. Aus den herabträufelnden Blutstropfen gebar die Erde neben den Nymphen auch die Erinnyen und Giganten, also Dämonen der Rache, der Gewalt und der blutigen Taten. Sie entsprachen den Rachegelüsten und der Gewaltanwendung, die Geia als verletzte Ehefrau kennzeichnete. Und noch heute, so fügen wir aus unserer Erfahrung hinzu, leiden manche Knaben und Männer an einer Kastrationsangst, die *Sigmund Freud* eingehend beschrieben hat. Bereits im Kindesalter kann die Kastrationsangst dadurch hervorgerufen werden, daß Mütter ihren Söhnen drohen, das Glied werde abfallen, wenn sie damit spielten oder sie würden als Männer zeugungs-

unfähig werden, da sie ihre ganze männliche Kraft vorzeitig vergeudet und verbraucht hätten. Solche Ängste können dann tief und dauerhaft im Emotionalen der geschreckten Persönlichkeit verankert sein, so daß sie im Mannesalter beim sexuellen Verkehr versagen. Verhängnisvoll sind besonders Drohungen, das Glied werde abgeschnitten, falls man es mißbrauche. Eine vollzogene Kastration wird im weitverbreiteten Struwwelpeter am Beispiel des vom Schneider abgeschnittenen Daumens augenfällig demonstriert. Hier war es auch die Mutter, die diese Strafe angedroht hatte. Daß eine Kastration tatsächlich geschehen kann, meinen manche Knaben dem Umstand zu entnehmen, daß die Mutter oder Schwester oder Tante auch kein Glied besitzt. Andere Jungen, bei denen die Rachenmandeln oder Polypen oder der Wurmfortsatz entfernt worden sind, schließen analog auf die Möglichkeit der Penisamputation.

In diesem Sinne war ein Patient während seiner Kinder- und Jugendzeit um sein Geschlechtsorgan besorgt, indem er befürchtete, es würde kleiner statt größer werden. Aus dem Munde seiner Mutter hatte er immer wieder die Äußerung gehört, er solle sich nicht einbilden, eine „Stammhalterrolle" einzunehmen. Obwohl er das einzige Kind war, hatte sich die Mutter stets distanziert verhalten; er konnte sich nicht erinnern, auch nur einmal von ihr auf den Schoß genommen worden zu sein; dies hätte gar nicht ihrer Einstellung zum Sohne entsprochen. An den Vater hatte der Patient keine bewußte Erinnerung, da er verstorben war, als der Sohn noch nicht ein Jahr alt war. Der Patient hatte immer den Eindruck gehabt, daß die Mutter über den Tod des Vaters kaum getrauert hatte; an eine Wiederverehelichung hatte sie niemals gedacht, obwohl er oft als Knabe den Wunsch geäußert hatte, sie möchte doch wieder heiraten, damit er einen Vater hätte. Die Mutter konnte zwar gut mit Männern sachlich diskutieren, hatte aber nach Beobachtung des Sohnes keine echten menschlichen Beziehungen zu ihnen finden können. In ihrem Beruf war sie als Sachbearbeiterin äußerst tüchtig, während sie die Hausarbeit lediglich aus Pflichtbewußtsein verrichtete. Der Patient selbst hatte, wie nicht anders zu erwarten war, schon im Kindergarten große Schwierigkeiten, mit den Kameraden zu spielen; er sei am liebsten allein geblieben, weil er befürchtet hätte, die Kameraden könnten ihm etwas fortnehmen. Noch in der Volksschule und Höheren Schule hatte er sich stets von den Mannschaftsspielen ferngehalten, weil sie ihm zu roh erschienen. Wenn er im Unterricht der Leibesübungen mitspielen mußte, wurde er von seinen Mitschülern wegen seiner mangelnden Einsatzbereitschaft mit drastischen Schimpfworten herabgesetzt und als Bücherwurm gehänselt. Tatsächlich hatte er sich am liebsten hinter seinen Büchern verkrochen und war in den wissenschaftlichen Fächern der Beste der Klasse, was ihm die Bezeichnung „Streber" eingebracht hatte. Als er von der Tanzstunde auf Geheiß des Tanzlehrers ein Mädchen nach Hause bringen sollte, das ihm sehr gut gefiel, hatte er nicht gewagt, auch nur ein Wort mit ihr zu sprechen. Daraufhin wollte sie nichts mehr von ihm wissen. Nun stieg seine Angst vor dem weiblichen Geschlecht immer mehr. Als er bereits Student war, ergriff eine Kommilitonin die Initiative; dies löste bei ihm eine Fluchtreaktion aus. Erst mit 36 Jahren heiratete er ein „schüchternes

Mädchen", das zehn Jahre jünger war. Er versagte in der Hochzeitsnacht vollkommen. Zwei Jahre lang wagte er keine weiteren sexuellen Annäherungen zu unternehmen; nach dieser Zeit begab er sich in meine Behandlung. Die Mutter, die die Männer einschließlich den eigenen Sohn verachtete, hatte das Fundament zu seiner Impotenz gelegt.

3. Nicht nur bestimmte Verhaltensweisen der Mutter, die wir geschildert haben, können eine der Ursachen des sexuellen Versagens der Söhne sein, sondern auch spezifische Persönlichkeitsstrukturen der Väter.

Ist ein Vater streng, hart und autoritär, pflegen sich seelisch schwache Söhne zu unterwerfen. Sie geben dann ihre aktiven Regungen auf, und ihre Haltung erscheint passiv. Sie suchen Liebesbeweise dadurch, daß sie dem Vater aufs Wort gehorchen. Solche Knaben konkurrieren in dieser negativen Ödipus-Konstellation mit der Mutter um die Gunst des Vaters; sie wirken feminin. Es kann sich die Neigung entwickeln, sich einer Mädchengruppe anzuschließen und mit Puppen zu spielen. Sie vermeiden jedes aktive Messen der Kräfte, verabscheuen z. B. das Fußballspielen, weil es ihnen zu derb ist. Dabei wird das Fortschreiten von der analen Phase zur männlich-genitalen Phase verhindert.

Als ein Patient mit 30 Jahren nach Absolvierung mehrerer akademischer Examina geheiratet hatte und die Versteifung des Gliedes bei jedem Versuch des sexuellen Verkehrs sofort wieder zurückging, entschloß er sich zur psychotherapeutischen Behandlung. Er berichtete, daß er sich nahezu ein Jahr regelmäßig bemüht hätte, einen Kongressus zu vollführen. Der Patient war eine weiche und vorsichtige Persönlichkeit, er sprach niemals spontan, sondern sehr überlegt, meist in druckreifen Sätzen. Der emotionale Kontakt war zunächst tastend und subaltern; dies drückte sich auch in seiner schlaffen und nahezu gebückten Haltung aus. Es zeigte sich, daß er von einem Vater erzogen war, der als Haustyrann die Familie beherrscht hatte. Vor allem hatte er die Spaziergänge mit seinem Vater gehaßt, weil sie dazu dienten, ihm als dem Sohne Belehrungen und Ermahnungen zu erteilen, die mit direkten und indirekten Drohungen „gespickt" waren. Vor Klassenarbeiten hatte er stets gezittert, weil er befürchtete, daß er bei einer ungünstigen Benotung vom Vater ernsthaft zurechtgewiesen oder bestraft werden würde. Dabei war er ein guter Schüler, der niemals eine schlechte Zensur erhalten hatte. Indessen forderte der Vater immer bessere Leistungen von ihm. Von musischen Neigungen, die er besaß, hielt der Vater nichts, der Naturwissenschaftler war; gerne hätte er ein Instrument spielen gelernt, doch der Vater meinte, dies sei völlig überflüssig, weil hierdurch das Gemüt nur verweichlicht würde und keinerlei Willensbildung möglich wäre. Die Mutter war in dieser Ehe unglücklich geworden. Der Sohn hatte sie stets nur mit trauriger Miene gesehen. Er selbst war in der Familienatmosphäre, die vom Vater bestimmt wurde, zum Pessimisten geworden. Während seiner gesamten Studienzeit und anschließenden beruflichen Ausbildung war er unterwürfig geblieben und respektierte jede noch so kleine Autorität. Obwohl der Vater ein biologisch ausgerichteter

Naturwissenschaftler war, hatte er kein Wort über die Aufklärung verlauten lassen; wie ihm überhaupt sexualpädagogische Maßnahmen völlig fremd waren. Der Sohn erhielt erst im Biologie-Unterricht der Oberstufe einen gewissen Einblick in die bis dahin tabuierte Sexualität. So geschah es auch, daß er infolge der Masturbation an schwersten Schuldgefühlen litt und sich völlig unmännlich vorkam, eben weil er glaubte, ein willenloser Schwächling zu sein. Wie er sich in seiner Existenz als nicht genügend männlich empfand, so auch gegenüber seiner Frau beim Versuch, den sexuellen Verkehr auszuführen. Sobald seine frigide Frau, die an einem Amazonen-Komplex litt, sich ihm entzog, gab er seine Absicht auf. Erst in dem Maße, wie er seine verdrängte Männlichkeit zu mobilisieren vermochte und eine männlich ausgerichtete an Stelle der dienenden Haltung annahm, gelang auch die volle Erektion. Eine Kohabitation wurde jedoch erst möglich, als seine Frau eine natürliche Einstellung zur Sexualität durch psychotherapeutische Behandlung gewonnen hatte. Denn infolge ihres Amazonen-Komplexes war sie eine der Ursachen des sexuellen Versagens ihres Mannes gewesen.

Sehr häufig wird die pathisch-feminine Haltung des Mannes durch ein Bedürfnis nach Selbstbestrafung beeinflußt, weil vieles als Sünde empfunden wird, das andere ohne Skrupel bewältigen. Auch wenn ein Junge sich nicht genügend vom Vater beachtet und geliebt fühlt, provoziert er mit einer Unart die Aufmerksamkeit des Vaters, um getadelt oder geschlagen zu werden. Denn eine Bestrafung bedeutet für ihn eine Zuwendung des Vaters, die ihm wünschenswerter erscheint als überhaupt keine Beachtung. Auf diese Weise kann der Junge sich zum Masochisten entwickeln, der sich von seiner späteren Frau gerne quälen läßt. Oder er wird zu einem Asketen, der nur aus konventionellen Erwägungen heiratet — in einem bestimmten Alter ist man eben verheiratet —, aber keine sexuelle Triebbefriedigung benötigt. Solche Männer haben eine starke Affinität zu Frauen mit einem Amazonen- oder Pallas-Athene-Komplex, weil sie als schwache, unterwürfige Männer bei starken, selbstbewußten Frauen Schutz und Abnahme der Verantwortung suchen und sich gerne von ihnen dirigieren lassen oder als verzichtende Dulder eine Art Genugtuung finden.

4. Es kommt vor, daß sich ein Junge mit dem psychasthenischen Vater identifiziert, der ängstlich, kleinmütig, distanziert und zurückhaltend ist. Solch eine väterliche Gestalt wird von der Mutter betreut und gelenkt, hat zwar kaum einen eigenen Willen, braucht sich aber nicht um die Unannehmlichkeiten des Daseins zu kümmern, wie Verhandlung mit den Behörden, Teilnahme an Pflegschaftsveranstaltungen der Schule, Beaufsichtigung der Schularbeiten und dergleichen. Dieses sorglose Pascha-Leben gefällt manchen Söhnen auch noch dann, wenn sie herangewachsen sind. Meist gelingt es ihnen sogar, einen Beruf oder eine Beschäftigung zu finden, die wenig Verantwortung und geringen persönlichen Einsatz verlangt; fast immer sind sie Angestellte oder

Beamte; noch niemals habe ich unter ihnen einen Unternehmer oder frei-
beruflich Tätigen gefunden. Diese Männer wählen im allgemeinen
Frauen, die ihnen ein Prinzgemahl-Dasein ermöglichen. Der sexuelle
Verkehr pflegt zu Beginn der Partnerschaft befriedigend zu sein; leidet
jedoch die Frau an einem Amazonen-Komplex, legt sie nach Geburt der
Kinder keinen Wert mehr auf den sexuellen Verkehr und versteht es
in geschickter Weise, sich dem Manne zu entziehen. Wenn bei der Frau
ein Pallas-Athene-Komplex vorliegt und sie nur aus gesellschaftlichen
Gründen geheiratet hat, frustriert sie den Mann sehr bald nach der Eheschließung, schiebt ihm aber die Schuld zu und stellt dies derart überzeu-
gend dar, daß er sehr bald bei sich selbst die Ursache des Versagens sucht
und zu finden meint. Hierbei kommen ihm seine Bequemlichkeitshaltung und allgemeine Passivität entgegen.

Ein fast phlegmatisch wirkender Patient kam in meine Sprechstunde, um
sich wegen seiner Impotentia coeundi behandeln zu lassen, die ein Jahr nach
vollzogener Eheschließung aufgetreten war. In der biographischen Anamnese
erschien folgendes wichtig: Als er drei Jahre alt war, erlitt sein Vater einen
schweren Autounfall, so daß er längere Zeit nicht berufstätig sein konnte.
Es blieben Gleichgewichts- und Schlafstörungen zurück; deshalb mußte auf
den Vater stets Rücksicht genommen werden. Die Mutter fühlte sich über das
gewöhnliche Maß hinaus verpflichtet, dem Vater überall zu helfen und ihn zu
bedienen. Da sie eine pathische Natur war, war ihr dies sogar ein inneres
Bedürfnis. Nach Angabe des Sohnes wurde der Vater umhegt und umpflegt.
Dies erschien u. a. deshalb nötig, weil ihn zeitweilig eine Netzhautablösung
bedrohte. Er arbeitete stundenweise und lediglich so viel, wie es ihm zuträg-
lich erschien, während seine Frau die Hauptlast trug: Sie war nicht nur Haus-
frau und Mutter, sondern auch berufstätig. Aus den Schilderungen gewann
man den Eindruck, daß der Vater seine Erkrankung aggraviert hatte und sich
als Leidender und Betreuter nicht unwohl fühlte. Der Sohn übernahm diese
Rolle des Vaters; schon als Schüler ließ er sich gerne von der Mutter oder
von Freunden die Schularbeiten „diktieren"; trotz ausreichender Begabung
ging er kurz vor der Mittleren Reife ab, weil ihm die Anforderungen zu hoch
dünkten, vollendete mit Mühe und Not, unter Ächzen und Stöhnen eine Lehre
und fand eine Beschäftigung, die nicht allzuviel von ihm forderte. Ich hatte
die Überzeugung gewonnen, daß er am liebsten ein Playboy geworden wäre.
Er wurde später mit einem Mädchen bekannt, das zwei Jahre älter war als
er und das nach seinen eigenen Worten mehr eine fürsorgliche Mutter als eine
fordernde Geliebte war. Er fühlte sich wie ein verweichlichter Sohn. In dieser
mangelnden Männlichkeit war er so lange fähig, einen Kongressus zu vollführen, wie seine Frau es zuließ. In dem Zeitpunkt, als sie sich ihm wegen eines
Pallas-Athene-Komplexes versagte, wurde auch er impotent. Die geringste
Abwehrbewegung seiner Frau reichte aus, um die Erektion zum sofortigen
Abklingen zu bringen. Aus Furcht vor Blamage unternahm er keine Kohabi-
tationsversuche mehr und wurde zum Onanisten.

Überschauen wir rückblickend die vier typologisierten ungünstigen

Milieueinflüsse, die eine der Voraussetzungen zum sexuellen Versagen des Mannes sind, so können wir folgendes feststellen:

Ein Mann kann gegenüber seiner Partnerin sexuell zu sehr gehemmt sein, wenn bei ihm eine intensive Mutterbindung vorhanden ist und eine Ablösung von der mütterlichen Abhängigkeit nicht erfolgte.

Hat bei einem Manne eine positive Mutterbindung gefehlt und sind sexualpädagogische Maßnahmen nicht beachtet worden, kann er an einer Kastrationsangst leiden.

Bei einem Sohne, der sich dem autoritären Vater unterworfen hat, kann sich generell eine subalterne Haltung bilden, die sich auch in psychosexueller Hinsicht gegenüber der Frau bemerkbar macht.

Wenn sich der Sohn mit den Pascha-Allüren des Vaters identifiziert, pflegt er eine Bequemlichkeitshaltung anzunehmen, und er vermag männlich aktive Eigenschaften nicht in ausreichendem Maße auszuformen; in sexueller Hinsicht ist er dann zu zaghaft.

Die dargestellten vier Psychopathogenesen der sexuellen Gehemmtheit findet man selten in reiner Ausprägung. Im allgemeinen erkennt man Modifikationen und Kombinationen dieser vier Ursächlichkeiten, z. B. eine starke Mutterbindung in Vergesellschaftung mit einer massiven väterlichen Autorität. Bei diesen familiär bedingten psychogenen Einflüssen sind noch konstitutionelle Prädispositionen und epochalsoziogene Faktoren zu beachten, auf die ich nunmehr hinweisen möchte. Diejenigen Männer, die sich in der Partnerschaft wegen der beschriebenen peristatischen Einflüsse sexuell nicht durchzusetzen vermögen, sind meist konstitutionelle oder erbgenetisch bedingte Psychastheniker und Neurastheniker. Sie haben entweder keine oder eine sehr schwache Trotzphase in der frühen Kindheit durchgemacht, waren sogenannte „folgsame und liebe Kinder", die den Eltern keinerlei Schwierigkeiten bereitet haben. In Wirklichkeit ist von Geburt an die Dynamik ihrer Antriebe und Affekte, ihrer Strebungen und Impulse gering ausgebildet. Die neurasthenischen Symptome treten als funktionelle Störungen auf, wie vasomotorische Labilität mit Blutdruckschwankungen und Kopfdruck, Zittern der Hände und Flattern der Lider, Schweißausbrüche und dergleichen; manche Patienten sind auch überempfindlich gegen Geräusche oder grelles Licht. Sie ermüden schnell und können sich zuweilen geistig schlecht konzentrieren. Die Libido, deren Hauptanliegen die Wollust ist, bleibt auf einer infantilen Entwicklungsstufe stehen oder entfaltet sich nur in Kümmerformen.

Schon *Sigmund Freud* (1905) hat auf die teils konstitutionellen, teils akzidentellen Gegebenheiten im psychosexuellen Bereich hingewiesen. Später hat *McDougall* (1948) als Vertreter der dynamischen Psychologie hervorgehoben, daß es auch ein unbekümmertes Naturell (placid temper) gibt und daß der sexuelle Drang (sex propensity) dispositionell sehr unterschiedlich ist.

Lersch (1964) spricht in diesem Zusammenhang von antriebsschwachen Naturen, bei denen die Intensität der allgemeinen seelischen Dynamik auf ein empirisches Minimum gesunken ist. Es fehlt ihnen an treibender und prägender Kraft. In einem Sammelreferat, das die neueste internationale Fachliteratur berücksichtigt, hat *Strömgren* (1967) betont, daß gemäß den Ergebnissen der Zwillingsforschung gewisse Temperamentsarten und Charaktereigenschaften genetisch bedingt sind und daß eine vorgeformte Reaktionsbereitschaft durch ungünstige Erlebnisse ausgelöst werden kann. Es gibt bei diesen Persönlichkeiten alle Schattierungen bis zur Antriebslosigkeit, fehlenden Anstrengungsbereitschaft und fast völligen Erlebnisunfähigkeit. Männer mit derartigen Eigenschaften neigen anlagemäßig dazu, sich entweder nur treiben zu lassen oder sich den Wünschen der Partnerinnen zu fügen.

Hinzu kommt noch folgendes: Der Mann ist im technischen Zeitalter ein Massenmensch geworden, dem Verantwortung und Wagemut weitgehend genommen sind. Viele legen hierauf auch gar keinen Wert mehr, sondern sind froh, wenn sie sich passiv und rezeptiv verhalten können. Bekanntlich gibt es innerhalb der modernen Wohlstandsgesellschaft ungezählte *Möglichkeiten, um als Mann sorglos dahinzuleben.*

Im Anschluß an *Ortega y Gasset, Heidegger* und *Gehlen* stellt *Bodamer* (1960) fest: „Ein kindischer, unverantwortlich spielerischer, tief unernster Zug in der seelischen Physiognomie des modernen Mannes tritt hervor, der im schärfsten Gegensatz steht zu dem tödlichen Ernst der Lebensspannungen und Seinsprobleme, von denen die heutige Welt erfüllt ist. Bei den hochgezüchteten Spezialisten der Apparatur zeigt sich diese Infantilität sofort, wenn sie außerhalb ihres engsten Fach- und Arbeitsgebietes Entscheidungen treffen und Stellung nehmen sollen."

In der modernen Belletristik ist neben dem wirklichen Helden und Superman die männliche Jammergestalt als Hauptfigur getreten; z. B. schildert *Martin Walser* in dem vielgelesenen, 1966 erschienenen Roman „Das Einhorn" einen Mann, der sich selbst als „Ärmling und Idiot" bezeichnet und ziellos umherschweift.

In extremen Fällen findet man Persönlichkeiten, die anatomisch Männer sind, sich aber in psychischer Hinsicht als Frauen fühlen; sie sind als Transvestiten bekannt geworden. Manche von ihnen möchten sich als Transsexuelle die männlichen Genitalien amputieren lassen und sind bestrebt, durch Hormonanwendung ihre Brüste so zu vergrößern, daß sie weiblich wirken. Dies kann sich zu einem süchtigen Verhalten steigern, so daß sie kaum an etwas anderes denken, als sich durch operativen Eingriff zum Weibe umformen zu lassen. Abgesehen von diesen schwer pathologischen Formen kann man heute bei manchen Männern feststellen, daß ihr Mannestum entmachtet, ihr Wagemut reduziert und ihre Risikofreudigkeit aufgegeben ist. Dies gilt nicht nur im Hinblick auf ihre berufliche Tätgkeit, sondern auch für ihren persönlichen Bereich einschließlich der Intimsphäre. Unterstützt wird hierdurch die weibliche Daseinsthematik derjenigen Männer, die aus den oben dargestellten familiär-psychogenen Gründen entstanden ist und zuweilen eine konstitutionelle Grundlage besitzt. Diese femininen Männer haben eine Affinität zu vermännlichten Frauen, denen sie in Ehe und Partnerschaft gerne die Führung überlassen. Da solche Frauen wegen der vorhandenen funktionellen Sexualstörungen wie Frigidität, Anorgasmie, Dyspareunie und Vaginismus eine Abwehr gegen den sexuellen Kontakt haben, stellt sich bei entsprechenden Männern eine Impotentia coeundi ein, und hiermit ist eine Sexualneurose zu zweit entstanden.

Zusammenfassung

Anlehnungsbedürftige Männer wählen zur Ehepartnerin häufig Frauen, die an einem Amazonen- oder Pallas-Athene-Komplex leiden. In Anknüpfung an die griechische Mythologie verstehe ich unter Amazonen-Komplex das Streben mancher weiblicher Persönlichkeiten, den Mann als gelegentlichen Geschlechtspartner nur zum Zwecke der Kindeszeugung zu dulden. Sie weisen den Ehepartner vornehmlich wegen ihrer Frigidität oder ihres Vaginismus ab. Mit Pallas-Athene-Komplex bezeichne ich die Tendenz mancher Frauen, nach männlicher Existenzthematik zu leben und auf Kindeszeugung vollständig zu verzichten. Sie pflegen nach der Geburt des ersten oder zweiten Kindes vorwiegend infolge von Dyspareunie oder Anorgasmie den sexuellen Verkehr abzulehnen. Beide Kategorien von Frauen haben als starke Persönlichkeiten eine Affinität zu leicht lenkbaren Partnern. Hierzu gehören einmal Männer mit intensiver Mutterbindung oder mit Kastrationsangst, die durch Erziehungseinflüsse einer zu harten Mutter entstanden ist; zum anderen fallen hierunter Männer, die sich einem autoritären Vater unterworfen haben oder sich mit den Pascha-Allüren ihres Vaters identifizieren und damit eine Bequemlichkeitshaltung angenommen haben. Bei diesen psychodynamischen Vorgängen spielen Konstitution und epochal-soziogene Faktoren eine unterstützende Rolle. Solche femininen Männer können dann von ihren virilen Partnerinnen sexuell frustriert werden, so daß eine Impotentia coeundi die Folge ist.

Literatur

Bodamer, J.: Der Mann von heute, 3. Aufl., S. 65. Stuttgart: Schwab, 1960.

Freud, S.: Die sexuellen Abirrungen. In: Drei Abhandlungen zur Sexualtheorie. Wien: Internationaler Psychoanalytischer Verlag, 1905.

Lersch, P.: Aufbau der Person, 9. Aufl., S. 214. München: Barth, 1964.

McDougall, W.: The energies of men. 7th ed., S. 171—173. London: Methuen & Co. Ltd., 1948.

Schumann, H. J. v.: Liebesunfähigkeit bei Frauen und ihre Behandlung. Psychodynamik des Amazonen- und Pallas-Athene-Komplexes. München-Basel: E. Reinhardt, 1969.

Schumann, H. J. v.: Soziologische Aspekte psychosexueller Störungen bei Frauen. Med. Monatsschr. *23*, 447—450 (1969).

Strömgren, E.: Neurosen und Psychopathien. In: Humangenetik, Band V, Teil 2, S. 578—580. Stuttgart: Thieme, 1967.

Journal of Neuro-Visceral Relations, Suppl. X, 603—607 (1971)
© by Springer-Verlag 1971

Hypersexualität bei endogenen Depressionen

R. Michaelis

Psychiatrische und Nervenklinik der Universität Kiel
(Direktor: Prof. Dr. *G. E. Störring*)

Summary

Hypersexuality in Endogenous Psychoses, Particularly in Depressions

The article begins with a few remarks on the occurrence of hypersexuality in schizophrenic psychoses and manias, but is essentially concerned with pathological increases of libido in endogenous phasic depressions. Two main groups are identified:
a) simple sexual excitability, and
b) increased frequency of sexual activation.
After a consideration of the various forms of expression of the condition, the pathogenesis is discussed: this may be interpreted sometimes as somato-functional, sometimes as psycho-reactive.

Wenn von Klinik und Pathologie der zentralbedingten Sexualstörungen die Rede ist, dürfen Hinweise auf das Vorkommen sexueller Veränderungen bei endogenen Psychosen nicht fehlen, denn die Fragen ihrer Ätiopathogenese reichen bis in den Problemkreis der zentralen Bedingungen solcher Störungen hinein. Und gibt schon das Darniederliegen der Sexualität bei Schizophrenien, Manien und Depressionen einige Rätsel auf, so tun es erst recht hypersexuelle Verhaltensweisen, die besonders zu den Depressionen nicht gut passen wollen.

Das Phänomen der Hypersexualität — also Libidosteigerung mit allen ihren möglichen Folgen und Ausdrucksformen (von exzessiver Masturbation über abnorm frequenten Verkehr bis zur Sodomie) — ist bei den Schizophrenien durchaus bekannt. Wir wollen uns deshalb auf die phasischen Psychosen beschränken und dabei in Sonderheit die Depressionen betrachten, zumal die Korrelation von manischer Erregung und gesteigerter Sexualität mit Durchbruch autoerotisch-narzißtischer und pervertierter Triebimpulse keine so großen Probleme aufzugeben scheint.

Die Hypersexualität bei endogen-depressiven Verstimmungen, die zur Hauptsache im Rahmen leicht agitierter und paranoider Formen und oft nur am Anfang der Phase in Erscheinung tritt, zeigt eine reichhaltige Phänomenologie. Sie äußert sich, allgemein ausgedrückt, in einer Zunahme der Autoerotik, Vergröberung der Sexualität zum reinen Bedürfnis, Einengung des interpersonellen Kontaktradius und Instabilität der partnerschaftlichen Beziehungen.

Wir können im einzelnen zwei Formengruppen, die allerdings fließende Übergänge aufweisen, unterscheiden, und zwar die Libidosteigerung mit

a) bloßen sexuellen Reizzuständen, und

b) Frequenzzunahme der Sexualbetätigung, unter Umständen mit Perversionen.

Zur ersten Gruppe möchten wir vor allem häufige Spontanerektionen mit und ohne Pollution, das erstmalige Auftreten eines Orgasmus beim Verkehr sowie Klitorisreizzustände rechnen. Die letztgenannte Erscheinung ist besonders bemerkenswert. Es handelt sich um ein allmählich einsetzendes, über Wochen und Monate andauerndes und auf Befriedigung drängendes präorgastisches Gefühl im Klitoris-Bereich, das mit schwer beschreibbaren Mißempfindungen einherzugehen pflegt. Masturbation, die deshalb oft zum ersten Mal ausgeübt wird, sowie Geschlechtsverkehr bringen keine Satisfaktion. Die Patientinnen, die nur selten von selbst über die Beschwerden sprechen, leiden sehr unter ihnen, vor allem wenn sie sich schon in höherem Alter befinden und keine geschlechtlichen Beziehungen mehr hatten.

Was das Auftreten häufiger Spontanerektionen betrifft, so handelt es sich hierbei um den Ausdruck einer sexuellen Triebsteigerung, die auf Abfuhr drängt und den Betreffenden, zumal wenn keine Pollutionen einsetzen, zur Masturbation verleitet.

Mit diesem Thema aber sind wir bereits bei der zweiten großen Gruppe der Ausdrucksformen von Libidosteigerung: der Frequenzzunahme der Sexualbetätigung. An erster Stelle steht hier nämlich die Masturbation, die ganz erhebliche Grade zu erreichen vermag. Sie ist das typische Ausdrucksphänomen der Zunahme der Autoerotik und ein Spiegel der Störung in der Umweltbeziehung. Sexualität wird zum bloßen Bedürfnis. Nicht selten aber schaffen sich die Masturbanten auch Phantasiepartner oder masturbieren im Gedanken an frühere Freundinnen oder Geliebte.

Ist die Kontaktbereitschaft noch nicht so sehr beeinträchtigt, resultiert aus der Libidosteigerung oft eine den Partner bald abstoßende Frequenzzunahme des normalen Verkehrs, der taktlos gefordert und hemmungslos ausgeübt wird. Die Komplikationen, die sich hieraus ergeben, führen oft zu Differenzen zwischen den Partnern, was zur

Folge haben kann, daß der Depressive seiner Ehefrau untreu wird, das Bordell aufsucht, auf frühere Beziehungen zurückgreift oder gar Inzest begeht. Zuweilen entwickelt sich bei entsprechender Struktur der Primärpersönlichkeit ein Eifersuchtswahn auf Grund ähnlicher Konstellationen wie beim Alkoholismus. In seltenen Fällen manifestiert sich sogar eine vorübergehende Homosexualität, entweder als bloßes subjektives Gefühl ohne praktische Konsequenzen, oder sie wird realisiert.

Wie bei der Masturbation, die mangels zunehmender Satisfaktion ein süchtiges Verhalten nach sich ziehen kann, stellt sich auch beim normalen Verkehr oft eine mangelnde sexuelle Befriedigung ein. Dies führt in der Art eines Circulus vitiosus entweder zu einer Frequenzzunahme oder aber zu Kombinationen von normalem Verkehr und Masturbation, nicht selten aber auch zu veränderten Koituspraktiken oder Perversionen.

Bei jeder Form von depressiver Libidosteigerung kann das Befinden und Verhalten des Betroffenen einer allgemeinen Durchsexualisierung *(Schorsch)* unterliegen; ein Phänomen, das man nur aus Illustrations- und deskriptiven Gründen von den anderen hypersexuellen Erscheinungen abtrennen darf. Gemeint ist damit einmal die häufig vorkommende Projektion sexueller Empfindungen in andere Personen, die dadurch zum vermeintlichen potentiellen Partner werden. Zum anderen gehören in diesen Rahmen aber auch z. B. illusionäre Verkennungen von Personen und Gegenständen, wodurch es zum Aufbau einer sexualisierten Scheinwelt kommt. So berichtete uns z. B. einmal eine 50jährige Kranke mit einer leicht agitierten Depression, daß sie bei einem allgemein gesteigerten Sexualgefühl Baumstümpfe in der Dämmerung als männliche Glieder verkannte; ein ihr sehr peinliches Erleben, dessen sie sich aber nicht zu erwehren vermochte. Es ist überhaupt ein häufiges Vorkommnis, daß die depressive Hypersexualität subjektiv als unangenehm und abstoßend empfunden wird. Dies wie auch das eventuelle Steigernmüssen der Frequenz der Sexualbetätigung hat im übrigen schon zu Selbstkastrationen geführt. Ein Patient von *Schorsch* suchte den Arzt mit der Bitte um Entmannung auf.

Nach dieser abrißartigen Schilderung der Ausdrucksformen der depressiven Hypersexualität soll noch ein kurzer Blick auf ihre Pathogenese geworfen werden. Daß es nicht einfach ist, die hier anstehenden Fragen zu beantworten, ergibt sich schon aus dem Sachverhalt, daß es keine direkte Korrelation zwischen Form der Psychose und Intensitätsgrad der Sexualität gibt, sollte man doch eigentlich annehmen, daß die Manie mit einer Steigerung und die Depression mit einer Reduktion einhergeht. Dies ist zwar bezüglich der depressiven Verstimmungen die Regel, doch bei der Manie kennen wir keine zwingende Entsprechung. Hieraus resultiert, daß die Pathogenese kein einfaches Trieb—Antriebs-

Problem sein kann. Und dennoch müssen diese Faktoren eine Rolle spielen. Man könnte sich vorstellen, daß es bei der Depression mit Hypersexualität im Sinne einer Umschichtung der Dynamik zur Herauslösung einzelner Antriebselemente, zu einer Dissoziation der einzelnen Triebe und Antriebe kommt, wie es z. B. auch bei Depressionen mit Freßsucht oder Hypersomnie *(Michaelis)* der Fall ist. Es handelt sich dann dabei um die Folge einer irgendwie funktionell-somatisch konditionierten vegetativen Triebsteigerung, wie sie analog z. B. als Ausdrucksform von Zwischenhirnaffektionen bekannt ist. Hier treten Vergleichsmöglichkeiten mit dem Kleine-Levin- und ähnlichen Syndromen auf.

In die Kategorie dieser einfachen Triebfunktionssteigerungen lassen sich vor allem wohl die Klitoris-Reizzustände, das erstmalige Auftreten eines Orgasmus beim Verkehr und die häufigen Spontanerektionen sowie natürlich viele Fälle mit Frequenzzunahme der Sexualbetätigung einordnen.

Der Antrieb zum hypersexuellen Empfinden und Verhalten kann aber offenbar auch aus anderer Quelle gespeist sein: Wie aus physiologischen Bereichen bekannt, können sich Angst und Unruhe gleichsam im Sinne eines Übersprungphänomens des Sexualtriebes bemächtigen. Es ist deshalb nicht ausgeschlossen, daß sich die psychotische Leibesunruhe auf die Triebsphäre projiziert und als libidinöse Unruhe erlebt wird.

Oft sind aber auch rein psychoreaktive Faktoren die Ursache. Einmal ist hier die *Weitbrecht*sche Interpretation des forcierten Sexualverkehrs als Trostsuche in der Geborgenheit beim Partner oder als Flucht aus der drohenden Einsamkeit zu nennen. Weiterhin ist aber auch zu vermuten, daß die Depression zum Faktor der Enthemmung und Demaskierung von Triebimpulsen wird, die durch Erziehung, Moral oder auch Neurose blockiert waren.

Wie wir sehen, gibt es also mehrere ganz differente Wege in der Pathogenese der depressiven Hypersexualität. Und dies läßt sich vor allem daraus erklären, daß gerade die Sexualität ein vitaler Vorgang ist, der wie kein anderer auf der einen Seite in die höchsten und persönlichsten Erlebnis- und Verhaltensbereiche des Menschen hineinreicht und auf der anderen Seite so fundamental in körperlichen Bedingungen verankert ist *(Schorsch)*.

Zusammenfassung

Nach einem kurzen Hinweis auf das Vorkommen von Hypersexualität bei schizophrenen Psychosen und Manien ist die Rede von der krankhaften Steigerung der Libido bei der endogen-phasischen Depression. Es werden zwei große Gruppen herausgearbeitet:

a) die bloßen sexuellen Reizzustände, und
b) die Frequenzzunahme der Sexualbetätigung.
Nach einem Blick auf die verschiedenen Ausdrucksformen wird ihre Pathogenese erörtert, die einmal somatisch-funktionell, zum anderen psychoreaktiv gedeutet werden kann.

Literatur

Michaelis, R.: Schlafsucht bei phasischen Depressionen. Nervenarzt *38*, 301 (1967).
Schorsch, E.: Die Sexualität in den endogen-phasischen Psychosen. Stuttgart: Enke, 1967.
Weitbrecht, H. J.: Psychiatrie im Grundriß. Berlin-Heidelberg-New York: Springer, 1968.

Journal of Neuro-Visceral Relations, Suppl. X, 608—610 (1971)
© by Springer-Verlag 1971

Reifungsstörungen und sexuelle Frühverwahrlosung

Thea Schönfelder

Kinder- und Jugendpsychiatrische Abteilung der Psychiatrischen und
Universitätsnervenklinik Hamburg-Eppendorf
(Direktor: Prof. Dr. Dr. *Hans Bürger-Prinz*)

Summary

Disturbances of Maturation and Early Sexual Experience

In the course of forensic and child-psychiatry studies of girls with early
sexual experience, an investigation was made of the maturation factors in
their somatic, intellectual-emotional and psycho-sexual aspects. It emerged
from these studies that in the overwhelming majority of cases it is not an
acceleration but rather discrepancies in the rate of maturation which play
the chief part. Particular importance is to be attached to a retarded development of certain espects of the personality. There is a diminished intellectual
capacity for insight and memory, but, more importantly, there are disturbances in the affective-emotional field, evidenced by fixation in a state of
infantile dependency or an inability to form satisfying emotional contacts,
which lead to a premature entering into sexual relationships. These have at
the same time a substitution function and are not essentially an expression
of early psycho-sexual maturity. This applies principally to cases of passive
sexualisation which formed the greater part of our material (girls as partners
in cases of paederasty) but also to simple sexual experiences in female
children and young girls.

Forensisch-psychiatrische Untersuchungen an weiblichen Kindern
und Jugendlichen haben ergeben, daß in annähernd 40 % der Fälle die
Kinder an strafbaren Sexualhandlungen eines erwachsenen Mannes
aktiv mitbeteiligt sind. Es ergaben sich daraus folgende Fragen:

1. Welche Faktoren der kindlichen Persönlichkeit bestimmen die
vorzeitige und oft langdauernde sexuelle Kontaktnahme?

Spielen insbesondere biologische Faktoren einer vorzeitigen körperlichen Reifung eine wesentliche Rolle?

2. Welche anderen nicht persönlichkeitseigenen Merkmale sind von
Bedeutung?

Haben diese auf Reifungsvorgänge im psychosexuellen Bereich einen Einfluß?

Nach Aktenauswertung eines unausgelesenen Materials von annähernd 200 Fällen sind wir der Frage mit einer eingehenden kinderpsychiatrischen Untersuchung von 25 Mädchen nachgegangen. Diese waren zu Beginn ihrer sexuellen Kontaktnahme (beischlafähnliche Handlungen, vollendeter Geschlechtsverkehr) zwischen 8 und 13 Jahren alt. Die körperliche Reifung wurde nach dem Auftreten der sekundären Geschlechtsmerkmale, nach dem Menarchealter und dem Gesamtaspekt beurteilt. Aus Gründen des Untersuchungsanlasses (forensische Begutachtung) waren eingehende klinisch-diagnostische Maßnahmen nicht durchzuführen. Intellektuelle und emotionale, insbesondere auch soziale Reife wurden testpsychologisch (Hamburg-Wechsler-Intelligenztest, Zeichentests, altersangemessene projektive Verfahren) bestimmt. Es ergab sich: Eine harmonische Entwicklung der Gesamtpersönlichkeit auf altersgemäßem, vorgereiftem oder retardiertem Niveau ist selten. Es handelt sich in solchen Fällen entweder:

1. um frühzeitige, von der Gesellschaft nicht sanktionierte, reife Liebesbeziehungen, bei denen die Sexualität in den Gesamtbereich der Persönlichkeit völlig integriert ist; oder

2. um milieukonformes Verhalten zumeist jüngerer oder schwachsinniger Mädchen in einer Subkultur, in der die Tabuierung des Sexualbereiches nur scheinbar aufrechterhalten ist. Moralische Forderungen der Gesellschaft sind nicht wirksam internalisiert.

Wesentlich häufiger als eine harmonische Reifung sind Reifungsdiskrepanzen verschiedener Prägung. Als besonders bemerkenswert zeichnen sich zwei Formen ab:

1. In der Vorpubertät spielt der relative Vorgriff der körperlichen Reifung vor dem oft erheblichen intellektuellen und emotionalen Reifungsrückstand eine bedeutsame Rolle. Zumeist antriebsreiche und kontaktfreudige Kinder nutzen mit dem Vehikel einer vorzeitigen Reifung die Möglichkeit einer präpuberalen Erweiterung kindlicher Sexualspiele aus. Ein infantiles Sexualverhalten dient diesen Fällen als Mittel einer Befriedigung fast kleinkindhafter unspezifischer, meist materieller, aber auch emotionaler Bedürfnisse.

2. Unter den Pubertierenden des Untersuchungsgutes tritt die vorzeitige körperliche Reifung auffälligerweise in den Hintergrund. Zum körperlichen Reifungsstand einer altersgemäßen bzw. retardierten Entwicklung steht der Vorgriff in bezug auf die soziale Reife und die uneinheitliche, teils akzelerierte, teils rückständige Entwicklung emotionaler Faktoren in eigentümlichem Gegensatz. Die Mädchen sind emotional oft tiefgreifend gestört, im Kontaktverhalten aus persönlichkeitseigenen oder umweltbedingten Gründen frustriert und isoliert, häufig

frühzeitig mit Erwachsenenproblemen konfrontiert. Für diese Mädchen bedeutet die Sexualität ein sich neu ausformulierendes System zwischenmenschlicher Kontaktmöglichkeiten und damit den Weg aus Isolierung und emotionaler Mangelsituation. Die Sexualbeziehung hat gleichsam Surrogatfunktion und ist nicht Ausdruck einer vorzeitigen psychosexuellen Reifung.

Trotz aller Varianten und Überschneidungen der Befunde sind die genannten Grundstrukturen immer wieder aufweisbar.

Die aufgeworfene Frage nach der Rolle biologischer, anderer persönlichkeitsbedingter und persönlichkeitsunabhängiger Faktoren für das Zustandekommen vorzeitiger Sexualkontakte läßt sich danach so beantworten: Die Problematik ist nicht vorrangig abhängig von somatischen Faktoren im Sinne der Frühreife. Körperliche Reifung macht zwar evident, daß eine Stimulierung von Sexualtrieben möglich ist. Bei sexueller Frühverwahrlosung weiblicher Kinder geht es jedoch überwiegend nicht um vorzeitige sexuelle Triebabfuhr. Wesentlicher als biologische Einflüsse ist die verfrühte Übernahme der psychosozialen Rolle als Sexualobjekt und -subjekt zugleich. Diese ist von jeweils verschieden konstellierten uneinheitlich ausgereiften Persönlichkeitsfaktoren vornehmlich affektiv-emotionaler Natur und von Umweltfaktoren abhängig. Symptome einer sexuellen Frühverwahrlosung sind u. a.: Fixierung an eine kleinkindhafte Bedürfnishaltung, mangelnde Internalisierung normierter Wertvorstellungen und vorzeitige Verselbständigung mit Übernahme der Erwachsenenrolle. Diese Symptome sind unzweifelhaft in hohem Maße im Einfluß des erzieherischen Milieus mitbegründet. Über genetisch festgelegte persönlichkeitseigene Varianten des Entwicklungsablaufes und -tempos hinaus wird man also in bezug auf die psychosexuelle Reifung überindividuellen Faktoren eine wesentliche Rolle zuerkennen müssen.

Journal of Neuro-Visceral Relations, Suppl. X, 611 (1971)
© by Springer-Verlag 1971

Diskussion

Venzlaff ergänzte die Ausführungen von *Hallen* über Trieb- und Potenzstörungen bei Myopathien durch das kasuistische Beispiel eines nach § 42 b StGB untergebrachten hypersexuellen Triebtäters, bei dem sich während der Unterbringung ein Kugelberg-Welander-Syndrom entwickelte. Trotz erheblichen Fortschreitens der — in diesem Falle allerdings spinalen — Myatrophien kam es zu keiner Reduktion von Libido und Potenz, bemerkenswerterweise auch nicht im Rahmen einer längeren Antiandrogenbehandlung. (Flucht bei Ausgang mit der Mutter und sexuelles Attackieren zweier 7jähriger Mädchen, Annäherungsversuche an eine Beschäftigungstherapeutin, Verfassen obszöner Briefe.)

Horn berichtete über Untersuchungen des Sexualverhaltens von 18 männlichen und 17 weiblichen — sämtlich verheirateten — Patienten mit endogenen Depressionen an der Städtischen Nervenklinik Bremen. Die jeweiligen Intimpartner wurden grundsätzlich in die Exploration mit einbezogen. In der incipienten Psychose kam es regelmäßig im Zuge der zunehmenden Antriebslosigkeit und Desinteressiertheit zunächst zum Abbruch außerhalb der Familie bestehender Kontakte, später zur Reduktion von Spontaneität, Phantasie und des gewohnten Raffinements mit Verminderung der spezifischen Erlebnisqualität und schließlich zur Abwendung vom gewohnten Partner. In diesem Stadium der Isolierung kam es in 2 Fällen zur Hinwendung an ein anonymes Milieu (Prostitution). Bei Patienten mit ausreichender Masturbationserfahrung dahingegen zur gesteigerten Selbstbefriedigung, in einem Falle zu autoerotischen Phantasien (Aufdeckung latenter neurotischer Neigungen). Die Masturbation imponierte in der incipienten Psychose als Durchgangsstadium. Der Abbruch der partnerschaftlichen Kommunikation war mit dem Hinzutreten von Ängsten und Schuldgefühlen verknüpft und machte wegen fortschreitender Verstimmungen und Suicidideen die klinische Einweisung notwendig. Hinweise auf autoerotische Betätigungen in der weiteren Psychose oder in der ausklingenden Phase ergaben sich in diesen Fällen nicht.

U. Venzlaff (Göttingen)

Probleme und Störungen der Reifung und des Klimakteriums

(Vorsitz: A. Nowakowski)

Journal of Neuro-Visceral Relations, Suppl. X, 615—626 (1971)
© by Springer-Verlag 1971

Frühreife

J. R. Bierich

Universitäts-Kinderklinik Tübingen (Direktor: Prof. Dr. *J. R. Bierich*)

Mit 4 Abbildungen

Summary

Sexual Precocity

True precocious puberty is characterised by the activation of the whole chain of the hypothalamic sex centre, the anterior pituitary and the gonads. It leads to complete sexual maturation. The adrenarche is also abnormally early and, as a result of the androgen secretion, causes first acceleration of skeletal development and growth, but subsequently premature closing of the epiphyses and arrest of growth. Five types of true precocious puberty can be identified.

1. Hamartomas of the tuber cinereum are ectopic developments of the sex centre and produce excess LHRF. Raised levels of LHRF are found in the cerebrospinal fluid *(Bierich et al.)*.

2. Epithalamic tumours, in boys usually pinealomas, and disorders involving the posterior hypothalamus which are often associated with hydrocephalus of the 3rd ventricle lead also to sexual precocity. This area normally exerts an inhibitory effect on the sex centre. Lesions of this region probably prevent the physiological inhibition so that precocious puberty ensues.

3. By far the commonest condition is idiopathic precocious puberty. Its morphological basis has not yet been discovered. Presumably there is a premature reduction of the sensitivity of the hypothalamic sex centre to the gonadal hormones; even in childhood the gonads normally produce small quantities of hormones which are able to inhibit the secretion of gonadotropin releasing factors, but this ability seems to be lost quite early in these cases.

4. In the Weil-Albright syndrome (a combination of polyostotic dysplasia of the skeleton, skin pigmentations and precocious puberty) the precocious puberty seems to be akin to the idiopathic type.

5. Sexual precocity may also occur in untreated congenital hypothyroidism, in Down's syndrome, and in other conditions.

The therapy of types 3 and 4 consists of suppressing the premature maturation of the gonads by high doses of gestagens. The increase of height and the skeletal development, however, progress under gestagen treatment. To avoid this, it is necessary to give anti-androgens at the same time; the simplest method is to use combined preparations such as chlormadinone acetate and cyproterone acetate.

Sämtliche Formen der echten Frühreife sind durch eine vorzeitige Aktivierung des Systems hypothalamisches Sexualzentrum—Adenohypophyse—Keimdrüsen charakterisiert, ferner durch eine vorzeitige Sekretion adrenaler Androgene, welche anfangs eine Akzeleration des Längenwachstums, später einen vorzeitigen Epiphysenfugenschluß bewirkt.

Unter echter Pubertas praecox versteht man die schon im Kindesalter eintretende Reifung der Keimdrüsen und der sekundären Geschlechtsmerkmale, d. h. des äußeren Genitales, beim Mädchen auch der Mammae, sowie bei beiden Geschlechtern die vorzeitige Entwicklung des Skelettes, der Körperproportionierung und der Sekundärbehaarung. Am Ende einer solchen Entwicklung steht die komplette sexuelle Reife.

Unter Pseudopubertas praecox versteht man dagegen eine nur scheinbare sexuelle Reifung, die auf die vorzeitige Entwicklung der sekundären Geschlechtsmerkmale beschränkt ist. Derartige Bilder sehen wir bei Keimdrüsentumoren, wie bei Leydigzelltumoren beim männlichen Geschlecht und Granulosazelltumoren beim weiblichen Geschlecht, oder beim androgenitalen Syndrom. Die Gonaden selbst reifen nicht, sie bleiben infantil, die Gonadotropinsekretion wird sogar durch die vermehrt sezernierten Sexualsteroide im Sinne der Rückkoppelung unterdrückt.

Im Gegensatz hierzu bildet bei der echten Frühreife — und nur davon soll hier die Rede sein — eine vorzeitig eintretende Gonadotropinsekretion die Voraussetzung zur hormonalen und generativen Entwicklung der Keimdrüsen — auch wenn eine Gonadotropinausscheidung bei weitem nicht in allen Fällen mit unseren heutigen Methoden nachgewiesen werden kann. Die Vorbedingung zur Gonadotropinsekretion der Adenohypophyse ist wiederum ihre Aktivierung durch die entsprechenden hypothalamischen Releasing Factors. Bei der echten Frühreife wird also das gesamte System hypophysiotrope Area des Hypothalamus—Adenohypophyse—Gonaden aktiviert. Dabei kommt es gleichzeitig — ohne daß wir den genauen Mechanismus dafür kennen—zur Stimulation des sexuellen Nebennierenrinde, d. h. zur Adrenarche. Chromatographische Analysen der letzten Jahre, u. a. von *Gupta* (1965) und von *Blunck* (1967), haben gezeigt, daß das Spektrum der Harnmetaboliten der adrenalen C 19-Steroide nicht nur in der normalen Pubertät, sondern ganz ebenso bei der echten Frühreife charakteristische Veränderungen erfährt, vor allem eine starke Zunahme der 11-Deoxy-17-Oxosteroide, die sich von den adrenalen und gonadalen

Androgenen herleiten. Während beim männlichen Geschlecht auch die Metaboliten des Testosterons der Hoden hier eingehen, sind es beim weiblichen Geschlecht vornehmlich die Abbauprodukte der adrenalen Androgene, die hier erfaßt werden.

Für die normale Pubertät haben *Tanner* und *Gupta* (1968) die positive Korrelation zwischen der Ausscheidung der 11-Deoxy-17-Oxosteroide, besonders des Androsterons einerseits und der Skelettreifung andererseits gezeigt; die Ausscheidung dieser Steroide war weit besser mit dem Skelettalter der Kinder als mit ihrem wahren Lebensalter korreliert. Genau dasselbe haben *Gupta* und *Zimprich* (1966) und *Blunck* (1967) für Kinder mit echter Frühreife nachgewiesen. Heute herrscht allgemein die Ansicht, daß die akzelerierte Skelettentwicklung und im gleichen Zusammenhang das akzelerierte Längenwachstum bei der Frühreife eine Folge der vorzeitigen Androgensekretion der Nebennierenrinde ist — ganz entsprechend wie beim kongenitalen adrenogenitalen Syndrom. Schließlich führt derselbe Mechanismus dann auch zum vorzeitigen Epiphysenfugenschluß und damit zum Ende des Wachstums, wobei allerdings auch die Keimdrüsenhormone von beträchtlicher Bedeutung sind.

Zur klinischen Abgrenzung der Frühreife gegenüber der normalen Pubertät, die ja sehr weiten Schwankungen unterworfen ist, deren Extrem nach unten hin die sogenannte frühnormale Pubertät bildet, ist eine genaue zeitliche Definition erforderlich. Eine solche Definition kann sich nur an der statistisch ermittelten Altersverteilung der physiologischen Pubertät orientieren, wie sie in Deutschland von *Maier* und *Roedig* (1956) und von *Soenderup* et al. (1961), in England von *Tanner* (1962) und in Holland von *van't Land* und *de Haas* (1957) sowie von *de Wijn* (1965) untersucht und publiziert worden ist. Der früheste, noch als normal zu bezeichnende Menarchetermin beim Mädchen ist bei einem Alter von 8 Jahren anzusetzen. Mädchen mit einer Menarche vor 8 Jahren bzw. einer sexuellen Entwicklung, die vor dem Alter von 6 Jahren beginnt, haben dementsprechend als frühreif zu gelten. Knaben, deren Entwicklung ja normalerweise 2 Jahre später einsetzt, sind als frühreif anzusehen, wenn ihre sexuelle Entwicklung vor dem 9. Lebensjahr beginnt.

Klinisch ist das erste auffällige Symptom, abgesehen von den seltenen Fällen mit extremer Frühreife infolge diencephaler Hamartome, die Wachstumsbeschleunigung, deren Pathogenese schon erörtert worden ist. Untersucht man röntgenologisch die Skelettentwicklung dieser Kinder, so ist sie stets noch stärker beschleunigt als das Längenwachstum. Was den Eltern der frühreifen Mädchen — meist handelt es sich ja um Mädchen — in der Regel zuerst auffällt, ist die Brustentwicklung. Der Vaginalabstrich dieser Kinder ist stets positiv — ein Befund, der in allen größeren Serien verifiziert worden ist und von beträchtlicher diagnostischer Bedeutung ist. Auch die Oestrogene im Harn pflegen erhöht zu sein. Eine nachweisbare Gonadotropinausscheidung findet sich nur in 40 bis 50 % der Fälle, vorwiegend bei Mädchen mit bereits abgelaufener Menarche. Die Gesamt-17-Oxosteroide sind wie erwähnt erhöht, vor allem die 11-Deoxy-Fraktion.

Was die Ätiopathogenese der echten Frühreife anbetrifft, so lassen sich fünf verschiedene Gruppen differenzieren:

I. Die Hamartome des Sexualzentrums im Tuber cinereum, von denen heute 40 Fälle bekannt sind.

II. Anderweitige cerebrale Läsionen hypothalamischer und epithalamischer Lokalisation, die oft mit einem Hydrocephalus des III. Ventrikels einhergehen. Ungefähr 150 derartige Fälle sind beschrieben worden.

III. Zahlenmäßig weit an der Spitze steht mit mehr als 600 publizierten Fällen die idiopathische oder kryptogenetische Pubertas praecox.

IV. Das Weil-Albright-Syndrom, d. h. die Symptomentrias echte Pubertas praecox, polyostotische Knochendysplasie, flächenhafte Hautpigmentationen. Unter Einschluß unserer eigenen 6 Fälle sind 50 Fälle bekannt.

V. Die fünfte Gruppe, auf die ich, wie auch auf das Weil-Albright-Syndrom, im einzelnen nicht eingehen kann, umfaßt verschiedene seltene Frühreifeformen wie diejenige bei kongenitaler Hypothyreose, bei Mongolismus u. a. m. Etwa 15 derartige Fälle sind beschrieben worden.

Da ich 1965 auf dem Bonner Symposium der Deutschen Neurovegetativen Gesellschaft ein Referat über die zentralen Störungen der sexuellen Reifung gehalten habe (*Bierich*, 1967), möchte ich heute auf diese Krankheitsbilder nur insoweit eingehen, als inzwischen neue Befunde und Zusammenhänge bekannt geworden sind.

Anfangend mit den *diencephalen Hamartomen,* darf ich daran erinnern, daß die erste gründliche Beschreibung eines solchen Falles 1939 durch *Driggs* und *Spatz* erfolgt ist und daß später weitere wichtige Publikationen hierzu aus dem Spatzschen Arbeitskreis hervorgegangen sind (z. B. *Schmidt* et al., 1958). Unsere Arbeitsgruppe in Hamburg bzw. jetzt in Tübingen hat insgesamt drei derartige von der Eminentia mediana ausgehende Tumoren in Verbindung mit Pubertas praecox beobachtet — diagnostisch letztlich von der Auffassung von *Spatz* ausgehend, daß Kinder mit extrem früh einsetzender Reifung stets den Verdacht auf solche Prozesse erwecken. Die beiden ersten Fälle waren Knaben mit einer angeborenen Makrogenitosomie. Fall 1 (Abb. 1) sahen wir zuerst mit drei Jahren. Der Junge war 25 cm zu groß, sexuell nahezu ausgereift und hatte häufige Erektionen. Klinisch war sonst kein pathologischer Befund zu erheben. Fall 2 (Abb. 2) kam nach vielen Irr-

fahrten durch andere Krankenhäuser mit zehn Jahren wegen seiner
Frühreife und schwer beherrschbarer epileptischer Anfälle zu uns. Er
war imbezill und onanierte unaufhörlich. Es lag eine Grand-mal-Epi-
lepsie vor, ferner zwanghafte Lachparoxysmen mit Bewußtseinsverlust;
im EEG Poly-spike-wave-Komplexe sowie Zwischenwellenausbrüche,

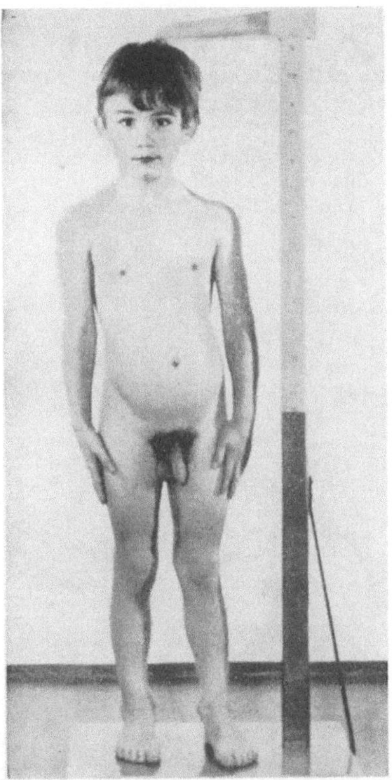

Abb. 1. 3 Jahre alter Junge mit sexueller Frühreife infolge Hamartoms des Tuber
cinereum.

die auf den Hirnstamm hinwiesen. Gleichartige Lachanfälle hatte auch
das dritte Kind, ein Mädchen, das wir seit dem dritten Lebensjahr beobachteten, als es seine Menarche bekam (Abb. 3). Testosteron und Epi-
testosteron im Urin waren bei den Knaben, die Oestrogene bei dem
Mädchen auf Erwachsenenwerte erhöht. Eine nachweisbare Gonadotropinausscheidung fand sich nur bei dem Mädchen.

Die Luftencephalographie, bei der nach dem Vorgehen von *Schönberg* und *Bruns* (1969) von Dr. *Schönberg* vor allem die Basalzisternen

gefüllt wurden, ergab in allen drei Fällen den vermuteten Tumor. Von allen drei Kindern wurde Liquor cerebrospinalis an Prof. *Guillemin* in Houston/Texas geschickt, der bei den beiden Jungen einen stark erhöhten Gehalt an LRF feststellte. Die Untersuchung bei dem Mädchen

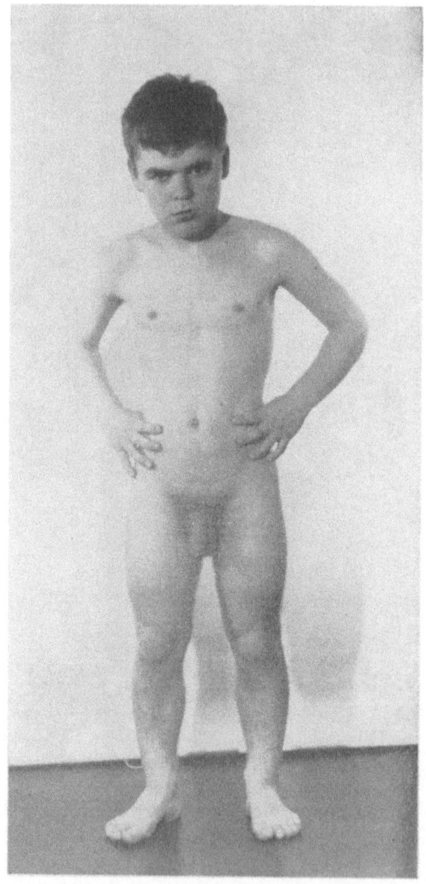

Abb. 2. 10 Jahre alter Junge mit sexueller Frühreife, Imbezillität und Epilepsie bei Hamartom des Tuber cinereum.

steht noch aus. Durch diesen Nachweis ist das bisher nur vermutete, aber noch unbewiesene Glied in der pathogenetischen Kette, die bei den Hamartomen zur Frühreife führt, verifiziert worden.

Die *Therapie* erfolgte bei den beiden Knaben zunächst mit Cyproteron, 50—100 mg täglich. Bei dem imbezillen zweiten Jungen ver-

schwanden Aggressivität, Onanie und Akne. Die Testosteronausscheidung ging nicht zurück, Gonadotropine wurden jetzt erstmalig nachweisbar. Bei dem ersten Jungen nahm das beschleunigte Wachstum
nicht ab sondern zu, die Testosteronausscheidung stieg von anfänglich

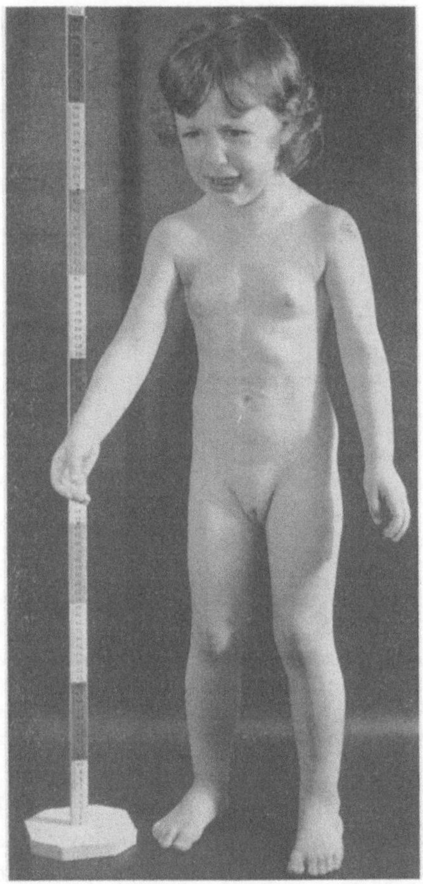

Abb. 3. 3jähriges Mädchen mit sexueller Frühreife und Epilepsie bei Hamartom des
Tuber cinereum.

21 μg auf 188 μg pro Tag an — also auf äußerst stark erhöhte Werte.
Offenbar setzte das Cyproteron den androgensensiblen hypothalamischen Rezeptor außer Funktion und beseitigte die von ihm ausgehende
Limitierung der LRF-Sekretion. Durch Zugabe von antigonadotrop
wirksamen Gestagenen hoffen wir eine effektivere Therapie zu er-

zielen. *Daß* dies gelingen kann, zeigen die Behandlungsergebnisse bei Fall 3. Das Mädchen wurde im sechsten Lebensjahr mit Medroxyprogesteronazetat (Depo-provera) zu behandeln begonnen. Hierunter verschwanden die Menstruationen, die Oestrogenausscheidung fiel auf 2 μg täglich ab, und die Größe der weitentwickelten Brüste ging zurück (Abb. 4 a und 4 b).

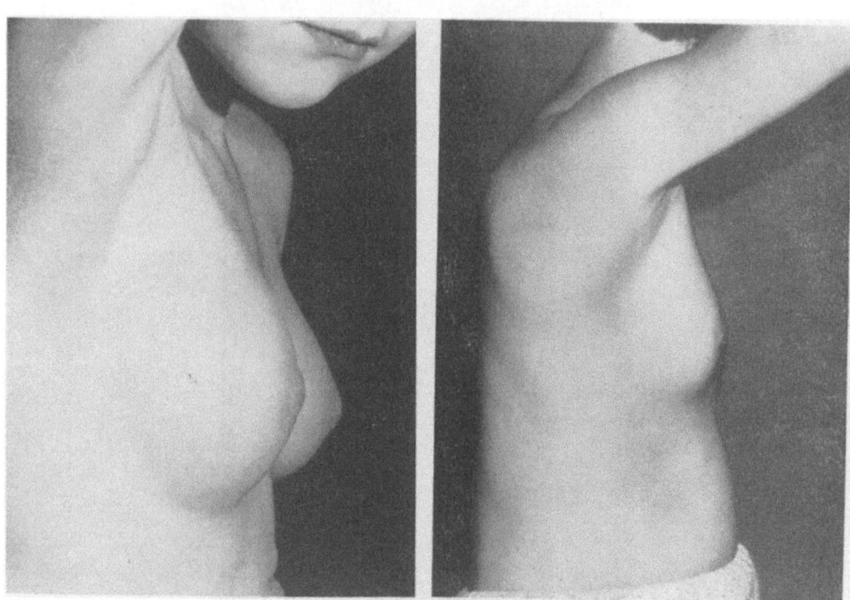

Abb. 4 a. Fortgeschrittene Brustentwicklung des in Abb. 3 demonstrierten Mädchens im Alter von fünfeinhalb Jahren.
Abb. 4 b. Dieselbe Patientin wie in Abb. 3 und 4 a nach viermonatiger Therapie mit Medroxyprogesteronazetat; Rückgang der Brustentwicklung.

Häufiger als durch Hamartome ist die cerebrale Frühreife wie erwähnt durch *anderweitige Hirnläsionen* bedingt, welche in Gebieten lokalisiert sind, die normalerweise der hypophysiotropen Area hemmend übergeordnet sind. Tierexperimentell haben *Flerkó* (1953, 1957) und *Donovan* und *van der Werff ten Bosch* (1956) Frühreife durch Läsionen in der Regio praeoptica erzeugt. Die beim Menschen zur Frühreife führenden cerebralen Läsionen, wie auch wir sie beschrieben haben (*Bierich, Blunck* und *Schönberg,* 1967), liegen eher im hinteren Hypothalamus. Ein Sonderfall sind die Pinealome, durch die meist die reifungshemmende Funktion der Pinealis ausgeschaltet wird. In meinem Referat von 1965 habe ich einen derartigen Fall vorgestellt.

In den nächsten Abbildungen demonstriere ich zum Schluß verschiedene Kinder mit *idiopathischer Frühreife*. Abb. 5 zeigt ein zweieinvierteljähriges Mädchen, das seit fünf Monaten menstruierte und 8 cm übergroß war; Abb. 6 ein siebenjähriges Mädchen neben seinem gleichaltrigen Zwillingsbruder; Übergröße 10 cm; Abb. 7 ein 13jähriges Mädchen, das schon mit einem Jahr zu menstruieren angefangen hatte. Nach anfänglich stark akzeleriertem Wachstum stoppte das Wachstum mit elf Jahren bei einer Größe von 144 cm, da alle Epiphysenfugen geschlossen waren[1]. Aus der Symptomatik der drei Fälle geht hervor, daß wir es therapeutisch mit zwei Problemen zu tun haben; 1. mit der sexuellen Frühreife im engeren Sinne. Die intellektuelle und psychische Entwicklung der Kinder hinkt hinter der sexuellen Reifung nach, so daß sie häufig frühzeitig defloriert und gravide werden; 2. mit dem anfangs zwar akzelerierten, mit elf bis zwölf Jahren aber beendeten Längenwachstum, das zum Minderwuchs führt.

Das erste Problem ist gelöst, seit 1962 die Gestagene in die Behandlung eingeführt wurden. In Amerika behandelt man meistens mit Depo-provera, d. h. Medroxyprogesteronazetat i. m. (*Kupperman* und *Epstein*, 1962, *Laron* et al., 1963, *Hahn* et al., 1964, *Lemli* und *Smith*, 1964, *Thamdrup*, 1965). Unsere Arbeitsgruppe hat später das Chlormadinonazetat in die Therapie eingeführt, das auch peroral höchst effektiv ist (*Bierich*, 1967). Menstruation, Brustentwicklung und Oestrogenausscheidung gehen schnell zurück, gleichzeitig auch die Gonadotropinausscheidung.

Die Beschleunigung des Längenwachstums bleibt unter Medroxyprogesteronazetat nach den bisher vorliegenden Erfahrungen jedoch unverändert bestehen. Die alleinige Gestagenverabreichung reicht zur Therapie der Frühreife nicht aus. Ich habe aus diesem Grund 1967 empfohlen, die Gestagentherapie mit einer Behandlung mit dem Antiandrogen Cyproteron zu kombinieren; wie schon erwähnt, nehmen wir an, daß das beschleunigte Knochenwachstum die Folge der vermehrten Sekretion adrenaler Androgene darstellt. Den gleichen Dienst tun Präparate, in denen die gestagene und die antiandrogene Wirkung vereinigt sind. So haben wir mit dem Chlormadinonazetat, bei dem dies der Fall ist, in jahrelangen Beobachtungen z. T. befriedigende Reduktionen der Wachstumsgeschwindigkeit gesehen. *Helge* (1969) hat kürzlich über günstige Erfahrungen mit Cyproteronazetat berichtet, die wir — bisher nach relativ kurzfristigen Beobachtungen — bestätigen können.

Damit scheint es heute in bestimmten Grenzen möglich, auch die idiopathische Frühreife erfolgreich zu behandeln und die Kinder ohne bleibende Schäden ins Erwachsenenalter zu führen.

---

[1] Abb. 5 bis 7 wurden als Abb. 5 bis 7 abgedruckt in *Bierich* (1967).

Zusammenfassung

Die echte Pubertas praecox ist durch eine Aktivierung des Systems Hypothalamisches Sexualzentrum—Adenohypophyse—Gonaden gekennzeichnet und führt zur kompletten sexuellen Reifung. Auch die Adrenarche erfolgt vorzeitig und bewirkt via Androgensekretion zunächst eine Beschleunigung von Skelettreifung und Längenwachstum, später einen vorzeitigen Epiphysenfugenschluß und damit die Beendigung des Wachstums. Fünf Formen echter Frühreife lassen sich unterscheiden:

1. Die *Hamartome des Tuber cinereum* sind Überschußbildungen des Sexualzentrums, welche vermehrt LHRF produzieren; erhöhte LHRF-Konzentrationen sind im Liquor cerebrospinalis nachgewiesen worden (*Bierich* et al.).

2. *Epithalamische Tumoren*, bei Knaben besonders Pinealome, und meist mit einem *Hydrozephalus des 3. Ventrikels* einhergehende Erkrankungen im Bereich des *posterioren Hypothalamus* führen wahrscheinlich durch Läsionen solcher Hirngebiete zur Frühreife, die normalerweise einen hemmenden Einfluß auf das Sexualzentrum ausüben. Die beim Kind physiologische Hemmung des Sexualzentrums wird durch sie aufgehoben.

3. Ein morphologisches Substrat für die *idiopathische Frühreife*, die weitaus häufigste Form der Pubertas praecox, ist bisher nicht aufgefunden worden. Anscheinend liegt eine vorzeitige Empfindlichkeitsminderung des hypothalamischen Sexualzentrums gegenüber den Keimdrüseninkreten vor; die Fähigkeit der auch im Kindesalter in geringen Mengen zirkulierenden Sexualhormone, die Abgabe der gonadotropinfreisetzenden Faktoren zu hemmen, erlischt anscheinend verfrüht.

4. Beim *Weil-Albright-Syndrom* (Kombination von polyostotischer Knochendysplasie, flächenhaften Hautpigmentationen und Frühreife) entsprechen die Verhältnisse hinsichtlich der Pubertas praecox der idiopathischen Frühreife.

5. Frühreife in Verbindung mit unbehandelter kongenitaler Hypothyreose, mit Down-Syndrom u. a.

Therapeutisch gelingt es bei den Frühreife-Formen 3 und 4, die vorzeitige Keimdrüsenreifung durch hohe Dosen von Gestagenen zu unterdrücken. Längenwachstum und Skelettreifung verlaufen unter alleiniger Gestagenbehandlung dagegen weiter beschleunigt. Um diese Vorgänge zu hemmen, ist es erforderlich, gleichzeitig antiandrogen zu behandeln, was am einfachsten mit Kombinationspräparaten wie Chlormadinonazetat und Cyproteronazetat möglich ist.

Literatur

Bierich, J. R.: Über die zentrale Regulation der sexuellen Reifung, ihre Störungen und die therapeutischen Möglichkeiten. Symposion über Stoffwechsel und veget. Regulationszentren. Bonn, August 1965. Acta Neurovegetativa *30*, 321 (1967).

Bierich, J. R.: Pubertas praecox. Vortrag Jahrestagung Schweiz. Ges. Pädiatrie, 1967, St. Gallen. Päd. Fortbildungskurse *23*, 44—59. Basel-New York: Karger, 1968.

Bierich, J. R., W. Blunck und *D. Schönberg*: Über Frühreife. II. Mitteilung. Zerebrale Pubertas praecox. Mschr. Kinderheilk. *115*, 509 (1967).

Blunck, W.: Habil.schrift Hamburg 1967.

Donovan, B. T., and *J. J. van der Werff ten Bosch*: Precocious puberty in rats with hypothalamic lesions. Nature (Lond.) *178*, 745 (1956).

Driggs, M., und *H. Spatz*: Pubertas praecox bei einer hyperplastischen Mißbildung des Tuber cinereum. Virchows Arch. *305*, 567 (1939).

Flerkó, B.: Einfluß experimenteller Hypothalamusläsionen auf die Funktion des Sekretionsapparates im weiblichen Genitaltrakt. Acta morphol. hung. *3*, 65 (1953).

— Einfluß experimenteller Hypothalamusläsion auf die durch Follikelhormon indirekt hervorgerufene Hemmung der Luteinisation. Endokrinologie *34*, 202 (1957).

Gupta, D.: Development of individual differences in the pattern of steroid excretion during human growth. Thesis, London, 1965.

Gupta, D., and *H. Zimprich*: Steroid excretion patterns in three cases of idiopathic precocions puberty. Helv. Paediat. Acta *21*, 250 (1966).

Hahn, H. B., A. B. Hayles, and *A. Albert*: Medroxyprogesterone and constitutional precocious puberty. Mayo Clin. Proc. *19*, 182 (1964).

Helge, H., B. Weber, J. Hammerstein, and *F. Neumann*: Idiopathic precocious puberty: Indication for therapeutic use of cyproterone acetate, an antigonadotropic substance? European Soc. Paediat. Endocrinol., VIII. Ann. Meeting, Malmö, 1969.

Kupperman, H. S., and *J. A. Epstein*: Medroxyprogesterone acetate in the treatment of constitutional sexual precocity. J. clin. Endocrinol. *22*, 456 (1962).

Land, G. M., and *J. H. de Haas*: Menarche leeftijd in Nederland. Ned. Tijdschr. Geneesk. *101*, 1425 (1957).

Laron, Z., G. Rummey, L. Rat, and *N. Naji*: Effects of 17α-Hydroxy-6α-Methykprogesteron acetate (Depo-provera) on urinary gonadotrophins and oestrogens in man. Acta endocr., K'hvn *44*, 75 (1963).

Lemli, L., and *D. W. Smith*: The actions of Depo-provera in 3 girls with idiopathic isosexual precocity: decrease in estrogen effect without urinary gonadotropin reduction. J. Pediat. *65*, 888 (1964).

Maier, E., und *F. Roedig*: Studien zum Menarchealter. I. Mitteilung. Geburtsh. u. Frauenheilk. *16*, 129 (1956).

Schmidt, E., J. Hallervorden und *H. Spatz*: Die Entstehung der Hamartome am Hypothalamus. Dtsch. Z. Nervenheilk. *177*, 235 (1958).

Schönberg, D., und *A. Bruns*: Gezielte Pneumencephalographie (PEG) bei Kindern mit Neuroleptbasisnarkose und Durchleuchtung mit der Bildverstärkerfernsehkette. Der Radiologe 1969. Im Druck.

Soenderup, E., K. Winter und *U. Neelsen*: Über den Zeitpunkt der Menarche. Dtsch. Gesundh. Wesen *16*, 1485 (1961).

Tanner, J. M.: Wachstum und Reifung des Menschen. Stuttgart: G. Thieme, 1962.

Tanner, J. M., and *D. Gupta*: A longitudinal study of the urinary excretion of individual steroids in children from 8 to 12 years old. J. Endocr. *41*, 139 (1968).

Thamdrup, E.: Trials with progestational agents on the treatment of precocious puberty. Acta endocr., K'hvn. Suppl. *101*, 28 (1965).

Wijn, J. F. de: Estimation of age at menarche in a population. Kindergeneesk. *33*, 245 (1965).

Journal of Neuro-Visceral Relations, Suppl. X, 627—634 (1971)
© by Springer-Verlag 1971

Symptomatology of Early Maturing Girls

M. Frisk, O. Widholm, and **H. Hortling**

Folkhälsan Teen-age Outpatient Clinic, Helsinki, Finland

With 2 Figures

Summary

This report concerns the psychological, physical and social state in two groups of 49 girls attending a teen-age outpatient clinic because of psychosomatic troubles. One group was characterised by a menarche age earlier than 12 years and/or a skeletal age 1 ¹/₂ years or more in advance of the normal. The other group did not fulfil these criteria of accelerated maturation but were of equal age and attended the clinic at the same time.

The early maturing girls often displayed outward-directed aggressiveness and adjustment problems. They showed relatively frequent difficulties in the integration of sex development and sexual consciousness. This often led to a pronounced inner tension, accompanied by psychosomatic disturbances, particularly in the gynaecological sphere such as dysmenorrhoea and premenstrual tension.

The early maturing girls seemed to be especially sensitive to discord between the parents. The parents were often dominating and showed insufficient understanding of the problems that the daughter experienced because of her advanced maturation.

It appears that early physical maturation may cause a disharmony of the personality and lead to internal conflicts, giving rise to deviations from the normal behaviour of the corresponding age group in the community.

It has previously been shown that a physical deviation of maturation from the average at a given age probably leads to psychological problems and to difficulties in adjustment. Early maturing girls and boys with delayed maturation are especially interesting in this respect. A deviation from the average physical development results in tendencies and needs, ambitions and desires which do not always agree with the expectations and standards accepted for the same age in question. Early maturation was mostly characterized by ambitions that were difficult for the environment to tolerate, which were frightening or threatening, or which could not become reality. A late maturing individual again may be handicapped both socially and physically, and is often characterized by internal insecurity and need of support and care, showing compensatory adjustment tendencies (*Frisk*, 1968, *Frisk, Tenhunen, Widholm,* and *Hortling,* 1966, *Hortling, de la Chapelle, Frisk,* and *Widholm,* 1964).

This study reports the findings of a comparison between a group of girls with early physical maturation and their outpatient clinic "twins". These last are girls of the same age, not showing early maturation according to the same criteria who visited the clinic at the same time for some kind of complaints.

Material and Results

In this study girls whose menarche occured before 12 years of age or whose skeletal age determined according to *Greulich* and *Pyle* (1959) was 1 ¹/₂ years or more in advance of chronological age were considered to have matured early. The group consisted of 49 girls who had visited the outpatient clinic because of psychic and somatic complaints. The control girls were 49 girls of the same age who visited the clinic for the same kind of trouble at roughly the same time, but did not meet the above mentioned criteria regarding menarche and/or skeletal age.

Table 1

To the left, the number of early maturing girls in different age groups. The number of girls with skeletal age $\geq$ 1 ¹/₂ years advanced given separately. To the right, the number of the control girls in different age groups, with the number of girls with skeletal age $\geq$ 1 ¹/₂ years delayed given separately.

Age in years	Girls maturing early		Control girls	
	All	Skeletal age $\geq$ 1 ¹/₂ years advanced	All	Skeletal age $\geq$ 1 ¹/₂ years delayed
	Number	Number	Number	Number
12	3	2	3	—
13	9	8	9	1
14	9	5	9	—
15	7	4	7	1
16	10	5	10	2
17	5	—	5	—
18	6	—	6	1
Total	49	24	49	5

The age of the girls in the two groups is shown in Table 1. Most the corresponding control girls. The early developing girls were heavier girls were 13—16 years old. The physically early matured individuals with an advanced skeletal age ($\geq$ 1 ½ years) attended the clinic somewhat earlier than those with early menarche. As a rule the early maturing girls came relatively late to ask for help. The troubles had been present for a relatively long time before the first visit to the clinic. In the control girls a symptom-free period was reported after the menarche, before the problems associated with maturation and formation of the identity arouse.

Observations related to physical state (Table 2). In the group of girls with early maturation the menarche occurred before 12 years in 39 individuals and in 24 girls the bone age was $\geq$ 1 ½ years ahead of the chronological age. In 13 girls the menarche and the bone age both fulfilled the above-mentioned criteria for early menarche and advanced skeletal age. In the control group the menarche age was 12—13 years and corresponded to the average menarche age in Finland. According to an unpublished investigation *(Widholm* and *Kantero)* concerning 6800 girls this is 12.9 years. A more marked delay in skeletal age ($\geq$ 1 ½ years) was reported in 5 girls in the control group, four of whom had not menstruated at the age of 15. The frequency of late maturing girls was low among the control girls, i.e. 10 per cent.

The height of the girls in these two groups studied is shown in Fig. 1. The early developing 12—13 year olds were as a rule taller than

Table 2

The menarche age in different age groups and the number of girls without menarche and with $\geq$ 1 ½ years advanced and delayed skeletal age among the early maturing and the control girls.

Menarche age in years	Girls maturing early Number	Control girls Number
10	10	—
11	29	—
12	7	11
13	2	23
14	1	5
15	—	1
No menarche	—	9
Skeletal age $\geq$ 1 ½ years accelerated	24	—
Skeletal age $\geq$ 1 ½ years delayed	—	5

than the control girls, until the age of 15 (Fig. 2). They were also frequently overweight in relation to their height.

Somatic findings.

Neurological findings (Table 3). There was no obvious difference in neurological findings between the two groups. The number of presumed encephalopathies with slight or no obvious neurological abnormalities but with an abnormal electroencephalogram was relatively high. The

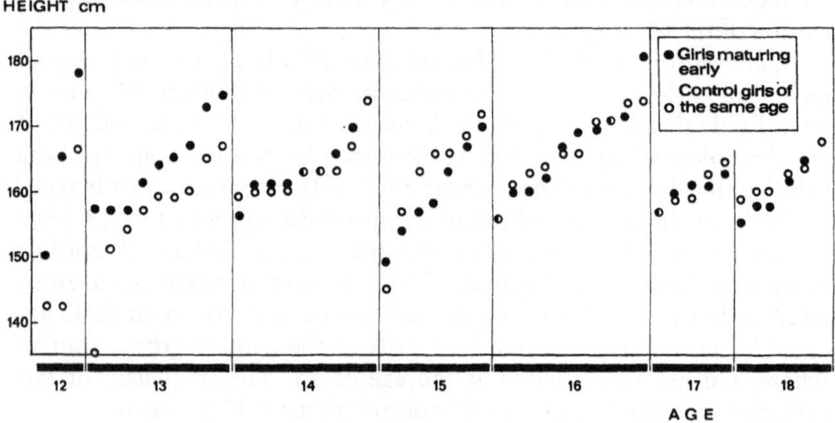

Fig. 1. Height of the early maturing girls and of the control girls at different ages.

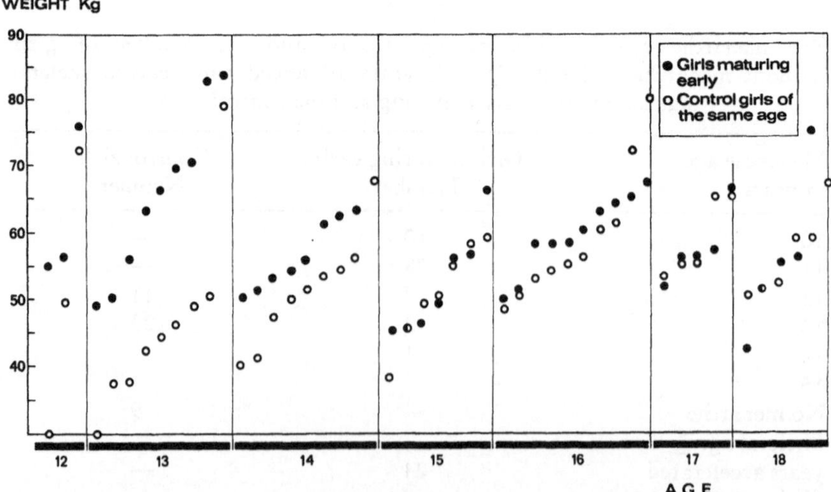

Fig. 2. Weight of the early maturing girls and of the control girls at different ages.

encephalopathy was often connected with dyslexia and with anamnestic data on persistent primary enuresis. Several cases of postlesional
states were observed in both groups.

Gynaecological disturbances (Table 3). Dysmenorrhoea and premenstrual tension were most frequent among the early maturing girls.
These had more often had sexual contacts than their contemporaries of
the same age who had not matured early. This was seldom the case
before the age of 15.

Table 3. *The Somatic Findings in the Two Groups of Girls*

	Girls maturing early Number	Control girls Number
Neurological disturbances		
Encephalopathies	13	13
Deviating EEG	11	10
Dyslexia	6	7
Persistent primary enuresis	6	4
Gynaecological observations		
Dysmenorrhoea	18 (17)	9 (9)
Premenstrual tension	5 (4)	—
Sexual contacts, all	9	5
Sexual contacts, under 16	2	1
Functional somatic disturbances	24	22

Regarding disturbances in connection with menstruation, the control girls without menarche are not comparable to the menstruating
early maturing girls. The figures in brackets indicate the situation when
the pairs of girls where one had not had menarche are omitted. The same
difference between the two groups is again observed even more clearly.

Neuro-vegetative disturbances (Table 3). Psychosomatic or neuro-
vegetative disturbances were observed roughly in half of the girls in
both groups.

The serum protein-bound iodine was on average 5.5 μg/100 ml
(3.2—10.7) in the early maturing group and 5.2 μg/100 ml (3.3—7.2)
among the control girls.

Psychic observations (Table 4).

A strikingly high frequency of depression, but also of aggression
and anxiety was found among the girls in both groups. This psychic
disturbance led to seriously impaired school performances regardless
of whether the disturbance was aggressive or nonaggressive. It may
be added that the girls in the control group more frequently lacked
friends than the early developers did.

Actualized, conscious sexual problems were more frequent among the early developing girls than in the control group.

Table 4. *The Psychic Symptoms and Findings in the Two Groups of Girls*

	Girls maturing early Number	Control girls Number
Anxiety	12	9
Depression	28	27
Aggression	15	12
Dyssociality	9	5
Hypochondria	—	5
Suicide attempts	—	2
Poor school performance	26	24
Unhappiness at school	8	2
Sexual problems	6	1

Social observations (Table 5).

Broken homes were equally frequent in the both groups although there were some differences regarding the type of split. In the group of early maturing girls the cause was always disintegration of marriage never the death of the father, which was the rule in the control group. In the early maturing group of girls stepparents and current or earlier splits between the parents that were connected with sexual problems were common. In many instances the parents of the early maturing girls seemed to be dominant in their relation to the daughters.

Table 5. *Social Observations in the Two Groups of Girls*

	Girls maturing early Number	Control girls Number
Broken homes	16	15
Step-parents	5	2
Marital and sexual problems among the parents	9	4
Dominating parents	8	—
Lacking parental confidence	6	2

Discussion

The study attempted to elucidate the special situation of the early maturing girls by comparing a group of 49 early maturing girls with a group of 49 girls who did not show the given criteria of early maturation but who visited the same outpatient clinic at the same time and were of the same age as their early maturing "twins".

The early maturation probably had some specific effect on the development of the personality, the psychic symptoms and some of the problems of puberty. Greater height and weight, as well as early menarche, were important in this respect as was stressed earlier (*Frisk*, 1968, *Frisk, Tenhunen, Widholm*, and *Hortling*, 1966, *Frisk, Widholm, Tenhunen*, and *Hortling*, 1966).

Specific tendencies and needs were also influenced. The early maturing girl was apparently more vulnerable to environmental disturbances, which she felt threatened her development to womanhood and her future as a woman at an early stage of her formation of identity. Thus marital and sexual conflicts at home were disturbing. It seemed that conscious sexuality became in this connection an important contributing factor in a crisis that was difficult to accept and integrate adequately with the ego. The home attitude to sexuality and sexual education contributed to the formation of the problems. Anxiety and insufficient confidence in the daughter by the parents were not uncommonly due to concern for the daughter in sexual respect. This concern could be provoked by early maturation as well as the girl's sexual behaviour. Among the youngsters in the early matured group sexual problems were often observed as causing tension, as well as anxiety, fear of pregnancy and guilt feelings.

Early physical maturation probably also affected adaptation and thus the symptomatology. The early maturing girls seemed to be more aggressively outward-directed than the control girls; this manifested itself as dyssociality in the form of destructiveness, pilfering and non-attendance at school as a consequence of disgust. Non-attendance was also observed in the control group but as a rule it was due to school fear (phobia). The aggression in the control group was mostly turned inwards and caused depression, hypochondria and temptation to suicide. These two trends were on the whole not observed in the early maturing group.

In the early maturing girls the psychosomatic symptoms seemed to point to a greater inner tension. The dysmenorrhoea and hyperestrogenismus frequently seen seemed to depend partly on the early maturation and partly on a particular sexual tension, as has previously been suggested (*Frisk, Widholm, de la Chapelle*, and *Hortling*, 1964, *Frisk, Widholm*, and *Hortling*, 1965). In the control group the psychosomatic disturbances more often seemed to be of regressive character.

Because of the great frequency of neurological deviations observed, pointing as a rule to a mild encephalopathy, a more detailed analysis would have been desirable, but it was not possible to perform this. It seemed that among the girls with early maturation and neurological deviations it was as a rule difficult to find an explanation in the anamnestic data whereas in the control group a general dysmaturity was often a probable cause. The possibility could thus not be excluded that encephalopathy could have causative significance in some cases of advanced maturation (*Frisk, Tenhunen, Widholm,* and *Hortling,* 1966).

In general it may be said that an early physical maturation may cause needs and tendencies that are not in agreement with those expepted in the same age group. A discrepancy may be created in the developmental picture between the inner developmental tendencies and the social role. The time during which a developmental asynchrony prevails is prolonged in the school community of today. Early physical maturation, as well as the general trend toward an earlier physical maturation are thus in contrast to the social maturation, that nowadays may in general be considered as late. This point of view makes it necessary to consider the problem of deviating physical maturation in several contexts such as advising parents on eductional problems, individual therapy or by the application of mental hygienic viewpoints to school and community life.

References

Frisk, M.: Tonårsproblem. Helsingfors, 1968.

Frisk, M., O. Widholm, A. de la Chapelle, and *H. Hortling*: "Hyperestrogenism".—psyche and soma in teen-agers. Acta Psychother. *12*, 284 (1964).

Frisk, M., T. Tenhunen, O. Widholm, and *H. Hortling*: Psychological problems in adolescents showing advanced or delayed physical maturation. Adolescence *1*, 126 (1966), and in *Rogers*: Issues in adolescent psychology, pp. 102—115. New York: Appleton-Century-Crofts, 1969.

Frisk, M., O. Widholm, and *H. Hortling*: Dysmenorrhoea—psyche and soma in teen-agers. Acta obst. et gynec. scand. *44*, 339 (1965).

Frisk, M., O. Widholm, T. Tenhunen, and *H. Hortling*: Overweight in adolescent—a complex problem. Ann. Paediat. Fenn. *12*, 234 (1966).

Greulich, W., and *S. Pyle*: Radiographic atlas of the sceletal development of the hand and wrist. Stanford University Press, 1959.

Hortling, H., A. de la Chapelle, M. Frisk, and *O. Widholm*: The syndromes of obesity and delayed growth in adolescence. Acta Med. Scand. Suppl. *412*, 109 (1964).

Journal of Neuro-Visceral Relations, Suppl. X, 635—643 (1971)
© by Springer-Verlag 1971

Klinik der konstitutionellen Entwicklungsverzögerung

W. Blunck, F. W. Gierthmühlen und J. R. Bierich

Universitäts-Kinderklinik Hamburg-Eppendorf
(Direktor: Prof. Dr. *K. H. Schäfer*) und
Universitäts-Kinderklinik Tübingen (Direktor: Prof. Dr. *J. R. Bierich*)

Mit 4 Abbildungen

Summary

Clinical Aspects of Constitutional Delay of Maturation

Longitudinal studies in 23 patients with delayed adolescence are presented. The average retardation was 2.5 years. The following results appear important: 1. Delayed somatic development may be present in children who are too young for the diagnosis of "delayed puberty". Their chronological age is below the normal range in which pubertal development can be expected, so that in these patients (group I) growth retardation is the only important symptom. If the first signs of sex development are present (group II), the diagnosis can be considered probable if all other organic disorders which can cause somatic retardation are excluded. The diagnosis can only be taken as definitely established when sex development is completed, although retarded (group III). 2. In children with marked retardation, there is a close correlation between the bone age and the stage of pubertal development. 3. The maximal growth rate during the pubertal growth spurt is slower than in normal adolescents. 4. Many of the parents also had a retarded pubertal development. 5. The growth prognosis in group II and the adult height in group III are low (10th percentile). Analysis of the patients in the various groups studied revealed that most of the parents were small. Our patients may, however, represent a selected population, in which the problem of delayed sexual maturation, associated with a familial short stature, results in earlier medical consultation. In a randomly selected population late maturing individuals probably attain normal adult height.

Die sexuelle Frühreife ist in den meisten Fällen als Extremvariante in der Normalverteilung des Pubertätsablaufs anzusehen. Eine Verzögerung der gesamten somatischen Entwicklung als Folge einer verspäteten, aber normalen Reifung wurde erst nach der Entwicklung moderner pädiatrisch-endokrinologischer Untersuchungsmethoden durch *Wilkins* (1957) von den organisch bedingten Formen des Hypogonadismus bzw. der Pubertas tarda abgegrenzt. Diese von *Wilkins* als „delayed puberty", im deutschen Schrifttum als konstitutionelle Entwicklungsverzögerung bezeichnete Störung hat trotz ihrer guten Prognose für die praktische Medizin eine große Bedeutung. Die Patienten können durch Minderwuchs und den verspäteten Pubertätseintritt psychisch stark belastet sein; bei psychologischen und auch sozialen Konflikten ist die konstitutionelle Entwicklungsverzögerung als Krankheit zu bezeichnen.

Daß die definierten Stadien der sexuellen Reifung (Menarche, maximaler puberaler Wachstumsschub, Telarche, Pubarche) von Individuum zu Individuum nicht im gleichen chronologischen Alter durchlaufen werden, ist lange bekannt. Erst systematische Longitudinaluntersuchungen ergaben ein Zahlenmaterial, das statistische Aussagen erlaubt. Nach der von *Tanner* und Mitarbeitern (1966) veröffentlichten Longitudinalstudie kommt es bei Knaben durchschnittlich im Alter von 14,1 Jahren, bei Mädchen mit 12,1 Jahren zum Maximum des puberalen Wachstumsschubes. Die individuelle Schwankung ist normal verteilt, die einfache Standardabweichung entspricht etwa 0,9 Jahren. Während bei der Abgrenzung einer pathologischen Pubertas praecox erst eine Vorverlegung des Pubertätsablaufs um die vierfache Standardabweichung als pathologisch anzusehen ist (*Blunck* und *Bierich*, 1967), ist eine derartige Definition bei verspäteter Pubertät praktisch wertlos. Die Patienten kommen oft schon bei einer Retardierung der Pubertätsentwicklung von 2 Jahren zum Arzt, da sie durch den im Vergleich mit Altersgenossen auffälligen Minderwuchs und das Ausbleiben der sexuellen Reifung beunruhigt sind. In Fällen noch stärkerer Retardierung der somatischen Entwicklung ist der Minderwuchs schon vor der Pubertät auffällig, dies besonders, wenn auf Grund eines zusätzlichen familiären Minderwuchses zwei an sich noch im physiologischen Streubereich liegende Faktoren (verlangsamte Entwicklung und davon unabhängig niedrige Erwachsenengröße) zusammentreffen.

Von 709 Patienten mit Minderwuchs, die im Johns-Hopkins-Hospital pädiatrisch-endokrinologisch untersucht wurden, war bei 43,2 % eine konstitutionelle Entwicklungsverzögerung festgestellt worden (*Wilkins*, 1965). Davon waren allerdings 12,3 % noch „zu jung für die Diagnose", d. h. die von *Wilkins* (1957) geprägte Bezeichnung „delayed puberty" war noch nicht anwendbar, da die Kinder noch gar nicht das Alter des normalen Pubertätseintritts erreicht hatten. Die Bezeichnung konstitutionelle Entwicklungsverzögerung schließt diese Fälle mit ein. Nach *Rappaport* (1968) hatten von 45 in der Ambulanz von Prof. *Royer* gesehenen Patienten mit Hypogonadismus 13 (=29 %) eine

„Puberté différée par retard de maturation". Es handelt sich um die häufigste mit Minderwuchs bzw. temporärem Hypogonadismus einhergehende Erkrankung. Longitudinalstudien bei Patienten mit konstitutioneller Entwicklungsverzögerung sind bisher nicht publiziert worden.

Eigene Beobachtungen

In unserer Untersuchungsreihe wurden 23 Patienten beobachtet. Es handelt sich um Patienten, bei denen nach einer klinischen bzw. poliklinischen Untersuchung an unserer Klinik die Diagnose konstitutionelle Entwicklungsverzögerung gestellt worden war. Die Nachuntersuchungen wurden von Herrn cand. med. *Gierthmühlen* im Rahmen seiner Dissertation durchgeführt.

Methodik: Die Methoden der Ermittlung des Pubertätsstandes entsprachen den Vorschlägen von *Tanner* (1962). Das Knochenalter wurde in unserer radiologischen Abteilung (Abteilungsvorsteher Prof. Dr. *Lassrich*) durch Vergleich mit dem Atlas von *Greulich* und *Pyle* bestimmt. Die genetische Diagnostik erfolgte in Zusammenarbeit mit unserem humangenetischen Institut. Untersuchungen wurden noch unter Leitung von Prof. *W. Lenz* durch Frau Dr. *Stoeckenius* ausgeführt. Direkte STH-Bestimmungen wurden bei den hier aufgeführten Patienten nicht ausgeführt. Falls der Ausschluß eines hypophysären Minderwuchses notwendig war, erfolgte dies indirekt durch Insulintest, Radiojodtest vor und nach TSH-Gabe sowie durch den Metopirontest. Die Gonadotropin- und Oestrogenbestimmungen wurden im Hormonlabor der Universitäts-Frauenklinik Hamburg-Eppendorf durch Herrn Prof. *Bettendorf* durchgeführt.

Ergebnisse

Im folgenden sollen die wichtigsten Ergebnisse dieser Studie hervorgehoben werden; die zusammenfassende Darstellung erfolgt im Rahmen der Diskussion.

1. Wegen des unterschiedlichen Alters der Kinder und der unterschiedlichen Dauer der Beobachtung hat sich eine Einteilung ergeben, die vor allem für die Sicherheit der Diagnosestellung bedeutend ist:

Gruppe I: 6 der von uns beobachteten Patienten hatten bei Abschluß der Untersuchung das chronologische Alter, in dem eine sexuelle Reifung zu erwarten wäre, noch nicht erreicht. Die Retardierung der somatischen Entwicklung war durch die bekannten allgemeinen, endokrinen und genetischen Ursachen nicht erklärbar. Die Diagnose konstitutionelle Entwicklungsverzögerung ist hier als *Ausschlußdiagnose* anzusehen.

Gruppe II: 10 der Patienten wurden über einen längeren Zeitraum beobachtet, es kam verspätet zum Auftreten von Pubertätszeichen, die

Pubertät war aber bis zum Ende der Beobachtung noch nicht abgeschlossen. Da auch hier andere Ursachen auszuschließen waren, kann bei diesen Patienten die Diagnose als *wahrscheinlich* angesehen werden.

Gruppe III: 7 unserer Patienten hatten bei Abschluß der Untersuchung die Pubertät vollständig durchlaufen (längste Beobachtung über 14 Jahre). Sie waren normal entwickelt bzw. hatten im Rahmen eines familiären Minderwuchses eine unter dem Durchschnitt liegende Erwachsenengröße. Bei ihnen kann die Diagnose als *gesichert* angesehen werden.

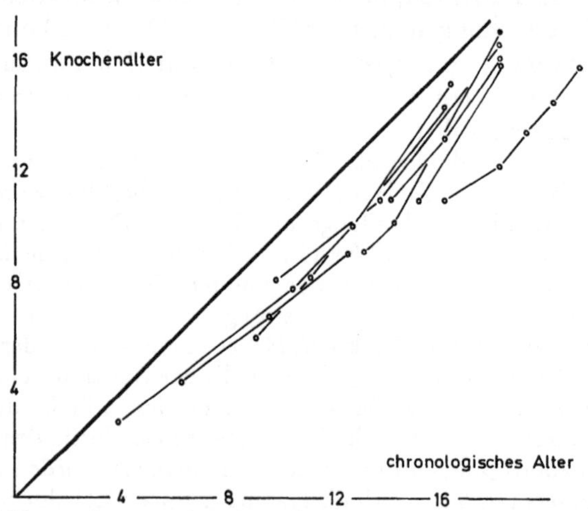

Abb. 1. Entwicklung des Knochenalters bei Patienten, die über einen längeren Zeitraum beobachtet wurden. Bei Gegenüberstellung von chronologischem Alter und Knochenalter zeigt die Gerade (45°) den normalen Verlauf.

Daß eine derartige Einteilung auch praktisch berechtigt ist, zeigt z. B. die Tatsache, daß bei einer Patientin, bei der zunächst im Alter von 11 Jahren (Gruppe I) die Diagnose einer konstitutionellen Entwicklungsverzögerung gestellt worden war, 1 Jahr später ein Craniopharyngeom als Ursache der Retardierung diagnostiziert wurde.

2. Der Minderwuchs war in der klinischen Symptomatik das wichtigste Symptom, die Körpergröße unserer Patienten entsprach durchschnittlich der von 2,5—3 Jahre jüngeren Kinder.

3. Knochenalter: Abb. 1 zeigt die Entwicklung des Knochenalters bei Patienten, die wir über längere Zeit verfolgen konnten. Es zeigte sich, daß bei verzögerter Entwicklung die Korrelation zu einzelnen Pubertätsstadien (im Vergleich mit dem Normalkollektiv) sehr eng ist. Dies gilt besonders für die Beziehung Menarchealter : Knochenalter. Das Auftreten der Schambehaarung (Pubarche) korrelierte ebenfalls gut mit der Skelettentwicklung.

Statistische Angaben der Korrelationskoeffizienten sind wegen der kleinen Zahl der Patienten nicht durchzuführen. Längenalter und Knochenalter korrelierten etwas schlechter, dies ist durch den Auswahlfaktor (s. Diskussion) bedingt.

4. Die verschiedenen Stadien der Pubertät wurden durchschnittlich 2 ½ Jahre später als bei einem Normalkollektiv durchlaufen. Abb. 2 zeigt die Angaben für Pubarche und Ejakulation bei unseren männlichen Patienten der Gruppe III.

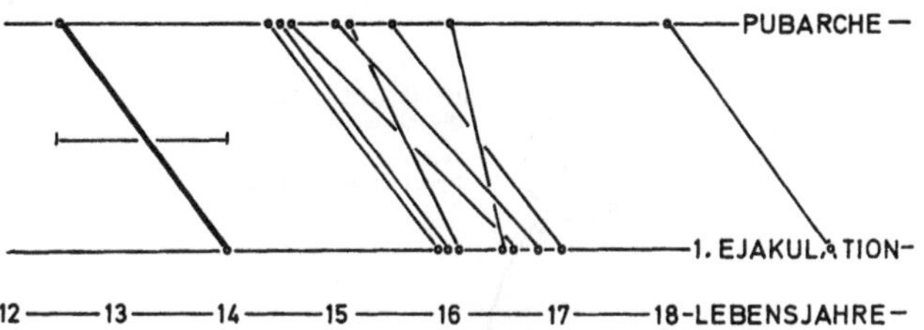

Abb. 2. Angaben der Pubarche und erste Ejakulation bei Patienten der Gruppe III. Links sind die normalen Termine ± einfacher Standardabweichung eingezeichnet (nach *Tanner*, 1962).

5. Der durch die endogene Androgenproduktion bedingte puberale Wachstumsschub trat ebenfalls verzögert auf, dabei war die Wachstumsgeschwindigkeit in cm/Jahr durchschnittlich erniedrigt. Einige unserer Patienten hatten einen, wenn auch um 2—3 Jahre verzögerten, aber sonst in etwa normalen Verlauf des puberalen Wachstumsschubs. Die Beurteilung des Verlaufs der Kurve ist selbstverständlich von der Häufigkeit der durchgeführten Messungen abhängig.

6. Eine familiäre Belastung bezüglich der verzögerten somatischen Entwicklung ist deutlich. 10 Mütter gaben einen um mindestens 1,5 Jahre verspäteten Menarchetermin an, die Väter waren zum Teil ebenfalls spät in die Pubertät gekommen. Sie gaben unter anderem an, bei der Konfirmation zu den kleinsten Schülern ihrer Klasse gehört zu haben, ein vermehrtes Wachstum habe erst in der Lehrlingszeit eingesetzt, zum Teil wären sie noch als Rekruten deutlich gewachsen.

7. Die erreichte Endgröße der männlichen Patienten der Gruppe III war mit durchschnittlich 166,7 cm unter der Erwachsenennorm (10er-Perzentile). Die Wachstumsprognose bei Patienten der Gruppe II entsprach durchschnittlich der 10er-Perzentile.

Diskussion

Die konstitutionelle Entwicklungsverzögerung ist die häufigste Ursache für Minderwuchs in der Kindheit. Es ist unwahrscheinlich, daß bei einem unausgewählten Kollektiv von Personen mit verzögerter sexueller Entwicklung die Erwachsenengröße ebenfalls erniedrigt ist. Die niedrige Endgröße bei Patienten mit konstitutioneller Entwicklungsverzögerung wurde allerdings auch von *Wilkins* (1957) beschrieben. Diese Beobachtungen sind aber kritisch zu betrachten, da auch die durchschnittliche Größe der Eltern unserer Patienten deutlich erniedrigt ist. Es erscheint uns wahrscheinlicher, daß die Summation von familiärem Minderwuchs und konstitutioneller Entwicklungsverzögerung dazu geführt hat, eher den Arzt aufzusuchen. Die niedrigere Endgröße ist

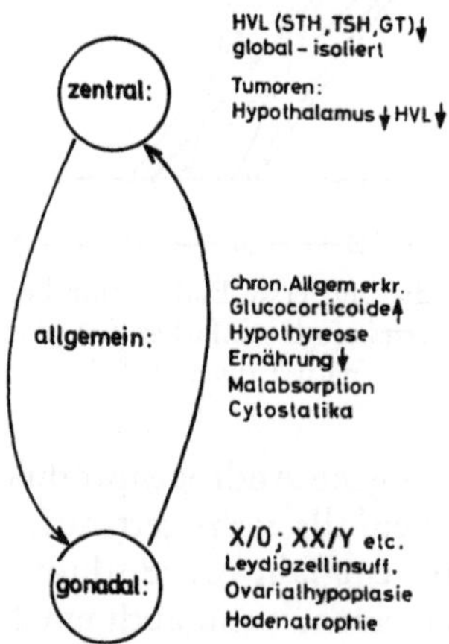

Abb. 3. Wesentliche organische Ursachen für eine somatische Retardierung und verzögerte bzw. ausbleibende sexuelle Reifung.

wohl eher Folge einer Auswahl unseres Kollektivs und nicht als charakteristisch für die konstitutionelle Entwicklungsverzögerung anzusehen. Nach *Richey* (zitiert nach *Tanner*, 1962) ist bei später Menarche in einem unausgewählten Kollektiv eher eine etwas höhere Endgröße zu erwarten. Allerdings sind soziale Einflüsse auf Menarchealter und Erwachsenengröße bei derartigen Untersuchungen zu berücksichtigen.

Da der Minderwuchs in besonders ausgeprägten Fällen bereits vor dem chronologischen Alter, in dem die sexuelle Reifung beim Normalkollektiv durchlaufen wird, klinische Bedeutung gewinnen kann, ist die von uns gegebene Einteilung in Stadien sinnvoll. In der Gruppe I ist eine besonders sorgfältige Differentialdiagnose erforderlich, die differentialdiagnostischen Überlegungen wurden von *Bierich* (1961), *Teller* (1965) und *Blunck* (1968) beschrieben. Die wichtigsten Ursachen für eine Retardierung der gesamten körperlichen Entwicklung sind in Abb. 3 zusammengefaßt.

Neben den angesprochenen somatischen Abweichungen ist die psychologische Belastung der Patienten bei der Besprechung des Krankheitsbildes wichtig. Besonders bei Knaben ist gehäuft eine fast depres-

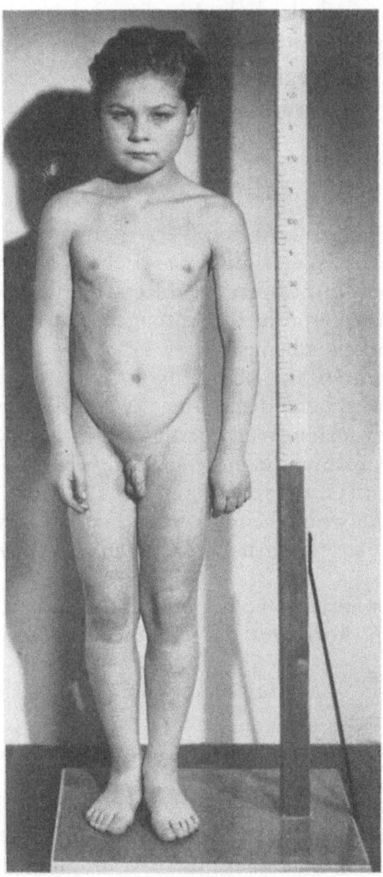

Abb. 4. 14 Jahre alter Patient mit konstitutioneller Entwicklungsverzögerung. Körpergröße = 129 cm (—26,3 cm), Knochenalter = 9 Jahre. Nach Behandlung mit anabolen Steroiden kam es zu einem verzögerten, aber sonst normalen Pubertätsablauf.

sive psychische Grundhaltung anzutreffen. Abb. 4 zeigt einen 14 Jahre alten Patienten bei der ersten Untersuchung (Gruppe II — Beobachtung über 3 Jahre). Er hatte eine Körpergröße von 129 cm und war 26,3 cm kleiner als seine Altersgenossen, sein Knochenalter entsprach dem eines 9 Jahre alten Jungen, endokrine, chromosomale und allgemeine Störungen als Ursache für die Erkrankung konnten ausgeschlossen werden.

Der Gesichtsausdruck ist typisch für die gedrückte und skeptische Grundhaltung. Interessant ist an diesem Fall, daß der Patient durch besondere Anstrengungen und Leistungen in Schule und Sport hervortrat; man findet auch schweres Schulversagen unter den Patienten. Eine systematische psychologische Untersuchung von Kindern mit konstitutioneller Entwicklungsverzögerung ist uns nicht bekannt. Eine Therapie (z. B. mit Androgenen oder anabolen Steroiden) sollte nur bei starker psychischer Beeinträchtigung durchgeführt werden.

Zusammenfassung

Die konstitutionelle Entwicklungsverzögerung wird als individuell späte Variante der normalen Verteilung des Pubertätsablaufes angesehen. Bei 23 Patienten mit einer durchschnittlichen Retardierung des Entwicklungsalters von 2,5 Jahren wurden Verlaufsbeobachtungen durchgeführt.

Folgende Ergebnisse erscheinen wesentlich:

1. Auch bei Patienten, die sich chronologisch noch nicht in der Zeit der sexuellen Reifungsphase befanden, kann der Minderwuchs als Symptom der konstitutionellen Entwicklungsverzögerung deutlich sein. In dieser Gruppe (I) kann aber nur eine Ausschlußdiagnose gestellt werden. Sind erste Geschlechtsmerkmale aufgetreten (Gruppe II), kann die Diagnose nach Ausschluß aller sonstigen Ursachen als wahrscheinlich bezeichnet werden. Gesichert (Gruppe III) wird die Diagnose erst nach Durchlaufen einer zwar verzögerten, aber normalen Pubertät.

2. Auch bei Abweichung vom physiologischen chronologischen Ablauf der sexuellen Reifung korreliert das Knochenalter eng mit dem Pubertätsstand.

3. Die maximale Wachstumsgeschwindigkeit während des puberalen Wachstumsschubs ist niedriger.

4. Bei einem großen Teil der Eltern war ebenfalls ein verzögerter Pubertätsablauf festzustellen.

5. Die Endgröße der bereits ausgewachsenen Patienten (Gruppe III) und die Wachstumsprognose (Gruppe II) entspricht etwa der 10er-Perzentile. Dieses Phänomen wird als Summationseffekt im Sinne einer Auswahl unseres Kollektivs angesehen, da Patienten mit familiärem Minderwuchs und gleichzeitiger konstitutioneller Entwicklungsverzögerung eher den Arzt aufsuchen.

6. Bei einem Teil der Patienten fand sich eine erhebliche psychische Belastung mit depressiver Grundstimmung; Schulversagen oder übersteigerter Ehrgeiz wurden gehäuft beobachtet.

Literatur

Bierich, J. R.: Störungen der sexuellen Reifung. Mschr. Kinderheilk. *109*, 140 (1961).

Blunck, W.: Differentialdiagnose der verzögerten Pubertät. Mschr. Kinderheilk. *116*, 76 (1968).

Blunck, W., und *J. R. Bierich*: Über Frühreife, I. Mitteilung: Physiologische Grundlagen und Untersuchungsmethoden. Mschr. Kinderheilk. *115,* 463 (1967).

Greulich, W. W., and *S. I. Pyle*: Radiographic atlas of skeletal development of the hand and wrist, 2nd Ed. Stanford, Calif.: University Press, 1959.

Rappaport, R.: Le retard et l'absence de puberté. In: Physiologie und Pathologie der Pubertät, Päd. Fortbildungskurse *23,* 25 (1968).

Tanner, J. M.: Wachstum und Reifung des Menschen. Stuttgart: Thieme, 1962.

Tanner, J. M., R. H. Whitehouse, and *M. Takaishi*: Standards from birth to maturity for height, weight, height velocity, and weight velocity: British Children, 1965. Part I: Arch. Dis. Childh. *41,* 454 (1966); Part II: Arch. Dis. Childh. *41,* 613 (1966).

Teller, W.: Echter und scheinbarer endokriner Minderwuchs. Internist *6,* 15 (1965).

Wilkins, L.: The diagnosis and treatment of endocrine disorders in childhood and adolescence, 2nd ed., Springfield, Ill.: Charles C. Thomas, 1957.

— The diagnosis and treatment of endocrine disorders in childhood and adolescence, 3rd ed., Springfield, Ill.: Charles C. Thomas, 1965.

Journal of Neuro-Visceral Relations, Suppl. X, 644—652 (1971)
© by Springer-Verlag 1971

Das weibliche Klimakterium unter besonderer Berücksichtigung der diencephal-hypophysären Regulationsstörungen

Ch. Lauritzen

Frauenklinik der Universität Ulm

Mit 6 Abbildungen

Summary

The Female Climacteric with Special Reference to Disturbances of the Diencephalo-Pituitary Control Mechanism

The cause of the female menopause is the progressive exhaustion of the follicles present in the ovary. The development of gametes and the secretion of hormones in the gonad are generally closely linked in the human female, so that the absence of development of gametes, growth and rupture of follicles, and formation of corpora lutea, leads also to a cessation of hormone production in the theca and granulosa cells of the follicle. The central effects of this are of a secondary character. They affect firstly the endocrine system. The loss of the feed-back because of the lack of oestrogens removes the inhibition of the centres for the cyclic and tonic liberation of gonadotropin releasing factors in the suprachiasmatic, ventromedial and arcuate nuclei. Thus there is an increased production of gonadotropin releasing factors, causing in turn a relatively high secretion of gonadotropins, both FSH and LH. This rise in gonadotropin levels begins to appear several years before the menopause. In the long run, however, the increase in gonadotropins is of no avail since the ovary is no longer capable of responding, at any rate in a normal manner. Cysts form in the ovaries, there is abnormal uterine bleeding and finally amenorrhoea. The rise in the gonadotropin levels continues for at least 10—15 years, but finally, in old age, the levels decline. This, and the fact that administration of oestrogens and gestagens can invariably restore the central hormonal balance, shows that the central dysfunction is not a primary but only a secondary response. The disappearance of the ovarian gestagens and more particularly oestrogens also brings about a disequilibrium of the vegetative centres in the mid-brain. The action of gestagens is sympathico-mimetic, and that of oestrogens is parasympathico-mimetic. The loss first of gestagens and then of oestrogens gives rise to a vegetative ataxia, usually with predominantly sympathico-mimetic symptoms, sometimes with ergotropic attacks taking the form of hot flushes, sudden sweating, tachycardia and a whole series of other vegetative phenomena. These symptoms can be cured by oestrogen therapy, because the lack of oestrogens is their sole cause. The administration of exogenous oestrogens is therefore a well-founded and rational treatment for menopausal disorders. The normal dosage of oestrogen does not affect the increased gonadotropin secretion. It is now certain that the raised gonadotropin levels are not the cause of the menopausal troubles, as has been believed for a long time past by numerous authors.

Supplementary treatment of menopausal symptoms with tranquillizers is in general not necessary, and any plan for the combination of these substances with oestrogens does not appear desirable.

Das Klimakterium ist derjenige Zeitraum im Leben der Frau, in welchem die weibliche Gonade ihre generative Funktion als „Eierstock" und ihre hormonale Funktion als endokrine Drüse verliert. Wichtigste der primären Ursachen für das Eintreten dieses Geschehens der Wechseljahre ist der natürliche Verbrauch der im Ovarium angelegten Follikel (*Zuckerman*, 1962). Schon im Präklimakterium läßt auch die Stimulierbarkeit des Follikelapparates nach, so daß es zum Ausbleiben der Ovulation und der Gelbkörperbildung kommt. Hauptfaktoren, welche diese verminderte Ansprechbarkeit bedingen, sind „Rückbildungserscheinungen" des Ovars wie Physioklerose der Ovarialgefäße, Zunahme des Zwischengewebes, Permeabilitätsstörungen und Abnahme der Anzahl von Begleitfollikeln, die bei der Regulation intraovarieller Vorgänge eine bedeutsame Rolle zu spielen scheinen (Abb. 1). Da bei der Frau Gametenentwicklung und Hormonbildung in den Gonaden eng gekoppelt sind, kommt es mit dem Ausbleiben von Eireifung, Follikelwachstum, Ovulation und Gelbkörperbildung zwangsläufig auch zu einem Nachlassen der Steroidhormonproduktion in den Theca- und Granulosazellen. Schon im Präklimakterium hört für die Mehrzahl der Zyklen die Zunahme der Pregnandiolausscheidung in der zweiten Zyklushälfte auf. Tritt überhaupt noch ein Anstieg ein, so ist er meist deutlich niedriger als auf der Höhe der Geschlechtsreife. Auch die mittlere Oestrogenausscheidung geht statistisch signifikant zurück, wobei insbesondere der ovulatorische Oestrogengipfel weniger ausgeprägt ist (*Papanicolaou* und Mitarbeiter, 1969 a, b). Schon in der Prämenopause ist die Gonadotropinproduktion und -ausscheidung erhöht. In den folgenden Jahren sinkt der mittlere Oestrogenspiegel weiter ab und stellt sich schließlich nach der Menopause auf Konzentrationen zwischen 5 und 20 μg Gesamtoestrogene pro 24-Stunden-Harn ein (Abb. 2). Bei Werten unter 10 μg wird das Endometrium nicht mehr stimuliert. Das entspricht etwa einer Produktion von 90 bis 100 μg Gesamtoestrogenen pro Tag. Diese stammen nur noch zum kleineren Teil aus dem Interstitium des Ovars, sondern größtenteils aus der Nebennierenrinde. Der adrenale Cortex sezerniert allerdings selbst keine wesentlichen Oestrogenmengen, sondern C_{19}-Steroide, die erst im enterohepatischen Kreislauf in Oestrogene umgewandelt werden.

Der Rückgang der Steroidspiegel in den Geweben der Zielorgane führt, dem Rückkopplungsprinzip entsprechend, im Hypothalamus zu

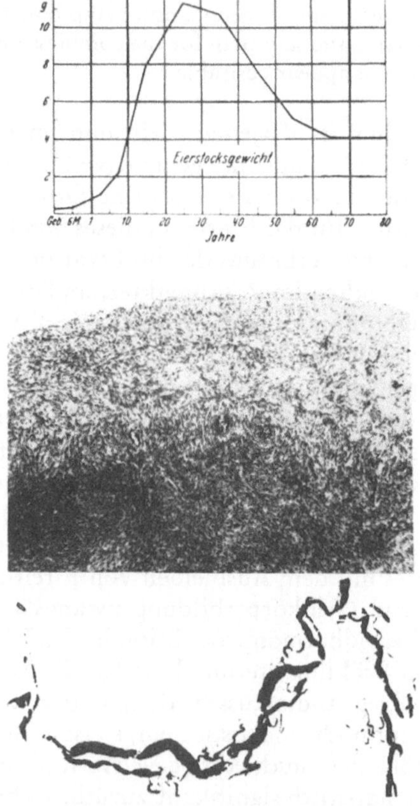

Abb. 1. Abnahme des Eierstockgewichts, Fehlen von Follikeln und Physiosklerose der Gefäße beim alternden Ovar.

einer wahrscheinlich dopaminergisch beeinflußten Entzügelung der Freisetzer und der von ihnen beeinflußten Gonadotropinabgabemechanismen. Da die Fühlorgane der zyklischen Freisetzungszentren in der Area praeoptica und hypothalamica anterior rhythmischen Schwankungen der Steroidspiegel nicht mehr unterliegen, kommt es zu einem absoluten Überwiegen der Areale für die tonische Gonadotropinfreisetzung in der tuberoinfundibulären Region. Die Gonadotropinabgabe steigt dementsprechend nach der Menopause kontinuierlich weiter an. Nach operativer oder radiologischer Entfernung der Gonaden ist dieser Anstieg sehr steil und erreicht innerhalb 5 bis 6 Wochen ein erstes Maximum, das häufig das 5fache bis 20fache der Ausgangswerte im Zyklus betragen kann (Abb. 3). Von da an nehmen die Gonadotropinwerte langsam und stetig weiter zu und erreichen ihren endgültigen Höhe-

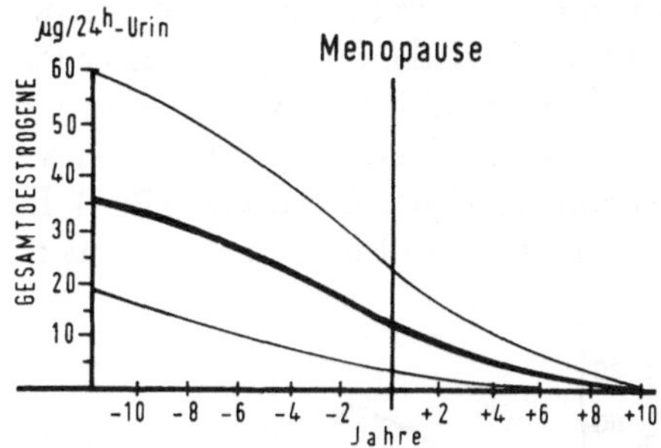

Abb. 2. Abnahme der Oestrogenausscheidung um die Menopause.

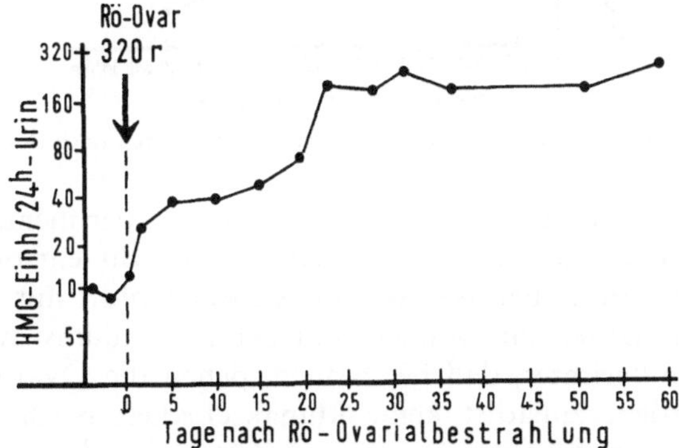

Abb. 3. Anstieg der Gonadotropinausscheidung nach Röntgen-Ovarialbestrahlung.

punkt nach 10 bis 15 Jahren. Erst im Senium geht die Gonadotropinproduktion langsam wieder zurück (Abb. 4). Die Erhöhung betrifft vorwiegend den FSH-Anteil der Gesamtgonadotropine. Die LH-Aktivität liegt nur wenig über den Maximalwerten der Geschlechtsreife in Zyklusmitte (*Bahn* und Mitarbeiter, 1953, *Albert* und Mitarbeiter, 1956, *Verzar*, 1966). Natürlich ist die Erhöhung der Gonadotropinproduktion frustran, da das Ovarium nicht oder nicht mehr typisch auf den gonadotropen Reiz anspricht. Es kommt daher häufiger zur Bildung von Folikelzysten im Ovar und zu einer Hypertrophie des Stromas. Für maximal 3 bis 5 Jahre nach der Menopause sind die Ovarien expe-

rimentell noch auf exogene Zufuhr hoher Dosen von Gonadotropin
stimulierbar. Es resultiert jedoch lediglich eine vermehrte Oestrogenproduktion. Follikelsprung und Gelbkörperbildung sieht man nicht.
Danach erlischt die Ansprechbarkeit auf Gonadotropine vollkommen.
Das Ovar bildet dann offenbar nur noch kleinere Mengen Androgene.

Es hat nicht an Stimmen gefehlt, die die Ursache für das Eintreten
des Klimakteriums in primär zentralen Faktoren sehen wollten. Man
ging dabei von Befunden aus, in denen gezeigt wurde, daß beim kleinen
Nager das Hypophysen-Zwischenhirnsystem alternder Tiere nicht mehr
in typischer Weise die Steroidbildung von implantierten Ovarien juveniler oder geschlechtsreifer Tiere zu stimulieren vermag (*Bloch* und
Flury, 1959, *Aschheim*, 1964/65, *Lipschutz*, 1966). Dabei wurde jedoch
übersehen, daß es beim Tier ein Phänomen wie das Klimakterium nicht

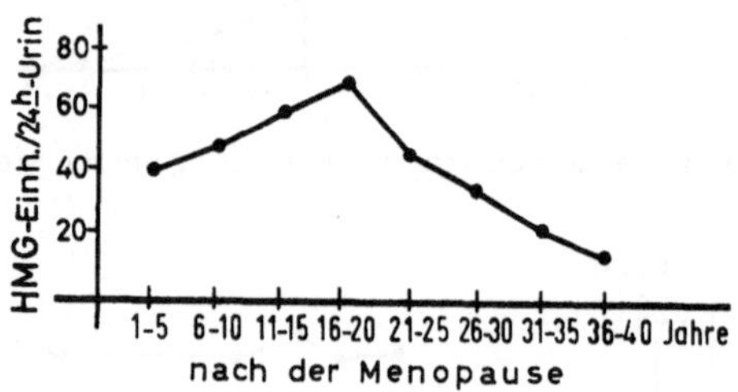

Abb. 4. Höhe der Gonadotropinausscheidung in den Jahren nach der Menopause.

gibt und daß daher die im Versuch hergestellten experimentellen Bedingungen denen im menschlichen Klimakterium nicht entsprechen können. Solche Versuche befassen sich in Wahrheit nicht mit der Problematik des Klimakteriums, sondern mit der des Seniums. Auch aus der
Klinik wurde berichtet, daß bei Frauen, denen die Ovarien operativ
entfernt wurden, zunächst keine klimakterischen Beschwerden auf-
traten, sondern erst zu einem späteren Zeitpunkt, der etwa dem des
natürlichen Klimakteriums entsprochen hätte. Diese Einzelbefunde sind
jedoch keinesfalls schlüssig. Einmal weiß man, daß selbst bei Entfernung beider Ovarien entweder versprengtes Keimdrüsengewebe oder
bei operativem Absetzen der Ovarien ein stehenbleibender Ovarialrest
immer noch eine gewisse endokrine Funktion ausüben kann, die dann
erst mit dem Klimakterium unter entsprechender Symptomatik zurückgeht. Andererseits ist die Natur der zur Zeit der Wechseljahre eintreten-
den Beschwerden als echt klimakterisch in den betreffenden Untersuchungen nicht einwandfrei nachgewiesen worden.

Lange Zeit wurde angenommen, daß die klimakterischen Hitzewallungen auf der vermehrten Absonderung der Gonadotropine beruhen. Diese Meinung kann heute als widerlegt gelten, da es Patientin-

nen mit hohen Gonadotropinwerten, wie z. B. beim Turner-Syndrom, gibt, die keinerlei aufsteigende Hitze verspüren. Es besteht auch keine Korrelation zwischen der Höhe der Gonadotropinwerte und der Stärke klimakterischer Beschwerden. Wie bereits früher betont, sind im Senium die Werte für Gonadotropine zum Teil noch sehr hoch, dennoch sind klimakterische Beschwerden nicht mehr vorhanden. Auch die Verabfolgung hoher Gonadotropindosen vermag klimakterische Beschwerden

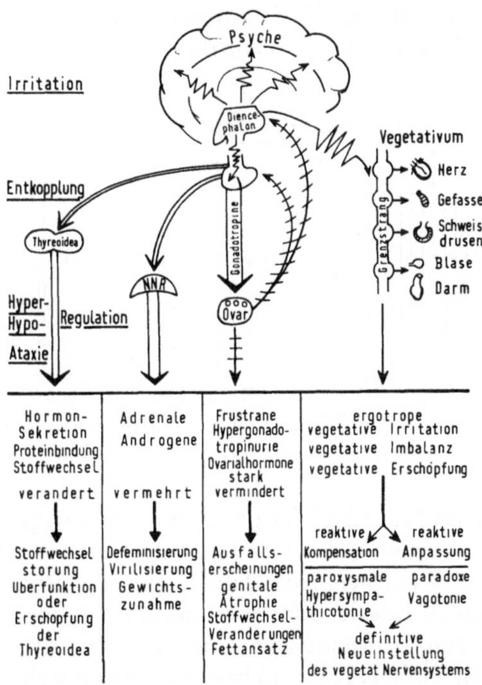

Abb. 5. Die bei Oestrogenmangel im Klimakterium vom Zwischenhirn-Hypophysen-System ausgehenden vegetativ-hormonalen Folgeerscheinungen.

nicht zu provozieren. Schließlich führt die Verabreichung schon kleiner Oestrogengaben, welche die Gonadotropinausscheidung noch gar nicht beeinflussen, bereits zu einer Beseitigung dieser Beschwerden (*Veziris*, 1957). Daraus wäre zu schließen, daß die vegetativen Zentren, welche für die Entstehung der klimakterischen Beschwerden verantwortlich sind, auf Verabfolgung von Oestrogenen empfindlicher reagieren als die gonadotropinfreisetzenden Zentren. Die Tatsache, daß durch Zufuhr von Oestrogenen und Gestagenen das hormonelle Gleichgewicht jederzeit wieder hergestellt werden kann, beweist, daß eine primäre zentrale Dysfunktion nicht vorliegt. Neuerdings wurde der Zusammenhang von Hitzewallungen und erhöhter hypophysärer Gonadotropin-produktion erneut diskutiert. Die chemische Substanz Dithiocarbonyl-hydrazin hemmt nämlich die Gonadotropinausscheidung und beseitigt Hitzewallungen unter Senkung der Oestrogene ohne selbst oestrogen wirksam zu sein (*Ferriman* und *Purdie*, 1965). Da dieses Präparat jedoch erheblich zentrale Nebenwirkungen entfaltet, kann die Beweisführung nicht als schlüssig angesehen werden.

Das klimakterische Syndrom ist durch das Auftreten vegetativer Störungen gekennzeichnet, die Ähnlichkeit mit den Beschwerden bei dienzephalen Störungen zeigen (*Cantilo*, 1965), (Abb. 5). Der Oestro-

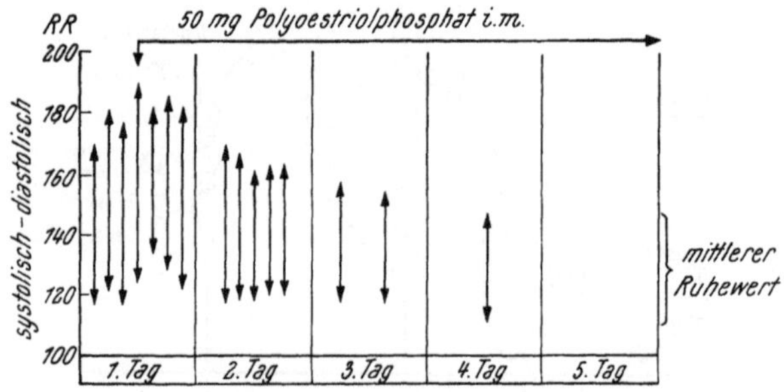

Abb. 6. Die zugleich mit den Hitzewallungen auftretenden Blutdruckerhöhungen gehen auf Oestrogenbehandlung zurück.

genentzug führt durch Fortfall der parasympathikotrop stabilisierenden Wirkung dieser Hormone zu einer Gleichgewichtsstörung der vegetativen Zentren im Zwischenhirn. Dabei kommt es entweder zu einer völligen vegetativen Ataxie oder aber meistens zu vorherrschend sympathikomimetischen Erscheinungen, die sich als aufsteigende Hitze, Schweißausbruch, Tachycardie und in einer ganzen Reihe anderer vegetativer Beschwerden manifestieren können. Da diese Symptome mit dem Abfall der Oestrogene eintreten und durch Zufuhr von Oestrogenen mit großer Sicherheit zu beseitigen sind, ist nicht zu bezweifeln, daß sie auf einem relativen Oestrogenmangel beruhen. Die substitutive Verabfolgung von Oestrogenen kann daher als ursächliche Behandlung bezeichnet werden. Es wird heute vielfach empfohlen, die Irritation der Zwischenhirnzentren durch Verabfolgung von Tranquilizern zu beeinflussen, z. B. Substanzen wie Butaperazin oder Benodiazin-Derivaten. Die Verabfolgung solcher Medikamente, auch in Kombination mit Oestrogenen, ist aber im allgemeinen nicht erforderlich. Sie stellt auch keine ursächlich ausgerichtete, sondern eher eine die Symptome abdeckende Therapie dar, die sich zudem in ihrem Erfolg mit der Verabfolgung von Oestrogenen nicht messen kann.

Zugleich mit den Hitzewallungen tritt nicht selten eine paroxysmale Erhöhung des Blutdrucks auf, die durch sympathikotone periphere Vasokonstriktion bedingt ist (Abb. 6). Da bei all diesen Patientinnen der Cold-pressor-Test positiv ist, handelt es sich offenbar um eine zentral vermittelte Reaktion (*Wagner*, 1955, *Wenner* und *Hauser*, 1959, *Artner* und *Hauser*, 1960). Unbehandelt können diese hypertensiven Anfälle wahrscheinlich nicht selten in eine fixierte Hypertonie übergehen, die ja bei Frauen im Klimakterium häufiger ist als bei gleichaltrigen Männern. Die Verabfolgung von Oestrogenen normalisiert den Blutdruck.

Die Behandlung mit Oestrogenen verfolgt 3 Hauptziele:

I. Die Beseitigung der vegetativen Beschwerden durch eine Äquilibrierung der Zwischenhirnzentren, damit auch eine Verbesserung des psychischen Befindens.

II. Die Beeinflussung bestimmter Stoffwechselvorgänge, insbesondere in der Regulation der Lipoide und des Calciums (Osteoporose).

III. Eine Verbesserung der Trophik in den peripheren Geweben, insbesondere der Genitalien, mit dem Erfolg einer Verhütung des Eintretens von Kraurosis vulvae et vaginae und altersatrophischer Kolpitis.

Die für die Therapie zur Verfügung stehenden Oestrogene sind in ihrem Wirkungsspektrum unterschiedlich. Die sogenannten konjugierten Oestrogene aus Stutenharn besitzen bei sehr guten Wirkungen auf die vegetativen Beschwerden und auf die Stoffwechselabweichung einen relativ schwachen endometriotropen Effekt. Sie bewirken in der therapeutischen Dosis eine nur geringe Proliferation des Endometriums und führen daher selten zu Blutungen, zumal ihre Entzugswirkung am Endometrium schwach ist. Sie haben zusätzlich einen ausgesprochenen psychisch euphorisierenden Effekt. Ähnliches gilt auch für das Oestradiol-Valerianat. Das Oestriol besitzt demgegenüber fast keinen Einfluß auf das Endometrium. Selbst in hohen Dosen erreicht man keine oder nur eine unregelmäßige Proliferation. Dafür ist die zentrale hypophyseotrope Wirkung und der Effekt auf das Vegetativum etwas schwächer als bei den anderen Oestrogenen. Stilbene besitzen eine sehr kräftige zentrale und periphere Oestrogenwirkung, so daß sie leicht Blutungen hervorrufen. Sie haben jedoch psychisch keine so günstige Wirkung wie die konjugierten Oestrogene und führen nicht zu einer Leistungssteigerung. Androgene oder Oestrogen-Androgen-Kombinationen werden gegenwärtig in der Behandlung klimakterischer Beschwerden kaum noch verwendet, da sie bei sonst guter Wirksamkeit zum Teil erhebliche Nebenerscheinungen im Sinne einer Virilisierung und psychosexuellen Stimulierung verursachen.

Mit der Zufuhr oestrogener Hormone wird der Kreis der positiven Rückkopplung der Periphere zum Hypothalamus-Hypophysensystem erneut geschlossen und die partielle Anarchie des zentralen Reglers und seiner Projektionen in eine für die klimakterische Patientin heilsame Ordnung rückverwandelt. Die dankbare Auskunft: „Ich bin wieder in Ordnung, mir geht es gut", ist genügend Grund, die Oestrogenbehandlung im Klimakterium fast vorbehaltlos zu empfehlen.

Literatur

Albert, A, R. V. Randall, R. A. Smith, and *C. E. Johnson*: Urinary excretion of gonadotropin as a function of age. In: Hormones and the Aging Process (*E. T. Engle,* and *G. Pincus,* eds.), pp. 39—62. New York: Academic Press, 1956.

Artner, S., und *G. A. Hauser*: Das vegetative Nervensystem. Fortschr. Geburtsh. Gynäk. *10* (1960).

Aschheim, P.: Résultats fournis par la greffe heterochrone des ovaires dans l'étude de la régulation hypothalamo-hypophyso-ovarienne de la ratte sénile. Gerontologia *10,* 64—74 (1964/65).

Bahn, R. C., N. Lorenz, W. A. Bennett, and *A. Albert*: Gonadotropins in the pituitary of postmenopausal women. Endocrinology *53,* 455—457 (1953).

Bloch, S., und *E. Flury*: Untersuchungen über Klimakterium und Menopause an Albino-Ratten. 2. Mitteilung. Gynaecologa *147,* 414—438 (1959).

Cantilo, E.: La diencéphalose dans l'age critique de l'homme et de la femme. Arch. ital. sci. med. trop. *46,* 317—322 (1965).

Ferriman, D., and *A. W. Purdie*: Mechanism of menopausal hot flushes indicated by the effect of a dithiocarbamoylhydrazine. J. Endocrin. *31,* 173—174 (1965).

Lipschutz, A.: Endocrine problems in the gerontology of reproduction. Exc. Med. Int. Congr. Ser. *112,* 37—46 (1966).

Papanicolaou, A. D., J. A. Loraine, and *G. A. Dove*: Endocrine function in postmenopausal women. J. Obstet. Gynaec. Brit. Cwlth. *76,* 317—322 (1969 b).

Papanicolaou, A. D., J. A. Loraine, G. A. Dove, and *N. B. Loudon*: Hormone excretion patterns in perimenopausal women. J. Obstet. Gynaec. Brit. Cwlth. *76,* 308—316 (1969 a).

Vezár F.: Anterior pituitary function in age. In: The Pituitary Gland (*G. W. Harris,* and *B. T. Donovan,* eds.), Vol. II. p. 444—459. London: Butterworths, 1966.

Veziris, C.-D.: La gonadotrophinurie chez la femme ménopausée en cours de traitment par des hormones génitales. Ann. endocr. *18,* 127—153 (1957).

Wagner, H.: Das Klimakterium der Frau. Beih. Z. Geburtsh. Gynäk. *142* (1955).

Wenner, R., und *G. A. Hauser*: Neurovegetative Untersuchungen und Therapie-Ergebnisse bei klimakterischen Frauen. Arch. Gynäk. *193,* 58—71 (1959).

Zuckerman, S. (Ed.): The Ovary. New York-London: Academic Press, 1962.

Journal of Neuro-Visceral Relations, Suppl. X, 653—658 (1971)
© by Springer-Verlag 1971

Das sogenannte Klimakterium virile

Wolfgang Nikolowski

Städtische Hautklinik Augsburg (Direktor: Prof. Dr. *W. Nikolowski*)

Summary

The So-Called Male Climacteric

Though the male obviously does not experience a climacteric in the very definite sense of the female change of life, nevertheless between the ages of 40 and 65 the male, like the female, undergoes a diminution in the production of the sex hormones: principally androgens. If this decline is slow and gradual, there are practically no symptoms. A sudden arrest of the internal secretory function of the testes, however, may give rise to clearly defined climacteric disturbances.

Studies on patients with brain damage and on men with other kinds of cerebral disease show that a disequilibrium of this type can originate in the central nervous system, and this should be considered in individual cases.

Die Frage, ob es beim Manne eine dem Klimakterium der Frau entsprechende Lebensphase gibt, wird bis heute unterschiedlich beantwortet.

Vergleicht man Eierstock und Hoden hinsichtlich Form, Funktion und Steuerung, so ergibt sich etwa das Folgende:

Das Ovarium nimmt vom Zeitpunkt des weiblichen Klimakteriums an rasch an Gewicht und Größe ab, während die Testes auch in fortgeschrittenem Alter ihre Größe und ihr Gewicht behalten (*Rössle* und *Roulet*, 1932). Die Eierstöcke unterliegen einer Atrophie, die Hoden dagegen zeigen mit einer gewissen Regelmäßigkeit lediglich regressive Veränderungen an den Leydigzellen und (in deren Gefolge?) solche der Basalmembran der Tubuli (vgl. *Stieve*, 1930). Die Oestrogenproduktion fällt bei der Frau im 5. Lebensjahrzehnt zunächst steil ab, später nur mehr wenig und zögernd, während beim Mann die Androgenbildung zwischen dem 40. und 60. Lebensjahr im allgemeinen gleichförmig langsam absinkt (vgl. z. B. *Nowakowski* und *Schmidt*, 1959). Der Gonadotropinspiegel schließlich steigt bei der Frau bereits vor

Eintritt des eigentlichen Klimakteriums an, beim Mann dagegen nicht oder wenig, jedenfalls recht ungleichmäßig (s. bei *Jores*, 1955).

Der wesentliche Unterschied zwischen den Geschlechtern besteht also darin, daß bei der Frau in den Ovarien Hormonbildung und Wachstum der Gameten weitgehend gekoppelt sind, beim Manne dagegen in den Testes eine solche enge Bindung zwischen exkretorischer und inkretorischer Funktion nicht besteht. Beim Mann kann somit die Reproduktionsfähigkeit bis ins hohe Lebensalter erhalten bleiben, während sie bei der Frau im Klimakterium erlischt. Gemeinsam dagegen ist bei beiden Geschlechtern das Absinken des Keimdrüsenhormonspiegels etwa in der Phase zwischen 40 und 65 Jahren.

Wie nun der Oestrogenentzug bei der Frau zu einer Störung des vegetativen Gleichgewichtes führt, wobei es zu überwiegend sympathikoton gefärbten Erscheinungen kommt (vgl. *Lauritzen*), so kann auch beim Manne *sekundär* das Nervensystem bzw. das vegetative Nervensystem beteiligt werden. Allerdings tritt eine spezifisch-klimakterische Symptomatik beim Mann keineswegs immer bzw. in graduell recht unterschiedlicher Ausprägung auf. Normale physiologische Involution einerseits, Entwicklung eines senil-atrophischen Hodens andererseits (vgl. *Spangaro*, 1902) bestimmen die mögliche Erscheinungsbreite. Je nachdem, wie rasch der Androgenspiegel absinkt, wird sich die vegetative Symptomatik bald stärker, bald schwächer manifestieren. Die einschlägigen Darstellungen im Schrifttum sind vergleichsweise einheitlich (z. B. *Werner, 1945; Staehler, 1953; Nikolowski*, 1960 usw.).

Es findet sich eine allgemein gesteigerte Erregbarkeit, das Gefühl der inneren Spannung, das Nachlassen von Gedächtnis und Konzentrationsvermögen, des weiteren Angstzustände bis hin zu depressiven Verstimmungen, eine allgemeine Müdigkeit und Schlappheit, keine Erquickung durch den Schlaf, weiterhin wie bei der Frau Hitzewallungen, welche von Schwindelgefühl, Überventilation, Skotomen und Parästhesien der Haut begleitet sein können, wie auch Frösteln, kalte Füße und Hände sowie ein Taubheitsgefühl in den Extremitäten, Tachykardien, Palpitation, Dyspnoe bei Anstrengung, aber auch in der Ruhe, bei nächtlichem Erwachen und nicht zuletzt Kopfschmerzen unterschiedlicher Art. In der andrologischen Sprechstunde stehen im Vordergrund der Beschwerden die Klagen über das Nachlassen der Potentia coeundi, insbesondere der Potestas erigendi, weniger der Potestas ejaculationis, vielfach jedoch auch der Potestas emotionis.

Der Frage einer *primär* zentralnervös gesteuerten Auslösung des sogenannten Klimakterium virile wurde bisher offenbar noch nicht nachgegangen. Auch und gerade wenn wir das Wesentliche des klimakterischen Beschwerdekomplexes in einem gegenüber dem Durchschnitt beschleunigten Androgenabfall erblicken, so muß doch die Möglichkeit der primär neurogenen Verursachung bejaht oder doch zumindest in den Kreis der Erwägungen einbezogen werden. Dies gilt um so mehr, als wir heute eine anatomisch vorgebildete Leitungsbahn zwischen Gehirn und Hoden für gegeben annehmen können:

In den ventromedianen Kernen des Tuber cinereum nehmen Faserzüge ihren Ausgang, welche ohne sichere Abgänge bis zum Conus terminalis ziehen und welche wir als Fasciculus parependymalis bzw. als Fasciculus periependymalis (*Schützsches* Bündel) bezeichnen (vgl. *Krücke*, 1949). Dies gilt des weiteren vor allem auch deshalb, weil *Holstein und Baumgarten* (1969) den Nachweis erbrachten, daß die für den Androgenhaushalt verantwortlichen Leydigschen Zwischenzellen von einem nervalen Geflecht umsponnen werden.

Zur Erläuterung sei auf eigene Beobachtungen an Patienten mit verschiedenen cerebralen Krankheitszuständen, insbesondere an Hirnverletzten, eingegangen (*Nikolowski*, 1949).

Die Möglichkeit einer direkten Hodenatrophie nach Erkrankung des Gehirns wird vielfach als fraglich angesehen. Entsprechend gesicherte Beobachtungen liegen nur vereinzelt vor, da einmal derartig bedingte Schädigungen sich sehr langsam entwickeln (vgl. *Röper*, 1949), da zum anderen die für eine Präzisierung notwendigen Untersuchungen nicht oder nicht hinreichend durchgeführt wurden. Besonders eindrucksvoll zeigen die bei *Veil* und *Sturm* (1942) wiedergegebenen Abbildungen der tierexperimentellen Untersuchungen von *Biggard-Alexander,* welche Ausmaße eine im Gefolge einer hypothalamischen Läsion auftretende Hodenatrophie einnehmen kann. Beachtung verdienen auch die Beobachtungen von *Bustamente, Spatz* und *Weißschedel* über die Elektrokoagulation des Tuber cinereum, daß nämlich alle anderen Störungen, z. B. hinsichtlich Wärmeregulation, Wasserhaushalt, Haarwachstum, Fettansatz, rückbildungsfähig sind, nicht jedoch die Rückwirkungen auf die Sexualorgane, was doch wohl dafür spricht, daß das Sexualzentrum unpaar angelegt ist (vgl. *Feuchtinger,* 1943, des weiteren *Oksche* und *Oehmke,* 1969).

Bei den eigenen Beobachtungen wurde neben Anamnese und Palpationsbefund der Genitalorgane das Ejakulat — eventuell wiederholt — morphologisch untersucht (Volumen; Spermiengesamtzahl, Motilität, Differentialbild), des weiteren entweder die Phosphataseaktivität (Tübinger Beobachtungsgut) oder der Fructosegehalt (Augsburger Beobachtungsgut) bestimmt sowie — nach Möglichkeit — eine Hodenbiopsie vorgenommen (vgl. *Nikolowski,* 1961). Dabei ergab sich fast stets eine Übereinstimmung zwischen den Angaben des Patienten über eine Hodenverkleinerung oder/und eine Hodenerweichung und dem Tastbefund einerseits, einer Volumenverminderung des Ejakulates, einer Abnahme von Spermienquantität und -qualität sowie einer relativ niedrigen Phosphataseaktivität bzw. einer niedrigen Fructose-Konzentration andererseits.

Entzündliche und traumatische Hirnschädigungen können also offenbar sowohl die exkretorische als auch die inkretorische Hodenfunktion (zumindest vorübergehend) unmittelbar oder mittelbar aufheben bzw. herabsetzen und somit ein (vorzeitiges) klimakterisches Syndrom bedingen, wobei eine Dissoziation zwischen Spermiogenese und Hormonproduktion im Einzelfalle bestehen kann.

Für die Möglichkeit der zentralen Verursachung einer klimakterischen Symptomatik beim Manne ist schließlich noch bedeutsam, daß das Sexualzentrum im Tuber cinereum vermutlich nicht nur auf Reize aus der Peripherie, sondern auch auf Impulse aus höheren Zentren anspricht (*Bustamente*, *Spatz* und *Weißschedel*). Sicherlich gibt es kein eigentliches kortikales Sexualzentrum; denn für das Vorhandensein von Zentren für vegetative Funktionen in der Rinde fehlt bisher wohl jeder schlüssige Beweis. Die Beobachtungen an Kranken mit cerebralen Krankheitszuständen legen immerhin die Deutung nahe, daß das der Hodentrophik und der Spermiogenese und wohl auch der Hodeninkretion übergeordnete Sexualzentrum im Tuber cinereum dem Stirnhirn regulatorisch nachgeschaltet ist. Auf der anderen Seite lassen die Angaben der Untersuchten vermuten, daß den lumbalen und sakralen Genitalreflexen weniger das Stirnhirn als vielmehr Bezirke im Parietalbereich übergeordnet sind. Es bestehen also offenbar der Steuerung von Blase und Mastdarm in etwa entsprechende Verhältnisse.

Es ist des weiteren zu erörtern, inwieweit auch rein psychische Vorgänge in der Großhirnrinde Einfluß auf Hodentrophik, Spermiogenese und Hodeninkretion nehmen können (vgl. *Husslein*). Klinische Belege hierzu zu erbringen, ist schwierig; denn einmal sind derartige Rückbildungserscheinungen an den männlichen Keimdrüsen nach kürzerer oder längerer Zeit reversibel (vgl. *Schuermann*, 1948), zum anderen wiesen die im eigenen Beobachtungsgut gegebenenfalls so zu deutenden Fälle immer noch andere lokale oder allgemeine zur Erklärung einer Störung der Potentia generandi gleichfalls heranzuziehende Krankheitszustände auf. Auf Grund der Untersuchung *Stieves* (1952) besteht aber kein Zweifel daran, daß psychische Insulte, zumindest gelegentlich, zum zeitweiligen Sistieren der Spermiogenese und vermutlich auch der Hodeninkretion führen können. Aufschlüsse könnten vielleicht von entsprechenden Untersuchungen an Kranken, welche einer präfrontalen Leukotomie unterzogen wurden, erwartet werden. Aus dem uns zugänglichen Schrifttum ist nicht ersichtlich, ob nach psychochirurgischen Eingriffen regressive Hodenveränderungen beobachtet wurden (vgl. *Fischer*, 1969).

Besondere Beachtung verdient in diesem Zusammenhang vor dem Hintergrund des Klimakterium virile und in Hinblick auf die Mitteilung von *Lindquist* und *Lindquist* (1969) die Beobachtung eines Mannes, bei welchem es gleichzeitig nach einer „Kopfgrippe" zu einer sicheren Hodenschädigung und des weiteren zu einer Triebabweichung kam.

Die Enzephalitis hatte sowohl zu einer Beeinträchtigung der Keimdrüsentätigkeit in exkretorischer und inkretorischer Hinsicht geführt als auch auf dem Gebiete der Triebregelung zu einem Hervortreten von Partialtrieben.

Zusammenfassung

Wenn es auch beim männlichen Geschlecht ein Klimakterium in dem sehr bestimmten Sinne der weiblichen Wechseljahre offenbar nicht gibt, so sinkt doch auch beim Manne — wie bei der Frau — etwa im Alter zwischen 40 und 65 Jahren die Produktion der Geschlechtshormone, also der Androgene, ab. Vollzieht sich dieser Abfall langsam und gleichmäßig, so wird kaum über Beschwerden geklagt. Wohl aber kann bei rascher Bremsung der inkretorischen Hodenfunktion ein ausgeprägtes klimakterisches Beschwerdebild manifest werden.

Wie Untersuchungen an Hirnverletzten und an Männern mit anderen cerebralen Krankheitszuständen zeigen, ist eine zentral-nervös gesteuerte Auslösung möglich und sollte daher im Einzelfall erörtert werden.

Literatur

Biggard-Alexander: zit. bei *Veil* und *Sturm*.

Bustamente, M., H. Spatz und *Weißschedel*: zit. nach *Nikolowski* (1949).

Feuchtinger, O.: Hypothalamus, vegetatives Nervensystem und innere Sekretion. Berlin-Wien: Urban und Schwarzenberg, 1943.

Fischer, P. A.: Sexualstörungen nach Operation von Hirntumoren. Symposion Göttingen, 1969.

Holstein, A. F., und *H. G. Baumgarten*: Gibt es eine direkte adrenerge Innervation der Leydigschen Zwischenzellen im Vertebratenhoden? Symposion Göttingen, 1969.

Husslein, H.: Emotionelle Einflüsse in Gynäkologie und Geburtshilfe. In: Kranksein in seiner organischen und psychischen Dimension. (Symposion d. Psychiatr. u. Nervenklinik Hamburg 17./18. 5. 68.) Grenzach/Baden: Hoffmann-La Roche AG.

Jellinger, K., J. J. Kepes und *F. Seitelberger*: Sexualfunktionsstörungen bei vorwiegend cerebraler Histiozytosis. Symposion Göttingen, 1969.

Jores, A.: Innere Sekretion. In: Hdb. Inn. Med. Bd. VII/1, Berlin-Göttingen-Heidelberg: Springer, 1955.

Krücke, W.: zit. nach *Nikolowski* (1949).

Lauritzen, Ch.: Das weibliche Klimakterium unter besonderer Berücksichtigung der dienzephalhypophysären Regulationsstörungen. Symposion Göttingen, 1969.

Lindqvist, B.R., und *G. Lindqvist*: Epidermoid in Fissura Sylvii — homosexuelle Entartung. Symposion Göttingen, 1969.

Nikolowski, W.: Zerebrale Krankheitszustände und Zeugungsfähigkeit. Med. Mschr. 843, 1949.

— Das sog. Klimakterium virile. Med. Welt 1860, 1960.

Nikolowski, W.: Die klinische Bedeutung der Biochemie des Seminalplasmas. Arch. klin. exp. Derm. *213*, 720 (1961).

— Die Zeugungsfähigkeit des Mannes und ihre Störungen. In: Dermatologie und Venerologie (hrsg. von *Gottron* und *Schönfeld*), Bd. I/2. Stuttgart: Thieme, 1962.

— Therapeutische Möglichkeiten im sog. Klimakterium virile. Ärztl. Praxis *21*, 1029 (1969).

Nowakowski, H.: Endokrinologie des Hodens. In: Hdb. d. prakt. Geriatrie (hrsg. von *Doberauer, Hittmair, Nissen* und *Schulz*), Bd. II. Stuttgart: Enke, 1967.

— Keimdrüsenfunktion I: Störungen beim Manne. In: Die Sexualität des Menschen Hdb. d. mediz. Sexualforschung (Hrsg. von *H. Giese*), 2. Aufl. Stuttgart: Enke, 1968.

Nowakowski, H., und *H. Schmidt*: Die Hodenveränderungen beim alternden Mann und deren klinische Bedeutung. Schweiz. Med. Wschr. *89*, 1204 (1959).

Oksche, A., und H. J. Oehmke: Weitere Aspekte der Lokalisation, Ultrastruktur und Funktion der „Sexualzentren" des Hypothalamus. Symposion Göttingen, 1969.

Röper: zit. nach *Nikolowski* (1949).

Rössle, R., und *F. Roulet*: Maß und Zahl in der Pathologie. Berlin: Springer, 1932.

Schuermann, H.: zit. nach *Nikolowski* (1949).

Spangaro: zit. nach *Nowakowski* (1967).

Staehler, W.: Das männliche Klimakterium. Medizinische 1099, 1953.

Stieve, H.: zit. nach *Nowakowski* und *Schmidt*.

— Der Einfluß des Nervensystems auf Bau und Tätigkeit der Geschlechtsorgane des Menschen. Stuttgart: Thieme, 1952.

Stötter, G.: Pharmakologie, Klinik und Anwendung der Gonadotropine, Androgene und Antiandrogene. In: Almanach f. d. ärztl. Fortbildung, 1968 (hrsg. von *A. Schretzenmayr*). München: Lehmann, 1968.

Veil, W. H., und *A. Sturm*: Die Pathologie des Stammhirns. Jena: Fischer, 1942.

Werner, A. A.: zit. nach *Nikolowski* (1960).

Journal of Neuro-Visceral Relations, Suppl. X, 659—661 (1971)
© by Springer-Verlag 1971

Diskussion

Jellinger: Das Auftreten von Pubertas praecox bei ganglienzellhaltigen Hyperplasien (Hamartomen) des Hypothalamus stellt keinen obligaten Befund dar. Wir verfügen über zwei autoptische Beobachtungen von Hamartomen des Hypothalamus der Gruppe I von *Lange-Cosack* (Prototyp *Driggs* und *Spatz*) ohne sichere Hinweise auf Pubertas praecox oder sonstige Frühreife: Ein 11jähriger schwachsinniger Knabe mit gehäuften epileptischen Anfällen und erheblicher Adipositas sowie ein 2jähriger Knabe (Gravidität, Geburt und frühkindliche Entwicklung o. B.), der wenige Tage vor dem Tod einen Status epilepticus bot und im Koma verstarb. In beiden Fällen fanden sich keine klinischen und autoptischen Hinweise auf Hypergenitalismus oder Frühreife des Skelettsystems. Hormonbefunde liegen allerdings nicht vor. Histologisch waren die Gonaden und der Hypophysenvorderlappen unauffällig. In beiden Fällen saß am Boden des 3. Ventrikels ein etwa kirschengroßer Knoten im linken Tuber cinereum zwischen Hypophysenstiel und Corpus mamillare. Er baute sich aus dichtstehenden Gruppen kleiner, dunkelkerniger Zellen — ähnlich dem medialen Tuberfeld — sowie aus lockeren Häufchen großer multipolarer Neuronen — ähnlich dem lateralen Tuberfeld — auf. Dazwischen marklose und markhaltige Neuronen. Keine Stielung, sondern breitbasiges Aufsitzen mit unmittelbarem Übergang in das Tuber cin. Nucl. supraopticus und Nucl. tuberalis lat. o. B. Keine sonstigen cerebralen oder extracerebralen Verbildungen. Die Ursache einer fehlenden Pubertas praecox bei einigen Fällen von ventromedialem Hypothalamus-Hamartom mit histologischem Aufbau nach Art der medialen Tuberkerne bzw. des zentralen Höhlengraus ist unklar. Aus dem lichtoptisch erfaßbaren Aufbau dieser Hamartome lassen sich keine Aussagen über ihre biologisch-biochemische Aktivität treffen.

Reisert: Sind bei den Hamartomen auch andere HVL-Funktionen untersucht worden?

Ernould: Signale avoir constaté, lors d'un traitement par un progestatif (Lynestrenol) d'un cas de puberté précoce, une chute de L.H. à 0 ng et le maintien de F.S.H. à 22 ng dans le sang. Il demande au Professeur *Bierich* s'il a fait la même constatation.

Une auditrice présente signale qu'elle a également observé une chute de L.H. après administration d'un progestatif de synthèse.

König: Führt die Behandlung mit Antiandrogenen in Fällen von Pubertas praecox zur Verzögerung von Knochenwachstum und Knochenreifung? Das war mit dem Lynestrenol nicht der Fall.

Bargalista: Kommt bei Hypothyreose sexuelle Retardierung oder Früh-reife vor oder können beide Formen auftreten? Kann die Behandlung mit Cyproteronazetat nur bei Knaben oder auch bei Mädchen durchgeführt wer-den?

Bierich: Es wäre denkbar, daß die Symptome der sexuellen Frühreife bei den von *Jellinger* beschriebenen Fällen später auftreten. — Anhaltspunkte für Ausfälle anderer HVL-Hormone finden sich nicht. — Eigene Untersuchungen über getrennte Bestimmungen von FSH und LH liegen nicht vor. — Reines Cyproteron führt zu Wachstumsbeschleunigung und erhöhter Testosteron-produktion. Bessere Ergebnisse wurden mit Cyproteronazetat erzielt. — Die meisten Hypothyreosen gehen mit Hemmung der Sexualität einher. Nur 6 Fälle von Hypothyreose hatten eine Frühreife. Ursache hierfür soll ein Shiftmechanismus sein: die vermehrte TSH-Produktion führt zu vermehrter FSH-Bildung.

Bierich weist auf die Inhomogenität des Materials von *Hortling* hin. Was *Hortling* als Frühreife bezeichnet, umschließt 3 Gruppen von Mädchen: 1. noch normale, dann 2. Fälle mit frühnormaler Pubertät *(Seckel)* und schließlich 3. einige echte Fälle von idiopathischer Frühreife. Vermutlich werden sich diese 3 Gruppen auch hinsichtlich der untersuchten Merkmale unter-scheiden.

Hortling: Zu dem Hinweis von Prof. *Bierich,* daß unser Patientinnengut aus ätiologisch verschiedenen Gruppen und Graden von Frühentwicklung besteht, möchte ich bemerken, daß die Gruppe, die wir als frühreif genannt haben, hinsichtlich des Menarchealters und/oder des Knochenalters in jedem Fall Kriterien früher Pubertätsentwicklung zeigt. Eine genaue klinisch-ätio-logische Einteilung von Mädchen, die eine frühe Entwicklung im Vergleich zum Durchschnitt zeigen, ist unseres Erachtens sehr schwierig und auch nicht notwendig für die Fragestellung in unserer Untersuchung. Eine Einteilung auf Grund des Grades der Abweichung der Reife wäre natürlich interessant; aber unser Material war für diesen Zweck nicht ausreichend.

Reisert: Existieren Untersuchungen über den STH-Spiegel bei konsti-tutioneller Entwicklungsverzögerung?

Blunck: Die eigenen Untersuchungen wurden durchgeführt, bevor man STH im Plasma bestimmen konnte. Der hypophysäre Minderwuchs wurde durch indirekte Bestimmungen (Metopiron-ACTH-Test etc.) ausgeschlossen.

Dhom: Gibt es bei der Definition der konstitutionellen Entwicklungsver-zögerung eine untere Altersgrenze? Es darf wohl angenommen werden, daß im Steroidausscheidungsmuster die Adrenarche geprüft wurde und verzögert ist.

Blunck: Man kann eine andere Altersgrenze nicht definieren. Untersuchun-gen des Steroidausscheidungsmusters im Hinblick Adrenarche konnten nicht erfolgen. Geprüft wurde nur die Ausscheidung der gesamten Ketosteroide, und dabei zeigte sich eine sehr enge Korrelation zum Skelettalter.

Bierich: Ist die konstitutionelle Entwicklungsverzögerung etwas Patho-logisches oder nur eine extreme Variante der Norm?

Blunck: Die konstitutionelle Entwicklungsverzögerung stellt dann einen krankhaften Zustand dar, wenn bestimmte psychische Komplikationen wie Schulversagen etc. hinzutreten und dann eine Behandlung notwendig machen.

Nowakowski: Wann soll man Kinder mit konstitutioneller Entwicklungsverzögerung behandeln?

Blunck: Das ist eine Frage, die der Pädiater nicht allein, sondern nur in
Kooperation mit dem Psychosomatiker bzw. Psychologen entscheidet. Die
Behandlung ist indiziert, wenn bestimmte psychische Komplikationen hinzutreten. Dabei ist die Wachstumsprognose besonders im Auge zu behalten und
zu bedenken, daß Androgene und ihre Derivate infolge prämaturen Hypo-
physenschlusses die Endgröße supprimieren können.

Nowakowski: Wie soll man Fälle mit konstitutioneller Entwicklungs-
störung behandeln, wenn es notwendig wird?

Blunck: Wir behandeln jetzt mit anabolen Steroiden, z. B. 0,2 mg/kg
Körpergewicht, mit irgendeinem der bekannten Präparate.

Dhom sieht öfter Blutungen aus proliferiertem Endometrium bei Frauen
im Senium oder bei kastrierten Frauen, ohne daß diese Oestrogene erhalten
hätten. Woher stammt diese oestrogene Stimulierung?

Lauritzen: Die Antwort kann nur spekulativ sein. Ist wirklich jede exogene Oestrogenzufuhr (auch Kosmetika, Entfettungsmittel) und das Vorliegen
von Oestroblastomen ausgeschlossen, so muß man an eine adrenale Genese
der oestrogenen Stimulation des Endometriums denken. Es ist bekannt, daß
Frauen in der Postmenopause nach längeren schweren körperlichen und/oder
seelischen Belastungen uterine Blutungen haben können. Im Experiment ist
es möglich, durch langzeitige hochdosierte ACTH-Verabfolgung ein atrophi-
sches Endometrium unter entsprechendem Anstieg der Oestrogenausscheidung
zur Proliferation zu bringen. Die Aufnahme von Oestrogenen mit der Nah-
rung spielt wahrscheinlich keine wesentliche Rolle.

H. Nowakowski (Hamburg)

Pathologische Prozesse in Hypophyse und Hypothalamus

(Vorsitz K. Jellinger)

Journal of Neuro-Visceral Relations, Suppl. X, 665—670 (1971)
© by Springer-Verlag 1971

Endokrinologische Befunde bei Tumoren in der Hypophyse oder in hypophysennahen suprasellären Abschnitten des Hypothalamus

P.-M. Reisert, G. Feurle, K.-A. Bushe, A. König, D. Emrich und J. Köbberling

Medizinische Universitätsklinik, Neurochirurgische Universitätsklinik und Frauenklinik der Universität Göttingen

Mit 2 Abbildungen

Summary

Endocrine Findings in Cases of Pituitary Tumour

An account is given of investigations on 31 patients with space-occupying lesions in the pituitary and in the suprasellar regions of the hypothalamus near the pituitary. Estimations of the peripheral hormones were performed in these patients, and also central loading tests. About 70 % of all patients who had received treatment before the investigation (operation, radiation or both) showed a reduction in the gonadotropic, thyrotropic and adrenotropic function of the pituitary, but this was only revealed when central function tests were carried out.

Raumfordernde Prozesse in der Hypophyse oder in den hypophysennahen suprasellären Abschnitten des Hypothalamus führen zu unterschiedlichen Beeinträchtigungen endokriner Funktionen. *Sheehan* beschrieb 1957, daß eine weitgehende Zerstörung der Hypophyse nur mit einer partiellen Hypophyseninsuffizienz einherzugehen braucht, ja, daß bei vollständiger Zerstörung des Organs Menstruationen und spätere Schwangerschaften beobachtet werden können.

Als Frühsymptome von Tumoren in und oberhalb der Hypophyse werden deshalb vielfach nur solche erkannt, die der räumlichen Ausdehnung des Prozesses folgen: Kopfschmerzen, Sehstörungen, oder aber die einer endokrinen Aktivität dieser Tumoren: wachsende Akren bei eosinophilen bzw. Symptome des Morbus Cushing bei basophilen Adenomen. Die Zeichen eines sekundären Hypogonadismus, der sich frühzeitig entwickeln kann, werden meist als funktionelle Beschwerden mißdeutet und vernachlässigt.

Werden unsere endokrinologischen Untersuchungen mit Funktionstesten des Zentrums erweitert, dann wird es möglich, sekundäre Endokrinopathien zu erkennen, noch ehe sich eine vollständige Insuffizienz der Partialfunktion des Hypophysenvorderlappens ausgebildet hat.

Wir haben den endokrinologischen Status bei 31 Patienten erhoben, die wegen intrasellärer und suprasellärer Tumoren in der Neurochirurgischen Klinik der Universität Göttingen in den letzten 3 bis 4 Jahren behandelt wurden. Die Kranken waren operiert oder bestrahlt bzw. operiert und nachbestrahlt worden. Wir wollten feststellen, welche Untersuchungen zur Erkennung einer partiellen Hypophyseninsuffizienz besonders geeignet wären. Wir prüften die peripheren und soweit möglich, zentralen Sekretionsbreiten der adrenotropen, thyreotropen und gonadotropen Partialfunktion der Hypophyse. Zur Zeit der Untersuchung waren wir noch nicht in der Lage, die somatotrope Aktivität des Zentrums mit Funktionstesten zu messen.

Ergebnisse

1. 5 ($=16\%$) von 31 Kranken hatten eine totale Hypophysenvorderlappeninsuffizienz. Einen Diabetes insipidus sahen wir zum Zeitpunkt der Nachuntersuchung bei keinem Kranken.

2. Untersuchten wir die einzelnen Partialfunktionen der Hypophyse getrennt, dann fanden wir, daß ein sekundärer Hypogonadismus, gemessen am klinischen Bild und einer niedrigen Ausscheidung gesamtgonadotroper Aktivität im Harn (biologischer Test) (vgl. Abb. 1), bestand bei 70% der Untersuchten, bei denen wir eine Hormonbestimmung durchführen konnten (n$=$20), bei 67% aller Kranken, wenn wir nur die klinischen Angaben berücksichtigten. Normalbefunde erhoben wir bei 22%, bei 11% war die Diagnose fraglich, weil FSH-Bestimmungen nicht ausgeführt waren, die Patienten aber jenseits des 45. Lebensjahres waren bzw. — bei einer Kranken — eine Uterusexstirpation durchgeführt worden war.

Nach dem Radiojodtest und dem Spiegel des proteingebundenen Jods im Serum bestand bei 40% der Untersuchten eine sekundäre Hypothyreose, 60% der Kranken waren euthyreot. Andere Parameter der Schilddrüsenfunktion, wie die Bestimmung des Cholesterins im Serum, die Achillessehnenreflexzeit und der T_3-Test, aber auch im allgemeinen die klinischen Angaben der Patienten, waren wenig geeignet, diese sekundäre Hypothyreose zu verifizieren.

Der ACTH-Test deckte bei 32% der Kranken eine sekundäre Nebennierenrindeninsuffizienz auf.

Nach diesen Befunden bestätigte sich eine häufig herausgestellte Regel (vgl. dazu *Oberdisse*, 1957), daß die empfindlichste Partialfunktion der Hypophyse gegenüber organischen Läsionen des endokrinen Zentrums die gonadotrope Funktion ist, ihr folgen die thyreotrope und schließlich die adrenotrope Funktion.

Mittels gezielter Funktionstests können jedoch zusätzlich Störungen der endokrinen Aktivität des Zentrums nachgewiesen werden (vgl. dazu *Liddle* et al., 1959; *Kaplan*, 1963; *Jenkins* et al., 1958; *Tucci* et al., 1968; *Landon* et al., 1966 und *Bethge* et al., 1967 a und b).

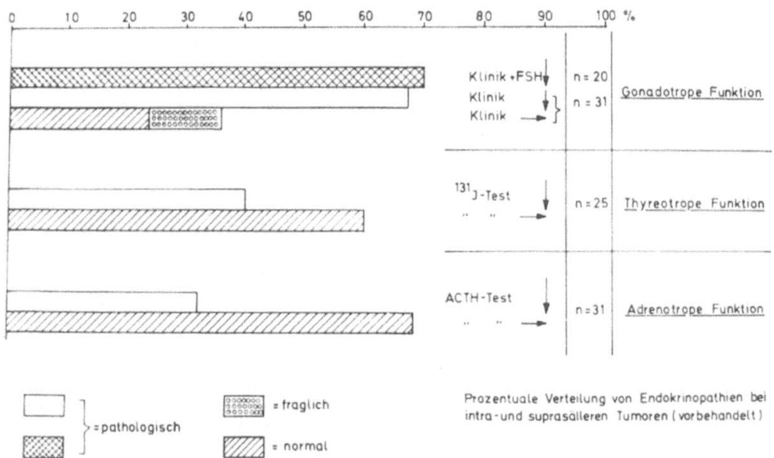

Abb. 1. Endokrinopathien bei Prozessen in und oberhalb der Hypophyse, gemessen mit peripheren Tests (→ : unverändert; ↓ : erniedrigt).

3. In einem zweiten Untersuchungsgang führten wir daher bei den „peripher Gesunden" Belastungstests durch, die Änderungen der zentralen Steuerfunktionen aufdecken sollten: den TSH-Reservetest nach *Studer* zur Überprüfung der thyreotropen, den Metopiron-, Insulin-Hypoglykämie- und Vasopressin-Test zur Feststellung der adrenotropen Funktionsbreite.

Für die adrenotrope Funktion fanden wir, daß von 21 Kranken mit normaler peripherer Reaktion 10 bei mindestens einem Test pathologisch reagierten, 5 bei zwei Tests. Alle drei Funktionstests sahen wir bei keinem der Untersuchten eingeschränkt.

Bei nur 6 von 15 „euthyreoten" Patienten konnten wir wegen des Zeitaufwandes der Methode einen TSH-Reservetest nach *Studer* durchführen. Er war bei 5 der 6 Kranken pathologisch als Ausdruck einer partiellen Schädigung des thyreotropen Zentrums.

Mittels dieser Funktionstests war es daher möglich, eine Schädigung der tropen Funktionen der Hypophyse auch bei solchen Patienten nachzuweisen, die normale periphere Funktionstests aufwiesen.

4. Ergänzen wir unsere erste Tabelle (Abb. 2) mit diesen Ergebnissen der zweiten Untersuchungsreihe, dann zeigt sich, daß Störungen der gonadotropen, thyreotropen und adrenotropen Partialfunktion der Hypophyse bei 60—80 % unserer Patienten nachweisbar werden, wobei sich dieser Nachweis auf mehrere Partialfunktionen der Hypophyse gleichzeitig erstrecken kann.

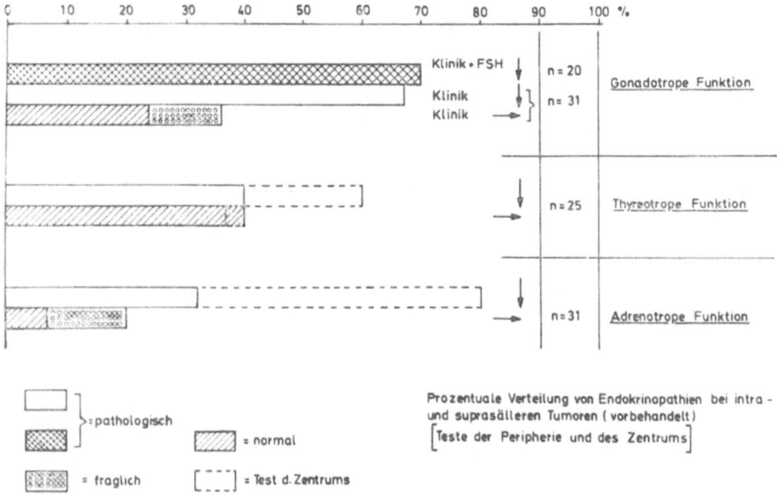

Abb. 2. Endokrinopathien bei Prozessen in und oberhalb der Hypophyse, gemessen mit „peripheren" und „zentralen" Tests (→ : unverändert, ↓ : erniedrigt).

Schlußfolgerung

Läsionen der Hypophyse und des Hypothalamus als Folge operierter oder bestrahlter intra- und suprasellärer Tumoren führen nur in einem Teil der Fälle zu einer kompletten Hypophyseninsuffizienz (bei unserem Krankengut 5 von 31). Differenzierte Testungen der Funktionsbreite des endokrinen Zentrums lassen jedoch bei bis zu 80 % der Kranken Schädigungen der Funktionsbreite des endokrinen Steuerorgans aufdecken. Es gelang uns, eine partielle Insuffizienz mehrerer Partialfunktionen der Hypophyse nebeneinander nachzuweisen, weil wir mehrere Funktionstests nebeneinander ausgeführt hatten. Wir glauben nicht, daß einem Test vor dem anderen ein Vorang eingeräumt werden darf, wenngleich zu sagen ist, daß die Aussagekraft des TSH-Tests nach *Studer* in letzter Zeit bezweifelt wird. Die Sicherung partieller Vorderlappeninsuffizienzen setzt nach unserer Ansicht die Anwendung breit angelegter endokrinologischer Testbatterien voraus. Wir glauben aber, daß die Diagnostik der partiellen Hypophyseninsuffizienz erst dann vollkommen sein wird, wenn als Parameter der zentralen Aktivität die Proteohormonspiegel im Rahmen von Funktionstests gemessen werden.

Ohne Zweifel sind die Symptome des Hypogonadismus richtungweisende und klinisch leicht faßbare Folgen zentraler Prozesse. Daß die gonadotrope Funktion jedoch anfälliger sei als andere Partialfunktionen der Hypophyse gegenüber Läsionen, kann nach den Ergebnissen der Literatur und nach den eigenen Befunden nur mit Einschränkung behauptet werden.

Zusammenfassung

Es wird über Untersuchungen an 31 Patienten mit raumfordernden Prozessen in der Hypophyse und in den hypophysennahen suprasellären Abschnitten des Hypothalamus referiert. Bei diesen Kranken werden sowohl periphere hormonanalytische Untersuchungen als auch zentrale Belastungstests durchgeführt. Etwa an 70 % aller Kranken, die vor der Untersuchung therapiert waren (Operation, Bestrahlung oder beides), werden Einschränkungen der gonadotropen, der thyreotropen und der adrenotropen Funktion der Hypophyse beobachtet, aber nur dann, wenn zentrale Funktionstests durchgeführt werden.

Literatur

Bethge, H., K. Irmscher, H. G. Solbach, W. Winkelmann, H. Zimmermann und *J. M. Bayer*: Der Insulinhypoglykämie-Test als Funktionsprüfung des Hypothalamus-Hypophysen-Nebennierenrinden-Systems. Acta endocrinol. *54*, 681—695 (1967 b).

Bethge, H., K. Irmscher und *H. Zimmermann*: Das Verhalten der Corticosteroide im Plasma während der Insulinhypoglykämie und unter Lysin-Vasopressin als Funktionsprüfung des Hypothalamus-Hypophysen-Nebennierenrinden-Systems. Acta endocrinol. *55*, 622—636 (1967 a).

Jenkins, J. S., and *W. Else*: Pituitary-adrenal function tests in patients with untreated pituitary tumors. Lancet *II*, 940—943 (1968).

Kaplan, N. M.: Assesment of pituitary ACTH secretory capacity with metopirone: II. Comparsion with other tests. J. clin. Endocrinol. *23*, 953—960 (1963).

Landon, J., F. C. Greenwood, T. C. B. Stamp, and *V. Wynn*: The plasma sugar, free fatty acid, cortisol, and growth hormone response to insulin, and the comparison of this procedure with other tests of pituitary and adrenal function. II. In patients with hypothalamic or pituitary dysfunction or anorexia nervosa. J. clin. Invest. *45*, 437—449 (1966).

Liddle, Gr. W., H. L. Estep, J. W. Kendall jr., W. Carter Williams jr., and *A. W. Townes*: Clinical application of a new test of pituitary reserve. J. clin. Endocrinol. *19*, 875—893 (1959).

Oberdisse, K.: Die partielle Vorderlappeninsuffizienz. In: Die partielle Hypophysenvorderlappen-Insuffizienz (Ed. *H. Nowakowski*). S. 40—61. Berlin-Göttingen-Heidelberg: Springer, 1957.

Reiss, M.: Die Laboratoriumsdiagnostik der partiellen Hypophysenvorderlappeninsuffizienz. In: Die partielle Hypophysenvorderlappen-Insuffizienz (Ed. *H. Nowakowski*), S. 69—77. Berlin-Göttingen-Heidelberg: Springer, 1957.

Sheehan, H. C.: Pathologische Anatomie des partiellen Hypopituitarismus. In: Die partielle Hypophysenvorderlappen-Insuffizienz (Ed. *H. Nowakowski*), S. 21—28. Berlin-Göttingen-Heidelberg: Springer, 1957.

Tucci, J. R., E. A. Espiner, P. I. Jagger, D. P. Lauler, and *G. W. Thorn*: Vasopressin in the evaluation of pituitary-adrenal function. Ann. intern. Med. *69*, 191—202 (1968).

Journal of Neuro-Visceral Relations, Suppl. X, 671—676 (1971)
© by Springer-Verlag 1971

Über Sexualverhalten und Psychosexualität
nach Hypophysektomie beim Menschen

G. Lindqvist

Neurochirurgische Klinik der Universität Göteborg, Schweden
(Professor Dr. *G. Norlén*)

Summary

Sexual Behaviour and Psychosexuality after Hypophysectomy in Man

Postoperative mental changes were studied in 100 patients undergoing hypophysectomy.

The material gave the opportunity to analyse whether and to what extent the presence of sex hormones is a factor maintaining sexual drive. Sex hormones seem to be a *sine qua non* for a sexual drive in many, or possibly most, individuals. However, there are probably some exceptions to this rule. Thus, in particular individuals (or under special pathological circumstances) even genuine sexual drive seems to occur without the presence of sex hormones.

The patients' own attitudes to the postoperative sexual changes are also reported and discussed.

Der Verfasser hat die psychische Entwicklung von 100 Fällen, die auf Grund verschiedener Indikationen eine Hypophysektomie durchgemacht haben, verfolgt. In einer vorhergehenden Arbeit wurde eine detaillierte Kasuistik und eine kritische Analyse der psychischen Veränderungen nach der Operation publiziert (*Lindqvist*, 1966). Von diesem Material ausgehend, will ich hier zwei Fragestellungen behandeln: *erstens* die theoretisch interessante Frage, ob oestrogene und/oder androgene Hormone eine notwendige Voraussetzung des Sexualtriebes sind, und *zweitens* die praktisch wichtige Frage, wie die Patienten und Patientinnen eine dermaßen drastische Entsexualisierung erleben, wie sie hier in vielen Fällen vorgekommen ist.

I.

Leider gibt es nicht in sämtlichen 100 Fällen zuverlässige und vollständige Angaben über die postoperative Sexualität. Wenn auch die Patienten oft unmittelbar nach der Operation Bescheid betreffs Veränderungen des Sexualtriebes geben konnten, brauchten sie gewöhnlich mindestens zwei Monate nach der Operation, ehe sie sich mit Sicherheit äußern konnten. In den 24 Fällen, in denen die Beobachtungzeit kürzer als zwei Monate war, fehlen mir also zuverlässige Angaben über die Entwicklung der Sexualität. (Meistens handelt es sich hier um ältere Cancerpatientinnen mit kurzer Überlebenszeit.) Hierzu kommen vier Fälle, die längere Zeit verfolgt wurden, über die es mir aber aus verschiedenen Gründen unmöglich war, ausführliche Angaben betreffs ihrer Sexualität zu erhalten. Es bleiben demgemäß 72 Fälle hier zu erörtern. In diesen 72 Fällen wurden die Operationen 27mal wegen metastasierender Mammakarzinome, Ovarialkarzinome und Eingeweidekarzinoid, 20mal wegen diabetischer Retinopathie, zweimal wegen endokrinen Exophthalamus, viermal wegen Cushing-Syndroms, neunmal wegen Akromegalie, achtmal wegen chromophober Hypophysenadenome, einmal wegen Craniopharyngioma und einmal wegen inkompensierten Mitralfehlers vorgenommen.

Da eine Hypophysektomie ein großer Eingriff ist, stellt man sich gleich die Frage, ob nicht schon ein verschlechterter Allgemeinzustand nach der Operation jeden Sexualtrieb sowie jede sexuelle Aktivität unmöglich machen würde. Sämtliche Patienten in diesem Material wurden nach der transantrosphenoidalen Methodik operiert, die für das Allgemeinbefinden des Patienten sehr schonend ist. Diese Fälle genesen gewöhnlich nach der Operation schnell und vollständig. Tab. 1 zeigt die somatische Kondition der Patienten vor der Operation und ihr

Tabelle 1. *Somatische Kondition der Patienten vor und nach der Operation*

1. Volle Leistungsfähigkeit. 2. Imstande, leichtere Arbeit auszuführen. 3. Vermag Kleinigkeiten auszuführen. 4. Kann aufstehen. 5. Kann ab und zu auf sein, hat aber stark begrenzte Bewegungsmöglichkeiten. 6. Ans Bett gebunden.

Vor der Operation	Nach der Operation					
	1	2	3	4	5	6
6			4	2	2	2
5			1		2	
4		2	1	3		
3	2	6	11	1		
2	1	13	5	1		
1	10	1	2			

optimales Befinden nach ihr. Wie aus der Tabelle hervorgeht, ist der Zustand bei mehr Patienten verbessert als verschlechtert worden. Nur bei drei Patienten wurde das Befinden mehr als einen Grad auf der Skala verschlechtert.

Wenn es gilt, die Vollständigkeit der Operation zu beurteilen, das heißt festzustellen, daß die Thyreoideafunktion, die Adrenocorticalfunktion und die Gonadenfunktion tatsächlich eliminiert sind, steht man vor großen Schwierigkeiten, und eine gewisse Unsicherheit haftet der Beurteilung unvermittelt an. Nach eingehender Analyse (Doz. Dr. *Björn Sjögren*, Göteborg) wurden 39 Operationen als endokrinologisch komplette, 15 als unsichere Fälle und 18 als nicht komplette klassifiziert.

Tab. 2 zeigt das Vorhandensein eines Sexualtriebes bei den 72 Patienten vor ihrer Krankheit und vor und nach der Operation. Unter Sexualtrieb verstehe ich hier *sämtliche auf Coitus oder auf Orgasmus zielende Äußerungen des Willens*[1]. Gewöhnlich gelang es den Patienten, die Stärke dieses Triebes überraschend genau zu beschreiben, dadurch daß sie die gewünschte Coituszahl pro Woche angaben. Ein Bedarf von mindestens einem Coitus pro Woche ist in der Tabelle als „starker" Sexualtrieb bezeichnet. „Schwacher" Sexualtrieb bedeutet einen Bedarf von weniger als einem Coitus pro Woche. Vor der Krankheit und vor der Operation liegt der Angabe immer ein relativ stabiler Bedarf zugrunde, nach der Operation wird der optimale Zustand, der also auch für nur kurze Zeit vorhanden sein konnte, angegeben.

Aus der Tabelle geht hervor, daß der Sexualtrieb bei vielen Patienten während der Krankheit abgenommen hat. Ferner bemerken wir weiteres Abnehmen oder Auslöschen im Zusammenhang mit der Operation. Von 41 Patienten mit Sexualtrieb vor der Operation hörte dieser in 26 Fällen vollständig und unmittelbar auf, und bei weiteren 13 Fällen wurde der Trieb sofort schwächer. (Zwei Fälle, die vor der Operation keinen Sexualtrieb empfanden, haben nach der Operation einen Trieb entwickelt.) Von den 26 Patienten mit sofortigem Aufhören des Triebes gab es nur einen, bei dem dies scheinbar mit einem zufolge der

---

[1] Der Verfasser setzt voraus, daß die menschliche Psychosexualität gewöhnlich den Kern eines genuinen, primär auf die Genitalsphäre zentrierten und zum Beischlaf führenden Triebes homöostatischer Natur enthält (*„the genuine sexual drive"*). Es kommen aber auch Willensäußerungen anderen Ursprungs vor, die zum Beischlaf treiben (*„pseudo-sexual ambitions"*). Sämtliche Willensäußerungen, die auf Beischlaf eingestellt sind, unabhängig von ihrem Ursprung, werden *„the sexual drive"* genannt. Außer dem Sexualtrieb gehört zu der menschlichen Psychosexualität eine Reihe von Faktoren, die keine Triebnatur besitzen, sowie Willensäußerungen anderer Einstellung als auf Beischlaf; dies nenne ich *„the general erotic responsiveness"*.

Tabelle 2. *Stärke des Sexualtriebes vor der Krankheit und vor und nach der Operation*

$++$ „starker" Trieb, $+$ „schwacher" Trieb und 0 kein Trieb

	Stärke des Sexualtriebes	Vor der Krankheit	Vor der Operation	Nach der Operation
Komplett operiert	$++$	24	12	4
	$+$	7	11	4
n=39	0	8	16	31
Unsichere Fälle	$++$	12	5	1
	$+$	3	3	1
n=15	0	0	7	13
Nicht komplett operiert	$++$	7	4	4
	$+$	6	6	3
n=18	0	5	8	11
Gesamtes Material	$++$	43	21	9
	$+$	16	20	8
n=72	0	13	31	55

Operation verschlechterten Allgemeinzustand zu erklären ist. Bei noch einigen Patientinnen könnte der Wegfall des Sexualtriebes eine Folge der operationsbedingten Involutionsprozesse in den Genitalien sein. In der Mehrzahl der Fälle konnte man aber keine solchen Gründe vorfinden. Trotzdem ist damit natürlich nicht bewiesen, daß der Wegfall in jenen Fällen auf der endokrinen Veränderung beruht hat. Es könnte zum Beispiel wahrscheinlich ein Triebwegfall, der durch postoperative, hypothalamische Läsionen bedingt ist, die Ursache sein.

Um zu beweisen, daß gerade der Wegfall von Sexualhormonen die entscheidende Triebfeder sei, müßte man Hormone zuführen und untersuchen, ob der Sexualtrieb dabei restituiert wird. In den Cancerfällen wäre eine solche Substitutionstherapie mit Sexualhormonen kontraindiziert, aber in den anderen Diagnosegruppen nicht. In 27 Fällen gab man Substitutionstherapie mit androgenen und/oder oestrogenen Hormonen nach der Operation. Leider ist diese Therapie recht unsystematisch durchgeführt worden. Sie wurde meistens von anderen Krankenhäusern in ganz Schweden gehandhabt und oft in zu kleinen Dosen gegeben. Vom ganzen Material erfüllen nur 8 Patienten sämtliche vier folgenden Kriterien: 1. bestehender Sexualtrieb vor der Operation, 2. vollständige Operation, 3. erloschener Sexualtrieb nach der Operation, und 4. adäquate Therapie. In vier von diesen Fällen erhielt man einen starken Sexualtrieb, in zwei einen schwachen und in zwei keine Reaktion. (In einem von den letzteren hat eine sehr schwere

Meningitis den Verlauf erschwert.) Diese Ergebnisse unterstützen stark die Hypothese, daß jedenfalls bei gewissen Individuen das Vorkommen von Sexualhormonen für den Sexualtrieb eine *Conditio sine qua non* ist und lassen annehmen, daß dies für die meisten Individuen der Fall ist.

Man fragt nun, ob in dem Material auch einige Anhaltspunkte für Ausnahmen von dieser Regel zu finden sind — ob in gewissen anderen Fällen ein Sexualtrieb *ohne* Teilnahme von Sexualhormonen existieren könnte. Wir analysieren dann die 17 Fälle, die einen Sexualtrieb nach der Operation gemeldet haben. Neun sind uninteressant, weil sie wahrscheinlich oder vielleicht unvollständig operiert sind, zwei empfanden einen Sexualtrieb weniger als zwei Monate lang und noch zwei weniger als ein Jahr. So kurze Zeit bestehender postoperativer Trieb ist von keinem oder schwachem Wert als Beweis. Es bleiben dann vier Fälle mit länger bestehendem Sexualtrieb nach der Operation. Bei zwei davon bestand der Sexualtrieb wahrscheinlich ganz aus dem, was ich pseudosexuelle Ambitionen nenne, das heißt von prestigebedingten Willensäußerungen und gleichen Ambitionen von primär nicht sexueller Art. In den zwei übrigen Fällen bestand während Observationsperioden von 24 bzw. 36 Monaten ein starker Sexualtrieb, wahrscheinlich von genuiner Art.

Bei einer war die Entwicklung sehr bemerkenswert. Die Patientin war bei der Operation 52 Jahre alt. Sie behauptete, daß sie nie einen Sexualtrieb empfunden hätte, und mehrere Umstände sprechen dafür, daß die Angabe richtig ist. Nach einer mit großer Sicherheit vollständigen Operation hat diese Patientin einen starken Sexualtrieb entwickelt, der zu einer recht intensiven sexuellen Aktivität geführt hat.

In gewissen Fällen scheint also doch ein Sexualtrieb ohne gleichzeitiges Vorkommen von Sexualhormonen existieren zu können. Wenn es sich nur um pseudosexuelle Ambitionen handelt, ist dies kaum erstaunenswert. Von größerem Interesse ist aber, daß dies scheinbar auch bei einem Sexualtrieb genuiner Art der Fall sein könnte. Können vielleicht spezielle, postoperative, hypothalamische Läsionen das Vorkommen eines Sexualtriebes in diesen Fällen erklären?

II.

Jetzt werde ich die zweite Frage erwähnen, die die subjektive Einstellung des Patienten zu dem veränderten Sexualtrieb berührt. Unter Hinweis auf die ehelichen Konsequenzen beklagten sich die Patientinnen nicht selten über die starke Abneigung gegen Beischlaf, die die Operation mit sich geführt hat. Bei einigen hat diese Abneigung auf einer postoperativen Atrophie der Vaginalmucosa oder auf einer aufgehörten Smegmaproduktion beruht. Bei anderen hat sie ihren Grund in dem Wegfall nicht nur des Sexualtriebes, sondern im gleichzeitigen Wegfall sämtlicher erotisch-sexueller Werte der Persönlichkeit. Einige Patientinnen, die sich auf diese Weise persönlichkeitsmäßig verändert haben, haben sich auch direkt darüber beklagt. Den Wegfall des Sexualtriebes an und für sich haben sie nicht bedauert.

Bei den Männern ist die Herabsetzung der Potenz der größte Kummer. Selbst Diabetiker mit sehr mangelhafter Potenz vor der Operation, das heißt mit nicht vollständigem Erektionsvermögen oder fehlendem Vermögen, Orgasmus zu erreichen, sind sehr peinlich berührt gewesen, wenn sie nach der Operation und trotz einer Substitutionstherapie nicht dieselbe Potenz wie vorher erreichen konnten. Dagegen haben auch die Männer nicht den Wegfall des Sexualtriebes als eine wirklich ernste Folge der Operation erlebt.

Es ist äußerst wichtig, daß man vor der Hypophysektomie die möglichen und annehmbaren Konsequenzen der Operation in bezug auf die Sexualität mit den Patienten erörtert. Für diese haben die Konsequenzen nämlich oft größere Bedeutung als man sich vielleicht vorstellt. Die Ergebnisse, die aus diesem Material hervorgehen, sollten eine gewisse Anwendung finden, da man jetzt begonnen hat, entsexualisierende Hypothalamotomien auszuführen.

Zusammenfassung

Der Verfasser hat die psychische Entwicklung nach Hypophysektomie in 100 Fällen studiert.

Das Material ermöglicht es, die Abhängigkeit des menschlichen Sexualtriebes von Sexualhormonen zu beleuchten. Die Ergebnisse unterstützen stark die Auffassung, daß der Sexualtrieb bei vielen Menschen von einem Vorhandensein von Sexualhormonen abhängig ist. Wahrscheinlich gilt aber diese Regel nicht für alle Individuen (oder vielleicht nicht unter allen Umständen).

Der Verfasser berichtet auch darüber, welche Bedeutung die Patienten selbst den postoperativen sexuellen Störungen zugeschrieben haben.

Literatur

Lindqvist, G.: Mental changes after transsphenoidal hypophysectomy. Acta Psychiat. Scand. Suppl. *190* (1966).

Journal of Neuro-Visceral Relations, Suppl. X, 677—683 (1971)
© by Springer-Verlag 1971

Der Hypothalamus beim Post-partum-Hypopituitarismus

H. L. Sheehan

University of Liverpool, England

Mit 3 Abbildungen

Summary

The Hypothalamus in Hypopituitarism

Patients with severe post-partum hypopituitarism of long duration may develop histological changes of three different types in the hypothalamus.

1. About two-thirds of the patients have considerable hypertrophy of the subventricular nucleus. This is proportionate to the degree of atrophy of the uterus. The hypertrophy seems to be related to a disturbance either of the secretory mechanism for gonadotrophin release factors or of the receptor mechanism for oestrogens.

2. About half the patients have a late atrophy of the posterior lobe of the pituitary. This is associated with a corresponding atrophy of the supra-optic nucleus, and of some cells of the paraventricular nucleus. In severe cases there is almost complete loss of the mechanism for the neurosecretion of vasopressin, but this does not produce diabetes insipidus.

3. When a patient develops hypopituitary coma, small petechial hae-morrhages may occur in the hypothalamus, particularly in the vicinity of the third ventricle. After the patient recovers from the coma, these petechiae heal to microscopic glial scars. There are no known clinical effects.

Résumé

L'hypothalamus dans l'hypopituitarisme du post-partum

Les malades qui ont subi un sévère hypopituitarisme du post-partum pendant plusieurs années peuvent développer trois espèces de lésions histo-logiques dans l'hypothalamus.

1. Environ deux tiers des malades présentent une hypertrophie marquée du noyau sous-ventriculaire. Celle-ci est proportionnée au grade d'atrophie de l'uterus. L'hypertrophie semble être en relation ou bien avec une pertur-bation du mécanisme de sécrétion des gonadotrophin release factors ou bien une perturbation du mécanisme réceptoire des oestrogènes.

2. Environ la moitié des malades ont une atrophie tardive du lobe postérieur de l'hypophyse. Celle-ci est accompagnée d'une atrophie du noyau supra-optique et de quelques cellules du noyau paraventriculaire. Dans les cas les plus sévères il y a une perte presque totale du mécanisme de sécrétion de vasopressine, mais celle-ci ne conduit pas à un diabète insipide.

3. Dans le cas de décès dans un coma hypopituitaire, on trouve parfois quelques petites haemorrhagies dans l'hypothalamus, en particulier aux environs du troisième ventricule. Si la malade guérit du coma, ces petechiae sont remplacés graduellement par des petit noeuds gliaux. Il n'a pas d'effêts cliniques reconnaissables.

Ich werde über den Hypothalamus von Patientinnen diskutieren, die eine ausgedehnte Post-partum-Nekrose des Hypophysenvorderlappens erlitten hatten und die die ursprüngliche Nekrose 5 bis 30 Jahre überlebt haben. Bei einer solchen Patientin ist der Vorderlappen in eine bindegewebige Narbe umgewandelt. Gewöhnlich ist noch ein sehr schmaler Überrest von Parenchym vorhanden, gerade unterhalb des Stieles in der Mittellinie. Dieser Rest ist nur ein bis zwei Prozent des ursprünglichen Vorderlappens.

In diesen Fällen von chronischem Post-partum-Hypopituitarismus kann der Hypothalamus drei verschiedene Arten von Veränderungen eingehen.

Hypertrophie des Nucleus subventricularis

Der Nucleus subventricularis ist erst in den letzten Jahren identifiziert worden und bis jetzt kaum in Büchern zu finden; *Sheehan* und *Kovács* (1966), *Sheehan* (1967). Er liegt unter dem Boden des dritten Ventrikels kurz hinter dem Infundibulum. Er ist ein halbmondförmiges Band, das in der Mittellinie an der unteren Hälfte des Gewebes liegt und an beiden Seiten die gleiche Höhe des dritten Ventrikels erreicht. Er ist ein sehr spezifischer Kern und ist nicht derselbe, der als Nucleus infundibularis oder als Nucleus arcuatus bekannt ist.

Der Nucleus subventricularis hat die Besonderheit, bei normalen Individuen ein potentieller Kern zu sein. Im normalen Hypothalamus ist er nur von kleinen Nervenzellen dargestellt, so daß er nicht von den Resten der undifferenzierten grauen Substanz in diesem Gebiet unterschieden werden kann. Gleichwohl bekommt er bei bestimmten klinischen Zuständen, von denen der wichtigste der prolongierte Post-partum-Hypopituitarismus ist, eine erkennbare Struktur, weil viele der kleinen Nervenzellen, aus denen er bei Normalpersonen zusammengesetzt ist, einer beachtlichen Hypertrophie unterzogen werden und zu großen Nervenzellen werden (Abb. 1 und 2). Diese hypertrophierten Nervenzellen haben große Kerne mit Nucleolen. Sie besitzen reichlich

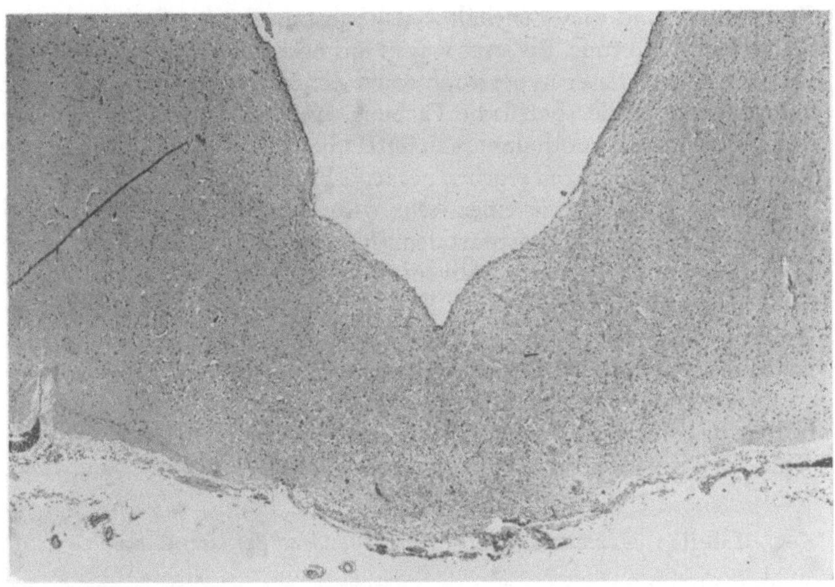

Abb. 1. Boden des dritten Ventrikels beim normalen Individuum. Die ganze Region besteht aus undifferenzierter grauer Substanz. Vergrößerung 30fach.

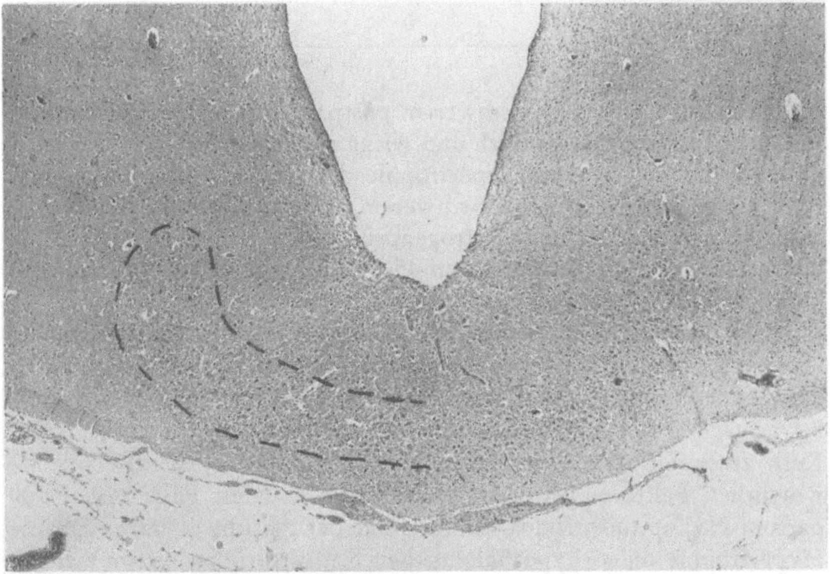

Abb. 2. Aus dem gleichen Gebiet des Hypothalamus und bei der gleichen Vergrößerung wie Abb. 1, aber von einer Patientin mit chronischem Post-partum-Hypopituitarismus. Der Nucleus subventricularis ist erkennbar.

Zytoplasma, und dieses enthält Nissl-Substanz in der Peripherie. Sie besitzen große Axone. Bis jetzt war es uns noch nicht möglich, den Verlauf der Axone dieser hypertrophischen Zellen zu verfolgen, denn wir besitzen noch keine spezifische Färbung, um diese Nervenfasern von den anderen des Hypothalamus zu unterscheiden. Färbungen für neurosekretorische Substanzen ergeben negative Ergebnisse.

Nun kommen wir zu einem sehr wichtigen Problem. Zwei Drittel der Patientinnen mit postpartalem Hypopituitarismus zeigen diese Hypertrophie des Nucleus subventricularis. Aber das andere Drittel der Patientinnen zeigt sie nicht. Warum gibt es diese negativen Fälle? Die Erklärung scheint zu sein, daß diese Patientinnen noch eine geringe Funktion der Ovarien beibehalten haben.

Es besteht eine deutliche Korrelation zwischen dem Grad der Hypertrophie des Nucleus subventricularis und dem Grad der Uterusatrophie (Tab. 1). Die gebärfähige Frau hat einen Uterus, der etwa 100 g wiegt.

Tabelle 1. *Nucleus subventricularis und Grad der Uterusatrophie*

	Nucleus subventricularis	
Gewicht des Uterus	hypertrophiert	normal
20 bis 30 g	13	1
45 bis 60 g	0	7

In den meisten Fällen von schwerem postpartalem Hypopituitarismus ist der Uterus stark atrophisch und wiegt nur 20—30 g. Fast alle diese Patientinnen zeigen eine Hypertrophie des Nucleus subventricularis. Aber einige Frauen mit sonst schwerem Post-partum-Hypopituitarismus scheinen eine geringe Oestrogenproduktion zu haben, so daß der Uterus geringer atrophisch ist und 45—60 g wiegt. Diese Patientinnen haben keine Hypertrophie des Nucleus subventricularis.

Alles stimmt genau überein, mit Ausnahme eines Falles, in dem eine schwere Atrophie des Uterus vorlag, aber der Nucleus subventricularis nicht hypertrophiert war. Dies ist nur ein einzelner Fall. Er soll nicht betrachtet werden, um die Beziehungen zwischen dem Uterus und dem Kern zu widerlegen. Aber er zeigt, daß wir noch nicht alle verantwortlichen Faktoren entdeckt haben. Alle anderen Fälle von Postpartum-Hypopituitarismus stimmen mit der Ansicht überein, daß die Hypertrophie dieses hypothalamischen Kerns korreliert ist mit einem Oestrogendefizit.

Diese Deutung wird auch unterstützt durch Befunde, die bei einem ganz anderen Zustand erhoben werden. Viele normale Frauen zeigen nach der Menopause in mäßigem Grad dieselbe Hypertrophie des Nucleus subventricularis.

Nun kommen wir zu einem sonderbaren Problem. Schwangere Frauen haben gewöhnlich einen bescheidenen Grad von Nucleus-subventricularis-Hypertrophie, und zwar im letzten Trimester der Schwangerschaft. Dies scheint dem vorherigen Schluß zu widersprechen. Jedoch sind die endokrinen Bedingungen in der Schwangerschaft sehr vielfältig. Der größte Teil des Oestrogens wird bei der schwangeren Frau in der Placenta und nicht in den Eierstöcken gebildet. Die Bindung der Hormone im Blut ist ganz anders als bei nichtschwangeren Frauen. Demzufolge müssen wir die Schwangerschaft als einen Sonderfall betrachten.

Wir kennen die Funktion des Nucleus subventricularis bis jetzt nicht. Wie wir gesehen haben, besteht eine deutliche Beziehung zu der Ovarialfunktion. Es besteht die Möglichkeit, daß der Nucleus das Rezeptorenzentrum ist, das den Oestrogenspiegel des Blutes mißt, oder aber daß er das Zentrum für die Sekretion des Gonadotropin-releasing-Faktors darstellt. Bis jetzt sind das bloße Spekulationen.

Atrophie des Nucleus supraopticus und des Hypophysen-hinterlappens

Zum Zeitpunkt der ursprünglichen Nekrose des Vorderlappens ist kein Schaden am Hinterlappen festzustellen. Im Laufe der folgenden Jahre stellen sich aber nicht selten eigenartige Spätschäden ein. Im Hinterlappen entwickelt sich verhältnismäßig häufig eine fibröse Atrophie; *Sheehan* und *Whitehead* (1963). Die Schwere dieser Veränderungen variiert. Aber in mehr als der Hälfte der Patientinnen mit lang dauerndem postpartalem Hypopituitarismus ist der Hinterlappen auf zehn Prozent der ursprünglichen Größe reduziert, manchmal sogar bis auf zwei oder drei Prozent. Diese Patientinnen befinden sich in einem Zustand, den man eigentlich Panhypopituitarismus nennen könnte. Sie besitzen praktisch keine Reste des Vorderlappens, und sie haben nur kleine Reste des Hinterlappens.

Der Verlust des Hinterlappens ist von einer Atrophie des Nucleus supraopticus und einer Teilatrophie des Nucleus paraventricularis begleitet. Dies wird durch ein Verschwinden der Nervenzellen sichtbar, verbunden mit einem entsprechenden Verlust der Nervenfasern des Tractus supraopticohypophyseus. Abb. 3 zeigt die Beziehung zwischen dem Zellgehalt des Nucleus supraopticus und dem Volumen des Hinterlappens. Die normalen Kontrollen sind innerhalb der Linien. Die anderen Punkte sind von Patientinnen mit chronischem postpartalem Hypopituitarismus. Es ist klar ersichtlich, daß die Atrophie des Nucleus

supraopticus in direktem Zusammenhang mit dem Grad der Hinter-
lappenatrophie steht.

Welche klinischen Symptome zeigen nun die Patientinnen, die diese
schwere Atrophie des Hinterlappens, des Nucleus supraopticus und der
dazwischenliegenden Nervenbahn aufweisen? Der Verlust des nahezu
gesamten Systems für die Neurosekretion von Vasopressin und Oxy-
toxin sollte theoretisch einen Diabetes insipidus verursachen. Aber
diese Patientinnen haben keinen, sondern sie sind oligurisch. Der Grund

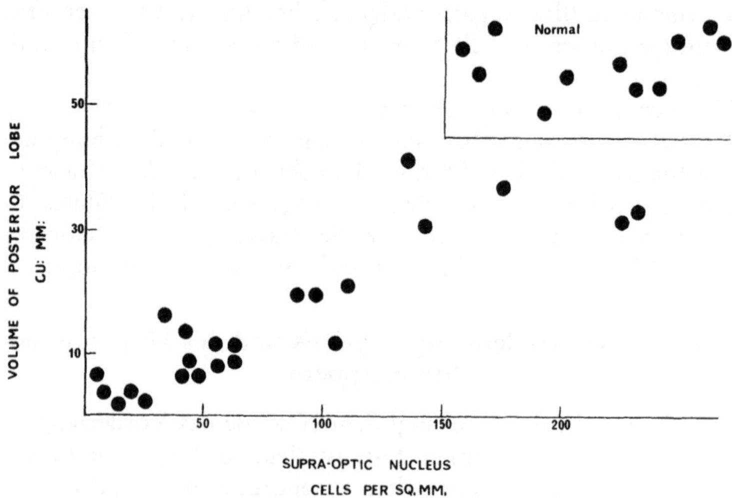

Abb. 3. Beziehung zwischen dem Zellgehalt des Nucleus supraopticus und dem
Volumen des Hinterlappens.

dafür ist, daß sie zugleich praktisch den ganzen Vorderlappen verloren haben und deshalb zu keiner Diuresesteigerung fähig sind.

Aber es gibt noch eine interessante klinische Beziehung. Patientinnen mit Hypopituitarismus, die ihr neurosekretorisches System verloren haben, bekommen keinen Hochdruck, während jene, deren Hinterlappen und Nucleus supraopticus relativ gut erhalten sind, zur Entwicklung eines arteriellen Hochdrucks neigen. Nicht selten sterben sie
an Koronaratheromen.

Kleine petechiale Blutungen

Die Patientinnen mit postpartalem Hypopituitarismus werden nicht
selten komatös. Das Koma kann zwei bis drei Tage anhalten. Die
Patientinnen erholen sich meist von ihren ersten Attacken, aber schließlich sterben viele während eines Koma-Anfalls.

Einige der tödlichen Fälle zeigen kleine petechiale Blutungen im Hypothalamus, gewöhnlich in den Wänden des 3. Ventrikels. Diese Erscheinungen sind nicht mit den bei Wernickeschen Enzephalopathien zu vergleichen. Die Petechien erscheinen auch in den nichttödlichen Komaattacken aufzutreten. Stirbt ein Patient einige Monate nach einem Komaanfall, dann finden wir manchmal kleine Glianarben, die Hämosiderin enthalten. Wir fassen sie als Spätstadien von Petechien auf, die während des Komas entstanden sind; *Whitehead* (1963).

Zusammenfassung

Patientinnen mit schwerem Post-partum-Hypopituitarismus, der lange Zeit gedauert hatte, können drei Arten von histologischen Veränderungen im Hypothalamus zeigen.

1. Bei ungefähr zwei Drittel der Patientinnen kommt eine beträchtliche Hypertrophie des Nucleus subventricularis vor. Diese Hypertrophie steht in direktem Verhältnis zum Grad der Atrophie des Uterus. Sie scheint in Beziehung zu stehen mit einer Störung entweder des sekretorischen Mechanismus für Gonadotrophin release factors oder des rezeptorischen Mechanismus für Oestrogene.

2. Bei ungefähr der Hälfte der Patientinnen kommt eine späte Atrophie des Hinterlappens der Hypophyse vor. Diese Atrophie ist mit einer entsprechenden Atrophie des Nucleus supraopticus verbunden und auch einer Atrophie einiger Zellen des Nucleus paraventricularis. In schweren Fällen entsteht ein beinahe totaler Verlust des Neurosekretionmechanismus des Vasopressins, aber das führt nicht zu einem Diabetes insipidus.

3. Wenn sich bei einer Patientin ein hypopituitarisches Koma entwickelt, können kleine petechiale Blutungen im Hypothalamus auftreten, besonders in der Nähe des dritten Ventrikels. Wenn sich die Patientin von dem Koma erholt, heilen diese Petechien allmählich zu mikroskopischen glialen Narben. Sie haben keine erkennbaren klinischen Resultate.

Literatur

Sheehan, H. L.: Variations in the subventricular nucleus. J. Path. Bact. *94*, 409—416 (1967).

Sheehan, H. L., and *K. Kovács*: The subventricular nucleus of the human hypothalamus. Brain *89*, 589—614 (1966).

Sheehan, H. L., and *R. Whitehead*: The neurohypophysis in post-partum hypopituitarism. J. Path. Bact. *85*, 145—169 (1963).

Whitehead, R.: The hypothalamus in post-partum hypopituitarism. J. Path. Bact. *86*, 55—67 (1963).

Journal of Neuro-Visceral Relations, Suppl. X, 684—704 (1971)
© by Springer-Verlag 1971

Sexualstörungen bei vorwiegend zerebraler Histiocytosis X

Beitrag zur nosologischen Stellung des Hypothalamusgranuloms vom Typ Gagel-Ayala

K. Jellinger, J. J. Kepes und **F. Seitelberger**

Neurologisches Institut der Universität Wien
(Vorstand: Prof. Dr. *F. Seitelberger*) und
Department of Pathology and Oncology,
Kansas University Medical Center, Kansas City

Mit 8 Abbildungen

Summary

Disturbances of Sex Function in Cerebral Histiocytosis-X

Six autopsy cases of cerebral histiocytosis-X are reported. All six
involved the hypothalamus, and in four of them diabetes insipidus was the
initial manifestation of the disease. In two cases it was associated with
severe and permanent sexual disorders. Morphologically, two cases were con-
sistent with eosinophilic granuloma, two others with non-lipid histiocytosis,
and a further two with lipoid granulomatosis (Hand-Schüller-Christian disease). In three cases, granulomas also involved other parts of the brain, and
in two of them they were accompanied by xanthomatous transformation. Two
patients suffered from extracerebral manifestations of this condition, i.e.
eosinophilic granuloma of the lymph nodes and lipoid granulomatosis of the
skeletal system, the latter representing the terminal manifestation of the
disease.

From the analysis of these observations, a review of the actual slides of
Gagel's (1941) case, and a critical analysis of the relevant literature, it is
concluded that "circumscribed hypothalamic granuloma of the Gagel-Ayala
type" in most cases represents a localised or predominantly cerebral form of
one or other type of histiocytosis-X.

The primary affection of the hypothalamic-hypophysial system is characteristic of this disorder, and its significance with regard to the function and
structure of the gonads is demonstrated by two clinico-pathological case
reports. These young women developed amenorrhoea and diabetes insipidus
at 3 1/2 and 7 years before death. At autopsy, in addition to severe lesions of

other endocrine organs, total atrophy of the ovaries and mammary
fibrosis were observed in one case. There was a complete destruction and
granulomatous scarring of the tuber cinereum, infundibulum and posterior
pituitary, but the anterior pituitary was intact. Observations on human
patients with severe sexual disorders and atrophy of the gonads caused by
isolated destruction of the hypothalamic sex centre or of its pathways to the
anterior pituitary confirm the experimental data on the functional anatomy
of the control of sexual functions by the central nervous system.

Unter den pathologischen Prozessen, die infolge ihrer Affinität zum
Hypothalamus-Hypophysensystem neben anderen endokrinen Ausfällen schwere Sexualstörungen und Keimdrüsenveränderungen verursachen können, sind umschriebene tubero-infundibuläre Granulombildungen von Interesse, die als Ayalasche Krankheit, Hypothalamusgranulom vom Typ Gagel oder „Granuloma infiltrans des Zwischenhirns und der Neurohypophyse" (*Kucsko* und *Seitelberger*, 1954) bekannt sind. Sie wurden bisher als nicht generalisierte, fast ganz auf den
Hypothalamus beschränkte Form entzündlicher Retikulosen aufgefaßt
und von anderen granulomatösen Prozessen, wie spezifisch-entzünd-
lichen Granulomen, Boeckscher Sarkoidose und Lipoidgranulomatose,
abgegrenzt (s. *Orthner*, 1955, 1961). Ihre Zuordnung und Pathogenese
war ungeklärt. *Kepes* und *Kepes* (1969) kamen kürzlich durch vergleichende Untersuchungen einer Reihe einschlägiger Beobachtungen und
kritischer Analyse des Schrifttums zu der Auffassung, daß das „umschriebene Hypothalamusgranulom vom Typ Gagel-Ayala" und verwandte Prozesse isolierte oder vorwiegend zerebrale Manifestationsformen von Histiocytosis X, häufig in Form des eosinophilen Granuloms, darstellen.

Auf Grund von sechs eigenen autoptischen Beobachtungen und der
Nachuntersuchung des Originalfalles von *Gagel* (1941) werden hier
folgende Fragen diskutiert:

1. die nosologische Stellung des Hypothalamusgranuloms (Ayala-
Gagel) zur Krankheitsgruppe der Histiocytosis X;

2. die Folgen isolierter Zerstörung von hypophysennahen Hypo-
thalamusanteilen bei morphologisch intakter intrasellärer Adenohypophyse auf die Funktion und Struktur der Sexualorgane.

Von den ausgewerteten Fällen (s. Tab. 1), die bereits großteils an
anderer Stelle veröffentlicht wurden, sollen hier nur die klinisch-morphologischen Befunden von zwei weiblichen Patienten mit anhaltenden
Sexualstörungen dokumentiert werden.

Fall I (Kucsko und *Seitelberger*, 1954, 1955; *Seitelberger*, 1964): Bei der
22jährigen, bis dahin gesunden Frau traten dreieinhalb Jahre vor dem Tod
Amenorrhoe, Gewichtszunahme, Adynamie, Haarausfall und ein *Diabetes
insipidus* auf. Nachdem Hormonbehandlungen und Hypophysenimplantation

Tabelle 1. *Histiocytosis X mit Vorzugslokalisation im Hypothalamus*

Fall	Alter Geschl.	Dauer	Klin.-endokrine Symptomatik	Lokalisation Intrakraniell	Extra-kran.	Endokrine Organe	Manifestations-form	Publikation
66—40	39 w	4,5 a	Diab. insip. Amenorrhoe 35. Lj.	vord. Hypothal. Neurohypophyse	Lymph-knoten	Atrophie Ovar NNR,Thyreoid.	eosinophiles Granulom	*Gagel* 1941
I. 26—52	22 w	3,5 a	Diab. insip. 18. Lj. Amenorrhoe 18./21. Lj.	vord. Hypothal. Neurohypophyse	Lymph-knoten	Atrophie Ovar NNR, Thyr., Pankreas	eosinophiles Granulom	*Kucsko-Seitel-berger* 1954
II. 77—59	19 w	7 a	Amenorrhoe Diab. insip. 12. Lj. Cerebell. Sy. 18. Lj.	vord. Hypothal. Infundibulum Zahnkern; Amygd.	n. u.	n. u.	Histiocytose/ cer. Lipidgra-nulomatose	*Kepes-Kepes* 1969, Fall 3
51—65	20 m	3 a	Diab. insip. 17. Lj. Blindheit li. 18. Lj. Koma	vord. Hypothal. Fornix, N. opt. re. Kleinhirn	n. u.	Delipidose NNR	Eos. Granulom— Lipidfreie Histiocytose	*Kepes-Kepes* 1969, Fall 4
3-23-65	63 w	1 a	Nausea, Adynamie, Koma	vord. Hypothal. Neurohypophyse	neg.	Atrophie NNR u. Thyreoidea	Lipidfreie Histiocytose	*Kepes-Kepes* 1969, Fall 1
L.	31 m	6 a	Diab. insip. 19. Lj. Mastoidläs. 25. Lj. Hemiparese 30. Lj.	Hypothalamus Kleinhirn Hirnstamm	Mastoid Skelett-system	Delipidose NNR	Eos. Granulom— M.Hand-Schüller-Christian	*Kepes-Kepes* 1969, Fall 2
51—66	55 m	1 a	Adynamie cerebr. Sympt.	vord. Hypothal. Fornix	n. u.	n. u.	Lipidfreie Histiocytose	unpubl.

zur vorübergehenden Wiederkehr der Regel geführt hatten, blieb diese ein halbes Jahr ante exitum endgültig aus. Eine Durchuntersuchung ergab bitemporale Papillenabblassung, starke Eiweißvermehrung im Liquor, gesteigerte Harnausscheidung (über 6 l/die) und eine flache Adrenalinbelastungskurve. Unter zunehmender Bewußtseinstrübung trat der Tod durch Pneumonie ein. Klinisch wurde ein Zwischenhirnprozeß vermutet.

Die *Körperobduktion* ergab: Lobulärpneumonie und Pleuritis bds.; ausgeprägte *Hyperplasie des gesamten lympho-retikulären Systems* bei Thymushyperplasie und Hypoplasie der Gefäße der Herzkrone. Die knöcherne Schädelkapsel unauffällig.

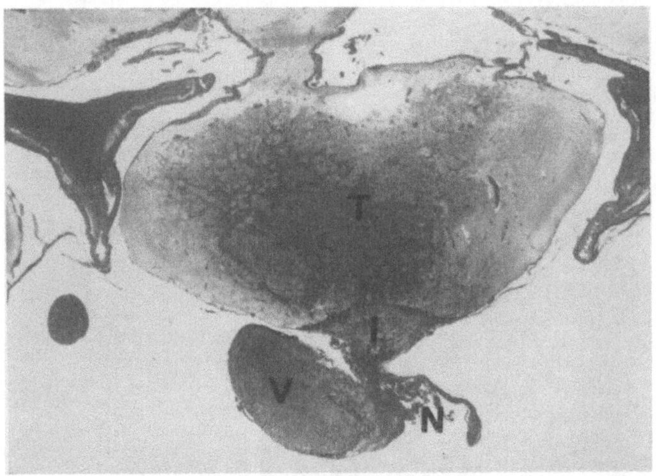

Abb. 1. Fall I (NI 26—52). Frontalschnitt durch vorderen Hypothalamus und Hypophyse (artef. Torquierung des Infundibulum um 90°). Granulom in vorderer Tuberregion *(T)* mit Durchsetzung des Infundibulum *(I)*. Narbige Umwandlung der Neurohypophyse *(N)* bei intaktem Vorderlappen *(V)*. Elastica — van Gieson. × 1,5.

Im *Gehirn* fand sich ein 1,5 cm großer, graurötlicher, derber Knoten am Boden des 3. Ventrikels, der von der Höhe der vorderen Kommissur bis zur Mittelhirnhaube reichte, die Corpora mamillaria, die Tuberregion und das Infundibulum umfaßte (Abb. 1).

Histologisch baut er sich aus dichten mosaikartigen, oft konzentrisch um die Gefäße angeordneten Anhäufungen von Lymphozyten, Plasmazellen, eosinophilen Leukozyten und großen Histiozyten mit hellem Zytoplasma sowie einzelnen mehrkernigen Elementen auf (Abb. 2 a, b). Häufig, besonders in den Randzonen, treten dichte rundzellige Gefäßinfiltrate hervor. Eine dichte Retikulum- und Kollagenfaserwucherung führt in den zentralen Granulomabschnitten zu ausgedehnter Schwielenbildung. Verkäsung, Langhans- und Sternbergsche Riesenzellen nicht nachweisbar. Das umgebende Hirngewebe mit erheblicher Proliferation der Astro- und Mikroglia sowie dichter Gliafaserwucherung, die sich mit den Retikulinfasern vernetzt. In

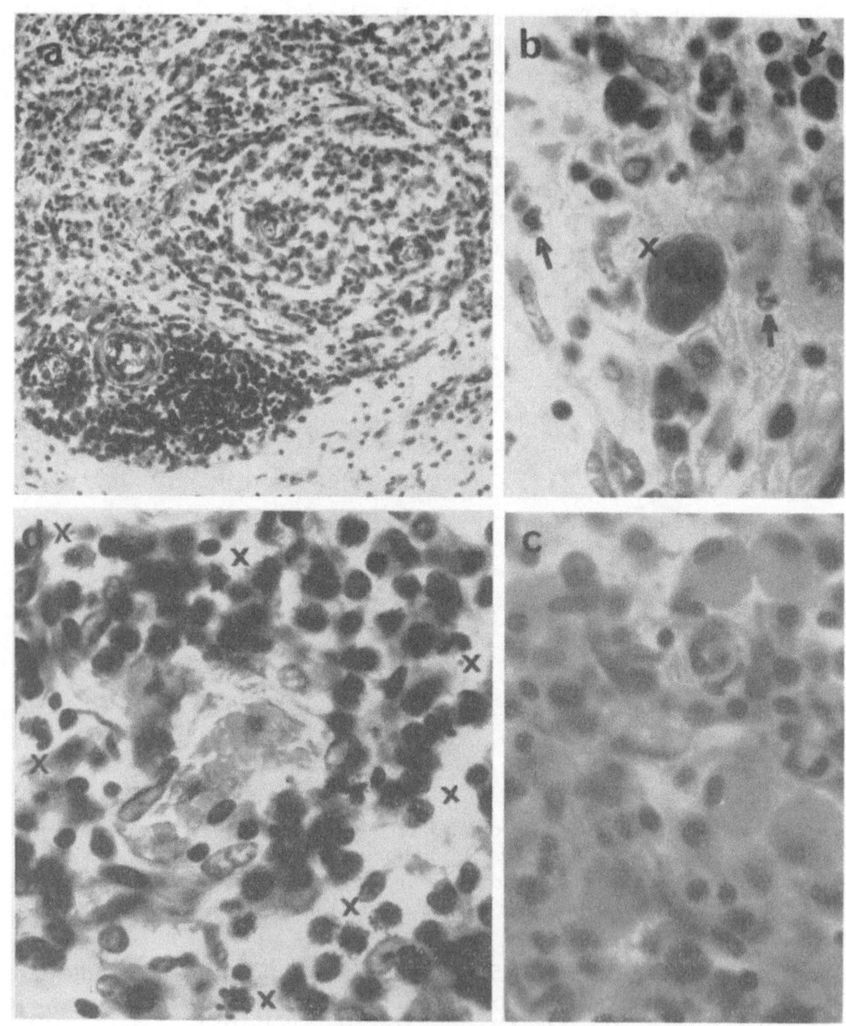

Abb. 2 a—c. Fall I. Granulom im Tuber cinereum.
a) Randzone mit konzentrisch angeordneten retikulohistiozytären Elementen und lymphozytärem Gefäßinfiltrat. H.-E. × 150.
b) Infiltrat aus Lymphozyten, Plasmazellen, eosinophilen Leukozyten (Pfeile), Fibroblasten und großen, mehrkernigen Histiozyten. Nissl. × 600.
c) Große Histiozyten mit randständigem Kern und hellem, vereinzelt schaumig umgewandelten Zytoplasma. K. V. × 750.
Abb. 2 d. Hypothalamusgranulom, Fall *Gagel* (NI 66—40). Lympho-plasmozytäres Infiltrat mit zahlreichen eosinophilen Leukozyten. (x). H.-E. × 550.

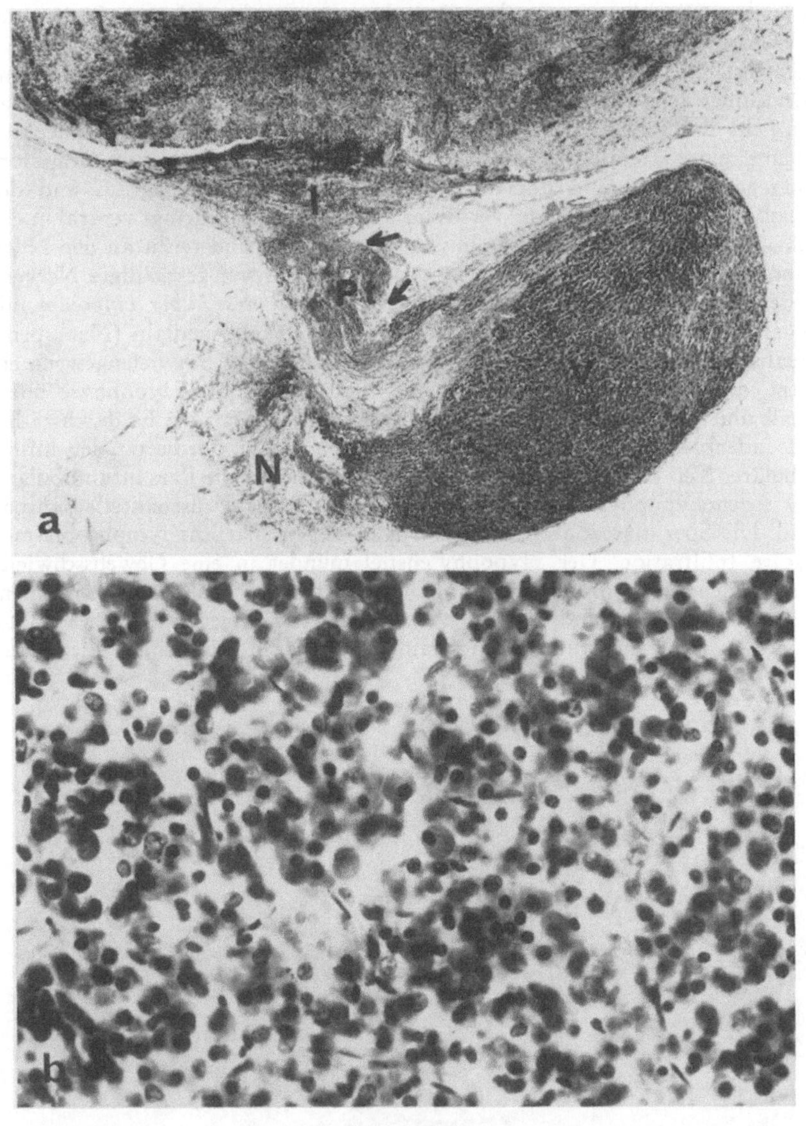

Abb. 3. Fall I.
a) Granulomatöse Durchsetzung der vorderen Tuberregion *(T)* und des Infundibulum *(I)*; Gewebsschwiele im infundibulären Teil der Neurohypophyse mit Umklammerung *(Pfeil)* der Pars tuberalis *(infundibularis)* der Adenohypophyse *(Pt)*.
Atrophie und Vernarbung der Neurohypophyse *(N)*. Nissl. × 6.
b) Hypophysenvorderlappen. Regelrechte Verteilung der Zelltypen. H.-E. × 400.

topischer Hinsicht nimmt das Granulom den aufgetriebenen Boden des
3. Ventrikels und seine ventralen Seitenwände völlig ein, bricht basal in das
Ventrikellumen durch und geht hier mit schwerer Ependymitis granularis einher. Außer dem Corpus mamillare, Nucl. paraventricularis und dorsomedia-
len Feld des Höhlengraus bds. sind große Teile des Tuber cinereum mit Ausnahme seines lateralen Feldes und des Nucl. tuberalis lateralis im Granulom
aufgegangen, während dorsale Teile des zentralen Höhlengraus und der
Nucl. tuberomamillaris bds. verschont sind. Die Läsion dringt ventral in das
Chiasma opticum und die Commissura anterior ein und reicht an den Nucl.
supraopticus heran, der bds. nur noch vereinzelt schwer geschädigte Nervenzellen aufweist. Das gesamte *ventromediale Feld des Tuber cinereum* mit
Nucl. infundibularis (Nucl. arcuatus) und Nucl. ventromedialis (Nucl. principalis tuberis) sind zerstört und durch ein faserreiches Schwielengewebe ersetzt, das kontinuierlich auf die supra- und intraselläre Hypophyse über-
greift und große Teile des *Infundibulum* betrifft (Abb. 3 a): Es durchwächst
die „adenoneurohypophysäre Kontaktfläche" *(Spatz)*, durchsetzt den infundibulären Teil der Neurohypophyse und umklammert die Pars infundibularis
der Adenohypophyse, in der inselartig umwachsene Drüsenanteile sichtbar
sind. Die Spezialgefäße im Trichterlappen zeigen spärliche lympho-plasmozytäre Infiltration. Der Hypophysenstiel mündet in eine Gewebsschwiele,
welche den *Hinterlappen* umgibt. Dieser selbst ist zur Gänze von einem
faserreichen, gefäß- und zellarmen Narbengewebe eingenommen (Abb. 3 a).
Von den nervösen Strukturen des Hinterlappens sind nur einige Pituizyten

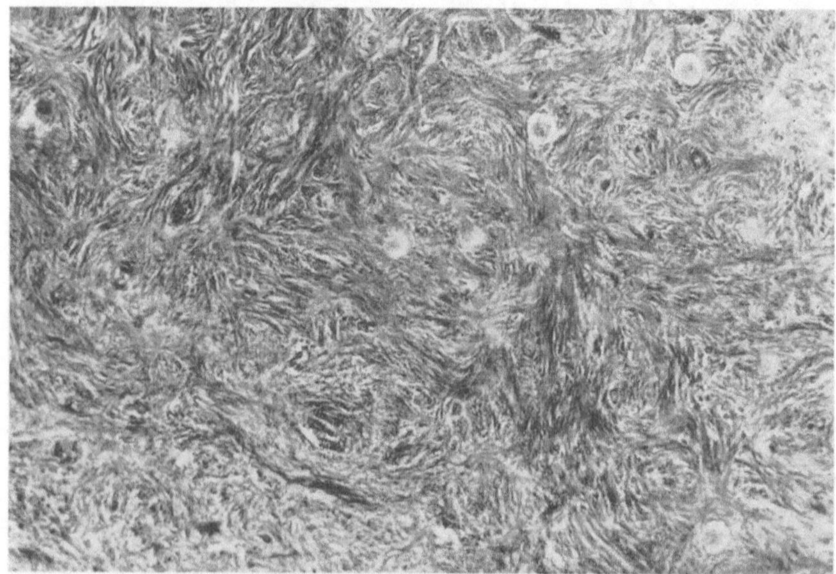

Abb. 4. Fall I. Ovar. Sklerosierte Rinde mit einzelnen artresierenden Primärfollikeln.
Azan. × 120.

vorhanden; zwischen den Kollagenfasern lassen sich Nervenfasern des Tr. supraoptico-hypophyseos und deren Endaufsplitterungen kaum darstellen. Der *Vorderlappen* ist frei von granulomatösen Veränderungen. Er zeigt eine durchschnittliche Verkleinerung der Zellen gegenüber der Norm bei sonst normaler Verteilung (Abb. 3 b).

Histologische Organbefunde:

Leber: beginnende Zirrhose mit Verfettung und seröser Hepatitis. Myokard: miliare ischämische Nekrosen. Knochenmark: unauffällig. *Mesenteriale Lymphknoten*: vergrößert, mit verwaschener Struktur sowie Proliferation von Histiozyten und Infiltration mit zahlreichen *eosinophilen Leukozyten;* dadurch vielfach Ersatz des Parenchyms der Rindenknötchen und Infiltration in das perinodale Fettgewebe. Die ursprüngliche Annahme eines tuberkulösen Prozesses ließ sich bei der Nachuntersuchung ausschließen.

Mamma: schwere fibröse Atrophie und Mastopathia cystica chronica. *Schilddrüse*: follikuläre Atrophie, diffuse interstitielle Fibrose und gelegentlich spärlich Lymphozyteninfiltrate in den Septen. *Nebenniere*: Rindenver-

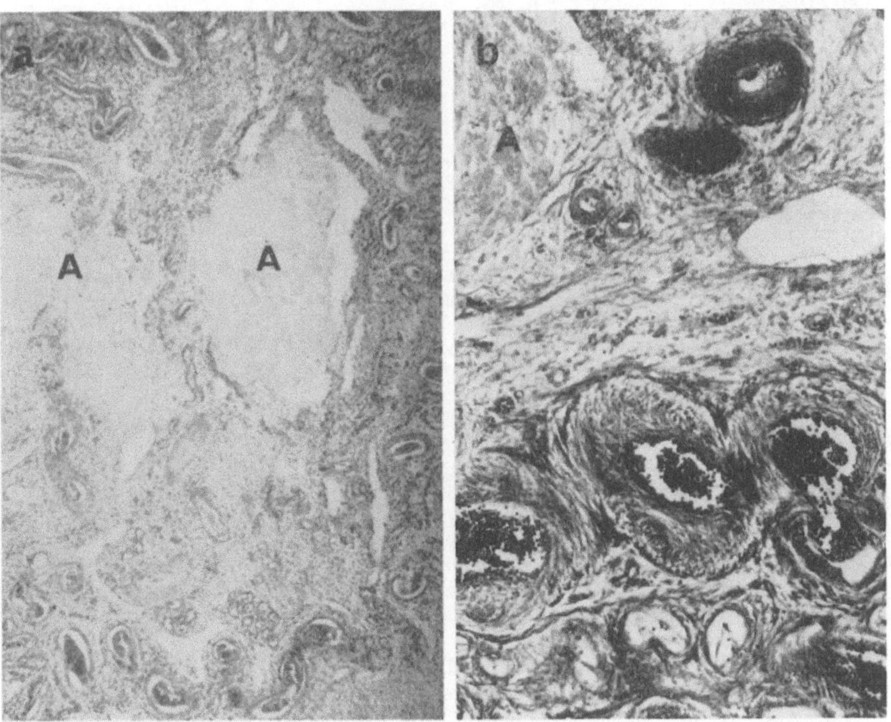

Abb. 5. Fall I. Ovar, Mark.
a) Corpus albicans *(A)* mit starker Gefäßvermehrung. H.-E. × 45.
b) Gefäßknäuel mit starker Wandverdickung und -sklerose. Rand eines Corpus albicans *(A)*. Azan. × 120.

44*

schmälerung mit hochgradiger Fettarmut der Zona fascicularis und granulomatose sowie beginnender Fibrose; Mark o. B. *Pankreas*: schwere Fibrose und Schwund der epithelialen Strukturen. *Ovar*: stark atrophische, von kollagenem Bindegewebe durchsetzte Rinde, in der sich einzelne artresierende Primärfollikel finden (Abb. 4). Im Mark neben ganz vereinzelten Graafschen Follikeln mehrfach persistierende Corpora albicantia (Abb. 5 a), aber kein Corpus luteum nachweisbar. Starke Gefäßvermehrung mit dichter Knäuelbildung sowie erheblicher Wandverdickung und -sklerose (Abb. 5 b).

   Fall II (*Kepes* und *Kepes*, 1969, Fall 3): Bei der 19jährigen Frau war es im Alter von 12 Jahren plötzlich zum *Sistieren* der seit einigen Monaten bestehenden *Menses*, zu Gewichtszunahme sowie zu Polydipsie und Polyurie ge-

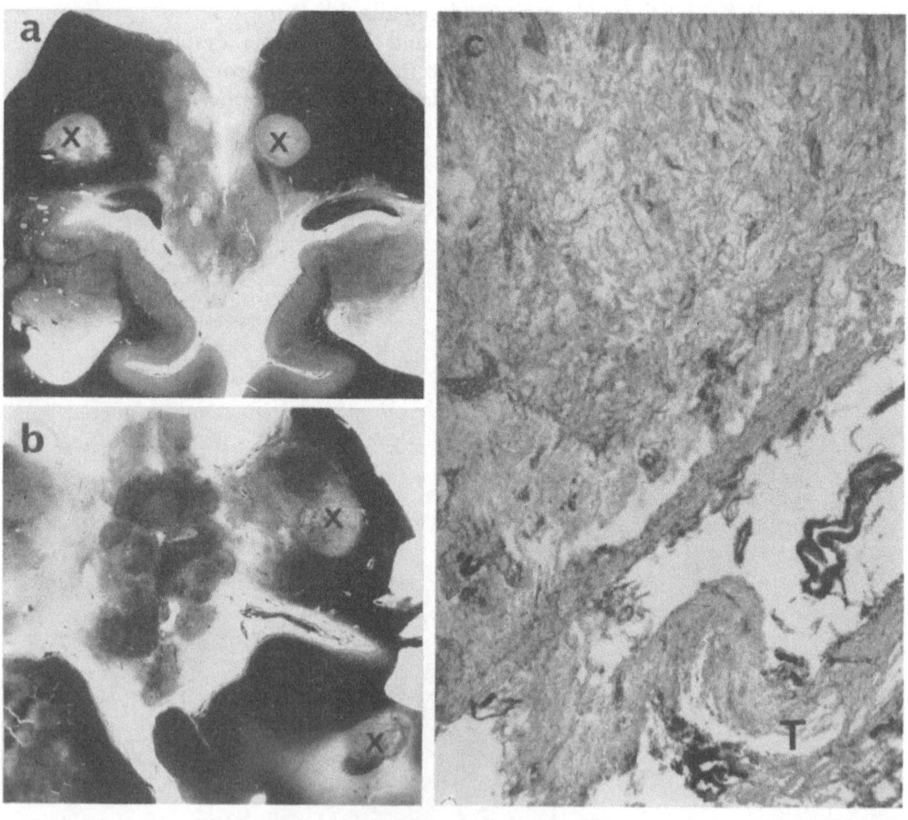

Abb. 6. Fall II (NI 77—59).

a, b) Knolliges Granulom im Tuber cinereum sowie Wand bzw. Boden des 3. Ventrikels. Ausläufer und andere Granulome *(X)* in Pallidur und Amygdala. a) Heidenhain, b) K. V.

c) Durchsetzung des Infundibulum durch faserreiches Schwielengewebe; diskrete Rundzellinfiltration im Trichterlappen *(T)*. Ausschnitt aus Abb. 6 a. van Gieson-Elastica. × 45.

kommen. Durch Dauermedikation von Pituisan-Schnupfpulver wurde der *Diabetes insipidus* weitgehend beherrscht. Hormonbehandlung ermöglichte anfänglich eine Auslösung der Menses, doch sistierten diese im 17. Lebensjahr völlig. Es stellten sich Adynamie, Haarausfall, Gewichtszunahme, später auch Doppelbilder, ein progredientes li.-seitiges Kleinhirnsyndrom, Opticus-atrophie bds., rechtsseitige homonyme Quadrantenanopsie und Taubheit links ein. Ventrikulographisch fand sich eine Vorwölbung am Boden des 3. Ventrikels. Eine Strahlenbehandlung des als inoperabel aufgefaßten Hypothalamustumors wurde abgelehnt. Es bestand stark verringerte Harnausscheidung der 17-Ketosteroide und 17-Hydroxycortikoide. Tod nach siebenjähriger Krankheitsdauer durch interkurrenten Infekt.

Die *Körperobduktion* ergab: Adipositas; Atelektasen in beiden Lungen; fettige Transformation der Leber und Cholelithiasis. Keine histologische Untersuchung der Körperorgane.

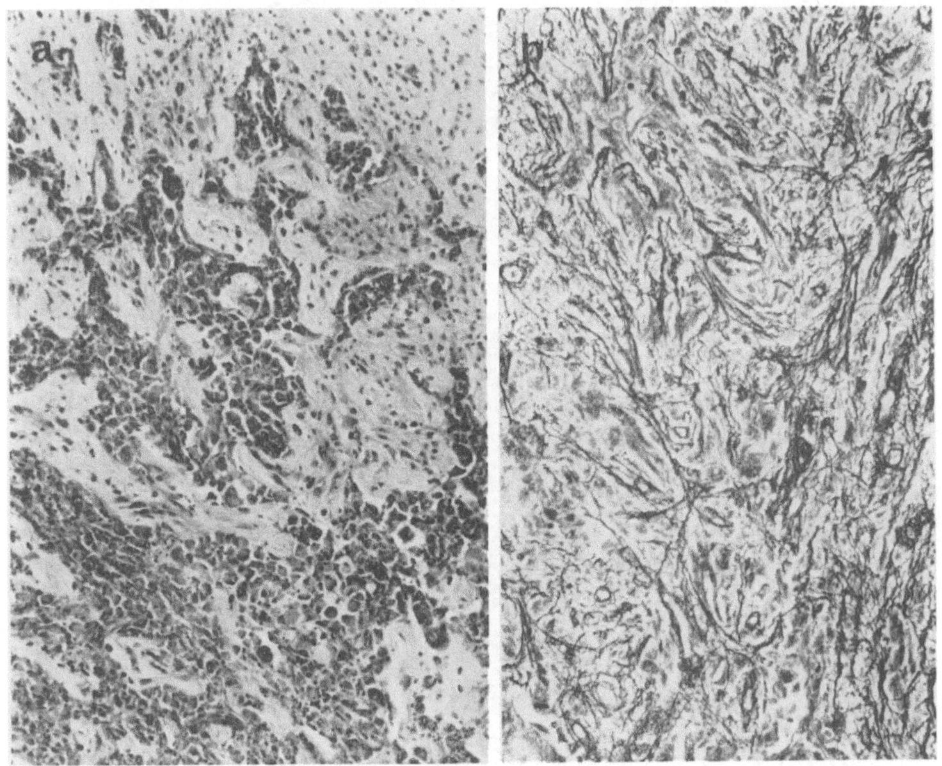

Abb. 7. Fall II.

a) Randzone des Hypothalamusgranuloms. Saumförmige perivasale Anordnung großer Histiozyten. Zellgliose des angrenzenden Gewebes. K. V. × 120.

b) Dichte Gitterfaserwucherung im Granulom. Gomori. × 120.

Die *Schädelkapsel* samt Sella und Proc. clinoidei frei; die *Hypophyse* von normaler Größe und Konfiguration; *Vorderlappen* histologisch o. B.

Im *Gehirn* fand sich ein über kirschgroßer, derber, graurötlicher, scharf begrenzter Knoten mit gelblichen Arealen im vorderen Hypothalamus, in der Wand und am Boden des 3. Ventrikels mit Auftreibung des Tuber cinereum, Einwachsen in das Infundibulum und Übergreifen auf das hintere Septum pellucidum (Abb. 6 a, b). Ausläufer reichten in das Pallidum beiderseits. Kleine umschriebene gelbliche Areale fanden sich im Mandelkern und im rechten Kleinhirn-Zahnkern.

Histologisch entsprechen sie zell- und faserreichen Granulomen, die sich aus dichten nestförmigen Anhäufungen großer, rundlicher und polygonaler Zellen mit homogenem eosinophilen Zytoplasma und kleinem randständigen Kern aufbauen. An der Peripherie der Läsionen sind sie saumförmig um Ge-

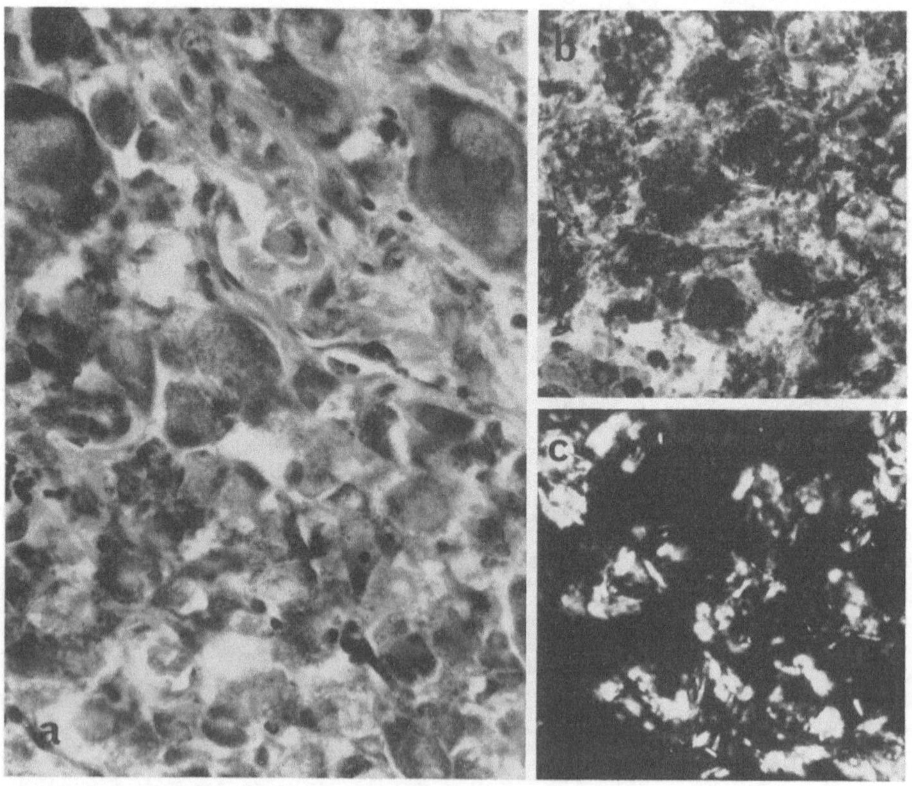

Abb. 8. Fall II.

a) Hypothalamusgranulom. Dichte Anhäufung schaumiger Histiozyten mit „xantomatöser" Umwandlung. K. V. × 500.

b, c) Granulom im Zahnkern. Von sudanophilem und doppelbrechendem, parakristallinem Material erfüllte Histiozyten. a) Sudanschwarz-B-Gefrier. × 500; b) Polarisation.

fäße angeordnet und wachsen in den Adventitialräumen vor (Abb. 7 a). Sie gehen mit dichter Gitterfaserwucherung einher (Abb. 7 b). Mehrfach zeigen diese Histiozyten Übergang in typische Schaumzellen, die in wechselndem Ausmaß sudanophile und anisotrope Lipide speichern (Abb. 8 a—c). Dazwischen eingestreut sind Lymphozyten, Plasmazellen, einige eosinophile Leukozyten sowie hyperplastische Astrozyten. An Gefäßen finden sich entzündliche Zellinfiltrate. Das umliegende Hirngewebe zeigt erhebliche Proliferation plasmatischer Astroglia und spindeliger Mikrogliazellen, die oft schwer von den Histiozyten abgrenzbar sind (Abb. 7 a). In *lokalisatorischer* Hinsicht durchsetzt das Granulom völlig das *Tuber cinereum* samt dessen ventromedialem Feld, treibt am Boden des 3. Ventrikels auf und bricht knollig in dessen Lumen ein. Damit einher geht eine schwere Ependymitis granularis und Anhäufung großer Histiozyten in den basalen Leptomeningen. Vom Tuber greift das Granulom unter Abnahme des Zellgehaltes kontinuierlich auf den proximalen Teil des *Infundibulum* über, das von einem faserreichen Schwielengewebe mit wenigen Histiozyten durchsetzt ist (Abb. 6 c). Im Trichterlappen der Adenohypophyse finden sich lockere lympho-plasmozytäre Infiltrate an den Spezialgefäßen. Die intraselläre Hypophyse lag uns zur histologischen Untersuchung *nicht* vor.

Diskussion

Klinisch boten vier der in Tab. 1 angeführten eigenen Beobachtungen sowie der Fall von *Gagel* (1941) einen *Diabetes insipidus* als erste klinische Manifestation, der bei drei jüngeren Frauen mit bleibender oder durch Hormonbehandlung nur zeitweise beeinflußbarer *Amenorrhoe* einherging. Erst später folgten neuro-psychiatrische Ausfälle. Solche standen bei zwei eigenen Fällen ohne sicheren Diabetes insipidus im Vordergrund, doch wurden entsprechende Funktionsprüfungen nicht durchgeführt. Als Substrat dieser Ausfälle lagen bei allen Beobachtungen mehr minder umschriebene Granulombildungen im ZNS vor, die sich in drei Fällen und jenem von *Gagel* weitgehend auf das Zwischenhirn mit Prädilektion im Tuber-Infundibulum-Neurohypophysensystem beschränkten. Bei drei weiteren gingen sie mit Knoten in anderen Hirngebieten — Kleinhirn, Mandelkern, Hirnstamm — einher.

Histologisch sind am Aufbau der Granulome folgende Komponenten in unterschiedlichem Ausmaß beteiligt: a) große, oft perivasal angeordnete Histiozyten mit oder ohne Lipideinlagerung bzw. Schaumzellbildung sowie in drei Fällen mit eigenartiger Neigung zu Phagozytose von Plasmazellen. Xanthomatöse Umwandlung durch histiozytäre Speicherung sudanophiler und anistroper Lipide war bei drei Fällen, davon zweimal auch in anderen ZNS-Herden nachweisbar (*Kepes* und *Kepes*, 1969, Fall 2 und 3). Im umgebenden Hirngewebe besteht oft eine erhebliche Wucherung der Mikroglia. Sie ist mitunter schwierig von den großen Histiozyten abgrenzbar, die saumförmig perivasal neben entzündlichen Infiltraten in den Randzonen der Granulome hervortreten und entlang der Gefäßscheiden vordringen. Diese frischen Läsionsstadien weisen darauf hin, daß der Prozeß vom Gefäßmesenchym seinen Ausgang nimmt. b) Oft starke Infiltratbildung aus Lymphozyten und Plasmazellen mit wechselndem Gehalt an *eosinophilen Leukozyten*, deren Reichtum bereits *Gagel* (1941) hervorhob. Gleich dieser Beobachtung (Abb. 2 c) traten sie auch im eigenen Fall I sowie in den lipidfrei imponierenden und teilweise fibrös verschwarteten Granulomen in Zwischenhirn, Opticus und Kleinhirn eines weiteren Falles (*Kepes* und *Kepes*, 1969, Fall 4) deutlich hervor. c) Fibroblastenproliferation sowie Wucherung von Retikulin- und Kollagenfasern bestehen neben Kapillarsprossungen. d) Mitunter liegt starke Astrogliahyperplasie mit Bildung bizarrer „gemästeter" Zellformen und erhebliche Gliafaserwucherung vor. Sie kann sich mit den Bindegewebsfasern zu dichten gliös-mesenchymalen Schwielensträngen verfilzen, welche die histiozytären Zellverbände knoten- oder strangförmig abgrenzen und zur Narbenbildung führen. Die als ältestes Läsionsstadium imponierende fibröse Verschwielung betrifft vorzüglich das Tuber-Infundibulum-Neurohyophysensystem und weist — gleich dem klinischen Verlauf — auf dessen primären und frühzeitigen Befall hin.

In zwei Fällen lag daneben eine *extrazerebrale Histiozytose* vor: einmal mit multiplen Lipoidgranulomen im Skelettsystem nach Art einer typischen Handschen Krankheit, die sich klinisch erst terminal nach langjährigem Diabetes insipidus und bioptischem Nachweis eines eosinophilen Granuloms im Mastiod manifestiert hatte. Im Fall I bestand eine generalisierte Hyperplasie des lympho-retikulären Systems mit dem Bild des eosinophilen Granuloms in den mesenterialen Lymphknoten. In *Gagels* Fall, der damit vergleichbaren histologischen Aufbau des Hypothalamusgranuloms zeigte, wurden ähnliche Veränderungen der Lymphknoten beschrieben, aber als Epitheloidtuberkel interpretiert. Eine histologische Nachuntersuchung war nicht mehr möglich.

Die Analyse der mitgeteilten Beobachtungen erlaubt die Annahme, daß es sich dabei um *isolierte oder vorwiegend zerebrale Manifestationsformen einer Histiocytosis X* handelt. Drei Fälle einschließlich jenes von *Gagel* (1941) lassen sich dem Krankheitsbild des eosinophilen Granuloms bzw. der generalisierten eosinophilen Granulomatose zuordnen. Bei zwei weiteren darf eine lipidfreie Histiozytose angenommen werden, davon einmal mit isoliertem ZNS-Befall (zweiter Fall ohne histologische Organbefunde), während zwei Fälle dem Bild einer Lipidgranulomatose mit primärer zerebraler Beteiligung entsprechen.

Als *„Histiocytosis X"* werden das eosinophile Granulom, die Handsche Krankheit und die Säuglingsretikulose *(Letterer-Siwe)* zusammengefaßt (*Lichtenstein*, 1953). Da sich zwischen diesen drei Syndromen fließende klinisch-anatomische Übergänge finden, werden sie als eine Krankheitseinheit aufgefaßt, deren gemeinsames morphologisches Merkmal eine starke Proliferation der Histiozyten darstellt. Eosinophiles Granulom und Handsche Krankheit zeichnen sich ferner durch ein an eosinophil granulierten Leukozyten reiches Granulomgewebe aus, wozu bei letzterer als Sekundärphänomen eine histiozytäre Lipideinlagerung kommt. Sie ist durch eine primäre intrazelluläre Störung des Lipidabbaues im Sinne eines Fermentschadens bedingt.

Diese Stoffwechselstörung der Histiozyten tritt gleichsinnig beim eosinophilen Granulom, bei der Lipoidgranulomatose und bei der Letterer-Siweschen Retikulose auf und unterstützt die pathogenetische Zusammengehörigkeit dieser Krankheitsformen (*Müller* et al., 1964). Elektronenoptisch können nicht nur Schaumzellen, sondern auch Histiozyten in eosinophilen Granulomen ohne auffallende Speicherung Lipide enthalten (*Markert*, 1967). Daher besteht neuerdings die Tendenz, das unilokuläre eosinophile Granulom und die multilokuläre Retikulose Letterer-Siwe nur als quantitative Varianten der Lipoidgranulomatose aufzufassen (*Trebbin*, 1969).

Für die nosologische Zugehörigkeit des „umschriebenen Hypothalamusgranuloms vom Typ Gagel" zur Histiocytosis X sprechen folgende Befunde:

a) Die Übereinstimmung des histologischen Aufbaues der Hypothalamusgranulome mit jenem extrazerebraler Manifestationen von Histiocytosis X vom Typ des eosinophilen Granuloms (*Ayala*, 1934; *Gagel*, 1941; *Gaupp*, 1944; *Hewer* und *Heller*, 1949; *Kucsko* und *Seitelberger*, 1954; *Hartog* et al., 1960, Fall 2; *Kepes* und *Kepes*, 1969) oder der Lipoidgranulomatose infolge mehr oder weniger deutlicher Neigung zur Schaumzellbildung bzw. Lipidbeladung (*Hewer* und *Heller*, 1949; *Brouwer*, 1950; *Hartog* et al., 1960; *Hartung*, 1961/*Orthner*, 1961; *Castaigne* et al., 1968; *Kepes* und *Kepes*, 1969). Daneben gibt es eine Anzahl von schaumzellfreien intrazerebralen Granulomen (vgl. Tab. 1), die sich der „lipidfreien" Histiozytose des ZNS oder der generalisierten eosinophilen Granulomatose (chronische disseminierte Histiocytosis X) zuordnen lassen (Lit. *Müller*, 1963; *Rossenbeck*, 1967). Volle Übereinstimmung besteht auch mit Einzelfällen lokalisierter hypothalamischer Histiocytosis X (*Smolik* et al., 1968; *Bernard* und *Aguilar*, 1969).

b) Bei einer Anzahl von dem Typ Gagel-Ayala subsumierten Fällen war die intrazerebrale Granulombildung nicht auf das bevorzugt und konstant betroffene Hypothalamus-Hypophysensystem beschränkt, sondern befiel auch andere Hirngebiete (*Castaigne* et al., 1968; *Kepes* und *Kepes*, 1969, Fall 2—4). Hier wie in anderen Fällen von intrazerebraler Granulomatose war eine lokal unterschiedliche Neigung zur Schaumzellbildung vorhanden (*Masshoff*, 1949; *Cureton*, 1949; *Müller*, 1963). Das histologische Bild der zerebralen Histiozytose ist somit nicht einheitlich und gibt durch die indviduell verschiedene Neigung zu Lipidspeicherung gleichfalls Hinweise für die enge Verwandtschaft von eosinophilem Granulom und Handscher Krankheit.

c) Bei mehreren als „isoliertes" Hypothalamusgranulom angesprochenen Beobachtungen ergeben sich histopathologische Hinweise oder starker Verdacht auf Befall anderer Organsysteme durch eine oder andere Form von Histiocytosis X — Lymphknoten (*Gagel*, 1941; *Quandt*, 1951; *Kucsko* und *Seitelberger*, 1954), Lymphknoten und Caecum (*Hewer* und *Heller*, 1944) bzw. Lunge (*Hintze*, 1954; *Orthner*, 1955), Vagina (*Hartung*, 1961; *Orthner*, 1961) und Pankreas (*Hartog* et al., 1960).

d) Anderseits kommen bei Histiocytosis X außer der häufigen sekundären ZNS-Beteiligung bei generalisierten oder von der Schädelbasis ausgehenden Formen auch primäre oder vorwiegend intrazerebrale Herdbildungen vor (*Cureton*, 1949; *Antunes* und *Tomé*, 1962, Fall 1; *Bernard* und *Aguilar*, 1969; *Kepes* und *Kepes*, 1969, Fall 1). Bei — später — generalisierter Histiozytose können oft diencephale Ausfälle (Diabetes insipidus) oder andere ZNS-Symptome lange vorherrschen, den extrazerebralen Veränderungen vorauseilen oder isoliert das klinische Bild prägen (Lit. *Müller*, 1963; *Rossenbeck*, 1967). Das weist auf einen frühzeitigen ZNS-Befall mit diencephaler Vorzugslokalisation hin. Dieser Umstand mag die Unterlassung einer ausreichenden histologischen Untersuchung anderer Organsysteme bei einer Anzahl von Fällen mit „isoliertem" Hypothalamusgranulom erklären.

Diese Befunde sprechen gegen eine Deutung des „umschriebenen Hypothalamusgranuloms vom Typ Gagel-Ayala" als eigenes Krankheitsbild, da sich die Mehrzahl der darunter subsumierten Beobachtungen der *isolierten oder vorwiegend zerebralen Histiocytosis X* zuordnen läßt.

Obwohl bei proliferativen retikulo-histiozytären Prozessen eine Abgrenzung zwischen entzündlicher und neoplastischer Hyperplasie oft schwierig ist (*Marshall*, 1956), sollte die zerebrale Histiocytosis X — sofern möglich — von ultrastrukturell den peripheren Retikulumsarkomen entsprechenden primären *Retikulumsarkomen* (Mikrogliomen) des ZNS (Lit. *Horvath* et al., 1969) und von eindeutig *entzündlichen* Granulomen (Tbc, Lues, Mykosen u. dgl.) abgegrenzt werden. Obwohl die infektiöse Ätiologie des Boeckschen Sarkoids nicht gesichert ist, läßt es sich morphologisch gewöhnlich von der Histiocytosis X unterscheiden.

Der Begriff der „retikulo-histiozytären granulomatösen Enzephalitis" (*Stammler* und *Cervos-Navarro*, 1965; *Del Vivo* und *Regli*, 1966) geht von der Annahme einer grundsätzlich entzündlichen Natur der histiozytären Proliferation im ZNS aus. Unserer Meinung nach erscheint das für viele bisher darunter subsumierte Fälle von solitären, multifokalen oder diffusen proliferativen Histiozytosen bisher unbekannter Ätiologie *nicht* berechtigt. Sie sollten daher als *primär proliferative Prozesse* und nicht als „Entzündungen" angesprochen werden.

Die zerebrale Histiocytosis X läßt sich zwanglos dem Formenkreis der „Neuroretikulosen" (*Draganescu* und *Vuia*, 1965) zuordnen, sollte aber aus prognostischen Gründen von den gleichfalls dieser Gruppe subsumierten primären Sarkomen unterschieden werden. Die Zuordnung mag im Einzelfall auf Schwierigkeiten stoßen, da auch maligne und entzündliche Retikulosen mehr minder elektiv das Zwischenhirn betreffen können (*Wilcke*, 1956; *Orthner*, 1955, 1961; *Ederli* und *d'Angelo*, 1968; eigene Beobachtungen). Berechtigt das Fehlen zytologischer Malignitätszeichen die Abtrennung der tumorähnlichen Histiozytosen von den Retikulumsarkomen, so sind die ätiologischen Beziehungen zu den entzündlichen Retikulosen unklar. Betrachtet doch *Lichtenstein* (1964) die Histiocytosis X als eine reaktive Veränderung des retikulo-histiozytären Systems auf eine virale Infektion, ohne daß hiefür bisher mikrobiologische Beweise vorliegen. Die Frage nach der Möglichkeit von Übergängen proliferativer Histiozytosen in maligne Retikulumsarkome kann in diesem Zusammenhang nicht erörtert werden.

Da die Granulome nach dem heutigen Wissensstand vom Gefäßbindegewebe ausgehen, ließe sich die auffallende Affinität des Prozesses zur hypophysär-hypothalamischen Region durch ihre reichliche Vaskularisierung, die bauliche Sonderstellung der Gefäße und die daraus gefolgerte erhöhte Austauschfunktion zwischen Blut und Gewebe in diesem Gebiet erklären (Lit. *Diepen*, 1962; *Wittkowski*, 1967). Der oft elektive oder zumindest primäre Befall von Tuber, Infundibulum und Hypophysenhinterlappen bewirkt nicht nur durch Zerstörung oder Unterbrechung des neurosekretorischen Systems den Diabetes insipidus als ein Kardinalsymptom der Handschen Krankheit, sondern auch andere, zwar nicht obligate Ausfälle des peripheren Endokrinum. Darunter finden sich oft schwere und bleibende *Sexualstörungen*, wie sie bei verschiedenartigen Prozessen dieser Lokalisation beobachtet werden (Lit. *Orthner*, 1955, 1970).

Sexualstörungen waren in vielen Fällen von hypothalamischer Histiozytose klinisch (*Ayala*, 1934; *Cureton*, 1949; eigener Fall II) und morphologisch durch Atrophie bzw. Totaldegeneration der Keimdrüsen nachweisbar (*Gagel*, 1941; *Gaupp*, 1944; *Brouwer*, 1950; *Hintze*, 1954; *Hartog* et al., 1960; *Hartung*, 1961; *Orthner*, 1961; *Bernard* und *Aguilar*, 1969; eigener Fall I). Mitunter stellte das Sistieren der Sexualfunktionen neben dem Diabetes insipidus die erste Krankheitsmanifestation dar oder ging diesem sogar voraus (*Hintze*, 1954, eigene Fälle I, II). Damit in Einklang steht die morphologisch konstant nachweisbare Schädigung bzw. Zerstörung jener hypophysennahen, kleinzelligen Areale des Tuber cinereum, die seit *Spatz* (1951) als hypothalamisches Sexualzentrum gelten. Bei den zuletzt genannten Fällen waren sie völlig durch ein derbes Schwielen- und Narbengewebe ersetzt, was für den primären Befall des tubero-infundibulären Systems als Substrat früh einsetzender Sexualstörungen spricht.

Der Hypophysenvorderlappen war in der Mehrzahl dieser Fälle morphologisch unauffällig (*Gagel*, 1941; *Bernard* und *Aguilar*, 1969; eigener Fall II) oder zeigte nur eine geringe durchschnittliche Zellverkleinerung als Ausdruck leichter Funktionsminderung (*Hintze*, 1954; *Hartung*, 1961; *Orthner*, 1961; eigener Fall I). Das kann nur durch Ausschaltung des für die Produktion des „hypothalamic releasing factor" verantwortlichen hypothalamischen Areals des kaudalen Nucl. infundibularis und der Neuronen des Tractus tubero-infundibularis bedingt sein, da vaskuläre Schäden der Adenohypophyse, wie sie als Folgen einer Durchschneidung des Hypophysenstiels im Experiment und am Menschen auftreten (Lit. *Orthner*, 1955; *Adams* et al., 1966), auszuschließen sind. In unseren Beobachtungen hatte der granulomatöse Prozeß die obere Hypothalamusarterie unbeteiligt gelassen, und venöse Abflußstörungen sind mangels Zeichen intrakranieller Drucksteigerung unwahrscheinlich.

Die Bedeutung der strukturell aus den kleinzelligen Tuberkernen (kaudaler Teil des Nucl. infundibularis), dem Tractus tubero-infundibularis und dem portalen Hypophysenkreislauf bestehenden neurovaskulären Kette für Gonadotropinbildung in der Adenohypophyse und damit für die hormonelle Sexualsteuerung ist experimentell erwiesen (Lit. *Harris* et al., 1966; *Orthner*, 1968; *Haymaker* et al., 1969).

Klinischer Verlauf und morphologische Gonadenbefunde der demonstrierten und ähnlicher humanpathologischer Beobachtungen von isolierter Ausschaltung des kaudalen Hypothalamus und der proximalen (suprasellaren) Hypophyse erbringen weitere Beweise dafür, daß a) auch die morphologisch weitgehend intakte Adenohypophyse ohne die im Hypothalamus-Hypophysensystem gewährleisteten funktionellen und anatomischen Verbindungen mit den neuralen Kontrollzentren ihre hormonellen Aufgaben der Sexualsteuerung nicht erfüllen kann; b) die isolierte Zerstörung der als hypothalamisches Sexualzentrum bekannten Areale auch beim Menschen zu einem dauernden, irreversiblen Verlust der Sexualfunktionen mit Atrophie der Keimdrüsen führen.

An welchem der komplexen zentralen Steuerungsvorgänge die Störung dabei im Einzelfall primär angreift, muß oft freilich offen bleiben. In den demonstrierten Beobachtungen ist — zumindest für die Spätstadien der Erkrankung — ein Ausfall *aller* zentralen Kontrollmechanismen durch strukturelle Eingriffe an den hypothalamischen neurohormonellen Steuerungszentren und ihrer gemeinsamen neuro-hämalen Endstrecke wahrscheinlich. Da in frühen Prozeßstadien durch Hormongaben eine Teilrestitution der Sexualfunktion möglich war, lag zunächst offenbar nur ein partieller Ausfall der zentralen Steuerungsvorgänge im Hypothalamus-Hypophysen-Ovar-System ohne irreversible Gonadenschädigung vor, die sich erst später manifestierte.

Solche humanpathologischen Einzelbeobachtungen bekräftigen — nach der Art eines Naturexperimentes — die Gültigkeit der aus Versuchen und anatomischen Befunden am Tier abgeleiteten Vorgänge der zentralen Sexualsteuerung auch für den Menschen.

Zusammenfassung

Bericht über sechs Autopsiefälle von zerebraler Histiocytosis X. Klinisch boten vier Patienten als Initialsymptome einen Diabetes insipidus, davon zweimal verbunden mit schweren Sexualfunktionsausfällen. Morphologisch ließen sich je zwei Beobachtungen dem Bild des eosinophilen Granuloms (bzw. der eosinophilen Granulomatose), der lipidfreien Histiozytose sowie der Lipoidgranulomatose (Handsche Krankheit) zuordnen. Neben konstantem Befall des Hypothalamus-Neurohypophysensystems lagen dreimal Granulome in anderen Teilen des ZNS (Kleinhirn, Hirnstamm), davon zweimal mit Schaumzellbildung, vor. Zwei Fälle boten extrazerebralen Organbefall durch eosinophiles Granulom der Lymphknoten bzw. klinisch erst terminal manifester Lipoidgranulomatose des Skelettsystems.

Aus der morphologischen Analyse dieser Beobachtungen, der Nachuntersuchung des Originalfalles von *Gagel* (1941) und kritischer Durchsicht des Schrifttums läßt sich das „umschriebene Hypothalamusgranulom vom Typ Ayala-Gagel" durchwegs als isolierte oder vorwiegend zerebrale Manifestation der einen oder anderen Form von Histiocytosis X ansprechen.

Die Bedeutung des für diese Krankheitsgruppe charakteristischen primären Befalles des Hypothalamus-Hypophysensystems für die Funktion und Struktur der Keimdrüsen wird durch zwei kasuistische Beiträge dokumentiert. Bei den jungen Frauen war dreieinhalb bzw. sieben Jahre vor dem Tod eine Amenorrhoe nebst Diabetes insipidus aufgetreten. Morphologisch bot ein Fall eine Totalatrophie der Ovarien und Mammafibrose nebst schweren Schäden anderer endokriner Organe. Als Ursache lag eine Zerstörung und granulomatös-narbige Durchsetzung kaudaler Anteile des Tuber cinereum, des Infundibulum, der Neurohypophyse und der adeno-neurohypophysären Kontaktfläche bei weitgehend intakter Adenohypophyse vor. Solche humanpathologische Beobachtungen von Sexualstörung und Keimdrüsenatrophie durch isolierte Ausschaltung der hypothalamischen Sexualzentren bzw. ihrer Verbindungen zur Adenohypophyse bestätigen die experimentellen Befunde über die funktionelle Anatomie der zentralnervösen Sexualsteuerung.

Literatur

Adams, J. H., P. M. Daniel, and *M. M. L. Prichard*: Transection of the pituitary stalk in man: anatomical changes in the pituitary glands of 21 patients. J. Neurol. Neurosurg. Psychiat. *29,* 545—555 (1966).

Antunes, L., and *I. Tomé*: Xantomatosis of the brain. A report of two cases. Proc. IVth. Int. Congr. Neuropath., vol. 3, pp. 262—269. Stuttgart: G. Thieme, 1962.

Ayala, G.: Syndrome végétatif: méningo-encéphalite strictement limitée (hypothalamo-méningite). Rev. neurol. *61*, 975—977 (1934).

Bernard, J. D., and *M. J. Aguilar*: Localized hypothalamic histiocytosis X. Report of a case. Neurology (Minn.) *20*, 368—372 (1969).

Brouwer, B.: Über die Pathologie des Hypothalamus. Schweiz. Arch. Neurol. Psychiat. *65*, 35—51 (1950).

Castaigne, P., J. Cambier, R. Escourolle, et *M. Masson*: Réticulose cérébrale circonscrite à double localisation hypothalamique et protubérante ille (observation anatomo-clinique). Presse méd. *76*, 1213—1216 (1968).

Cureton, R. J. R.: A case of intracerebral xanthomatosis with pituitary involvement. J. Path. Bact. *61*, 533—540 (1949).

Del Vivo, R. E., und *F. Regli*: Die sog. retikulo-histiozytäre granulomatöse Enzephalitis im Rahmen der granulomähnlichen progressiven Mesenchymozytopathien. Schweiz. Arch. Neurol. Psychiat. *98*, 271—285 (1966).

Diepen, R.: Der Hypothalamus. Handb. mikrosk. Anatomie d. Menschen. Bd. IV/Teil 7. Berlin-Göttingen-Heidelberg: Springer, 1962.

Draganescu, S., und *O. Vuia*: Neuroreticuloses. Acta neuropath. (Berl.) *4*, 669—682 (1965).

Ederli, A., e *C. d'Angelo*: Granuloma primitivo infundibulo-tuberiano. Acta neurol. (Napoli) *23*, 653—654 (1968).

Gagel, O.: Eine Granulationsgeschwulst im Gebiete des Hypothalamus. Z. ges. Neurol. Psychiat. *172*, 710—722 (1941).

Gaupp, R.: Ein weiterer Beitrag zur pathologischen Anatomie des Diabetes insipidus. Z. ges. Neurol. Psychiat. *177*, 50—73 (1944).

Hand, A.: Polyuria and tuberculosis. Arch. Pediat. *10*, 673—675 (1893).

Harris, G. W., M. Reed, and *C. P. Fawcett*: Hypothalamic releasing factors and the control of anterior pituitary function. Brit. med. Bull. 22, 266 to 272 (1966).

Hartog, J. C. den, G. C. Guazzi, et *A. Nunes-Vicente*: Réticulo-endothéliose cérébrale primitive (dite encéphalite granulomateuse) et granulome infundibulo-tubérien. Rev. neurol. *102*, 20—43 (1960).

Hartung, G.: Über das Hypothalamusgranulom vom Typ Gagel. Inaug. Diss. Göttingen, 1961.

Haymaker, W., E. Anderson, and *W. J. H. Nauta*: The Hypothalamus. Springfield, Ill.: Ch. C. Thomas, 1969.

Hewer, T. F., and *H. Heller*: Non-lipid reticulo-endotheliosis with diabetes insipidus. Report of a case with estimation of posterior pituitary hormones. J. Path. Bact. *61*, 499—505 (1949).

Hintze, B.: Zur pathologischen Anatomie der hypothalamischen Granulomenzephalitis. Inaug. Diss. Göttingen, 1954.

Horvat, B., C. Pena, and *E. R. Risher*: Primary reticulum cell sarcoma (microglioma) of brain. Arch. Path. *87*, 609—616 (1969).

Kepes, J. J., and *M. Kepes*: Predominantly cerebral forms of histiocytosis X. A reappraisal of "Gagel's hypothalamic granuloma" (granuloma infiltrans of the hypothalamus) and "Ayala's disease" with a report of four cases. Acta neuropath. *14*, 77—97 (1969).

Kucsko, L., und *F. Seitelberger*: Das Granuloma infiltrans des Zwischenhirns und der Neurohypophyse. Wien. Z. Nervenheilk. *8*, 187—215 (1954).

— Über die Auswirkung der spontanen Ausschaltung der Neurohypophyse und des Hypothalamus bei intakter Adenohypophyse auf die inkretorischen Drüsen. Endokrinologie *32*, 136—146 (1955).

Lichtenstein, L.: Histiocytosis X. Integration of eosinophilic granuloma of bone, "Letterer-Siwe disease" and "Schüller-Christian disease" as related manifestations of a single nosologic entity. Arch. Path. *56*, 84—102 (1953).

— Histiocytosis X (Eosinophilic granuloma of bone, Letterer-Siwe disease, and Schüller-Christian disease). Further observations of pathological and clinical importance. J. Bone Jt. Surg. *46 A*, 76—90 (1964).

Markert, J.: Zur Ultrastruktur des eosinophilen Granulom des Knochen. Frankf. Z. Path. *76*, 157—163 (1967).

Marshall, A. H. E.: An outline of the cytology and pathology of reticular tissue. Edinburgh-London: Oliver & Boyd, 1956.

Müller, D.: Die intrazerebrale Form der Lipoidgranulomatose. Fortschr. Neurol. Psychiat. *31*, 225—267 (1963).

Müller, G., F. Lindlar und *H. Arras*: Morphologische und lipid-chemische Untersuchungen bei der Letterer-Christianschen Erkrankung. Frankf. Z. Path. *73*, 245—268 (1964).

Orthner, H.: Pathologische Anatomie und Physiologie der hypophysär-hypothalamischen Krankheiten. In: Hdb. spez. path. Anat. Histol., Bd. XIII/V, S. 543—939. Berlin-Göttingen-Heidelberg: Springer, 1955.

— Tumoröse Veränderungen im Sellabereich. In: Beiträge zur modernen Therapie, S. 313—372. Jena: VEB G. Fischer, 1961.

— Anatomie und Physiologie der Steuerungsorgane der Sexualität. In: Die Sexualität des Menschen (hrsg. *H. Giese*), S. 446—545, 2. Aufl. Stuttgart: F. Enke, 1968.

— Zentrale Ursachen von Sexualstörungen. In: Die Sexualität des Menschen (hrsg. *H. Giese*). Stuttgart: F. Enke, 1970.

Quandt, J.: Beitrag zu den primären Reticuloendotheliosen des Gehirns und zu ihren Beziehungen zum Hypothalamus. Dtsch. Z. Nervenheilk. *167*, 102—110 (1951).

Rossenbeck, H. G.: Chronisch-disseminierte Histiocytosis X mit eosinophilen Granulomen in der Schädelkalotte, im Zwischenhirn — mit Diabetes insipidus — und in den Lungen. Frankf. Z. Path. *77*, 67—82 (1967).

Seitelberger, F.: Virusencephalitis und vegetatives Nervensystem. Acta neuroveg. (Wien) *26*, 494—509 (1964).

Smolik, E. A., M. Devecerski, J. S. Nelson, and *K. R. Smith, Jr.*: Histiocytosis X in the optic chiasm of an adult with hypopituitarism. J. Neurosurg. *29*, 290—295 (1968).

Spatz, H.: Neues über die Verknüpfung von Hypophyse und Hypothalamus. Mit besonderer Berücksichtigung der Regulation sexueller Leistungen. Acta neuroveg. (Wien) *3*, 5—49 (1951).

Stammler, A., und *J. Cervós-Navarro*: Die retikulo-histiozytäre granulomatöse Enzephalitis. Fortschr. Neurol. Psychiat. *33,* 1—24 (1965).

Trebbin, H.: Die Lipoidgranulomatose. Med. Welt *20* (N. F.), 587—590 (1969).

Wilke, G.: Die granulomatöse Enzephalitis mit Bezug auf bekannte oder unbekannte Ätiologie. Nervenarzt *27,* 244—251 (1956).

Wittkowski, W.: Kapillaren und perikapilläre Räume im Hypothalamus-Hypophysen-System und ihre Beziehungen zum Nervengewebe. Eine elektronenmikroskopische Studie am Meerschweinchen. Z. Zellforsch. *81,* 344—360 (1967).

Journal of Neuro-Visceral Relations, Suppl. X, 705—712 (1971)
© by Springer-Verlag 1971

Exposé de trois cas de troubles pubertaires dus à une lésion neurologique

H. J. Ernould, S. Thiry, J.-M. Hotermanns et **Ph. Herve**

Clinique Saint-Joseph, Liège, Belgique

Summary

Three Cases of Disturbances of Puberty due to Neurological Lesions

Case 1. A girl aged 17 ½, with normal puberal morphology, but with primary amenorrhoea and some psychological infantilism. Appearance of a large cyst due to obstruction of the 4th ventricle by a polar spongioblastoma. Insertion of a Pudenz valve. Spontaneous menstruation. Marriage; one healthy child.

Case 2. 14 years old girl with complete infantilism, absence of menses and emaciation. Polar spongioblastoma occupying the whole of the 3rd ventricle. Raised pressure in the posterior fossa followed by involvement of the amygdala. Died.

Case 3. Girl aged 3 with iso-sexual precocious puberty. The fact that the oestrogen and FSH levels are only slightly increased suggests a diencephalic source of the condition. Hamartoma found in the mamillary region. Treatment by interstitial radiotherapy (radioactive gold—9 mc—Talairach). Definite improvement. Relapse treated with a diencephalo-pituitary inhibitor (Orgamétril).

The authors emphasise that the endocrinologist must look for a diencephalic origin in cases of sex disturbance, when these can not be adequately explained by the results of examinations and analyses of the functions of the gonads and the pituitary.

Le problème des relations du système nerveux et des troubles sexuels a fait l'objet d'un très grand nombre de travaux.

En 1962, *Kordon* et *Soulairac* ont publié chacun une étude très documentée sur le contrôle hypothalamique de l'adéno-hypophyse. Récemment, en 1968, *Orthner* a fait une mise au point, à la fois précise et étendue, sur l'anatomie et la physiologie du complexe organique de la sexualité. En 1967, dans un important travail traitant de la physiologie et de la pathologie des troubles de la maturation sexuelle, *Bierich* de Hambourg, fait état, sur le plan pathologique, de 37 cas d'enfants et d'adolescents présentant des retards pubertaires.

Notre contribution est plus modeste. En présentant 3 cas de troubles pubertaires dus à un trouble diencéphalique, notre propos est de faire ressortir la nécessité, pour l'endocrinologiste, de faire appel, systématiquement, aux divers examens neuroradiologiques, quand les signes cliniques et biologiques n'apportent pas d'éléments suffisants pour établir le diagnostic étiologique.

Observation I

F ... Josette, âgée de 17 ans $^1/_2$, consulte le 21-1-64 pour sa petite taille et l'absence de ses règles.

Dans les antécédents, on relève une grossesse et un accouchement normaux chez la mère. A l'âge de 1 an $^1/_2$, l'enfant aurait eu une menace de méningite. Depuis lors, l'enfant était sujette à des vertiges et à des chutes, mais sans inconscience.

A l'âge de 8 ans, bronchopneumonie, asthme et méningite avec coma pendant 5 jours. Par la suite, baisse du rendement scolaire pendant 2 ans.

L'évolution pubertaire somatique se fait normalement, mais les règles n'apparaissent pas. Des règles surviennent parfois à la suite d'injections de produits hormonaux.

La patiente signale une certaine polyphagie et quelques vagues céphalées pariétales.

Examen

Obésité; taille: 1 m, 52; poids: 57 kg, 500; tour de tête: 57 cm. Pas de signes cliniques d'anomalies du type Turner ni du type mongol. Le développement pubertaire est normal et le morphogramme osseux est du type féminin normal.

Pas de signes cliniques d'anomalies thyroïdiennes ni surrénaliennes. L'examen morphologique clinique est négatif.

La radiographie du crâne et de la selle turcique est normale. La radiographie des genoux montre la disparition des cartilages de croissance et un certain abaissement des condyles internes des fémurs par rapport aux condyles externes (image signalée dans certains cas de syndrome de Turner).

Champ visuel et fond de l'œil, vision et motilité oculaire normaux. A noter un certain degré d'infantilisme psychique.

Analyses biologiques:

> Frottis buccal: Chromatine positive à 17 %.
> Stéroïdes urinaires: 17 C.S.: 6,58
> (mg — 24 h.)   D.H.E.A.: Inférieure à 0,1 mg.
> 17α oH: 1,20
> Œstrone-œstradiol: 0,0025 mg
> Œstriol: 0,0098 mg
> F.S.H.: Négatif à 60 unités et à 6 unités souris.

En résumé, il s'agit d'une jeune fille de 17 ans ¹/₂, de petite taille, non réglée (sans injections hormonales), mais ayant une morphologie féminine normale. Pas d'anomalies morphologiques congénitales. Le taux des œstrogènes est faible et le dosage de la F.S.H., par la méthode biologique, est négatif. Pas de signes radiologiques ni ophtalmologiques d'atteinte hypophysaire, ni d'hypertension intracranienne.

Les antécédents de méningite, la tendance auxechutes et l'absence de F.S.H. dosable dans les urines, associés à une morphologie pubertaire normale, nous ont orienté vers le diencéphale et nous ont fait procéder, le 4 janvier 1965, à une mise au point dans le centre neurochirurgical.

L'examen neuroradiologique, ophtalmologique et oto-rhino-laryngologique se révèlent encore normaux, de même que l'examen radiographique du crâne et de la selle turcique. L'E.E.G. montre une souffrance cérébrale d'intensité moyenne, irritative et à prédominance antérieure. L'examen neuroradiologique par l'artériographie carotidienne droite, l'artériographie vertébrale et l'encéphalographie gazeuse directe révèle l'existence d'une importante hydrocéphalie interne et d'une lésion expansive médiane de la fosse postérieure, comprimant l'aqueduc de Sylvius.

L'intervention chirurgicale, pratiquée le 18-1-65, permet de découvrir une cavité kystique importante ayant érodé les deux lobes cérébelleux et détruit les vermis. Présence d'une petite masse nodulaire dure, d'environ 1 cm de diamètre, appendue à la paroi du kyste et située sur la ligne médiane. L'analyse histologique a révélé qu'il s'agissait d'un spongioblastome polaire. Cathétérisme du 4ème ventricule, mais la sonde n'apparaît pas dans la cavité kystique. On pratique une communication entre l'étage sus et sous-ventriculaire entre les veines de Galien. Les suites opératoires sont dramatiques avec état de prostation, aphasie et hémiplégie droite. De nouveaux examens radiographiques montrent l'existence d'une sténose de l'aqueduc de Sylvius, une très importante hydrocéphalie et la persistance de l'air dans les ventricules. Le 17-2-65, on pratique une intervention de dérivation du liquide céphalorachidien avec mise en place d'une valve de Pudenz. Les signes neurologiques s'améloirent très rapidement et les troubles de la conscience disparaissent. Le 26-2-65, le taux des stéroïdes urinaires sont inchangés, exception faite d'une élévation des 17α oH à 4,73 mg/24 h. (normale: 1 à 2mg/ 24 h.).

Le 10 mars 1965, à la sortie du service clinique, il persiste un peu de parésie du membre inférieur droit et un certain infantilisme sur le plan psychique.

Le 17-4-65, soit 2 mois après l'intervention de dérivation du liquide céphalo-rachidien, la patiente est réglée spontanément. Les règles vont ensuite se succéder normalement.

Au 3ème mois suivant l'intervention, on note une augmentation très nette de la pilosité aux 4 membres (un dosage des stéroïdes n'a malheureusement pas été effectué).

En mars 1966, soit 14 mois après l'intervention, les règles sont normales, l'excès de pilosité a disparu, la taille est de 1 m, 525 et la morphologie est du type pubertaire normal. Il persiste un Romberg avec tendance à la chute vers la gauche. Le travail à l'école professionnelle ménagère est normal. L'infantilisme psychique a régressé.

En juillet 1967, la patiente se marie. Elle est actuellement mère d'un enfant.

Observation II

M ... Anne-Marie, âgée de 16 ans, consulte le 8-3-1965, pour impubérisme avec absence des règles.

Antécédents héréditaires

La mère de la patiente a été réglée vers l'âge de 15 ans. Elle mesure 1 m, 56 environ. La grand-mère maternelle a la même taille. Le père est diabétique.

Une sœur de 23 ans, bien portante et réglée à 15 ans.

Antécédents personnels

Encéphalite post-vaccinale à 1 an, sans séquelles.

Marche à 13 mois. Parle à la date normale. Ecole primaire normale. A eu un petit souffle au cœur, sans gravité.

A un peu souffert du foie.

Affection actuelle

Impubérisme et absence des règles, sauf avec la prise de Lyndiol pendant 3 mois de septembre à novembre 1964. Les pertes sanguines furent peu abondantes. Depuis l'arrêt du médicament, l'aménorrhée est complète.

En outre, la patiente se plaint de fatigue, surtout depuis quelques mois. Les études sont pénibles. La mémoire paraît insuffisante. Enfin, la malade reste maigre, malgré une alimentation qui paraît normale.

Divers examens et analyses du système digestif auraient été normaux. Pas de céphalées, ni de vertiges, ni de troubles visuels.

Examen

Maigreur accusée. Facies harmonieux.

Taille: 1 m, 53. Poids: 29 kg.

Le tour de tête est de 52 cm (normale à 16 ans: 55 cm).

Les diverses mensurations du squelette montrent un état d'impubérisme manifeste.

Absence de développement des seins.

Présence de quelques poils pubiens depuis le Lyndiol.

Pas de signes cliniques nets d'insuffisance thyroïdienne ni surrénalienne.

Pas d'anomalies morphologiques congénitales du type de Turner ou de mongolisme.

Poumons: Rien à signaler.

Cœur: Petit souffle systolique mitral.

T.A.: II/7.

Abdomen: Rien à signaler.

Urines: Sucre-0. Albumine-0.

Examens complémentaires

1) Radiographies: Crâne et selle turcique: Rien d'anormal. Assez forte pneumatisation.

Poignets-coudes-genoux: Age osseux de 13 à 14 ans.

2) Fond de l'œil et champ visuel: Normaux.

3) F.S.H.: + à 2 unités.

En résumé

Adolescente de 16 ans, avec impubérisme complet, aménorrhée, maigreur asthénie et perte de mémoire.

Bien que l'examen ophtalmologique ait été normal, le taux bas de la F.S.H., la maigreur, l'asthénie et la perte de mémoire nous ont fait penser à une origine diencéphalo-hypophysaire. Aussi avions-nous l'intention de faire procéder à un examen ophtalmologique tous les 2 à 3 mois. Mais cela ne fut pas effectué.

Le 8-11-1965, soit 8 mois après cette première mise au point, la patiente consulte pour diplopie apparue depuis 8 jours; elle signale également des céphalées bi-temporales apparues depuis 2 mois. Un examen ophtalmologique montre des signes d'hypertension intracranienne et une atteinte du droit externe de l'œil gauche. La patiente est immédiatement dirigée vers le centre neurochirurgical. L'E.E.G. révèle une souffrance cérébrale relativement importante, mêlant des signes d'œdème et des signes irritatifs à nette prédominance temporale antérieure gauche et temporale postérieure droite. L'examen radiographique de la selle turcique (tomographie) montre une décalcification importante de tout le plancher de la selle turcique avec destruction accusée des apophyses clinoïdes postérieures. L'encéphalographie gazeuse fractionnée met en évidence un processus expansif supra-sellaire refoulant en haut et vers la gauche tout le plancher du 3ème ventricule et se prolongeant en arrière dans la citerne pontine et vers le haut en soulevant l'aqueduc. Possibilité d'un blocage inconstant du trou de Monroe droit avec hydrocéphalie.

L'intervention pratiquée le 23-11-65 fait découvrir un trou de Monroe élargi et obstrué par une tumeur grisâtre, gélatineuse, non kystique, occupant tout le 3ème ventricule. L'exérèse est pratiquée macroscopiquement complète. Deux jours après cette intervention, une poussée aigüe d'hypertension intracranienne oblige à placer des sondes dans les ventricules. Ensuite, on doit procéder à une trépanation décompressive de la fosse postérieure. Celle-ci montre un œdème important de tout le contenu de la fosse postérieure avec engagement amygdalien. Après une nette amélioration, la patiente décède 4 jours plus tard dans un état de détresse respiratoire.

L'examen histologique de la tumeur a montré qu'il s'agissait d'un spongioblastome polaire de l'infundibulum du chiasma optique.

Observation III

Il s'agit d'un cas de puberté précoce chez une fillette âgée de 3 ans. Cette observation a fait l'objet d'une publication antérieure (*Ernould* et coll., 1965) et l'évolution du cas de cette enfant a été développée également aucours de ce symposium. Aussi résumons-nous brièvement les divers éléments de l'observation.

Enfant âgée de 3 ans, présentant une puberté précoce isosexuelle. Les premières règles sont apparues à l'âge de 5 mois. Elles ont été suivies d'un développement morphologique pubertaire progressif. La taille correspond à un âge statural de 4 à 5 ans, l'âge osseux radiologique est de 10 ans. La radiographie du crâne et de la selle turcique est normale, de même que l'examen ophtalmologique. Les dosages biologiques montrent un taux d'œstrogènes fort bas ne dépassant pas 7/10 de mcg dans les urines de 24 h. Le taux de la F.S.H. est positif à 3 unités, légèrement positif à 6 unités et négatif à 60 unités souris.

La discordance entre, d'une part, l'importance de la transformation morphologique pubertaire et, d'autre part, le faible taux des œstrogènes analysés à plusieurs reprises, nous a fait suspecter une origine centrale diencéphalique. L'examen neuroradiologique à révélé l'existence d'une petite tumeur située à droite dans la région des corps mamillaires.

L'enfant a été traitée par irradiation interstitielle au moyen d'or radioactif par la méthode neurochirurgicale stéréotaxique *(Talairach)*. Elle fut nettement améliorée pendant 3 mois.

Après récidive, un traitement hormonal fut appliqué.

Actuellement, l'enfant est âgée de 9 ans; elle est traitée avec succès par un freinateur diencéphalo-hypophysaire (Orgamétril).

Commentaires

L'observation I comporte le cas d'une jeune fille de 17 ans ½ présentant un développement pubertaire normal. Mais elle n'a jamais été réglée spontanément, le taux des œstrogènes est bas et le dosage de la F.S.H. est négatif. Cette discordance, associée à des antécédents de méningite, à la tendance aux chutes et à l'existence de quelques céphalées nous a fait penser à la possibilité d'une origine centrale diencéphalique, alors que l'examen radiographique du crâne et l'examen ophtalmologique étaient normaux. Seul, l'examen neuroradiologique a révélé des lésions neurologiques, lesquelles étaient déjà très étendues.

Le résultat heureux de la thérapeutique a confirmé l'origine centrale de l'anomalie pubertaire.

L'observation II. Il s'agit ici d'une adolescente de 16 ans avec impubérisme complet, aménorrhée, taux bas de la F.S.H., examen radiographique du crâne normal et examen ophtalmologique normal. Les pertes de mémoire et le taux bas de la F.S.H. nous ont incité à faire effectuer un examen ophtalmologique de contrôle, qui ne fut pratiqué que 8 mois plus tard à la suite de l'apparition d'une diplopie. Cet examen ophtalmologique révéla l'existence d'une hypertension intracranienne.

Nous pensons que si nous avions fait appel à l'examen neuroradiologique lors de la première mise au point du cas de la patiente, nous aurions très probablement découvert des lésions, que le premier examen ophtalmologique et radiologique semblait permettre d'écarter.

L'observation III. C'est le contraste entre, d'une part, le développement pubertaire accusé chez une enfant de 3 ans et, d'autre part, les faibles taux des œstrogènes, qui nous conduisit à procéder à l'examen neuroradiologique, lequel nous permit de découvrir l'existence d'un hamartome.

Sans l'examen neuroradiologique, le cas de cette enfant eut été classé dans la catégorie des pubertés précoces dites essentielles ou idiopathiques (*Dilenge*, 1961).

En conclusion, nous pensons qu'il importe, pour l'endocrinologiste, de rechercher lors de troubles sexuels une origine diencéphalique, lorsque les résultats des examens et des analyses sur le plan gonado-hypophysaire ne permettent pas d'expliquer suffisamment les troubles sexuels du patient.

Résumé

Observation I: Jeune fille de 17 ans ½ à morphologie pubertaire normale, mais avec absence de règles et un certain infantilisme psychique. — Importante formation kystique due à l'obstruction du 4ème ventricule par un spongioblastone polaire. — Placement d'une valve de Pudenz. — Apparition spontanée des règles. — Mariage: un enfant bien portant.

Observation II: Adolescente de 14 ans avec infantilisme complet, absence de règles et maigreur. — Spongioblastome polaire occupant tout le 3ème ventricule. Hypertension de la fosse postérieure suivie d'engagement amygdalien. — Décès.

Observation III: Enfant âgée de 3 ans, atteinte de puberté précoce isosexuelle. — Les taux peu élevés des oestrogènes et de la F.S.H. font penser à une participation diencéphalique. — Mise en évidence d'un hamartome dans la région mamillaire. — Traitement par radiothérapie interstitielle (or radio-actif — 9 mc — Talairach). — Amélioration manifeste. Rechute traitée par un freinateur diencéphalohypophysaire (Orgamétril).

Les auteurs insistent sur la nécessité pour l'endocrinologiste de rechercher une origine diencéphalique lors des troubles sexuels, quand les résultats des analyses et des examens sur le plan gonadohypophysaire ne permettent pas de les expliquer suffisamment.

Bibliographie

Bierich, J. R.: Über die zentrale Regulation der sexuellen Reifung, ihre Störungen und therapeutischen Möglichkeiten. Acta Neuroveg. (Wien) *30*, 321—333 (1967).

Dilenge, D., A. Bonis, et *M. Nieto*: De la nécessité de l'exploration neuroradiologique dans la recherche étiologique d'une puberté précoce. Presse Méd. *69*, 2691 (1961).

Ernould, H. J., A. Thibaut, et *G. Decamps*: Puberté précoce avec néoformation développée dans la région des corps mamillaires. Traitement par radiothérapie interstitielle de *Talairach*. Annales d'Endocrinologie *26*, 181—191 (1965).

Kordon, C.: Le contrôle hypothalamique de l'adénohypophyse. II Régulation de la fonction gonadotrope femelle: Activités F.S.H. et L.H. Biologie Médicale *51*, 239 (1962).

Orthner, H.: Anatomie und Physiologie der Steuerungsorgane der Sexualität. Die Sexualität des Menschen. Stuttgart: F. Enke, 1968.

Soulairac, A.: Le contrôle hypothalamique de l'adéno-hypophyse. I Régulation de la fonction gonadotrope mâle. Biologie Médicale *51*, 235 (1962).

Journal of Neuro-Visceral Relations, Suppl. X, 713—719 (1971)
© by Springer-Verlag 1971

Hypothalamusverbildung in einem Fall von unbeherrschbarem Exhibitionismus

G. P. Liebaldt

Universitäts-Nervenklinik und Poliklinik
(Direktor: Prof. Dr. med. *H. Scheller*) und
Neuropathologisches Laboratorium
(Leiter: Priv.-Doz. Dr. med. *G. P. Liebaldt*)

Mit 1 Abbildung

Summary

Hypothalamic Hamartoma in a Case of Uncontrollable Exhibitionism

The patient was a 42-year old man with manic-depression who had been repeatedly imprisoned because of uncontrollable exhibitionism. The cause of death was an influenzal encephalitis with positive blood titres of influenza type A and A 1 on three occasions. In addition the post-mortem revealed a dystopia of posterior pituitary tissue on one side of the basal lateral wall of the 3rd ventricle. The significance of this finding in relation to the uncontrollable element in the exhibitionistic tendency is discussed. The dystopia in this active neurosecretory region of the hypothalamus is considered to have played a contributory role.

Da sexuelle Abartigkeiten für gewöhnlich keine Todeskrankheiten darstellen, richtet sich bei den Sektionen das Augenmerk der Kliniker und Pathologen vordringlich auf die zum Tode führenden Veränderungen am zentralen Nervensystem und an den Körperorganen. Häufig sind den behandelnden internistischen und chirurgischen Kollegen, sowie dem Pathologen, die sexuellen Abartigkeiten zum Zeitpunkt der Sektion gar nicht bekannt, so daß keine gezielte neuropathologische Untersuchung durchgeführt wird. Morphologische Befunde liegen deshalb bei Fällen von Exhibitionismus kaum vor. Hinzu kommt, daß solche sexuellen Abartigkeiten gemeinhin generell als anthropologisches und psychosexuelles Problem im Sinne einer Fixierung „infantiler Neigungen", als „sekundäre psychische Verdrängung", „Regression" oder als „Übersprunghandlung" aufgefaßt werden. Sicherlich hat diese Verallgemeinerung mit dazu beigetragen, gar nicht nach morphologischen Veränderungen zu fahnden. So ist es ein Glücksfall, wenn ein solches Cerebrum einmal daraufhin untersucht werden konnte. Unsere mangelnden Kenntnisse darüber berechtigen sicherlich auch im Zeitalter der Massenstatistiken über einen solchen Einzelfall zu berichten.

Die Sektion eines an Influenza Typ A und A 1 verstorbenen 42jährigen Bauingenieurs aus einer gesunden, psychisch unauffälligen Familie, der zeitweise einem unbeherrschbaren Exhibitionismus erlag, deckte überraschenderweise eine umschriebene Verbildung im Hypothalamusbereich auf. Es handelt sich offensichtlich um eine dystopische Verlagerung von Hypophysenhinterlappengewebe.

Der 1924 geborene Patient war 1943 als Fallschirmjäger erstmals mit 19 Jahren mit einem „Exaltationszustand" psychisch auffällig geworden. 1945 mit 21 Jahren erstmals Heirat. Die Ehe wurde wegen der damals schon in Erscheinung getretenen exhibitionistischen Neigungen wieder geschieden. Herr W. heiratete in Kanada zum zweiten Male. Dort wurde er 1959 mit 35 Jahren wegen exhibitionistischer Akte am Tage auf offener Straße, behördlicherseits im Ontario-Hospital in Toronto unter der gleichzeitigen Diagnose einer manisch-depressiven Erkrankung behandelt. Danach wurde die zweite Ehe geschieden. 1961, 1962 und 1964 wurde der in die Bundesrepublik zurückgekehrte Patient erneut und wiederholt durch exhibitionistische Akte straffällig. Bereits 2 Monate nach der dritten Eheschließung 1965 wurde Herr W., im Anschluß an eine Unruheperiode, plötzlich stiller. Er machte sich Selbstvorwürfe, war depressiv und blieb der Arbeit fern. Er war schlaflos, vernachlässigte sich und verweigerte die Nahrungsaufnahme. In diesem Zustand kam er in unsere Klinik, dort fiel der sehr *rasche* manisch-depressive Phasenwechsel mit Schwankungen von 10 Tagen auf. Gleichzeitig ergab sich aus den entsprechenden Erhebungen bei Familie und Ehefrau, daß die exhibitionistischen Entgleisungen offenbar stets im Zusammenhang mit manischen Phasen standen. Außerdem waren die exhibitionistischen Akte — abweichend von der üblichen Art der Ausführung — durch eine besondere Ungeniertheit gekennzeichnet. Der Patient erlag schließlich einer Influenza mit hämorrhagischem Lungenödem (Pathologisches Institut der Universität Würzburg; Direktor: Prof. Dr. med. *W. Altmann*). Die Hirnsektion durch uns ergab:

1. *Makroskopischer Befund:* Gehirnfrischgewicht 1350 g. Regelrechtes Großhirn-Kleinhirn-Verhältnis mit entsprechender Hirnlappung und unauffälliger Gyration. Häute und Gefäßsystem altersentsprechend zart, basalzisternales Bindegewebe unauffällig, an den Hirnnerven makroskopisch keine Besonderheiten.

Auf Frontalabschnitten ergibt sich lediglich eine stärkere Durchfeuchtung der Hirnsubstanz mit etwas unregelmäßiger Gefäßzeichnung sowie Verwaschenheit der Grenze zwischen grauer und weißer Substanz im Rinden- und in den Kernbereichen. Darüber hinaus zeigen die tiefen Marklager beider Schläfenlappen, besonders jedoch der linken Hemisphäre, eine deutlich diffuse graue Verfärbung, die dort in lebhaftem Kontrast zu den normalen weißen U-Faserungssystemen an der Rinden-Mark-Grenze steht. Die tiefen

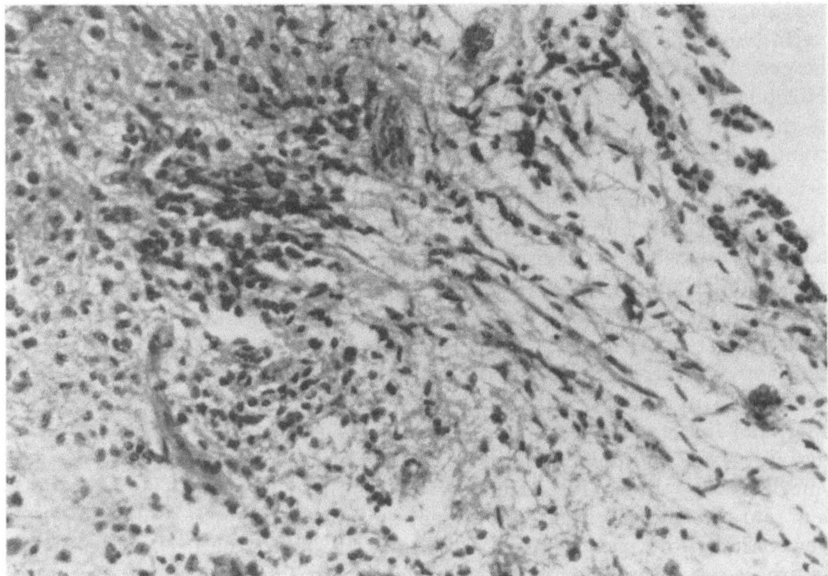

Abb. 1 a. Einseitige Dystopie von Hypophysenhinterlappengewebe in der basalen lateralen Wand des III. Ventrikels. Beachte die Ähnlichkeit der Gewebsstruktur mit Abb. 1 b und die gleichzeitige zottenartige Verbildung der Ependymschicht! Van Gieson Fbg. 64fach.

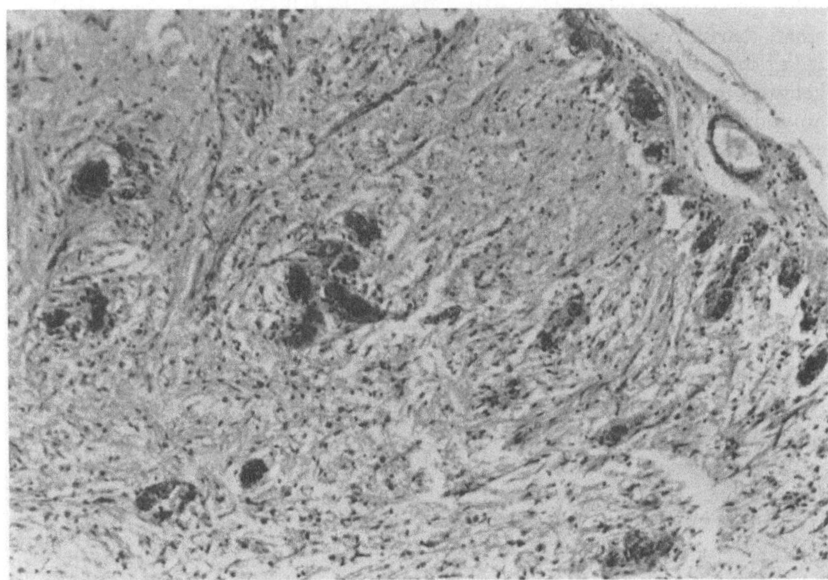

Abb. 1 b. Regelrechtes Hypophysenhinterlappengewebe (lateraler cranialer Anteil) zum Vergleich mit Abb. 1 a. Van Gieson Fbg. 25,6fach.

Marklager der übrigen Hirnregionen weisen zwar ebenfalls diffuse Grauverfärbung auf, jedoch nicht in dem gleichen Maße wie im rechten Schläfenlappen. Das Ventrikelsystem ist symmetrisch etwas eingeengt (allgemeines Hirnödem). Sonstige herdförmige pathologische Veränderungen makroskopischer Art sind nicht nachweisbar, vor allem nicht im Gebiet der Substantia nigra und der Nucleii ruber. Plexus choreideus und Epiphyse o. B.

2. *Histologische Untersuchung:* Doppelhemisphärenmittelstücke in Frontalschnitthöhe des hinteren Anteils des Infundibulums zeigen einseitig in der basalen Seitenwand des Zwischenhirns eine umschriebene Dystopie von Hypophysenhinterlappengewebe. Daneben finden sich ganz vereinzelt in diesem Bereich Infiltratzellen in Form von Plasma- und Rundkernzellen (Resorptionsinfiltrate?). Das Ependym weist eine unregelmäßige Mehrschichtigkeit mit zottenartiger Gestaltung auf. Diese Ependymunregelmäßigkeit findet sich jedoch nur im Bereich des dystopischen Bezirks. Als charakteristisches Merkmal für Hypophysenhinterlappengewebe können insbesondere die langen Faserzüge und die Gefäßbeziehungen gelten, wie sie bei einem Vergleich mit dem Hypophysenhinterlappengewebe deutlich hervortreten. Darüber hinaus sind die Pituizyten gegenüber dem normalen Hypophysenhinterlappengewebe deutlich vermehrt (vgl. Abb. 1 a und 1 b). Strukturen, wie sie sich üblicherweise bei subependymalen Gewächsen finden, sind hier nicht nachzuweisen. Gegenüber sonstigen Ganglienzellheterotopien ist das hier vorhandene dysplastische Gewebe am ehesten mit Hypophysenhinterlappengewebe vergleichbar. Eine Neurosekretdarstellung verlief jedoch negativ — offenbar als Ausdruck einer „passageren Erschöpfung" der Syntheseleistungen im Gefolge schwerer manisch-depressiver Phasen und ihrer psychopharmakologischen Behandlung. — Im Bereich der thalamischen Kerngebiete findet sich lediglich vereinzelt Pigmentvermehrung (Lipofuscin), jedoch keine Ganglienzellausfälle oder frische Ganglienzelluntergänge. Auch im Bereich der Nucl. amygdale sind keine histologischen Besonderheiten festzustellen. Dagegen zeigt sich im Mittelhirnabschnitt in Frontalschnitthöhe der hinteren Zweihügel eine teils herdförmig betonte, teils streifenförmig um den Aquädukt gelagerte heterotope Ganglienzellansammlung mit zahlreichen Neuroblasten mittleren Differenzierungsgrades. Entzündliche Veränderungen sind hier nicht wahrzunehmen, auch zeigen die Gefäße keine nennenswerten Wandveränderungen. Die Brückenkerne sind intakt, und auch die Formatio reticularis weist — soweit im Schnitt getroffen — keine Gewebsverbildungen oder nennenswerte Ganglienzellveränderungen auf. Auch der Hippocampusbereich zeigt in Frontalschnitthöhe der Corp. mam. keine pathologischen Gewebsveränderungen. Die Striae long. med. bieten in Frontalschnitthöhe des hinteren Infundibulums reichlich frische dyshorisch bedingte Ganglienzelluntergänge. Das mitangeschnittene Hypophysenhinterlappengewebe weist keine Besonderheiten auf. Der Zwischenhirnboden zeigt einen sektorförmigen — etwas verbreiterten — Übergang von Hypophysenhinterlappengewebe (vgl. Abb. 1 c). Dieser Bereich ist als Zwischenglied zwischen dem Hypophysenhinterlappen und der dystopischen Verlagerung von Hypophysenhinterlappengewebe in der basalen lateralen Wand des III. Ventrikels im Sinne einer „Mißbildungsstraße" von Bedeutung. Angiomatöse Verbildungen sind nicht zu erkennen.

Die verschiedenen Rindenbereiche weisen keine nennenswerten Ganglienzellausfälle oder Zellveränderungen auf. Diffuse — offenbar ödembe-
dingte — Entmarkungen finden sich in den tiefen Marklagern, besonders
links temporal. Hier besteht auch eine gewisse Kernunruhe der Glia mit etwas
unregelmäßiger Zellverteilung. Stellenweise zeigt sich eine beginnende Glia-
proliferation und perivasale Ödemhofbildung.

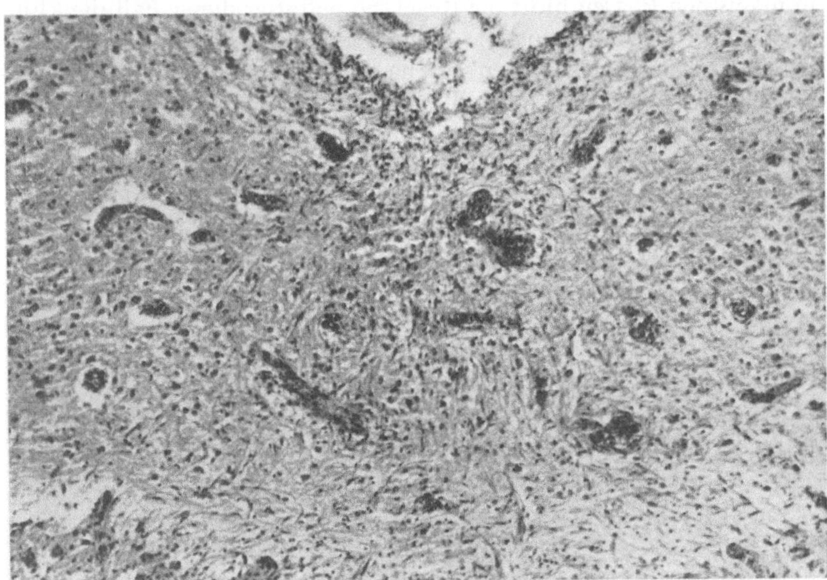

Abb. 1 c. Zwischenhirnboden mit sektorförmigem heterotopem breitbasigem Übergang von Hypophysenhinterlappengewebe. Sogen. „Mißbildungs-Straße" zwischen
Hypophysenhinterlappen und dystopem Hypophysenhinterlappengewebe. Van Gieson Fbg. 25,6fach.

Erörterung der Befunde

Fragt man nun nach der Bedeutung des Hypothalamusbefundes im
Rahmen der Gesamterkrankung „Manisch-depressive Phasen und Exhibitionismus", so wird man der Hypothalamusverbildung eventuell
eine gewisse Mitwirkung bei der *Unbeherrschbarkeit* der exhibitionistischen Neigungen zumessen. Immerhin stellt die neurohypophysäre Dystopie einen Störfaktor im neurosekretorisch aktiven Bereich des sexual-
steuernden Hypothalamusteiles dar. Bei der engen neuronalen Verknüpfung des Hypothalamus mit dem limbischen System und der Formatio reticularis wäre die jeweilige Aktivierung der hypothalamischen
Sexualsphäre im Rahmen manischer Phasen verständlich. Dabei wäre
in diesem, wie vielleicht auch in anderen Fällen, jeweils die manische
Erregung als der Schrittmacher für die sexuelle Übererregtheit anzuneh-

men. Wir haben es hier darüber hinaus mit einer *abrupten* und überfallsartigen Libidosteigerung zu tun, die nach Schilderung des Patienten absolut unbeherrschbar war. Damit hebt sich diese Form des Exhibitionismus aber von der gewöhnlich zu beobachtenden Art in grundsätzlicher Weise ab.

Jedenfalls sind unbeherrschbare, plötzliche sexuelle Drangzustände in manischen Phasen nicht die Regel. So bestätigt dieser Fall die klinische Erfahrung, daß zwischen einem Exhibitionismus mit organischer Beteiligung und einem solchen ohne nachweisbares morphologisches Substrat unterschieden werden muß. Als Unterscheidungsmerkmal kann in *unserem* Fall die beobachtete *Unbeherrschbarkeit* der exhibitionistischen Neigungen gelten. Wir möchten also — um nicht mißverstanden zu werden — nicht die exhibitionistischen Neigungen als solche auf die hypothalamische Verbildung beziehen, sondern nur die in diesem Falle zu beobachtende absolute *Unbeherrschbarkeit* derselben. Kann man die hypothalamische Verbildung auch als Störfeld dieses Bereiches ansehen, so bleibt doch immer noch die Frage nach der *Art und Weise* der Störwirkung im einzelnen, die ich vor diesem Gremium zur Diskussion stellen möchte.

Auf die Wichtigkeit diesbezüglicher weiterer Untersuchungen sei darüber hinaus ausdrücklich hingewiesen.

Zusammenfassung

Bericht über einen 42jährigen Mann mit manisch-depressiver Krankheit, der wegen eines *unbeherrschbaren* Exhibitionismus wiederholt straffällig wurde. Bei der Sektion konnte neben der Todeskrankheit — einer Grippe-Encephalitis mit dreifach positiven Bluttitern von Influenza Typ A und A 1 — eine einseitige Dystopie von Hypophysen-Hinterlappengewebe in der basalen lateralen Wand des III. Ventrikels festgestellt werden. Die Bedeutung dieses Befundes für die Unbeherrschbarkeitskomponente der exhibitionistischen Neigungen wird erörtert und der Dystopie im neurosekretorisch aktiven Bereich des Hypothalamus eine entsprechende Mitwirkung zugesprochen.

Literatur

Engelhardt, Fr.: Über die Angioarchitektonik der hypophysär-hypothalamischen Systeme. Acta Neuroveg. (Wien) *13*, 129—170 (1956).
— Die Beziehungen zwischen Hypophyse und Hypothalamus. Morpholog. Grundlagen für die experimentelle und klinische Neurochirurgie. Habilitationsschrift Würzburg, 1968.
— Morphologische Grundlagen der Beziehungen zwischen Hypophyse und Hypothalamus. Hdb. f. Neurochirurgie (hrsg. von *H. Olivecrona* und *W. Tönnis*), Bd. I, 2. Berlin-Heidelberg-New York: Springer (im Druck).

Orthner, H.: Pathologische Anatomie und Physiologie der hypophysaer-hypothalamischen Krankheiten. Handbuch der speziellen pathologischen Anatomie und Histologie, XIII/5, 543—939. Berlin-Göttingen-Heidelberg: Springer, 1955.

Pilgrim, Chr.: Morphologische und funktionelle Untersuchungen zur Neurosekretbildung. Ergeb. d. Anat. und Entw.-Gesch. *41*, H. 4, 7—79 (1969).

Reeves, A. G., and *F. Plum*: Hyperphagia, rage and dementia accompanying a ventromedial hypothalamic neoplasm. Arch. Neurology *20*, 616—624 (1969).

Schally, A. V., und *A. J. Kastin*: Die hypothalamischen Hormone, welche die Freisetzung der Hypophysenhormone stimulieren oder hemmen. Triangel, Sandoz-Zeitschrift f. Med. Wissenschaft *9*, 19—25 (1969).

Schlegel, W. S.: Der Exhibitionismus des Mannes — eine instinktmechanische Übersprunghandlung? Nervenarzt *34*, 365—368 (1963).

Spatz, H.: Zur Anatomie der Zentren des Streifenhügels. Münch. med. Wschr. 1441—1446 (1921 a).

— Zur Anatomie der vegetativen Zentren des Gehirns. Hess. Ärztebl. 139 bis 142 (1950).

— Neues über die Verknüpfung von Hypophyse und Hypothalamus. Acta Neuroveg. (Wien) *3*, 5—49 (1951 b).

— Neues über das Hypophysen-Hypothalamus-System und die Regulation der Sexualfunktionen. Regensburg. Jb. ärztl. Fortb. *2*, 311—332 (1952).

— Das Hypophysen-Hypothalamus-System in seiner Bedeutung für die Fortpflanzung. Verh. anat. Ges. *51*, 46—86 (1953).

— Hypophyse-Hypothalamus und die Regulation der Sexualfunktionen. Dtsch. med. J. 59—60 (1954).

— Das Hypophysen-Hypothalamus-System in Hinsicht auf die zentrale Steuerung der Sexualfunktionen. 1. Symp. Dtsch. Ges. Endokrin., S. 1 bis 44. Berlin-Göttingen-Heidelberg: Springer, 1955.

Weitbrecht, H.-J.: Psychiatrie im Grundriß, 141—148. Berlin-Göttingen-Heidelberg: Springer, 1963.

Journal of Neuro-Visceral Relations, Suppl. X, 720—726 (1971)
© by Springer-Verlag 1971

Zur Keimdrüsenfunktion bei Kranken mit zentralem Diabetes insipidus

K. Irmscher, W. Wiegelmann, P. Franchimont und **H. G. Solbach**

Zweite Medizinische Klinik der Universität Düsseldorf (Direktor: Prof. Dr. *K. Oberdisse*), Endokrinologische Abteilung (Leiter: Prof. Dr. *H. Zimmermann*) und Institut de Médicine der Universität Lüttich (Direktor: Prof. Dr. *H. van Cauwenberge*)

Mit 2 Abbildungen

Summary

Studies of Gonadal Function in Patients with Central Diabetes Insipidus

1. In 84 patients with central polyuro-polydipsia syndromes of various aetiologies we investigated clinical parameters of gonadal function. In 18 cases estimations were also made of the gonadotropins FSH and LH in the blood plasma, using radio-immunological methods.

2. The patients with idiopathic diabetes insipidus had no evidence of a central disturbance of gonadal function, but 47 % of patients with symptomatic diabetes insipidus showed signs of diminished gonadotropic function.

3. In 23 % of the patients, the clinical investigations did not provide a basis for any definite conclusions as to the state of the gonadotropic function of the anterior pituitary. In cases such as these, the determination of the FSH and LH levels can be of diagnostic value.

4. Six patients with symptomatic diabetes insipidus, mostly slight, showed divergent levels of FSH and LH in the plasma. The cause of this might be a dissociation of secretion in consequence of some differential lesion, or a functional impairment of the cell groups in the anterior pituitary which secrete FSH and LH.

5. Four patients with idiopathic diabetes insipidus had FSH concentrations in the plasma within normal limits. This runs contrary to the idea that antidiuretin (= vasopressin) affects the hypothalamic secretion of FSH-release factors. However, it would be advisable to try to confirm the findings in a larger group of patients.

Obwohl das Verhalten der Keimdrüsenfunktion bei Kranken mit einem zentralen Diabetes insipidus von praktischem und theoretischem Interesse ist, fehlen darüber bisher repräsentative Untersuchungen.

Bei der ätiologischen Klärung eines zentralen polyuro-polydiptischen Syndroms spricht eine Störung der Keimdrüsenfunktion bzw. eine verminderte Sekretion der Gonadotropine FSH und LH für eine Schädigung im Hypophysen-Hypothalamusbereich, wie sie beim *symptomatischen* Diabetes insipidus infolge Tumoren, Entzündungen, schädeltraumatischen Einwirkungen und anderen Prozessen angetroffen wird. Hingegen liegt nach den wenigen publizierten Sektionsprotokollen beim sogenannten *idiopathischen Diabetes insipidus* nur eine isolierte Degeneration bzw. Atrophie des Hypothalamus-Neurohypophysen-Systems vor, das bekanntlich für die Bildung und Sekretion des Neurohormons Adiuretin verantwortlich ist.

Die Bestimmung der Gonadotropine bei Diabetes-insipidus-Kranken ist auch noch von theoretischer Bedeutung, da noch nicht zweifelsfrei geklärt ist, ob Adiuretin in physiologischer Dosis die Sekretion von FSH oder LH zu beeinflussen vermag (*Burger* et al., 1968; *Gilbert-Dreyfus* et al., 1963; *Goldman* et al., 1962; *Igarashi* et al., 1964; *Martini*, 1966; *Meyer-Bisch*, 1960; *Parlow*, 1968; *Ramirez* und *McCann*, 1963; *Saito* et al., 1967; *Schally* et al., 1968).

Die Ursache für das Fehlen repräsentativer Gonadotropinbestimmungen bei Diabetes-insipidus-Kranken ist wahrscheinlich darin zu suchen, daß die bis vor wenigen Jahren nur mögliche Bestimmung der Gonadotropine im Harn wegen der Polyurie schwierig ist. Seit dem Jahr 1966 findet nun die radioimmunologische Messung von FSH und LH im Blutplasma zunehmend Anwendung (*Franchimont*, 1966). Gegenüber den biologischen Meßverfahren haben diese Methoden den Vorteil, daß sie die im Nanogrammbereich liegenden Konzentrationen von FSH und LH im Blutplasma erfassen.

Krankengut und Methodik

Bei 84 Patienten mit einem zentralen polyuro-polydiptischen Syndrom, dessen Klärung mit den üblichen diagnostischen Tests erfolgte (*Irmscher*, 1967), wurde die Keimdrüsenfunktion überprüft, indem wir bei Frauen den Genitalbefund und das Verhalten der Menses, bei Männern den andrologischen Status sowie Angaben über Libido und Potentia coeundi verwerteten. Außerdem bestimmten wir bei 18 Patienten FSH und LH radioimmunologisch mit der Doppelantikörpermethode (*Franchimont*, 1966).

Ergebnisse und Diskussion

Bei 23 von 49 Patienten bzw. 47 % der Kranken mit einem symptomatischen Diabetes insipidus bestanden Hinweise für eine zentral ausgelöste Störung der Gonadenfunktion. Hingegen ließen sich bei keinem der Diabetes-insipidus-Kranken mit idiopathischer Genese Zeichen einer langdauernden Keimdrüsenunterfunktion nachweisen. Bei 19 der 84 Patienten bzw. bei 23 % der Kranken mit einem zentralen polyuropolydiptischen Syndrom führten die klinischen Methoden zu keiner einwandfreien Klärung der Gonadenfunktion. Bei dieser Krankengruppe handelt es sich entweder um Personen im präpuberalen Alter oder in der Menopause, weiterhin um Kranke mit kurzem schweren Krankheitsverlauf oder mit einer primären Erkrankung der Geschlechts-

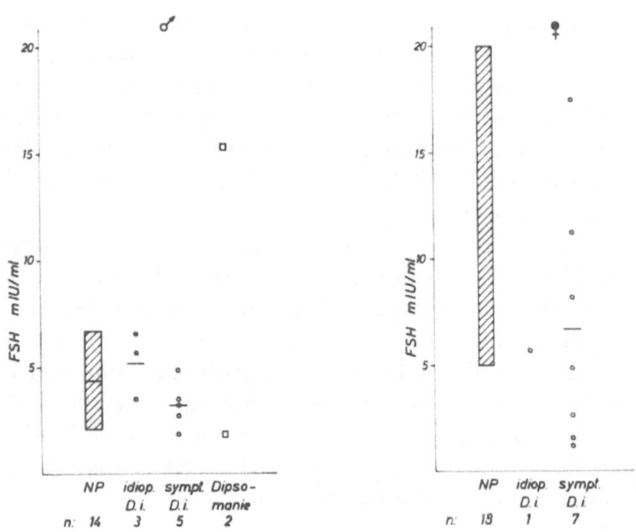

Abb. 1. FSH-Spiegel im Blutplasma bei 18 Patienten mit zentralem polyuropolydiptischem Syndrom verschiedener Genese im Vergleich zu Normalpersonen.

organe bzw. Keimdrüsen, durch die sich das Verhalten der gonadotropen Hypophysenvorderlappenfunktion mit klinischen Methoden nicht zweifelsfrei beurteilen ließ. Bei der Mehrzahl solcher Kranken dürfte die FSH- und LH-Bestimmung im Blutplasma die diagnostische Situation klären.

Das bei 18 Patienten mit radioimmunologischer Methode bestimmte FSH und LH zeigte häufig eine gute Übereinstimmung zu den klinischen Befunden. Nur bei sechs Kranken mit einem symptomatischen Diabetes insipidus fiel eine Dissoziation zwischen der FSH- und LH-Konzentraton im Blutplasma auf, und zwar hatten fünf Kranke einen im Normalbereich liegenden FSH-Spiegel im Blutplasma bei LH-Spiegeln unterhalb der methodischen Nachweisgrenze. Bei zwei der fünf Kranken lag ein Zustand nach posttraumatischem Diabetes insipidus ohne klinischen Hinweis für eine Störung der Sexual- und Keimdrüsenfunktion vor. Einen erhöhten LH-Spiegel bei erniedrigter FSH-Konzentration fanden wir nur bei einem 43 Jahre alten Patienten mit operiertem chromophoben Hypophysenvorderlappenadenom. Bei vier der sechs Kranken war die adrenocorticotrope und thyreotrope Funktion nicht regelmäßig bzw. nur partiell beeinträchtigt. Auch lag meist ein inkompletter Diabetes insipidus vor, der auf eine nur partielle Einbuße der Adiuretinsekretion hinweist. Es liegt daher nahe, die divergierenden

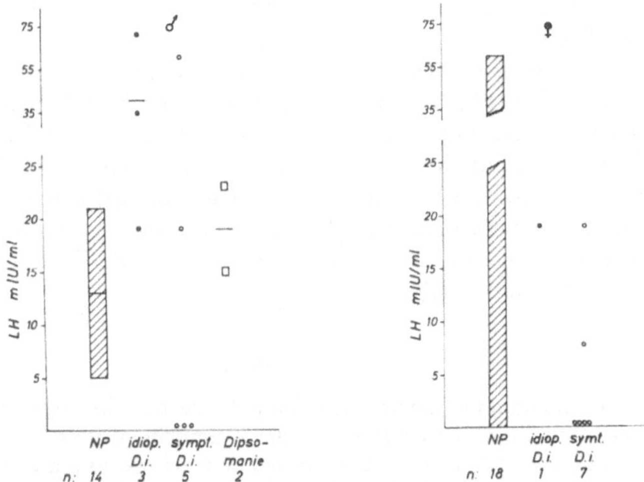

Abb. 2. LH-Spiegel im Blutplasma bei 18 Patienten mit zentralem polyuropolidiptischem Syndrom verschiedener Genese im Vergleich zu Normalpersonen.

Werte für die FSH- und LH-Konzentration im Blutplasma auf eine Dissoziation der Hormonsekretion im Hypophysenvorderlappen zurückzuführen. Die Ursache dafür sehen wir weniger in einer unterschiedlichen Schädigung der hypothalamischen Sekretionsbezirke für die „Releasing-Hormone", als in einer unterschiedlichen Läsion bzw. Funktionsminderung der für die FSH und LH verantwortlichen Zellgruppen im Hypophysenvorderlappen (*Kracht*, 1969). Für diese Ansicht spricht, daß die Sekretion der FSH- und LH-Freisetzungshormone im Bereich der Mediana eminentia des Hypothalamus erfolgt, deren Schädigung immer zu einem schweren Diabetes insipidus ohne Adiuretinrestsekretion führt (*Irmscher*, 1967).

Abb. 1 zeigt die FSH-Spiegel im Blutplasma bei vier Kranken mit einem idiopathischen Diabetes insipidus, bei zwölf Kranken mit einem symptomatischen Diabetes insipidus und zwei Dipsomanen getrennt nach dem Geschlecht im Vergleich zu 14 gesunden männlichen Probanden im Alter zwischen 20 und 25 Jahren und zu 18 gesunden weiblichen Personen im geschlechtsreifen Alter aufgetragen (zu den Normalwerten s. *Wiegelmann* et al., 1969). Für Patienten mit einem idiopathischen Diabetes insipidus und einer Dipsomanie lagen die Werte im Normbereich. Obwohl diese ersten orientierenden Untersuchungen bei idiopathischen Diabetes-insipidus-Kranken wegen ihrer kleinen Fallzahl keine statistisch signifikante Aussage erlaubt, stützen sie eher die Ansicht der Autoren, die dem Adiuretin keinen Einfluß auf die FSH-Sekretion beim Menschen zusprechen (*Burger* et al., 1968; *Franchimont* und *Legros*, 1969).

Abb. 2 zeigt in ähnlicher Weise wie die erste die Ergebnisse für die LH-Spiegel im Blutplasma. Bei sieben der zwölf Kranken mit symptomatischer Genese lagen die LH-Konzentrationen im Blutplasma unterhalb der methodischen Nachweisgrenze. Die erhöhten Werte bei zwei der drei männlichen Kranken mit einem idiopathischen Diabetes insipidus sind wahrscheinlich nicht Folge des Adiuretinmangels, sondern auf altersbedingte Einflüsse zurückzuführen (partielle Pubertät, sogenanntes Klimakterium virile).

Zusammenfassung

1. Bei 84 Patienten mit einem zentralen polyuro-polydiptischen Syndrom verschiedener Ätiologie überprüften wir die Keimdrüsenfunktion mit Hilfe klinischer Parameter. Bei 18 Kranken wurden noch mit radioimmunologischer Methode die Gonadotropine FSH und LH im Blutplasma bestimmt.

2. Während bei den Kranken mit einem idiopathischen Diabetes insipidus kein Hinweis für eine zentrale Störung der Keimdrüsenfunktion bestand, wiesen 47 % der Patienten mit einem symptomatischen Diabetes insipidus Zeichen einer gonadotropen Funktionsminderung auf.

3. Bei 23 % der Kranken erlaubten die klinischen Methoden keine einwandfreie Aussage über das Verhalten der gonadotropen Hypophysenvorderlappenfunktion. Hier dürfte die Bestimmung der FSH- und LH-Spiegel von diagnostischer Bedeutung sein.

4. 6 Patienten mit einem meist leichten symptomatischen Diabetes insipidus wiesen für die FSH- und LH-Spiegel im Blutplasma divergierende Werte auf. Als Ursache ist eine Sekretionsdissoziation infolge unterschiedlicher Läsion bzw. Funktionseinbuße von FSH- und LH-sezernierenden Zellgruppen im Hypophysenvorderlappen zu diskutieren.

5. Die bei 4 Patienten mit einem idiopathischen Diabetes insipidus im Normbereich liegenden FSH-Konzentrationen im Blutplasma sprechen gegen einen Einfluß des Adiuretins auf die Sekretion des hypothalamischen FSH-

releasing-Hormons, jedoch ist eine Überprüfung des Ergebnisses an einer größeren Krankengruppe wünschenswert.

Literatur

Bethge, H., K. Irmscher, D. von der Nahmer, H. G. Solbach und *H. Zimmermann*: Über das Verhalten der Corticosteroide im Plasma bei Diabetes insipidus-Kranken während der Insulinhypoglykämie. Acta endocr. (Kbh.) *53*, 429—437 (1966).

Burger, H. G., J. B. Brown, K. J. Catt, B. Hudson, and *J. R. Stockigt*: Physiological studies on the secretion of human pituitary luteinizing hormone and gonadal steroids. In: Protein and Polypeptide Hormones, Part II, Excerpta Medica Foundation, 412—414, 1968.

Franchimont, P.: Dosage radio-immunologique des gonado-trophines folliculo-stimulantes et lutéinisantes. J. Labelled compounds 2, 203—322 (1966).

Franchimont, P., et *J. J. Legros*: Influence des hormones post-hypophysaire sur le taux de la somatotrophine et des gonadotrophines chez l'homme. Ann. endocr. *30*, 125—131 (1969).

Gilbert-Dreyfus, J., J. Sebaqun, G. Delzant, et *F. Dray*: Le panhypopituitarisme d'origine hypothalamique à la humière des explosations dynamiques. Presse Méd. *71*, 327—328 (1963).

Goldman, H., M. Alpert, S. Levine, and *A. Wetzel*: Production of persistent diabetes insipidus and panhypopituitarism in rats. Endocrinology *71*, 36 to 42 (1962).

Irmscher, K.: Beiträge zur Klinik des Diabetes insipidus mit Untersuchungen über die Adiuretin-Konzentration im Blutplasma des Menschen. Habil.-Schrift, Universität Düsseldorf, 1967.

Klein, E.: Der endogene Jodhaushalt des Menschen und seine Störungen. Stuttgart: Thieme, 1960.

Kracht, J., und *U. Hachmeister*: Bildungsstätten der Hypophysenvorderlappenhormone. Sympos. Dtsch. Ges. Endokr., 200—205. Berlin-Heidelberg-New York: Springer, 1969.

Martini, L.: Neurohypophysis and anterior pituitary activity. In: The pituitary gland, Bd. *3*, 535—577, London: Butterworths, 1966.

Meyer-Bisch, R.: Ovulation et règles déclenchées par les neuro-hormones. Ann. Endocr. *21*, 585—589 (1960).

Moor de, P., O. Steeno, M. Raskin, and *A. Hendrix*: Fluorimetric determination of free plasma 11-hydroxycorticosteroids in man. Acta endocr. (Kbh.) *33*, 297—307 (1960).

Parlow, A. F.: A rapid bioassay method for LH and factors stimulating LH secretion. Fed. Proc. *17*, 402 (1958).

Ramirez, V. P., and *S. M. McCann*: A highly sensitive test for LH-releasing activity; the ovariectomized, estrogen progesterone-blocked rat. Endocrinology *73*, 193—198 (1963).

Saito, T., A. Arimura, E. E. Müller, and *G. Y. Bowers*: In vivo release of follicle-stimulating hormone following administration of hypothalamic extracts in normal, castrated, and castrated testosterone-trated rats. Endocrinology *80*, 313 (1967).

Solbach, H. G., H. Bethge und *H. Zimmermann*: Funktionsdiagnostik der Hypophysentumoren. Sympos. Dtsch. Ges. Endokr., 236—255. Berlin-Heidelberg-New York: Springer, 1969.

Schally, A. V., A. Arimura, C. Y. Bowers, A. J. Kastin, S. Sawano, and *T. W. Redding*: Hypothalamic neurohormones regulating anterior pituitary function. In: Rec. Progr. Horm. Res. Vol. *24*, 497—581. New York and London: Academic Press, 1968.

Wiegelmann, W., P. Franchimont und *H. G. Solbach*: Radioimmunologische Bestimmung von FSH und ICSH im Serum von männlichen Normalpersonen und Patienten mit Gonadenstörungen. Symp. Dtsch. Ges. Endokr., 322—323. Berlin-Heidelberg-New York: Springer, 1969.

Journal of Neuro-Visceral Relations, Suppl. X, 727—730 (1971)
© by Springer-Verlag 1971

Diskussion

Wiegelmann konnte die von *Reisert* et al. mitgeteilten Ergebnisse über Funktionsausfälle des Hypophysenvorderlappens an einem Krankengut von 50 Patienten mit noch unbehandelten Tumoren im Bereich des Zwischenhirn-Hypophysenvorderlappens bestätigen[1]. Bei endokrin stummen Tumoren dieser Region waren fast konstant das Wachstumshormon und häufig die gonadotropen Aktivitäten beeinträchtigt. Häufiger als bisher vermutet war auch die ACTH-Funktion betroffen, wobei die Insuffizienz nur partiell ausgeprägt sein kann. Als letztes folgt eine Störung der TSH, doch dürften die verfügbaren Schilddrüsenfunktionstests oft eine diskret ausgeprägte Hypothyreose ungenügend erfassen. Bei pathologischem Ausfall des ACTH-Tests ist ein pathologiches Ergebnis auch aller anderen funktionsdynamischen Untersuchungen der adrenocorticotropen Funktion zu erwarten. Bei nicht eindeutig pathologischem ACTH-Test sollten hingegen möglichst viele andere Funktionsuntersuchungen durchgeführt werden, da gelegentlich Test-Dissoziationen, z. B. zwischen Metopiron- und Insulinhypoglykämie-Test gefunden werden.

Auch nach *Reisert* ist bei pathologischem Ausfall des ACTH-Tests, d. h. gesicherter sekundärer NNR-Insuffizienz, eine Durchführung der übrigen Untersuchungen der adrenocorticotropen Funktion nicht mehr erforderlich, doch fand die Göttinger Arbeitsgruppe niemals alle drei Hypophysenfunktionstests gemeinsam pathologisch. Im Gegensatz zu *Bethge* wird der Vasopressin-Test nicht als Hypophysenfunktionstest, sondern als Streßtest aufgefaßt. Den einzelnen Hypophysenfunktionstests kann eine spezielle Wertigkeit nicht zugesprochen werden, doch darf der Metopiron-Test als relativ einfachster und häufig pathologischer Test gelten. Zur Erfassung sekundärer Hypothyreose bei HVL-Insuffizienz sind derzeit Untersuchungen des TSH-Reservetests mit Messung des Proteohormons im Gange.

Die Frage von *Dörner* nach geschlechtsabhängigen Unterschieden im zeitlichen Rückgang des Sexualtriebes nach Hypophysektomie konnte *Lindqvist* aus dem verfügbaren Material nicht eindeutig beantworten. Oft erfolge bei beiden Geschlechtern ein Ausfall des Sexualtriebes sofort nach der Operation, doch sind auch protrahierte Störungen möglich.

Orthner nimmt an, daß der von *Sheehan* beschriebene Nucleus subventri-

---

[1] *Solbach, H. G., H. Bethge* und *H. Zimmermann:* Funktionsdiagnostik der Hypophysentumoren. In: Oestrogene und Hypophysentumoren. (15. Symposium Dtsch. Ges. Endokrinol. Köln 1969.) Berlin-Heidelberg-New York: Springer, 1969.

cularis einen zentralen Bereich im kaudalen Anteil des Nucleus infundibularis umfaßt und damit in jenem hypophysennahen Hypothalamusteil liegt, den *Flerkó* als „hypophyseotrophes Areal" bezeichnet und als Bildungsstätte der die Aktivität der Adenohypophyse steuernden Hypothalamushormone vermutet. Aus der engen Korrelation zwischen Hypertrophie des Nucl. subventricularis und der Uterusatrophie beim Sheehan-Syndrom und im Klimakterium ergibt sich die Annahme, daß diese Hypertrophie Ausdruck vermehrter Bildung von Gonadotropin-Releasing-Hormon sei. Damit wäre der hormonellen Sexualsteuerung ein umschriebenes Gebiet im hypophyseotrophen Areal zugeordnet.

Irmscher weist darauf hin, daß *Sheehan* trotz der engen Korrelation zwischen dem Grad der HHL-Atrophie und dem Verlust der Zellen des Nucl. supraopticus bei einem Post-partum-Panhypopituitarismus keinen klassischen Diabetes insipidus sah. Seit *v. Hann* (1918) ist bekannt, daß die Polyurie Diabetes-insipidus-Kranker durch eine HVL-Insuffizienz zurückgeht, doch zeigt die Harnkonzentration weiterhin niedrige Werte. Das legt nahe, daß der Diabetes insipidus durch die HVL-Insuffizienz lediglich larviert wird. Definiert man den Diabetes insipidus als Adiuretinmangelsyndrom, dann kommt dem Verlust der markanten Symptome Polyurie und Polydipsie keine Conditio sine qua non zu, da sie noch von adiuretinunabhängigen Faktoren beeinflußt werden. Der Nachweis eines Adiuretinmangels und nicht das Fehlen von Polyurie und Polydipsie sind für die Diagnose des Diabetes insipidus entscheidend. Daran knüpfen sich die Fragen, ob *Sheehan* bei seinen Patientinnen mit Panhypopituitarismus im Hypothalamus-Neurohypophysensystem mit der Gomori-Färbung (ADH-haltiges) Neurosekret nachweisen konnte, ob Extrakte aus dem HHL und den Kerngebieten des Nucl. supraopticus und paraventricularis auf ihren Adiuretingehalt geprüft wurden und wie die Harnosmolarität dieser Frauen mit Panhypopituitarismus war.

Sheehan ist der Meinung, daß der Ausfall der HVL-Funktion bei Post-partum-Panhypopituitarismus das Auftreten eines Diabetes insipidus verhindere. Durch Verabreichung hoher Cortisondosen kann eine Harnmenge von zwei Liter täglich, aber niemals ein echter Diabetes insipidus, erzeugt werden. Nur ganz selten tritt ein passagerer Diabetes insipidus bei Post-partum-Panhypopituitarismus auf, der binnen sechs Wochen spontane Remission zeigt. Nachweise von Neurosekret und Adiuretingehalt dieser Regionen wurden an seinem Material nicht durchgeführt.

Reisert vermutet, daß die leichte Anfälligkeit der gonadotropen Hypophysenfunktion gegenüber raumfordernden Prozessen in und knapp oberhalb der Hypophyse durch eine Läsion des Nucleus subventricularis bedingt sein könnte.

Sheehan bestätigt, daß Druck gegen den Boden des 3. Ventrikels durch Geschwülste eine Amenorrhoe erzeugen kann, doch seien dadurch zahlreiche Kerngebiete des Hypothalamus betroffen. Es sei zu bedenken, daß der Nucl. infundibularis etwa 30—40mal größer als der Nucl. subventricularis sei. Andererseits wird vermutet, daß in den Hamartomen des Infundibulum, die mit Pubertas praecox einhergehen, Zellen des Nucl. subventricularis enthalten sein könnten.

Nach *Oksche* ist der Infundibularkern aus einem Mosaik verschiedener funktionell eigenständiger Zellgruppen aufgebaut. Es erscheint berechtigt, topographisch zugehörige oder benachbarte Kerngruppen, die unter bestimmten funktionellen Bedingungen aktiviert werden, speziell hervorzuheben. Eine ontogenetische Abgrenzung des durch seine funktionelle Sonderstellung ausgezeichneten Subventricularkerns vom Infundibularkern erscheint derzeit jedoch noch nicht möglich.

Orthner gibt zu bedenken, daß die von *Jellinger* et al. geforderte Zuordnung der Hypothalamusgranulome vom Typ Gagel zur Krankheitsgruppe der Histiocytosis X noch weiterer Überprüfung bedürfe. Es wird auf Unterschiede in den histo- und biochemischen Befunden zwischen Histiozytosen und Gagel-Granulom hingewiesen: Während bei klassischer Handscher Krankheit (*D. Müller*, 1963) und maligner Letterer-Siwe-Krankheit (*G. Müller* et al., 1964) eine pathologische Vermehrung veresterten Cholesterins besteht, konnte *Orthner* in drei Fällen von Gagelschem Hypothalamusgranulom zwar reichlich Neutralfett speichernde Körnchenzellen, aber keine Anisotropie nachweisen. Der als weiteres Argument für die Zugehörigkeit des Gagelschen Granuloms zur Histiocytosis X zu bewertende Nachweis einer Speicherung von Cholesterinestern im umschriebenen Hypothalamusgranulom stehe noch aus. Während die intracerebrale Lipoidgranulomatose niemals auf den Hypothalamus beschränkt sei und dieser auch frei bleiben könne, was die wechselhafte neurologische Symptomatik erkläre, seien die extrahypothalamischen Krankheitsherde beim Gagelschen Granulom spärlich und die klinische Symptomatik daher fast rein hypothalamisch. Zudem sei bei ätiologisch unbekannten Prozessen die Differenzierung zwischen klinisch und anatomisch umrissenen Krankheitsbildern heuristisch wertvoller als eine vorzeitige Synthese.

Stochdorph weist darauf hin, daß angesichts der histologischen Unterschiede bei Einzelfällen von Histiozytose auch Abweichungen im biochemischen Spektrum zu erwarten seien, doch sollten diese individuellen Variationen einer nosologischen Synthese nicht entgegenstehen. Da im Schädelraum nur an einer Stelle eine Trennung zwischen Dura und Periost an der Stelle besteht, wo das Diaphragma sellae über die Sella zieht und das Sellaperiost unter der Hypophyse durchzieht, könnten sich hier ähnlich wie im Spalt zwischen spinaler Dura und Endorhachis granulomatöse Prozesse etablieren. Es wird daher angefragt, ob das Diaphragma sellae bzw. die Hypophysenkapsel nach Vorliegen eines älteren, bereits verschwielten Prozesses beim Zwischenhirngranulom untersucht wurde.

Jellinger weist darauf hin, daß der histiozytären Speicherung von Lipiden mit oder ohne Anisotropie bei den verschiedenen Formen der Histiocytosis X als reinem Sekundärphänomen keine entscheidende differentialdiagnostische oder nosologisch trennende Bedeutung zukomme, da alle Übergänge vom eosinophilen Granulom über lipidfreie Histiozytosen bis zur ausgeprägten Lipoidgranulomatose auftreten könnten. Zudem zeigten die Hypothalamusgranulome und die zunächst als Epitheloid-Tuberkel gedeuteten Lymphknotenveränderungen des Originalfalles von *Gagel* sowie die Beobachtung von *Kucsko* und *Seitelberger* das eindeutige morphologische Bild des eosinophilen Granuloms. Die klinische Symptomatik der Histiozytosen sei ausschließlich von der individuell sehr variablen ZNS-Beteiligung und ihrer Lokalisation bestimmt und berechtigte gleichfalls zu keiner Abgrenzung von Prozessen mit und ohne Hypothalamusausfälle, sofern eine morphologische Übereinstimmung der Läsionen bestehe. Trotz der bisher unbekannten Ätiologie erscheint die Zuordnung des Hypothalamusgranuloms vom Typ Gagel zur Gruppe der Histiocytosis X vom morphologischen Standpunkt aus voll berechtigt. Im Falle von *Kucsko* und *Seitelberger* war das Diaphragma sellae von einem derben, faserreichen Schwielengewebe umwachsen, das den Hypophysenstiel umklammerte, die adeno-neurohypophysäre Kontaktfläche und den infundibulären Teil der Neurohypophyse durchsetzte und die Pars infundibularis der Adenohypophyse umklammerte.

K. Jellinger (Wien)

Druck: R. Spies & Co., 1050 Wien